RECLUS. KIRMISSON. PEYROT. BOUILLY

MANUEL

DE

PATHOLOGIE EXTERNE

III

MALADIES DES RÉGIONS

Cou — Poitrine — Abdomen

PAR

J.-J. PEYROT

Professeur agrégé de la Faculté de Médecine, Chirurgien des Hôpitaux
Membre de la Société de Chirurgie

PARIS

G. MASSON, ÉDITEUR
LIBRAIRE DE L'ACADÉMIE DE MÉDECINE
120, BOULEVARD SAINT-GERMAIN, 120

M DCCC LXXXVII

DIVISION DE L'OUVRAGE

I. — **Maladies communes à tous les Tissus. Maladies des Tissus**, par M. le Dr Reclus.

II. — **Maladies des Régions.** Tête et Rachis, par M. le Dr Kirmisson.

III. — **Maladies des Régions.** Cou, Poitrine, Abdomen, par M. le Dr Peyrot.

IV. — **Maladies des Régions.** Organes génito-urinaires, Membres, par M. le Dr Bouilly.

Chaque volume est vendu séparément

12501. — Imprimerie A. Lahure. rue de Fleurus, 9, à Paris.

MANUEL

DE

PATHOLOGIE EXTERNE

MANUEL

DE

PATHOLOGIE EXTERNE

MALADIES DES RÉGIONS

COU

CONSIDÉRATIONS ANATOMIQUES.

Le cou constitue dans son ensemble le segment du corps intermédiaire à la tête et au tronc.

Sept vertèbres forment sa charpente chez l'homme comme chez tous les mammifères. Cette colonne osseuse, sur le squelette, est libre en arrière dans toute son étendue; en avant les os de la face recouvrent sa partie supérieure. Une ligne horizontale menée d'avant en arrière par le bord inférieur de la symphyse du menton rencontre la colonne vertébrale au niveau du bord supérieur de la cinquième vertèbre cervicale.

Les parties molles présentent une disposition bien différente en avant et en arrière. La partie postérieure est essentiellement musculaire, compacte, et quoique des plis visibles ne la bornent pas, elle constitue, dans les limites qu'on lui assigne en anatomie topographique, un véritable tout. La moitié antérieure est au contraire très complexe. Sous la peau, une paroi musculo-aponévrotique dont les éléments sont multiples recouvre des organes très-importants et très divers : gros vaisseaux artériels, veineux et lymphatiques, nerfs, larynx, trachée, œsophage, corps thyroïde, ganglions lymphatiques, etc. A sa partie inférieure cette paroi dépasse latéralement les limites que l'anatomie des formes assignerait au cou et entre dans la constitution de la région sus-claviculaire, que l'on rattache un peu pour cela à la grande région cervicale antérieure.

Par sa partie supérieure lè cou se continue et se confond quelque peu avec la face. Le pharynx dans ses portions buccale et nasale est indivis entre eux. Les régions parotidienne et sus-hyoïdienne, qui font plutôt partie de la face, sont généralement décrites avec le cou dans les traités d'anatomie chirurgicale.

Comme nous n'avons pas l'intention de suivre ici un ordre topographique, nous n'entrerons pas dans la description des régions secondaires qui s'inscrivent dans la moitié antérieure du cou. Chemin faisant, nous rappellerons les notions d'anatomie indispensables à l'intelligence de notre exposé pathologique.

PREMIÈRE PARTIE

LESIONS TRAUMATIQUES DU COU.

CHAPITRE PREMIER

CONTUSIONS ET FRACTURES.

Nous n'avons pas à revenir sur les fractures qui atteignent les vertèbres de la région cervicale; elles ont été étudiées précédemment avec toutes les autres fractures de la colonne vertébrale. Nous ne nous arrêterons pas non plus aux contusions de la région postérieure du cou; elles sont rares et n'offrent rien de spécial. Notre description ne visera donc que la région antéro-latérale.

I

CONTUSIONS DU COU.

Les contusions du cou empruntent une gravité spéciale à la présence des organes et des vaisseaux que contient la région. Elles sont souvent compliquées de fractures de l'os hyoïde, du larynx ou de la trachée; elles peuvent s'accompagner d'épanchements sanguins et de gonflements inflammatoires capables de mettre obstacle au libre jeu de la respiration et de la déglutition.

Aux causes ordinaires des contusions s'ajoutent, dans cette région, des causes spéciales : la pendaison et la strangulation, soit au moyen des mains, soit à l'aide d'un lien serré autour du cou. Ces violences sont surtout étudiées dans les traités de médecine légale. Elles intéressent aussi le chirurgien, qui peut avoir à intervenir, et d'une façon fort utile, dans certaines tentatives de suicide ou de meurtre.

Dans la *pendaison* volontaire ou judiciaire, — la pendaison criminelle est bien rare, — le corps est abandonné à son propre poids, soutenu par une corde passée autour du cou. L'observation a montré que le lien suspenseur se place cinq fois contre une au-dessus du larynx, de telle façon que la compression porte sur la base de la langue et non sur les voies respiratoires proprement dites.

On a longtemps, sur la foi de J.-L. Petit, admis que la mort chez les pendus était ordinairement le résultat de la luxation de l'atlas sur l'axis. Cette opinion, contestée par Duverney, a été complètement infirmée par l'expérience et l'observation. Une semblable lésion peut à la rigueur se produire, mais elle est extrêmement rare. La mort arrive *par l'arrêt de la respiration, par l'interruption de la circulation encéphalique,* du fait de la striction des gros vaisseaux et par suite, peut-être aussi, *de la compression des gros troncs nerveux du cou.* Elle n'est point instantanée; le cœur continue à battre pendant une, deux et même trois minutes.

Les phénomènes sont à peu près les mêmes dans la *strangulation,* mais là, les mains ou le lien agissant directement sur le larynx ou la trachée, produisent souvent des désordres anatomiques plus sérieux.

Dans les deux cas, *les lésions anatomiques* les plus constantes se voient du côté de la peau. C'est un sillon ecchymotique tracé par le lien constricteur ou bien des traces de doigts et d'ongles, imprimées par les mains qui ont opéré la strangulation.

Des ruptures musculaires, des fractures de l'os hyoïde, du larynx, de la trachée, la déchirure de la membrane thyro-hyoïdienne, sont des complications très rares dans la pendaison, plus communes dans la strangulation. Il faut signaler aussi une lésion curieuse, qu'Amussat a le premier fait connaître en 1828, et qui paraît plus rare encore : la rupture des tuniques interne et moyenne de la carotide.

Lorsqu'on arrive près d'un pendu, on doit se hâter de couper le lien constricteur, et s'efforcer de rétablir la respiration. La langue étant tirée au dehors, la respiration artificielle sera pratiquée immédiatement sur le bord d'une table par l'élèvement et l'abaissement régulier des épaules ; de plus, on fera contracter le diaphragme au moyen d'un appareil à induction ; enfin on cherchera en excitant la peau et les muqueuses nasale et pharyngée, à provoquer des réflexes respiratoires. Il faut quelquefois travailler longtemps, un quart d'heure, une demi-heure, avant d'obtenir des mouvements respiratoires spontanés. Lorsque la pendaison ne remonte qu'à quelques minutes, ces efforts seront souvent couronnés de succès. La strangulation demande les mêmes soins ; mais ici les lésions du larynx ou de la trachée compliquent fréquemment les choses, produisent une mort plus rapide ou s'opposent au retour de la respiration. La trachéotomie pourrait trouver dans ce cas son indication.

Lorsque les patients ont pu être rappelés à la vie, ils restent encore en danger pour longtemps. Ils sont exposés à mourir soit à la suite d'inflammations locales, soit par œdème du poumon, soit encore par le fait d'accidents cérébraux divers, dont quelques-uns peuvent tenir à l'oblitération des vaisseaux artériels consécutive à la rupture de leurs membranes internes. L'étude de ces accidents sera faite plus loin, à propos des plaies des artères du cou.

II

FRACTURES DE L'OS HYOÏDE.

Notions anatomiques. — L'os hyoïde représente un demi-cerceau, adhérent par sa partie moyenne, antérieure et convexe à la base de la langue, ouvert du côté du pharynx dont il occupe les parois latérales. Il donne attache à une partie des muscles de la langue, aux muscles qui président aux mouvements d'élévation et d'abaissement du larynx, et au constricteur moyen du pharynx. Son intégrité est indispensable au libre exercice de la déglutition, de la phonation et de la mastication. Par sa face postérieure il répond directement à la muqueuse du pharynx, sauf vers sa partie moyenne, où l'épiglotte le recouvre.

Anatomie pathologique. — Les fractures de l'os hyoïde se font toujours à l'union de la grande corne avec le corps, ou tout près de ce point. On ne peut pas dire que la grande corne se luxe. Cette apophyse est réunie au corps de l'os non par une articulation, mais par une simple lame cartilagineuse qui est envahie par l'ossification entre quarante et cinquante ans. Il y a quelques exemples de fractures des deux grandes cornes. Les petites cornes ne sont jamais atteintes. On ne connaît qu'une seule fracture du corps.

Étiologie. — Ces lésions sont rares, grâce à la mobilité de l'os hyoïde, grâce surtout à la protection que lui fournit la saillie de la mâchoire inférieure. G. Fischer a fait leur histoire d'après 29 cas, dont 6 étaient compliqués de lésion de la trachée et du larynx. Les blessés sont en majorité des gens âgés.

La pendaison, les tentatives de strangulation, des coups portés directement sur la région cervicale, par exemple un coup de talon de botte, des chutes sur des corps durs et saillants, en sont les causes ordinaires. On peut citer à titre exceptionnel l'action musculaire, qui a été invoquée deux fois. Dans un de ces cas, la malade, une vieille femme, avait simplement, dans un faux-pas, rejeté vivement la tête en arrière.

Ces diverses causes semblent agir tantôt en exagérant la courbure naturelle de l'os hyoïde, tantôt en la redressant avec excès.

Symptômes. — On pourrait retrouver dans les fractures de ce petit os tous les signes physiques et fonctionnels des fractures en général : crépitation, mobilité anormale, déformation, douleur, gonflement, ecchymose, gêne des mouvements ; jusqu'au bruit de rupture perçu par le malade au moment de l'accident ; il a été noté plusieurs fois.

Les phénomènes immédiats consistent dans ce craquement, dans une douleur subite au niveau de la région, avec gêne de la respiration, de la phonation et de la déglutition, et dans un crachement de sang, rencontré une fois sur quatre, qui tient évidemment à la déchirure de la muqueuse du pharynx par un des fragments.

La palpation permet ensuite de constater la mobilité anormale de la grande corne, quelquefois son éloignement du corps de l'os hyoïde, quelquefois, au contraire un véritable chevauchement. Lorsque les deux fragments sont restés au contact, on obtient de la crépitation soit par la pression, soit en faisant exécuter au malade des mouvements de déglutition. Toutes ces constatations peuvent être faites à l'extérieur; on les obtiendra plus aisément encore en portant l'index d'une main dans la bouche, jusqu'à la base de la langue, et l'autre main à l'extérieur au niveau de la fracture. On a pu s'assurer directement qu'une pointe du fragment formé par la grande corne, avait, dans un cas, perforé la muqueuse du pharynx.

La marche de l'affection est quelquefois des plus simples, la fracture se consolidant en trois ou quatre semaines, comme une fracture ordinaire, avec un cal plus ou moins facile à sentir. Il est beaucoup plus commun de voir se produire un gonflement considérable de la région et une fièvre vive. On a affaire à une fracture ouverte du côté du pharynx et qui peut même suppurer. Dans ces conditions les troubles fonctionnels s'aggravent naturellement. Il ne semble pas que la dyspnée soit pourtant jamais devenue bien menaçante, car jamais, dans le cas de simple fracture, non accompagnée de lésions du larynx ou de la trachée, on n'a pratiqué la trachéotomie.

Le pronostic est cependant sérieux. Sur les vingt-trois faits connus de fractures sans lésion simultanée des organes voisins, douze ont entraîné la mort (G. Fischer). La terminaison fatale a été amenée dans la majorité des cas par la difficulté de nourrir les malades, et par une bronchite chronique à la suite de laquelle les blessés, gens fort âgés, tombaient dans le marasme. Après la guérison persistent souvent, pendant un temps fort long, une véritable dysphagie et une altération légère de la voix.

Le diagnostic est très facile si le blessé est examiné avant qu'il se soit produit du gonflement. Il est au contraire d'une extrême difficulté, impossible même lorsque l'on ne peut aborder l'os hyoïde qu'à travers des tissus épaissis.

Le traitement comporte la réduction de la fracture qui a été faite souvent avec succès entre les doigts placés dans le fond de la bouche et la main qui agit à l'extérieur ; mais il est inutile de songer à maintenir les fragments en place. Aucun appareil ne saurait y parvenir. On a conseillé la position comme moyen de contention ; mais tandis que Malgaigne recommandait la flexion du cou, d'autres regardaient l'extension comme préférable. On fera bien de laisser prendre au malade la position dans laquelle il est le mieux (Poulet et Bousquet). On peut recommander contre l'inflammation locale les révulsifs, les applications froides, les sangsues : on évitera de faire parler le malade ; on lui ménagera les boissons, qui sont dégluties avec plus de peine que les solides. Au besoin on emploiera pour le nourrir la sonde œsophagienne.

III

FRACTURES DU LARYNX.

Ces fractures ont été pour la première fois l'objet d'un travail d'ensemble dans le traité des fractures de Malgaigne. Plusieurs grands recueils leur ont depuis consacré des articles importants. Notons spécialement le traité des fractures de Gurlt (1864) et la *Deutsche Chirurgie* de Billroth et Luecke sous la signature de G. Fischer (1880). Plusieurs thèses de la Faculté de Paris ont à différentes époques apporté des faits nouveaux et résumé la question telle qu'elle apparaissait au moment de leur publication.

La fracture siège sur le cartilage thyroïde ou sur le cartilage cricoïde. Les cartilages aryténoïdes ne sont point fracturés ; mais souvent dans les grands traumatismes du larynx ils sont luxés, disloqués.

Le cartilage thyroïde est de beaucoup le plus souvent atteint, ce qu'il doit évidemment à son volume plus considérable. G. Fischer a trouvé pour 29 fractures du thyroïde isolé 11 fractures du cricoïde seul ; 9 fois les deux cartilages étaient fracturés simultanément. Il est vrai qu'à la fin du tableau de Fischer se trouvent 14 cas mal déterminés et désignés simplement sous le nom de fractures du larynx, qui étaient pour la plupart bien certainement des fractures isolées du cartilage thyroïde.

Étiologie. — Les fractures du cartilage thyroïde sont produites de deux façons différentes : 1° par une double pression latérale, le larynx étant saisi entre des doigts vigoureux ; 2° par une pression directe sur sa face antérieure. Les lames du cartilage sont rapprochées avec excès dans le premier cas, écartées outre mesure dans le second. La pression d'avant en arrière sur le larynx s'opère de bien des façons. Ce sont le plus souvent des coups : coups de poing et coups de pied, des chutes sur des corps durs, etc. Ces violences agissent surtout efficacement lorsque le larynx est fixé par la contraction des muscles extrinsèques, condition qui se réalise fréquemment dans les rixes et dans tous les efforts violents. La strangulation et la pendaison n'ont fourni que bien peu de cas. Nous ne pouvons omettre de citer le mécanisme singulier observé par Lenglet chez cinq aliénés agités. La fracture semblait s'être faite par pression sur le bord dur et tendu de la chemise de force. Il n'y a pas d'exemple de fracture de cause musculaire. Le cartilage cricoïde est toujours écrasé entre un corps contondant et la colonne vertébrale. Les fractures par balles appartiennent aux plaies du larynx.

Les hommes y sont un peu plus exposés que les femmes. Tous les âges sont atteints ; après trente ans la fracture est un peu plus commune, mais dans une assez faible proportion ; il n'y a pas, par conséquent à faire jouer un rôle important à l'état sénile (incrustation calcaire) des cartilages.

Anatomie pathologique. — Le cartilage thyroïde présente souvent une fracture unique, voisine de sa partie moyenne, verticale ou légèrement sinueuse. C'est la fracture type, celle qui succède à la pression bilatérale. On l'obtient facilement dans les expériences sur le cadavre. Parfois la solution de continuité siège sur les faces latérales plus ou moins loin de la ligne médiane ; elle peut être multiple avec des traits irréguliers dont les uns vont d'un bord à l'autre du cartilage et détachent des fragments mobiles, tandis que d'autres, simples fentes, découpent un de ses bords sans atteindre celui du côté opposé. Les grandes cornes du cartilage thyroïde se trouvent parfois détachées.

Les fractures du cartilage cricoïde, verticales ou légèrement obliques, s'étendent du bord supérieur à l'inférieur. Tantôt il n'existe qu'un seul trait de fracture, tantôt il y en a deux. On en a trouvé trois, un médian et deux latéraux.

Quelques fractures multiples, irrégulières, véritables écrasements du larynx, échappent à toute description.

Le périchondre est souvent conservé sur une des faces du cartilage, déchiré sur l'autre ; mais il est parfois déchiré complètement,
témoin certains cas où les fragments chevauchent ou s'écartent. On
pouvait, chez un blessé, introduire le bout du pouce dans leur intervalle.

La muqueuse du larynx peut être déchirée par les fragments.
Elle est au moins décollée, ecchymosée. Les cordes vocales, les muscles du larynx, les membranes thyro-hyoïdienne et crico-thyroïdienne,
sont plus ou moins entamés.

Les fractures des cartilages du larynx s'accompagnent souvent de
fractures de voisinage : fracture de l'os hyoïde et fracture de la
trachée.

Dans des cas où la violence était extrême, il s'est produit des complications plus étonnantes ; une plaie de l'œsophage, une rupture de
la veine jugulaire, des fractures du maxillaire inférieur et de la clavicule.

Symptômes. — *Signes physiques.* — La région cervicale antérieure est dans certains cas déformée, aplatie ; la saillie du cartilage
thyroïde est effacée. On constate avec le doigt l'existence d'un trait de
fracture. On imprime aux ailes du cartilage thyroïde une mobilité
anormale. On perçoit, lorsqu'on presse sur le larynx, ou bien lorsque
le malade exécute des mouvements de déglutition, une grosse crépitation (crépitation cartilagineuse) qu'il ne faut pas confondre avec la
crépitation fournie normalement par le frottement des cornes du
cartilage thyroïde contre la colonne vertébrale. L'air s'infiltrant à
travers la plaie de la muqueuse laryngienne, l'emphysème se montre
souvent ; il peut prendre des proportions effrayantes, s'étendre à tout
le tissu cellulaire sous-cutané, au tissu cellulaire intermusculaire et
au médiastin.

Symptômes fonctionnels. — Parfois légers, réduits à peu de
chose, presque toujours graves, ce sont : une douleur qu'aggravent
tous les mouvements du larynx et de la langue, de la dyspnée, des
troubles de la phonation et de la déglutition, et fréquemment des
crachements de sang.

Le trouble dominant, c'est la dyspnée. Elle manque bien rarement
et prend, dès le premier moment, lorsque le larynx a perdu sa solidité, un caractère menaçant. Le malade a le visage cyanosé, la
peau froide, le pouls petit, la respiration fréquente. Il asphyxie. La

voix est, suivant les cas, éteinte, impossible ou seulement basse, rauque.

Marche et terminaison. — Le blessé peut succomber, dès les premiers moments, à l'asphyxie que déterminent l'oblitération du conduit laryngien par les fragments déplacés, ou bien l'introduction du sang dans les voies respiratoires. Une dyspnée, marquée dès le premier moment, va toujours en s'aggravant; si la dyspnée est légère au début, il y a beaucoup de chances pour qu'elle augmente bientôt sous l'influence du gonflement inflammatoire, de l'emphysème, de l'œdème du larynx. Souvent des accidents de suffocation se produisent avec une extrême rapidité, au milieu d'un état qui semblait satisfaisant, et le malade succombe avant qu'on ait pu lui porter secours. Il faut accuser ici ou bien l'œdème rapide de la glotte, ou bien un déplacement subit des fragments, par exemple la chute d'un cartilage aryténoïde dans la fente glottique. Un certain nombre de malades guérissent sans avoir présenté à aucun moment le moindre phénomène inquiétant.

Les fractures du larynx se consolident par un cal cartilagineux, le périchondre jouant le rôle du périoste dans les fractures des os. Lorsque l'ossification du thyroïde s'est produite, les choses se passent là de la même façon que s'il s'agissait d'un os plat.

Le travail de la cicatrisation peut être troublé par la suppuration du foyer de la fracture. Il se produit alors des abcès laryngiens et périlaryngiens, et l'on peut voir des fragments de cartilage nécrosés s'éliminer. Les choses viennent rarement à ce point, mais la simple suppuration avec ou sans abcès apparent, accompagnée seulement de crachats fétides, purulents, s'observe facilement.

Diagnostic. — Le diagnostic de la fracture du cartilage thyroïde est en général facile. La mobilité anormale des fragments, la crépitation cartilagineuse, se perçoivent au début sans peine. Dans le cas où un extrême gonflement de la région empêcherait de les trouver, le diagnostic se baserait sur les signes de probabilité que nous avons énumérés : commémoratifs apprenant qu'un coup a porté sur le larynx, dyspnée, aphonie, expectoration sanguinolente, emphysème, etc.

La fracture du cartilage cricoïde est plus difficile à reconnaître; la plupart du temps on ne fait le diagnostic qu'à l'autopsie.

Pronostic. — Les fractures du larynx sont toujours très sérieuses. Elles menacent la vie au plus haut degré. Il y a une distinction à établir entre la fracture du cricoïde et celle du thyroïde. La première, même à l'état isolé, a jusqu'ici toujours été mortelle. Les fractures du cartilage thyroïde isolé guérissent une fois sur trois, d'après les tableaux fournis par les différents auteurs. D'une manière générale, quand les fractures comprennent simultanément deux et à plus forte raison trois des organes résistants du cou : os hyoïde, cartilages du larynx, trachée, elles sont toujours mortelles. La guérison est obtenue dans la moitié des cas pour le moins, après la trachéotomie, et ici se présente une complication bien fâcheuse. Le larynx ayant été disloqué par la fracture, les fragments se consolident dans une mauvaise position, d'où un rétrécissement permanent du larynx, qui met obstacle à l'ablation de la canule. La plupart des opérés ont dû la garder toute leur vie durant.

Traitement. — Le danger de suffocation que fait courir aux blessés toute fracture du larynx est tel que plusieurs auteurs, après Gurlt, sont d'avis de pratiquer toujours la trachéotomie, quelle que soit la bénignité apparente de symptômes. Il est certain que dans beaucoup de cas, la mort s'est produite rapidement, avant que l'on ait pu secourir le malade, alors que rien ne faisait prévoir une terminaison funeste. Pourtant la trachéotomie ne paraît pas devoir être posée comme une règle absolument générale, et qui ne comporte aucune exception.

Dans les fractures du cartilage thyroïde, parfaitement simples, sans déformation, qui ne sont accompagnées ni de crachement de sang, ni de dyspnée, mais seulement d'un léger trouble de la déglutition et d'une altération peu marquée de la voix, la guérison sans accident est de règle. Il n'y a pas à intervenir.

Toutes les fois que la dyspnée est un peu marquée, toutes les fois surtout que le larynx paraît sérieusement atteint, qu'il est aplati, disloqué, il ne faut pas hésiter. Attendre l'apparition d'accidents dont la soudaineté rend souvent tout secours impossible, serait commettre une grave imprudence. Il faut ici ouvrir tout de suite un passage à l'air.

C'est à la trachéotomie que l'on a le plus souvent recours. Cette opération peut être difficile, à cause de l'emphysème et de la contusion des tissus au milieu desquels le chirurgien doit agir ; mais elle est en somme très praticable. Par malheur elle est presque fatalement suivie d'un rétrécissement du larynx, qui rend bientôt l'ablation de la canule impossible. Quoi que l'on fasse en effet, il est bien difficile en pareil cas, d'obtenir le redressement des fragments du larynx. Il vaudrait probablement mieux recourir à la laryngotomie thyroïdienne qui permettrait de relever directement les fragments avec les doigts ou au moyen d'une pince. La canule introduite dans le conduit laryngien maintiendrait ensuite ces fragments.

Si l'on pouvait soupçonner une fracture du cartilage cricoïde, on recourrait de préférence à la trachéotomie inter-crico-thyroïdienne, dans laquelle la canule maintiendrait précisément les fragments en place.

IV

FRACTURES DE LA TRACHÉE.

Elles méritent à peine une description spéciale. G. Fischer a fait leur histoire d'après quatorze cas, dont sept à l'état d'isolement et sept avec complications diverses.

Elles se produisent toujours sous l'influence de pressions directes exercées d'avant en arrière. Dans quelques cas les violences ont été extrêmes. Ainsi des roues de charrettes pesamment chargées passant sur le thorax ont pu aplatir celui-ci, et amener la section de la trachée prise entre le bord supérieur du sternum et la colonne vertébrale.

La solution de continuité siège entre la trachée et le larynx ou entre deux anneaux de la trachée. Rappelons à ce propos que dans les grands traumatismes de la poitrine une bronche peut être rompue près de sa bifurcation et complètement séparée du poumon. Toutes les fois que le conduit aérien est rompu, ses deux bouts s'éloignent l'un de l'autre. L'écartement peut être de plus de 2 centimètres.

Les symptômes d'une pareille lésion sont ceux d'une fracture du larynx, moins les signes physiques. La douleur, le crachement de sang, l'emphysème, la dyspnée, tous les troubles fonctionnels des fractures de l'arbre aérien s'y trouvent au plus haut degré. Il s'y joint, dans le cas où une bronche a été sectionnée plus ou moins près du poumon, du pneumo-thorax. Toute fracture de la trachée est extrêmement grave, cela se comprend aisément. On ne connaît

que deux guérisons. La mort est le résultat de l'asphyxie déterminée
par l'écartement des deux bouts et l'effacement du canal intermédiaire ou par l'introduction du sang dans les voies respiratoires. La
trachéotomie peut trouver ici son indication ; un des deux malades
guéris l'avait subie.

On connaît quelques cas de *rupture de la trachée* sans violence
extérieure sous l'influence de cris, de toux, d'efforts violents. Cette
lésion se traduit par l'apparition d'un emphysème généralement
limité. Enfin Lang (cité par Fischer) a fait connaître une lésion
curieuse, restée unique jusqu'ici. Il s'agissait d'une *intussusception*
ou *invagination* de la trachée. Elle s'était produite dans un violent
effort que faisait pour se dégager un homme qui se trouvait suspendu
par les pieds à une branche d'arbre. Le troisième anneau de la trachée était venu se loger dans le second.

CHAPITRE II

BRULURES DU COU.

Il faut étudier les brûlures des parties extérieures et les brûlures
des conduits.

I

BRULURES DES PARTIES EXTÉRIEURES.

Leur principal intérêt se trouve dans les cicatrices vicieuses dont
elles sont si souvent l'origine.

Les brûlures du cou reconnaissent deux causes fréquentes : une
chute dans le feu, surtout pendant une attaque d'épilepsie, ou la projection de l'acide sulfurique. Dans les deux cas, le visage est généralement atteint en même temps que le cou.

L'action du caustique porte sur la peau et sur le tissu cellulaire
sous-cutané. Elle les dépasse souvent. L'évolution de ces brûlures ne
diffère en rien de l'évolution commune. Les mouvements du cou

amènent au début quelques déchirures des parties récemment cicatrisées. La lenteur de la cicatrisation invite à employer des greffes
épidermiques.

Lorsqu'au bout d'un temps souvent fort long, la plaie se trouve
enfin guérie, on voit à la place qu'elle occupait un surface irrégulière,
parcourue dans différentes directions par des épaississements en forme
de brides, creusée çà et là de dépressions plus ou moins profondes.
Cette nappe cicatricielle efface tous les sillons du cou, et fait disparaître le bord saillant de la mâchoire. Pendant les mois qui suivent
la guérison de la plaie, la cicatrice se rétracte graduellement, attirant
l'une vers l'autre les parties qui correspondent à ses extrémités. La
tête est ainsi inclinée latéralement si les lésions dominent d'un côté,
tirée vers le sternum si elles occupent toute la région antérieure. Ces
tractions s'exerçant jusque sur les orifices naturels de la face, ceux-ci
sont déformés. La lèvre inférieure est peu à peu amenée en bas ; elle
se met en ectropion ; sa muqueuse apparaît tout entière à l'extérieur,
tandis que les dents et la gencive qui lui correspondent sont à découvert. Les paupières peuvent être atteintes de la même façon. — Pendant qu'elle opère sa rétraction, la cicatrice se décolore graduellement ; elle devient blanche ; çà et là seulement de petites veinosités la
parcourent.

Les malades restent finalement dans une situation pénible. La tête
est fixée dans l'attitude que lui imposent les brides cicatricielles (torticolis cicatriciel). La face est abaissée vers le sternum. Il est impossible de la relever, pour regarder en haut, par exemple. La bouche
toujours ouverte laisse échapper la salive ; les dents de la mâchoire
inférieure, repoussées par la langue, non soutenues par la lèvre, tendent à s'incliner en avant ; la mastication est difficile, quelquefois impossible. La laideur du malheureux blessé est extrême par le fait de
cet ectropion labial qu'accompagne si fréquement un ectropion pal-
pébral. Aussi le chirurgien est-il sollicité de porter un remède à cet
état de choses.

Lorsque les brides cicatricielles sont limitées, surtout en largeur,
on peut essayer de l'*incision*. Une seule incision transversale pourra
permettre de redresser la tête ; souvent on en a pratiqué plusieurs,
afin que le redressement se fît plus facilement d'abord, et ensuite
dans l'espoir que les plaies ainsi créées, une fois recouvertes d'un
épiderme nouveau, formeraient des cicatrices nouvelles dont la lon-

.gueur s'ajouterait à celle de la cicatrice ancienne. Malheureusement, les incisions aussi répétées qu'on les suppose ne servent généralement de rien. Au bout de peu de temps, la plaie se ferme sans laisser de traces et la difformité persiste. Si l'on maintient la tête *dans l'extension* au moyen d'une minerve, le résultat de l'incision peut être meilleur; mais il faut avoir la patience de faire porter l'appareil pendant au moins une année.

On est amené souvent à faire des opérations autoplastiques. Si la perte de substance de la peau n'est pas très considérable, une autoplastie par glissement peut suffire. Rien n'est plus facile que de circonscrire la cicatrice dans une sorte de triangle, à base supérieure adhérente au bord inférieur de la mâchoire, et à bords latéraux s'unissant en pointe vers la partie moyenne ou inférieure du cou. Ce triangle disséqué de bas en haut, remonte sous la maxillaire. L'espace qu'il laisse libre est recouvert par la peau des parties latérales du cou que l'on attire l'une vers l'autre et que l'on suture ensemble. Mais le tégument de la région cervicale a été entamé souvent dans une si grande étendue, qu'il est impossible de s'en tenir à un pareil glissement. Dans ce cas, on a recours à une autoplastie différente. La cicatrice étant comme précédemment comprise dans un triangle que l'on détache des parties profondes et qui remonte tout de suite vers le menton, le cou étant redressé, on comble l'énorme plaie qui résulte de cette double manœuvre, au moyen d'un lambeau emprunté généralement à la région thoracique antérieure. Sur cette large surface, on peut le tailler aussi vaste qu'il est nécessaire. La suture du lambeau sera faite avec soin, au moins d'un côté, avec le bord de la plaie cervicale. La réunion se fait rarement par première intention dans toute l'étendue de la plaie. Le lambeau est appliqué sur une surface irrégulière où il n'adhère pas parfaitement; en particulier, il recouvre comme un pont la fossette sus-sternale dans laquelle les liquides qui suintent des surfaces saignantes ont de la tendance à s'accumuler. Il faut donc surveiller avec soin les opérés et remplir toutes les indications qui peuvent se présenter. Ces grandes autoplasties ont généralement donné les meilleurs résultats. Il peut être nécessaire de pratiquer des opérations complémentaires, pour faire disparaître une bride qui reste, pour corriger un ectropion; mais le but est atteint en grande partie du premier coup. On a plusieurs fois sectionné les sterno-cléido-mastoïdien pour permettre

le redressement de la tête. Le plus souvent il est inutile d'ajouter
cette complication très sérieuse à une opération déjà longue et
pénible. Après la dissection de la cicatrice, la tête est presque toujours
facilement relevée. Dans tous les cas il est utile de l'immobiliser
jusqu'après la réunion complète dans un appareil spécial.

II

BRULURES DU PHARYNX ET DE L'ŒSOPHAGE.

Les liquides bouillants ne sont jamais introduits dans le pharynx
et l'œsophage en quantité suffisante pour déterminer des brûlures.
L'échauffement des vases, les vapeurs émises mettent en garde contre
eux. Enfin la sensation qu'ils provoquent au moment de leur introduction dans la bouche amène leur rejet immédiat. Les liquides
caustiques, acides ou alcalis, sont au contraire facilement avalés.

Si leur ingestion est le résultat d'une erreur comme on le voit souvent, la quantité, absorbée est toujours minime, au moins dans le
cas de caustiques concentrés. La saveur violente du liquide avertit
tout de suite le sujet. Lorsque l'ingestion est volontaire, faite dans
un but de suicide, un verre entier d'acide sulfurique peut être avalé
sans qu'une goutte en soit perdue.

Les acides le plus souvent introduits dans les voies digestives sont
l'acide sulfurique, l'acide azotique, l'acide chlorhydrique, l'acide
acétique. Leur contact produit instantanément à la surface des muqueuses labiale, buccale, pharyngée des modifications visibles. Elles
blanchissent ou jaunissent, selon l'acide ingéré; bientôt elles se dénu-
dent et se gonflent. Une vive douleur se fait sentir tout le long du
tube digestif, depuis les lèvres jusqu'à l'estomac. Les malades peuvent tomber rapidement dans un état d'adynamie profonde, mourir
en quelques heures et même quelques instants.

Les alcalis concentrés, soude, potasse, ammoniaque, agissent à peu
près de la même façon : ici aussi la muqueuse buccale se tuméfie;
mais elle est plutôt rouge ou violette; une douleur intense succède immédiatement à l'ingestion du liquide. Des vomissements se
produisent; enfin la mort arrive encore, dans certains cas, très rapidement dans le collapsus.

Les malades résistent quelquefois plus longtemps. Tourmentés par une soif vive, fatigués par des vomissements répétés, ils éprouvent de vives coliques, présentent des selles sanguinolentes, ont de la rétention d'urine. Ils finissent par tomber dans le collapsus et périssent avant même que les eschares produites par le caustique se soient détachées.

Enfin, dans d'autres cas, le malade résistant davantage encore, on assiste à la chute des eschares produites par les substances caustiques. Elles se détachent sous la forme de lambeaux membraneux souvent fort étendus et sont rejetées par les vomisssements. A ce moment peuvent survenir des perforations de l'œsophage et de l'estomac, qui se terminent encore par la mort.

Lorsque les liquides caustiques sont dilués, ou bien lorsqu'une quantité très minime d'un liquide concentré a pénétré dans l'œsophage, les effets s'atténuent. Ils se bornent à la production d'eschares plus ou moins limitées en largeur et en profondeur, et à des inflammations plus ou moins violentes. L'inflammation des tissus marche de pair avec l'escharification. Existe-il par exemple une eschare superficielle frappant sur la plus grande partie de la muqueuse œsophagienne? le tissu cellulaire sous-muqueux est enflammé, fortement épaissi dans toute la largeur du conduit. Sous les eschares profondes peuvent s'établir des suppurations qui dépassent la paroi de l'œsophage et donnent lieu à des suppurations périœsophagiennes, cervicales ou médiastines et à des fistules œsophago-bronchiques.

On comprend que suivant la nature du liquide tous les degrés se rencontrent, depuis des escharifications très légères jusqu'aux destructions les plus étendues, depuis des phénomènes sans gravité et passagers jusqu'à ces morts survenant en quelques instants dont nous parlions tout à l'heure.

Les phénomèmes les plus intéressants au point de vue chirurgical ne sont pas ceux que nous venons de signaler, mais bien ceux qui surviennent ensuite. Lorsque le patient a traversé cette première période, lorsque les eschares sont tombées, et que les ulcérations de l'œsophage sont en voie de cicatrisation, une complication se produit inévitablement. La rétraction inodulaire qui s'exerce sur les cicatrices et sur les tissus enflammés rend de jour en jour la déglutition plus difficile. Bientôt le chirurgien se trouve en face de cette complication qui constitue à elle seule une maladie nouvelle : le rétrécissement de l'œsophage.

T. III, PEYROT.   2

Traitement. — Il faut s'efforcer de neutraliser le plus tôt possible les liquides ingérés, au moyen d'acides faibles s'il s'agit de solutions alcalines, au moyen de la craie, de l'eau de chaux, de cendres ingérées avec de l'eau, s'il s'agit d'un acide. On diluera le caustique en faisant avaler le plus de liquide possible ; on lavera l'estomac avec le siphon. Le reste du traitement sera purement symptomatique.

On aura beaucoup de peine à nourrir les malades. Il faudra se contenter longtemps de leur donner du lait ; on devra même avoir recours parfois à des lavements alimentaires. L'usage hâtif de la sonde serait très dangereux. Nous aurons à nous occuper plus tard (Voyez *Maladies de l'œsophage*) du traitement du rétrécissement de l'œsophage.

III

BRULURES DU LARYNX, DE LA TRACHÉE ET DES BRONCHES

Les voies respiratoires peuvent être brûlées de trois façons différentes : 1° par des flammes ou des vapeurs brûlantes ; 2° par des liquides bouillants ; 3° par des liquides caustiques.

1° Les *flammes* ou *vapeurs brûlantes* pénètrent, par suite des mouvements respiratoires normaux, jusqu'au fond des bronches, chez les malheureux qui se trouvent surpris dans un incendie, dans l'explosion d'une machine à vapeur, etc. Il y a quelques années, à Paris, l'explosion d'une certaine quantité de picrate de potasse, chez un marchand de produits chimiques, fit de cette façon quelques victimes. Plusieurs locataires de la maison succombèrent rapidement, à la suite de l'introduction dans les voies respiratoires des gaz irritants et surchauffés que produisit la déflagration.

Les symptômes sont ceux d'une bronchite intense, généralisée, avec dyspnée extrême, et fièvre vive. La mort arrive souvent au bout d'un jour ou deux. Quelquefois elle tarde un peu plus ; on l'a vue se produire au huitième jour par œdème de la glotte. La guérison n'est pas commune.

Les autopsies montrent la trace de brûlures subies par les muqueuses buccale, linguale, pharyngienne ; l'épiglotte et les replis aryténo-épiglottiques sont rouges et œdémateux. Un exsudat inflammatoire recouvre la surface interne du larynx, de la trachée et des bronches. On trouve les lésions de la congestion pulmonaire, même de la pneumonie, rarement de la pleurésie.

2° Les *brûlures des voies respiratoires par les liquides bouillants* ont été vues chez les jeunes enfants, et d'une façon à peu près exclusive en Angleterre. Là, dans tous les ménages, une théière à long bec se trouve en permanence sur la table. L'enfant la saisit et vivement introduit dans la bouche une gorgée de liquide brûlant. A ce moment intervient un phénomène spécial. Sous l'influence de la douleur qu'il éprouve, l'enfant veut crier. Il fait pour cela une grande inspiration qui entraîne le liquide dans le larynx. L'œsophage n'est presque jamais atteint.

Les cris de l'enfant appellent tout de suite l'attention. Il donne tous les signes d'une douleur vive porte la main à sa bouche, s'agite et refuse de boire.

Au bout de quelque temps survient une détente complète. On peut croire que tout est passé. Mais les accidents reparaissent deux ou trois heures après. Respiration fréquente et bruyante. Agitation continuelle, fièvre vive, visage pâle, abattu. Ces phénomènes peuvent s'amender rapidement et disparaître en quarante-huit heures, surtout, d'après les auteurs anglais, à la suite d'un traitement énergique; mais dans bien des cas ils ne font que s'accroître. Peu à peu s'indique et se développe une asphyxie qui va croissant jusqu'à ce que l'enfant succombe. La mort se produit le plus souvent dans les vingt-quatre heures. Une bronchite, une pneumonie à développement extraordinairement rapide peuvent être cause aussi de la terminaison fatale.

On trouve les muqueuses buccale et pharyngienne couvertes de phlyctènes; l'épiglotte, extrêmement tuméfiée, se voit pendant la vie à la base de la langue, ronde et grosse comme une noix. L'autopsie fait constater que l'orifice supérieur du larynx est complètement oblitéré par elle et par ses replis. L'œdème ne s'étend pas d'ordinaire au delà des cordes vocales inférieures. Par exception, chez les malades qui survivent au delà de quelques heures, la trachée et les bronches sont enflammées et recouvertes de fausses membranes. On a trouvé quelquefois une véritable pneumonie.

3° Les *liquides caustiques* pénètrent dans le larynx par le même mécanisme que les liquides bouillants. Rien ne trouble d'ordinaire leur ingestion chez un sujet décidé à les absorber, et le larynx échappe dans ces conditions à leur action. Au contraire, s'ils sont introduits par mégarde dans la bouche, leur saveur violente provoque la brusque révolte du pharynx et un cri d'effroi. Dans l'inspiration qui précède ce cri, une certaine quantité de liquide peut pénétrer dans le larynx.

Les symptômes qui suivent sont ceux que l'on pourrait imaginer à priori. Dans le premier moment, spasme qui peut être immédiatement mortel, puis troubles divers; du côté des fonctions vocale et respiratoire, aphonie par suite de la brûlure des cordes vocales, dyspnée, accès de suffocation; du côté des voies digestives, gêne de la déglutition. La mort rapide par asphyxie est une conséquence fréquente de cet accident. L'issue fatale peut arriver au bout de quelques jours à la suite de lésions plus profondes de la trachée, des bronches ou du poumon lui-même.

Les brûlures portent naturellement sur la bouche et le pharynx autant que sur le larynx. Le plus souvent l'œsophage est absolument indemne. Quant au larynx, à la trachée, et même aux bronches, ils offrent des lésions variables en étendue et en profondeur avec la quantité et le degré de concentration du liquide ingéré.

Le même traitement convient à peu près aux trois variétés de brûlures que nous venons d'étudier.

Une indication spéciale appartient évidemment à celles que provoquent les liquides caustiques : la neutralisation de la substance chimique aussi loin qu'elle est possible. Le traitement est avant tout antiphlogistique. Il a été fixé, pour les accidents déterminés par les liquides bouillants, avec une véritable rigueur par les médecins anglais. Il est composé des éléments suivants : deux sangsues dans la région prélaryngienne, des applications chaudes sur le cou, un vésicatoire sur la poitrine, un vomitif, puis et surtout un large emploi des préparations mercurielles, principalement du calomel. On donne le protochlorure de mercure de la façon la plus large : par doses de 5 à 15 centigrammes d'heure en heure, et même, pour les cas très graves, de demi-heure en demi-heure, dans du lait. On continue jusqu'à production de la salivation et de selles verdâtres. A ce moment les symptômes graves disparaissent souvent. On a donné par ce procédé plus de deux grammes de calomel en quelques heures à des enfants de deux ans. Si la déglutition est impossible, on fait de larges onctions avec l'onguent mercuriel. — Nous ne sommes pas en mesure de dire si ce traitement par le mercure aurait quelque efficacité dans les cas de brûlures par les caustiques ; mais on ne pourrait se dispenser de l'employer lorsqu'il s'agit de vapeurs brûlantes ou d'eau bouillante. Bevan assure qu'il lui a dû 10 succès dans des cas très graves.

Malgré ce traitement, les phénomènes persistent trop souvent, et en particulier la suffocation continue à faire des progrès. Pour la combattre on a pratiqué quelquefois la trachéotomie. Mais on comprend que cette opération ne peut pas donner de résultat lorsque les lésions ont dépassé le larynx. Dans le cas de brûlure par l'eau chaude, la proportion des guérisons après la trachéotomie a été en Angleterre de 36 pour .100 (G. Fischer) ; sur 5 cas de trachéotomie après brûlure du larynx par des substances caustiques, on a obtenu une seule guérison.

L'ablation de la canule peut être rendue très difficile par des lésions persistantes du larynx après la cicatrisation.

CHAPITRE III

PLAIES DU COU.

I

GÉNÉRALITÉS.

Les plaies de la partie postérieure du cou intéressent peu le chirurgien. Elles sont rares, limitées à quelques coups de sabre ou à quelques trajets de balle et ne fournissent aucune indication spéciale.

Il n'en est pas de même des plaies de la partie antérieure. Celles-ci sont assez fréquentes, graves souvent, variées dans leurs symptômes, fertiles en indications différentes. Elles ont été l'objet de discussions nombreuses.

Fréquence des plaies du cou. — Comparées à l'ensemble des blessures qui s'observent sur tout le corps, celles du cou ne sont pas fort communes. D'après une statistique rapportée par G. Fischer, Billroth, de 1860 à 1876, sur 9508 malades traités dans ses salles de chirurgie, en a rencontré 30. Dans un relevé de Jarjavay que j'ai entre les mains, sur 6100 malades observés par lui dans les hôpitaux Saint-Antoine et Beaujon, s'en trouvaient seulement 7. Il est probable que des relevés semblables donneraient, en Angleterre, des chiffres supérieurs. Dans la pratique civile, les plaies du cou sont pour une grande part le résultat de tentatives de suicide au moyen d'un couteau ou d'un rasoir; or, sur 1000 suicidés, 333 emploient les armes blanches en Angleterre, 76 en Allemagne et 63 en France (Legoyt, article SUICIDE, *Dictionnaire encyclopédique*). A la guerre, la proportion des plaies du cou est un peu plus considérable. Voici les chiffres d'Otis : 408072 blessés et 4895 plaies du cou, soit 1,2 pour 100. Mais beaucoup de blessés ont sans doute succombé sur le champ de bataille.

Étiologie. — A la région cervicale, comme partout ailleurs nous rencontrons les trois espèces classiques : plaies par instruments tranchants, — par instruments piquants, — par instruments contondants.

Les premières sont, avant tout, le fait du suicide, quelquefois du meurtre. Rarement accidentelles (fragment de verre, chute sur le bord d'une lame de métal, etc.), elles se voient de moins en moins dans les guerres modernes.

On trouve parmi les instruments piquants des canifs, des couteaux de poche, la pointe d'une épée, d'un poignard, d'une baïonnette, etc. Les plaies de ce genre sont moins communes que les précédentes.

Les plaies par instruments contondants résultent le plus souvent de l'action des armes à feu (balles, biscaïens, éclats d'obus). Tous les corps lourds peuvent les produire.

Division. — On divise souvent les plaies du cou en *chirurgicales* et *accidentelles;* on les étudie encore isolément dans chacune des régions secondaires du cou. Nous pensons qu'il y a intérêt à simplifier ces descriptions.

A la région cervicale il existe deux classes de plaies bien distinctes : nous rangeons dans une première catégorie celles qui entament les grands conduits de la région : le conduit aérien et le canal alimentaire; on peut les appeler plaies pénétrantes des canaux aérien et digestif. Dans la seconde catégorie se trouvent les plaies non pénétrantes.

II

PLAIES DU COU NON PÉNÉTRANTES.

Lorsque les plaies du cou n'entament pas le tube digestif ou le conduit aérien, on peut dire que ce sont des plaies simples qui ressemblent à toutes les plaies possibles. Souvent la blessure des gros vaisseaux ou des nerfs du cou leur donne une gravité particulière. Si l'on étudie à part les lésions vasculaires et nerveuses, comme nous le ferons ici, il reste à peine quelques points de détail à indiquer.

1° Les *piqûres* qui n'atteignent ni les gros conduits, ni les vaisseaux importants ou les nerfs, sont généralement insignifiantes : elles ne méritent pas de nous rete ni

2° Les *plaies par balle* présentent quelques traits particuliers. Tout d'abord il faut signaler leurs contours, assez souvent observés jadis et qui deviendront probablement très rares avec les projectiles modernes. On a cité l'exemple de blessés chez lesquels une balle pénétrant près du larynx cheminait sous la peau tout le tour du cou, de façon à ressortir au voisinage de son point d'entrée.

Un second point à noter dans les blessures par balle, c'est la facilité relative avec laquelle les gros vaisseaux évitent le projectile, grâce à leur mobilité et à la protection de leurs gaines cellulaires.

Enfin nous devons signaler encore la fréquence des corps étrangers à la suite des blessures par coups de feu et par éclat d'obus. On a vu séjourner dans le cou, surtout vers sa base pendant des semaines, non seulement des balles, mais d'énormes biscaïens offrant plusieurs centimètres de diamètre.

3° Les *coupures non pénétrantes* présentent un point intéressant; sous l'influence du peaucier, leurs bords s'écartent l'un de l'autre. Ils tendent à se recroqueviller en dedans.

Ces blessures n'ont pas de symptomatologie particulière. En dehors des accidents banals des plaies ordinaires, elles ne présentent pas de complication. Dieffenbach s'est pourtant attaché à inspirer la crainte des plaies même les plus simples et les plus superficielles du cou. Elles s'enflamment souvent, disait-il, et toutes superficielles qu'elles sont, elles deviennent facilement le point de départ d'un œdème qui gagne les parties profondes et met la vie en danger par sa propagation au larynx. Il est certain que les plaies du cou ont quelque tendance à prendre un mauvais caractère, d'autant plus qu'elles s'observent souvent chez des aliénés ou des malheureux que la misère et le chagrin poussent au suicide; mais il ne faut pas exagérer cette fâcheuse disposition.

Dieffenbach allait jusqu'à déconseiller la réunion immédiate dans les plaies superficielles par crainte des accidents inflammatoires. Aujourd'hui nous ne saurions être aussi timorés. La pratique de l'antisepsie nous préserve de ces accidents. Il n'y a aucune raison pour ne pas traiter les plaies non pénétrantes du cou de la même façon que les plaies des autres régions; on sera donc très-autorisé à tenter la réunion par première intention sous le pansement de Lister.

III

PLAIES PÉNÉTRANTES DES VOIES RESPIRATOIRES ET DIGESTIVES.

A la partie supérieure du cou, derrière la face, les voies respiratoires et digestives sont un moment confondues. Le canal aérien constitué par les fosses nasales, le pharynx et le conduit laryngo-trachéal croise le tube digestif formé par la bouche, le pharynx et l'œsophage. Il y a donc une partie commune aux deux canalisations, c'est le pharynx ou du moins les parties nasale et buccale de cette cavité. Certaines plaies du cou pénètrent précisément dans cette région intermédiaire; ce sont celles qui portent extérieurement sur les parties voisines de l'os hyoïde. Les autres ouvrent directement le larynx ou la trachée, le pharynx dans sa partie inférieure ou l'œsophage.

Nous étudierons successivement : 1° les plaies pénétrantes de la région hyoïdienne; 2° les plaies du larynx et de la trachée; 3° les plaies du pharynx et de l'œsophage.

1° PLAIES PÉNÉTRANTES DE LA RÉGION HYOÏDIENNE.

Ces plaies sont en grande majorité produites par des instruments tranchants (suicide, plus rarement meurtre); quelquefois par des instruments piquants ou par des balles. Le principal intérêt appartient aux véritables sections.

a. — PLAIES PAR INSTRUMENTS TRANCHANTS.

Caractères anatomiques. — *La dimension* de ces blessures varie; mais le plus souvent elles sont vastes. Elles peuvent aller d'un angle du maxillaire à l'autre, d'un bord du sterno-cléido-mastoïdien au bord du muscle opposé. Ces muscles eux-mêmes sont parfois sectionnés et la plaie s'étend, comme on dit, d'une oreille à l'autre.

Leur *direction* est transversale ou oblique, et généralement l'obliquité est de haut en bas et de gauche à droite, ce qui est en rapport avec la position prise par l'individu qui se suicide au moyen d'un instrument tranchant tenu de la main droite.

L'instrument coupant, après avoir divisé les parties superficielles, s'engage la plupart du temps au-dessous de l'os hyoïde. Malgaigne contestait ce fait; mais la statistique de Durham a prouvé sa réalité. Sur cinquante-six blessures de la région hyoïdienne la lame a pénétré onze fois seulement au-dessus de l'os hyoïde, quarante-cinq fois au-dessous.

Les *parties sectionnées* varient selon l'un et l'autre cas : dans les plaies sus-hyoïdiennes ce sont les muscles mylo-hyoïdien, génio-hyoïdiens, hyo-glosses, la muqueuse de la base de la langue, et quelquefois avec elle les piliers du voile du palais et le voile lui-même; dans les plaies sous-hyoïdiennes, toutes les attaches musculaires et ligamenteuses qui unissent le larynx à l'os de la langue peuvent se trouver coupées, c'est-à-dire les muscles thyro-hyoïdiens, sterno-hyoïdiens, omoplato-hyoïdiens, la membrane thyro-hyoïdienne. Les parois du pharynx et l'amygdale, si l'incision est un peu élevée, les grandes cornes de l'os hyoïde, les replis aryténo-épiglottiques, les cartilages aryténoïdes et même les cordes vocales supérieures si l'incision est plutôt dirigée en arrière et en bas, sont fréquemment atteints en même temps. L'épiglotte dans toutes ces plaies est généralement intéressée. Tantôt elle est complètement séparée de son pédicule et reste adhérente à la base de la langue, tantôt la section portant plus haut et se faisant d'une façon plus irrégulière, des fragments détachés de l'épiglotte' ou l'épiglotte presque entière pendent à l'extrémité d'un lambeau de muqueuse et menacent d'obturer la glotte.

Largeur de la plaie.' — Ces blessures tendent naturellement à rester béantes. Leurs deux lèvres s'écartent sous l'influence de la rétraction des muscles sectionnés, à laquelle s'ajoute, pour le bout inférieur, l'élasticité de la trachée. L'écartement devient énorme, lorsque le malade redresse la tête. Il disparaît complètement dans la flexion. A travers l'ouverture on aperçoit distinctement les parties profondes et particulièrement l'orifice supérieur du larynx lorsqu'il est mis à découvert par la section de l'épiglotte. La face postérieure du pharynx et la colonne vertébrale peuvent être vus parfaitement et touchés avec le doigt.

Symptômes. — L'*hémorrhagie* est toujours considérable. Nous ne parlons pas de celle qui succéderait à l'ouverture des gros vaisseaux. Quand cette lésion se produit, elle prime tout le reste et entraîne le plus souvent la mort immédiate. Nous étudierons plus tard les plaies vasculaires. En fait les gros troncs échappent souvent à l'instrument tranchant, et on peut les voir à nu au fond de la blessure. Les veines superficielles, les artères linguale et faciale avec les veines qui leur correspondent fournissent d'ailleurs à elles seules une hémorrhagie dangereuse, soit par son abondance, soit par la pénétration du sang dans les voies respiratoires.

La plaie portant sur la portion commune aux conduits respiratoires et digestifs, nous observons des troubles de ces deux fonctions. Le phénomène le plus frappant, c'est l'issue par la même blessure des aliments ou des boissons et de l'air expiré.

La *déglutition* est toujours fort gênée ; chaque mouvement d'élévation du larynx détermine de la douleur ; comme le larynx est élevé difficilement, incomplètement, et que l'épiglotte est plus ou moins entamée, les aliments et surtout les liquides tendent à pénétrer dans les voies respiratoires : de là une toux spasmodique et des accès de suffocation à chaque tentative de déglutition. Les liquides introduits dans la bouche et la salive s'écoulent continuellement par la plaie.

Dans ces conditions il n'est pas étonnant que le malade soit tourmenté par une *soif vive*. Il a perdu beaucoup de sang, il ne conserve pas sa salive et il lui est à peu près impossible d'introduire des liquides dans l'estomac, autant de conditions qui créent et entretiennent la soif.

La *respiration*, les premiers moments une fois passés, lorsqu'il ne tombe plus de sang dans l'ouverture supérieure du larynx, peut se faire librement. L'issue de l'air par la plaie ne la trouble en rien. Les blessés soufflent parfois à distance une bougie avec cet air qui s'échappe par la plaie, et ne sont pas plus gênés à l'inspiration qu'à l'expiration. Mais il arrive aussi que la section portant sur les replis aryténo-épiglottiques, sur l'épiglotte, sur les cartilages aryténoïdes, des lambeaux de muqueuse, ou des fragments de l'épiglotte ou un cartilage aryténoïde viennent tomber entre les lèvres de la glotte et déterminent des accès de suffocation.

La *voix* est toujours un peu troublée, mais elle n'est abolie que si les cordes vocales sont fortement entamées. On voit, chez certains blessés, le larynx fonctionner sous les yeux de l'observateur; avec cette particularité plusieurs fois notée qu'il est devenu insensible aux attouchements par le fait de la section des nerfs laryngés externes.

Marche et terminaison. — Les premiers moments d'une semblable blessure sont toujours difficiles. L'hémorrhagie est-elle abondante, le malade tombe en syncope. Lorsqu'on le relève, il est affaibli, sans pouls, froid. L'introduction du sang dans la trachée, le spasme de la glotte donnent lieu, d'autre part, à des accès de suffocation qui vont jusqu'à un commencement d'asphyxie. Le malade peut succomber, dans les deux cas, très promptement.

Après cette première période, le calme renaît et beaucoup de blessés guérissent ensuite sans accidents d'aucune sorte. La plaie bourgeonne et se réunit par seconde intention. La cicatrisation marche des angles vers le centre et s'achève parfois avec une rapidité surprenante.

Mais les *complications* sont loin d'être rares. Souvent les bords de la plaie gonflent et s'enflamment. Cette inflammation se propage aux parties profondes et, au bout de quelques heures ou de quelques jours, aboutit à *l'œdème de la glotte*. De simples suffusions sanguines sous-muqueuses peuvent provoquer les mêmes accidents que l'œdème. Enfin toutes les complications ordinaires des plaies et notamment *les hémorrhagies secondaires, l'érysipèle, l'infection purulente, le phlegmon diffus*, ont été observés ici, surtout chez les aliénés qui

avaient tenté de se suicider. Une *pneumonie* ou une *pleurésie* tue
souvent les blessés. L'introduction répétée de parcelles alimentaires
dans les voies respiratoires n'est probablement pas étrangère à leur
apparition. Dans des cas où les replis aryténo-épiglottiques et les
cordes vocales inférieures avaient été touchées, il restait, après plusieurs années, un épaississement de ces parties et des troubles de
la voix. Si l'épiglotte est complètement détachée, la déglutition ne
redevient jamais tout à fait normale. Les liquides ont toujours de la
tendance à passer dans le larynx. — Quelquefois les bords de la peau
peuvent se réunir par la cicatrisation à la muqueuse pharyngienne et
une *fistule* s'établit. On en connaît plusieurs cas. Dans l'un d'eux,
cité par G. Fischer, d'après Albers, la fistule avait 2 centimètres et
demi de large sur 5 centimètres de long, le larynx très abaissé et
uni à l'os hyoïde, occupait la partie inférieure de l'orifice. Le blessé
portait une plaque grâce à laquelle il pouvait parler et avaler aisément. Lorsque ces fistules ne sont pas fermées, soit au moyen du
doigt, soit par un obturateur quelconque, elles donnent passage à la
salive, à des parcelles d'aliments et à de l'air. Les troubles de la voix
et de la déglutition tiennent moins à la fistule même qu'aux lésions
subies par l'épiglotte et par ses replis et à l'espèce de cicatrisation
vicieuse qui s'est faite à leur niveau.

Traitement. — C'est à propos de ces plaies que l'on a surtout
discuté la question de la réunion par la suture. Quand on voit le
larynx s'éloigner de plusieurs centimètres de l'os hyoïde, on est
tenté, malgré les prescriptions de Sabatier et de Dieffenbach, de suturer la plaie dans la profondeur au moyen de fils passés en haut sur
l'os hyoïde, en bas à travers le cartilage thyroïde. Cette intervention
n'est pas sans danger. Faite de bonne heure, si l'hémorrhagie n'est
pas tout à fait arrêtée, elle expose à la suffocation par pénétration
du sang dans les voies respiratoires. Plus tard, la plaie se trouvant
irritée par les aliments, par la salive, par le sang plus ou moins altéré, la suture peut devenir le point de départ d'une inflammation qui
prend aisément le caractère diffus, surtout si l'on a en même temps
pratiqué la suture des parties molles et de la peau. Malgré tout, dans
les blessures qui ont intéressé la membrane thyro-hyoïdienne, nous
croyons que l'on pourrait essayer ce rapprochement des parties profondes. Il faudrait seulement laisser ouverte la plaie extérieure et la
panser d'une façon aussi antiseptique que possible, nourrir le malade

au moyen d'une sonde œsophagienne pour éviter le passage des aliments par la plaie, et laver la bouche très souvent avec une solution d'acide borique. On se tiendrait prêt, en tous cas, à défaire la suture si des phénomènes d'inflammation venaient à se produire. Lorsque la plaie porte au-dessus de l'os hyoïde, il manque un point d'appui solide pour la suture; nous n'oserions pas l'employer dans ce cas. Des indications particulières se présentent parfois dans ces blessures, telles que l'enlèvement d'un fragment de l'épiglotte qui ne tient plus que par un mince pédicule et qui menace de tomber dans la glotte, la trachéotomie, dans certains cas, et l'introduction de la sonde œsophagienne que je recommandais tout à l'heure.

Nous ne saurions trop insister sur la nécessité, à défaut de sutures, d'une position inclinée de la tête, qui permettra le contact des deux lèvres de la plaie. La cicatrisation suivra une marche rapide, si l'on observe ce précepte, et la production d'une fistule sera presque sûrement évitée.

Le traitement des fistules qui peuvent succéder aux plaies de la région hyoïdienne varie avec leur dimension et leur forme. On ne saurait en faire une description dogmatique. La plupart du temps la perte de substance devra être comblée par une opération autoplastique.

b. — BLESSURES PAR BALLES ET PAR INSTRUMENTS PIQUANTS.

Quelquefois les balles produisent au niveau de la région hyoïdienne des destructions assez étendues pour qu'on puisse les ranger à côté des plaies larges que nous venons de décrire. Dans un cas de Demme, une fistule succéda même à une pareille lésion.

La plupart du temps les blessures par balles sont étroites; on pourrait les comparer à celles qui sont produites par les instruments piquants si elles ne se compliquaient souvent de lésions épiglottiques plus ou moins sérieuses, et surtout d'accidents inflammatoires consécutifs; œdème de la glotte, suppurations diffuses dans le cou et le long de la trachée, pneumonie, etc.

Lorsqu'il n'atteignent pas les vaisseaux importants, les instruments piquants ne déterminent le plus souvent dans la région hyoïdienne que des blessures sans gravité.

2° PLAIES DU LARYNX ET DE LA TRACHÉE.

Causes, Fréquence. — Les plaies par instruments tranchants résultent encore, presque toutes, de tentatives de suicide. Les plaies par instruments piquants sont rares. Les plaies de guerre généralement produites par des balles sont en petit nombre : selon Witte, leur proportion relativement à toutes les blessures prises en général est de 5 pour 10 000. Sur les 4895 plaies du cou relevées dans la célèbre statistique de la guerre de Sécession, le larynx se trouvait atteint dans la proportion d'environ 2 pour 100 ; les blessures de la trachée sont moins communes. Durham, qui a relevé 56 blessures pénétrantes de la région hyoïdienne, en a trouvé 102 pour le larynx et la trachée, savoir : 61 au niveau du larynx, 41 au niveau de la trachée.

Nous laissons de côté les plaies chirurgicales ; elles n'ont rien à faire avec notre étude, et nous avons déjà mentionné les ruptures et les éraillures du conduit qui ont pu s'observer dans les grands efforts et dans les accès de toux.

Lésions anatomiques. — *La plaie extérieure,* qu'elle ait été faite par un instrument piquant ou par un instrument tranchant, se trouve souvent fort étroite. Dans ce cas elle n'est pas toujours en rapport avec les lésions profondes : on a vu des aliénés introduire un canif, un petit couteau de poche dans leur larynx ; la pointe rapidement promenée dans tous les sens découpait le cartilage thyroïde en plusieurs morceaux ; la plaie extérieure restait minime. Le larynx est aussi ouvert dans de larges blessures qui vont d'un sterno-cléidomastoïdien à l'autre, tranchent même ces muscles et laissent à nu les gros vaisseaux.

Les lésions profondes sont très variables. Du côté du cartilage thyroïde des coupures pénètrent plus ou moins sur ses lames latérales ; elles vont, mais rarement, jusqu'à le partager complètement en deux, si bien que les fragments s'écartent ou chevauchent latéralement l'un sur l'autre. La section atteint naturellement du même coup, cartilages, muscles, cordes vocales, etc.

Le cartilage cricoïde beaucoup plus résistant que le thyroïde n'est jamais sectionné dans sa totalité, mais il est plus ou moins entamé.

La trachée-artère est divisée tantôt en travers, tantôt et le plus souvent obliquement, de telle façon que plusieurs anneaux sont atteints à la fois. L'instrument pénètre plus ou moins profondément, produisant chez certains blessés une simple ouverture au niveau de de la face antérieure du conduit, respectant seulement chez d'autres la membrane fibreuse qui forme sa paroi postérieure, tranchant ailleurs le canal tout entier. Lorsque la trachée-artère est complètement divisée, ses deux bouts s'écartent de plusieurs centimètres sous l'influence de leur élasticité. Dans un cas de Richet, le bout inférieur disparaissait derrière le sternum. Ces parties sont du reste animées pendant la vie de mouvements continuels. Elles se rapprochent à l'expiration et s'éloignent à l'inspiration. Le même phénomène s'observe après la section complète de la membrane crico-thyroïdienne.

Les instruments tranchants atteignent rarement les gros vaisseaux et les troncs nerveux du cou, en même temps que le larynx. Solide, souvent ossifié, celui-ci joue à leur égard un rôle de protection très efficace. Les seuls vaisseaux lésés sont alors les veines superficielles, les artères et les veines thyroïdiennes. La lésion des récurrents a été plus souvent soupçonnée que démontrée dans les blessures de la trachée. Le récurrent gauche semble plus exposé que le droit (Horteloup). L'œsophage est entamé du reste assez souvent en même temps que la trachée, ainsi que nous le verrons tout à l'heure.

Les balles produisent des lésions très variées : quelquefois il existe une solution de continuité linéaire et nette comme si un instrument tranchant l'avait faite, ainsi que j'ai eu l'occasion de l'observer récemment au niveau du cricoïde ; d'autres fois le cartilage est divisé en plusieurs fragments. Horteloup cite un fait dans lequel la balle était restée fixée à la partie supérieure du cartilage thyroïde.

Symptômes.—L'*hémorrhagie*, pour ne pas provenir des gros troncs du cou, n'en est pas moins abondante, le plus souvent. La plaie est-elle large, le sang sort librement au dehors ; est-elle étroite, il pénètre dans les voies respiratoires : le blessé tousse sans cesse et le rejette par la bouche et par le nez, comme dans une hémoptysie ordinaire. Dans d'autres cas, il s'infiltre dans les tissus, d'où des compressions dangereuses et la menace de suppurations diffuses, plus tard. — L'*issue de l'air* par la plaie est un symptôme capital et qui ne manque jamais. Il sort et entre librement lorsque le conduit laryngo-trachéal est divisé sur une grande étendue et que la plaie extérieure a des dimensions correspondantes. Il s'infiltre sous la forme d'*emphysème* sous-cutané lorsque la blessure est étroite. L'emphysème peut s'étendre à tout le corps et donner au blessé cette apparence monstrueuse de mouton soufflé qu'Ambroise Paré décrit si bien dans une de ses observations.

La *voix* est perdue complètement lorsqu'il s'agit d'une section un peu considérable du larynx ou de la trachée. La section a-t-elle porté au-dessous des cordes vocales, l'air s'échappe par l'ouverture accidentelle et ne peut plus les actionner. Il suffit dans ce cas de baisser un peu fortement la tête pour obliger l'air à passer par le larynx et, par suite, pour rétablir la voix. La lésion des cordes vocales, la section des récurrents interviennent ailleurs pour troubler ou empêcher complètement l'émission des sons.

La *dyspnée* ne manque jamais à un certain degré. Elle peut aller jusqu'à l'asphyxie. Ses causes sont nombreuses : du sang qui se verse dans les voies respiratoires, des lambeaux flottants et des parties détachées du larynx qui viennent obstruer la glotte, une trop forte rétraction des extrémités sectionnées de la trachée, la compression exercée par une collection sanguine, par l'emphysème et plus tardivement par le gonflement inflammatoire.

La *déglutition* est gênée mécaniquement, en dehors de toute lésion de l'œsophage ou du pharynx.

Marche et terminaison. — Les blessés peuvent périr dans les premiers moments, par asphyxie ; nous venons de dire sous quelle influence. Cette terminaison n'est heureusement pas très-commune. Ici, plus encore que dans les plaies voisines de l'os hyoïde, la marche de la blessure dépend surtout des complications inflammatoires qui se produisent. Dans quelques cas heureux de piqûres ou de plaies étroites, on n'observe aucun phénomène de ce genre. La guérison s'obtient en quelques jours après des troubles passagers de la voix, une légère dyspnée, un peu d'emphysème. En général, quelles que soient la forme et l'étendue de la plaie, son inflammation ne fait pas défaut. En peu de temps, surtout dans les plaies étroites et mâchées, le gonflement qui se produit expose à une asphyxie rapide ; d'autres accidents moins prompts tiennent au mauvais caractère de l'inflammation : les bords de la plaie se gangrènent ; du pus fuse au loin le long de la trachée ; des bronchites, des pneumonies et des pleurésies, tantôt par infection, tantôt par propagation, se produisent, et la mort arrive dans le cours de la deuxième ou de la troisième semaine. Ces grands accidents se voient surtout chez les buveurs, les aliénés, les malades épuisés par les excès et les maladies.·

Même chez les blessés qui se trouvaient en bonne santé, on doit craindre la formation des abcès au voisinage de la trachée, la nécrose des parties détachées du larynx ou de la trachée, les inflammations propagées, toutes causes capables·de produire la mort dans un délai plus ou moins prompt. Horteloup a insisté beaucoup et·justement sur la différence que présentent à ce point de vue les plaies étroites et les plaies larges. Dans ces dernières le gonflement·inflammatoire est moins à craindre; la suppuration trouve un écoulement facile à son début et tend moins à se collecter ou à s'infiltrer au loin. L'emphysème ne s'observe pas avec elles. Toutes ces raisons réunies diminuent dans une proportion notable les chances de mort. Horteloup, d'après ses relevés,·estime que la mortalité dans les plaies larges est de 23,8 pour cent, tandis qu'elle est de 52,3 dans les plaies étroites. Il est vrai que le chiffre de ses observations est peu considérable, surtout en ce qui touche ces dernières (21).

La guérison malgré tout s'obtient, comme on le voit, dans un grand nombre de cas. Elle demande toujours au moins un mois. Les incisions bourgeonnent et se cicatrisent peu à peu à l'intérieur comme à l'extérieur. Mais il n'est pas très rare d'observer des cicatrisations vicieuses; les deux extrémités du canal laryngo-trachéal sont-elles restées éloignées l'une de l'autre, chacune d'elles guérit isolément, la muqueuse du conduit s'unissant à la partie correspondante de la peau, et une *fistule* permanente s'établit. Dans ces conditions, le bout supérieur du larynx ou de la trachée se trouve souvent oblitéré complètement par le tissu cicatriciel, tandis que le bout inférieur reste perméable et suffit à la respiration. On comprend que la voix est absolument perdue. Des cicatrisations vicieuses amènent aussi des *rétrécissements du larynx sans fistule*. Lorsque le larynx est divisé en deux fragments qui chevauchent l'un sur l'autre, lorsque les cordes vocales sont coupées, les cartilages aryténoïdes plus ou moins atteints, on comprend que la guérison ne puisse s'obtenir sans la formation de brides et d'épaississements qui transforment complètement la forme du conduit laryngien et quelquefois amènent son oblitération graduelle; on peut être amené, pendant que le blessé marche vers la guérison, à remédier par une opé-

ration à cette sténose laryngée. Ici encore la voix est toujours singulièrement compromise..

Le pronostic des plaies du larynx et de la trachée est aggravé
par la vieillesse, la misère, l'alcoolisme, l'aliénation mentale que nous
trouvons si souvent indiqués dans les observations. Malgré tout, les
plaies par instruments tranchants fournissent une forte proportion
de guérison, comme le prouve le relevé d'Horteloup que nous citions
plus haut. Les plaies par balle sont plus sérieuses. D'après Witte,
70 blessures du larynx ont fourni 44 guérisons (62 pour 100), et
54 blessures de la trachée 27 guérisons (50 pour 100).

Le traitement comporte plusieurs indications. Dans le premier
moment il faut arrêter l'*hémorrhagie* et *rétablir la respiration*,
qui est gênée par le sang tombé dans les voies respiratoires, ou
par la présence dans le conduit laryngo-trachéal de pièces plus ou
moins détachées et flottantes. La trachéotomie peut devenir immédiatement nécessaire; quelquefois l'opération est faite à l'avance; on
n'a qu'à introduire dans le bout inférieur de la trachée une canule ou
une grosse sonde en gomme. Si du sang continuait à couler sur les
côtés de la canule, on pourrait employer la canule-tampon de Trendelenburg, composée d'un bouchon creux de caoutchouc dilatable à
volonté et traversé par un tube respirateur recourbé en avant. On
fait par ce moyen un tamponnement complet de la trachée tout en
laissant à l'air un libre passage.

Les premiers dangers une fois passés, le blessé, nous le savons, est
encore exposé à de sérieux périls. Les plaies larges et nettes de la
trachée ou du larynx présentent les plus grandes chances de guérison sans complication nouvelle; mais les plaies étroites, mâchées
par balles ou par éclats d'obus, sous l'influence du travail inflammatoire inévitable, deviennent le point de départ d'un gonflement qui,
en quelques heures, peut amener l'obstruction complète des voies respiratoires. Dans ces conditions le malade doit être surveillé de très
près. Il faudra se préparer à pratiquer la trachéotomie dès que la
dyspnée deviendra menaçante. Une dyspnée légère ou moyenne ne
constituera pas une indication absolue. Les blessés peuvent guérir
après l'avoir présentée. Mais si le blessé devait par le fait des circonstances être abandonné à lui-même, loin de tout secours chirurgical, il faudrait hésiter moins à pratiquer la trachéotomie. Il est
même permis dans ces conditions de songer à une opération préven-

tive, si la lésion, tout en ne compromettant pas actuellement la vie,
semble de nature à faire naître tout d'un coup au bout de quelque
temps de sérieux dangers d'asphyxie.

Ce que nous disions dans le chapitre précédent des inconvénients des
sutures, trouve ici une application parfaite. La suture transformera
souvent en une plaie étroite et dangereuse une plaie large qui aurait
guéri sans complication. Pourtant, lorsque le canal laryngo-trachéal
étant coupé en travers, ses deux bouts s'écartent d'une façon notable
(cet écartement a été dans quelques cas jusqu'à 4 et 5 centimètres),
il y a lieu de chercher à les rapprocher au moyen de quelques fils
de soie passés au voisinage de leurs bords respectifs. De la même
façon on peut diminuer par quelques points de suture à ses angles
une plaie extérieure démesurément ouverte; mais il vaut toujours
mieux ne pas faire une suture complète. Si l'on a été conduit à pratiquer la trachéotomie, rien ne s'opposera plus à ce que l'on fasse
toutes les sutures qui pourront paraître utiles.

Il est indispensable de placer la tête dans la flexion, qui à elle seule
amène un sensible rapprochement des bords de la plaie, et de faire un
pansement aussi soigné, aussi antiseptique que possible. L'iodoforme
en insufflation nous paraît ici particulièrement recommandable.

La nécessité de nourrir le malade avec la sonde œsophagienne
s'impose quelquefois; on pourra se trouver bien de laisser la sonde
à demeure au lieu de l'introduire selon les besoins.

Deux complications éloignées des plaies de la trachée et du larynx
réclament quelquefois l'intervention du chirurgien : ce sont les rétrécissements et les fistules du conduit laryngo-trachéal. Il est clair
que l'on ne peut songer à oblitérer une fistule avant de s'être assuré
que l'air passe librement dans la portion de l'arbre respiratoire placée au-dessus d'elle, avant d'avoir rétabli le passage, s'il était oblitéré, et il l'est d'habitude. On a essayé de remédier aux rétrécissements traumatiques du larynx en pratiquant la section des brides
cicatricielles, ce qui a réussi une fois à Langenbeck, ou en dilatant de
bas en haut l'orifice rétréci, avec des sondes ou des canules de diamètre croissant. Cette méthode a fourni quelques succès, mais en bien
petit nombre, et toujours achetés au prix de très longs efforts. La section du thyroïde a été faite par Dolbeau et Le Fort pour permettre
plus facilement l'accès du rétrécissement; il ne semble pas que dans
ces deux cas on ait pu obtenir une guérison complète.

La guérison des fistules traumatiques de la trachée ou du larynx exigera presque toujours une opération autoplastique.

3° PLAIES DU PHARYNX ET DE L'ŒSOPHAGE.

Le pharynx et l'œsophage peuvent être atteints dans des conditions très diverses, qui ne se rapportent pas toutes au sujet que nous étudions actuellement.

Ainsi un corps vulnérant introduit dans la bouche : pointe d'épée ou de fleuret, tuyau de pipe, morceau de bois, balle, peut venir léser la paroi pharyngienne. Une semblable plaie a peu d'importance si les organes du voisinage, colonne vertébrale, moelle, vaisseaux et nerfs n'ont pas eu à souffrir en même temps.

Du côté de l'œsophage, les ulcérations causées par des corps étrangers, les fausses routes, les ruptures spontanées constituent des lésions spéciales qui ne sauraient trouver place dans notre description.

Nous nous bornerons à étudier les plaies du pharynx et de l'œsophage qui se font de dehors en dedans, c'est-à-dire qui compliquent des blessures extérieures.

a. — PLAIES DU PHARYNX ET DE L'ŒSOPHAGE A L'ÉTAT D'ISOLEMENT.

On n'en connaît que deux exemples, à la région cervicale. Ils sont contenus dans la thèse d'Horteloup sur les plaies du larynx, de la trachée et de l'œsophage (Paris, 1869). Dans l'un d'eux l'œsophage avait été lésé à la base du cou, en même temps que la plèvre. Le côté gauche de la poitrine fut à l'autopsie trouvé rempli de boissons. Dans l'autre, la blessure avait porté sur la partie supérieure de l'œsophage. Les boissons sortaient par la plaie ; le malade guérit (Desport). — Horteloup joint à ces observations trois cas de blessure de l'œsophage dans sa portion thoracique. Mais c'est là un accident des plaies de poitrine qui ne nous intéresse pas actuellement.

b. — PLAIES DU PHARYNX ET DE L'ŒSOPHAGE ACCOMPAGNANT UNE LÉSION DU LARYNX OU DE LA TRACHÉE.

Anatomie pathologique. — La lésion simultanée de la portion

laryngienne du pharynx avec le larynx, celle de l'œsophage avec
la trachée, s'observent dans toutes les variétés de plaie, mais surtout dans les sections produites par les instruments tranchants.
Dans les blessures transversales, le larynx ou la trachée peuvent
être sectionnés complètement, et derrière eux l'œsophage. Le plus
souvent la lésion est oblique ; elle n'entame qu'une portion des deux
conduits.

Les plaies du pharynx et de l'œsophage par balles sont loin d'être
rares. Wolzendorf (1880) en a réuni 41 cas. Ces blessures sont irrégulières, mâchées, plus graves en somme que les sections par instruments tranchants.

Lorsque l'œsophage est complètement divisé, ses deux bouts s'é-
cartent. Le bout inférieur est attiré plus ou moins loin vers la poitrine.
Il est à peine utile de dire que dans un grand nombre de cas les
lésions de l'œsophage s'accompagnent de plaies vasculaires ou nerveuses ; ici encore la blessure des vaisseaux prend le pas sur celle du
tube digestif.

Les symptômes des plaies trachéales se mélangent ici aux symptômes des plaies œsophagiennes.

A côté de la suffocation et des menaces d'asphyxie du début, à
côté de l'aphonie, de l'issue de l'air par la plaie, de l'emphysème
dans quelques cas, on rencontre le seul phénomène pathognomonique
d'une blessure de l'œsophage, l'issue par la plaie de la salive et des
substances ingérées. Selon les dimensions de la plaie, elles sortent
plus ou moins facilement, en totalité ou en partie seulement. Dans
les sections complètes de l'œsophage aucune parcelle alimentaire, pas
une goutte de liquide ne pénètre dans le bout inférieur. Par l'ouverture trachéale, ces mêmes substances peuvent au contraire tomber
dans les voies aériennes. Leur présence détermine là des accidents de
suffocation ou des troubles inflammatoires qui ne sont pas sans
gravité.

On ne peut pas considérer comme des signes positifs de plaie de
l'œsophage la douleur dans la déglutition, la soif, ni même le hoquet
persistant auquel Mondière attribuait une véritable valeur.

Complications. — A toutes les complications indiquées pour
les plaies du larynx et de la trachée, il faut ajouter l'inflammation du
tissu cellulaire périœsophagien qui, sous l'influence des substances
versées au niveau de la plaie, prend souvent un mauvais caractère et

donne lieu à des fusées propagées au loin, jusque dans le médiastin.

Terminaison. — La mort arrive rapidement dans certaines de ces plaies, qu'il s'agisse de grands délabrements ou au contraire de petites blessures compliquées, comme le sont souvent les petites plaies du cou, de gonflement inflammatoire profond.

Lorsque l'affection a dépassé les premiers jours, elle va, suivant les cas, marcher vers une guérison complète, ou guérir en laissant après elle une infirmité telle qu'un rétrécissement, une fistule, un diverticulum de l'œsophage, ou bien elle se terminera encore d'une façon funeste à la suite de quelque accident nouveau, si ce n'est par simple inanition.

La guérison complète par cicatrisation du conduit s'obtient souvent avec une rapidité remarquable. La plaie bourgeonne et se réunit par deuxième intention.

Pronostic. — Les sections nettes même larges sont d'un assez bon pronostic. Les plaies par balle sont beaucoup plus graves. D'après les relevés de Wolzendorf, la mortalité serait de 44 pour 100 pour les plaies par balle et de 22 pour 100 seulement pour les autres.

Traitement. — La suture de l'œsophage a été longtemps proscrite comme inefficace et dangereuse. Nélaton dit qu'elle n'est pas indispensable. Cependant la pratique de l'œsophagotomie externe a conduit à multiplier ces sutures et à reconnaître leur utilité. La réunion de la muqueuse tout au moins est aujourd'hui passée à l'état de règle. Lorsque la section de l'œsophage est complète, et que le bout inférieur s'est rétracté vers la poitrine, il y aurait un véritable danger à laisser la cicatrisation se faire dans cette situation. Une fistule serait à peu près inévitable. Il faudra dans ce cas, imiter l'exemple de Henschen, qui alla saisir le bout inférieur du conduit, le fixa d'abord à la plaie, puis le réunit en partie au bout supérieur.

De toute façon, la cicatrisation de l'œsophage ou du pharynx devra se faire sur une sonde que l'on laissera à demeure dans l'œsophage aussi longtemps qu'il sera nécessaire. Grâce à cette sonde les malades pourront être nourris sans que l'on ait à craindre le passage des aliments dans les voies respiratoires. La lésion simultanée de ces dernières donne lieu à de nombreuses indications qui nous sont déjà parfaitement connues.

IV

PLAIES DES ARTÈRES DU COU.

Les artères du cou sont volumineuses et nombreuses. Elles s'accumulent et se superposent en certains points, témoin celui où d'un seul coup d'aiguille on peut, comme on sait, traverser trois troncs importants.

Étiologie, symptômes, marche des plaies artérielles du cou. — Les artères du cou sont atteintes dans les conditions les plus diverses : Des instruments piquants, tranchants, des balles et des éclats d'obus causent les plaies ordinaires. A titre d'exception on rencontre au cou quelques ruptures artérielles, sans plaie extérieure. Elles ont succédé à un coup de pied de cheval, à des tentatives de strangulation, à des coups, à l'effort fait pour soulever un fardeau trop pesant, à une chute sur l'épaule.

Au cou plus que partout ailleurs, s'il est possible, *l'hémorrhagie* est le symptôme capital de la plaie artérielle. Cette hémorrhagie sera *extérieure* si le sang est versé au dehors ; *interne* si, comme cela se voit à la base du cou, la plèvre étant ouverte en même temps que le vaisseau, le sang peut s'accumuler dans sa cavité ; *interstitielle* si, la plaie extérieure étant étroite, non parallèle à la plaie vasculaire, comprimée ou absente (ruptures), le sang s'épanche dans le tissu cellulaire en refoulant les organes.

L'hémorrhagie extérieure devient mortelle en quelque secondes si la plaie est un peu large et si elle porte sur un des gros vaisseaux du cou. La tension du sang dans les artères atteignant à ce niveau un quart d'atmosphère, il se produit un jet de sang qui s'élève à plusieurs mètres, et le système circulatoire est bientôt vide.

Il en est de même pour les hémorrhagies qui se versent dans la cavité pleurale. Celle-ci est assez large pour contenir une masse de sang telle que la survie soit impossible. Un épanchement si rapide, et qui comprime si fortement les organes intrathoraciques, apporte en outre un obstacle absolu au jeu du cœur et des poumons.

Les hémorrhagies interstitielles, par la pression qu'elles exercent autour d'elles, gênent le fonctionnent des organes. Elles ont plusieurs fois causé à elles seules la suffocation. Elles subissent au cou le sort ordinaire. C'est ainsi que l'on voit, selon les cas, le sang épanché se résorber et la plaie artérielle guérir, ce qui est d'ailleurs fort rare, ou bien un anévrysme diffus s'établir soit d'emblée, soit après quelques jours. Enfin la poche formée par le sang peut suppurer et souvent alors une hémorrhagie secondaire arrive qui ne le cède pas en gravité à l'hémorrhagie primitive.

Les blessures causées par les balles exposent plus que les autres aux hémorrhagies secondaires. Beaucoup de blessures de la région cervicale qui, au moment de leur production, paraissaient dénuées de gravité, deviennent au bout d'un temps variable, généralement après 8 à 10 jours, la source d'hémorrhagies sérieuses par leur abondance et par leur répétition. C'est aux hémorrhagies secondaires bien plus qu'aux hémorrhagies primitives que le chirurgien est appelé à remédier.

Une grosse veine du cou est-elle blessée en même temps qu'une artère, et à côté d'elle? le sang qui sort de l'artère peut passer plus ou moins directement dans la veine. Cette terminaison des plaies artérielles par anévrysme artério-veineux peut passer pour favorable, lorsqu'il s'agit d'une artère dont les blessures sont aussi graves que celles de la carotide primitive par exemple.

Voici d'ailleurs ce qui a été noté à tous les points de vue précédents pour les principales artères du cou.

a. *Plaies du tronc brachio-céphalique.* — On n'en connaît qu'un seul cas; il fût rapidement mortel.

b. *Plaies de la carotide primitive.* — Un peu larges, elles entraînent la mort avant que le blessé puisse être secouru. Étroites, elles laissent quelques chances de survie. A leurs hémorrhagies s'applique tout ce que nous disions plus haut. La lésion simultanée de la carotide primitive et de la veine jugulaire interne n'est pas rare.

c. *Plaies de la carotide externe et de ses branches.* — Le tronc de l'artère est moins souvent lésé que les branches. La lésion simultanée du tronc et de quelque branche, ou de plusieurs branches est très commune. L'hémostase provisoire s'obtient beaucoup plus facilement pour les plaies de ces vaisseaux que pour celles de la carotide primitive.

d. *Plaies de la carotide interne.* — Plus profondément cachée que les précédentes, cette artère est atteinte ordinairement par la

bouche; elle n'est séparée de la cavité bucco-pharyngienne que par
l'amygdale. Des objets très divers, poussés avec violence, sont venus la
déchirer en ce point : tuyaux de pipe, aiguilles, fourchettes, etc....
Après l'ouverture d'un abcès amygdalien on a vu, plus d'une fois,
une hémorrhagie grave, foudroyante même, se produire, soit que la
carotide ait été réellement ouverte dans l'opération, soit qu'elle fût
ulcérée à l'avance. Il est assez rare que des instruments tranchants
ou piquants plongés derrière la branche du maxillaire soient arrivés
à léser la carotide interne. Mais des balles l'atteignent souvent après
des trajets fort divers à travers la face ou le cou.

e. *Plaies de l'artère sous-clavière.* — Lorsque cette artère est lésée,
la mort survient le plus souvent avant que le blessé puisse recevoir
aucun secours, par hémorrhagie extérieure, ou par hémorrhagie
dans la cavité pleurale ouverte en même temps que le vaisseau. Un
petit nombre de plaies étroites et de plaies par armes à feu ont pu
par exception guérir; l'hémostase primitive, temporaire, s'était faite
grâce aux conditions favorables de la blessure (absence de parallélisme), ou à une prompte compression. Malheureusement après l'hémostase primitive les hémorrhagies secondaires sont communes et
elles se reproduisent avec une facilité désespérante, même après la
ligature. A peine cite-t-on un seul cas de guérison par cette dernière.
A la guerre, les fractures de la clavicule et des côtes supérieures
accompagnent souvent des lésions artérielles. Un éclat d'obus produit
d'un seul coup tous ces désordres.

f. *Plaies des branches de l'artère sous-clavière.* — On a signalé
des blessures de l'artère thyroïdienne inférieure, de la scapulaire transverse et surtout de la *vertébrale.* G. Fischer dit avoir recueilli 32 cas
de blessure de cette dernière artère. Dans un quart des faits, le corps
vulnérant était une balle. L'artère est lésée, tantôt avant son entrée
dans le canal des apophyses transverses, tantôt dans ce canal même,
auquel cas des fractures d'apophyses accompagnent presque toujours
la lésion artérielle. Les hémorrhagies primitives sont sérieuses ; mais
la mort survient le plus souvent par hémorrhagie secondaire. Cette
blessure est singulièrement grave. De tous les faits connus, un seul
s'est terminé par la guérison.

A côté des plaies proprement dites des artères du cou, il ne faut
pas omettre de signaler les érosions qui se produisent du fait de l'envahissement des tumeurs, ou sous l'influence d'un travail ulcératif

dans le foyer d'un abcès ; à cette catégorie appartiennent les hémorrhagies artérielles, moins communes d'ailleurs que les hémorrhagies
veineuses qui se font à la suite des phlegmons parotidiens (carotide
externe), après la scarlatine principalement, et celles qui surviennent
dans certains phlegmons amygdaliens (carotide interne). On pourrait
rapprocher de ces dernières les hémorrhagies artérielles par le
conduit auditif externe au cours de la carie du rocher. C'est presque
toujours la carotide interne ou une branche de la carotide externe,
la méningée moyenne, qui est en cause ici. La lésion siège au-dessus
du cou, il est vrai ; mais le traitement est le même que si la lésion
artérielle occupait la région cervicale.

Diagnostic des plaies artérielles du cou. — Le chirurgien est
appelé à reconnaître une plaie artérielle dans des conditions très
différentes :

1er *cas.* — On est en présence d'une forte hémorrhagie. La première
question que l'on doit se poser : s'agit-il bien d'une hémorrhagie
artérielle et non d'une hémorrhagie veineuse, est facile à trancher.
Mais quelle est l'artère lésée ? Réponse difficile, parfois impossible.

A la base du cou, l'innominée à droite, et des deux côtés la carotide primitive, la sous-clavière et ses branches ne se distingueront
pas facilement les unes des autres ; si le pouls radial est supprimé ou
affaibli, on pensera à la sous-clavière ; on accusera plutôt la carotide
interne si c'est le pouls temporal, mais il ne faut pas oublier que
l'hémorrhagie à laquelle on assiste étant le plus souvent une hémorragie secondaire, le pouls peut s'être rétabli grâce aux collatérales.

Plus haut, vers la partie moyenne du cou, le lieu de la blessure,
la direction qu'a suivie le corps vulnérant, si on peut la connaître,
fourniront des renseignements utiles. D'ailleurs les vaisseaux sont là
peu nombreux. Presque toujours c'est la carotide primitive qui est
atteinte. Malheureusement, à côté de la carotide et parallèlement à
elle, se trouve l'artère vertébrale, qui à plusieurs reprises a induit
les chirurgiens en erreur. Si l'on pouvait comprimer aisément la carotide à la base du cou sans presser en même temps sur la vertébrale,
il n'y aurait pas de confusion possible ; une hémorragie qui s'arrêterait
par la compression aurait sa source dans la carotide ; mais il n'en
est pas ainsi. Il faut donc s'attendre là à quelques difficultés. On ne
devra pas oublier de chercher si le pouls de la temporale se fait
sentir ; son absence indiquerait plutôt une plaie de la carotide.

La blessure siège au-dessus du bord supérieur du cartilage thyroïde, derrière l'angle de la mâchoire ou même vers la nuque. La compression du tronc carotidien faite à la partie moyenne du cou arrêtera toutes les hémorrhagies, sauf celles de la vertébrale. Supposons établi que le sang ne vient pas de cette dernière. Il se peut qu'il soit fourni par la carotide interne ou la carotide externe ou quelque branche de cette dernière. L'exploration de l'artère temporale nous fournit encore quelque secours. Si l'artère carotide externe est lésée, le pouls manque ou est singulièrement faible à la tempe. Rien de semblable ne se voit si c'est la carotide interne.

2e *cas.* — L'hémorrhagie est arrêtée. — On saura toujours si la perte de sang a été abondante ou non ; mais les renseignements des assistants ne suffiront souvent pas à apprendre si le sang était artériel ou veineux.

D'ailleurs l'hémorrhagie a pu être insignifiante. Nous ne devons pas oublier que surtout dans les plaies par armes à feu, cette raison ne suffit pas à écarter l'idée d'une plaie artérielle. On tiendra compte du trajet suivi par le projectile, et surtout on utilisera la recherche des battements du pouls à la périphérie, sur laquelle nous insistions tout à l'heure.

Trouvons-nous au niveau d'une blessure du cou, une tumeur fluctuante, animée de battements et d'expansion, présentant un bruit de souffle au moment de la systole cardiaque? alors même que l'hémorrhagie extérieure manquerait complètement, nous pouvons affirmer qu'il existe une blessure artérielle, car ce sont là les signes de l'anévrysme diffus, ou mieux de l'hémorrhagie artérielle interstitielle. Resterait à rechercher comme précédemment quel est le vaisseau atteint.

Traitement. — Il faut arrêter l'hémorrhagie, et nous savons que la méthode par excellence est la ligature du vaisseau au-dessus et au-dessous de la blessure (méthode de Guthrie). Au cou la nécessité d'agir ainsi paraît s'imposer plus que partout ailleurs. Si le sang se précipite avec force vers la blessure par le bout central, il y revient avec une extrême facilité par le bout périphérique, grâce aux larges anastomoses qui unissent au niveau de l'hexagone de Willis les carotides et les vertébrales des deux côtés, et à celles qui dans toute la face permettent le passage du sang d'une carotide externe à l'autre.

On est pourtant forcé d'employer parfois une méthode moins sûre,

celle d'Anel, qui consiste à lier seulement à distance, entre le cœur et
la plaie, soit le vaisseau atteint lui-même, soit le tronc d'où il dérive.

Ces ligatures, qu'elles soient simples ou doubles, ont au cou une
gravité particulière. L'interruption brusque de la circulation dans
l'artère carotide primitive ou dans l'artère carotide interne entraîne
souvent des accidents particuliers, sur lesquels nous reviendrons.

La compression, le tamponnement, les applications froides, l'emploi des substances astringentes et styptiques offrent peu de chances
de succès. On ne doit pas les mettre en parallèle avec la ligature,
malgré ses difficultés et ses dangers. Mais il ne faut renoncer d'avance
à aucun moyen. On peut avoir à les employer tous.

Si le diagnostic de l'artère lésée était toujours fait avec certitude,
le traitement des plaies du cou compliquées de lésions artérielles serait
bien simplifié. Par malheur il l'est rarement. Les choses se passent
en réalité de la façon suivante :

A. *La plaie du cou est faite par un instrument tranchant.* —
C'est ordinairement une plaie récente. On va toujours à la recherche
du vaisseau, en agrandissant s'il le faut la blessure, et on lie les deux
bouts de l'artère. Cette opération est laborieuse à cause de l'hémorrhagie ou des caillots qui masquent le champ où l'on se meut; mais
elle est en général possible partout. A la région parotidienne, nous
recommanderions les pinces à forcipressure, enfoncées aussi profondément qu'il le faut et laissées en place.

B. *La blessure est étroite, par instrument piquant ou par balle.*
— Supposons encore une plaie récente et une hémorrhagie primitive.
Toutes les fois que l'on peut, par la compression digitale ou par
une compression directe, arrêter l'hémorrhagie, il ne faut pas se presser d'intervenir. On connaît un certain nombre de guérisons complètes obtenues par ce moyen. La formation d'un anévrysme artério-
veineux n'est pas très rare ; la compression la favorise et c'est là après
tout pour une plaie d'une grosse artère une terminaison heureuse.
Un anévrysme diffus ne peut pas être considéré comme une complication bien fâcheuse. On attendra donc, si on le peut, en exerçant
sur le malade une surveillance incessante, et on se tiendra prêt à
intervenir dans le cas où l'hémorrhagie se reproduirait.

Si la compression ne réussit pas, si l'absence des aides ou des instruments nécessaires oblige à y renoncer, on intervient immédiatement. La conduite à tenir n'est pas toujours la même :

Tout à fait à la base du cou, la recherche du vaisseau lésé en vue de pratiquer sa ligature est [presque impossible. Elle ne semble pas avoir été essayée une seule fois dans le cas d'hémorrhagie primitive. — A la partie moyenne du cou, la double ligature de l'artère (c'est presque toujours la carotide primitive) est de règle. — Entre le bord supérieur du cartilage thyroïde et l'angle du maxillaire inférieur, une plaie peut intéresser la carotide primitive à sa partie supérieure, ou l'une de ses branches de bifurcation, ou encore les rameaux de la carotide externe. Rechercher directement l'artère lésée, la lier au-dessus et au-dessous de l'orifice qu'elle présente, c'est encore assurément la conduite la plus rationnelle. Mais on peut trouver bien des difficultés. On va au hasard, car on ignore généralement quelle est l'artère en cause ; on se perd dans des tissus infiltrés de sang, et pendant ce temps le malade peut périr sous les yeux de l'opérateur. Aussi court-on souvent au plus pressé. Un fil est passé sous la carotide primitive à sa partie moyenne. C'est une opération facile et qui se fait rapidement. On pourrait, après avoir arrêté l'hémorrhagie, prolonger par en haut l'incision que l'on a faite et aller pour plus de sûreté, dans une seconde opération, chercher le vaisseau lésé qui serait lié directement au-dessus et au-dessous de son ouverture. — Au-dessus de l'angle de la mâchoire la recherche du vaisseau lésé devient tout à fait impossible ; on songera tout de suite à la ligature d'un tronc principal. Supposons que l'idée d'une plaie de la vertébrale est écartée. Les circonstances sont-elles pressantes, on se jette sur la carotide primitive. A-t-on un peu plus de temps, on met à découvert cette artère près de sa bifurcation ; on cherche ses deux branches et on les comprime isolément. L'hémorrhagie s'arrête-elle par la compression de la carotide externe, on ne doit lier que ce seul tronc. Cède-t-elle au contraire à la compression de la carotide interne, c'est sur cette artère que le fil sera placé ; mais, ainsi que le fait remarquer Le Fort, on a peut-être avantage dans ce cas à lier la carotide primitive. Il est vrai que par là les hémorrhagies secondaires risqueront d'être plus fréquentes, la carotide externe amenant au-dessus du fil le sang qu'elle reçoit de ses anastomoses avec sa congénère du côté sain ; mais d'autre part, à cause même de ces anastomoses, les accidents encéphaliques, si fréquents et si redoutés après la ligature des carotides, pourront être plus facilement évités. Dans les cas où la persistance de l'hémorrhagie après la compression de la carotide primitive, et de ses deux branches, donnerait à penser que la blessure siège sur la vertébrale, on ne pourrait guère faire que la compression directe dans la plaie, au moyen de tampons antiseptiques. Pourrait-on, en cas de besoin, lier la vertébrale au niveau des courbures qu'elle décrit sur les deux premières vertébrales? Duplay le croit. Nous pensons que même après la résection d'une portion notable des muscles de la nuque, le vaisseau est très peu accessible en ce point.

Les données qui précèdent s'appliquent très bien aux hémorrhagies secondaires, si communes particulièrement après les blessures causées par les balles. Ici la recherche directe du vaisseau est toujours d'une extrême difficulté; même à l'autopsie, on a de la peine quelquefois à retrouver le point blessé!

Pronostic après la ligature de la carotide primitive: accidents. — La ligature de la carotide primitive au-dessus et au-dessous de l'ouverture accidentelle n'a été faite que deux fois (Michon, Gray). Succès complet dans un seul cas.

On a lié au contraire la carotide primitive, entre la blessure et le cœur, *plusieurs centaines* de fois (statistique de Pils). Selon les séries la mortalité varie de 50 à 75 pour 100.

Deux accidents principaux menacent les opérés : la continuation de l'hémorrhagie ou son retour précoce, ensuite et surtout des accidents encéphaliques. La ligature de la carotide primitive, d'une façon générale et quelle que soit la raison pour laquelle on la pratique, peut être suivie immédiatement de syncope, de coma, de convulsions, d'hémiplégie. Ces phénomènes disparaissent plus ou moins rapidement ou bien s'aggravent, se mêlent à des accidents nouveaux et finissent par entraîner la mort. Dans les cas les plus communs, les accidents n'ont pas cette soudaineté; l'opéré n'a présenté rien de notable d'abord. Il est seulement frappé d'hémiplégie au bout de quelques jours, ordinairement après deux ou trois. Tantôt la face seule est atteinte, tantôt et le plus souvent en même temps que la face, les membres. L'hémiplégie siège du côté opposé à la blessure. Quelques malades se rétablissent au bout d'un temps variable, mais presque tous succombent assez vite, après avoir présenté du délire, des convulsions et du coma. Léon Le Fort a montré que plus de la moitié des opérés qui succombent après la ligature meurent de cette façon. On a noté, à côté de ces grands accidents, de la dyspnée, de l'aphonie, de la dysphagie et des troubles oculaires très divers, variant depuis

une simple contraction de la pupille jusqu'à la perte complète de
la vision et même la suppuration et la fonte de l'œil.

La cause de ces phénomènes est encore mal connue. L'anémie
cérébrale subite peut assurément entraîner une syncope, une hémiplégie passagère, une tendance au coma. Mais comment se produisent
les accidents plus éloignés ? On a pensé (Chevers, Ehrmann) qu'après
une certaine période d'anémie, l'hémisphère correspondant au côté
lié se trouvait frappé de congestion à la suite de l'exagération de la
circulation collatérale. De là des lésions résultant surtout d'un excès
de tension dans les capillaires.

Nous admettons plutôt avec L. Le Fort le développement d'une
thrombose artérielle qui du point lié, où elle est naturelle et nécessaire, remonte vers la périphérie, oblitérant d'abord l'ophthal-
mique, puis les artères cérébrales moyenne et antérieure. Cette thrombose envahissante vient-elle à manquer, grâce à ce que, par exemple,
la circulation collatérale se rétablit vite dans le bout supérieur de la
carotide primitive, au moyen des anastomoses qui unissent les deux
carotides externes, on ne voit pas survenir l'hémiplégie.

Ces vues hypothétiques reçoivent une certaine confirmation de ce
fait que l'hémisphère cérébral a été souvent trouvé en état de ramollissement du côté lésé.

La ligature de la carotide primitive emprunte, comme nous le disions
tout à l'heure, plus de la moitié de son extrême gravité à ces accidents encéphaliques. C'est une raison puissante pour que, toutes
les fois qu'on le peut, on fasse la ligature de la carotide externe. La
mortalité après cette opération est relativement légère.

ANÉVRYSMES DIFFUS DES ARTÈRES DU COU.

Les anévrysmes diffus primitifs, les seuls que nous devions étudier
ici, ne sont pas très rares au niveau des artères du cou. Leur histoire
devrait se confondre avec celle des plaies, puisque ces anévrysmes
ne sont autre chose que des hémorrhagies interstitielles en communication avec le sang artériel.

Causes. — Tout ce qui arrête l'hémorrhagie extérieure prédispose
à la formation de l'anévrysme diffus. Ce sont les plaies étroites, par
instruments piquants ou par balles, que nous trouvons toujours à

leur origine. Les ruptures des artères, sans plaie extérieure, réalisent encore mieux les conditions nécessaires à leur production ; mais ces lésions sont rares. Exceptionnellement, l'anévrysme diffus s'est montré à la carotide quelques jours après la ligature de ce vaisseau, lorsque la plaie extérieure était à peu près guérie, par suite de l'ulcération de l'artère au niveau du fil. Le sang qui s'échappe d'une grosse artère du cou peut immédiatement, sous l'influence de la haute pression qu'il supporte, écarter les organes voisins, s'infiltrer au loin et donner naissance à une tumeur rénitente animée de *battements isochrones* avec la systole cardiaque ; mais souvent la tumeur n'apparaît qu'après plusieurs jours : le sang a vaincu peu à peu la pression qui s'oppose à sa sortie en masse un peu considérable. Un certain nombre de ces faits forment une transition naturelle avec l'anévrysme artériel traumatique proprement dit, ou anévrysme faux consécutif.

Siège. — On peut trouver des anévrysmes diffus au niveau de toutes les artères du cou. La sous-clavière en a fourni plusieurs ; quelques uns étaient causés par une piqûre de l'artère à travers la paroi thoracique ; sur l'artère carotide et ses branches la fréquence est plus grande. Enfin, sur trente-deux blessures de l'artère vertébrale relevées par G. Fischer, l'anévrysme diffus s'est produit sept fois.

Anatomie pathologique. — Au cou comme ailleurs, il s'agit d'une simple cavité irrégulière, informe, munie de prolongements plus ou moins étendus suivant la résistance qu'ont offerte ici et là telle ou telle partie du cou. Elle ne possède pas de sac comparable à celui des véritables anévrysmes ; on cite comme une exception un cas de Klebs dans lequel s'était formée à la longue une véritable enveloppe de tissu cellulaire. Le sang dans la poche est en partie liquide en partie transformé en caillots diffluents. Çà et là dans les diverticules anfractueux on trouve des dépôts plus durs, fibrineux.

Dans quelques cas heureux, l'anévrysme diffus perd rapidement sa tendance à l'accroissement ; mais c'est une exception rare. Généralement il augmente progressivement de volume, gênant de plus en plus la respiration et la déglutition. Il gagne de proche en proche soit l'extérieur, soit la cavité du pharynx, soit même la trachée, et s'ouvre finalement sur un de ces points. Presque toujours l'hémorrhagie terminale se produit au niveau d'une ouverture faite par un corps vulnérant et qui est restée plus ou moins longtemps oblitérée. L'inflammation du sac et sa suppuration hâtent souvent la rupture.

Symptômes et diagnostic. — Les symptômes de l'anévrysme diffus sont ceux de l'anévrysme ordinaire. Il existe une tumeur animée de battements, au niveau de laquelle on perçoit un bruit de souffle à chaque systole cardiaque. Mais il y a quelques particularités à noter : la tumeur formée par le sang épanché est diffuse. C'est plutôt une tuméfaction qu'une véritable tumeur. La peau qui la recouvre est presque toujours rouge ou violette, ecchymotique, et cette teinte s'étend au loin vers la région thoracique. Le larynx, la trachée, l'œsophage sont comprimés, de même que le sommet du poumon s'il s'agit d'un anévrysme de la sous-clavière. Le cou peut être incliné, le menton tourné du côté de la blessure comme dans le torticolis.

Pour les battements et le souffle, ils offrent de grandes variétés. On peut les percevoir très nettement, voir les battements, entendre le souffle à distance ; on peut par contre ne les découvrir qu'avec difficulté. Leur absence ne permet pas d'affirmer que cette tuméfaction fluctuante siégeant au voisinage d'une artère n'a pas été en rapport avec le sang contenu dans le vaisseau artériel voisin. On se dira que des caillots peuvent momentanément fermer l'orifice de communication ; enfin en pareil cas on réservera toujours son diagnostic.

Une erreur commise un certain nombre de fois consiste à prendre pour un phlegmon, un anévrysme diffus de la carotide interne, dans la région amygdalienne. Deux cas peuvent ici se présenter : il a pu exister d'abord un phlegmon de la région. L'artère s'est ulcérée à ce niveau, et s'est mise en communication avec la cavité de l'abcès. En ouvrant ce dernier, on ouvre donc en définitive un anévrysme diffus. D'autre part, toutes les fois que la poche d'un anévrysme diffus s'enflamme, on voit apparaître les signes d'un véritable phlegmon. Si l'on n'était pas prévenu, on serait tenté de l'ouvrir comme tel. Il faut avoir l'esprit éveillé sur la possibilité de semblables confusions, rechercher chaque fois avec le plus grand soin les signes de l'anévrysme et, s'il s'agit d'une autre artère que la carotide interne, interroger le pouls sur les branches périphériques.

Le traitement est incertain. La *compression digitale*, difficile à appliquer et à supporter au cou, qu'il s'agisse de la carotide ou de la sous-clavière, a rarement donné un bon résultat. La *compression directe* est encore moins efficace ; on ne lui attribue que deux ou trois succès dans des anévrysmes de la carotide. Les diverses méthodes

employées à titre secondaire dans les anévrysmes ordinaires, telles
que l'*acupuncture*, la *galvano-puncture*, les *injections coagulantes*, etc., sont sans effet.

La *ligature entre le cœur et la blessure* est encore l'opération la
plus usitée. Il faut convenir qu'il s'agit là d'une opération très difficile. La recherche de l'artère, au milieu des tissus infiltrés de sang,
enflammés, indurés, est toujours fort laborieuse. Souvent, en outre,
la plaie est placée si bas, si près de la clavicule ou du sternum,
l'anévrysme diffus recouvre si complètement la région, que non seulement la ligature à une certaine distance de la plaie (ligat. de Hunter),
mais même la ligature d'Anel devient impraticable. On a pourtant
lié assez souvent la carotide primitive, quelquefois la sous-clavière et
même une fois (Bickerstett), mais d'une façon temporaire, le tronc de
l'artère brachio-céphalique. Tous les cas de ligature de la sous-clavière,
sauf un seul qui appartient à Manec, et bien des cas de la carotide
se sont terminés par la mort. Après la ligature de l'artère, l'anévrysme
diffus est loin de suivre toujours une évolution favorable. Au lieu de
durcir, de se rétracter et de disparaître peu à peu, les caillots s'altèrent souvent, jouent le rôle de corps étrangers et déterminent l'inflammation de la poche, d'où deux grands dangers : celui d'un vaste
phlegmon profond du cou et celui de l'hémorrhagie secondaire. Le
sang ramené de la périphérie à l'ouverture de l'artère trouve celle-ci,
la plupart du temps, parfaitement béante. Les caillots qui la fermaient ont subi le sort commun. Ils se sont ramollis et détachés. Le
sang peut aussi venir par le bout central du vaisseau à la chute de
la ligature, que l'inflammation des vaisseaux rend plus précoce.

L'*ouverture directe de la cavité*, avant toute ligature, dans le but
d'aller saisir l'artère et de la lier, a été tentée un certain nombre de
fois. Ouvrir le sac sur une petite étendue, porter immédiatement
l'indicateur de la main gauche à travers les caillots sur la plaie artérielle pour comprimer le vaisseau et arrêter l'hémorrhagie, tout cela
doit être l'affaire d'un instant. On agrandit ensuite l'ouverture extérieure et on cherche à isoler le vaisseau pour le lier au-dessus et au-
dessous du point lésé. Cette intervention hardie a réussi entre les
mains de Syme, dans un anévrysme de la carotide; mais elle est singulièrement dangereuse. On a vu dans de semblables circonstances
le malade périr entre les mains du chirurgien. Dans un cas de ce
genre Hofmann, renonçant à trouver le vaisseau, bourra la cavité

d'éponges entre lesquelles il eut soin de placer des cristaux d'acide phénique (Fischer). Il obtint la guérison de son malade.

Nous ne pouvons que mentionner sans les recommander les méthodes de Brasdor et d'Antyllus, si rarement employées, et le traitement de Vasalva.

V

PLAIES DES VEINES DU COU.

1° Généralités. — La région cervicale est riche en veines. Le réseau sous-cutané possède deux troncs de chaque côté : la veine jugulaire antérieure et la veine jugulaire externe. Les grosses veines profondes sont la veine jugulaire interne et, à la base du cou, les veines sous-clavières. Un riche plexus veineux recouvre la trachée au voisinage du corps thyroïde.

Les plaies des veines, nous l'avons déjà dit (t. I, p. 392), présentent, comme symptôme primordial, l'hémorrhagie ; comme complication primitive, l'introduction de l'air dans les veines ; comme accidents consécutifs : l'hémorrhagie secondaire, la thrombose, les embolies, la phlébite, l'infection purulente.

L'*hémorrhagie* est, comme celle des artères, extérieure, interne ou interstitielle. Elle se trouve naturellement en rapport avec le volume du vaisseau lésé et la dimension de la blessure. Elle est augmentée par la compression de la veine entre la blessure et le cœur et par tout ce qui peut troubler l'aspiration thoracique, cause puissante, surtout au cou, de la progression du sang veineux. C'est ainsi que, pendant la trachéotomie, les hémorrhagies fournies par le plexus thyroïdien cessent dès que la canule, étant introduite dans le conduit aérien, le malade peut respirer largement. D'une façon générale, la section des veines de petit volume n'entraîne pas une hémorrhagie sérieuse. Nous verrons plus loin qu'il n'en est pas de même pour les grosses veines.

L'*introduction de l'air dans les veines* est un accident qui appartient presque uniquement à la région cervicale. On l'a vu assurément se produire dans des plaies de la région axillaire, de la face ; on a pu même supposer, mais sans le démontrer, qu'il s'était produit jus qu'au niveau des veines de l'utérus. La véritable zone dangereuse dans l'ouverture des veines, c'est bien le cou et plus particulièrement la base du cou. L'air s'introduit très rarement par une blessure accidentelle. Il pénètre surtout par les plaies opératoires. Les gros vaisseaux du cou, les veines jugulaires, notamment, fournissent le plus souvent la porte d'entrée; mais la lésion même de très petites veines y suffit. Les phénomènes qui signalent l'entrée de l'air ont été déjà indiqués (t. I, p. 395).

Plaies de la jugulaire antérieure et de la jugulaire externe. — Les *piqûres* de la jugulaire externe sont sans gravité, si bien que l'on a souvent pratiqué la saignée à ce niveau. *Dans les sections par instruments tranchants*, le sang s'arrête par la compression. Pourtant on a vu périr d'hémorrhagie des suicidés qui s'étaient coupé les deux veines jugulaires externes. Enfin, même dans la section d'une seule veine, le danger de l'introduction de l'air est considérable, si la plaie est située à la base du cou, près du point où la veine traverse les plans aponévrotiques. Sur 18 cas d'introduction de l'air dans les veines, rassemblés par Couty, 9 fois la lésion siégeait sur la veine jugulaire externe. Il s'agissait, dans 2 cas, de la veine jugulaire intérieure.

Plaies de la jugulaire interne. — Les grandes hémorrhagies veineuses du cou dépendent le plus souvent de ce vaisseau. La jugulaire interne peut être piquée, coupée par un instrument tranchant, sectionnée par une balle, arrachée au moment où l'on enlève une tumeur, déchirée par un corps aigu ou mousse introduit dans la bouche, un tuyau de pipe par exemple, blessée par l'aiguille courbe pendant que l'on passe un fil à ligature sous la carotide (Arnott), ouverte par la chute d'une eschare (application de caustiques), ulcérée au niveau d'un abcès (abcès parotidiens de la scarlatine), etc. Enfin, sa dénudation sur une grande étendue peut être considérée comme une plaie non pénétrante et mérite un rapide examen. Il est clair que souvent les organes voisins, artères, nerfs, organes respiratoires, sont lésés en même temps que la veine jugulaire interne.

Les *piqûres* provoquent des hémorrhagies graves. Selon le point atteint, le sang est versé directement au dehors ou dans la bouche. G. Fischer dit que la plèvre a pu être lésée en même temps que la veine par un coup porté au-dessus de la clavicule vers l'abouchement de la jugulaire avec la sous-clavière. L'épanchement sanguin

se fit dans la cavité pleurale et la mort arriva dans les vingt-quatre
heures. Dans les cas ordinaires par la compression, on se rend bien
maître de ces hémorrhagies de la jugulaire interne, mais non pas sans
qu'il se produise souvent un thrombus sous-cutané ou profond. Cette
circonstance est fàcheuse. Un pareil foyer est exposé à suppurer,
surtout si le malade, par le fait de sa blessure ou de quelque autre
cause, a de la fièvre ou se trouve dans un état général qui laisse à
désirer. et cette suppuration expose singulièrement aux hémorrhagies
secondaires, à la phlébite et à l'infection purulente.

Les *sections* de la veine jugulaire interne sont pour ainsi dire aussi
graves que celles de la carotide interne. Elles produisent une hémorrhagie formidable et telle que si le blessé n'est pas immédiatement
secouru, il succombe infailliblement. Sur 20 blessés abandonnés à
eux-mêmes dans 85 plaies connues, on compte 20 morts (G. Fischer).
L'absence de parallélisme entre la plaie extérieure et celle de l'artère,
l'intervention d'un assistant qui pratique la compression directe au
niveau de la plaie, permettront quelquefois d'attendre l'arrivée du
chirurgien.

La blessure de la veine jugulaire par balle cause rarement une
hémorrhagie primitive mortelle. Son danger réside surtout dans les
hémorrhagies secondaires. C'est toujours la suppuration dans le
trajet du projectile qui est l'origine des accidents : elle entraîne le
ramollissement du caillot qui avait procuré l'hémostase provisoire et
la phlébite avec sa conséquence presque obligée, la pyohémie. Un
fait assez curieux dans ces blessures, c'est la présence plusieurs fois
constatée d'un corps étranger à l'intérieur de la veine : fragment de
balle, fragment du maxillaire inférieur, grains de plomb. Cette
complication, d'ailleurs rare, est très grave. Le corps étranger est
mal supporté. Il détermine une phlébite au bout de quelques jours.

La dénudation de la veine jugulaire sur une grande étendue était
considérée autrefois comme très redoutable. On craignait, à juste titre
d'ailleurs, qu'il se produisît là une thrombose suivie d'embolie, de
phlébite, d'infection purulente, etc.... Grâce aux pansements actuels,
ces accidents ne sont plus guère à redouter (Verneuil).

L'introduction de l'air dans la veine jugulaire externe serait,
d'après Couty, deux fois plus fréquente qu'à la jugulaire interne.
Mais ses relevés ne sont certainement pas complets.

Le *traitement des plaies de la jugulaire interne* comporte trois

termes principaux : 1° prévenir l'entrée de l'air ; 2° arrêter l'hémorrhagie ; 3° assurer l'asepsie de la plaie.

On prévient l'entrée de l'air en exerçant une compression sur le
vaisseau, du côté de son bout central. Dans les opérations qui portent
sur le cou, un aide doit être toujours prêt à exécuter cette manœuvre.
En fait cet accident n'aurait pas causé trop souvent la mort, si l'on en
croit W. Gross. Sur 85 blessures de la veine jugulaire interne, l'entrée
de l'air se serait produite 10 fois. Elle aurait été mortelle 4 fois.

L'hémorrhagie cède souvent à la compression pratiquée au niveau
de la blessure soit avec le doigt, soit au moyen d'un pansement compressif. Il est nécessaire, quand on emploie ce dernier moyen, de ne pas
comprimer du même coup la jugulaire du côté opposé. On a dû dans
certains cas continuer la compression pendant plusieurs jours.

Si la compression ne réussit pas, parce que la blessure est large et
qu'elle porte sur une veine largement dénudée, il n'y a pas à hésiter.
On se comporte ici comme on le ferait dans une plaie artérielle. Le
vaisseau est lié au-dessus et au-dessous de l'ouverture. Cette pratique
a été longtemps considérée comme fort dangereuse. On pensait que
la ligature de la jugulaire devait être forcément suivie, du côté de
l'encéphale, d'une stase sanguine mortelle. L'observation a démontré,
d'accord avec les expériences pratiquées sur le cadavre particulièrement par Sappey, que le sang trouvait après la ligature de la jugulaire interne une voie d'échappement très suffisante par les autres
veines crâniennes. Une seule fois on a trouvé un œdème d'ailleurs
peu considérable du côté correspondant de la face et du cou, dans un
autre cas des douleurs de tête, enfin une hémiplégie incomplète. On
faisait jadis un reproche plus sérieux à la ligature des veines. Elle
exposait, disait-on, à la phlébite et partant à l'infection purulente, à
l'hémorrhagie secondaire. Grâce aux pansements modernes, il ne
subsiste pas grand'chose de ces objections. On fait une ligature au
catgut ; on panse la plaie d'une façon absolument antiseptique ; on
poursuit et l'on obtient généralement la réunion immédiate. On a pu
craindre aussi qu'il ne se fît au-dessous du fil, dans le bout inférieur,
une thrombose, en quelque sorte physiologique, mais qui exposerait
à l'embolie. On peut répondre que précisément de ce côté, à l'inverse
de ce qui se voit dans les artères, la réunion définitive des parois
veineuses semble se faire par un exsudat plastique, sans qu'il se produise une thrombose considérable.

Les bons résultats obtenus par la ligature totale, circulaire, de la jugulaire interne, doivent éloigner les chirurgiens de la ligature latérale du vaisseau. Imaginée par Travers et destinée à conserver au vaisseau sa perméabilité, elle n'a fourni jusqu'ici que des résultats déplorables. Sur 7 cas rapportés avec des détails suffisants, la mort s'est produite 5 fois (Blasius).

Il est difficile de donner un bon conseil lorsqu'il s'agit d'une hémorrhagie provenant de la partie la plus élevée de la veine jugulaire interne. Si la compression n'arrête pas l'hémorrhagie, que faire? Ira-t-on lier la carotide primitive? Mais cette opération serait-elle suffisante elle-même? Faudra-t-il aller jusqu'à lier les deux carotides? Nous préférons laisser en suspens cette grave question.

Il faut absolument écarter du traitement des hémorrhagies de la jugulaire interne le tamponnement de la plaie et les applications styptiques, particulièrement le perchlorure de fer, dont l'action irritante est si connue.

On ne se préoccupera des dénudations de la veine jugulaire que pour rendre plus parfait, s'il est possible, le pansement antiseptique dirigé contre la plaie.

Les blessures de la veine sous-clavière sont rares. G. Fischer en signale 3 cas mortels, plus un fait d'érosion à la suite du ramollissement d'un ganglion tuberculeux. Dans ce dernier cas, la veine sous-clavière fut mise en communication avec une des bronches du sommet du poumon et la mort se produisit subitement par le passage de l'air de la bronche dans la veine (Vogl).

Les blessures du tronc brachio-céphalique seraient constamment mortelles. Un fait, dans lequel Maisonneuve aurait obtenu la guérison en pratiquant une suture exacte de la plaie extérieure, est considéré comme douteux, on ne sait trop pourquoi, il faut bien l'avouer.

Nous ne pouvons, dans les plaies de ces gros troncs, que conseiller un rapprochement aussi exact que possible des lèvres de la plaie extérieure, par la suture au besoin, comme l'a fait Maisonneuve, et une compression douce et continue.

VI

PLAIES DES NERFS DU COU.

1º Plexus brachial. — Le paquet nerveux du membre supérieur est souvent atteint, à la base du cou. La statistique de la
guerre américaine mentionne 27 de ces blessures ; Beck en a relevé 15
et Socin 7 pendant la guerre franco-allemande.

Les causes sont, par ordre de fréquence : des instruments tranchants ou piquants, des fragments de la clavicule fracturée, des
éclats d'obus, enfin et surtout des balles. Ces dernières passent quelquefois au niveau des nerfs sans les déchirer, grâce à la protection
du névrilemme solide qui les recouvre. Les gros vaisseaux de la base
du cou ont été plus d'une fois lésés en même temps que le plexus ;
la gravité immédiate de la blessure vasculaire relègue alors au second
plan la blessure nerveuse.

Quelle que soit la cause vulnérante, le plexus brachial peut être
sectionné complètement, ce qui est extraordinairement rare, ou en
partie. Ce sont les lésions partielles qui méritent le principal examen.

Symptômes. — a. *Phénomènes primitifs.*

Des troubles généraux peuvent exister au plus haut degré ; ce
sont ceux du choc traumatique. Ils manquent parfois complètement.
Les phénomènes locaux sont variables. La *douleur*, absolument
nulle chez certains, est ordinairement assez vive et se fait sentir
plutôt à une certaine distance du point blessé que dans ce point
même. Elle s'est manifestée quelquefois au loin, par exemple dans
les deux bras (Weir Mitchell), alors qu'un seul plexus se trouvait lesé.

On trouve le plus souvent, *au point de vue de la sensibilité*, une
anesthésie du membre supérieur généralement incomplète. On n'a
pas noté ici l'hyperesthésie, qui s'est montrée quelquefois ailleurs immédiatement après la piqûre d'un nerf.

Du même coup la *motilité* est abolie dans le membre supérieur,
souvent d'une façon complète, ce qui forme un contraste avec la
demi-persistance de la sensibilité. Cependant cette règle comporte
des exceptions. Dans un cas rapporté par Weir Mitchell, il se produisit instantanément une *contracture* des muscles de la main telle,

que le blessé qui tenait son fusil ne put le lâcher. Il dut prier un de ses camarades de lui ouvrir la main. Chez d'autres blessés, on a trouvé des paralysies limitées à quelques groupes musculaires. Enfin on a pu observer immédiatement des paralysies réflexes portant par exemple sur les deux bras, ou sur un bras et sur les deux jambes, après une blessure siégeant d'un seul côté du cou.

Ces troubles du début sont souvent passagers. Au bout de quelques jours ils ont presque complètement disparu ou se sont transformés, de telle sorte, par exemple, que le mouvement est revenu d'une façon presque complète dans le membre supérieur tandis que la sensibilité s'est affaiblie davantage; mais pour peu que la lésion du plexus soit importante, la paralysie s'accuse au contraire avec une netteté plus grande, et se fixe pour ainsi dire d'une manière définitive.

Chez des blessés très favorisés par le sort, le plexus brachial guérit sa blessure à la façon ordinaire. Les nerfs atteints se régénèrent probablement ; la paralysie disparaît peu à peu et après quelques mois survient une guérison complète. On comprend que ce fait s'observe surtout après les blessures nettes par instruments tranchants.

Mais une marche si favorable est très rare. Les blessures du plexus sont ordinairement causées par des balles ; elles sont par suite contuses. Les filets nerveux sont déchirés sur une étendue plus ou moins considérable, compris dans une plaie qui présente des eschares et qui suppure souvent abondamment, englobés après la guérison dans une cicatrice plus ou moins large, rétractile, adhérente aux parties dures profondes. Ils sont quelquefois en rapport avec des corps étrangers enfermés dans la blessure. Toutes ces conditions favorisent l'apparition des *phénomènes consécutifs*, dont la description générale a été faite très complètement dans le tome Ier de cet ouvrage, p. 455. Ces troubles peuvent être rapportés soit à l'action directe de la blessure, soit à une irritation centrale résultant d'une névrite ascendante.

L'atrophie musculaire limitée à quelques muscles ou étendue à presque tous les muscles du bras, est la conséquence directe de la section des nerfs. Un grand nombre de troubles, dits trophiques, semblent dépendre d'une névrite au niveau des filets sectionnés ou dans les filets voisins indirectement atteints, comprimés et excités au niveau de la cicatrice. Ils frappent surtout la peau du membre supé-

rieur, et particulièrement du creux de la main et des doigts : aspect
rouge, lisse, vernissé, éruptions bulleules, ulcérations, prolifération
épidémique exagérée. Les ongles et les poils croissent le plus souvent
d'une façon démesurée. Le tissu cellulaire du membre est épaissi,
œdémateux. Sous la même influence apparaissent des névralgies rebelles dans le membre, dés contractures dans la région de l'épaule
ou du bras, etc.

Mais déjà ces derniers phénomènes peuvent dépendre de la névrite
ascendante. Celle-ci, comme on sait, est rapidement suivie de lésions
médullaires, auxquelles il faut rapporter presque complètement les
faits connus de névralgies horribles, d'hyperexcitabilité musculaire
et d'épilepsie traumatique localisés au membre correspondant. Le
tétanos n'a jamais été observé.

Le pronostic des plaies du plexus brachial est, on le comprend
aisément, très incertain. La régénération des nerfs sectionnés est fort
inconstante ; souvent persistent au niveau de la blessure des cicatrices profondes, des brides qui compriment les nerfs ou exercent sur
eux des tiraillements dont l'influence est tout aussi nuisible que celle
de la blessure primitive.

Le traitement comprend un petit nombre d'indications. Chercher
et extraire les corps étrangers si l'on peut soupçonner leur présence
dans la blessure, faire un pansement antiseptique pour éviter la suppuration, favoriser la régénération nerveuse lorsqu'on peut l'espérer
par des applications de courants continus. Les douleurs et les névralgies recevront leur traitement symptomatique. Peut-on espérer de
les modifier par l'*élongation* des différents nerfs du plexus? Les faits
nous manquent pour conclure sur ce point.

*Les contusions du plexus brachial, les déchirures de ses nerfs
dans des tractions violentes* peuvent être rapprochées complètement
des plaies. Assurément une contusion légère s'accompagne ordinairement de phénomènes légers et passagers, quoiqu'il y ait bien des réserves à faire encore sur ce point; mais une contusion grave, une déchirure sous-cutanée aboutit en définitive à un résultat très comparable à celui d'une plaie contuse. Le fait que la lésion nerveuse est
sous-cutanée au lieu de communiquer avec une blessure extérieure
ne modifie pas sensiblement la marche de l'affection. La première
élongation du plexus brachial a été faite en 1872 par Nussbaum, pour
remédier à des contractures du bras et du thorax qui avaient succédé

à une contusion du plexus brachial, très probablement, et on connaît des exemples de paralysie définitive et complète du membre supérieur avec atrophie de tous les muscles à la suite d'une déchirure, sans plaie extérieure, du plexus brachial.

2° **Les blessures du pneumo-gastrique** ne peuvent guère se produire isolément. Elles accompagnent presque toujours celles des carotides ou des jugulaires. Cependant on connaît quelques exemples de balles ayant passé en arrière des vaisseaux sans les toucher, tout en atteignant le pneumo-gastrique. Le nerf a été coupé, extirpé même sur une certaine longueur au cours d'une ablation de tumeur. Il ne semble pas qu'il ait été par mégarde lié souvent avec la carotide primitive.

La section nette d'un seul nerf fournit les résultats que l'on pouvait en attendre d'après les expériences faites sur les animaux. La voix devient rauque par le fait de la paralysie de la corde vocale correspondante; mais le pouls et la respiration ne sont pas modifiés. Dans les blessures par armes à feu, lorsque plusieurs organes sont atteints à la fois, il est difficile de dire ce qui revient à la lésion du pneumo-gastrique. On lui a attribué successivement la diminution ou l'absence du murmure vésiculaire dans le poumon correspondant, une respiration lente et profonde, de la dyspnée, des accès de suffocation; on a trouvé encore du spasme laryngien, de l'enrouement, de l'aphonie, de la dysphagie. Enfin dans un cas de Demme on observa une pneumonie, qu'il ne faudrait pas se hâter trop de rapprocher des pneumonies qui s'observent chez les animaux après la section des deux pneumogastriques.

3° **La lésion des deux récurrents** (section ou ligature), observée assez souvent dans ces derniers temps, où se sont multipliées les ablations de la glande thyroïde, fait courir de véritables dangers aux opérés. Un bon nombre des morts par asphyxie progressive observées après cette opération peuvent être mises sur le compte de cet accident.

4° **Le grand symphatique** est rarement lésé sans que des nerfs ou des organes voisins soient atteints auprès de lui; d'où une complexité de symptômes parmi lesquels il n'est pas toujours facile de démêler ce qui lui appartient en propre. Cependant lorsqu'on rencontre, comme on l'a fait dans quelques observations, un rétrécissement de la pupille du côté blessé, un léger ptosis, de la rougeur de la conjonctive, les douleurs de la tête, de la rougeur dans la partie correspondante de la face, etc., on ne peut s'empêcher de songer à une lésion du grand nerf de la vie végétative. On trouve du reste ici (Poiteau), ou bien des troubles résultant de la section du grand sympathique et de sa paralysie, ou bien les phénomènes qui appartiennent à son excitation : l'élargissement de la pupille, la pâleur du côté correspondant de la face, la protrusion du globe oculaire, etc. — Seeligmüller, sur 13 cas de lésions du grand sympathique, a rencontré dix fois des phénomènes de paralysie et trois fois des phénomènes d'excitation. Peut-être, comme le fait remarquer cet auteur, s'agissait-il moins, dans la plupart des faits connus, d'une lésion du tronc même du grand sympathique que de la blessure d'une branche de communication de ce tronc avec les nerfs des plexus brachial ou cervical.

On a observé des blessures du **grand hypoglosse** avec paralysie et atrophie de la langue, disparaissant quelques mois après la blessure par suite sans doute de la régénération du nerf.

Enfin G. Fischer cite une blessure du **nerf facial** derrière la branche de la mâchoire.

La lésion simultanée de plusieurs nerfs s'est vue maintes fois. La plus commune est celle du plexus brachial avec le grand sympathique. Viennent ensuite les blessures du plexus brachial avec le pneumo-gastrique ou avec le nerf phrénique.

CHAPITRE IV

CORPS ÉTRANGERS.

I

CORPS ÉTRANGERS DES VOIES AÉRIENNES.

Division. — Les corps étrangers des voies aériennes sont liquides ou solides. Les corps gazeux et pulvérulents, ne donnant lieu à aucune indication chirurgicale, sont du ressort de la pathologie interne.

A. — CORPS ÉTRANGERS LIQUIDES.

Les voies respiratoires peuvent être envahies soit par de l'eau et des boissons diverses, soit par des liquides fournis par l'économie : sang, pus, matière tuberculeuse ramollie. On doit ranger à part les liquides caustiques introduits par mégarde, et qui produisent des eschares, ainsi que des substances médicamenteuses portées sur le larynx et qui quelquefois déterminent, comme Guyon en cite deux exemples, des accidents de suffocation par spasme laryngé.

a. *L'eau et les boissons* passent le plus souvent dans le larynx, par surprise, lorsqu'un mouvement intempestif d'inspiration vient troubler la déglutition. Le rire est la cause la plus ordinaire de cet accident. Certaines conditions pathologiques le favorisent singulièrement et parfois le rendent presque inévitable. Ce sont : *une altération de la sensibilité* générale ou locale, telle que pendant la déglutition le soulèvement réflexe du larynx ne soit pas sollicité à se faire, ou bien une *altération des muscles* chargés d'effectuer ce soulèvement. Dans un autre ordre de faits, interviennent des lésions de l'arbre aérien. *La destruction de l'épiglotte* a particulièrement pour conséquence la mauvaise déglutition des liquides. Nous avons déjà signalé *les plaies* qui intéressent à la fois le canal digestif et le canal aérien, comme capables d'amener le déversement des boissons dans les voies respiratoires.

L'introduction des liquides dans les voies aériennes se dévoile tout de suite par la révolte du larynx. Une toux vive, quinteuse, accompagnée d'accès de suffocation, est provoquée par leur contact. Elle se calme bientôt et disparaît au bout de quelques minutes.

Pendant les efforts de toux, le liquide est le plus souvent rejeté. S'il en reste une certaine quantité dans la trachée, sa présence se traduit par de gros râles que l'on peut entendre à distance.

Cet accident n'a généralement pas de suite sérieuse. La plus grande partie du liquide a été rejetée au dehors; celle qui reste est absorbée par la muqueuse bronchique. Les expériences de nombreux observateurs, celles de Gohier (1816) en particulier, ont depuis longtemps appris que l'on pouvait injecter dans la trachée des animaux des quantités d'eau relativement considérables sans déterminer l'asphyxie.

Pourtant, chez les nouveau-nés à l'état d'asphyxie, chez les vieillards affaiblis, chez les moribonds, pendant le coma, l'ivresse, l'introduction des liquides peut être suivie d'une mort rapide.

L'introduction répétée des boissons et leur rejet incomplet peuvent menacer la vie d'une autre façon en amenant l'inflammation du poumon.

b. *Substances fournies par l'économie. Le sang* s'introduit dans les bronches, à la suite des ruptures vasculaires qui se produisent spontanément au sein du poumon (hémoptysie des tuberculeux principalement) ; à la suite des plaies du poumon et des bronches, après la trachéotomie.

Il est facilement évacué dans la plupart des cas ; mais surtout chez les sujets affaiblis, à demi asphyxiés déjà, il peut encombrer les bronches, s'y coaguler et déterminer une mort rapide.

Le *pus* qui se fait jour dans les voies aériennes provient des sources les plus diverses. Les grandes collections de la plèvre et du foie, les abcès ossifluents du mal de Pott, les abcès du médiastin, etc., s'ouvrent souvent dans les bronches. La vomique est le rejet du pus par la bouche au milieu d'efforts de toux et de vomissement. Il est bien rare que des accidents de suffocation mortels l'accompagnent.

La matière tuberculeuse ramollie qui obstrue quelquefois les bronches, provient presque toujours de ganglions péritrachéaux ou péribronchiques. Guyon en cite deux exemples, et dans ces dernières années on en a publié quelques autres (Björkmann, Meynet, Poupon). Il s'agit de ganglions tuberculeux qui ont contracté des adhérences avec l'arbre aérien, l'ont ulcéré, et ont vidé leur contenu dans sa cavité. La matière ainsi évacuée est demi-solide, assez consistante pour n'être pas facilement rejetée au dehors. Une asphyxie rapide, dont l'origine reste mystérieuse jusqu'à l'autopsie, est la conséquence fatale de cet accident.

Le traitement sera rarement chirurgical. Exciter la respiration, placer la tête dans une position légèrement déclive, de façon à ce que la pesanteur favorise la sortie des liquides, voilà les indications principales. Pourtant, en présence de phénomènes asphyxiques graves qui tiennent soit à un spasme persistant de la glotte, soit à l'obstruction même des voies aériennes, la trachéotomie devient nécessaire. On y joint la succion pratiquée directement au niveau de la plaie, ou faite au moyen d'une sonde introduite dans la trachée.

Tout un ensemble de mesures préventives met le chirurgien à l'abri de l'introduction du sang dans les voies aériennes, lorsqu'il opère sous le chloroforme, du côté des cavités buccale, nasale ou pharyngienne. On a déjà indiqué ces précautions opératoires.

B. — CORPS ÉTRANGERS SOLIDES.

Nature, mode d'introduction. — La voie d'introduction la plus commune est, sans aucune comparaison, la glotte. Quelques corps étrangers pénètrent dans les canaux aériens à travers une plaie ou une ulcération de ces canaux, ou bien se détachent de leurs propres parois, ce qui est extrêmement rare.

a. *Corps étrangers introduits par la glotte.* — Tous ces corps sont forcément de petit volume, au moins suivant deux de leurs dimensions. Un peu gros, ils ne franchiraient pas l'orifice glottique. Ils sont ordinairement solitaires. Rien de plus varié que leur nature. Dans la moitié des faits, comme Weist l'a montré sur un relevé de 1000 cas, il s'agit de graines diverses : grains de blé, de courge, de café, pois, haricot, fève, etc. Les boutons, les noyaux, les billes, les pièces de monnaie, des petits corps métalliques viennent ensuite, puis des corps de toute espèce. On a essayé de classer ces objets disparates, mais les divisions généralement adoptées sont plutôt destinées à faire prévoir des conditions symptomatiques particulières qu'à établir une véritable classification naturelle.

On divise les corps étrangers en *inertes* et *vivants*.

Les corps vivants sont rares : quelques sangsues de cheval (Vital, Lacretelle, Baizeau, Clémenti, etc.), avalées avec de l'eau de marais, et d'abord fixées au pharynx très probablement, ont pu gagner l'ouverture du larynx et séjourner dans ces parages pendant plusieurs semaines. Des petits poissons placés dans la bouche ont été quelquefois aspirés. Des lombrics ont passé, vraisemblablement pendant le sommeil, des voies digestives dans les conduits aériens. Enfin des mouches deviennent quelquefois des corps étrangers, et le pape Adrien IV, d'après Sennert, serait mort de cette façon.

Les corps inertes sont réguliers ou irréguliers, altérables ou inaltérables. Ces qualités exercent, comme nous le disions tout à l'heure, une influence considérable sur la marche des phénomènes produits par le corps étranger. Réguliers, ils resteront presque toujours mobiles dans les voies aériennes ; irréguliers, ils pourront se fixer par une de leurs aspérités. Altérables, ils se gonfleront comme le font particulièrement les légumes secs, qui peuvent doubler et tripler de volume, se fondront (corps solubles), se diviseront en petits fragments ou se réduiront en bouillie (fragments de pain). Ces corps sont le plus souvent introduits dans les voies respiratoires, d'ailleurs parfaitement normales, par une inspiration forte, dans laquelle l'air qui traverse la cavité buccale entraîne le corps étranger. Les enfants de un à dix ans fournissent la moitié des cas. C'est qu'ils jouent volontiers en conservant dans la bouche des petits corps de toute nature. Certains jouets, tels que de petites trompettes à embouchure mobile et une sorte de sarbacane usitée en Angleterre, où elle est connue sous le nom de « puff and dard », ont été plusieurs fois l'occasion d'accidents. L'enfant faisant une forte aspiration, l'embouchure dans le premier cas, le projectile de la sarbacane dans le second (une aiguille d'acier montée sur un tampon d'ouate), pénètrent dans les voies respiratoires. Bien souvent la pénétration est produite suivant le procédé que nous indiquions pour les liquides, en mangeant, par la toux, la frayeur, le rire, etc. Parmi les états pathologiques du larynx et du pharynx, ceux qui déterminent une diminution notable de la sensibilité ou de la motilité de ces organes : paralysies de la diphthérie, de la scarlatine, pharyngites aiguës et chroniques, paralysies d'origine cérébrale, etc., favorisent au plus haut point le faux pas de la déglutition qui amène l'introduction du corps étranger. L'ulcération de l'épiglotte et les lésions des cordes vocales ne jouent pas ici un rôle important.

Guyon cite le cas d'un bourgeois d'Augsbourg qui, s'étant endormi une pièce d'or entre ses dents, l'introduisit sans se réveiller dans ses voies respiratoires, et on connaît quelques exemples de corps pénétrant de la même façon, pendant le sommeil chloroformique : des dents que l'on venait d'arracher, par exemple, et que l'opérateur avait laissées échapper.

Il est probable que les corps lancés en l'air pour être reçus dans la bouche, lorsqu'ils pénètrent dans le larynx ainsi qu'on l'a vu quelquefois, y arrivent après avoir ricoché sur le pharynx.

b. *Corps étrangers pénétrant dans les voies aériennes à travers une plaie ou une ulcération de ces conduits.* — Un certain nombre est introduit par la plaie de la trachéotomie. Presque tous les ans les recueils anglais ou allemands publient des faits de fragments de canule tombés dans la trachée. Tantôt et le plus souvent ce sont des canules de gomme, encore usitées en Angleterre après la trachéotomie, tantôt des tubes métalliques détachés de la plaque à laquelle ils étaient soudés.

Les autres sont des projectiles, des esquilles osseuses qui avaient pénétré dans le poumon, des mèches ou tentes de charpie (il s'agit là de faits anciens) introduites autrefois entre les lèvres d'une plaie de poitrine. Tous ces corps, après avoir séjourné plus ou moins longtemps dans le tissu pulmonaire, déterminent l'ulcération de quelque tuyau bronchique important et apparaissent ainsi dans la trachée. Des pièces de monnaie retenues dans l'œsophage ulcèrent de la même façon les deux conduits et tombent dans les voies respiratoires (Béjin). Des ganglions calcifiés usent peu à peu une paroi bronchique, se détachent et deviennent de véritables corps étrangers. Des hydatides développés dans le poumon, la plèvre, le foie, arrivent à se faire jour dans les bronches, etc.

c. *Corps étrangers formés dans les voies aériennes elles-mêmes*. — Tout à fait rares. Ce sont des fragments de cartilage du larynx ou de la trachée, détachés soit par nécrose, ce qui est le plus commun, soit par un traumatisme. Peut-être faut-il y ajouter, avec Duplay, des concrétions crétacées qui se formeraient dans les bronches mêmes.

Siège, mobilité ou fixité des corps étrangers. — Les corps étrangers occupent le larynx, la trachée ou les bronches.

a. *Corps étrangers du larynx*. — Ils sont logés au-dessus de la glotte, au niveau de la glotte elle-même ou sous la glotte.

Les corps sus-glottiques sont, en général, des corps trop volumineux pour franchir l'orifice des cordes vocales : bille de marbre, embouchure de trompette, gros fragment de viande ou de légume, etc.

Les corps étrangers glottiques peuvent être fixés dans la fente même de la glotte ou logés dans les ventricules. L'existence de ces derniers, indiquée par Louis, est parfaitement démontrée aujourd'hui. Les corps fixés dans la fente glottique sont le plus souvent retenus à ce niveau par des aspérités fixées dans la muqueuse ou engagées dans l'intervalle des cordes vocales. Il est probable que souvent la fixation est secondaire, c'est-à-dire qu'ils ont été d'abord mobiles dans la trachée.

Les corps sous-glottiques, plus encore que les précédents, ont été pendant plus ou moins longtemps mobiles dans la trachée avant de venir se fixer au voisinage du cartilage thyroïde.

b. *Corps étrangers de la trachée.* — Le plus souvent mobiles, ils comprennent la plupart des corps étrangers réguliers. Ils peuvent pourtant être quelquefois irréguliers et fixes. Libres, ils s'agitent pendant la respiration et surtout pendant les efforts de toux, viennent battre la face inférieure des cordes vocales ou tombent dans les bronches. Il est rare qu'ils s'arrêtent juste sur l'éperon de la trachée.

c. *Corps étrangers des bronches.* — Les expériences d'A. Key, de Brodie, de Jobert avaient montré que les corps étrangers gagnent de préférence la bronche droite ainsi que la disposition anatomique de ce conduit permettait de le prévoir. L'observation a montré que ce fait se réalisait sur le vivant dans les deux tiers des cas.

Beaucoup de corps étrangers des bronches sont et restent mobiles, tels les boutons, les perles, les petits objets de métal; certains, à raison de leur forme allongée, de leur minceur ou de leurs aspérités, se fixent tout de suite. Le plus grand nombre, d'abord libre, reste ensuite immobile dans la position qu'il a prise. Les corps qui gonflent, comme les haricots, sont dans ce cas.

Symptômes. — *Période initiale.* — Au moment où un corps étranger s'introduit par la glotte, dans les voies respiratoires, un accès de suffocation subit saisit généralement le malade. Il se dresse, rougit, fait de vains efforts pour respirer et donne tous les signes d'une extrême anxiété. Cet état peut dépendre de deux causes différentes. Le corps étranger est assez volumineux pour obstruer complètement la glotte. Dans ces conditions, le premier accès est mortel et le malade succombe sans avoir repris haleine; ou bien le corps étranger est incapable d'amener cette oblitération. C'est le spasme causé par l'excitation du larynx qui produit ces symptômes effrayants. Même dans ce cas, la mort arrive subitement parfois. La plupart du temps, après quelques moments de suffocation, le patient réussit à respirer. Souvent alors il est pris d'une toux convulsive, pendant laquelle le corps étranger peut être expulsé, ce qui met fin à tous les accidents; mais cette heureuse terminaison n'est pas la plus commune. On voit plutôt la toux se calmer, comme l'avait fait la suffocation, et les choses rentrent dans l'ordre. L'accès initial est passé.

Il faut être prévenu que cette période de début peut manquer

complètement, ou être si légère qu'elle passe complètement inaperçue.

Elle manque forcément lorsque le corps étranger ne vient pas du
dehors. C'est alors la toux, sans accès de suffocation préalable, qui
se présente la première.

2e période. — Les phénomènes varient, à partir de ce moment,
suivant que le corps est fixé ou qu'il est mobile.

a. *Le corps est fixé.* — Il occupe le larynx, la trachée ou les
bronches.

S'il est logé dans le ventricule du larynx, il cesse la plupart du
temps d'être senti. Sa présence pourra ne s'y révéler qu'à la longue
par des accidents nouveaux.

S'il est seulement fixé par quelques aspérités à la muqueuse laryngienne, ou enclavé à droite et à gauche dans la fente glottique, la
rémission qui suit l'accès initial ne sera pas de longue durée. Les
accès de suffocation fréquents, subintrants, la toux constante caractérisant le plus souvent cette position.

Lorsque le corps étranger est fixé dans la trachée ou les bronches,
les symptômes dépendent de son volume, de sa forme, de sa situation. *La dyspnée* existe toujours à un certain degré. Avec des corps
volumineux, fixés dans la trachée, elle est plus ou moins vive, selon
que l'air conserve autour d'eux un passage plus ou moins facile. C'est
ainsi que des pièces de monnaie placées de champ peuvent être conservées sans causer une grande gêne respiratoire. Les corps tubulés,
comme des canules de trachéotomie, sont encore moins gênants. On
peut porter longtemps, sans s'en douter, un fragment de canule dans
une ramification bronchique de premier ordre. Dans des cas de ce
genre on a noté quelquefois un bruit de sifflet spécial.

Un objet de forme cylindrique ou arrondie peut obturer complètement une bronche, empêcher l'accès de l'air dans un poumon tout
entier. Dans ces conditions, on a vu se produire une asphyxie rapide,
en quelques heures (Roché). Le plus souvent une des premières divisions bronchiques est seule obturée. La gêne respiratoire est alors
modérée. L'auscultation révèle presque seule la présence du corps
étranger. Le lobe correspondant de poumon est silencieux, *sans
murmure vésiculaire.*

La toux manque rarement. Excitée par la présence du corps
étranger et par la bronchite qu'elle entretient, elle s'accompagne

d'une expectoration muqueuse ou muco-sanguine. On trouve *une douleur* souvent fort nette et bien localisée dans le point où le corps est arrêté. *La déglutition* est quelquefois gênée légèrement, soit par action réflexe, soit parce que le corps presse à travers la face posté-rieure de la trachée sur l'œsophage. Certains corps allongés, peu obstruants, peuvent ne donner lieu à aucun des phénomènes précé-dents et séjourner inaperçus dans la trachée ou les bronches; nous verrons bientôt quelles sont les conséquences de ce séjour.

b. *Le corps est libre dans la trachée ou les bronches.* — Ce sont les cas les plus communs et les plus frappants. L'accès initial est passé; le malade respire assez librement, quelquefois d'une façon parfaite. Si c'est un enfant, il reprend ses jeux. Tout d'un coup, sous l'influence d'un mouvement brusque ou d'un effort quelconque, un nouvel accès de suffocation se produit, tout aussi grave souvent que l'accès initial. Après une nouvelle période de calme, le même phé-nomène se répète. Les accès de dyspnée sont *intermittents.* Leur apparition tient, sans aucun doute, à un déplacement du corps étranger, qui, abandonnant la trachée, est venu exciter le larynx. Quelquefois, au moment des accès, on sent avec la main ou avec l'oreille, appliquées sur la trachée, les mouvements du corps étranger. On caractérise ce phénomène du nom de sensation ou bruit *de choc, de grelottement, de drapeau* (Dupuytren). Dans ces conditions, la douleur perçue par le malade est vague, sans fixité.

La mort arrive souvent dans un accès; mais souvent aussi l'expul-sion se fait spontanément. Cette heureuse terminaison est naturelle-ment favorisée par le morcellement de certains corps tels que les haricots, qui peuvent gonfler, germer, se fendre et être expulsés par fragments, un cotylédon après l'autre. Dans d'autres cas, les corps étrangers, après être restés plus ou moins longtemps mobiles, se fixent en un point quelconque des voies respiratoires, soit qu'une de leurs aspérités ait fini par accrocher la muqueuse, ou qu'ils se soient gonflés comme le font les légumes secs et qu'ils restent engagés dans un espace désormais trop resserré pour eux.

Terminaison, complications. — En dehors de la guérison par expulsion spontanée ou de la mort par suffocation, les corps étran-gers ont une troisième terminaison : la fixation et le séjour dans les voies respiratoires. Mais ce n'est pas là une terminaison défini-tive. C'est un état, qui devient l'origine de complications particulières.

Par exception, les bronches tolèrent, pendant des années, la présence de certains corps ; un clou, un sifflet de bois, un fruit de hêtre, une pièce de monnaie, etc., ont été conservés pendant dix ans et plus, sans grand dommage. Ordinairement des accidents inflammatoires se développent du côté de la muqueuse bronchique, du côté du poumon, vers la plèvre et même au delà. La lésion la plus commune est une pneumonie chronique de forme suppurative et ulcéreuse, qui aboutit à la formation d'abcès et de véritables cavernes dans le tissu pulmonaire. Parfois une pleurésie s'ajoute à la lésion pulmonaire, et dans un cas rapporté par Goltdammer (1880) on dut pratiquer la pleurotomie. La tuberculose pulmonaire trouve là un terrain préparé et complique volontiers les états précédents. Enfin, on a noté des gangrènes pulmonaires plus ou moins étendues. Au milieu de ces complications, le corps étranger peut être rejeté au dehors soit par les voies naturelles, ce qui arrive le plus souvent au moment de l'ouverture d'une vomique, soit par une sorte de migration à travers la poitrine. Dans ce dernier cas, il se produit sur un point de la paroi thoracique un abcès au niveau duquel le corps est saisi. Ce sont presque toujours des pailles, des épis de blé ou de fausse avoine qui présentent cette migration. Un de ces derniers, cité par Stanski, fut expulsé par un abcès des lombes.

Malgré l'issue des corps étrangers, la guérison ne s'obtient pas toujours ici. Si les lésions pulmonaires ou pleurales ont atteint un haut degré de gravité, si surtout le malade est devenu tuberculeux, l'état général continue à décliner et les malades périssent dans le marasme.

Le séjour d'un corps étranger dans le ventricule du larynx n'a pas de symptômes bien connus. Quant aux corps fixés dans la glotte même ou à son voisinage, ils ne peuvent pas être tolérés assez longtemps pour donner lieu à des phénomènes inflammatoires sérieux.

Diagnostic. — On peut considérer comme des signes de certitude le bruit de grelottement, l'absence de murmure vésiculaire dans un lobe du poumon ou dans un poumon tout entier, enfin la constatation directe du corps lui-même, au moyen du laryngoscope. Malheureusement ces signes manquent souvent. Lorsque les commémoratifs apprennent d'une manière certaine qu'un premier accès de suffocation s'est produit instantanément, au moment où le malade a avalé un objet de petit volume, aliment ou non, l'idée d'un corps étranger des voies aériennes s'impose, et on la vérifie facilement, d'ordinaire, en examinant le malade avec soin.

Mais les commémoratifs peuvent être incertains ou absents. Dans ces conditions, plusieurs erreurs sont possibles.

Un accès de suffocation survenant subitement chez un individu en bonne santé, et surtout qui mange, peut être causé par un corps étranger de l'œsophage ou de la partie inférieure du pharynx. Le cathétérisme, quelquefois le toucher digital, permettent de reconnaître l'obstacle, sa position et souvent son volume, généralement beaucoup plus considérable que celui des corps étrangers des voies aériennes.

Les accès intermittents, pour peu que l'on soupçonne la possibilité de l'introduction d'un corps étranger, ont une grande valeur diagnostique. Guyon propose même, dans le doute, de provoquer ces accès par les manœuvres propres à les produire : mouvements brusques, toux, efforts divers. On signale pourtant un certain nombre d'affections à accès intermittents, et capables, par suite, d'induire en erreur un observateur non prévenu : spasme rabique, laryngite striduleuse, œdème de la glotte, croup, polypes du larynx. Mais, outre que ces accès ne sont pas amenés par les mouvements du malade, il n'ont pas commencé d'ordinaire par une attaque subite, diurne. Ils appartiennent à des maladies qui ont leurs signes propres.

Enfin lorsqu'ils provoquent des attaques intermittentes, les corps étrangers sont mobiles et souvent ils s'annoncent par le phénomène facile à constater, si on le recherche, du grelottement.

Un corps fixé dans les voies aériennes, dont la forme et le volume sont tels que le passage de l'air ne soit pas sensiblement gêné, peut ne s'annoncer par rien. La douleur au niveau du siège qu'il occupe n'a jamais qu'une valeur secondaire. Elle peut d'ailleurs manquer. Ainsi s'explique comment des objets volumineux ont pu séjourner longtemps dans la trachée ou les bronches, perforer même, à la longue, ces conduits, tout en restant parfaitement ignorés et des médecins et des malades eux-mêmes.

La difficulté est encore plus grande, s'il est possible, lorsqu'il s'agit de juger la nature des accidents pulmonaires ou pleuraux, causés par des corps étrangers logés dans le poumon. On croira à la phthisie, à la pleuro-pneumonie, à la bronchite ; on ne pensera jamais à la véritable cause des phénomènes que l'on observe si tous les commémoratifs font défaut.

Étant admise l'existence d'un corps étranger des voies aériennes, il faut compléter le diagnostic en déterminant le siège qu'il occupe. Le laryngoscope est ici d'un grand secours ; il permettra toujours de reconnaître les corps fixés dans l'espace sus-glottique ou dans le canal du larynx. On a pu même par son secours apercevoir quelquefois des corps de la trachée. — Après avoir pratiqué la trachéotomie, Sands, chez un adulte, a senti, avec le doigt porté dans la trachée, la bifurcation des bronches, et reconnu un fragment de sonde logé dans la bronche gauche. Plusieurs chirurgiens ont proposé de se servir, dans les mêmes conditions, pour explorer la trachée et les bronches, de *trachéoscopes* construits d'après les principes de l'*endoscope* de Désormeaux.

La douleur indique assez bien le siège du mal. Des accès de suffocation à peu près ininterrompus et l'altération de la voix sont en rapport avec l'existence des corps laryngiens. Des accès intermittents caractérisent plutôt les corps mobiles de la trachée. Le bruit de grelottement leur appartient spécialement. Enfin c'est aux corps fixés dans les bronches qu'est due l'absence du murmure vésiculaire dans un des lobes du poumon.

Pronostic. — Plus sérieux chez les enfants dont la glotte est plus étroite et plus irritable que celle des adultes, plus sérieux aussi lorsqu'il s'agit de corps susceptibles de se gonfler comme les haricots (Nélaton), que lorsque le corps est inaltérable, le pronostic est toujours grave. La mort est trop souvent le résultat rapide d'une asphyxie dont nous avons déjà indiqué les causes. Elle peut aussi se produire au bout d'un temps plus ou moins long dans les cas où le corps fixé dans les bronches avait d'abord paru inoffensif. Nous donnerons à propos du traitement quelques résultats statistiques. Ils éclaireront parfaitement cette question du pronostic.

Traitement. — Il comporte trois méthodes différentes : l'expulsion par les voies naturelles, l'extraction par ces mêmes voies, l'extraction au moyen de la trachéotomie.

L'expulsion du corps étranger par les voies naturelles se fait dans près de la moitié des cas, comme il résulte de l'examen de la statistique de Weist. Les anciens chirurgiens n'ont eu d'abord qu'une seule idée et qu'un seul but : imiter la nature, favoriser la sortie à travers la glotte du corps qui l'avait une première fois traversée. Dans ce dessein, on a essayé de tous les moyens capables de mobiliser

le corps et de le précipiter vers le larynx : provoquer la toux, l'éternuement, administrer des vomitifs, pratiquer des percussions sur le
thorax, procédé bien connu du vulgaire, déplacer brusquement le
corps de façon à le mettre en état de suspension la tête en bas, etc.
Il est vrai que ces différentes manœuvres ont atteint plus d'une fois
le but. Mais un pur hasard peut seul faire que la glotte se trouve
justement dilatée au moment où le corps étranger l'aborde. Ce dernier a-t-il une dimension qui l'emporte sur les deux autres, il faut
encore qu'il se présente par son petit côté. Ces conditions se rencontrent rarement. Mais, en revanche, le contact du corps étranger avec
l'orifice glottique provoque presque à coup sûr des spasmes violents
qui menacent chaque fois la vie. Il y a donc imprudence grave à
insister sur un pareil moyen.

L'extraction des corps étrangers par les voies naturelles ne s'applique guère qu'à ceux du larynx. On peut guider l'instrument, une
pince laryngienne, au moyen du laryngoscope, ainsi que l'ont fait
plusieurs observateurs, en particulier pour extraire des sangsues
fixées sur l'ouverture supérieure du larynx. La plupart du temps
on se contentera, suivant le conseil de Krishaber, lorsqu'il s'agira
de jeunes enfants, d'introduire l'index gauche dans le vestibule du
larynx de façon à guider la pince sur lui. Krishaber recommande,
pour faciliter cette recherche, de faire coucher le malade à plat
ventre sur le bord d'un lit, la tête pendante. Il conseille du reste
de ne faire ces tentatives qu'après une trachéotomie préventive, si
l'examen laryngoscopique a montré que le corps étranger n'est pas
fiché dans le larynx, mais peut se détacher et tomber dans la trachée.
Peut-être pourrait-on, dans le cas de corps étrangers métalliques,
aiguilles en particulier, introduire dans la trachée par la glotte une
tige aimantée à laquelle ces corps resteraient attachés (Voltolini). —
En fait, l'extraction par les voies naturelles est peu pratiquée. Sur
les 1000 cas recueillis par Weist nous ne la rencontrons que 63 fois.

L'extraction du corps étranger par la trachéotomie a été tentée
bien plus souvent : 358 fois sur 1000. L'opération a fourni de brillants
succès ; mais elle a échoué bien souvent. D'après les relevés de Weist,
la mortalité est de 27,42 pour 100 après elle.

Lorsque les corps sont mobiles, par conséquent trachéaux, on les
découvre souvent tout de suite au moment où l'on ouvre la trachée,
et l'on n'a qu'à les extraire, ou bien ils sont rejetés par la plaie dans

les efforts de toux que fait le malade. Ne viennent-ils pas de la sorte, on les trouve souvent hors de la trachée, sous les pièces du pansement, au bout de quelques heures. Les corps fixés profitent moins bien de l'opération. Sont-ils dans le larynx, on peut les y saisir en faisant non plus la trachéotomie, mais la laryngotomie. Dans bien des cas, il vaudra mieux, à l'exemple de quelques opérateurs, faire encore la trachéotomie et chasser le corps vers la bouche en le repoussant de bas en haut au moyen d'un petit écouvillon; une plume munie de ses barbes joue très bien ce rôle. Sont-ils au contraire arrêtés au bas de la trachée ou dans quelque division bronchique, on devra les aller saisir avec une pince. Mais ici l'intervention devient souvent bien difficile. Le corps peu volumineux, fixé dans les bronches, ne sera presque jamais délogé de cette façon, et si les phénomènes qu'il provoque sont modérés, on a tout à gagner à s'en tenir à l'expectation.

La trachéotomie ou la laryngotomie sont en somme indiquées seulement dans le cas où les corps étrangers provoquent des spasmes dangereux, ou bien menacent par leur volume d'amener l'asphyxie. Il faut toujours penser à la possibilité d'une expulsion spontanée hâtive ou tardive pour les corps de petit volume.

II

CORPS ÉTRANGERS DE L'ŒSOPHAGE.

Généralités, conditions anatomiques. — Les voies respiratoires ne doivent donner passage qu'à l'air atmosphérique. Toute substance solide ou liquide qui s'y engage, joue le rôle de corps étranger. Les voies digestives se trouvent dans des conditions physiologiques tout autres. Elles sont parcourues à l'état normal par des corps solides, demi-solides et liquides de toute nature. Il n'y a pas un seul objet qui par lui-même mérite le nom de corps étranger de l'œsophage, et il n'y en a pas un seul qui ne puisse le devenir. C'est que l'état pathologique réside tout entier dans ce phénomène : l'arrêt du corps quel qu'il soit dans un point du conduit.

L'œsophage commence au niveau du bord inférieur du cartilage cricoïde. La portion terminale du pharynx ne fait qu'un avec lui et à ce point de vue, sous le nom de corps étranger de l'œsophage on comprend avec raison les corps retenus dans tout le canal pharyngo-œsophagien. Les substances qui, parties de la bouche, cheminent vers l'estomac, traversent trois points rétrécis : l'un à l'union du pharynx et de l'œsophage ; un second vers la fourchette sternale, un peu au-dessous d'elle, dans le point où l'œsophage se met en rapport par son côté gauche avec la crosse de l'aorte ; un troisième enfin au niveau du cardia. Le Dr Mouton a montré par ses moulages de la cavité œso-phagienne que chacun de ces détroits mesurait environ 14 millimètres de diamètre. Comme l'œsophage est très dilatable, on peut sur le vivant faire passer sans difficulté dans ce canal de 14 millimètres des corps ronds de 18 à 19 millimètres de diamètre et des corps plats bien plus larges encore, cela va de soi. Il faut se rappeler que l'œso-phage est situé au cou entre la trachée et la colonne vertébrale, et qu'il traverse la cavité thoracique, de haut en bas, logé dans le médiastin postérieur. Il y est en rapport immédiat avec la termi-naison de la trachée, les bronches, surtout la bronche droite et le pé-ricarde en avant ; sur les côtés, avec la plèvre médiastine droite, la plèvre médiastine gauche et la crosse aortique. La longueur de l'œsophage chez l'adulte est de 25 centimètres. On compte 15 centi-mètres entre l'arcade dentaire supérieure et le bord inférieur du pharynx.

Nature des corps étrangers de l'œsophage ; leur mode d'introduction ; leur mode de fixation. — Quelques-uns s'arrê-tent dans le conduit œsophagien, par le fait seul de leur volume ; d'autres, qui peuvent être extrêmement petits, se fixent par des aspé-rités, dont ils sont munis. Un grand nombre sont à la fois volumineux et munis de portions aiguës et saillantes. On comprend qu'une va-riété infinie d'objets est capable de remplir ces diverses conditions.

La plupart du temps le corps étranger est introduit de la façon la plus naturelle, au moment du repas. Chez les vieillards privés de dents, chez les aliénés gloutons, on voit un gros fragment de pain, de viande, de légume, avalé sans mastication suffisante, s'arrêter par son seul volume au niveau de l'isthme pharyngo-œsophagien. Dans d'autres circonstances, de beaucoup les plus communes, des objets de volume moyen ou petit sont absorbés avec les aliments, tels des arêtes de poisson, des fragments d'os : os de bœuf, de mouton, de poulet, de caille, etc.

La déglutition de certains objets est involontaire. Des aiguilles, des épingles, des poissons vivants, etc., tenus dans la bouche, sont emportés de la sorte. Pendant le sommeil, des dents artificielles se détachent avec leur support et sont avalées d'un façon inconsciente. Cet accident se produirait facilement sous le chloroforme si les chirurgiens ne prenaient pas le soin de retirer les dentiers avant l'anesthésie.

Certaines déglutitions fantaisistes apportent encore leur contingent de corps étrangers. Les gageures, les tours d'adresse consistant à introduire dans l'œsophage un corps comme une fourchette qui peut être lâchée malheureusement, les aberrations qui poussent certaines femmes à avaler des aiguilles, et certains aliénés à introduire dans leur œsophage des corps de toute espèce : pierres, couteaux, lunettes, grosse clef, etc., en sont les principales origines.

Il faut faire une place à part parmi les corps déglutis, aux sangsues qui, introduites avec les boissons, se fixent sur l'extrémité inférieure du pharynx ou sur la partie supérieure de l'œsophage. Le mode de fixation de ces corps étrangers est tout à fait spécial et unique, on le conçoit aisément.

Par grande exception, des objets venus de l'estomac, et rejetés par le vomissement, pourraient s'arrêter dans l'œsophage ; le fait le plus connu est celui d'un paquet de lombrics. On cite au même titre un tænia, une masse alimentaire solide, des hydatides.

Lorsque les corps étrangers sont absolument trop volumineux, ils pénètrent rarement au delà de l'isthme pharyngo-œsophagien ; ils occupent dans tous les cas toujours la région cervicale. Lorsqu'ils ont dépassé la fourchette sternale, ils arrivent à l'estomac sans encombre. La dernière partie de l'œsophage, quoique étroite, elle aussi, ne leur oppose jamais un obstacle sérieux. Si le conduit œsophagien présente un rétrécissement pathologique, les conditions changent naturellement. Alors des corps, même de petit volume, s'arrêtent au-dessus du point malade ; mais il s'agit là d'une complication de rétrécissement de l'œsophage et nullement d'un cas particulier des corps étrangers de ce canal.

Les corps, de moyen volume, mais munis d'aspérités qui peuvent à un certain moment les retenir, traversent ordinairement l'isthme pharyngo-œsophagien pour s'arrêter à la partie inférieure de la région cervicale, — au voisinage de la fourchette sternale et de l'aorte.

— Les corps pointus et de petit volume, les corps allongés, comme les épingles et les aiguilles, se fixent indifféremment sur un point quelconque de l'œsophage.

Symptômes. — On comprend sans peine que certains corps étrangers de l'œsophage ne peuvent jouer qu'un seul rôle, celui de corps irritants, offensants, amenant l'inflammation et l'ulcération de ce conduit et des parties qui sont en rapport avec lui. Les arêtes, les petits os pointus, les aiguilles, les hameçons et tous les corps de ce genre n'agissent pas autrement. D'autre part, les corps volumineux forment une barrière dans l'œsophage et produisent à coup sûr l'arrêt de la déglutition ; ils gênent même la respiration par la pression qu'ils exercent sur la trachée et le larynx. Dans presque tous les cas ces deux genres d'accidents se combinent.

Symptômes initiaux. — Quelques malades ont la notion qu'ils avalent une bouchée trop volumineuse. Aussitôt un accès de suffocation se produit, le patient se lève avec tous les signes d'un violent effroi, porte la main à la gorge, essaye de se débarrasser par des efforts d'expiration de l'obstacle qui l'oppresse. Mais il respire péniblement, sa face rougit puis bleuit. Il peut succomber sur-le-champ par l'asphyxie. On voit au musée Dupuytren plusieurs pièces qui se rapportent à des morts subites de ce genre.

Le plus souvent, par bonheur, les efforts de vomissement amènent le rejet du corps étranger, et tout rentre dans l'ordre. Inversement, le malade réussit, dans d'autres cas, à avaler l'objet un moment arrêté à l'isthme œsophagien, car il ne s'agit pas d'autre chose lorsque les phénomènes initiaux sont si marqués, et ici encore tous les accidents disparaissent.

Ces symptômes initiaux manquent complètement lorsqu'il s'agit de petits objets pointus, destinés à s'accrocher dans l'œsophage ; ils ne se rencontrent même pas dans les corps volumineux qui franchissent sans encombre l'isthme pharyngo-œsophagien pour s'arrêter dans une autre portion du conduit. Nous nous trouvons ici en présence des symptômes proprement dits.

Symptômes des corps arrêtés dans l'œsophage. — *La douleur* est constante. C'est presque le seul symptôme de certains corps pointus. Elle peut manquer ou être très obtuse. On cite des malades qui ont conservé pendant des années dans l'œsophage, sans en être pour ainsi dire incommodés, des pièces de monnaie, un morceau de gutta-percha, etc. Tous les mouvements de déglutition l'exaspèrent. La *dysphagie* est le phénomène capital, sans aucun doute. Elle peut être complète, physique, lorsque le corps obstrue [complètement le conduit. Les liquides mêmes sont alors retenus dans la portion supérieure de l'œsophage. Elle atteint rarement ce degré, et surtout elle ne se produit pas toujours par ce mécanisme. Dans tout corps étranger de l'œsophage, la dysphagie résulte autant du spasme œsophagien que de l'obstacle même. Des corps de très petit volume, une simple arête de poisson, la provoquent parfaitement. L'œsophage s'accommode au contraire quelquefois de la présence de certains corps volumineux, mais mousses, comme des pièces de monnaie, et grâce à cette tolérance, d'une part, grâce à ce que, d'autre part, ces objets placés de champ n'obstruent guère le conduit œsophagien, la déglutition peut dans ce cas être à peu près normale.

La *dyspnée* est provoquée souvent par la pression qu'un corps étranger volumineux exerce sur la trachée. On a noté une seule fois le cornage, qui témoigne d'une diminution notable de calibre. La dyspnée est constante ou survient par accès. Dans ce dernier cas, le spasme du larynx semble jouer un rôle important. Il dépend lui-même, soit de l'excitation des pneumo-gastriques par le corps étranger, soit de l'introduction dans le larynx de quelques parcelles alimentaires ou de quelques gouttes de liquide pendant que le patient fait des efforts de déglutition.

Tous ces phénomènes entretiennent un malaise qu'aggravent souvent des efforts de vomissement fréquents, un état d'anxiété continuelle, et quelquefois, surtout chez les enfants, des spasmes et de véritables convulsions tétaniques.

Marche et complications. — Certains corps entretiennent l'état de souffrance que nous venons de décrire, d'une façon continue, jusqu'à ce que se produisent des complications nouvelles. Pour d'autres, se présentent des périodes de rémission alternant avec des périodes douloureuses. D'autres corps enfin, qui semblent absolument tolérés par l'œsophage, ne donnent plus lieu à aucun phénomène et on pourrait les croire disparus, si les accidents qui nous restent à décrire ne venaient tout d'un coup tirer le malade et le chirurgien d'une trompeuse sécurité.

a. *Une inflammation locale* se produit de bonne heure, du côté de la muqueuse œsophagienne, dans les points irrités par les parties saillantes du corps étranger ; une petite portion de cette membrane peut être frappée de sphacèle ; ces destructions limitées ont souvent une heureuse influence. Les corps peu volumineux se détachent par ce mécanisme. Ils sont alors rejetés par le vomissement ou passent dans l'estomac. La preuve de ce sphacèle plus ou moins étendu est fournie par la mauvaise odeur de l'haleine, que nous trouvons notée dans un grand nombre d'observations.

b. *Formation d'abcès.* — L'inflammation dépasse souvent la muqueuse ; le tissu cellulaire sous-muqueux se prend, et il se forme des abcès entre les tuniques de l'œsophage. Les choses vont même plus loin. Des phlegmons se développent en dehors du conduit pharyngo-œsophagien, dans le tissu cellulaire qui l'entoure : phlegmons pharyngiens, dont quelques exemples se trouvent rapportés dans les recueils et en particulier dans la thèse de Gillette sur les phlegmons rétropharyngiens, phlegmons périœsophagiens de la région cervicale ou du médiastin. Les abcès s'ouvrent tantôt dans le canal pharyngo-œsophagien lui-même et, à ce moment, le corps étranger se dégage souvent, tantôt à l'extérieur, tantôt dans un des organes du médiastin : bronches, plèvre, péricarde, cavité des oreillettes. On comprend que la mort soit survenue immédiatement dans le dernier cas (Bussard, 1874), et que les terminaisons précédentes aient entraîné des péricardites et des pleurésies purulentes fort graves. — Même lorsqu'ils ne s'ouvrent pas ainsi, dans des organes qui veulent être respectés, les abcès œsophagiens et périœsophagiens constituent des accidents très sérieux. Les malades sont, par leur fait, en proie à une fièvre hectique ; ils tombent dans le marasme et meurent d'épuisement. Comme les foyers purulents avoisinent les voies respiratoires, les compriment et les irritent, la toux est fréquente, si bien que souvent on pourrait croire ici, si l'on n'était prévenu, à la phthisie pulmonaire, au catarrhe bronchique, à l'asthme suffocant. On a signalé, mais à titre exceptionnel, des abcès qui se mettant en contact avec la colonne vertébrale, ont amené sa dénudation et même ont pénétré jusqu'à l'intérieur du canal vertébral.

c. *Les perforations des organes avoisinants* sont les plus curieux et les plus graves des accidents causés par les corps arrêtés dans l'œsophage. Quelques-uns n'arrivent qu'au bout d'un temps fort long, alors que le corps étranger semblait parfaitement toléré. On a cité quelques pièces de monnaie, un morceau de gutta-percha, etc. Le plus souvent, la perforation arrive assez vite, au bout de deux ou trois jours ou un peu davantage, sept, huit, dix jours. Divers organes sont atteints : la trachée, le péricarde et le cœur, les gros vaisseaux.

La perforation de la trachée conduit à l'établissement d'une fistule œsophago-trachéale, par laquelle les liquides et les parcelles alimentaires s'introduisent dans les voies aériennes; de là une toux fréquente, de la bronchite purulente, et finalement la mort plus ou moins rapide. Le péricarde a été plus d'une fois envahi par un corps étranger. On y a trouvé, dans un cas, un fragment de dentier. Une péricardite mortelle survient ici inévitablement. Le cœur est pénétré souvent par des corps de petit volume. Un fait d'Andrew est bien connu, dans lequel une arête de poisson pénétra jusque dans l'épaisseur de la cloison interventriculaire. Nous citerons, en faisant l'histoire des plaies du cœur, de nombreuses observations d'aiguilles trouvées dans cet organe et qui ne l'avaient atteint très vraisemblablement qu'après avoir traversé l'œsophage, dans lequel elles avaient été introduites par la déglutition.

La perforation de la plèvre conduit à la pleurésie purulente.

Les perforations des vaisseaux sont les plus communes. Sur 42 cas recueillis par Paulet et Bousquet, l'aorte était atteinte 22 fois. Venaient ensuite par ordre de fréquence : la carotide, la veine cave, la thyroïdienne inférieure, la veine coronaire, la demi-azygos, l'artère pulmonaire, etc. A part une exception unique, ces perforations ont toujours été mortelles. Elles peuvent se produire sous la forme d'une hématémèse foudroyante ou sous la forme d'hémorrhagies renouvelées jusqu'à la mort.

d. *Des rétrécissements cicatriciels de l'œsophage et quelquefois des dilatations* de ce conduit peuvent se montrer à l'état de complication tardive, lorsqu'un corps étranger a séjourné longtemps dans l'œsophage. La rétraction inodulaire s'exerçant au niveau des ulcérations guéries, est la cause première de ces altérations.

Diagnostic. — Aucun des symptômes que nous avons énumérés n'est pathognomonique. Les commémoratifs ont une grande valeur, mais ils manquent souvent. Les phénomènes initiaux peuvent avoir été insignifiants, et alors même qu'ils auraient été très marqués, certains malades tels que les enfants et les aliénés sont incapables de nous les faire connaître. La douleur sur le trajet de l'œsophage peut tenir

à d'autres causes. Elle persiste souvent fort longtemps, alors que
tout corps étranger est depuis longtemps éliminé. La dysphagie est
encore le symptôme le plus important. Si elle se joint à quelques
commémoratifs établissant assez nettement qu'un corps trop volumineux et irrégulier a franchi le pharynx à un certain moment, elle
prend une grande valeur. Les troubles respiratoires ne sont bons
qu'à induire en erreur l'observateur. Un certain nombre de signes
diagnostiques peuvent être fournis par les divers modes d'exploration.
La pharyngoscopie, si le corps est fixé très haut, le palper, s'il est
volumineux, l'introduction du doigt dans l'arrière-gorge et surtout
le cathétérisme de l'œsophage, au moyen d'un explorateur à boule,
ou mieux, avec la sonde à résonateur de Colin, fourniront quelquefois une indication certaine. Mais les premiers procédés ne sont applicables que pour les corps étrangers de la région cervicale, et le dernier reste souvent sans effet. Tous les corps de petit volume, et
beaucoup de corps volumineux sont longés et touchés par la sonde
sans fournir aucun signe de leur existence. L'auscultation de l'œsophage, par la méthode d'Hamburger, donne des résultats bien plus
incertains encore. Il s'agit d'entendre les bruits qui se produisent
dans l'œsophage au niveau du corps étranger au moment où le malade avale des liquides. Ces bruits seront tout au plus caractéristiques
d'un rétrécissement.

Les accès de dyspnée ont pu faire croire à des corps étrangers des
voies respiratoires; mais dans ce cas la dysphagie n'existe {point.
Chez quelques malades les phénomènes dyspnéiques sont si puissants,
l'asphyxie tellement imminente, que le chirurgien peut avoir à peine
le temps de se demander si le corps étranger occupe les voies
aériennes ou la première partie des voies digestives. Souvent, dans ce
cas, il suffirait de porter le doigt au fond de la bouche pour sentir
l'obstacle. Le temps pressant, on pourra faire la trachéotomie avant
d'avoir éclairci le diagnostic. C'est ce qui arriva dans le cas célèbre
d'Habicot, où un jeune homme avait voulu avaler, de crainte des voleurs, *quelque dix pistoles* nouées dans un petit linge. En présence
des accidents asphyxiques qu'il constatait, Habicot fit la trachéotomie, et poussa ensuite le corps étranger à travers l'œsophage jusque
dans l'estomac.

Nous avons déjà dit que l'on avait pu confondre avec la phthisie,
l'asthme, le croup, les accidents déterminés par des corps retenus

depuis longtemps dans le conduit œsophagien. L'étude attentive du malade, la recherche soigneuse des commémoratifs préservera généralement d'une semblable erreur.

Pronostic. Terminaison. — Si l'on s'en rapportait aux seuls faits consignés dans les auteurs, on pourrait dire, sans aucun doute, que les corps étrangers de l'œsophage sont d'un pronostic très grave. Un bon tiers de ces observations se termine par la mort, et l'énumération que nous avons faite plus haut des divers accidents auxquels les malades sont exposés, n'est pas des plus rassurantes. Il faut cependant considérer que le plus grand nombre de faits n'a pas été publié. Combien de petits corps restent plus ou moins longtemps dans l'œsophage et sont rendus sans accident! — Les cas connus sont nécessairement les plus graves. La moitié d'entre eux, environ, se termine par l'expulsion spontanée du corps étranger au moment du vomissement, de l'éternûment, pendant un éclat de rire, ou par sa chute plus ou moins tardive dans l'estomac, le corps s'étant dégagé de la muqueuse après l'avoir ulcérée. — La sortie du corps étranger met ordinairement fin à tous les accidents. Pourtant, la suppuration œsophagienne et péri-œsophagienne peut encore faire courir des dangers aux malades; on a même vu des perforations vasculaires, une perforation de l'aorte en particulier se compléter plusieurs jours après l'extraction. — Le passage de certains objets volumineux ou pointus dans l'estomac ne fournit pas toujours une guérison définitive. Le corps étranger de l'œsophage est devenu un corps étranger de l'estomac ou de l'intestin. — Quelquefois un abcès du cou a pu livrer passage au corps étranger; souvent les objets de très petit volume comme les aiguilles, cheminent à travers les tissus et vont, au bout d'un temps fort long, apparaître sous la peau dans des régions plus ou moins éloignées.

Traitement. — De tout temps, des pratiques populaires ont tendu à obtenir la terminaison naturelle par expulsion au dehors, ou par propulsion vers l'estomac. On provoque le vomissement, après avoir fait avaler de l'huile ou des blancs d'œufs, destinés à lubrifier le conduit, ou bien on donne au malade des bouchées assez volumineuses et assez solides pour former un bol capable d'entraîner le corps étranger vers l'estomac.

A ces deux méthodes, que les chirurgiens ont singulièrement perfectionnées, s'est ajoutée une troisième purement opératoire:

c'est l'extraction par une ouverture artificielle faite à l'œsophage.

Ces trois méthodes : extraction par la bouche, propulsion vers l'estomac, œsophagotomie, ont leurs indications spéciales, un peu difficiles parfois à bien établir, il faut l'avouer.

Extraction par la bouche. — On ne doit pas provoquer le vomissement si l'on ne connaît pas à l'avance la nature du corps étranger. Sous son influence des corps irréguliers, munis de pointes, se fixent plus solidement dans la muqueuse de l'œsophage. Les objets lisses, et les corps pulpeux, comme des fragments de légume, seront au contraire rendus facilement par ce procédé. On obtient le vomissement au moyen de la titillation de la luette, de l'administration de l'émétique par la bouche, et si la déglutition est impossible par l'emploi des injections sous-cutanées ou intra-veineuses et des lavements d'émétique ou d'apomorphine. Le plus souvent le chirurgien recourt à l'*extraction directe.* Suivant la nature, et surtout le siège du corps étranger les procédés varient. On aborde aisément ceux qui occupent la partie inférieure du pharynx avec des pinces recourbées. Le miroir pharyngoscopique permet souvent de diriger l'instrument à coup sûr. Le doigt porté dans le pharynx peut aussi servir de guide. Quelquefois on peut avec lui accrocher un petit corps pointu et en faire facilement l'extraction sans aucun instrument.

Les corps situés un peu plus profondément dans la région cervicale, sont encore justiciables des grandes pinces de divers modèles, connues sous le nom de pince à levier mobile de Collin, de pince américaine, etc. Mais la plupart du temps l'extraction devra être faite au moyen d'instruments préhenseurs spéciaux, construits de manière à passer derrière le corps étranger pour l'accrocher et le tirer en dehors. Le plus connu est le panier de de Græfe; viennent ensuite des instruments en parasol qui s'ouvrent dans l'œsophage au-dessous de l'obstacle, des tiges munies d'éponge ordinaire ou d'éponge préparée, les éponges ordinaires servant plutôt à la propulsion, enfin un instrument très usité en Angleterre, consistant dans une tige munie d'une éponge à son extrémité, et glissant dans une longue canule. L'extrémité inférieure de la canule et celle de la tige sont réunies par une gaine solide de crins, longs de 7 à 8 centimètres. En poussant la canule de façon à rapprocher son extrémité de celle de la tige, les crins forment un volumineux renflement, qui produit ce double effet d'écarter largement les parois de l'œsophage, et d'accrocher au milieu des filaments qui le forment tous les corps étrangers. Tous ces instruments, et d'autres qu'il est inutile d'énumérer, sont d'un usage excellent pour les pièces de monnaie, pour les objets peu volumineux et dépourvus d'aspérités trop blessantes ; mais précisément les corps qui se fixent le plus souvent ne répondent pas à ces conditions. On renoncera, après quelques tentatives modérées, à pratiquer des tractions sur des objets qui sont manifestement immobiles dans l'œsophage. User de force serait s'exposer sûrement à une déchirure de la paroi et peut-être à des lésions vasculaires importantes. Un accident singulier, observé quelquefois dans ces manœuvres, c'est l'accrochement de l'instrument, spécialement du panier de de Græfe. Il dut dans un cas être laissé trois jours en place. On finit par le dégager, soit à l'aide d'un mouvement de rotation imprimé à sa tige, soit, comme dans un cas d'Adelmann, au moyen d'une sonde volumineuse glissée par-dessus cette dernière. Rappelons qu'avec le panier de de Græfe en particulier quelques opérateurs ont accroché le bord inférieur du cartilage cricoïde et, croyant tenir un corps étranger, ont pratiqué sur le larynx des tractions naturellement pénibles et dangereuses pour le malade. D'après Martin, sur 167 tentatives d'extraction, on a réussi 40 fois à ramener le corps étranger.

La *propulsion* est la méthode de choix pour les corps volumineux, et qui ne sont pas trop vulnérants. Elle se pratique au moyen de tiges diverses, depuis le poireau, jusqu'aux sondes les plus variées. On se trouve bien, souvent, de placer immédiatement derrière la tige qui exécute la propulsion, un cylindre ou ballon dilatable, au moyen duquel l'œsophage est distendu. Les corps étrangers sont de la sorte détachés d'abord de la paroi du conduit et tombent naturellement au-dessous. Pour la plupart des corps situés dans la portion thoracique de l'œsophage, la propulsion est préférable à l'extraction par la bouche. Les objets lisses, peu blessants, font peut-être seuls exception. Les autres rentrent presque tous dans cette classe de corps dont Hévin disait ingénieusement « qu'il faudrait les retirer et qu'on doit les enfoncer ». La propulsion pour eux est moins dangereuse que l'extraction. Il est vrai qu'une fois arrivés à l'estomac quelques-uns peuvent devenir l'origine de nouveaux dangers. Mais un grand nombre tout offensants qu'ils paraissent traversent l'intestin sans causer de dommages, et les accidents provoqués par les autres sont loin d'être toujours mortels.

On favorise la propulsion en injectant dans l'œsophage ou en faisant avaler au malade des liquides lubrifiants, huile, blanc d'œuf, etc.
Quelquefois la malaxation d'un corps mou, arrêté au niveau de la
région cervicale, aide à sa progression. Dupuytren, dans un cas, broya
de la sorte une pomme de terre; elle aurait été sous son nouvel état
refoulée facilement si le malade ne l'avait avalée lui-même.

L'*œsophagotomie externe* est la seule ressource qui reste pour
les corps étrangers qui ne peuvent être ni extraits par la bouche, ni
refoulés vers l'estomac. Encore n'est-elle praticable que s'ils occupent
la région cervicale, ou la partie tout à fait supérieure de la région
thoracique. Pourvu qu'ils ne dépassent pas la première pièce du sternum on peut encore avoir avantage à les aller saisir par la plaie
œsophagienne au moyen de longues pinces (Begin, Syme).

On ne peut qu'abandonner à eux-mêmes les corps placés dans les
parties moyenne et inférieure de la région thoracique, lorsqu'ils résistent aux tentatives d'extraction ou de propulsion. Pour tous les autres
l'œsophagotomie doit être tentée, et tentée de bonne heure. L'échec
des autres méthodes motive parfaitement l'opération.

Historique et manuel opératoire de l'œsophagotomie externe.
(D'après F. Terrier.) C'est Verduc (1643) qui paraît avoir proposé
le premier l'œsophagotomie pour l'extraction des corps arrêtés dans
l'œsophage. Après lui Hévin, dans son célèbre mémoire sur les corps
étrangers de l'œsophage (*Mém. de l'Ac. royale de chirurgie*, 1745),
conseille la même opération, et Guattani, en 1747, fait paraître le premier travail connu sur l'œsophagotomie. Mais Guattani ne s'appuyait
que sur des recherches cadavériques et des expériences sur les animaux. Il n'avait pas connaissance de deux opérations faites de son
temps, et qui furent quelques années après, en 1757, rapportées dans
l'*Histoire de l'Académie royale de chirurgie*, celles de Goursaud et de
Rolland. Malgré ces deux faits, l'œsophagotomie continua à être étudiée
d'une façon purement théorique presque jusqu'à notre époque. Vacca
Berlinghieri fit paraître à Pise, en 1820, un mémoire dans lequel il
recommanda, pour faciliter l'opération, une sonde conductrice, de
son invention, qui est restée dans la pratique. En 1851 seulement
Bégin pratiqua deux opérations nouvelles. Presque en même temps
(1852) Arnolt, en Angleterre, Lavacherie, en Belgique, opéraient chacun un malade. L'œsophagotomie était dès lors définitivement entrée
dans la pratique. Inventée spécialement pour l'extraction des corps

étrangers de l'œsophage, elle avait été entre temps appliquée au traitement des rétrécissements de ce conduit. Stoffel la conseille formellement à propos d'une observation rapportée par Bonnet dans le *Sepulcretum* (1700) ; Benj. Bell, dans son *System of Surgery* (1783-1787) l'indique aussi. Le premier fait d'œsophagotomie pour un rétrécissement est rapporté, sans mention du nom de l'opérateur, par Tarenget en 1786. Le second s'est produit bien longtemps après. Il appartient à Monod ; Follin le donne dans sa thèse d'agrégat (1853). Les opérations d'œsophagotomie externe dans le cancer du pharynx et de l'œsophage sont restées peu communes.

L'œsophagotomie se pratique ordinairement du côté gauche, à cause de la saillie que le conduit fait de ce côté. On trace entre l'articulation sterno-claviculaire et le bord supérieur du cartilage thyroïde une incision parallèle au bord antérieur du sterno-cléido-mastoïdien. Après la section de l'aponévrose superficielle, du muscle omo-hyoïdien et de l'aponévrose moyenne, on pénètre avec précaution entre le sterno-cléido-mastoïdien et les gros vaisseaux du cou d'un côté, le larynx et la trachée avec l'œsophage de l'autre. L'œsophage peut être rendu apparent par la saillie du corps étranger ; il peut l'être encore par une sonde conductrice que l'on aura introduite dans la bouche ; même sans conducteur, on peut arriver sûrement à l'œsophage en suivant le conseil de Duplay : mettre à nu le lobe gauche de la glande thyroïde et le contourner en dehors jusqu'à ce que l'on soit conduit sur la trachée. L'œsophage se trouve alors facilement derrière cette dernière.

L'incision de l'œsophage doit être faite sur le côté du canal, parallèlement à son axe. Elle sera suffisante pour permettre l'introduction du doigt, d'une pince, etc.

Après l'extraction du corps étranger il faut pratiquer isolément, dans la plaie, la suture de la muqueuse œsophagienne ; si l'on comprenait dans les fils toute la paroi du conduit, elle serait coupée par eux pendant les mouvements de déglutition. On laisse la plaie extérieure ouverte et l'on se contente de faire sur elle des applications antiseptiques. Le malade est nourri pendant quelques jours avec la sonde œsophagienne.

Kœnig a rassemblé 33 cas d'œsophagotomie pour corps étranger, sur lesquels la guérison a été obtenue 26 fois ; 6 fois la mort est survenue, à la suite de perforations, de gangrène de l'œsophage, de pneumonie, de phlegmon du médiastin ; dans un cas le résultat est resté incertain. Une pareille statistique est très favorable, si l'on considère que les corps obtenus par l'œsophagotomie avaient résisté à toutes les tentatives d'extraction par la bouche et de propulsion vers l'estomac, et qu'ils menaçaient par conséquent la vie du malade.

DEUXIÈME PARTIE

MALADIES VITALES ET ORGANIQUES

I

MALADIES DU TISSU CELLULAIRE

—

A. — PHLEGMON DU COU, EN GÉNÉRAL

Étiologie. — A la région cervicale, comme partout ailleurs, le phlegmon a pour point de départ l'introduction dans les mailles du tissu cellulaire d'un produit irritant, le plus souvent septique.

Quelquefois l'agent d'irritation s'infiltre de proche en proche à travers le tissu cellulaire lui-même. C'est ainsi qu'une fracture du larynx dont le foyer suppure, un corps étranger qui ulcère l'œsophage, un ganglion tuberculeux ramolli, une plaie superficielle septique, etc., donnent naissance à des phlegmons par continuité d'inflammation. Il s'agit alors de simples complications dont la description se rattache à celle des affections les plus diverses.

Dans l'immense majorité des cas, les phlegmons du cou ont une autre cause. Ils sont liés à des lésions plus ou moins éloignées, soit du tégument externe, soit des muqueuses de la face et du cou. L'existence de cette lésion primitive est quelquefois difficile à prouver. Il faut toujours l'admettre. On ne connaît pas de véritables phlegmons idiopathiques. Du reste, que le point de départ de l'inflammation soit découvert ou non, tout concourt à démontrer que le phlegmon commun de la région cervicale se développe dans le tissu cellulaire qui entoure les ganglions lymphatiques. Ceux-ci participent à l'inflammation, mais rarement au delà d'un certain degré. Leur suppuration est rare. Le tissu cellulaire seul s'abcède d'ordinaire.

A titre exceptionnel on admet l'existence d'adénophlegmons consécutifs à l'action d'un courant d'air froid. Par quel procédé le froid agit-il? Nous ne saurions le dire.

La convalescence des fièvres graves, telles que la fièvre typhoïde, la rougeole, la variole et surtout la scarlatine, est marquée souvent par le développement d'abcès du cou. C'est encore par l'intermédiaire d'une adénite que l'inflammation du tissu cellulaire s'établit ici ; l'infection première exerce parfois, comme nous le verrons, une influence particulièrement fâcheuse sur la marche de l'affection.

Le phlegmon du cou est une maladie commune. Il est plus fréquent dans l'enfance et l'adolescence qu'à l'âge adulte; mais il se voit à toutes les périodes de la vie. Il se rencontre plutôt chez les sujets lymphatiques. Sujets lymphatiques et enfants sont particulièrement exposés aux excoriations diverses des lèvres, de la bouche, du pharynx, de l'amygdale, du nez, du cuir chevelu, qui fournissent le point de départ de ce processus irritatif dont l'aboutissant se trouve dans le tissu cellulaire périganglionnaire.

Siège anatomique. — Les phlegmons d'origine ganglionnaire, phlegmons communs du cou, sont tous placés à l'origine au delà de l'aponévrose cervicale superficielle. Ils sont tous plus ou moins profonds. On leur distingue autant de variétés qu'il y a de groupes distincts de glandes lymphatiques : phlegmon sous-mental, sous-maxillaire, sous-sterno-mastoïdien, sus-claviculaire, juxta-laryngien, juxta-pharyngien, sous-occipital. Nous aurons à indiquer les principaux traits de chacune de ces variétés.

Le plus souvent le phlegmon cervical est circonscrit. Il se limite autour des ganglions d'où il dérive, proémine soit vers l'extérieur, ce qui est le plus commun, soit vers les cavités buccale ou pharyngienne, et tend à s'ouvrir dans le point où il rencontre le moins de résistance. Exceptionnellement ces inflammations peuvent prendre une extension inusitée, envahir tout un côté du cou (phlegmon large de Dupuytren), ou même passer d'un côté à l'autre (inflammation diffuse du tissu aréolaire, Gray-Croly).

Symptômes et marche. — Comme partout ailleurs, il faut décrire des troubles locaux et des phénomènes généraux. Le *gonflement* est dur au début, quelquefois ligneux; il prend une forme variable suivant la région affectée; il peut être uniquement intérieur dans les phlegmons très profonds (phl. juxta-pharyngien).

La *rougeur*, souvent aussi marquée que dans les phlegmons du tronc ou des membres, est parfois, au contraire, peu développée. Elle manque presque complètement, à l'extérieur du moins, dans certains abcès qui proéminent du côté du pharynx. La *douleur* est vive; les mouvements du cou l'augmentent. Aussi les malades conservent-ils une attitude fixe de la tête, maintenue par la contracture réflexe des muscles qui entourent le foyer inflammatoire (torticolis symptomatique). Des troubles spéciaux appartiennent à la région cervicale, ce sont ceux qui résultent de la compression des organes du voisinage : troubles de la mastication, de la déglutition, de la phonation et de la respiration, troubles nerveux et vasculaires. Ils varient suivant le siège du phlegmon. Nous les décrirons avec soin à propos de chaque variété.

Les *phénomènes généraux* manquent parfois au début et ne se montrent qu'au moment où la suppuration tend à s'établir; mais ils peuvent être précoces, précéder même l'apparition des troubles locaux. C'est un malaise général, de la fièvre, des frissons, qui surtout chez les enfants et dans le cas de phlegmons très profondément placés s'accompagneront d'agitation, même de délire et de convulsions.

Un certain nombre de phlegmons du cou se terminent par *résolution*. Dans ce cas, après s'être accrus pendant quelques jours, les phénomènes que nous venons d'indiquer s'apaisent et diminuent peu à peu. Le gonflement du tissu cellulaire est déjà disparu que l'on sent encore le groupe de ganglions primitivement atteint.

Le plus souvent nous observons une autre marche. Au bout de cinq à six jours, les phénomènes locaux sont arrivés à leur apogée. Si la fièvre était peu marquée, elle apparaît vive, accompagnée de frissons répétés. Bientôt on peut constater l'existence de la fluctuation, et de l'œdème inflammatoire qui annonce la présence du pus. Le phlegmon s'est terminé par *suppuration*. Dans certaines conditions particulières la fluctuation n'est perçue qu'avec une extrême difficulté, à cause de la profondeur de la collection. Dans les abcès juxta-pharyngiens on a recours pour la découvrir à des manœuvres spéciales.

Dans l'immense majorité des cas, les phlegmons du cou, même abandonnés à eux-mêmes, restent circonscrits, et tendent naturellement à s'ouvrir au dehors. Les phlegmons *négligés*, on en observe encore quelquefois, après avoir été limités un certain temps à l'atmosphère celluleuse des ganglions, usent les plans aponévrotiques qui les recouvrent et envahissent le tissu cellulaire sous-cutané. Là le pus s'étend à son aise, souvent au loin, et il se forme de vastes décollements qui occupent tout un côté du cou et envahissent les régions pectorales et sus-claviculaires. La maladie peut à ce moment affecter une allure tranquille, à moitié chronique, qui retarde beaucoup l'ouverture terminale à travers la peau.

La diffusion du pus, le long de la trachée, de l'œsophage, et des gros vaisseaux, jusque dans la poitrine, a inspiré de tout temps de vives inquiétudes aux chirurgiens. On a calculé avec soin, et non sans anxiété, la résistance que pouvaient opposer à la marche de la suppuration les diverses aponévroses du cou. Malgaigne s'est élevé avec raison contre l'abus de ces théories anatomiques. En fait, la pénétration du pus d'un adéno-phlegmon dans le médiastin est infiniment rare, alors même qu'il s'agit d'un adéno-phlegmon développé très profondément. Dans le petit nombre des cas que l'on connaît la diffusion du pus était favorisée par un mauvais état général.

Il faut faire cependant une place à part aux phlegmons juxta-pharyngiens, qui se développent au voisinage de la colonne vertébrale, au-dessous de toutes les parties molles du cou. Ceux-là n'ont aucune tendance à se faire jour à l'extérieur. Ils proéminent uniquement du côté du pharynx. Ils peuvent s'ouvrir spontanément de ce côté, soit dans le pharynx, soit dans la partie supérieure de l'œsophage, soit même dans les voies respiratoires. La plupart du temps l'intervention chirurgicale hâtive peut seule faire cesser les dangers qu'ils provoquent.

Dans des circonstances heureusement exceptionnelles les phlegmons du cou prennent un caractère tout particulier de gravité. Sous l'influence de mauvaises conditions générales, chez les sujets alcooliques, diabétiques, chez ceux qui relèvent d'une maladie, l'inflammation n'a aucune tendance à se limiter. Le tissu cellulaire se prend sur une grande étendue. Un véritable *phlegmon diffus* s'établit,

qui occupe tout un côté du cou, depuis l'oreille et la mâchoire jusqu'à la clavicule. Dupuytren a décrit des faits de ce genre sous le
nom de phlegmons larges. Il les avait observés surtout chez des
crieurs publics et des marchands ambulants. Ces phlegmons ont une
marche lente, ne donnent pas lieu à des collections limitées, et tendent à se terminer par une gangrène du tissu cellulaire qu'annonce
la crépitation gazeuse perçue au niveau de la tuméfaction.

Les symptômes que nous avons notés pourraient, lorsqu'ils atteignent
un degré considérable, être considérés comme de véritables **complications** ; de même les terminaisons par effusion du pus dans les voies
respiratoires ou digestives. Nous ne ferons que signaler l'*œdème de
la glotte* qui se voit quelquefois dans les phlegmons voisins du larynx.
La complication la plus intéressante est l'*ulcération des vaisseaux du
cou*. Elle ne se produit d'une façon générale que dans les foyers gangreneux, chez les malades qui ont été atteints d'un phlegmon dans
de mauvaises conditions de santé générale, surtout après la scarlatine.

La veine jugulaire interne est la plus souvent atteinte. Les artères
elles-mêmes : carotide interne, carotide primitive et branches secondaires, n'échappent pas à l'ulcération.

Des *phlébites* et des *thromboses* accompagnées d'*infection purulente* menacent naturellement les malades qui se trouvent dans ces
conditions particulières.

Pronostic. — On comprend que le phlegmon du cou diffère absolument de gravité, suivant qu'il siège au voisinage du pharynx, ou
bien dans des parties relativement superficielles, suivant qu'il est
franc ou bien qu'il a de la tendance à prendre la forme diffuse et
gangreneuse ; suivant que le malade a été atteint en pleine santé ou
à la suite d'un affaiblissement général plus ou moins grave. Les
phlegmons rétro-pharyngiens lorsqu'ils sont abandonnés à eux-mêmes
déterminent presque fatalement la mort.

Le diagnostic du phlegmon est facile. On ne peut guère méconnaître une affection inflammatoire qui évolue en quelques jours et
s'accompagne de gonflement, de rougeur et de douleur. Même l'absence de tel ou tel signe ne crée généralement pas une difficulté
insurmontable. L'existence du phlegmon reconnue, un point important reste à déterminer : le pus est-il collecté ? La durée de la
maladie au delà de 5 à 6 jours, l'existence de frissons répétés, une
certaine détente de l'état général survenue depuis quelques heures,

l'œdème du tissu cellulaire, sont des signes de probabilité, mais la constatation de la fluctuation seule indique avec certitude l'existence du pus. Les rapports anatomiques de la collection seront déterminés par l'examen attentif de la région, lequel permettra presque toujours de reconnaître la situation du sterno-cleïdo-mastoïdien, et par l'interprétation des signes physiques et fonctionnels fournis par le malade.

Le traitement n'est autre que celui des phlegmons en général. Nous allons l'examiner dans les différentes variétés des phlegmons du cou.

B. — VARIÉTÉS DES PHLEGMONS DU COU

1° ADÉNO-PHLEGMON SOUS-MENTAL

Près de la ligne médiane, entre le bord inférieur de la mâchoire et l'os hyoïde deux ganglions lymphatiques reposent sur le muscle mylo-hyoïdien, au-dessous de l'aponévrose unique de la région. Ils reçoivent les lymphatiques de la partie moyenne de la lèvre inférieure et du menton. Des irritations parties de ces deux points donnent lieu à des adéno-phlegmons, toujours assez limités, qui s'ouvrent spontanément au dehors, ou sont incisés sans aucune difficulté.

2° ADÉNO-PHLEGMON SOUS-MAXILLAIRE

C'est le plus commun des phlegmons du cou. Il a pour point de départ les ganglions qui entourent la glande sous-maxillaire. La loge de cette glande n'est fermée au dehors que par la peau, le tissu cellulaire sous-cutané, le muscle peaucier et l'aponévrose cervicale superficielle. Profondément elle possède une paroi musculaire constituée par le muscle mylo-hyoïdien, puis par le muscle hyo-glosse; le premier forme une barrière solide entre la bouche et la portion antérieure de la loge sous-maxillaire, mais au delà de son bord postérieur, cette loge n'est plus fermée en haut; elle est en rapport immédiat avec le plancher de la bouche et la base de la langue.

Les ganglions sous-maxillaires reçoivent les lymphatiques de la face, de la muqueuse buccale et des gencives inférieures. Leur inflammation se produit le plus souvent à la suite de la périostite alvéolo-dentaire qui accompagne la carie. L'évolution de la dent de sagesse a été incriminée quelquefois. (Phlegmon sous-angulo-maxillaire, Chassaignac.)

L'évolution du phlegmon sous-maxillaire est ordinairement simple. Après une période de gonflement de cinq à six jours, il existe une tuméfaction rouge, arrondie, qui fait disparaître le sillon cervico-maxillaire, s'étend en avant jusqu'à une petite distance du menton, en bas jusqu'à la partie moyenne du cou et ne dépasse pas en arrière la région sterno-mastoïdienne. On trouve de la constriction des mâchoires ; la déglutition est gênée par le mauvais fonctionnement de la langue, dont la base est comprimée; la respiration reste libre. La fluctuation semble toujours un peu profonde. Abandonné à lui-même, l'abcès s'ouvre après quelques jours à l'extérieur.

Quelquefois, sans qu'on puisse dire pourquoi, car ce sont toujours les mêmes ganglions qui sont le point de départ de l'affection, le phlegmon sous-maxillaire tend à se faire jour du côté des parties profondes. Il proémine alors vers le plancher de la bouche, en arrière du bord postérieur du muscle mylo-hyoïdien, entre ce bord et l'épiglotte. La base de la langue est fortement refoulée en dedans et en haut. La déglutition est sérieusement empêchée. Le larynx lui-même est gêné dans ses mouvements; son orifice supérieur peut se trouver plus ou moins oblitéré par le gonflement des replis aryténo-épiglotiques. De là des troubles de la phonation et de la respiration, quelquefois de véritables accès de suffocation. L'ouverture spontanée se fait au plancher de la bouche, ou vers la base de la langue jusqu'au voisinage de l'épiglotte.

Ces inflammations présentent parfois des **complications** redoutables. Nous avons signalé déjà la suffocation par *œdème de la glotte*. Il faut y ajouter des accidents qui tiennent presque toujours au mauvais état général du sujet; d'abord des *fusées purulentes* le long du pharynx et des vaisseaux du cou ; les deux faits les plus connus d'invasion de la poitrine par le pus d'un abcès du cou (Malassiz, Lucas-Championnière) se rapportaient précisément à des abcès sus-hyoïdiens, *puis les ulcérations des vaisseaux* de la région carotide externe et ses diverses branches : veine jugulaire. Nous avons déjà dit qu'on les avait observées assez souvent chez des scarlatineux.

Diagnostic. — Le phlegmon sous-maxillaire doit être distingué de l'ostéo-périostite du maxillaire inférieur. Les deux affections sont la plupart du temps la suite d'une même lésion, la périostite alvéolo-dentaire ; mais celle-ci influe à distance sur les ganglions dans le phlegmon proprement dit, tandis qu'elle se propage directement par continuité à l'os et au périoste dans le cas d'ostéo-périostite.

L'ostéo-périostite débute par un gonflement du corps même de l'os, et l'exploration faite avec le doigt introduit dans la cavité buccale permet, à toutes les périodes de la maladie, de reconnaître que le maxillaire est en effet augmenté de volume. Même lorsque la suppuration s'est produite et que tout le tissu cellulaire de la région sous-hyoïdienne prend part à l'inflammation, le gonflement reste, dans l'ostéo-périostite, plus directement en rapport avec le maxillaire. La tuméfaction embrasse l'angle de l'os et recouvre toute sa branche montante jusqu'au voisinage de l'oreille. Dans l'adéno-phlegmon la face est moins envahie.

Traitement. — L'adéno-phlegmon sous-maxillaire doit être ouvert dès que la fluctuation devient appréciable. L'incision sera extérieure. Elle se fera sans danger à deux ou trois centimètres au-dessous du bord inférieur du maxillaire, parallèlement à ce bord, un peu en avant du bord antérieur du sterno-cléo-mastoïdien. C'est en ce lieu que la fluctuation se sent ordinairement le mieux.

On pourrait chercher à ouvrir du côté de la bouche, vers la base de la langue, les abcès qui proéminent de ce côté ; on éviterait ainsi une cicatrice extérieure ; mais l'accès de cette région est à peu près impossible vu l'état de fermeture de la bouche ; puis l'expérience a montré que ces ouvertures buccales — du moins lorsqu'elles se produisaient spontanément — se trouvaient parfois insuffisantes. Duplay a dû dans deux cas faire après coup une contre-ouverture du côté de la peau. Il faut donc aller toujours à la recherche de la suppuration en incisant le tégument externe. Du reste l'ouverture n'a pas besoin d'être considérable, et la cicatrice ne court aucun risque de devenir difforme, déprimée ou adhérente lorsqu'il s'agit d'un simple adéno-phlegmon.

L'ouverture est d'autant plus urgente que l'abcès comprime davantage les parties profondes, et que des accès de suffocation plus vio-lents se produisent. On peut être conduit, dans le cas d'œdème de la glotte, à pratiquer la trachéotomie.

Les ulcérations des vaisseaux comportent la même thérapeutique que les plaies vasculaires ordinaires.

3° PHLEGMON JUXTA-LARYNGIEN

Sur les côtés du larynx, au niveau de la membrane crico-thyroïdienne, se trouvent, de chaque côté, un ou deux petits ganglions. Ils
reçoivent les lymphatiques de la partie supérieure du larynx. On les
a vus, dans plusieurs cas, devenir le point de départ d'un phlegmon
parfaitement distinct. Une trachéo-bronchite avait été, chez les malades, le point de départ de l'affection.

4° PHLEGMON DE LA RÉGION STERNO-CLEÏDO-MASTOÏDIENNE

Dumesthé (1864) et Castelain (1869) en ont fait une bonne étude
dans leurs thèses inaugurales de la Faculté de Paris. Au-dessous du
muscle sterno-cleïdo-mastoïdien, tout le long du cou, se rencontrent
de très nombreux ganglions, placés pour la plupart en avant des vaisseaux; quelques-uns cependant se trouvent directement sur les parties
latérales de la trachée du pharynx et de l'œsophage, ou même derrière
les vaisseaux. Ils reçoivent, suivant la hauteur où ils se trouvent, leurs
vaisseaux lymphatiques afférents du cuir chevelu, de l'oreille, de la
langue, du pharynx, du larynx, de la trachée et de l'œsophage.

La cause d'inflammation la plus commune, c'est l'angine, maladie
fréquente et toujours infectieuse à un certain degré. L'angine de la
scarlatine détermine des adéno-phlegmons particulièrement sérieux.

Symptômes, marche, terminaison. — Le *gonflement* occupe
la partie latérale du cou. Il soulève le sterno-cleïdo-mastoïdien, que
l'on peut généralement reconnaître. La *douleur* est particulièrement
vive par suite de la compression des nerfs de la région; elle s'irradie
souvent dans les branches du plexus cervical. La tête prend la position particulière du *torticolis*, par suite de la contracture du sterno-
cleïdo-mastoïdien. Quelquefois il existe des troubles qui ne peuvent
être rapportés qu'à la *compression du grand sympathique* (dilatation pupillaire. — Poiteau, thèse de Paris, 1869). La compression
du pharynx et de l'œsophage détermine constamment un certain
degré de dysphagie. La parole et la respiration peuvent être gênées;
elles le sont généralement à un moindre degré que la déglutition.
Cependant ici encore il peut survenir de l'œdème de la glotte.

Ces phlegmons se terminent quelquefois par résolution.

La plupart du temps ils aboutissent à la suppuration. Le pus, collecté au-dessous du sterno-cléido-mastoïdien, tend naturellement à se faire jour au niveau du bord antérieur ou du bord postérieur de ce muscle; mais la résistance du plan musculo-aponévrotique qui le recouvre est assez grande pour qu'avant d'arriver à se manifester au dehors il ait le temps de fuser plus ou moins loin vers la partie inférieure de la région. Lorsqu'ils sont abandonnés à eux-mêmes, ces abcès peuvent occuper toute la hauteur du cou; ils finissent souvent par fuser en bas, derrière le bord postérieur du sterno-cléido-mastoïdien, dans la région sus-claviculaire; on en a vu gagner l'aisselle en cheminant dans le tissu cellulaire qui enveloppe le plexus brachial. Sans vouloir taxer de chimérique la crainte que ces adéno-phlegmons fusent vers le médiastin, il faut reconnaître que cet accident ne se voit pour ainsi dire jamais.

On connaît quelques rares observations dans lesquelles l'ouverture s'est faite dans le pharynx, l'œsophage ou la trachée.

La véritable **complication** du phlegmon de la région sterno-cléido-mastoïdienne, c'est encore l'ulcération des vaisseaux artériels ou veineux qui avoisinent le foyer (carotide primitive ou ses branches, branches artérielles secondaires, veine jugulaire interne). Schutzenberger a rapporté un cas de phlébite de la veine jugulaire suivi, comme on le pense bien, d'infection purulente. Répétons ici ce que nous disions plus haut : ces complications n'appartiennent guère qu'aux phlegmons développés à la suite de maladies infectieuses graves (diphthérie, scarlatine), et lorsque l'état général est par avance sérieusement affecté.

Le **diagnostic** ne présente aucun point particulier.

Le **traitement** est chirurgical; l'*incision* doit être faite aussitôt que la fluctuation témoigne de l'existence d'un foyer purulent. Nous avons vu qu'il n'y avait pas lieu, dans les circonstances ordinaires, de se presser outre mesure; il ne faut pas non plus différer inutilement l'opération. On incise sur le bord antérieur du sterno-cléido-mastoïdien ou sur son bord postérieur, selon que la collection proémine davantage en avant ou en arrière. La double incision, suivie du drainage de la collection, peut être quelquefois utile.

Si le phlegmon présentait un mauvais aspect, s'il avait des tendances à s'étendre sur les parties latérales, à prendre un caractère gangreneux (phlegmons larges du cou), il faudrait de bonne heure, et même sans attendre que la collection purulente fût bien formée, débrider énergiquement en avant et en arrière du sterno-cleïdo-mastoïdien.

A la région de la nuque se trouvent d'assez nombreux ganglions, dont les uns sont placés à la surface externe de l'aponévrose d'insertion du sterno-cleïdo-mastoïdien, et les autres, sous ce muscle. On voit, surtout chez les jeunes sujets, un phlegmon se développer dans l'atmosphère celluleuse de ces ganglions, à la suite de lésions eczémateuses et impétigineuses du cuir chevelu. La collection, bridée par la peau épaisse de la région et par les insertions du sterno-cleïdo-mastoïdien, s'étale au lieu de proéminer. Il n'y a généralement ni œdème, ni rougeur bien marquée de la peau. La fluctuation se sent aisément. L'incision, qui constitue l'unique traitement, est toujours passablement profonde.

Définition, nature. — Il est infiniment vraisemblable que les phlegmons qui se forment dans la profondeur du cou, au voisinage du pharynx, n'ont pas une autre étiologie que ceux des régions précédentes. Ce sont, pour la plus grande part au moins, des adéno-phlegmons. Cette opinion, déjà soutenue par Verneuil en 1863, est devenue beaucoup plus probable depuis que Gillette a bien décrit (1867) les deux ganglions lymphatiques qui se trouvent à droite et à gauche de l'axe derrière la partie supérieure du pharynx, plus près de son bord latéral que de la ligne médiane. Ces ganglions, plongés dans le tissu cellulaire rétro-pharyngien, reposent, en arrière, sur le muscle grand droit antérieur de la tête, en avant sur le constricteur supérieur du pharynx. Quelquefois bi ou trilobés, ils représentent, dit Gillette, deux ou trois petites glandes unies ensemble. Ils reçoivent leurs vaisseaux lymphatiques de la partie supérieure du pharynx, du voile du palais et de la pituitaire.

Les ganglions les plus profonds des parties latérales du cou peuvent devenir le point de départ de phlegmons pharyngiens latéraux. Leurs vaisseaux afférents viennent de la bouche, du pharynx et du larynx.

A côté de l'adéno-phlegmon, peut-on faire place à de simples phlegmons angioleucitiques, c'est-à-dire à des phlegmons développés?

non plus dans l'atmosphère des ganglions, mais autour de vaisseaux lymphatiques, enflammés, oblitérés et rompus dans le tissu cellulaire? Peut-être. Mais cette forme a beaucoup de ressemblance avec la précédente.

Des angines très aiguës, l'érysipèle, peuvent-ils amener par propagation l'inflammation du tissu cellulaire péri-pharyngien? Par le. mécanisme de l'angioleucite ou de l'adénite, oui sans doute, mais pas autrement. Les plaies superficielles, les ulcères du pharynx et de l'œsophage, les irritations produites par l'introduction de la sonde œsophagienne chez les aliénés, agissent de la même façon.

Nous ne donnerons pas place dans notre description aux suppurations que font naître autour du pharynx les divers traumatismes de ce conduit : plaies, corps étrangers, brûlures et perforations par poisons corrosifs, ni à celles qui succèdent aux rétrécissements de la partie supérieure du conduit alimentaire, etc... Ce n'est pas à dire que, dans quelques cas, l'angioleucite et l'adénite ne jouent ici leur rôle. Mais souvent il y a effusion directe de produits septiques dans le tissu cellulaire à travers une brèche faite au pharynx. Nous étudierons ces suppurations à titre de complications d'affections diverses dans les chapitres suivants.

Étiologie. — Les phlegmons juxta-pharyngiens sont heureusement beaucoup plus rares que ceux des régions sous-maxillaire ou sterno-cleïdo-mastoïdienne. Il est difficile de donner une idée de leur fréquence, le nombre des cas publiés ne répondant certainement pas au nombre des cas réels. Ils ne sont, en somme, ni communs, ni très rares.

Les enfants y sont particulièrement sujets et surtout les très jeunes enfants. Sur 46 malades, 35 avaient de 0 à 2 ans, et 26 n'avaient pas dépassé la première année (Gautier).

Il est bien vraisemblable que leur point de départ est dans une lésion superficielle du pharynx, du voile du palais, de la pituitaire ou du larynx; mais on comprend que chez les enfants surtout, une constatation directe soit impossible; dans quelques cas peu nombreux, on avait noté à l'avance une angine, une adénite subaiguë, la coqueluche. Chez les enfants plus âgés et chez les adultes, des commémoratifs de ce genre sont beaucoup plus communs sans être absolument constants : angine tonsillaire et pharyngée, laryngite, simple carie dentaire. Assez souvent le phlegmon se développe dans le cours ou pendant la convalescence d'une fièvre grave : érysipèle, scarlatine, variole, rougeole. Les déterminations de ces diverses maladies sur les muqueuses buccale, pharyngée, laryngée, etc., créent des lésions locales, souvent passagères, d'où sortent la lymphangite et bientôt l'adéno-phlegmon. Dans la fièvre typhoïde, le catarrhe laryngien et pharyngien du début, l'altération des liquides buccaux, etc., fournissent aussi les conditions locales favorables au développement d'un adéno-phlegmon.

La scrofule, la tuberculose, la syphilis elle-même (Verneuil) ont été incriminées. Elles peuvent agir comme causes indirectes, les lésions des muqueuses qui leur sont propres devenant le point de départ de lymphangites et d'adéno-phlegmons ordinaires.

Anatomie pathologique. — L'affection passe par deux périodes distinctes : l'une de gonflement et d'infiltration, l'autre de suppuration. Cette dernière a été seule observée directement à l'autopsie.

La collection purulente occupe le tissu cellulaire péripharyngien. Quelquefois elle est étalée, diffuse, gangreneuse; le plus souvent elle est bien circonscrite.

Selon les cas, l'abcès proémine directement en avant, de façon à refouler vers le larynx la paroi postérieure du pharynx (abcès rétro-pharyngien), ou bien au contraire, il appuie surtout sur la face latérale de ce conduit (abcès latéro-pharyngien). Quelques auteurs admettent une troisième espèce (abcès antéro-pharyngien) dans laquelle le phlegmon serait développé en avant du pharynx, entre lui et le larynx. Rien ne démontre la réalité de ces phlegmons antérieurs; des phlegmons rétro-pharyngiens ou même latéro-pharyngiens peuvent parfaitement amener la saillie exagérée du larynx sur laquelle on s'appuyait surtout pour les admettre. Gillette décrit d'après la hauteur qu'ils occupent des abcès rétropharyngiens supérieurs, moyens et inférieurs.

Jamais à l'origine ces abcès n'occupent la ligne médiane. Ils sont alors latéraux. Mais peu à peu, ils arrivent jusqu'au milieu de la face postérieure du pharynx. Ils dépassent même ce point.

Leur volume est extrêmement variable. Quelques-uns ne sont pas plus gros qu'une noix, d'autres atteignent le volume du poing. Ils peuvent, tout en restant circonscrits, s'étendre plus ou moins loin, et par exemple, partis de la face postérieure du pharynx descendre sur les parties latérales de ce conduit, et venir faire une saillie vers l'angle de la mâchoire, sur les côtés du larynx, ou même plus bas sur l'un des bords du sterno-cléido-mastoïdien.

Le pus est souvent épais, bien lié, louable; presque toujours, il
est fétide à raison de son voisinage du tube digestif. Il peut être sanieux, mêlé de sang. Dans le cas où le phlegmon prend le caractère
gangreneux, ces derniers caractères ne manquent jamais.

L'apophyse basilaire, les corps des vertèbres cervicales ont été
trouvées dans quelques observations dénudées, par un travail d'ulcération consécutif à la formation de la collection purulente.

Nous n'avons rien de spécial à indiquer au point de vue anatomique touchant les fusées purulentes le long de la colonne vertébrale,
les pleurésies, les pneumonies, les ulcérations des vaisseaux qui compliquent certains phlegmons.

Symptômes. — Si l'on observe la maladie dès son début, on
voit qu'elle présente deux périodes : l'une dans laquelle dominent
les phénomènes d'angine pharyngée (période angineuse de Gautier),
l'autre dans laquelle existe une tumeur pharyngienne.

1° *Période angineuse.*

a. Phénomènes locaux. — Chez les très jeunes enfants, qui fournissent la majeure partie des cas, l'attention est appelée par les difficultés de la déglutition. L'enfant dès qu'il a pris le sein et pratiqué
quelques efforts de succion, se rejette en arrière, rend par la bouche
et par le nez le lait accumulé dans la cavité buccale, et pleure. Bientôt il refuse de se livrer à de nouveaux essais de déglutition.

Ce sont là les seules manifestations subjectives que fournissent les
jeunes enfants. A un âge plus avancé, le malade se plaint de la douleur qu'il éprouve du côté du pharynx. Il a une sensation de séche-
resse ou de brûlure, des élancements; il lui est impossible d'avaler
même les liquides. Ceux-ci refluent largement dans les narines, d'une
part, et d'autre part pénètrent souvent dans les voies respiratoires, ce
qui provoque une toux pénible. La voix est enrouée. Des douleurs
névralgiques se produisent sur divers points du crâne et de la face.
Le cou est raide.

Nous trouvons à cette période en tant que phénomènes objectifs :
de la rougeur, un peu de gonflement au niveau de la muqueuse pharyngée, quelquefois dès le début un léger gonflement du cou.

b. Phénomènes généraux. — Chez l'adulte, ils sont généralement
peu marqués : fièvre modérée, état saburral; mais chez les enfants,
la fièvre, les vomissements, le délire, les convulsions peuvent apparaître dès la première période.

Disons pourtant que tout ce cortège de symptômes peut manquer au début du phlegmon juxta-pharyngien. Dans un grand nombre de cas, la maladie n'est découverte qu'au bout d'un temps assez long, alors qu'elle est entrée franchement dans sa deuxième période. Les phénomènes subjectifs et généraux du début étaient donc bien légers. L'examen direct même ne fournit aucun renseignement au début de certains abcès pharyngiens placés un peu bas.

2ᵉ *Période : période de tumeur pharyngienne.*

A la place de la rougeur pharyngienne, se voit une tuméfaction rouge aussi, qui occupe d'abord un des côtés de la face postérieure du pharynx, mais peut s'étendre jusqu'à la ligne médiane et la dépasser, ou qui siège sur une des faces latérales de l'organe. Le plus souvent c'est une tuméfaction large, par laquelle toute une moitié du pharynx semble oblitérée ; quelquefois une saillie limitée présentant par exemple la forme d'un marron, d'une noix, d'une noisette, se surajoute au gonflement général.

Avec un doigt porté au fond de la gorge, avec deux doigts surtout, et Gillette recommande de se placer pour cet examen derrière le malade, on constate sans peine l'existence de la fluctuation au niveau des parties tuméfiées.

Dans un certain nombre de cas le larynx est repoussé en avant; la saillie du cartilage thyroïde est augmentée ; ce phénomène se voit dans les abcès latéro-pharyngiens ou rétro-pharyngiens qui occupent la partie inférieure de la région.

Les symptômes fonctionnels sont ceux que nous avons indiqués plus haut; mais ils atteignent un haut degré. La déglutition non seulement des parties solides, mais des liquides et même de la salive devient impossible. Le malade, la bouche entr'ouverte, laisse couler celle-ci au dehors, et favorise de temps en temps sa sortie par un effort expiratoire. — La respiration est bruyante, fréquente. Elle est gênée par suite de l'obstruction partielle du larynx au niveau de son entrée, ou par l'œdème des replis aryténo-épiglottiques et de l'épiglotte. Elle l'est à tous les degrés, depuis une dyspnée légère jusqu'à l'asphyxie complète. La voix est basse, rauque, parfois complètement éteinte. Le cou est raide, immobile. Le malade se meut d'une seule pièce.

Les phénomènes généraux, s'ils n'existaient pas d'abord, apparaissent au début de cette deuxième période. Ce sont les symptômes qui caractérisent l'existence de la suppuration : frissons répétés, élé-

vation de la température, nausées, vomissements. Comme phénomènes plus rares, il faut signaler le hoquet, le trismus, le délire, les
convulsions. Ces derniers symptômes appartiennent presque exclusivement aux enfants.

La variété latérale du phlegmon juxta-pharyngien expose plus que
la variété rétro-pharyngienne aux troubles cérébraux (Jacquemart).

Marche et terminaison. — Il peut y avoir des cas très aigus,
mais ils sont exceptionnels. Souvent la maladie évolue avec une
demi-lenteur. Dès que le pus est formé, il se fait une certaine détente dans l'état général, et si des complications graves ne surviennent pas l'affection peut prendre une marche chronique.

L'abcès, comme sa position peut le faire penser, n'a presque
aucune tendance à s'ouvrir spontanément. Le pus fuse facilement
dans différentes directions : angle de la mâchoire, bord antérieur
du sterno-cléido-mastoïdien, fourchette sternale, région sus-claviculaire. Il peut aussi, surtout dans les abcès rétro-pharyngiens, gagner
en suivant le tissu cellulaire prévertébral, le médiastin postérieur,
se mettre en contact avec la plèvre et même la perforer. Dans un cas
rapporté par Béclard, il avait envahi le canal rachidien.

La mort est la terminaison ordinaire de la maladie abandonnée à
elle-même. Elle arrive le plus souvent par une asphyxie progressive,
à la suite de la compression du larynx ou de l'œdème de la glotte, et
par l'inanition suite de la dysphagie. Les phénomènes septiques prennent beaucoup de gravité lorsqu'il s'agit d'inflammations diffuses, à
caractère gangreneux.

De sérieuses complications viennent rendre la terminaison fatale
plus fréquente. Ce sont, dans quelques cas heureusement fort rares,
des hémorrhagies par ulcération de la carotide interne, des bronchites et des pneumonies qui sont peut-être favorisées par le passage
dans les voies respiratoires des liquides ingérés ou même du pus, des
pleurésies survenant spontanément ou succédant à une fusée purulente vers le médiastin. Nous avons déjà dit qu'au moins dans un
cas, le pus avait perforé la plèvre et envahi la cavité pleurale.

L'ouverture spontanée dans la trachée est une complication très
rare, qui expose le malade à la suffocation lorsque le pus arrive en
abondance dans les voies respiratoires, et plus tard à la pneumonie
comme nous le disions tout à l'heure.

L'ouverture spontanée au niveau du pharynx déjà peu commune par elle-même, est rarement suivie de guérison. Elle est insuffisante. Le pus continue à se reproduire, s'accumule dans les parties déclives et fuse au loin comme s'il ne s'était fait aucune évacuation. Des parcelles alimentaires pénètrent dans la poche, son contenu devient septique, et le malade succombe soit par le fait de la septicémie, soit à la suite d'un des accidents énumérés plus haut.

La guérison est au contraire la règle, et une règle qui ne compte presque aucune exception, lorsque le malade est convenablement traité. On n'a guère eu de revers que pour des abcès gangreneux qui, dès leur apparition, affectaient un caractère de gravité tout particulier.

Diagnostic. — Lorsque l'examen du pharynx permet de reconnaître une tuméfaction plus ou moins étendue, rouge, fluctuante, le diagnostic ne présente presque aucune difficulté. Mais cet examen n'a pas toujours été fait. Chez les jeunes enfants la gravité de certains symptômes particuliers a donné souvent le change aux observateurs. A cause de la dyspnée, de l'aphonie de la respiration bruyante, on a pensé à des lésions du larynx : croup, œdème de la glotte, tuberculose laryngée, et l'on a même, dans cette idée, pratiqué la trachéotomie.

A cause des phénomènes nerveux on a pu croire au début d'une fièvre grave, à la méningite, etc. On évitera ces erreurs si l'on accorde à la *dysphagie*, qui toujours apparaît la première, l'importance qu'elle mérite, et si l'on se pénètre bien de cette idée que toute gêne de la déglutition exige un examen attentif du pharynx.

Il est à peine croyable que l'on puisse confondre un abcès rétro-pharyngien avec un polype naso-pharyngien. D'après Gillette, l'erreur aurait été commise deux fois.

Il peut être difficile de distinguer un phlegmon juxta-pharyngien d'un abcès par congestion consécutif à un mal cervical de Pott. Ce dernier a une allure particulièrement lente ; mais nous savons que certains phlegmons juxta-pharyngiens, se manifestent par des phénomènes d'une acuité très modérée au début et prennent bientôt une marche chronique. Il est rare que les commémoratifs ne fournissent pas quelque renseignement utile sur le début de l'affection. Enfin le mal cervical de Pott a des signes propres : raideur et instabilité de la tête, gonflement et douleur au niveau des apophyses des vertèbres, etc.

Dans les phlegmons inférieurs, placés derrière le larynx, l'inspection du pharynx peut n'être d'aucun secours ; mais même dans ces cas le doigt atteint généralement sans peine la partie gonflée. En l'absence de tout renseignement fourni par l'examen direct, il faudrait établir le diagnostic sur l'ensemble des symptômes que nous avons énumérés et particulièrement sur la dysphagie, le gonflement et la raideur du cou, la douleur spontanée et provoquée au niveau du point enflammé, les signes généraux de la suppuration.

Pronostic. — Une erreur de diagnostic est le plus souvent fatale, puisque la terminaison par la mort est à peu près de règle chez les malades abandonnés à eux-mêmes. Lorsque la maladie est reconnue à temps, le résultat dépend en grande partie du traitement. Si la tumeur est ouverte assez tôt, et bien ouverte, la guérison s'obtient presque toujours. Il faut faire une exception pour les phlegmons à marche gangreneuse qui poursuivent, quoi que l'on fasse, leur marche envahissante le long de l'œsophage, vers le médiastin. Cette variété est heureusement très rare.

Le traitement est contenu tout entier dans ce précepte : ouvrir dès que la collection est formée.

Certains abcès juxta-pharyngiens doivent être ouverts par la bouche ; d'autres doivent être attaqués par l'extérieur.

Les collections qui se sont étendues jusqu'au voisinage de la ligne médiane du pharynx, ou qui ont dépassé cette ligne peuvent être incisées sans crainte ; mais celles qui sont restées latérales exposent à la blessure des gros vaisseaux et particulièrement à celle de l'artère carotide interne. Aucun pharyngotome spécial, aucun procédé d'ouverture ne met à l'abri de ce redoutable accident. Dans certains cas seulement la collection est si étendue et si prête à se rompre que l'ongle ou un instrument mousse comme le manche d'une cuiller suffisent à l'ouvrir. Peut-être vaudrait-il mieux dans ces cas-là avoir recours au bistouri. En effet, quand la tumeur proémine fortement dans le pharynx, on peut faire sans crainte l'incision au moyen d'une lame recouverte de linge de façon à ne pas être tranchante sur plus de un centimètre de largeur. Lorsque l'abcès ne proémine que fort peu dans la cavité pharyngienne, il vaut mieux aller à sa recherche en incisant la peau au niveau du bord antérieur du sterno-cléido-mastoïdien, et en rejetant ce muscle en dehors, comme si l'on voulait pratiquer la ligature de la carotide externe.

La collection doit être ouverte assez largement, surtout lorsqu'elle est abordée par le pharynx. A ce prix seulement elle se vide facilement,

et marche régulièrement vers la guérison. On connaît un cas d'as
phyxie à la suite de la pénétration du pus dans le larynx, au moment
où l'abcès fut ouvert. On éviterait cet accident en recommandant au
malade de faire une forte expiration lorsque le pus est mis en liberté
et si c'est un enfant en lui fermant la glotte avec le doigt, ou en
mettant immédiatement la tête en bas.

La trachéotomie trouve rarement son indication dans le traitement
des abcès juxta-pharyngiens. Quand elle a été mise en usage c'est
presque toujours à la suite d'une erreur de diagnostic. Elle peut
pourtant devenir nécessaire.

II

AFFECTIONS DES GANGLIONS DU COU.

Les maladies des ganglions lymphatiques sont presque toutes le
résultat d'une infection. Un élément étranger envahit ces petits organes et se développe dans leur tissu.

Selon la nature de l'agent infectant, selon les conditions locales et
générales du sujet, le résultat de cette invasion peut être une inflammation violente, aiguë, ou une inflammation chronique. Il faudrait décrire
autant d'adénites aiguës et autant d'adénites chroniques qu'il existe
d'agents spéciaux d'infection. Mais, il faut le reconnaître, tous ces agents,
microbes ou éléments anatomiques altérés, ne sont pas bien connus ;
et d'autre part, il est vraisemblable que certains d'entre eux réagissent,
malgré leur différence spécifique, de la même façon sur les ganglions.

On conserve donc avec raison la grande section des adénites aiguës
dans laquelle se confondent les adénites à marche rapide terminée le
plus souvent par la suppuration et à étiologie banale ou mal déterminée, et celle des adénites chroniques forme diminuée de la précédente. A côté de ces adénites vulgaires, *caput mortuum*, dans lesquelles l'avenir établira peut-être des divisions nouvelles, on distingue
actuellement les adénites nettement spécifiques de la tuberculose,
de la chancrelle, de la syphilis, de la peste, du cancroïde ou de
l'épithéliome, du carcinome, du sarcome, etc. Ces dernières au sens
propre du mot ne sont pas des adénites, mais bien des tumeurs. On
les désigne plutôt par le terme d'*adénopathie*.

La plupart du temps l'affection ganglionnaire est donc secondaire.

Ce sont des produits puisés au loin, et transportés par la voie des lymphatiques qui viennent inoculer le ganglion. Dans un petit nombre de cas, cependant, il est impossible de trouver un point de départ étranger. C'est ce qui arrive notamment pour certaines *tumeurs appelées à cause de cela primitives*, tandis qu'on réserve le nom de *tumeurs secondaires des ganglions* aux productions que nous caractérisions tout à l'heure du nom d'adénites ou adénopathies épithélio-mateuses, cancéreuses, etc.

1° ADÉNITE AIGUE.

La région cervicale est certainement celle où s'observe le plus souvent l'adénite aiguë. Les ganglions y sont nombreux ; ils reçoivent leurs lymphatiques de membranes qu'atteignent fréquemment des lésions diverses : peau de la face, du crâne ou du cou ; muqueuses de la bouche, du nez, du pharynx et de l'œsophage, du larynx et de la trachée. Les angines de toute nature en sont la cause la plus commune. L'action directe du froid sur la région cervicale provoque parfois des adénites qui semblent échapper à la règle commune. On ne trouve pas ici l'origine tégumentaire ordinaire.

L'inflammation d'un ganglion, ou d'un groupe de ganglions se dévoile par la présence d'un ou de plusieurs corps arrondis (ce sont les glandes tuméfiées), douloureux à la pression, mobiles sous la peau, isolés les uns des autres. Leur présence cause toujours une certaine gène. Ainsi les ganglions sous-maxillaires sont comprimés douloureusement lorsque l'on abaisse la mâchoire. De même les ganglions placés sous le sterno-cléido-mastoïdien sont bridés par le muscle. Dans ce cas le malade incline instinctivement le cou, et tourne la face de façon à la mettre dans le relâchement. (Torticolis symptomatique.)

Souvent l'adénite se termine par résolution. Au bout de deux ou trois jours, les douleurs disparaissent, les glandes restent encore tuméfiées pendant quelque temps, puis peu à peu elles diminuent et reprennent leur volume primitif.

Une autre terminaison c'est la suppuration. Au lieu de se borner comme nous l'avons indiqué, aux ganglions, l'inflammation s'étend à l'atmosphère cellulaire de ces organes. Les glandes, jusque-là mobiles, se fixent, puis se confondent dans une masse unique. Un adéno-phlegmon est constitué. Nous avons dans le chapitre précédent étudié largement les diverses variétés d'adéno-phlegmon. Nous ne pouvons qu'y renvoyer le lecteur.

L'adénite aiguë ne présente aucune difficulté de *diagnostic*. Une tuméfaction de forme arrondie, douloureuse, mobile sur les parties qui l'entourent, multiple souvent, survenue rapidement ne peut guère être confondue avec une autre affection. Le diagnostic se complètera par l'examen du tégument facial ou céphalique, et par l'inspection de la bouche et du pharynx. Presque toujours on trouvera sans peine une lésion primitive d'où l'affection du ganglion dépend, et l'on complètera le diagnostic en indiquant la nature de cette lésion : adénite aiguë simple (?), érysipélateuse. scarlatineuse, diphthéritique, etc.

Le traitement a été suffisamment indiqué soit dans le tome I de cet ouvrage, page 426, adénite en général, soit dans les pages précédentes en ce qui touche à l'adéno-phlegmon, pour que nous n'ayons pas à revenir sur ce sujet.

2° ADÉNITE CHRONIQUE SIMPLE.

Il n'est pas douteux que des ganglions de la région sous-maxillaire ne puissent être chroniquement enflammés du fait de la carie dentaire, que des ganglions de la chaîne carotidienne ne soient pris à la suite d'angines à répétition, etc., sans qu'il s'agisse là en aucune façon d'une altération appartenant à l'une des grandes divisions spécifiques indiquées plus haut.

Ces adénites sont intéressantes au point de vue du diagnostic. Il est important mais difficile ordinairement de reconnaître s'il s'agit bien de l'adénite simple que nous envisageons ici. La distinction d'avec l'adénite tuberculeuse en particulier est souvent impossible, du moins pendant longtemps.

La plupart des moyens préconisés contre l'adénite chronique simple sont ceux que l'on recommande contre l'adénite tuberculeuse. Avant tout il faut ici faire disparaître la cause locale qui entretient l'irritation ganglionnaire.

3° ADÉNITE TUBERCULEUSE.

Nous ne toucherons pas à la question de doctrine qui a été suffisamment étudiée t. I, p. 427. Nous répéterons seulement que pour nous il n'y a pas de différence essentielle entre les ganglions de la scrofule et les ganglions tuberculeux. Dans leur stade d'hypertrophie, les premiers marquent la phase première de l'affection. L'existence de foyers caséeux ou tuberculeux indique seulement une période plus avancée. Cornil, qui récemment encore essayait avec Ranvier de distinguer histologiquement la scrofule de la tuberculose, a retrouvé des bacilles dans le pus des ganglions qualifiés scrofuleux aussi bien que dans les autres (Cornil et Babès).

Synonymie : Écrouelles, adénite scrofuleuse, hypertrophie ganglionnaire, adénite cervicale militaire.

On pourrait décrire à la tuberculose ganglionnaire deux formes : l'une *galopante*, l'autre *chronique*.

Nous avons observé dans ces dernières années chez plusieurs malades adultes la forme galopante. Dans quelques jours chez eux tous les ganglions de la région cervicale se sont trouvés atteints, d'un seul côté. Très rapidement, le tissu cellulaire qui les enveloppait s'est abcédé. De nombreux clapiers s'entre-croisaient sous la peau qui était décollée dans toute la hauteur du cou. Les malades succombèrent rapidement à une tuberculose généralisée à tous les organes.

La forme la plus commune est la forme *chronique*. C'est celle-là que nous décrivons uniquement dans les paragraphes suivants.

Étiologie. — La tuberculose des ganglions cervicaux ne naît pas sous l'influence de causes spéciales, propres à la région. A la vérité, sa fréquence extrême donne à penser que les érosions si communes des muqueuses et de la peau de la face et du cou jouent ici quelque rôle.

Faut-il croire que le bacille s'introduit directement dans le système lymphatique au niveau de l'érosion, ou bien celle-ci ouvre-t-elle seulement la porte à une adénite inflammatoire simple et, par là, se borne à créer un *locus minoris resistentiæ*, que le bacille envahit comme il fait chez les animaux inoculés des articulations soumises à un traumatisme expérimental ? Nous ne sommes pas en mesure de trancher cette question,

Les causes générales ordinaires: maladies débilitantes, mauvaises conditions hygiéniques. misère physiologique, hérédité alcoolique, syphilitique ou scrofuleuse ont ici leur influence ordinaire. Notons que de même, du reste, que pour d'autres tuberculoses locales telles que la tuberculose osseuse ou testiculaire particulièrement, on peut voir

survenir la maladie chez des individus au teint coloré, légèrement
obèses, qui semblent à tous les points de vue placés dans de bonnes
conditions générales. La nature tuberculeuse de l'adénite cervicale
militaire, si longtemps discutée par les chirurgiens d'armée, a été
mise hors de doute par les recherches de Kiener et de Poulet.

Anatomie pathologique. — Les ganglions peuvent être envahis sans que leur volume soit sensiblement modifié ; mais le
plus souvent ils passent par une première période de gonflement,
dans laquelle leur masse devient double, triple, décuple de ce
qu'elle était primitivement. Dans cet état nous les trouvons assez
consistants, souples, rénittents. A l'incision, la coupe est d'un
gris à peine rougeâtre, qui rappelle l'aspect de la coupe des testicules. Le ganglion est d'abord libre dans son atmosphère cellulaire,
mobile, facile à énucléer.

Plus tard, au sein du tissu se montrent des granulations rares ou
confluentes, dont la réunion aboutit à la formation de petits amas caséeux répandus çà et là dans la masse du ganglion.

La glande tout entière peut être envahie et transformée en une
poche caséeuse ou purulente séparée des tissus avoisinants par une
sorte de membrane kystique développée aux dépens du tissu cellulaire
ambiant ; mais souvent, de bonne heure, le ganglion a déterminé
l'inflammation de ce tissu cellulaire ; des foyers caséeux superficiels
ont perforé en quelque sorte la membrane d'enveloppe et se sont
répandus dans le voisinage.

Les foyers profonds et même les poches purulentes résultant de la
fonte totale d'un ganglion peuvent se transformer en des noyaux cré-
tacés par la résorption des parties liquides et l'infiltration calcaire des
éléments figurés ; mais le plus souvent lorsque le ramollissement du
ganglion s'est produit le tissu cellulaire avoisinant s'enflamme ; il
s'épaissit, rougit, un véritable phlegmon de voisinage se produit.
La peau se décolle, s'amincit et se perfore, la glande verse de son
côté, dans le clapier sous-cutané, les produits de sa tuberculisation,
et une fois vidée elle constitue une véritable caverne unie à l'extérieur par un trajet fongueux qui a la plus grande tendance à rester
longtemps fistuleux. A la longue pourtant, après des mois et même
des années, ces lésions guérissent souvent après l'élimination de tous
les produits caséeux, en laissant seulement subsister une induration
profonde à la place qu'occupait le ganglion, et une cicatrice dépri-

mée, entourée souvent d'une zone de peau mince et chagrinée qui correspond au décollement primitif.

L'affection peut être limitée à un seul ganglion. Mais il est commun de la voir étendue à plusieurs ; quelquefois toute la chaîne ganglionnaire se prend de proche en proche. De là des masses difformes gênantes, capables d'exercer des compressions, d'ailleurs modérées d'ordinaire, sur les vaisseaux et les organes de la région cervicale.

Lorsqu'un certain nombre de ganglions est arrivé à la suppuration, qu'il existe des décollements larges et des fistules multiples, le cou devient hideux. Même après la guérison, il peut exister une cicatrice non seulement difforme, mais encore vicieuse, inextensible et courte qui fixe la tête dans une position invariable (torticolis cutané cicatriciel).

Symptômes. — Nous avons peu de chose à ajouter à l'exposé des lésions anatomiques pour donner une idée de la tuberculose ganglionnaire de la région cervicale.

L'affection évolue le plus souvent sans phénomènes généraux. Tout au plus existe-t-il un peu de fièvre lorsque se montre un phlegmon de voisinage. Les symptômes locaux sont implicitement contenus dans le paragraphe précédent.

On trouve en somme une ou plusieurs tumeurs, lisses, arrondies, rénitentes, d'abord libres et mobiles dans le tissu cellulaire et que l'on pressera sans occasionner de douleur. La terminaison de la maladie peut s'obtenir à cette première période par la diminution graduelle du ganglion, qui, presque jamais, ne disparaît pourtant complètement.

Dans une période plus avancée se montrent les signes du ramollissement ganglionnaire et du phlegmon circonvoisin. L'ouverture spontanée n'amène pas la guérison, mais la formation de fistules qui peuvent se tarir pendant des semaines ou des mois, puis se rouvrir en s'accompagnant de décollements nouveaux de la peau, pour se refermer encore. La guérison peut enfin être obtenue à la longue de la façon que nous avons indiquée. La phthisie pulmonaire vient souvent compliquer la tuberculisation des ganglions cervicaux.

Diagnostic. — Il est bien difficile de distinguer les ganglions tuberculeux, à leur période d'hypertrophie, d'avec certaines tumeurs ganglionnaires et particulièrement d'avec le lymphadénome. Assurément cette dernière affection possède une physionomie assez particulière ; mais certains cas de tuberculose ganglionnaire au début la reproduisent absolument. Le diagnostic dans ce cas est impossible parfois. Seules la marche de la maladie et l'influence du traitement sont capables de dissiper l'incertitude du chirurgien.

Traitement. — En face de l'hypertrophie ganglionnaire des scrofuleux, il faut avant tout faire usage d'une thérapeutique reconstituante qui s'adresse à l'économie tout entière : huile de foie de morue, arsenic, iodures, créosote, bains sulfureux, séjour au bord de la mer, eaux de Salies de Béarn, etc. — Il est certain que dans un bon nombre de cas cette médication est très efficace. Mais, par contre, malgré ces moyens, l'hypertrophie ganglionnaire persiste souvent et s'étend même à d'autres ganglions. Les malades, désolés par une affection qui les rend difformes et les empêche souvent d'être acceptés comme ouvriers ou comme employés, insistent pour qu'on agisse. On a essayé à diverses reprises des injections interstitielles de diverses substances : acide phénique, teinture d'iode, chlorure de zinc, etc. Cette intervention ne produit rien ou bien active les choses et détermine l'apparition rapide d'un adéno-phlegmon qui ne guérit pas la tuberculose ganglionnaire.

L'extirpation des ganglions à cette période de la maladie a été faite bien des fois sous le nom d'extirpation de ganglions hypertrophiés. Des chirurgiens de mérite : Billroth, Kocher, Fischer, la pratiquent de bonne heure, dans l'idée de débarasser l'économie d'un foyer local de tuberculose. Elle ne présente pas de grandes difficultés, malgré le voisinage des vaisseaux, tant que l'atmosphère celluleuse n'est pas prise, et elle paraît, quoi qu'on en ait dit, très supérieure à la plupart des autres moyens. Les cicatrices qu'elle laisse ne présentent aucun caractère fâcheux.

Lorsque le ganglion est suppuré, la préoccupation du chirurgien doit être d'évacuer son contenu en laissant le moins de traces possible. On a recommandé à ce titre les ponctions répétées, le drainage, le séton filiforme ; mais tous ces moyens échouent souvent.

L'ouverture de la poche à sa partie déclive, et la cautérisation énergique de sa face interne au moyen du nitrate d'argent ou du chlorure de zinc donnent d'assez bons résultats. Le raclage bien complet de cette même poche avec la curette tranchante vaut mieux, mais peut-être expose-t-il un peu plus à de nouvelles poussées tuberculeuses sur d'autres points de l'économie. L'extirpation à cette période de-

vient une opération difficile à cause des adhérences que la tumeur a
contractées avec les parties avoisinantes, et notamment avec les vaisseaux. Elle n'en a pas moins été faite souvent, et Cazin (de Berk) lui
attribue une excellente influence.

Il faut reconnaître que cette opération ne laisse pas de présenter
quelques dangers : introduction de l'air dans les veines, hémorrhagies secondaires pour lesquelles, dans un cas, Poulet fit la ligature de
la carotide primitive ; en outre les récidives sont fréquentes.

5° ADÉNITE SYPHILITIQUE.

Les ganglions cervicaux présentent dans leurs rapports avec la syphilis deux points intéressants à noter. — Les chancres de la face
étant assez communs, notamment ceux des lèvres, les glandes de la
région sous-maxillaire sont fréquemment le siège d'un bubon caractéristique.

Cette adénite primitive s'accompagne toujours là d'une induration
notable du tissu cellulaire avoisinant. Elle contraste à ce point de
vue avec les bubons de l'aine. Il semble qu'un phlegmon sous-maxillaire menace de se former. La peau est rouge, tendue, mais sans
œdème. Il n'y a pas de fièvre, peu de douleur locale.

Cette allure tranquille et surtout la présence de l'érosion caractéristique permettent de faire aisément le diagnostic.

Les adénites secondaires sont très communes à la région cervicale,
aussi bien dans la partie antérieure que vers la nuque, où Ricord a
l'habitude d'aller *tâter le pouls à la vérole*. Nous n'ajouterons rien
à ce qui a été dit à ce sujet dans le tome Ier de cet ouvrage, page 435.

6° ADÉNITE OU ADÉNOPATHIE CANCÉREUSE.

Le cancer commun de la face et du cou, c'est le cancroïde et l'épithélioma. Qu'il s'agisse d'une cancroïde des joues, du nez, des lèvres, etc., ou d'un épithélioma des fosses nasales, de la langue, du
pharynx, du larynx, le chirurgien examine toujours avec soin les
ganglions sous-mentaux, sous-maxillaires, et la chaîne carotidienne,
pour voir si l'affection s'est propagée à ces organes.

Le ganglion envahi est augmenté de volume. Il est d'une dureté

presque caractéristique. D'abord mobile dans son atmosphère celluleuse, il se fixe et adhère de bonne heure aux parties avoisinantes.
Au début on peut le confondre avec un ganglion enflammé chroniquement.

Dans quelques cas, les malades se présentent avec une tumeur ganglionnaire qui seule les a frappés, et par un examen attentif on
découvre l'existence d'un petit épithélioma du pharynx, de la base
de la langue ou de l'ouverture postérieure des fosses nasales, qui
était resté ignoré jusque-là. Toute adénite cervicale portant sur
un ou deux ganglions, caractérisée par une augmentation de volume,
et une induration notable, indolente, surtout si elle survient vers
cinquante ans, doit donner l'éveil au chirurgien. A la longue tous
les ganglions cervicaux, au moins d'un côté, peuvent se perdre, d'où
les phénomènes les plus graves de compression.

Au bout d'un temps plus ou moins long, les ganglions envahis par
l'épithélioma se ramollissent ; ils forment des poches fluctuantes, de
faux abcès, qui s'ouvrent à l'extérieur par ulcération de la peau.
Leur contenu, formé par une sérosité louche et les débris caséeux de
la masse épithéliale, s'évacue, et il reste une cavité aux parois solides,
infiltrées d'épithélioma qui constitue un nouvel ulcère cancéreux.

Les malades qui ne succombent ni à la compression des voies respiratoires ni à la cachexie, périssent souvent dans ce cas, à la suite
d'hémorrhagies répétées. Les gros vaisseaux du cou sont en effet très
voisins des ulcérations et facilement envahis.

Le traitement de ces altérations ganglionnaires a été examiné en
même temps que celui des tumeurs et des ulcérations qui leur donnent
naissance.

7° TUMEURS PRIMITIVES DES GANGLIONS CERVICAUX.

Il n'est pas démontré que l'on observe dans les ganglions du cou
de véritables cancers primitifs, ni des sarcomes proprement dits, ni
des chondromes, etc. — Le lymphadénome ou lymphosarcome (les
deux termes ont exactement la même valeur) est la seule tumeur qui
s'y montre assez communément.

Nous renvoyons pour l'historique, l'étiologie et l'anatomie, à l'article Lymphadénome de cet ouvrage, tome I, page 217, car la description
de l'affection repose presque tout entière sur l'observation des cas

observés du côté des ganglions du cou. Nous nous bornerons à mettre
en lumière quelques points cliniques.

Symptômes. — L'affection débute par un engorgement ganglionnaire qui se fait presque toujours au niveau de la partie la plus élevée
du cou, dans la région sous-maxillaire, ou parotidienne. On ne trouve
d'abord qu'un ou deux ganglions, puis peu à peu les autres se prennent, de haut en bas suivant le sens du courant lymphatique. Au
bout d'un temps assez court, toutes les glandes d'un côté participent
à' la maladie, y compris les glandes sus-claviculaires. Le cou disparaît dans une masse qui unit la tête à l'épaule. Exceptionnellement
le lymphadénome se développe des deux côtés du cou à la fois.

Les ganglions tuméfiés sont arrondis, mobiles sur la peau et les
parties voisines, absolument indolents.

Quelle que soit la durée de la maladie et le volume acquis par la
tumeur, celle-ci ne présente aucune tendance à l'ulcération ni à la
suppuration. Trousseau et Virchow considéraient cette règle comme
invariable. Verneuil a observé cependant quelques cas d'ulcération
spontanée, et Reclus dit en avoir rencontré plusieurs exemples.

Selon Langhans, l'affection peut, dans certains cas, rester cantonnée dans la région où elle est apparue et persiste sans aggravation
sous cette forme. On aurait affaire à un *lymphadénome bénin*, local,
limité.

Mais le plus souvent le lymphadénome, né à la région cervicale,
s'étend de proche en proche aux régions avoisinantes ; les ganglions
de l'aisselle, du médiastin, de l'abdomen sont envahis les uns après
les autres et l'on voit apparaître des tumeurs même dans des points
où n'existent pas normalement des ganglions lymphatiques.

Tantôt les ganglions sont mous, diffluents au point de faire croire
à l'existence d'un contenu liquide, tantôt au contraire ils sont durs
et résistants. Pour Langhans et Virchow ce sont là deux formes différentes au point de vue anatomique et au point de vue de l'évolution.

Sous ce dernier rapport, la forme molle se caractérise par une
marche particulièrement rapide. De bonne heure, les tumeurs ganglionnaires déterminent la compression des vaisseaux, des nerfs, de la
trachée et de l'œsophage, d'où de l'œdème de la face, de la congestion cérébrale, des hémorrhagies nasales, des fourmillements nerveux,
de la dyspnée, etc. Rapidement dans cette forme éclatent des trou-

bles généraux : diarrhée, vomissements, fièvres à forme intermittente, albuminurie, et bientôt le malade tombe dans un état cachectique auquel il succombe assez vite.

Le lymphadénome dur procède en somme de la même façon, mais
il marche un peu plus lentement. Il finit, lui aussi, par conduire à
des compressions redoutables, à l'invasion des viscères et à une cachexie mortelle.

Le diagnostic du lymphadénome est fort incertain au début. Il
est probable que tous les auteurs, ceux qui se sont occupés le plus
de la question comme les autres, ont dû commettre de nombreuses
confusions.

Le lymphadénome bénin de Langhans n'était-il pas souvent une
simple hypertrophie ganglionnaire? Dans bien des cas, tant que l'affection reste limitée au cou, il est impossible de faire la distinction;
cependant la variété molle a une physionomie très particulière et
qui permettra généralement de la reconnaître.

L'examen du sang fait distinguer le lymphadénome de la leucocytémie, dans laquelle du reste les lésions ganglionnaires sont dès le début plus généralisées.

Traitement. — Il est peu efficace. L'extirpation des ganglions
malades est possible à la rigueur au début lorsque les glandes
sont en petit nombre. Mais à ce moment le diagnostic n'est presque
jamais fait. Plus tard l'opération devient grave, et elle est généralement suivie de récidive.

Le traitement général est celui des engorgements scrofuleux; s'il
a donné souvent des succès, c'est peut-être qu'il ne s'agissait pas de
véritables lymphadénomes. On recommande aussi le phosphore, l'arsenic à l'intérieur, les injections interstitielles de solutions arsénicales.
(Voyez tome I, page 224.)

III

MALADIES DES MUSCLES DU COU.

La pathologie des muscles du cou est fort limitée.

1° LEURS AFFECTIONS TRAUMATIQUES ne méritent pas de nous arrêter.
Rappelons seulement que le grand muscle du cou, le sterno-cléido-
mastoïdien, est sujet à des ruptures qui se produisent spécialement

chez les nouveau-nés pendant un accouchement laborieux. La présentation des fesses (Blachez), l'emploi du forceps (Stromeyer), seraient les causes prochaines de l'accident. Des hématomes de forme et de dimensions variables se produiraient dans les mêmes conditions dans la gaine du muscle (trachœlematome de Tordens); ils pourraient se terminer au bout de quelques mois par une sclérose partielle du muscle (myosclérose, Bohn-Henoch).

2° LA SYPHILIS DES MUSCLES trouve dans le sterno-cléido mastoïdien un siège de prédilection. On ne l'a pas signalée dans les autres muscles du cou. Lecuyer en a rassemblé quinze cas dans sa thèse inaugurale (1881). Deux appartenaient à des nouveau-nés et seraient la conséquence de la syphilis héréditaire ; mais ils sont contestables. Il s'agissait probablement d'hématomes ou de ruptures incomplètes du muscle. Les treize autres s'étaient montrés chez des adultes dont l'âge varie entre vingt-cinq et soixante-quatre ans. Les observations recueillies sur des femmes sont en majorité : neuf. Le plus grand nombre des malades avait suivi un traitement incomplet au cours de la syphilis.

Tantôt il s'agit d'une myosite scléreuse diffuse, qui occupe toute la longueur du muscle ainsi transformé en une corde dure et rigide, ou une partie seulement de ce muscle. Tantôt il y a de véritables gommes, en nombre variable. On sent une, deux et quelquefois un plus grand nombre de tumeurs dures arrondies. Elles font corps avec le muscle, et se montrent à toutes les hauteurs : les unes au niveau des insertions inférieures, certaines dans la région moyenne, les autres en haut. Bouisson a vu les deux sterno-cléido-mastoïdiens affectés à la fois.

La tumeur cause peu de gêne. Elle est indolente ; les mouvements sont assez bien conservés, même si les tumeurs gommeuses sont nombreuses et étendues.

Après une période d'induration pendant laquelle la peau reste longtemps libre sur les parties malades, survient; si l'affection n'est pas traitée à temps, une période de ramollissement et d'ulcération dans laquelle la peau prend des adhérences à la tumeur, s'enflamme et finalement se perfore.

Les gommes sont évacuées à la façon ordinaire, en laissant à leur place une perte de substance profonde.

Le diagnostic des gommes du sterno-cléido-mastoïdien ne présente aucune difficulté sérieuse. Les tumeurs des muscles en général, celles du sterno-cléido-mastoïdien en particulier, sont très rares. Quand elles sont très dures, ligneuses, ou étendues à une grande partie du muscle, ce sont toujours des lésions syphilitiques. Ni un kyste hydatique ni une tumeur érectile (Després en cite une dans le sterno-cléido-mastoïdien), ne ressemblent à ce point de vue aux gommes musculaires. Dès que l'on aura bien constaté que la tumeur fait réellement corps avec le muscle, le diagnostic sera donc fait. L'hématome du muscle, lorsqu'il a subi la transformation fibreuse, pourrait seul causer quelque embarras ; mais il s'agit d'une affection des nouveau-nés. Les renseignements sur une syphilis antérieure, l'influence du traitement spécifique auraient, évidemment, en cas de besoin, la plus grande importance. Il semble difficile de confondre la gomme ulcérée du sterno-cléido-mastoïdien soit avec le cancer, soit avec un abcès froid. — Le traitement n'a rien de spécial ; c'est celui de la syphilis tertiaire.

3° TORTICOLIS. — Le terme torticolis n'a qu'une valeur symptomatique. Il s'applique dans le langage médical, aussi bien que dans le langage vulgaire, à toute position vicieuse de la tête. Or ces déviations se produisent d'une façon passagère ou permanente sous des influences nombreuses et absolument dissemblables.

On peut dire avec Nélaton qu'il y a deux variétés très tranchées de torticolis, le torticolis non musculaire et le torticolis musculaire.

A. TORTICOLIS NON MUSCULAIRE.

Il dépend des altérations de la peau, des os et des articulations de la région cervicale ; d'où les noms de torticolis cutané, osseux, articulaire.

Le *torticolis cutané* n'est autre chose que l'état de déviation de la tête qui arrive sous l'influence des cicatrices vicieuses du cou. Des phlegmons gangreneux, la pustule maligne, le lupus, des abcès tuberculeux qui ont pendant longtemps entretenu de vastes décollements, enfin et surtout les brûlures conduisent à la formation d'un tissu inodulaire qui se rétracte et fixe solidement la tête dans une position invariable.

Nous exposerons, à propos des brûlures du cou, le traitement de ces cicatrices vicieuses.

Le *torticolis osseux et articulaire* a deux causes principales : un traumatisme de la colonne cervicale, ou une arthrite cervicale.

Les déformations traumatiques, suites de luxation ou de fracture de la colonne, ont été suffisamment étudiées dans le tome II de cet ouvrage.

Les arthrites cervicales peuvent être rhumatismales. La plupart du temps celles qui déterminent le torticolis sont des arthrites tuberculeuses: spondylites ou mal sous-occipital dans certains cas, arthrites cervicales dans d'autres. La tête fortement inclinée, souvent appuyée sur l'épaule, est immobilisée par la contracture réflexe de tous les muscles de la région. On pourrait dire que dans ces positions vicieuses, l'altération osseuse est la cause éloignée et l'action musculaire la cause prochaine de la déviation. Mais il suffit qu'il existe une lésion articulaire pour qu'à tous les points de vue cette affection soit séparée du torticolis musculaire.

B. TORTICOLIS MUSCULAIRE.

Sous ce titre sont réunis partout deux affections absolument distinctes : le torticolis intermittent et le torticolis proprement dit; or rien n'autorise à confondre ces deux affections. Leur étiologie n'est pas la même, elles ne s'accompagnent pas des mêmes altérations; leurs symptômes et leur marche sont tout à fait différents ; elles ne se transforment pas l'une dans l'autre. Leur traitement n'a rien de commun. Nous le décrirons donc séparément.

§ 1. Torticolis proprement dit.

Tout le monde connaît les deux formes vulgaires du torticolis ordinaire. Dans l'une, *torticolis aigu, passager, rhumatismal*, etc., la tête s'incline et se fixe pour quelques jours dans une position anormale, à la suite d'un coup de froid, d'un phlegmon adénopathique, d'un anthrax, etc. Au bout de peu de temps, retour à l'état normal. L'autre forme est bien différente : *torticolis permanent*. C'est un état définitif, dans lequel la tête est inclinée sur une épaule, le plus souvent l'épaule droite, tandis que le menton regarde du côté opposé. Ici aucune douleur si l'on essaye de redresser la tête ; seulement on est arrêté dans ces tentatives par la résistance de certains muscles, qui semblent raccourcis d'une manière définitive. Le sterno-cléido-mastoïdien est le plus souvent atteint; mais les autres muscles du cou participent dans bien des cas à la maladie.

Il suffirait de citer, pour l'éliminer tout de suite de cette étude, la forme aiguë et passagère, si la forme permanente n'avait pas avec elle des rapports étiologiques importants. Dans notre description nous ne viserons que cette dernière.

Étiologie. — L'étiologie du torticolis est encore insuffisamment connue. Tandis que quelques auteurs semblent disposés à en faire une affection congénitale comme le pied bot, ou du moins contemporaine de la naissance, beaucoup d'autres la croient presque toujours acquise. En réalité les deux espèces étiologiques coexistent. Elles ne sont même pas essentiellement différentes l'une de l'autre, fait qui ne saurait nous étonner, car les mêmes causes peuvent agir sur les organes, de la même façon pendant la vie intra-utérine et après la naissance.

a. Torticolis acquis. — On lui décrit deux variétés : l'une commune par contracture ou rétraction musculaire, — l'autre exceptionnelle, fort rare si elle existe, par paralysie.

La *contracture permanente ou la rétraction musculaire* du torticolis acquis est rapportée le plus souvent à l'action du froid, aux traumatismes, aux lésions inflammatoires qui frappent directement sur le muscle. On a suivi quelquefois la marche de la maladie, et on l'a vue commencer par un torticolis aigu. Mais souvent les commémoratifs manquent et l'on est réduit à admettre cette explication sous la forme d'hypothèse. Il est vraisemblable que dans les cas de ce genre, il s'est fait une *myosite* plus ou moins grave, qui sans qu'on puisse dire pourquoi, aboutit à la rétraction musculaire.

Les phlegmons du cou, si communs au voisinage du sterno-cléido-mastoïdien, produisent un torticolis passager qui peut passer à l'état permanent. Il y a certainement là, dans quelques cas, une inflammation propagée du foyer primitif au muscle voisin. La myosite était bien évidente dans un cas très connu de Dolbeau (*Gaz. des hôp.*, 1860). Le torticolis avait succédé à l'envahissement de la gaine du sterno-cléido-mastoïdien par la suppuration provenant de la fonte de tubercules pulmonaires. Il y a enfin des torticolis qui dépendraient de myosites syphilitiques du sterno-cléido-mastoïdien (Ricord).

Peut-on placer l'origine du torticolis dans des *névrites* consécutives à des altérations des centres nerveux, ou à des lésions des nerfs périphériques ? On observe quelquefois au cou, à la suite de l'hémorrhagie cérébrale, des hémiplégies qui se terminent par contracture et

même par la rétraction des muscles, comme cela se voit si souvent
du côté des membres. Il est vrai que ce n'est pas là une forme habituelle de l'affection. Les parents rapportent souvent le début du
torticolis à des convulsions de l'enfance. Stromeyer attribue certains
torticolis à la lésion, par le forceps, des nerfs qui se distribuent dans
le sterno-cléido-mastoïdien.

Il y a enfin une place à faire pour des contractures permanentes,
qui succéderaient *à une contracture habituelle* et longtemps prolongée, sans qu'on puisse songer ni à une myosite primitive ou propagée, ni à des troubles trophiques par lésions nerveuses. C'est ainsi
que l'on explique le torticolis qui se montre à la suite de l'astygma-
tisme et après les paralysies des muscles de l'œil. C'est ainsi encore
qu'agiraient des plaies de la tête et du cou, ou des phlegmons trop
éloignés du cou pour que l'on puisse songer à une myosite propagée.
Il pourrait bien se faire que des arthrites rhumatismales, légères
et bientôt guéries, aient été quelquefois le point de départ de
l'affection.

La paralysie d'un muscle sterno-cléido-mastoïdien a été indiquée
par Fleury (1838). L'autre muscle restant sans contrepoids entraînerait
la tête de son côté de la même façon que s'il était contracturé. Cette
variété souvent contestée est admise par de Saint-Germain. Le type
de cette déviation paralytique est réalisé dans certaines affections
par la déviation conjuguée de la tête, des yeux. Pourrait-il à la
longue se produire ici ce que Dally a désigné sous le nom de *rétraction
par adaptation*, c'est-à-dire un raccourcissement définitif du muscle
qui n'est plus contenu par son antagoniste, raccourcissement tel
que si le muscle paralysé recouvrait toute son action, l'autre resterait
quand même contracturé et maintiendrait la déviation? Il nous est
impossible de répondre par des faits à cette question.

On observe des torticolis paralytiques dans des conditions exceptionnelles et qui ne se rapportent guère à notre sujet au cours
d'affections sérieuses du système nerveux, par exemple, dans la méningite tuberculeuse, l'atrophie musculaire progressive, la paralysie
pseudo-hypertrophique. Mais nous le répétons, ces paralysies, de
même que les contractures qui succèdent aux hémorrhagies cérébrales,
n'ont qu'un rapport fort éloigné avec le torticolis commun.

b. Torticolis congénital. — Dans un grand nombre de cas, le torticolis est observé à la naissance, ou bien peu de temps après. Il

nous est du reste impossible de dire dans quelle proportion. Beaucoup de ces faits se rapportaient d'après Stromeyer à des lésions survenues pendant l'accouchement : l'application du forceps aurait déterminé la déchirure ou la contusion du sterno-cléido-mastoïdien ou
de ses nerfs. Blachez, en démontrant qu'après les accouchements avec
présentation du siège ou des pieds, on trouvait assez souvent des
ruptures du sterno-cléido-mastoïdien, pensa avoir découvert la véritable étiologie de la plupart de torticolis dits congénitaux. Mais précisément l'expérience a montré que ces lésions guérissent sans déviation de la tête. Plusieurs raisons font penser que le torticolis peut
être réellement congénital ; ce sont surtout : 1° la prédominance de
l'affection d'un côté, le droit, ce qui semble en rapport avec une
position fœtale habituelle ; 2° l'existence bien constatée peu de jours
après la naissance de lésions musculaires qui remontaient certainement à une époque lointaine ; enfin 3° l'hérédité de la maladie notée
par Dieffenbach au moins une fois. Lorsque le torticolis accompagne
le strabisme congénital, ou comme G. Fischer l'a vu, des rétractions
musculaires de la jambe et de l'avant-bras, il est difficile de ne
pas placer son origine dans des troubles primitifs de l'innervation.
Dans les autres cas, il faut avouer que la cause prochaine de l'affection
nous échappe complètement.

Quelles que soient les explications que l'on puisse donner du torticolis, il ne faut pas oublier qu'il s'agit souvent d'une maladie de
l'enfance, sinon d'une maladie congénitale. Le muscle est saisi pendant qu'il est encore à l'état de croissance. L'influence qu'il subit,
alors même qu'elle n'altère pas fondamentalement son tissu, peut
avoir pour effet de mettre obstacle à son développement normal. On
connaît pourtant quelques torticolis développés à l'âge adulte.

Lésions anatomiques. — Il n'a été fait qu'un bien petit nombre d'autopsies, presque toutes de torticolis congénitaux. Les résultats ne sont pas absolument constants. L'examen a toujours porté
à peu près uniquement sur le muscle sterno-cléido-mastoïdien
qui a été trouvé raccourci ; le plus souvent il était en même temps
plus ou moins altéré dans sa structure, jusqu'au point d'être transformé en une corde fibreuse (Heusinger, 1826). Quelquefois il avait
au contraire conservé son aspect normal ; il était seulement plus
court (Bouvier). Des recherches nouvelles seraient bien nécessaires. Il n'est pas démontré le moins du monde que les torticolis

chroniques même fort anciens s'accompagnent forcément d'une véritable rétraction musculaire, c'est-à-dire de sclérose interstitielle avec perte plus ou moins complète des faisceaux musculaires. On sait au contraire que de simples contractures musculaires peuvent durer fort longtemps pendant des mois et des années peut-être sans que la substance du muscle soit notablement altérée.

On a discuté longuement (Malgaigne, Dieffenbach) la question de savoir si les deux faisceaux du sterno-mastoïdien étaient également pris. Les autopsies n'étaient pas assez nombreuses pour fournir à ce sujet des renseignements suffisants, c'est au raisonnement, à l'examen du malade, aux résultats des opérations que l'on s'est adressé. Il faut convenir que le problème n'a pas reçu une solution suffisante. Il semble résulter des faits observés que la contracture est fréquemment limitée au faisceau sternal ; qu'elle est parfois commune aux deux faisceaux et qu'elle frappe beaucoup plus rarement sur le faisceau claviculaire isolément.

Du côté de la colonne cervicale les diverses autopsies n'ont jamais révélé de lésions bien sérieuses. Souvent l'intégrité des vertèbres est à peu près parfaite; quand il existe une déformation, elle est légère et se borne à un tassement latéral.

On a noté plusieurs fois directement l'excès de développement des os de la face et du crâne dont nous parlerons tout à l'heure. Broca pensait que cette atrophie pouvait s'étendre au cerveau et de Saint-Germain qui a trouvé en général très arriérés les enfants atteints de torticolis réputé congénital, est disposé à partager cette opinion.

L'explication généralement admise de l'atrophie de la tête est que la circulation du sang se trouve gênée dans la carotide primitive, à la suite de l'inflexion qu'elle subit; mais il ne s'agit là, on le comprend, que d'une simple hypothèse.

Symptômes. — La déviation de la tête constitue le principal symptôme et presque toute la maladie. On la trouve avec le même caractère dans le torticolis passager ou rhumatismal et dans le torticolis chronique; mais tandis que le premier s'accompagne de douleur et d'une fièvre plus ou moins vive, le second est absolument indolent. Nous n'avons à décrire que le torticolis chronique ou permanent.

La position la plus commune de la tête, la position classique, est celle qui correspond à la contracture ou à la rétraction du sterno-cléido-mastoïdien droit. La tête est inclinée à droite, l'oreille rapprochée de l'épaule en même temps que le menton est portée à gauche par un mouvement de rotation de la face. Le cou existe à peine du côté de l'inclinaison. Il résulte de cette déviation complexe que les différentes parties de la face ont absolument changé de position relative ; ainsi l'œil droit est au-dessous de l'œil gauche, et en avant de lui.

Le malade ne peut redresser la tête ; si le chirurgien essaye lui-même d'opérer le redressement au moyen de tractions modérées, il ne produit aucune douleur, mais il est arrêté tout de suite par la résistance du sterno-cléido-mastoïdien, que l'on sent quelquefois épaissi, d'autres fois avec son volume normal, mais toujours tendu comme une corde.

L'incurvation de la colonne cervicale résultant de l'inclinaison de la tête est accompagnée dans la majorité des cas d'une courbe de compensation au niveau de la région dorsale supérieure ; une scoliose véritable peut ainsi s'ajouter à la difformité du cou. L'épaule droite est relevée, la gauche abaissée ; c'est encore une attitude de compensation.

On est souvent frappé tout de suite par l'asymétrie de la face. Comparé au côté gauche, le côté droit est manifestement plus petit. La bouche, la narine, la fente palpébrale sont moins développées. L'os malaire est moins saillant, la joue moins forte. Les dents restent plus petites. Il y a eu évidemment arrêt de développement de ce côté. Il est à peine nécessaire de dire que ces lésions ne s'observent que dans les torticolis qui datent de l'enfance. On dit avoir rencontré quelquefois du strabisme et des troubles de la vue. Il n'est pas bien prouvé qu'ils dépendissent du torticolis.

Le tableau symptomatique est un peu différent lorsqu'un autre muscle que le sterno-cléido-mastoïdien est atteint de contracture. Gooch, au siècle dernier, a décrit le torticolis par contracture du peaucier, dans lequel, suivant que l'affection siège d'un seul côté ou des deux, la tête est inclinée latéralement mais sans rotation ou directement en avant et en bas. La peau est ordinairement froncée au niveau du muscle contracté. Duchenne a fait voir que le trapèze pouvait être contracturé, d'où le redressement de la tête combiné avec la rotation du côté opposé à la contracture comme dans le torticolis du sterno-cléido-mastoïdien. Dieffenbach a observé la contracture du

splenius dans laquelle le malade renverse la tête en arrière et la
tourne du côté du muscle contracturé.

Il arrive que plusieurs muscles sont contracturés à la fois; et
que les déviations sont par suite complexes. Delore a récemment
insisté sur la fréquence des contractures des muscles postérieurs du
cou. Pour lui le trapèze, le splenius, les complexus, le long du cou,
les scalènes jouent le rôle principal.

Malgré tout, que le rôle du sterno-cléido mastoïdien soit principal
ou accessoire, la déviation qui lui appartient est presque toujours
prédominante; elle mérite d'être conservée comme le type classique du
torticolis.

Le torticolis paralytique présente la même déviation que le torticolis
par contracture; mais la tête pourrait être ramenée sans trop de peine
à sa position normale avec la main; elle reviendrait, dès qu'on
l'abandonne à elle-même, dans sa situation première.

Diagnostic. — Un torticolis aigu, datant de quelques jours, est
facile à reconnaître; mais il est intéressant de chercher quelle en est
la cause. S'agit-il d'un véritable torticolis musculaire ou bien d'une
contracture réflexe consécutive à une lésion voisine: phlegmon,
arthrite rhumatismale ou autre?

Le torticolis musculaire permanent doit être séparé avec soin du
torticolis symptomatique des tumeurs blanches de la région cervicale. A vrai dire, le diagnostic est généralement facile. La recherche
des douleurs spontanées ou provoquées fournit les principaux renseignements. D'ordinaire, dans toute tumeur blanche, le malade
accuse une douleur sourde et profonde. De plus, il existe un point
sur lequel la pression détermine une vive souffrance. Les mouvements spontanés et les mouvements provoqués surtout sont très
douloureux. C'est à peine si après un repos prolongé on peut
imprimer quelques légères oscillations à la tête, sans provoquer les
cris et la résistance du malade. Dans le torticolis proprement dit,
rien de semblable. Il n'y a pas de douleur spontanée et les mouvements sont arrêtés par la seule résistance des parties.

Il faut beaucoup moins compter sur le gonflement des vertèbres,
la saillie des apophyses épineuses, etc., qui communes, il est vrai, dans
les tumeurs blanches cervicales peuvent manquer totalement.

Dans le torticolis osseux l'attitude caractéristique : l'inclinaison
d'un côté avec rotation du menton du côté opposé, s'observe rare

ment; la tète est plutòt inclinée simplement sur le côté ou en avant; mais elle peut parfaitement prendre l'attitude exacte du torticolis vrai, et nous avons vu d'ailleurs que dans celui-ci divers muscles peuvent en combinant leur contracture donner lieu à des déviations variées.

C'est donc sur la douleur, en l'absence des signes physiques indiquant une lésion osseuse, que se base principalement le diagnostic. Si le torticolis avait succédé à une arthrite cervicale, ou à une arthrite sous-occipitale actuellement guérie par ankylose, il serait à peu près impossible, en l'absence de tout commémoratif, de diagnostiquer la lésion articulaire.

On pourra soupçonner quels sont les muscles lésés d'après l'attitude vicieuse, on les reconnaîtra directement au palper; ils sont plus durs, plus tendus que ceux de l'autre côté. Enfin ils ne répondent pas, d'une façon complète tout au moins, à l'excitation galvanique.

Traitement. — Nous n'avons pas à insister sur le traitement du torticolis aigu : variable avec la cause qui le produit, il comporte surtout l'emploi de la chaleur, des antiphlogistiques, des révulsifs, de l'électricité. C'est le traitement banal de la contracture musculaire.

Le torticolis musculaire chronique présente des indications un peu différentes suivant les cas. Si le muscle était toujours à l'état de rétraction, il serait inutile d'essayer contre lui quoi que ce soit, avant d'arriver à une opération chirurgicale. Mais on est appelé quelquefois à intervenir alors que la maladie plus ou moins ancienne est encore curable par des moyens simples. Après des semaines et des mois, le muscle comme nous le disions plus haut, n'a pas toujours subi une modification trop profonde dans sa structure. On pourra donc commencer par essayer l'électrisation. Duchenne (de Boulogne), a fixé sur ce point comme sur tant d'autres les règles de l'intervention.

Le massage des muscles malades donne souvent, surtout entre les mains de médecins exercés à sa pratique, d'excellents résultats. L'opérateur, placé derrière le patient, appuie le pouce sur les apophyses cervicales de la région, et exécute de haut en bas sur le sterno-cléido-mastoïdien, pour citer le muscle le plus souvent atteint, des pressions d'abord très légères (effleurage), puis d'intensité croissante; on arrive enfin à un véritable *pétrissage* dans lequel le muscle saisi entre les bouts des doigts et la paume de la main est comprimé, tiré en dehors, malaxé dans tous les sens ; on doit donner à ces dernières manœuvres une durée de 5 à 10 minutes.

Un traitement orthopédique consistant dans l'extension graduelle de la tête avec la main ou avec des machines apropriées paraît inférieure au massage ainsi pratiqué.

Lorsque ces divers moyens auront échoué, il faudra en venir résolument à l'opération. Le torticolis guérit par la section du muscle rétracté et par l'emploi consécutif de moyens orthopédiques. L'opération consiste dans la section sous-cutanée du muscle sterno-cléido-mastoïdien ; ordinairement la section du faisceau sternal suffit parfaitement. Le malade étant endormi, surtout si c'est un enfant, la tête tirée du côté sain de façon à faire saillir le muscle le plus possible, on plonge sous la peau la pointe d'un ténotome à un ou deux centimètres au-dessus du bord supérieur du sternum, au niveau du bord externe du tendon sternal. Lorsqu'on a pénétré jusque sur le tendon, on remplace la lame pointue du ténotome par une lame boutonnée que l'on fait pénétrer par glissement soit à la face postérieure, soit à la face antérieure du tendon. Le muscle est alors coupé d'arrière en avant dans le premier cas, d'avant en arrière dans le second. On s'assure que toutes les fibres sont bien coupées en redressant la tête, on rompt au besoin dans ce mouvement ce qui résiste encore ; c'est parfois la gaine épaissie du muscle ; on ferme soigneusement la plaie, et la tête étant bien immobilisée on attend quelques jours avant de recourir à l'emploi des moyens orthopédiques.

Les dangers de l'opération sont insignifiants. Le seul cas de mort qui soit connu (Robert) arriva par infection purulente, à la suite de la lésion de la veine jugulaire externe. Cette lésion des veines est facile à éviter ; elle a été notée bien rarement. Blessât-on d'ailleurs la veine jugulaire externe, il est probable que le danger ne serait pas bien grand, surtout si toutes les précautions antiseptiques avaient été prises. On a signalé des spasmes nerveux sans importance.

Delore, de Lyon, partant de ce principe que dans un très grand nombre de cas le torticolis est le fait de la contracture des muscles postérieurs du cou, bien plus que du sterno-cléido-mastoïdien, a proposé et mis en usage le redressement brusque du cou, sans section du sterno-cléido-mastoïdien. Au moyen des mouvements graduels de

rotation et d'inclinaison, Delore redresse sous le chloroforme l'incurvation vertébrale. On entend de temps en temps pendant ces manœuvres qui durent de cinq à dix minutes des craquements dus à la
rupture de brides fibreuses (*Gazette hebd.*, 1878). De Saint-Germain
fait quelques réserves au sujet de l'emploi de cette méthode. Il n'est
pas douteux qu'elle ait donné entre les mains de son auteur de
très bons résultats ; mais ne pourrait-elle pas devenir bien dangereuse
si par le fait d'un diagnostic inexact ou incomplet, on agissait avec
une pareille vigueur sur une colonne vertébrale malade? Une ankylose, un mal cervical méconnu n'exposeraient-ils pas à des accidents
qui pourraient être immédiatement mortels?

Quel que soit le mode de redressement, il faut compléter le traitement par l'emploi de moyens orthopédiques. Sans eux la lésion se
reproduit infailliblement. Au bout de quatre ou cinq jours, c'est-à-
dire lorsque la petite plaie opératoire est cicatrisée, on applique un
collier en cuir moulé renforcé de quelques lames d'acier, qui tient
le cou et la tête dans une bonne position. Mais cet appareil est imparfait. Il faut généralement avoir recours à une des machines connues sous le nom de minerve. Toute minerve se compose de deux
parties essentielles : l'une pelvienne et thoracique, vaste corset destiné à servir de point d'appui, l'autre céphalique qui emboîte la tête.
Ces deux parties sont unies par une forte tige, disposée de façon à
pouvoir au moyen d'articulations compliquées redresser la tête,
l'incliner latéralement, et lui faire subir un mouvement de rotation.
C'est la rotation vicieuse qui est la plus difficile à corriger. On se
sert encore dans les établissements orthopédiques surtout, en Allemagne, d'un lit à extension, qui paraît donner d'excellents résultats.

On pourrait, si l'on se trouvait dans l'impossibilité de se procurer
un appareil quelconque, avoir recours pour maintenir la tête à un appareil plâtré construit de façon à emboîter la tête, le cou et les épaules,
ou bien à une coiffe de toile munie de haubans qui viendraient se fixer
à un bandage de corps ; mais le torticolis n'étant pas une affection dangereuse par elle-même, ni qui réclame un traitement immédiat, le
chirurgien fera bien de se mettre toujours dans les meilleures conditions instrumentales et ne se chargera pas d'une opération qu'il
ne pourrait pas faute d'appareils convenables conduire à bonne fin.

Les appareils de redressement et de contention devront en général être conservés pendant deux ou trois mois. Même alors les

opérés ne devront pas être complètement perdus de vue. Il y aura intérêt à faire encore pendant longtemps des massages et des manipulations quotidiens.

§ 2. Torticolis intermittent.

On décrit sous le nom de *T. intermittent*, ou *spasmodique*, ou encore de *Tic convulsif* ou *rotatoire* du cou et de la tête, une affection tout à fait comparable au tic convulsif de la face.

Les traités de pathologie interne contiennent des détails suffisants sur cette affection. Elle intéresse particulièrement le chirurgien, à cause des tentatives opératoires dont elle a été l'objet. Dans un petit nombre de cas on avait essayé contre elle, mais sans succès, la section du sterno-cléido-mastoïdien. Dans les dernières années, l'élongation de la branche externe du spinal et surtout la résection de ce nerf a donné entre les mains de quelques opérateurs de bien meilleurs résultats.

Tillaux, à la suite d'un fait qui lui a fourni un succès complet (1880), a fixé le manuel opératoire de la façon suivante : incision sur le bord postérieur du sterno-cléido-mastoïdien, entre deux lignes horizontales tirées par l'angle de la mâchoire inférieure et le bord supérieur du cartilage thyroïde. On écarte le muscle après l'avoir mis à nu, et le nerf se montre sous la forme d'une corde très appréciable, entre son point d'émergence hors de la loge parotidienne et son entrée dans le muscle sterno-cléido-mastoïdien.

IV

MALADIES DES VAISSEAUX DU COU.

Les lésions traumatiques des vaisseaux ayant été étudiées au chapitre des plaies de la région cervicale, il nous reste à voir les affections acquises des artères et des veines. Elles peuvent se résumer dans l'histoire des anévrysmes artériels et artério-veineux.

1° ANÉVRYSMES DE L'ARTÈRE CAROTIDE PRIMITIVE.

On observe sur cette artère des anévrysmes artério-veineux et des anévrysmes artériels. Ceux-ci sont infiniment plus communs que les premiers.

§ 1. *Anévrysmes artériels de la carotide primitive.*

Fréquence. — L'anévrysme carotidien vient par ordre de fréquence après l'anévrysme de l'aorte, de la poplitée et de la fémorale. D'après le relevé de Crisp, on en trouverait 4,5 sur 100 anévrysmes. Malgaigne était arrivé dans la thèse de Lisfranc (1834) à un chiffre plus élevé, 9,5. Holmes plus récemment a obtenu une proportion inférieure à celle de Crisp lui-même : 3,5.

Étiologie. — L'anévrysme carotidien peut être *spontané* ou *traumatique*. Le dernier est fort rare. La plupart du temps les plaies de la carotide sont immédiatement mortelles par hémorrhagie. Lorsque le malade échappe à cette mort rapide, il se forme presque toujours un anévrysme diffus primitif, une hémorrhagie interstitielle. Cependant on a décrit quelques rares anévrysmes se développant un certain temps après la blessure, et se comportant en *anévrysmes faux consécutifs*.

Dans l'étiologie de l'anévrysme spontané on peut relever plusieurs faits intéressants : l'*influence du sexe*, ordinairement prépondérante, se fait peu sentir ici. D'après le relevé de Crisp, hommes et femmes seraient frappés également : 13 femmes sur 25 cas, ce qui contraste singulièrement avec ce que nous voyons ailleurs. Il est vrai que sur 12 malades affectés d'anévrysmes carotidiens, Holmes n'a trouvé que 3 femmes ; mais c'est encore une proportion de 1 sur 4, tandis que la proportion générale est de 1 sur 8 (Crisp) et que même selon Guthrie l'anévrysme poplité s'observerait 30 fois chez l'homme contre une chez la femme.

L'âge est dans beaucoup de cas très peu avancé : 25 ans, 18, 10 même, ce qui est encore tout à fait spécial à cet anévrysme.

On invoque ici les *causes prédisposantes* ordinaires : syphilis, alcoolisme principalement. On relève aussi dans un bon nombre de cas des causes occasionnelles évidentes : tentative de strangulation, efforts musculaires violents, efforts de défécation, crises de vomissement, accident de chemin de fer, etc.

Anatomie pathologique. — L'anévrysme carotidien siège plutôt à droite qu'à gauche, et de préférence à l'une des extrémités de l'artère. La partie supérieure, voisine de la bifurcation, où se voient si souvent des lésions athéromateuses, et où l'artère est normalement un peu dilatée, serait la plus communément atteinte. Les anévrysmes de la racine de l'artère sont assez communs à droite, exceptionnels à gauche. Delens en 1879 en a observé un dans ce.dernier point et l'a traité par la ligature selon la méthode de Brasdor.

: La tumeur est latérale, placée sous le sterno-cléido-mastoïdien qui est plus ou moins soulevé, généralement ovoïde, allongée dans le sens du vaisseau. Son volume est très variable. Certains anévrysmes dépassent à peine la grosseur d'une amande ; d'autres occupent toute la hauteur du cou.

Les compressions de voisinage qui impriment aux anévrysmes de chaque région une physionomie particulière s'exercent pour l'anévrysme carotidien sur des organes très variés et très importants. La veine jugulaire interne est atteinte la première. Étalée sur la tumeur ou aplatie entre elle et la colonne vertébrale, elle reste à peine perméable, et se dilate au-dessus de son rétrécissement. Les nerfs qui entourent l'artère : nerfs cardiaques, pneumogastriques, grand sympathique, récurrent, nerfs du plexus cervical et du plexus brachial sont pressés, tiraillés, allongés. Ils peuvent finir par faire saillie dans l'intérieur du sac, revêtus seulement par une mince membrane (Follin). Le conduit laryngo-trachéal subit dès le début avec le pharynx et l'œsophage une déviation notable. Ces canaux peuvent être ensuite comprimés, usés, perforés par l'anévrysme. Le squelette n'est jamais atteint.

Symptômes. — Les phénomènes locaux observés au niveau de l'anévrysme n'ont rien de spécial. Il s'agit toujours d'une tumeur molle, fluctuante, réductible, indolente, animée de battements, et présentant à l'auscultation un bruit de souffle isochrone avec la systole cardiaque. Comme dans tous les anévrysmes, les battements artériels sont diminués dans les artères périphériques correspondant à la distribution du tronc atteint : on explore principalement ici la faciale et la temporale.

Les symptômes spéciaux à la région tiennent surtout aux compressions exercées par l'anévrysme. La stase sanguine dans la veine jugulaire a pour conséquence la dilatation des veines sous-cutanées. Faut-il lui rattacher les accidents cérébraux observés chez certains malades : vertiges, tendance à la syncope, insomnie, cauchemars, somnolence, troubles de la vision, etc.? La compression des branches des plexus cervical et brachial produit des élancements douloureux dans le cou, la tête et le membre supérieur ; celle du grand sympathique entraîne la contraction de la pupille que plusieurs obser-

vateurs ont notée; celle du récurrent, du pneumo-gastrique, du phrénique amène des troubles de la voix qui est presque constamment
rauque, enrouée; elle contribue probablement à produire la dyspnée.
Celle-ci est constante dès que le conduit laryngo-trachéal est refoulé
avec quelque énergie. La respiration se fait péniblement avec un
bruit trachéal à chaque inspiration ; des accès de suffocation, une
toux fréquente, tourmentent le malade. La déglutition est plus ou
moins gênée. La dysphagie peut finir par être complète.

Marche et Terminaison. — Les anévrysmes de la carotide marchent en général avec lenteur. Ils peuvent chez certains malades
persister sous un petit volume sans augmentation ; le plus souvent ils
s'aggravent peu à peu, et deviennent au bout de quelques années le
point de départ d'accidents mortels. Le malade succombe à l'inanition déterminée par la dysphagie, à la suffocation causée par l'aplatissement de la trachée ou par un spasme de la glotte. Il périt à la
suite de la rupture de la tumeur soit du côté de la peau, soit vers
la trachée, l'œsophage ou même la cavité pleurale. On a cité quelques faits de guérison spontanée. Ils sont excessivement rares.

Diagnostic. — Le diagnostic d'un anévrysme de la région cervicale est souvent très facile ; il se fait d'après les signes ordinaires
des anévrysmes. Comme partout, et plus que partout peut-être, ce
diagnostic a pourtant donné naissance à de nombreuses erreurs.

Dans un premier ordre de faits, on a pris pour des anévrysmes des
tumeurs animées de battements comme un cancer ramolli et pulsatile de la région, un goître vasculaire, ou même des abcès, des
kystes, des ganglions hypertrophiés qui recevaient simplement l'impulsion de l'artère. Pour ces derniers un examen attentif conduit
facilement d'ordinaire à constater qu'il n'y a pas de véritable expansion de la tumeur; aussi l'erreur n'est-elle guère pardonnable.
On reconnaît qu'il s'agit d'un corps thyroïde animé de battements
lorsqu'en faisant exécuter des mouvements de déglutition, la tumeur
s'élève. La distinction est plus difficile pour un cancer pulsatil. Lisfranc dans un cas ne put la faire, et pratiqua inutilement la ligature
de la carotide.

Une erreur plus grande consiste à prendre un anévrysme qui existe
en réalité pour un abcès. Elle a été commise surtout ailleurs, notamment à la carotide interne ; mais elle aurait été observée aussi
au niveau de la carotide primitive. Un fait célèbre de Liston est sujet

à contestation, et n'est peut-être autre chose qu'un fait d'ulcération artérielle au niveau d'un abcès.

Étant reconnu qu'il existe un anévrysme de la région cervicale, il s'agit de distinguer celui de la carotide de ceux qui peuvent s'être développés sur d'autres artères plus ou moins voisines. Lorsque la tumeur occupe la partie moyenne du cou la chose est facile; mais il n'en est plus de même si elle s'est montrée d'abord derrière la clavicule. Les anévrysmes de la sous-clavière, du tronc brachiocéphalique et même de l'aorte envahissent le cou jusqu'à des hauteurs très considérables. On peut dire : 1° que l'anévrysme de l'aorte avant d'être extra-thoracique s'est annoncée par des signes thoraciques qui lui sont propres ; 2° que l'anévrysme du tronc brachiocéphalique ressemble un peu à celui de l'aorte à ce point de vue, et détermine sur la carotide et la sous-clavière des phénomènes exactement semblables : propagation de souffle, diminution du pouls périphérique; 5° que l'anévrysme de l'artère sous-clavière se prolonge de préférence à la base du cou, en dehors du sterno-cléido-mastoïdien, dans un sens transversal plutôt que vertical — que le bruit de l'anévrysme se propage dans ce cas vers l'aisselle et non vers le cou — que le bruit persiste quand on comprime la carotide — que le pouls radial est affaibli et le membre supérieur droit œdématié, affaibli et douloureux — caractères opposés à ceux de l'anévrysme carotidien. Mais il n'y a rien d'absolument fixe et de certain dans ces dispositions. En réalité on est obligé souvent de rester dans l'incertitude ; Erichsen relevant trente-neuf faits de ligature de la carotide pour ce qu'on croyait être un anévrysme de cette artère a trouvé huit cas dans lesquels il s'agissait d'un autre vaisseau.

Dans l'examen des anévrysmes carotidiens, il faut ne pratiquer des pressions et des malaxations de la tumeur qu'avec une certaine précaution. Des embolies mortelles peuvent en effet se produire sous l'influence de ces explorations. Esmarch a perdu un malade dans ces conditions, et Tillaux a fait connaître un fait d'hémiplégie subite, terminé par guérison, qui se produisit au moment où il faisait une semblable manœuvre.

Traitement. — Toutes les fois que l'anévrysme de la carotide est placé sur un point assez élevé pour que l'on puisse agir sur l'artère, au-dessous du sac, deux méthodes curatives s'offrent au chirurgien : la compression et la ligature entre le cœur et la tumeur.

La compression entre la tumeur et le cœur, *compression indirecte*, semble devoir être toujours la méthode de choix. Malheureuement elle est mal supportée par le malade. L'application de compresseurs mécaniques est à peu près impossible. Ils portent, quoiqu'on fasse, sur les organes voisins et particulièrement sur le pneumo-gastrique et deviennent promptement intolérables. La compression digitale peut être mieux dirigée. Rouge (de Lausanne) a montré que chez un sujet modérément musclé on pouvait pincer l'artère et le muscle sterno-cléido-mastoïdien entre les doigts de façon à effacer l'artère sans agir sur le pneumo-gastrique. On doit cinq succès à la compression (Holmes); mais elle a échoué quelquefois.

La ligature par la méthode d'Anel avait été appliquée plusieurs fois aux plaies de la carotide, lorsqu'elle fut employée en 1805 pour la première fois par A. Cooper contre un anévrysme de cette artère. L. Lefort a relevé 47 faits de ligature pour anévrysme de la carotide primitive. Il faut tout d'abord dire que les suites de cette opération sont graves : dans près de la moitié des cas (21), la mort s'est produite à la suite d'accidents variés; deux fois on nota la récidive de l'anévrysme, et il n'est pas bien certain que dans tous les autres cas la guérison ait été toujours parfaitement durable. Nous ferons quelques réserves au sujet de la valeur actuelle de ces conclusions pronostiques.

Les accidents mortels de la ligature nous sont en partie connus. Il y en a quelques-uns qui sont en effet sous la dépendance de la simple obstruction vasculaire. Que l'artère soit liée pour une plaie, pour un anévrysme, ou pour toute autre cause, il se produit dans un grand nombre de cas des accidents cérébraux, capables d'entraîner la mort. Nous les avons suffisamment étudiés plus haut. (V. p. 46).

Les hémorrhagies à la chute du fil à ligature ne sont pas rares. Elles correspondent à peu près à un dixième des cas. Il est probable que dans l'avenir cette cause de mort perdra de son importance par suite de l'emploi des pansements antiseptiques. Un bon catgut n'a plus à tomber.

D'après la statistique, l'inflammation et la suppuration du sac sont très fréquents à la suite de la ligature (un sixième des cas environ). Les caillots déposés dans le sac semblent ici plus que partout ailleurs mal supportés par la poche qui les contient. Ils ne subissent pas la transformation graduelle qui conduit ordinairement à la guérison des anévrysmes, et finissent par jouer le rôle de corps étrangers. La suppuration dans l'intérieur du sac aboutit à la formation d'un phlegmon profond, qui en tant que phlegmon peut être dangereux par la compression qu'il exerce et les fusées qu'il envoie au loin, vers le thorax notamment. Mais le plus grand péril consiste dans l'hémorrhagie qui se produit par le bout supérieur après l'ouverture du sac devenu phlegmoneux. Tantôt foudroyante, tantôt répétée elle cause· fréquemment la mort. La compression vient quelquefois à bout de ces hémorrhagies. L'emploi des méthodes antiseptiques, mettra certainement encore dans une grande mesure à l'abri de ces accidents dont la fréquence et la gravité étaient jusqu'ici très considérables.

Enfin il n'est pas rare d'observer à la suite de la ligature de la carotide des accidents pulmonaires : congestion, pneumonies asthéniques, rapportées sans preuve,' soit à des lésions du pneumo-gastrique, soit à des troubles de l'innervation centrale (Erichsen).

Lorsqu'il est impossible de pratiquer la compression indirecte ou la ligature, on reste en présence de méthodes encore plus incertaines ; ce sont : les *injections coagulantes* et l'*electrolyse* que l'on peut proscrire résolument ; elles n'ont donné que des insuccès ; la *compression directe* sur la tumeur, qui mérite d'être essayée, mais sur laquelle on ne peut pas fonder grand espoir, et surtout *la ligature au-dessus du sac anévrysmal* (procédé de Brasdor). A la suite de cette opération, la circulation se trouve arrêtée dans l'anévrysme ; les caillots peuvent s'y développer et s'y organiser comme après la ligature d'Anel. Cependant il est très commun de voir la tumeur rester pulsatile. Cette ligature expose aux mêmes accidents que la ligature d'Anel. Elle serait même plus grave d'après Pils et Holmes. Il ne faut point la condamner cependant, car elle se présente comme la seule ressource lorsqu'un anévrysme carotidien développé très bas, derrière la clavicule, subit un accroissement rapide.

Si la méthode ancienne pour la guérison des anévrysmes, *l'ouverture du sac, avec ligature de l'artère au-dessus et au-dessous de la plaie,* n'était pas si périlleuse, il est clair que c'est elle qu'il faudrait recommander. Supprimer les risques d'inflammation et de suppuration du sac, c'est mettre déjà bien des chances de son côté. Nous avons rapporté à propos des anévrysmes diffus les tentatives faites dans ce sens par Morel au dix-septième siècle, et de nos jours (1857)

avec un plein succès par Syme. On ne peut pas recommander une opération qui expose à voir périr le malade en quelques secondes sous
les yeux du chirurgien ; mais la question se pose de savoir si après la
la ligature par la méthode d'Anel il ne serait pas bon d'ouvrir l'anévrysme carotidien, de le vider de ses caillots, et de chercher le bout
supérieur de l'artère pour le lier à son tour. Le Fort et Holmes con-
seilleraient volontiers cette manière d'agir.

La méthode de Vasalva a fourni deux ou trois succès achetés par
des mois et des années d'efforts.

§ 2. *Anévrysmes artério-veineux de la carotide primitive.*

Certaines plaies étroites de la région cervicale donnent lieu à une
communication permanente entre la carotide et la jugulaire interne.
On a trouvé comme corps vulnérant : un fragment de verre, la pointe
d'une épée, d'un fleuret, d'un poignard, d'un canif, un grain de
plomb, une balle de revolver, un petit éclat de pierre, etc. Au moment de l'accident l'hémorrhagie extérieure plus ou moins considérable est arrêtée par la compression ; une hémorrhagie interstitielle
ordinairement peu importante se produit, et bientôt, au bout de
quelques heures, ou après quelques jours se montrent les signes de
la communication artério-veineuse. G. Fischer base sa description
sur 15 cas.

Lorsqu'au bout de deux ou trois semaines la plaie extérieure s'est
guérie et que le sang épanché dans le tissu cellulaire s'est résorbé,
il n'existe souvent au niveau de la blessure qu'une tumeur à peine
appréciable ; mais celle-ci se développe peu à peu par la suite, et
finit par acquérir des dimensions considérables. Elle doit être constituée souvent par la dilatation de la veine jugulaire interne.

Les symptômes de l'anévrysme artério-veineux sont au début
ceux d'une plaie artérielle ordinaire. Plus tard on trouve les signes
des anévrysmes variqueux en général.

La tumeur est animée de battements isochrones avec la systole cardiaque, molle, réductible avec la plus grande facilité, libre de caillots.

Le doigt qui la presse sent un frémissement très marqué (thrill)
qui s'étend souvent à toute la région cervicale.

L'auscultation fait entendre un bruit de souffle continu avec ren-
forcement au moment de la systole et qui prend dans beaucoup de
cas le caractère d'un bruit de rouet, d'un ronflement cataire.

Ces tumeurs ne causent pas de gêne marquée dans leur voisinage. Elles sont à ce point de vue très différentes des anévrysmes artériels. Pendant longtemps leur principale incommodité réside dans le bruit que perçoivent les malades, bruit qui les fatigue et les empêche de dormir. Les troubles circulatoires résultant du passage du sang artériel dans la veine n'ont pas de grandes conséquences, au début du moins. On leur a rapporté pourtant des phénomènes généralement passagers : vertiges, céphalalgie, troubles de la vision et des palpitations qui s'accompagnaient d'une douleur cardiaque causée peut-être par la pénétration du sang artériel dans le cœur droit. L'accroissement est lent, et il ne semble pas que cette lésion ait jamais entraîné la mort.

L. H. Petit, en 1885, a publié dans la *Revue de chirurgie* la suite de l'observation d'un malade de Verneuil, commencée en 1869 dans les *Bulletins de la Soc. de chirurgie*. A quinze ans de distance on note chez ce blessé un accroissement considérable de la tumeur, des varicosités veineuses très marquées sur tout le côté de la face correspondant à la tumeur, une grande congestion des veines de la conjonctive, une surdité très marquée des deux côtés, et une névro-rétinite très avancée du côté de l'anévrysme où l'acuité visuelle égale $\frac{2}{10}$, moins avancée de l'autre côté où elle est de $\frac{8}{10}$.

Il faut donc faire quelques réserves au point de vue des conséquences futures d'un anévrysme artério-veineux de la carotide primitive.

Néanmoins le traitement doit rester palliatif. La ligature de la carotide primitive n'a donné que de mauvais résultats et les autres méthodes de traitement sont absolument inapplicables.

2° ANÉVRYSMES DE L'ARTÈRE CAROTIDE EXTERNE.

Le tronc de cette artère est si court qu'il est bien difficile de reconnaître si un anévrysme siège précisément sur lui, ou bien sur l'une de ses branches, ou même sur l'extrémité supérieure de la carotide primitive.

L'anévrysme de la carotide externe peut être artériel ou artério-veineux.

§ 1. *Anévrysme artériel.* — On ne connaît guère que des cas traumatiques. L. Le Fort en a rassemblé quatorze sur lesquels douze furent traités par la ligature de la carotide primitive, deux par celle de la carotide externe. Un autre rapporté par Vidal et tiré de la pratique de Lisco, fut guéri par l'ouverture du sac et la ligature des deux bouts, méthode assurément trop dangereuse pour être recommandée.

Si la ligature de la carotide externe était possible en pareille circonstance, c'est à elle qu'il faudrait s'adresser sans aucun doute, mais presque toujours ce tronc caché par l'anévrysme est inabordable. Il faut donc ici essayer d'abord de la compression de la carotide primitive, et, si l'on n'obtient aucun résultat, arriver à la ligature de ce vaisseau lui-même. Dans les faits rapportés par L. Le Fort la mort arriva deux fois à la suite d'accidents cérébraux. Parmi les malades qui guérirent, quelques-uns éprouvèrent des troubles du même ordre, mais passagers.

§ 2. *Anévrysme antério-veineux de la carotide externe.* — On ne connaît encore que deux faits de ce genre, l'un de Rufz (1838) résultant d'un coup de bouteille dans la région parotidienne, l'autre de Gabe de Masarellos qui eut pour cause un coup de sabre. Le caractère principal de l'affection résidait dans l'espèce de tête de méduse que formaient du côté malade les veines superficielles dilatées, pelotonnées, augmentées de volume au point de présenter dans le cas de Rufz particulièrement le diamètre de la veine sous-clavière. Il existait du thrill, du bruissement, et les veines s'affaissaient lorsque l'on comprimait la carotide primitive. Chelius fit sans succès dans le cas de Gabe la ligature de la carotide primitive. Cinq ans plus tard Stromeyer, après avoir inutilement essayé de la compression digitale, guérit le malade par l'ouverture du sac veineux et la ligature de l'artère temporale qui se trouvait ici communiquer avec la veine jugulaire externe.

3° ANÉVRYSMES DE L'ARTÈRE CAROTIDE INTERNE.

La carotide interne présente quelques anévrysmes dans son trajet cervical; elle est aussi affectée plus haut, et on connaît notamment un petit nombre d'anévrysmes artério-veineux par communication entre l'artère et le sinus caverneux. Nous nous bornerons ici aux anévrysmes de la portion cervicale de la carotide interne.

§ 1. *Anévrysmes artériels.*

Ils sont rares, la plupart spontanés, et ressemblent beaucoup, au point de vue symptomatique, aux anévrysmes de la carotide primitive. Ce sont les mêmes compressions vasculaires et nerveuses, par conséquent les mêmes phénomènes. Par le fait de sa naissance derrière la paroi du pharynx, l'anévrysme tend à faire saillie uniquement dans la cavité pharyngienne. On a donc affaire à une tumeur de l'arrière-gorge, à laquelle il est facile de reconnaître le signe d'une tumeur anévrysmale : des battements sensibles au doigt et à la vue. L'auscultation pratiquée au niveau de la région parotidienne permet d'entendre le bruit de souffle caractéristique.

Ces anévrysmes pourraient être confondus avec les autres tumeurs de l'arrière-gorge; dans un cas observé par Syme on aurait cru facilement à un abcès de l'amygdale. Il faut se rappeler que l'arrière-gorge est une région dangereuse, que plus d'une fois la carotide interne a été ouverte là par erreur ou par accident. Il suffira d'ailleurs de songer à la possibilité d'un anévrysme et d'en rechercher les signes pour éviter un pareil malheur. Le traitement est le même que pour la carotide primitive.

§ 2. *Anévrysmes artério-veineux.*

Depuis longtemps on ne connaît pas de cas nouveaux d'anévrysme artério-veineux de la carotide interne. Leur histoire est basée sur quatre cas tous traumatiques appartenant à Joret, Desparanches, Bérard et Giraldès. L'autopsie des malades de Joret et de Giraldès a permis de vérifier la communication avec la veine jugulaire interne. Chez le malade de Giraldès, — qui mourut d'une affection intercurrente — il existait un petit sac anévrysmal entouré d'un exsudat plastique au milieu duquel étaient englobés le nerf pneumo-gastrique et le nerf laryngé supérieur. Le malade avait eu la voix très rauque. Celui de Joret succomba deux ans et demi après la blessure à une bronchite aiguë. Il avait présenté du ramollissement cérébral et des convulsions épileptiformes. La balle qui avait causé la blessure était logée dans la veine jugulaire et adhérait à sa paroi au moyen d'un tissu cellulaire de nouvelle formation.

On peut prévoir que le diagnostic d'avec un anévrysme artério-

veineux de la carotide externe sera quelquefois difficile ; mais il s'agit
là en somme de lésions très rares, et qui précisément ne peuvent
être le point de départ d'aucune intervention opératoire. L'expectation simple est de règle absolue.

V. MALADIES DU PHARYNX ET DE L'ŒSOPHAGE.

Considérations anatomiques :

Les affections chirurgicales des deux parties supérieures du pharynx : pharynx nasal et pharynx buccal, ont été étudiées ailleurs.
Nous nous bornerons donc à rappeler ici les principaux caractères
anatomiques de la dernière portion du pharynx et de l'œsophage.

Dans sa portion inférieure ou laryngienne, haute de 5 à 6 centimètres, *le pharynx* a la forme d'un entonnoir qui serait assez bien
arrondi, si le larynx à sa partie antérieure ne formait une saillie
dans sa cavité. Large en haut, au niveau de l'épiglotte et de la
base de la langue, il ne mesure plus que 14 millimètres de diamètre, dans le point où il se continue avec l'œsophage.

L'œsophage commence au niveau du bord inférieur du cartilage
cricoïde, à 15 centimètres des incisives de la mâchoire supérieure. Il
se termine dans ·l'estomac, au-dessous du diaphragme après un
trajet de 25 centimètres (Mouton). Sa direction est à peu près verticale, mais avec quelques inflexions ; d'une manière générale il
présente une longue convexité, d'ailleurs légère, du côté droit.

La portion cervicale, seule accessible du dehors, varie très notablement de longueur suivant les individus. Elle ne dépasse jamais
7 à 8 centimètres et peut n'être que de 4 à 5.

Le diamètre du conduit varie notablement. Il est en moyenne de
18 à 20 millimètres. Mais il tombe à 14 millimètres sur trois
points, savoir : à son origine, au niveau de son contact avec l'aorte,
à son entrée dans l'estomac. Ces données ont été obtenues sur le
cadavre par Mouton au moyen de moulages. La dilatation brusque
de l'œsophage porte facilement les points rétrécis à 18 et 19 centimètres.

Au niveau du cou l'œsophage est placé entre la trachée et la
colonne vertébrale, dans un tissu cellulaire lâche, abondant. Les
récurrents sont en rapport immédiat avec lui, le droit longeant le

bord correspondant, le gauche se plaçant sur la face antérieure du conduit. Dans le thorax, il occupe le médiastin postérieur, répond en avant à la bifurcation des bronches et plutôt à la bronche gauche, puis au péricarde, à droite au feuillet droit du médiastin et par conséquent à la plèvre et au poumon droit, à gauche à la crosse de l'aorte et aux branches qui en naissent, en arrière au canal thoracique à la veine azygos, aux artères intercostales droites, et à des ganglions lymphatiques qui le séparent de la colonne vertébrale (Tillaux).

Le pharynx à sa partie inférieure tend à se rapprocher de l'œsophage au point de vue de sa structure. Rappelons que ce dernier conduit est tapissé par une muqueuse épaisse, dermo-papillaire à épithélium pavimenteux et qu'il possède une tunique musculeuse très épaisse.

1° MALFORMATIONS CONGÉNITALES DU PHARYNX ET DE L'ŒSOPHAGE.

Du côté du pharynx un seul vice de conformation, mais des plus curieux : c'est une fistule congénitale, dont on trouvera l'histoire un peu plus loin (Voyez *Fistules du cou.*).

Du côté de l'œsophage les malformations sont plus nombreuses. On les range sous quatre chefs :

a. Diverticules de l'œsophage,

b. Rétrécissements et cloisonnements incomplets,

c. Oblitération complète et abouchements anormaux,

d. Absence d'œsophage.

L'étude du développement de l'œsophage ne fournit pas encore la clef de toutes ces anomalies. Il reste d'ailleurs quelques incertitudes sur ce point d'embryogénie:

Un embryon de quelques jours présente, comme on le sait, l'aspect d'une petite nacelle, dont les deux extrémités seraient pontées. L'espace ponté supérieur forme une cavité, tapissée par le feuillet interne du blastoderme et terminée en cul-de-sac au niveau de l'extrémité céphalique de l'embryon. On l'appelle *aditus anterior* ou *cavité céphalo-intestinale*. C'est le rudiment de la partie supérieure du tube intestinal. Bientôt sur la partie antérieure de ce pont, au-dessous des vésicules cérébrales qui ont pris un grand développement, se creuse une dépression connue sous le nom de *sinus buccal.*

A ce niveau le feuillet externe du blastoderme s'invagine et va à la rencontre du feuillet interne qui tapisse l'*aditus anterior*.

La manière dont se fait la rencontre et l'abouchement des deux conduits n'est pas encore interprétée de la même façon par tout le monde.

Selon Kœlliker, et Sappey, Mathias Duval, Cadiat avec beaucoup d'autres partagent cette opinion, le pharynx et l'œsophage se développeraient aux dépens de l'aditus anterior. Le sinus buccal formerait seulement la bouche et la partie la plus antérieure du pharynx. Les organes respiratoires apparaîtraient sous la forme d'un tube creux bientôt bifurqué, développés dans l'épaisseur de la paroi antérieure de l'aditus anterior.

Selon Ch. Robin, l'aditus anterior n'entrerait pour rien dans la constitution du pharynx et de l'œsophage. Cette portion primitive du tube digestif ne suivant pas l'accroissement rapide que le cou présente à un certain moment chez l'embryon resterait en arrière. Le sinus buccal, au contraire, s'allongeant de plus en plus à mesure que le cou se développe, formerait le pharynx tout entier. Quant à l'œsophage, il apparaîtrait à l'extrémité du pharynx sous la forme d'un bourgeon creux qui descendrait à la rencontre de l'aditus anterior, tandis qu'en avant de lui, sur la paroi antérieure du pharynx, se montrerait un autre bourgeon d'abord unique et plein, bientôt creux et bifurqué. C'est l'origine de la trachée, des bronches et du poumon.

Le pharynx est, comme on le sait, percé à l'origine de fentes transversales qui font communiquer la face externe de l'embryon avec la cavité pharyngienne. Ces fentes disparaissent par la soudure successive des arcs qui les séparent (Voyez *Fistules congénitales*.).

a. DIVERTICULES CONGÉNITAUX DE L'ŒSOPHAGE.

L'existence des diverticules congénitaux ne semble pas établie d'une façon bien certaine ; du moins les auteurs ne mentionnent pas d'autopsies probantes faites chez des enfants. Förster et Wernher les considèrent comme liés à des rétrécissements congénitaux. On en aurait trouvé surtout à la partie supérieure de l'œsophage, à son union avec le pharynx ; peut-être se forment-ils là par suite de l'oblitération incomplète d'une fente branchiale (Voyez *Fistules branchiales*.).

b. Rétrécissements et cloisonnements incomplets.

On ne les a peut-être pas constatés une seule fois sur le cadavre des enfants ; mais on a trouvé, à l'autopsie d'individus plus ou moins avancés en âge, des rétrécissements, tantôt annulaires, tantôt canaliculés, qui semblaient dater de la première enfance, car les individus atteints avaient toujours accusé des troubles de la déglutition. Au niveau de ces rétrécissements la muqueuse œsophagienne ne présentait du reste aucune altération. Ces rétrécissements siègent surtout à la partie supérieure de l'œsophage, vers son point de jonction avec le pharynx, ou à sa partie inférieure, là où il vient s'aboucher dans l'estomac ; mais on en aurait trouvé aussi à la partie moyenne.

c. Oblitérations avec abouchements anormaux.

Ce sont les anomalies les plus intéressantes de beaucoup, et les plus nombreuses. Paul Reynier en rapporte quinze exemples dans sa thèse d'agrégation (1883), Kœnig les décrit d'après quatorze cas. Le plus souvent l'œsophage se trouve divisé en deux portions. La supérieure se termine par un cul-de-sac musculeux plus ou moins dilaté, vers la portion moyenne de la trachée. L'inférieure, partant du cardia, remonte vers la trachée et vient se terminer ordinairement à la face postérieure de celle-ci, au niveau de sa bifurcation. Quelquefois elle s'insère sur une des bronches ; on l'a vue remonter à 2 centimètres au-dessus de la bifurcation des bronches. Là où elle se met en rapport avec le conduit aérien, la portion inférieure de l'œsophage présente presque toujours une ouverture par laquelle elle communique avec lui. On peut, en introduisant un stylet dans le cardia, le conduire à travers la portion inférieure de l'œsophage, jusque dans la trachée et le larynx. Souvent un cordon fibreux joint les deux bouts séparés de l'œsophage ; tout moyen d'union peut faire défaut. Chez quelques enfants on a trouvé, avec un œsophage à peu près normal, une fissure trachéo-œsophagienne (Tarnier, Lamb). Le sujet observé par ce dernier vécut six semaines et succomba à une pneumonie. Dans un fait semblable décrit par Houston, l'œsophage présentait au niveau de sa communication avec la trachée un long diverticule qui descendait jusqu'à la bifurcation des bronches.

Il est clair que l'origine de ces diverses anomalies se trouve dans un trouble de l'évolution embryonnaire. Par elles se démontrerait, s'il était nécessaire, la solidarité qui existe entre la trachée et l'œsophage au point de vue de leur développement.

Les enfants qui sont atteints de ces monstruosités en présentent quelquefois d'autres ; mais le plus souvent ils sont bien conformés par ailleurs. L'œsophage est-il oblitéré, ils meurent fatalement d'inanition, au bout d'un petit nombre de jours. Ceux qui présentent seulement des fissures trachéo-œsophagiennes ne sont guère mieux partagés. A chaque déglutition, ils introduisent le lait dans les voies respiratoires, d'où des accès de suffocation et une toux au milieu de laquelle le lait qui a pu être avalé se trouve forcément rejeté. S'ils survivent quelque peu, une pneumonie les enlève.

On a pu pendant la vie faire le diagnostic, en tenant compte des symptômes et de ce fait capital qu'une sonde œsophagienne ne peut être poussée à plus de 10 ou 12 centimètres de la pointe de la langue.

Le musée Dupuytren contient quelques pièces intéressantes de cette anomalie, entre autres celle de Périer (n° 75 du catalogue Houel).

d. *Les absences complètes de l'œsophage*, quelquefois de l'œsophage *et du pharynx* sont rares et liées ordinairement à d'autres monstruosités.

2° RUPTURES SPONTANÉES. — VARICES.

On trouve dans la littérature chirurgicale une douzaine de cas de *ruptures spontanées* de l'œsophage. Dans les deux tiers des cas, les malades étaient des hommes dans la force de l'âge, mais adonnés à la boisson pour la plupart.

L'accident se produit toujours de la même façon. Le malade a une indigestion à la suite d'un bon repas ou d'un excès de boisson ; au milieu des nausées ou des vomissements, il est pris tout d'un coup d'une douleur vive dans la région thoracique et tombe en défaillance. La rupture s'est produite. Le sujet d'une observation célèbre de Boerhaave, l'amiral Vassenaer avait provoqué lui-même les vomissements pour débarrasser son estomac après un repas trop copieux.

A la suite de la rupture se produisent quelques vomissements sanguinolents, et bientôt de l'emphysème au niveau de la base du cou. Ce sont les gaz de l'estomac infiltrés dans le médiastin antérieur qui viennent se montrer là.

Le malade tombe rapidement dans un état d'adynamie profonde. Il respire péniblement, se refroidit, présente une anurie complète et succombe. La mort arrive ordinairement entre 24 et 48 heures. Dans un cas rapporté par Fitz (1877) elle ne se produisit qu'au bout de six jours.

La lésion anatomique consiste en une rupture linéaire, une fente de l'œsophage, située le plus souvent au voisinage du cardia, et l'entamant quelquefois. La fente peut avoir 1 centimètre à peine ou 5, 5 et jusqu'à 8 centimètres. Elle a toujours été trouvée longitudinale, sauf dans le fait de Boerhaave où elle entamait transversalement l'œsophage. Elle fait communiquer la cavité de l'œsophage avec le tissu cellulaire du médiastin. Parfois la plèvre même est déchirée. Le tissu cellulaire du médiastin, ou la cavité pleurale contiennent avec une certaine quantité de sang épanché des aliments et des boissons.

Il est difficile d'admettre qu'un œsophage sain puisse ainsi se rompre dans un effort de vomissement. Mais quelle est la lésion prédisposante? On ne peut pas parler ici d'un *ramollissement de l'œsophage* analogue au ramollisement gélatiniforme de l'estomac. Cette lésion a été il est vrai rencontrée quelquefois surtout chez des individus qui sont morts après une longue agonie, pendant laquelle le suc gastrique a pu refluer vers l'œsophage. Rien dans ces données ne peut s'appliquer aux cas qui nous occupent, dans lesquels les malades sont non pas des agonisants, mais des hommes vigoureux (Kœnig). Il est probable que, dans bon nombre de cas, l'œsophage était au moins ulcéré, peut-être atteint de néoplasie.

On ne saurait prescrire aucun traitement chirurgical. Tout au plus pourrait-on songer à placer dans l'œsophage une sonde à demeure.

Les varices de l'œsophage, ont été bien décrites et rattachées à la cirrhose hépatique pour la première fois par Fauvel (1858). Klebs, en 1868, fournit quelques détails sur leur anatomie pathologique. Dans ces dernières années les recueils en ont enregistré quelques exemples. Dussaussay, en 1877, fit des varices œsophagiennes le sujet de sa thèse inaugurale. Ces varices siègent au voisinage du cardia d'une façon exclusive. La raison en est facile à comprendre. Si l'on compare la disposition des veines à l'extrémité inférieure de l'œsophage et à la partie terminale du rectum, on trouve entre elles une assez grande analogie. La partie inférieure de l'œsophage envoie le sang veineux dans le système porte par l'intermédiaire de la veine cornaire stomachique. Le reste du conduit le déverse dans les veines thyroïdiennes inférieures, péricardiques et dans la grande azygos. C'est ainsi que la partie inférieure du rectum est en connexion à la fois avec la circulation porte par les hémorrhoïdales supérieures et avec la circulation générale par les hémorrhoïdales moyennes et inférieures. Les mêmes causes produisent aux deux extrémités du tube intestinal les mêmes effets. Lorsque la circulation de la veine porte est embarrassée, le sang qu'elle contient cherche à s'échapper par la circulation collatérale. Il rentre dans la circulation générale en dilatant toutes les veines qui communiquent avec les rameaux porte périphériques. Les individus affectés de varices œsophagiennes sont tous en même temps atteints de cirrhose ou de quelque autre affection conduisant comme elle à l'atrophie du foie. L'hépatite syphilitique a été notée particulièrement dans un bon nombre de cas, et Leduc récemment (1881) a publié un fait intéressant qui se rapporte à ce processus. Il faut citer comme une exception une observation d'Eberth (1880) dans laquelle le foie ne parut en aucune façon altéré. Le seul symptôme qui appartienne en propre à l'affection, est l'hématémèse. Quelques malades vivent pendant des années présentant de temps en temps des vomissements sanguins plus ou moins répétés, souvent accompagnés de mélœna. D'autres succombent rapidement à l'hémorrhagie. Leur affection principale ne les met guère en état de résister longtemps.

On a trouvé à l'autopsie les veines œsophagiennes extrêmement dilatées. Dans un fait de Lediberder leur diamètre atteignait 21 millimètres. Dans le cas d'Eberth elles avaient le volume d'une plume d'oie ou d'un crayon ; elles étaient de plus fortement sinueuses et très serrées. A 2 centimètres environ au-dessus du cardia on voyait sur une de ces anses vasculaires très proéminentes, une déchirure de 2 millimètres de long.

Le diagnostic des varices de l'œsophage n'est pas facile. On l'établira avec quelque probabilité, si l'on se trouve en présence d'un malade atteint de cirrhose hépatique, si les hématémèses sont répétées et si l'absence de symptômes gastriques permet d'éliminer une affection ulcéreuse de l'estomac.

Il n'y a pas de traitement chirurgical à prescrire. En présence d'un accident on se bornera aux moyens hémostatiques vulgaires :

cau glacée, ergotine, etc. — Mais tant que la cause persiste, et
contre elle la thérapeutique est impuissante, il faudra s'attendre à
la reproduction des mêmes phénomènes.

5° AFFECTIONS INFLAMMATOIRES.

Bornées à la surface de la muqueuse œsaphagienne, comme la plupart le sont : œsophagite simple, folliculeuse, pustuleuse, etc., ou bien
développées dans l'épaisseur même de la paroi du conduit, œsophagite phlegmoneuse, les inflammations de l'œsophage n'intéressent le
chirurgien qu'au point de vue de leurs conséquences éloignées. Elles
peuvent toutes donner naissance à des rétrécissements. Nous reviendrons bientôt sur ce point.

La Périœsophagite n'est pas à vrai dire une lésion de l'œsophage lui-même. C'est l'inflammation et la suppuration du tissu
cellulaire qui l'entoure. Elle est provoquée par des causes diverses,
de telle sorte qu'elle doit être envisagée la plupart du temps comme
une complication. On la voit se développer lorsque l'œsophage est
perforé par un corps étranger, par la chute d'une eschare, par une
ulcération quelconque. Elle peut être le résultat d'un phlegmon
adénopathique du voisinage, ou prolonger à l'état de simple fusée
un phlegmon péripharyngien.

Caulet, qui a décrit cette affection en 1864, lui distingue deux
formes, l'une *circonscrite*, l'autre *diffuse*.

Circonscrite, la maladie se termine ordinairement par l'ouverture
du foyer purulent, dans la cavité de l'œsophage, après une courte
période inflammatoire caractérisée par des troubles locaux : dysphagie
extrême, raideur du cou, douleur entre les épaules et des troubles
généraux : fièvre plus ou moins vive.

Diffuse, elle se complique de tous les accidents qui appartiennent
aux vastes suppurations du médiastin : perforation de la plèvre, du
péricarde et inflammation des organes du médiastin.

Le diagnostic de cette affection serait presque impossible si on ne
la soupçonnait pas à l'avance ; on pourrait penser à l'œsophagite
dans laquelle, il est vrai, la douleur est moins fixe et la disphagie
moins prononcée, à une compression par une tumeur quelconque,
à l'hydrophobie dans quelques cas qui s'accompagnent de phénomènes nerveux très marqués ; mais, nous le répétons, la périœsopha-

gite est presque toujours secondaire, et il sera généralement facile de remonter à la maladie primitive.

Le traitement chirurgical sera forcément peu efficace : on fera des applications émollientes sur le cou ; on nourrira les malades au moyen de la sonde œsophagienne, ou avec des lavements alimentaires. On remplira surtout les indications que peut fournir l'affection primitive cause première de tous les accidents.

4° TUMEURS DU PHARYNX ET DE L'ŒSOPHAGE.

On a déjà décrit dans le volume précédent les tumeurs des parties supérieure et moyenne du pharynx. La portion inférieure de ce conduit, qui, à tous les points de vue doit être rapprochée de l'œsophage, va seule nous occuper ici.

On trouve dans le canal pharyngo-œsophagien : 1° des tumeurs sessiles de diverse nature, en dehors du carcinome et de l'épithélioma ; 2° des tumeurs polypeuses ; 3° des carcinomes et des épithéliomes réunis sous le nom de cancer.

§ 1. TUMEURS SESSILES AUTRES QUE LE CANCER.

Les unes appartiennent en propre aux parois mêmes du pharynx ou de l'œsophage, les autres, et ce sont les plus nombreuses, ont pris naissance au voisinage de la cavité pharyngienne. Elles l'envahissent en repoussant la paroi devant elles. On les décrit sous le nom de tumeurs rétro-pharyngiennes.

A. — Les tumeurs rétropharyngiennes sont le plus souvent des fibromes ou des sarcomes développés aux dépens des aponévroses de la région ou du périoste des vertèbres. Busch, en 1877, a trouvé un lipome volumineux.

Ces tumeurs tantôt médianes et postérieures, tantôt latérales, repoussent devant elles la paroi du pharynx, comme le font les abcès juxta-pharyngiens, et peu à peu arrivent à combler tout le conduit. Elles peuvent, si elles sont latérales, effacer les dépressions du pharynx, pénétrer dans ses plis et par exemple venir dédoubler le voile du palais.

On les aperçoit plus ou moins facilement au fond de la bouche,

selon qu'elles sont plus ou moins élevées. Le doigt porté à ce niveau
apprécie leur consistance et l'état lisse ou rugueux de leur surface.
On peut constater de cette façon que la paroi pharyngienne ne fait
pas corps avec eux et souvent qu'elle a conservé à leur niveau une
certaine mobilité.

La gêne que ces tumeurs déterminent est en rapport avec leur
volume et leur situation. Postérieures, médianes et profondément
placées, elles pressent de bonne heure sur le larynx et amènent
rapidement une dyspnée qui s'accompagne souvent d'accès de
suffocation surtout nocturnes, et qui oblige parfois à pratiquer la
trachéotomie. Latérales, elles peuvent être supportées un peu plus
longtemps. La déglutition est naturellement gênée à un haut degré,
bientôt absolument empêchée ; les veines profondes du cou sont parfois
comprimées, ce qui entraîne une exagération du côté de la circulation
veineuse superficielle.

B. — Les tumeurs sessiles, autres que le cancer, développées dans
l'épaisseur même de la paroi pharyngo-œsophagienne sont rares.

On cite à peine quelques cas de fibromes, de fibro-sarcomes, de
myomes, quelques kystes en général fort petits et qui dans tous les
cas ne dépassent pas le volume d'une noisette, quelques papillomes
(Zenker et Ziemssen).

Le traitement de toutes ces tumeurs varie avec le lieu qu'elles
occupent. Les tumeurs rétro-pharyngiennes, qui proéminent du
côté de la bouche peuvent être enlevées souvent par une simple incision pratiquée sur la paroi postérieure du pharynx. Des fibromes,
des lipomes et même des sarcomes de cette région s'énucléent parfois avec une extrême facilité. L'existence de prolongements du
côté des gaines vasculaires crée seule ici quelque danger.

Lorsque la tumeur est placée trop bas, il faut aller la saisir par
une incision extérieure. On fera tantôt l'opération décrite par Malgaigne sous le nom de laryngotomie sous-hyoïdienne (on dit mieux
pharyngotomie sous-hyoïdienne), et tantôt on choisira de préférence
l'un des procédés qui conduisent sur le pharynx et permettent de
l'extirper en totalité ou en partie. Nous les indiquerons bientôt.

§ 2. TUMEURS POLYPEUSES DU PHARYNX ET DE L'ŒSOPHAGE.

Les polypes de la partie inférieure du pharynx peuvent être confondus sans inconvénient avec ceux de l'œsophage. Presque tous ces derniers ont bien réellement leur point d'implantation dans la portion terminale du pharynx, au voisinage du larynx. Cette affection est des plus rares. Depuis le travail que Middeldorf leur a consacré en 1857, leur nombre ne s'est guère accru, et Middeldorf en connaissait dix. La structure des polypes n'est pas différente de celle des tumeurs sessiles du pharynx et de l'œsophage. Ce sont des fibromes, des lipomes, des myomes, des myxomes recouverts par la muqueuse normale du conduit. Dans un cas (Goschler) il s'agissait d'un kyste dermoïde pédiculé.

La tumeur, continuellement soumise à des mouvements de traction qui l'allongent et l'attirent par en bas, acquiert une grande longueur. Elle atteint ainsi jusqu'à 10, 15 et même 20 centimètres, avec un diamètre de un et demi ou deux centimètres.

Les symptômes essentiels sont ceux d'un corps étranger de l'œsophage : douleur perçue par le malade ; gêne de la déglutition qui ne se fait qu'au prix d'efforts plus ou moins considérables et finit par ne plus s'opérer que pour les liquides; toux; vomissements; accès de suffocation causés par le passage des aliments ou des boissons dans les voies respiratoires ; dyspnée par compression de la trachée ; troubles de la voix sous la même influence, etc.

Un fait intéressant, c'est l'apparition possible dans la bouche d'un polype ordinairement contenu dans l'œsophage et qui s'est trouvé rejeté au dehors dans un effort de vomissement. Dans ces conditions le polype peut obstruer l'ouverture du larynx et amener par là une suffocation rapide.

Le danger de ces tumeurs réside en somme dans l'inanition et la suffocation à laquelle ils exposent; mais elles sont souvent tolérées pendant longtemps avant de donner lieu à aucun accident sérieux.

Tant que la tumeur n'a pas été aperçue du côté de la bouche, le diagnostic est difficile, incertain même. Le cathétérisme avec la sonde œsophagienne n'est ici d'aucun secours. L'instrument passe à côté de la tumeur sans révéler sa présence par aucun phénomène spécial.

La thérapeutique ne comporte qu'un seul moyen : l'extirpation.

Elle a toujours été faite jusqu'ici par la bouche. Pour éviter l'hémorrhagie après la section du pédicule, on a pratiqué la ligature de ce dernier. Cette opération n'est pas à recommander. On ne manque pas aujourd'hui de moyens d'ablation rapide, qui n'exposent pas à l'hémorrhagie : serre-nœuds, anse galvanique, thermo-cautère, etc. Leur
emploi est facile : le polype est amené au dehors, par des vomissements
provoqués au moyen de l'émétique ; il est saisi avec une pince de
Museux ou maintenu avec un fil, et on passe autour de lui, pour la
porter profondément vers le pharynx, l'anse destinée à diviser son pédicule. Ces manœuvres peuvent n'être pas sans inconvénient. Dans
un cas où elles étaient employées pour faire la ligature, le malade
se trouva dans un si grand danger de suffocation, qu'on dut faire la
trachéotomie (Dallas). Dans un autre (Dubois) la mort se produisit
par ce mécanisme.

L'œsophagotomie ne semble cependant indiquée que pour les tumeurs qui ne peuvent pas être amenées au dehors, et qui provoquent des accidents sérieux de suffocation.

§ 3. CANCER DU PHARYNX ET DE L'ŒSOPHAGE.

A. *Cancer du pharynx.*

Le cancer primitif du pharynx est encore une affection très rare.
Le plus souvent il résulte de l'extension d'un cancer de la base de la
langue, de l'amygdale ou du larynx. Lorsqu'il est primitif, il débute
ordinairement au voisinage du larynx qui se trouve ainsi de bonne
heure envahi par le néoplasme. Le point de départ anatomique semble
se trouver dans les glandes de la région. Le diagnostic par la vue, par
le miroir laryngien et par le toucher est en général aisé.

Le traitement de ces sortes de tumeurs était jadis à peu près
au-dessus des ressources de l'art. Dans ces dernières années les opérations destinées à extirper une portion plus ou moins considérable du
pharynx se sont multipliées en Allemagne. En 1879, au congrès des
chirurgiens allemands tenu à Berlin, un certain nombre de faits
furent rapportés. On arrive au pharynx par une grande incision pratiquée le long du bord antérieur du sterno-cléido-mastoïdien et parallèle profondément au ventre postérieur du digastrique ou bien par
des opérations très complexes qui comportent diverses incisions des
parties molles et la section ou même la résection du maxillaire infé-

rieur. En général les incisions extérieures suffisent. Avec elles Billroth
et d'autres ont enlevé une grande partie du pharynx, la partie supérieure de l'œsophage, le larynx et le corps thyroïde. Il est inutile
de dire que de semblables opérations présentent une extrème gravité. Langenbeck avait perdu ses trois opérés lorsqu'il vint en 1879
rendre compte de ses tentatives. La mort se produit soit par la
formation d'un vaste phlegmon propagé au médiastin, soit par le
fait d'une pneumonie qui tient à l'introduction dans les bronches des
liquides septiques fournis par la plaie. Au moment de l'opération, le
tamponnement de la trachée avec la canule de Trendelenburg est
une précaution utile sans laquelle le sang envahirait les voies respiratoires. Ce même tamponnement permet ensuite de faire d'une
façon parfaite l'antisepsie. L'alimentation étant assurée par une
sonde œsophagienne laissée à demeure, on peut emplir la bouche et
le pharynx avec de la gaze iodoformée.

B. *Cancer de l'œsophage.*

Anatomie pathologique. — Le carcinome, pour Cornil et Ranvier, ne se développe jamais primitivement dans l'œsophage; mais il
peut gagner cet organe après avoir pris son point de départ dans
le pharynx, le cardia, les ganglions lymphatiques ou le tissu conjonctif du médiastin. L'épithélioma au contraire apparaît souvent à
l'œsophage en tant que tumeur primitive. C'est lui qui constitue
presque tous les cancers de ce conduit. Il peut se présenter sous la
forme d'épithélioma pavimenteux ou sous la forme d'épithélioma
lobulé.

Le cancer se rencontre dans tous les points de l'œsophage, mais
il est difficile de dire d'une façon certaine quel est son siège le plus
fréquent. Les statistiques fournies par les divers auteurs ne s'accordent en aucune façon là-dessus.

Il est bien rare que le néoplasme apparaisse à l'examen nécroscopique sous la forme d'un simple îlot occupant une portion seulement de la périphérie du conduit; il est bien plus rare encore que
l'on trouve deux ou trois foyers de cette nature, et tout à fait exceptionnel qu'il existe une forme diffuse à noyaux disséminés dans une
grande étendue, ou sur toute l'étendue de l'œsophage. Dans l'immense majorité des cas, le cancer est limité à un seul foyer, et il

affecte la forme annulaire ou canaliculée sur une longueur de 2 à 10 centimètres.

Tout d'abord la muqueuse seule est envahie. Elle est dure, épaisse de 5 à 8 millimètres et davantage; sous l'influence de ce gonflement, la lumière du canal est en grande partie effacée, et ce qui persiste du conduit est formé par un tube rigide, très défavorable à l'exercice de la déglutition.

Plus tard le tissu cellulaire sous-muqueux qui de bonne heure s'est épaissi, puis la tunique musculaire sont envahis à leur tour. Lorsque la masse du cancer s'est accrue, il survient souvent une ulcération des portions primitivement atteintes, des destructions gangréneuses de ces parties qui rétablissent pour un temps la lumière du conduit et rendent la déglutition plus facile.

Les ganglions lymphatiques péri-œsophagiens et péri-trachéaux, de la poitrine ou de la base du cou, suivant le point où siège le mal, sont en général pris d'assez bonne heure. Ils forment des tumeurs secondaires qui se comportent à la façon de la tumeur principale, comprimant les organes voisins, ulcérant leurs parois, et déterminant la production de fistules de diverse nature.

Cet envahissement des parties voisines est un des caractères les plus curieux et les plus importants du cancer de l'œsophage. En rapport immédiat avec la trachée, les bronches, la plèvre et le poumon, la tumeur prend des adhérences avec ces parties, les envahit, les perfore, et établit des communications entre elles et le conduit œsophagien. Il y a donc des fistules trachéo-œsophagiennes, broncho-œsophagiennes, pleuro-œsophagiennes, et même pneumo-œsophagiennes, car on a vu l'œsophage communiquer par un trajet de ce genre avec des cavités gangréneuses du poumon. De la même façon le péricarde peut être envahi. De la même façon encore l'œsophage contracte des adhérences avec une oreillette du cœur, avec les gros vaisseaux du médiastin: aorte, artère pulmonaire. On aura une idée de la fréquence de ces complications par le relevé de Lacour. Sur 75 cas où les détails étaient suffisants, Lacour a trouvé : cancers sans fistules 24, avec fistules 51. De ces 51 fistules, 17 étaient œso-trachéales, 10 œso-vasculaires, 7 œso-médiastines, 5 œso-pulmonaires, 4 œso-bronchiques, 4 œso-pleurales.

Il est à peine besoin de dire que de bonne heure le nerf pneumogastrique, ou les récurrents, suivant le siège du mal, sont com-

primés et envahis souvent, tantôt par la tumeur elle-même, tantôt
par des tumeurs ganglionnaires secondaires.

Quelquefois la colonne vertébrale a été atteinte et le canal vertébral pénétré par le néoplasme. La généralisation du cancer s'observe
assez rarement, au point de vue clinique, quoique Pétri dise que les
métastases se rencontrent dans plus de la moitié des cas.

Au-dessus de sa partie rétrécie, l'œsophage présente une dilatation
totale, cylindrique ou ampullaire, ou une dilatation latérale, sacci-
forme, diverticulaire, en jabot. Les aliments s'accumulent en quantité parfois très considérable (un litre et plus) dans cette portion
élargie du conduit. Sous l'influence de leur séjour prolongé la
muqueuse s'altère; des ulcérations de cette membrane et des perforations du conduit se produisent quelquefois.

Symptômes. — Les phénomènes symptomatiques dépendent :
1º de la tumeur elle-même ; 2º des lésions de voisinage ; 3º de l'état
général.

1º *Du côté de la tumeur.* Si la tumeur siège à la partie supérieure de l'œsophage, on peut sentir que la base du cou est gonflée
et indurée profondément.

Beaucoup de malades accusent une douleur le plus souvent en rapport avec le siège du mal, quelquefois dorsale, ou sternale. Ordinairement sourde, elle prend parfois le caractère cardialgique. Ziemssen
dit qu'elle s'exagère fréquemment pendant la nuit. La douleur est en
somme un symptôme variable, et inconstant dans le cancer de l'œsophage.

Les troubles dysphagiques sont plus importants, et cependant il ne
faut pas croire qu'ils se présentent avec régularité. Certains malades
les éprouvent à peine. Aussi décrit-on une forme latente dans laquelle les malades arrivent aux complications les plus graves ou à la
cachexie, sans que le médecin ait eu l'esprit attiré par des phénomènes dysphagiques sur l'existence d'une tumeur œsophagienne. La
plupart du temps ils sont très marqués et très importants : la déglutition alors est douloureuse et empêchée. L'empêchement n'est pas en
rapport forcé avec le degré de rétrécissement. Il dépend pour une
bonne part chez certains malades d'un spasme pharyngien et œspha-
gien. Une grosse sonde œsophagienne peut traverser sans peine un
conduit qui ne laissera pas passer les bouchées les plus petites et les
mieux mastiquées. Chez d'autres malades, la dysphagie est régulière et

progressive. Elle s'est opposée d'abord au passage des bols volumineux ; plus tard les petits, enfin les liquides eux-mêmes finissent par être arrêtés. Les malades font de vains efforts pour avaler. Ils s'appliquent longuement à mâcher et à insaliver les aliments ; ils accompagnent chaque bouchée d'une gorgée de liquide. Peine inutile. Au bout de quelques instants les substances alimentaires qui avaient un instant franchi le pharynx reparaissent dans la bouche sous l'influence du *vomissement œsophagien ;* elles sont bientôt rejetées par le malade. Quelquefois elles ne réapparaissent pas tout de suite ; c'est dans le cas où une poche plus ou moins volumineuse existe au-dessus du rétrécissement ; mais ils finissent toujours par être rendus. Aux aliments s'ajoute une quantité plus ou moins considérable de mucus épais et filant, mêlé à la salive et à quelques filets de sang.

2° *Les symptômes de voisinage* les plus ordinaires s'observent du côté des voies respiratoires. Ce sont des troubles de la respiration et de la voix.

La dyspnée est commune ; elle peut aller jusqu'à la suffocation. Elle a conduit quelquefois à la trachéotomie. Sa cause réside surtout dans les compressions qu'exercent sur la trachée ou les bronches soit la tumeur elle-même, soit des masses ganglionnaires voisines, soit la portion de l'œsophage dilatée au-dessus du rétrécissement. La lésion des récurrents ou des pneumo-gastriques peut jouer aussi un certain rôle, tant par la gêne mécanique résultant de la paralysie des cordes vocales, que par les troubles circulatoires qu'elle entraîne du côté du poumon. On a trouvé du *cornage* dans quelques cas d'ailleurs rares.

La toux ne manque guère. Elle dépend surtout des lésions nerveuses déjà indiquées, des troubles pulmonaires, et bien souvent d'une fistule œso-trachéale ou œso-bronchique, par laquelle se déversent dans les voies respiratoires les produits de l'ulcération cancéreuse, les liquides et même des parcelles solides de matières ingérées. *Une expectoration* purulente, fétide l'accompagne.

La voix est toujours altérée à un degré plus ou moins considérable. Elle commence souvent par être bitonale, ou rauque, bientôt elle diminue de hauteur ; elle finit par disparaître complètement dans bien des cas. Ces lésions, comme Lacour l'a fait ressortir dans sa thèse inaugurale, sont sous la dépendance de deux causes différentes : la lésion des récurrents qui entraîne la paralysie facile à constater au laryngoscope de l'une des cordes vocales ou des deux, ou bien la propagation au larynx du cancer œsophagien.

3°. *Les symptômes généraux* appartiennent à la cachexie cancéreuse ou à l'inanition. En tant que cachectiques les malades présentent de la fièvre hectique de l'œdème des jambes, de l'ascite dans quelques cas ; ils maigrissent rapidement. Mais cet amaigrissement est surtout dû à l'inanition. Le moment arrive en effet où les malades n'absorbant plus aucune nourriture sont réduits à l'autophagie. Leurs fonctions sont réduites au minimum. Leur urine est rare, colorée, fétide. Ils perdent alors chaque jour de leur poids d'une façon régulière, et si quelque cause accidentelle ne vient pas hâter leur fin, ils succombent vers le moment où celui-ci s'est réduit de 40 pour 100. .

Complication.—Sous l'influence de la communication qui s'établit entre l'œsophage et le péricarde ou la plèvre, naissent naturellement des péricardites et des pleurésies purulentes. Ces affections prennent une grande intensité et se terminent rapidement par la mort, lorsque des aliments déglutis ou injectés au moyen de la sonde par une fausse route pénètrent dans ces grandes séreuses. On connaît d'assez nombreux exemples de ces accidents. — L'ouverture des vaisseaux du médiastin : aorte, artère pulmonaire, voire même (un seul cas) artère intercostale donne lieu à une hématémèse, ou à une hémorrhagie collectée dans l'estomac. Les deux sont rapidement mortelles. — La gangrène pulmonaire est souvent observée. Ses symptômes sont généralement peu marqués. Les forces baissent plus vite, l'haleine devient plus fétide et c'est tout. Quelquefois cependant s'observent un point de côté, de la fièvre, une exagération de la dyspnée, de la cyanose des extrémités, des crachats noirâtres et fétides. La mort dans tous les cas ne se fait pas beaucoup attendre. La simple inanition pourrait suffire à expliquer la production de cette gangrène. Chez les aliénés qui refusent de manger et que l'on ne nourrit pas de force, elle s'observe assez souvent. Quelquefois la cause de la gangrène est plus voisine. Par propagation directe d'un cancer œsophagien, se forme une lésion pulmonaire qui s'ulcère, se gangrène et entraîne dans son évolution nécrotique une partie d'un lobe pulmonaire. Enfin on a plus d'une fois rapporté la gangrène du poumon à des lésions des pneumogastriques. De même que chez les animaux, la section des deux pneumogastriques, quelquefois d'un seul s'accompagne d'ecchymoses sous-pleurales, d'infarctus et même de gangrènes pulmonaires étendues (Schiff, Traube, Claude Bernard, Vulpian), de même le cancer de l'œsophage, en détruisant les pneumogastriques chez l'homme, produirait des lésions semblables. Desnos (1879) s'est fait le défenseur de cette idée.

Pronostic.—Le cancer de l'œsophage est une affection à marche généralement rapide. Il se termine dans un délai qui dépasse bien rarement une année, soit par une des complications que nous avons indiquées, soit par cachexie ou par inanition.

Diagnostic. — Il peut être difficile pour plusieurs raisons. Chez certains malades, ainsi que nous le disions, le cancer est véritablement latent. La dysphagie, la dyspnée, les signes de lésions de voisinage tout manque à peu près complètement. Le malade s'affaiblit, maigrit rapidement, présente bientôt de l'œdème des malléoles. On reste dans l'incertitude jusqu'au moment où se montre quelque phénomène nettement rattachable à l'œsophage : dysphagie, régurgitation habituelle, etc. Chez d'autres malades, l'affection évolue et arrive à entraîner les complications dont il a été question plus haut sans que l'idée de cancer se soit présentée à l'esprit de l'observateur. C'est ainsi que des fistules œso-trachéales ont pu faire croire à de la bronchite chronique, à de la phthisie, à une laryngite. C'est ainsi encore que l'on a vu des gangrènes pulmonaires ou des péricardites sans les rattacher à leur véritable cause. La toux, la paralysie des cordes vocales font penser à un anévrysme de l'aorte ou à une tumeur du médiastin.

Mais toutes ces diverses affections ont leurs signes propres et, pour peu que les troubles dysphagiques apparaissent, l'hypothèse d'un rétrécissement œsophagien ne peut manquer d'être faite. Elle est confirmée par l'exploration au moyen de la sonde œsophagienne. Elle le serait encore par l'auscultation de l'œsophage, si ce moyen était plus employé et s'il avait la valeur qu'Hamburger lui décerne. L'application de l'oreille permettrait de reconnaître un foyer au niveau duquel s'entendent le mieux les bruits œsophagiens; là se trouverait le siège du rétrécissement. Quant à ces bruits eux-mêmes ils varieraient avec le stade du rétrécissement : simples bulles dans un premier degré, gargouillements ensuite, ils finiraient par constituer une régurgitation sonore très nette.

Nous insisterons dans le chapitre suivant sur le diagnostic diffé-

rentiel des divers rétrécissements de l'œsophage. Il suffit d'indiquer
dès à présent que celui du rétrécissement cancéreux se fonde sur
les commémoratifs qui excluent les causes habituelles des autres
rétrécissements, sur l'âge du malade, l'état général, la nature des
matières vomies, le saignement facile du rétrécissement pendant le
cathétérisme et l'engagement dans les yeux de la sonde de parcelles
que le microscope permet de déterminer comme des fragments d'épithélioma. Cette fragilité même du cancer œsophagien doit mettre en
garde contre l'abus du cathétérisme. Les fausses routes ne sont pas
rares et nous avons déjà rappelé que souvent on a injecté par la
sonde des substances alimentaires dans le péricarde ou dans la plèvre.

Traitement. — On a essayé dans deux cas où le cancer siégeait
à la portion cervicale de l'œsophage, de pratiquer une opération curative. Czerny, dans une opération rapportée en 1877 par le *Centralblatt
für Chirurgie*, a pu réséquer 6 centimètres de l'œsophage, immédiatement au-dessous du cartilage cricoïde, et enlever ainsi un cancroïde
en partie ulcéré qui déterminait une oblitération complète du conduit. Le bord inférieur de l'œsophage fut réuni à la peau par huit
points de suture. On établit ainsi une fistule dans laquelle était
maintenue une sonde qui servait à alimenter la malade. Czerny se
proposait de faire plus tard une opération complémentaire pour rétablir la continuité du conduit; mais on ne sait pas si cette opération
a été faite. Au bout de cinq mois la malade était forte et bien por-
tante. Les conditions anatomiques étaient ici très favorables à l'ablation. La tumeur n'avait pas contracté d'adhérences au voisinage; il
n'y avait pas de ganglions. Il en était tout autrement dans une
deuxième opération entreprise par Bergmann en 1883. L'extirpation
de l'œsophage rencontra de grandes difficultés par suite de l'extension
du mal au pharynx et de la présence de ganglions. La malade succomba le cinquième jour à un vaste phlegmon du cou et à la médiastinite.

Le traitement palliatif ordinaire consiste dans le passage d'une
sonde œsophagienne au moyen de laquelle on nourrit les malades
menacés d'inanition. Il ne s'agit pas ici, comme dans les rétrécissements dont nous parlerons plus loin, de rétablir par la dilatation le
calibre du conduit.

Le danger des cathétérismes répétés fait préférer dans un grand
nombre de cas la sonde à demeure passée par le nez. Mais il s'agit

là, on le comprend, d'un moyen bien précaire. Survienne un accident ; que la sonde soit rejetée ou retirée par le malade, on pourra se trouver dans l'impossibilité de la remettre. Bien plus précaire encore est l'alimentation au moyen de lavements nutritifs.

On a essayé de deux opérations destinées l'une et l'autre à permettre l'introduction des aliments dans l'estomac par une fistule. *L'œsophagostomie* est l'opération par laquelle on établit au-dessous du cancer une fistule œsophagienne. On conçoit que l'occasion de la pratiquer soit rare. La portion cervicale de l'œsophage n'est pas bien longue. Les opérateurs ont toujours eu de la peine à arriver sur le conduit, qui se trouvait immobilisé derrière la trachée par les adhérences que la tumeur avait contractées. *La gastrostomie*, malgré l'opposition qui lui a été faite par beaucoup de chirurgiens, est de plus en plus mise en pratique. Les résultats des premières opérations étaient peu encourageants (35 morts rapides sur 40 opérations, L. H. Petit). Ils sont devenus beaucoup meilleurs. Sur 137 cas réunis par Gross (1885) nous trouvons 95 morts plus ou moins rapides sur lesquelles, d'après l'auteur, 51 seulement seraient imputables à l'opération ; 42 opérés auraient réellement profité de l'intervention. En règle générale dans le cancer de l'estomac on ne peut pas espérer, après la gastrotomie, une survie de plus de six mois.

5° RÉTRÉCISSEMENT DE L'ŒSOPHAGE.

Définition. — Le rétrécissement de l'œsophage consiste en une diminution permanente du calibre de ce conduit, produite par une altération organique de ses parois.

Nous éliminons donc par définition un grand nombre d'affections qui, à raison de la dysphagie qu'elles déterminent, simulent le rétrécissement, sans présenter aucune altération organique. On peut ranger ces faux rétrécissements sous trois chefs : 1° *Compressions extérieures* produites le plus souvent par des ganglions lymphatiques hypertrophiés, par le corps thyroïde tuméfié, par des tumeurs du médiastin de diverse nature, et spécialement par l'anévrysme de l'aorte, enfin par l'anomalie qui consiste à voir la sous-clavière droite née sur la partie gauche du tronc aortique, croiser obliquement l'œsophage. L'anomalie artérielle existe bien ; elle n'est même pas très rare ; mais son influence sur la déglutition n'est pas très bien démontrée, quoiqu'on l'ait caractérisée d'un mot assez pompeux : Dysphagia lusoria ; 2° *Obstruction de l'œsophage* par des corps contenus dans sa cavité. Ce sont des corps étrangers arrêtés dans leur descente, ou des polypes nés sur place ; 3° *Spasmes de l'œsophage, œsophagisme.*

L'étude des rétrécissements de l'œsophage n'a été bien faite que dans ce siècle. Après les travaux de Mondière, il faut citer en France les deux ouvrages classiques de Follin, *Thèse de concours*, 1853, et de Béhier, *Conférences de clinique médicale*, Paris 1864, p. 51. En Allemagne, celui de Zenker et celui de Ziemssen. Un grand nombre de thèses et de mémoires sont venus surtout dans ces dernières années apporter, des faits nouveaux et éclairer la thérapeutique. Citons en particulier L. H. Petit, *Traité de la gastrostomie*, 1879, et Alsberg, *Arch. de Langenbeck*, 1883.

Étiologie. — Le rétrécissement de l'œsophage est l'aboutissant d'un grand nombre d'affections diverses. Mais si nous laissons de côté les rétrécissements congénitaux, dont il a été question précédemment, nous voyons que deux processus conduisent en définitive à la diminution du conduit : la rétraction inodulaire, et l'altération des parois par un néoplasme. Laissant de côté les néoplasmes, dont l'histoire nous est déjà connue, nous ne nous attacherons qu'au premier de ces processus. Les rétrécissements qu'il produit constituent les rétrécissements simples ou non cancéreux, qui, à tous les points de vue méritent d'être étudiés à part ·

1° La rétraction inodulaire se fait au niveau de pertes de substance ou d'ulcérations résultant de *véritables traumatismes*. Sous ce chef nous rangeons, à côté des plaies qui quelquefois se sont terminées par rétrécissement, les ulcérations produites par les corps étrangers longtemps fixés dans l'œsophage, et surtout les brûlures par ingestion de liquides bouillants ou caustiques. Ce sont ces dernières qui, sans aucune comparaison, créent le plus de rétrécissements. Deux facteurs entrent ici en action : d'une part, la rétraction cicatricielle au niveau des ulcérations elles-mêmes, et d'autre part l'infiltration, entre les membranes de l'œsophage de produits inflammatoires qui d'abord épaississent les parois et plus tard subissent eux aussi la rétraction inodulaire. Ces dépôts plastiques sous-muqueux se comportent ici comme le font les dépôts du même ordre qui s'observent sous la muqueuse méthrale.

2° Cette rétraction au second degré joue encore un rôle important dans les différentes altérations *inflammatoires et ulcéreuses* qui conduisent elles aussi au rétrécissement. Les plus souvent citées sont : l'*œsophagite simple aiguë*, l'*œsophagite phlegmonneuse* (abcès dans les parois de l'œsophage), le *catarrhe chronique* des buveurs d'alcool, l'*œsophagite folliculeuse* décrite par Mondière, caractérisée par l'inflammation et l'ulcération des glandes œsophagiennes, (elle se verrait au cours des maladies infectieuses), un *ulcère rond de l'œsophage* analogue à celui de l'estomac (Zenker et Ziemssen, malgré l'autorité de Rokitansky, n'y croient guère), les manifestations diverses de la *variole*, de la *diphthérie* (vraisemblablement bien rare), de la *tuberculose*, de la *syphilis* (tubercules et gommes). Dans un grand nombre de faits on se trouve en présence de rétrécissements dont la cause échappe complètement. D'après une statistique de Gauthier, sur 87 cas l'étiologie était inconnue 40 fois.

Il faut considérer comme fort douteux les rétrécissements par hypertrophie partielle et notamment par hypertrophie musculaire, signalés dans quelques observations ; quant aux rétrécissements dits cartilagineux, dont les exemples ne sont pas très rares, surtout si l'on se reporte à une époque un peu lointaine, il semble certain qu'ils appartiennent aux cancers de l'œsophage.

Anatomie pathologique. — Dans tous les rétrécissements ordinaires de l'œsophage, nous trouvons donc la muqueuse et souvent avec elle les membranes sous-jacentes altérées par un travail de cicatrisation. L'étiologie du rétrécissement — supposé qu'elle soit connue — ne peut en rien faire prévoir quelle sera sa forme ou son étendue. Tout ce que l'on peut dire, c'est que les plus graves succèdent ordinairement à l'action des substances caustiques.

Le rétrécissement œsophagien est unique ou multiple. Il est plus ou moins étendu en longueur. Parfois il occupe presque toute la hauteur de l'œsophage. Le plus souvent il est limité à une portion seulement du conduit. Il siège alors sur quelques centimètres de long, ou sur un espace encore plus restreint, quelquefois sur un point, pour ainsi dire. Sa gravité dépend moins de l'étendue en longueur que de la profondeur des lésions. Ici la muqueuse a été à peine entamée, et c'est surtout l'infiltration sous-muqueuse qui domine, là c'est la muqueuse tout entière qui a disparu sur une étendue plus ou moins considérable ; ailleurs la cicatrice a comblé une perte de substance qui intéressait toutes les tuniques de l'œsophage. La forme du rétrécissement varie nécessairement beaucoup suivant ces divers cas. Souvent c'est un canal plus ou moins long, parfois un anneau circulaire; il s'agit alors de rétrécissements que l'on peut appeler réguliers. D'autres sont irréguliers, excentriques, avec une bride latérale, avec une disposition valvulaire de la muqueuse, etc. On a quelquefois trouvé un simple accolement de la muqueuse d'un côté à l'autre. Tantôt la surface de l'œsophage est lisse au niveau du point rétréci, tantôt elle est altérée, fongueuse, polypeuse.

Au-dessus du retrécissement, le conduit subit fatalement une dilatation qui, dans certains cas, est tout aussi considérable que celle des rétrécissements cancéreux. Le séjour des matières alimentaires à ce niveau entraîne ces altérations inflammatoires et ulcéreuses qu'il faut toujours s'attendre à trouver en arrière des rétrécissements des conduits naturels. Quelquefois des perforations spontanées se produisent; mais les lésions dont nous parlons favorisent surtout la perforation accidentelle pendant le cathétérisme. Au delà du rétrécissement l'œsophage semble revenu sur lui-même. Il est plus étroit.

Symptômes. — *La dysphagie* est le symptôme capital. Ici elle ne fait jamais défaut. On la voit s'établir progressivement, et se prononcer de plus en plus à mesure que les parties lésées du conduit œsophagien subissent leur rétraction graduelle. Au début, des bols assez volumineux passent encore, mais avec effort; plus tard, le malade doit se contenter de petites bouchées bien mastiquées et bien insalivées. A la fin, les liquides seuls traversent le rétrécissement, et même ils peuvent être complètement arrêtés eux-mêmes. Cette marche progressive est souvent troublée par des accès de spasme œsophagien qui pendant quelque temps aggravent singulièrement la dysphagie, puis disparaissent et la laissent à son degré primitif. — Pour faciliter la déglutition, le malade fait des efforts violents et prolongés avec les muscles du pharynx; il prend des positions particulières, fléchissant le plus souvent avec force la tête sur la poitrine; il presse avec ses doigts à la base du cou sur la partie supérieure de l'œsophage. Tous ces moyens ne réussissent que peu de temps.

Les aliments accumulés au-dessus du rétrécissement sont rendus, quelquefois avec des efforts de toux qui les font jaillir par la bouche et par le nez (vomissement œsophagien); c'est ce qui arrive surtout·

quand le rétrécissement est placé un peu haut. Lorsque l'obstacle
siège plus bas, ile sont ramenés vers la bouche par la contraction
antipéristaltique de l'œsophage, dans une sorte de rumination.

La *douleur* est loin d'être constante dans les rétrécissements
simples de l'œsophage ; elle se fait sentir au moment du passage des
aliments, et vraisemblablement dépend d'une ulcération, ou d'une
simple fissure du conduit. Elle peut s'irradier entre les deux épaules,
vers l'oreille, vers l'épigastre ; mais souvent elle manque complètement.

Marche et terminaison. — La marche naturelle du rétrécissement œsophagien est essentiellement progressive. La dysphagie va
sans cesse en croissant. Elle devient absolue, et le malade est condamné à l'inanition. Il succombe, s'il ne peut être secouru efficacement, en présentant tous les phénomènes que l'on a depuis longtemps
observés chez les animaux inanitiés (Chaussat). Les gangrènes qui
marquent la dernière période de l'inanition, gangrènes pulmonaires
et autres s'observent ici comme chez les animaux. La mort est hâtée
quelquefois par des accidents locaux : inflammations et perforations
de la poche œsophagienne au-dessus du rétrécissement.

Diagnostic. — La dysphagie est, ainsi que nous le disions, le
symptôme capital du rétrécissement. C'est elle qui fera penser à
cette lésion. Mais une foule d'affections diverses peuvent produire la
dysphagie.

Il est clair que si le malade a avalé quelque temps auparavant
une substance caustique, le doute est levé. Si les malades sont
jeunes, nerveux, hystériques, s'ils ont été pris brusquement de dysphagie, si cette dysphagie est variable, intermittente, on pensera
nécessairement à l'*œsophagisme*. En dehors de ces cas l'étude des
commémoratifs et l'examen du malade ont encore une réelle
importance : âge, maladies antérieures, symptômes actuels, rien ne
sera négligé ; mais, souvent il faut en convenir, ces renseignements
ne seront pas de la moindre utilité.

C'est de l'examen direct que le diagnostic reçoit son principal
éclaircissement. Le cathétérisme au moyen d'une sonde œsophagienne, et de préférence avec une tige de baleine portant une boule
d'ivoire, fait reconnaître s'il existe ou non un obstacle physique au
passage des aliments. Par là seront éliminées, s'il pouvait après
l'examen du malade subsister quelque doute dans l'esprit de l'obser-

vateur, *les dysphagies par paralysie* qui s'observent à la suite
d'altérations diverses des centres nerveux, de la paralysie labio-glosso-
laryngée par exemple, et celles qui succèdent aux angines graves.
L'œsophagisme lui-même ne sera définitivement diagnostiqué que
par ce moyen. Le soupçonne-t-on, on fera le cathétérisme de préférence avec une sonde volumineuse, poussée avec lenteur, et maintenue par une pression douce mais continue au niveau des parties
qui résistent. Un œsophage qui repousserait à une sonde de petit calibre
introduite sans ménagement, se laissera souvent traverser sans difficulté si l'on prend les précautions que nous indiquons. Après un
premier cathétérisme, on pourra presque toujours en pratiquer un
autre sans rencontrer le moindre obstacle ; mais l'œsophagisme n'est
pas guéri, pour cela. Les accidents reparaîtront bientôt avec ce caractère d'irrégularité qui leur appartient en propre.

Le cathétérisme fournit donc avec une certitude suffisante cette
notion qu'il existe ou qu'il n'existe point un obstacle physique au
cours des aliments dans le conduit œsophagien. Il nous renseigne
encore sur le siège de cet obstacle. Supposons que la sonde est arrêtée
à 25 centimètres des dents incisives de la mâchoire supérieure.
On n'a qu'à retrancher 15 centimètres pour la distance qui sépare
ces dernières du commencement de l'œsophage. L'obstacle se trouve
donc à 10 centimètres du bord inférieur du cartilage cricoïde. Par le
même procédé on déterminera sans peine l'étendue, l'étroitesse et le
nombre des rétrécissements. Ces explorations sont basées sur les
mêmes principes qui nous guident dans l'étude des rétrécissements
de l'urèthre. Comme pour ces derniers on a proposé de déterminer
la forme du rétrécissement au moyen de sondes emplastiques ; mais
ce mode d'exploration ne jouit d'aucune faveur.

L'exploration de l'œsophage au moyen des sondes prête malheureusement à plus d'erreurs que l'exploration de l'urèthre. Tout
d'abord, on peut être trompé par les *compressions extérieures* qui
s'exercent sur le conduit et qui créent un obstacle au passage de la
sonde aussi bien qu'à celui des aliments. Kœnig indique d'après Travers et Wernher l'épaississement du cartilage cricoïde ; mais ce sont
surtout les tumeurs du médiastin : anévrysme de l'aorte avant
tout, puis tumeurs ganglionnaires et abcès ossifluents, qui pourraient en imposer et faire croire à un rétrécissement. On doit s'efforcer, comme nous l'avons déjà dit, de reconnaître avant toute explo-

ration s'il n'existe pas en dehors de l'œsophage une maladie capable de produire la dysphagie. Une poche œsophagienne, disposition heureusement rare, peut arrêter la sonde.

Enfin la nature même du rétrécissement ne peut pas être reconnue par le cathétérisme. Qu'il s'agisse d'un rétrécissement simple ou d'un cancer l'obstacle opposé au passage de la sonde est le même. On dit que le cathéter peut ramener quelques débris d'une tumeur dont l'examen microscopique fera reconnaître la nature; mais c'est là un moyen de diagnostic peu ordinaire et dont il ne faudrait pas abuser. En fait, pour séparer le rétrécissement cancéreux, il faut surtout avoir recours à l'étude clinique du malade. Les douleurs, les hémorrhagies, l'évolution rapide, la cachexie, les troubles de la voix, les engorgements ganglionnaires le caractérisent suffisamment dans la plupart des cas.

Le cathétérisme œsophagien en tant que manœuvre d'exploration est donc un peu incertain. Il faut reconnaître qu'il a un désavantage plus sérieux encore : il n'est pas sans danger. Rien de plus commun que les fausses routes aboutissant soit au tissu cellulaire du médiastin, soit à la plèvre, soit au péricarde. Quelquefois dans les rétrécissements cancéreux la sonde amène la rupture d'un gros vaisseau précédemment envahi par la tumeur. Enfin le passage seul de la sonde, même sans fausse route, expose, ainsi que Billroth l'a montré, à la formation d'abcès périœsophagiens.

Malgré tout, le cathétérisme de l'œsophage s'impose toujours comme moyen de diagnostic, lorsque l'examen du malade ne fournit pas la cause d'une dysphagie constatée chez lui.

Nous répéterons ici ce que nous disions plus haut de l'auscultation de l'œsophage dans ce cas. Elle est rarement employée, et ne semble pas fournir de renseignements bien positifs.

Pronostic. — Sans atteindre à la gravité spéciale du cancer de l'œsophage, le rétrécissement simple ou inodulaire constitue encore dans le plus grand nombre de cas une affection extrêmement sérieuse. Par exception, on rencontre des cas légers dont le traitement triomphe aisément; ordinairement la rétraction s'exerce d'une façon progressive, et presque invincible. Quand le chirurgien est appelé près du malade, l'oblitération de l'œsophage est quelquefois si complète qu'il est impossible de pratiquer le cathétérisme. Le patient dans ces conditions est condamné à périr rapidement d'inanition, si l'on ne pratique pas une bouche stomacale par laquelle on continuera à le nourrir.

Si le rétrécissement n'est pas arrivé à ce point, on peut espérer de le faire disparaître ou de diminuer au moins son étroitesse par un traitement convenable ; mais il faut ici une grande patience, la sténose tendant toujours à se reformer. Le traitement, quel qu'il soit, n'est malheureusement pas inoffensif par lui-même. Les manœuvres que l'on emploiera exposeront forcément à l'inflammation, à la suppuration périœsophagienne, à la perforation du conduit.

Traitement. — Les *moyens médicaux* sont à peu près insignifiants ; cependant, à l'exemple de Behier, on peut recommander la belladone contre le spasme qui accompagne le rétrécissement. Le cathétérisme par là se trouvera fort simplifié. Si l'on ajoute à cela l'emploi de l'opium pour calmer la soif et la faim, l'usage des lavements nutritifs, on aura indiqué tous les moyens, bien faibles à la vérité, que l'on peut mettre en usage.

Le *traitement chirurgical* est plus important. Dans la plupart des cas le chirurgien s'efforce de rétablir le calibre de l'œsophage ; dans d'autres, désespérant d'y arriver, il renonce à s'occuper du rétrécissement et se borne à créer une bouche artificielle par laquelle les aliments seront introduits dans le tube digestif.

A. — On s'attaque au rétrécissement en suivant différentes méthodes, qui sont toutes, ainsi que Kœnig le fait remarquer, la reproduction des méthodes employées pour le canal de l'urèthre ; ce sont : 1° la cautérisation du rétrécissement ; 2° le cathétérisme forcé ; 3° la divulsion ; 4° la dilatation ; 5° l'œsophagotomie interne.

La *cautérisation* qui semble avoir été mise en usage pour la première fois par Palletta, en 1789, est généralement repoussée aujourd'hui. Elle a été pourtant employée avec quelque succès en Angleterre par Andrew, Ch. Bell, E. Homes, et en France par Gendron. Mais les observations déjà anciennes n'établissent pas d'une façon certaine qu'il s'agissait bien de véritables rétrécissements ; la méthode elle-même est difficile à appliquer. Comment être sûr qu'un caustique porté au bout d'une baleine ira atteindre précisément le point rétréci ? Ce procédé est donc justement abandonné. Peut-être pourra-t-il revivre sous la forme de la cautérisation electrolytique. Vantée pour l'urèthre par plusieurs opérateurs, l'électrolyse est recommandée par Bœckel et par d'autres pour l'œsophage.

Le *cathétérisme forcé* sans conducteur est une opération dangereuse, qui expose singulièrement aux fausses routes. On ne saurait
donc le recommander. Von Bergmann récemment a employé pourtant
ce moyen avec succès, mais dans un cas particulier. Se trouvant en
présence d'un rétrécissement infranchissable, placé assez bas dans
l'œsophage, Bergmann pratiqua la gastrostomie avec l'espoir d'arriver
à faire par le cardia la dilatation rétrograde. Il ne put y parvenir
malgré des explorations qui durèrent trois mois. Comme on sentait
au niveau de la paroi postérieure de l'estomac le bout de la sonde,
séparé du doigt par une assez grande épaisseur de parties molles,
Bergmann se décida à pousser l'instrument avec violence. Le rétrécissement fut perforé ; la sonde pénétra dans l'estomac. Le trajet dilaté
d'abord avec l'éponge préparé, le fut plus tard avec des sondes de diamètre croissant et la guérison s'obtint.

La *divulsion* se pratique au moyen de longues pinces à branches
parallèles (Broca) ou de dilatateurs divers, imités presque tous
de ceux qui sont employés pour le canal de l'urèthre (Fletcher,
Schutzenberger, Le Fort). Efficace dans bien des cas, cette méthode
peut être dangereuse. Comment oser l'employer si le diagnostic de
la nature du rétrécissement n'est pas parfaitement établi?

La *dilatation progressive* est de toutes les méthodes la plus
usitée et la moins dangereuse. On peut la faire sur conducteur en
glissant sur une tige mince préalablement introduite dans le rétrécissement, une boule dilatatrice, percée d'un trou pour laisser passer la tige conductrice (Verneuil), ou si l'on juge cette précaution inutile la pratiquer directement. On emploie beaucoup, à cet usage, la
tige de baleine munie à son extrémité d'un pas de vis sur lequel
peuvent se visser des boules d'ivoire ou de buis, de diamètre croissant. Lorsqu'on arrive à des boules assez volumineuses, la trachée
peut se trouver comprimée pendant que l'instrument est dans l'œsophage, et le larynx est en quelque sorte accroché quand on le retire.
Pour remédier à ces inconvénients, Chassagny a proposé des boules
aplaties d'arrière en avant. Velpeau trouvait commode de faire porter
par une même tige la série des boules dilatatrices, superposées par
ordre de grosseur. La dilatation peut être faite avec des sondes œsophagiennes ordinaires. Bouchard a préconisé des sondes cylindriques
terminées par un bout mince et flexible. Le jeu commence par des
instruments fins, et atteint par des numéros gradués à un tiers de

millimètre de diamètre, jusqu'à des sondes de deux centimètres d'é-
paisseur. Richet a des bougies semblables remplies de plomb de
chasse. Quel que soit le dilatateur employé, il faut le laisser en
place quelques minutes et ne passer à un numéro supérieur qu'après
avoir introduit le premier deux ou trois fois de suite. Les séances ne
doivent pas être répétées plus de deux ou trois fois par semaine.

L'*œsophagotomie interne* calquée sur l'uréthrotomie interne a été
faite pour la première fois en 1861 par Maisonneuve. Répétée encore
deux fois par lui, elle fut pratiquée ensuite par Lannelongue (de
Bordeaux), Trélat et Dolbeau. Mackenzie dans un traité récent (1883)
en a réuni dix-sept cas. L'instrument de Maisonneuve n'était autre
que son uréthrotome agrandi ; il sectionnait de haut en bas. Ceux
de Trélat et de Dolbeau contenaient des lames qui devaient être
poussées au delà du rétrécissement. Arrivées là elles étaient dégagées
à la longueur voulue, et le rétrécissement était sectionné pendant le
retrait de l'instrument. Ces œsophagotomes agissent forcément à
l'aveugle. Dans un quart des cas environ la mort est arrivée soit par
hémorrhagie, soit à la suite de la périœsophagite. On comprend que
leur usage soit demeuré fort resteint.

B. — *Œsophagostomie et gastrostomie.* — Lorsque le rétrécissement est infranchissable, que tous les efforts tentés dans le but de le
dilater sont restés infructueux, la seule ressource qui s'offre aux
chirurgiens est la création d'une bouche artificielle, fistule œsophagienne ou gastrique, par laquelle on introduira les aliments dans le
tube digestif.

L'établissement de la fistule œsophagienne ou œsophagostomie
externe trouve rarement son indication ; il faut, pour qu'elle puisse
être tentée, que le rétrécissement soit placé tout à fait au voisinage
du pharynx. Elle a été faite un petit nombre de fois. C'est une
opération grave, après elle l'alimentation des malades reste difficile.
Elle n'a pas fourni de succès durable.

La gastrostomie, proposée en 1837 par Egeberg (L H. Petit), fut
pratiquée d'abord par Sédillot en 1849, mais sans succès. Elle a
réussi pour la première fois entre les mains de Verneuil (1876), puis
entre celles de Trendelenburg (1878). Elle a été répétée depuis un
assez grand nombre de fois. Dans la statistique qu'il a publiée
en 1883, Alsberg rapporte 21 gastrotomies pour rétrécissements
cicatriciels. La mortalité post-opératoire est encore très considérable.

Elle frappe sur 11 opérés : 52 pour 100. Six malades seulement, soit 51 pour 100 guérirent définitivement. Ces résultats sont malgré tout beaucoup plus encourageants que dans le cancer. Il est probable qu'ils deviendront meilleurs par la suite.

A côté de l'œsophagostomie et de la gastrostomie, il faut signaler quelques tentatives dans lesquelles l'ouverture de l'œsophage ou de l'estomac devait servir à un autre objet qu'à l'établissement d'une bouche artificielle.

On a essayé d'ouvrir directement par le dehors un rétrécissement œsophagien cervical pour permettre le passage d'une sonde et obtenir ultérieurement le rétablissement du conduit (œsophagotomie externe); on a encore pratiqué l'œsophagotomie au-dessus d'un rétrécissement, pour agir plus directement sur ce dernier par la dilatation ou par la section de la partie contractée.

La bouche stomacale a été utilisée, suivant le conseil que L. H. Petit avait donné, pour pratiquer le cathétérisme récurrent. au moyen d'une sonde introduite par le cardia. On peut espérer, dans quelques cas, de franchir ainsi des rétrécissements qui ne peuvent être traversés en suivant la voie ordinaire. Schattauer et récemment Cerenville sont arrivés à ce résultat. Nous avons vu comment Von Bergmann avait utilisé la fistule gastrique pour achever par un coup de force le cathétérisme œsophagien.

6° ECTASIES ET DIVERTICULES DE L'ŒSOPHAGE.

On donne le nom d'*ectasie* à la dilatation générale, toujours plus ou moins fusiforme de l'œsophage. Par le mot *diverticule* on entend un sac surajouté à l'œsophage et communiquant avec lui par une ouverture plus ou moins étroite.

1° *Ectasie.* — Elle dépend le plus souvent d'un rétrécissement de l'œsophage. Dès que l'obstacle est placé profondément, la pression des aliments qui s'accumulent dans le conduit, le tient dans un état de dilatation constante, qui aboutit à la perte de son élasticité et à son élargissement définitif. Les rétrécissements qui siègent auprès du cardia sont ceux qui agissent le plus dans ce sens. Selon Kœnig, l'oblitération du pylore aurait pu produire le même effet. Toutes les ectasies ne dépendent pas d'un rétrécissement. Quelques-unes sont peut-être congénitales; elles se trouvent au-dessus du cardia. D'autres semblent acquises à la suite peut-être d'un travail inflammatoire latent.

Le conduit œsophagien à l'état d'ectasie semble trop long, flottant dans le médiastin postérieur. Il a les dimensions du bras et même davantage. L'épaisseur de ses parois est deux, trois, quelquefois sept et huit fois plus grande qu'à l'état normal. La tunique musculeuse est surtout très épaissie ; mais à la longue elle peut subir un travail d'atrophie qui l'amène à un véritable amincissement ; la muqueuse ne subit aucun changement dans certains cas ; dans d'autres elle est altérée, verruqueuse, couverte même d'ulcérations.

Les symptômes de l'ectasie œsophagienne ne dépendent que d'une cause : l'accumulation des matières alimentaires dans la partie dilatée. Aussi les ectasies qui ne succèdent point à un rétrécissement passent-elles absolument inaperçues. Les autres s'accompagnent de dyspnée par compression de la trachée, des bronches ou des poumons, de toux, de régurgitation d'aliments ingérés depuis un temps plus ou moins long. L'examen au moyen de la sonde œsophagienne fait constater que l'instrument se meut très librement dans le conduit.

Le traitement est nul ou réduit à celui du rétrécissement.

2° *Diverticules de l'œsophage*. — Avec Rokitansky, Zenker et Ziemssen, on peut distinguer deux espèces de diverticules œsophagiens : les diverticules par traction et les diverticules par pulsion. Les premiers sont peu importants ; ils ne méritent pas de nous arrêter. Ce sont le plus souvent des ganglions lymphatiques enflammés, adhérents à l'œsophage et plus tard rétractés fortement, qui créent ces dépressions toujours légères.

Les diverticules par pulsion sont tout différents. Ils constituent de vraies poches susceptibles de prendre un développement pour ainsi dire indéfini. On les trouve le plus souvent à l'union du pharynx et de l'œsophage, quelquefois sur l'œsophage même à la hauteur de la bifurcation des bronches, très rarement ailleurs. Ils occupent l'espace situé entre l'œsophage et la colonne vertébrale, et se prolongent en suivant une direction verticale, jusqu'à une distance plus ou moins considérable dans l'intérieur de la poitrine. Leur volume varie dans les limites les plus étendues : des dimensions d'une noix à celles d'une tête d'enfant. Leur forme est celle d'un sac rond et allongé uni à l'œsophage par une portion étroite, sorte de col, et terminé par une extrémité convexe élargie. L'ouverture du diverti-

cule est tantôt large, tantôt étroite; c'est ordinairement une fente
verticale, médiane, siégeant sur la face postérieure de l'œsophage.
Ses parois comprennent souvent les trois tuniques du pharynx; quelquefois la tunique musculaire manque; la tunique muqueuse a
fait hernie à travers les fibres de la musculeuse. A sa face interne
la muqueuse montre les altérations que nous avons déjà signalées
dans les ectasies.

L'étiologie de cette affection est encore mal connue. On peut invoquer des causes très différentes : ainsi 1° des malformations congénitales par oblitération incomplète d'une fente branchiale, ce qui est
en rapport avec la fréquence du diverticule à la partie supérieure de
l'œsophage, ou par quelque trouble dans l'évolution au moment où
s'établit la séparation entre la trachée et l'œsophage; — 2° des traumatismes dont le mode d'action n'est pas très facile à comprendre :
chutes, compression du cou, etc.; — 3° des affaiblissements locaux
de l'œsophage au-dessus d'un point rétréci, au niveau d'une partie
amincie par le contact prolongé d'un corps étranger, etc. L'existence
du diverticule est le plus souvent constatée à l'âge adulte, vers
quarante ans; mais il est certain que dans la plupart des cas l'affection existait depuis longtemps à l'état latent, et s'aggravait peu
à peu sous l'influence de la poussée des aliments.

Les seuls symptômes importants sont dus à la pression exercée
autour d'elle par la poche lorsqu'elle est remplie. A l'état de vacuité
le diverticule ne cause aucune gêne. Dans une première période, il
est encore trop peu volumineux pour n'être pas supporté sans peine
même plein. Plus tard il n'en est plus de même. Ce sac logé derrière la trachée et l'œsophage, appuyé sur la colonne vertébrale,
comprime fortement les organes respiratoires, trachée, bronches et
poumon, d'où une dyspnée plus ou moins vive, aplatit l'œsophage,
d'où une dysphagie souvent complète. Dans cet état on peut parfois
trouver le cou élargi à sa base et sentir à droite et à gauche de
l'arbre aérien une tuméfaction mollasse qui donne d'abord l'idée
d'une hypertrophie thyroïdienne. Certains individus savent vider leur
poche œsophagienne en la comprimant; d'autres l'empêchent de
s'emplir en exerçant sur un point déterminé une pression qui évidemment amène la fermeture de son orifice de communication. La
plupart du temps la poche s'emplit et se vide en dehors de toute
intervention des patients. L'évacuation de son contenu se fait à des

époques irrégulières, d'une manière presque toujours incomplète, sous l'influence de la contraction de la tunique musculaire, ou à la suite d'efforts de vomissement; lorsqu'elle se fait doucement, d'une manière insensible, elle s'accompagne souvent de régurgitation. On peut ajouter à ces symptômes, une douleur obtuse, qui n'est pas toujours signalée, et des troubles de la voix par compression des nerfs récurrents; ces derniers sont également inconstants.

On serait fort embarrassé pour faire le diagnostic d'avec les rétré-cissements de l'œsophage, hormis le cas de poche œsophagienne sensible à la base du cou, si le cathétérisme ne fournissait pas ici des indications de premier ordre. Le résultat varie en effet d'un moment à l'autre; tantôt la sonde œsophagienne passe et va d'emblée dans l'estomac sans rencontrer le moindre obstacle, tantôt elle est arrêtée subitement dans sa course. On sent qu'elle n'est pas serrée, mais qu'elle butte contre une paroi résistante. Cette notion est capitale. L'auscultation d'après Hamburger ferait reconnaître le diverticulum à un bruissement spécial et à une sorte de glouglou localisé au niveau de son ouverture; mais ce signe n'est guère utilisé par les cliniciens.

Le pronostic est variable. Certains malades ont pu vivre fort longtemps, trente et quarante ans par exemple, après le moment où l'on eut reconnu qu'ils étaient affectés d'un diverticulum œsophagien; d'autres au contraire succombent rapidement à l'inanition, tourmentés par la faim et la soif. La poche œsophagienne met chez eux un obstacle absolu à la déglutition. Parfois surviennent comme complication des phlegmons profonds du cou ou du médiastin développés à la suite de l'inflammation ou de la perforation des parois de cette poche. Ici encore le cathétérisme, dont l'emploi peut être chez quelques malades recommandé, n'est pas toujours sans danger, et Kœnig rapporte qu'un de ses malades, à la suite d'une simple exploration fut pris de fièvre, et présenta tous les signes d'une pneumonie dont d'ailleurs il guérit. Les chiffres suivants empruntés à Zenker donnent une idée de l'influence du diverticule; sur 27 malades atteints de cette affection, et qui furent suivis jusqu'à leur mort, 13 moururent d'accidents imputables au diverticule, 8 succombèrent à une autre maladie. Pour 6 la cause de la mort n'est pas déterminée.

Le traitement dans les cas légers est nul. On peut se borner à manger lentement, à exercer quelques pressions sur le cou pour aider la poche à se vider. Dans les cas plus sérieux, l'usage quoti-

dien de la sonde œsophagienne peut devenir nécessaire. Mais la
sonde elle-même reste parfois impuissante. Elle s'engage constamment dans le diverticulum. Dans ces conditions on a songé soit
à pratiquer l'œsophagostomie au-dessous de l'ouverture du diverticule, soit à faire la gastrostomie. Klüge a proposé une opération
préférable en principe; c'est l'extirpation du diverticule, suivie de
l'occlusion de son orifice. Malheureusement à la suite de ces opérations on doit redouter singulièrement les phlegmons du cou et du
médiastin. Le seul malade opéré jusqu'ici par cette méthode (Nicola-
doni) succomba le sixième jour.

7° ŒSOPHAGISME.

Cette affection est décrite avec soin dans tous les traités de
pathologie interne. Nous lui consacrerons seulement quelques lignes
pour rappeler ses traits principaux et indiquer son diagnostic différentiel d'avec les rétrécissements proprement dits de l'œsophage.

Le conduit œsophagien, comme tout canal à paroi musculaire est
sujet au spasme, c'est-à-dire à une contraction subite, énergique,
sans emploi physiologique, capable au contraire de mettre obstacle
pendant un moment à la fonction vectrice de l'organe.

La répétition du spasme, ou spasme d'une certaine durée, constitue
le rétrécissement spasmodique ou œsophagisme.

On reconnaît à l'œsophagisme des causes prédisposantes; leur
action semble prépondérante. Ce sont le tempérament nerveux, les
états névropathiques déterminés par la grossesse, la ménopause et
les grandes névroses telles que l'hystérie, l'épilepsie. Quelquefois
l'œsophagisme est symptomatique d'une lésion locale : ulcération de
l'œsophage (ce qui a permis à Broca de comparer le spasme œsophagien au spasme de la fissure anale), ulcération du larynx, amyg-
dalite à répétition, et même (Paulin, 1884) évolution difficile
de la dent de sagesse. Souvent son apparition a succédé à quelque
cause déterminante : émotion morale vive, telle que la colère ou la
peur, ingestion de liquides chauds ou froids, etc.

Les symptômes de l'œsophagisme sont avant tout ceux du rétrécissement œsophagien. Ils apparaissent brusquement dans bien des cas
et la maladie est constituée d'un seul coup; mais ils peuvent sur-

venir aussi d'une manière graduelle. Suivant le lieu ou siège le spasme, et, probablement aussi, suivant la façon dont tout l'œsophage réagit sous l'excitation produite par les aliments, ceux-ci s'arrêtent et séjournent dans le conduit, ou sont rejetés au dehors avec des efforts de toux et des phénomènes de suffocation, ou bien sont simplement régurgités. On ne trouve ordinairement ni douleur même au moment de la déglutition, ni contraction spasmodique dans les muscles cervicaux, ni troubles généraux. Ces derniers phénomènes appartiennent plutôt à certains spasmes œsophagiens plus violents mais moins durables qu'Hamburger a décrits sous le nom *de névralgie épileptiforme du nerf vague* et qui confinent à l'hydrophobie. Le rétrécissement spasmodique de l'œsophage dure toujours quelques semaines. Il est rare qu'il dépasse deux ou trois mois. Selon quelques observateurs, on l'aurait vu persister pendant de longues années : vingt ans (Raynaud), trente ans (Lassègue). Béhier croit, mais sans raison suffisante selon nous, que beaucoup de ces cas ont été mal interprétés et qu'il y a eu erreur de diagnostic. On comprend très bien que le spasme œsophagien puisse au bout de plusieurs années (comme dans le cas de Raynaud rapporté par Seney), conduire à une ectasie de l'œsophage ; on ne voit pas au contraire comment l'ectasie de l'œsophage aboutirait à l'œsophagisme. Nous n'en dirions pas autant d'un diverticule.

Aussi longtemps que dure l'œsophagisme il est remarquable par l'irrégularité de ses accidents. Il survient souvent des exacerbations qui pour un temps aggravent singulièrement l'état du malade ; tel qui tout à l'heure avalait, péniblement il est vrai, un bol bien mastiqué, va se trouver tout d'un coup dans l'impossibilité de déglutir même les liquides. Cette situation durera plusieurs semaines, interrompue à peine par quelques rémissions survenant à des intervalles irréguliers. La moindre cause provoque le retour de semblables crises. Sous l'influence de cette dysphagie le malade est véritablement inanitié. Il maigrit, sa santé s'altère, et selon quelques observateurs il peut succomber. La terminaison fatale est heureusement fort rare.

Le diagnostic trouve dans le cathétérisme son principal appui. La sonde œsophagienne rencontre un obstacle, mais un obstacle changeant. Aujourd'hui il est si résistant qu'on n'ose le franchir. Il faudrait agir de force, et par conséquent s'exposer à commettre quelque lésion grave. Demain la sonde passera sans grande peine. L'obstacle a-t-il été franchi une première fois, il le sera l'instant d'après, presque toujours sans aucune difficulté. L'instrument ne trouvera plus aucun signe de rétrécissement. Enfin ici, comme pour le spasme de l'urèthre, une grosse bougie passera sans peine là où une petite se trouve arrêtée.

Ces alternatives de perméabilité et d'obstruction pourraient faire penser à un diverticule. Mais alors même qu'elle est engagée dans le diverticule, la sonde œsophagienne ne peut pas accomplir toute sa course. Bientôt elle butte sur le fond et s'arrête. Elle disparaît tout entière dans l'œsophage lorsqu'elle a franchi le rétrécissement spasmodique. Ni le cancer de l'œsophage, ni le rétrécissement inodulaire, arrivés à leur état de perfection, ne seront confondus avec l'œsophagisme ; mais il ne faut pas oublier que toutes les lésions du conduit, à leur début, peuvent se compliquer de spasme œsophagien. Dans les cas où l'âge du sujet, les antécédents, la marche de l'affection éveilleraient l'idée d'une altération organique commençante, on aurait à se tenir sur la réserve.

Le traitement est médical et chirurgical. Les moyens médicaux consistent surtout dans l'usage des antispasmodiques : belladone, jusquiame, opium, acide cyanhydrique, asa fœtida, valériane, bromures, employés soit à l'intérieur, soit au niveau de l'œsophage même sous la forme de pommade enduisant une bougie œsophagienne. Il faudrait songer aujourd'hui à la cocaïne.

On a encore fait des injections sous-cutanées de morphine ou d'atropine, électrisé l'œsophage, pratiqué la cautérisation ponctuée au-devant du cou et de la poitrine. Tous ces moyens ont procuré quelques succès.

Le traitement chirurgical comporte la dilatation graduelle avec des bougies ou des boules de diamètre croissant, ou bien la dilatation brusque pour laquelle on emploie surtout les longues pinces de Broca.

Dans un cas d'œsophagisme symptomatique d'une lésion du larynx. et qui frappait sur la partie la plus élevée du conduit, Watson a pratiqué l'œsophagostomie. Le malade a été nourri par la fistule pendant trois mois.

VI

MALADIES DU LARYNX ET DE LA TRACHÉE.

La plupart des maladies du larynx sont étudiées dans les traités de pathologie externe. Nous ne pouvons songer à donner dans cet ouvrage leur description complète. Nous retiendrons seulement celles qui prêtent le plus à un traitement chirurgical.

Il est inutile d'insister sur la technique de l'instrument qui depuis trente ans a permis de pénétrer réellement dans l'étude de ces affections. Le laryngoscope est décrit partout. Rappelons pour nous en servir en temps utile, ce que fournit son application chez l'homme sain. Le miroir laryngoscopique donne une image virtuelle et symétrique du larynx. L'observateur voit les parties comme il se verrait lui-même dans une glace. Il distingue : le bord supérieur du larynx, constitué successivement par l'épiglotte, les replis aryténo-épiglottiques, un bourrelet muqueux soulevé de chaque côté par les deux petites saillies des cartilages de Wrisberg et de Santorini, enfin le bourrelet médian et postérieur de la commissure aryténoïdienne. L'épiglotte constitue à elle seule plus du tiers de ce circuit. Elle présente des formes un peu variables et laisse voir en avant de l'orifice laryngien : 1° à droite et à gauche une partie plus ou moins considérable de sa face supérieure; 2° sur la ligne médiane son repli glosso-épiglottique. Dans l'enceinte arrondie que nous venons de décrire se montre une fente médiane antéro-postérieure. Elle est limitée par une surface rubanée étroite, dirigée d'arrière en avant: c'est la face supérieure de la corde vocale. Au niveau du bord externe de celle-ci on découvre un trait noir plus ou moins marqué, c'est l'orifice des ventricules du larynx, limité en dehors par le bord de la corde supérieure ou bande ventriculaire qui occupe tout le reste de l'image laryngienne, jusqu'à sa limite externe. A la partie externe de la bande ventriculaire, près des replis aryténo-épiglottiques se trouve, surtout lorsque les cordes vocales sont rapprochées, une légère dépression : fossette innominée. L'image des cordes vocales est recouverte à sa partie antérieure par une petite saillie médiane dépendant de l'épiglotte : coussinet de l'épiglotte. Cette même image se confond à sa partie postérieure avec celle de l'apophyse vocale du cartilage aryténoïde. Lorsque les cordes vocales sont écartées, on peut apercevoir, au moyen d'un fort éclairage, le cartilage cricoïde, les anneaux de la trachée et même la bifurcation des bronches.

1° LARYNGITE ŒDÉMATEUSE OU ŒDÈME DE LA GLOTTE.

Laissant de côté les diverses espèces de laryngites aiguës ou chroniques, décrites dans les auteurs, nous nous bornons à la laryngite œdémateuse ou œdème aigu de la glotte, affection qui nous intéresse au plus haut point, car elle survient souvent comme complication de lésions chirurgicales diverses, et réclame dans bien des cas une intervention des plus actives. Ziemssen la décrit sous le nom de laryngite phlegmoneuse.

Définition. — On désigne sous ce nom l'infiltration aiguë du tissu aréolaire du larynx par un liquide séreux, séro-purulent ou purulent (Morell-Mackensie).

Étiologie. — La laryngite œdémateuse est rarement *primitive* ou liée à une simple laryngite catarrhale. Sestier, dont le célèbre travail paru à Paris en 1852 sous le nom de *Traité de l'angine laryngée œdémateuse* sert encore de base à toutes les descriptions, dit qu'elle est *consécutive* 94 fois sur 100.

L'affection qui la détermine le plus souvent, c'est certainement une *périchondrite suppurée;* nous verrons bientôt que la périchondrite elle-même dépend de causes nombreuses Les *traumatismes du larynx :* plaies, brûlures de diverse nature, corps étrangers fixés dans la glotte viennent ensuite. L'œdème aigu peut encore naître par propagation d'une affection inflammatoire de la bouche ou du pharynx, se développer sans ulcération préalable ou après une ulcération de la muqueuse du larynx au cours d'une maladie infectieuse : érysipèle, pyémie, fièvre typhoïde, variole, scarlatine, etc., succéder aux localisations laryngiennes de la syphilis, de la tuberculose et du cancer. Exceptionnellement on a rencontré des œdèmes aigus du larynx qui pourtant ne sauraient mériter le nom de laryngites phlegmoneuses, au cours de l'hydropisie scarlatineuse, ou dans la maladie de Bright. Fauvel dit même que ces œdèmes aigus peuvent

être le premier symptôme de la néphrite. On pourrait observer le
même fait dans la cachexie palustre, et à la suite de la stase sanguine déterminée par une compression des veines du cou.

Une cause occasionnelle : coup de froid, abus de la parole, excès
alcoolique, fait souvent naître la maladie chez des individus qui depuis plus ou moins longtemps s'y trouvaient exposés. Les hommes
y sont trois fois plus sujets que les femmes. Presque tous les malades sont compris, au point de vue de leur âge, entre dix-huit et
cinquante ans (Sestier).

Anatomie pathologique. — La lésion caractéristique de la
laryngite œdémateuse est le gonflement des diverses parties du
larynx, sous l'influence d'un liquide infiltré dans le tissu cellulaire
sous-muqueux.

Siège du gonflement. — Les replis aryténo-épiglottiques, grâce à la
laxité de leur tissu cellulaire, se prêtent plus que tout le reste à la
distension (*œdème sus-glottique*). Aussi est-ce à leur niveau que le
gonflement atteint son maximum. Il peut s'y limiter, porter inégalement sur les deux replis, ou les frapper au même degré. A cet
œdème se joint assez souvent celui de l'épiglotte et quelquefois, mais
plus rarement, celui des parties voisines : pharynx, amygdales, voile
du palais, luette. Ainsi infiltrés, les replis aryténo-épiglottiques, dont
les bords sont minces et tranchants en quelque sorte à l'état ordinaire, deviennent épais, ronds, cylindriques. Dans les cas extrêmes
ils se touchent par leurs bords, ou ne laissent subsister dans leur
intervalle qu'une mince fente dont le gonflement de l'épiglotte vient
encore diminuer l'étendue. La muqueuse qui les recouvre est quelquefois rouge, injectée, ecchymosée ; quelquefois (œdème non inflammatoire ou peu inflammatoire) pâle et décolorée.

L'œdème est beaucoup plus rare au niveau de la glotte même
(*œdème glottique*). Là ce sont les bandes ventriculaires ou fausses
cordes vocales, qui sont le plus souvent atteintes. Le tissu cellulaire
sous-muqueux des ventricules amène par son gonflement l'effacement
de ces cavités. Les cordes vocales elles-mêmes se tuméfient ; mais
elles sont rarement très gonflées. La plupart du temps elles le sont
inégalement. Presque toujours ces lésions dépendent d'une altération des cartilages du larynx, laquelle est ordinairement limitée,
unilatérale.

L'*œdème sous-glottique* est très rare. On l'a rencontré pourtant, non seulement au niveau du cricoïde, mais même étendu à la partie supérieure de la trachée.

Cruveilhier a publié un cas unique jusqu'ici de laryngite phlegmoneuse diffuse et suppurée.

Nature du liquide infiltré. — Séreux, séro-sanguinolent, il devient parfois séro-purulent, ou presque complètement purulent. Il est très rare de voir des abcès circonscrits succéder à l'œdème. On en connaît pourtant quelques cas. Une collection purulente n'apparaît guère qu'au voisinage d'un cartilage malade. Sur le cadavre, la sérosité à demi coagulée s'écoule difficilement quand on incise et même quand on presse les parties tuméfiées.

Symptômes et diagnostic. — La *dyspnée*, symptôme prépondérant de l'œdème de la glotte, fait toute la gravité de l'affection. Légère au début et graduellement croissante, dans quelques cas, elle se montre ailleurs avec une soudaineté effrayante. Dans les blessures, les brûlures, les corps étrangers du larynx en particulier, la mort par suffocation peut arriver quelques minutes après l'apparition de la dyspnée. Même lorsqu'elle s'accroît régulièrement, elle présente des exaspérations subites, accès de suffocation au milieu desquels la mort survient souvent.

La cause de la dyspnée est toute mécanique d'abord. Le larynx est obstrué par le gonflement des replis aryténo-épiglottique (pour parler des cas les plus fréquents), auquel s'ajoute l'augmentation de volume de l'épiglotte. Son canal peut être réduit au point de n'être plus qu'une mince fente, ou un petit orifice dans lequel une plume de corbeau s'engagerait avec difficulté. A l'obstacle mécanique se joint d'ailleurs bientôt le spasme laryngien. Il prend surtout une large part à la production des accès de suffocation. On a donné longtemps comme caractéristique de la dyspnée laryngienne, par œdème des replis aryténo-épiglottiques, cette particularité, que l'inspiration surtout est difficile. Les replis, pensait-on, agissaient ici à la façon de soupapes qui se fermaient dans le premier temps de la respiration et s'écartaient sans difficulté dans le second. Ziemssen met en doute la valeur de ce signe et fait remarquer que le spasme du larynx produit souvent le même phénomène. La paralysie du muscle crico-aryténoïdien postérieur aboutit au même résultat, à la sténose inspiratoire du larynx. Il ne faudra donc pas se hâter de conclure de la difficulté de l'inspiration à l'existence d'un œdème des replis aryténo-épiglottiques. Le diagnostic doit reposer sur des signes plus certains.

On note encore parmi les symptômes respiratoires de la laryngite œdémateuse, *une douleur* (peu significative) au niveau du larynx, *une toux* éteinte, ou plutôt des efforts continuels pour rejeter quelques mucosités, *une voix* basse, rauque, parfois une aphonie complète.

La déglutition est gênée de son côté par le gonflement de l'épiglotte, surtout la déglutition des liquides. Ceux-ci se déversent facilement dans le larynx ; chaque tentative de déglutition devient alors l'occasion d'un accès de suffocation.

Tous ces symptômes, surtout chez un malade qui présentait déjà quelque altération du larynx, permettent assurément de soupçonner l'invasion de la laryngite œdémateuse. Mais le diagnostic n'est certain que lorsqu'il repose sur l'examen physique des parties malades.

L'exploration de ces parties se fait avec le doigt ou par la vue au moyen du laryngoscope. Le *doigt* fournit d'excellents renseignements. Il permet d'apprécier l'augmentation de volume de l'épiglotte et de sentir les replis aryténo-épiglottiques gonflés, arrondis au point de donner une sensation semblable à celle que font éprouver les amygdales (Krishaber) ; mais cet examen doit être fait avec précaution. Il expose à la production d'accès de suffocation. Le *laryngoscope* conduit à des résultats encore meilleurs ; il permet de reconnaître non seulement l'œdème des parties supérieures du larynx, mais celui de la glotte proprement dite et même des parties plus profondes ; par malheur son application est souvent difficile, parfois impossible. Avant d'employer le toucher digital ou d'essayer du laryngoscope, on s'efforcera toujours d'obtenir l'anesthésie du pharynx par les solutions de cocaïne.

Cet examen permettra d'éliminer toutes les affections qui par la dyspnée et les accès de suffocation qu'elles provoquent ressemblent à l'œdème du larynx : nous ne ferons que signaler la laryngite striduleuse, le croup, les polypes et les corps étrangers du larynx, maladies à accès de suffocation, et les abcès rétro-pharyngiens, le rétrécissement de la trachée, l'anévrysme de l'aorte, qui déterminent plutôt une dyspnée continue, mais qui peuvent aussi s'accompagner d'accès plus ou moins graves.

Marche. Terminaison. Pronostic. — Il n'y a pas une laryngite œdémateuse, mais des laryngites dont la marche et la terminaison varient beaucoup suivant les causes qui les ont produites. L'affection atteint souvent des malades qui jusque-là n'avaient présenté aucun trouble laryngé. Chez eux, elle peut apparaître brusquement, de la façon la plus inattendue ou être précédée de légers troubles de la voix. D'autres, au contraire, étaient manifestement atteints depuis plus ou moins longtemps d'une maladie du larynx.

Une fois établi, l'œdème laryngé ne rétrocède guère. Les phénomènes vont au contraire en augmentant progressivement, coupés plus ou moins souvent par des accès de suffocation. On a devant les yeux l'effrayant tableau d'une asphyxie qui graduellement s'accentue de plus en plus où qui tout d'un coup est portée au plus haut degré. On voit alors le malade se lever, s'accrocher aux objets qui l'entourent, ouvrir la bouche dans des efforts désespérés de respiration. Malgré ces efforts suprêmes, l'air n'entre pas dans la trachée, la face et les extrémités se cyanosent, les yeux font saillie hors de l'orbite, des convulsions se produisent et le malade souvent succombe rapidement.

Quelques malades guérissent spontanément même après plusieurs accès de suffocation ; d'autres sont sauvés par l'intervention chirurgicale ; mais il faut en convenir, c'est la minorité qui échappe à la mort. Sur 213 cas relevés par Sestier, la terminaison fatale s'est produite 158 fois.

Certaines formes sont nécessairement plus graves que d'autres : celles qui frappent sur des sujets débilités, celles qui surviennent au cours de la fièvre typhoïde, celles qui s'accompagnent de lésions profondes du larynx et du cou. Les œdèmes qui surviennent au cours de la syphilis ou de la tuberculose sont les moins graves (Morell-Mackenzie). La trachéotomie ne fournit pas autant de guérisons qu'on pouvait s'y attendre. Les complications pulmonaires sont communes après l'opération et emportent souvent les malades. Selon Sanné, la mortalité la plus grande s'observe de dix à trente ans, puis de cinquante à soixante-dix ans. C'est entre trente et cinquante que les malades résistent le mieux.

Traitement. — *Les moyens médicaux* sont médiocrement efficaces. Citons les pulvérisations dans la gorge de liquides astringents comme une solution de tannin (Trousseau), l'application sur les replis épiglottiques d'une solution de nitrate d'argent à 1/20 ou 1/30 au moyen d'un pinceau ; les sangsues placées de chaque côté du larynx ;

les compresses chaudes sur le cou, la glace à l'intérieur par petits morceaux fréquemment administrés, les purgatifs, les pédiluves aussi chauds que possible, etc.

Lorsque ces moyens échouent, que la dyspnée augmente encore, il faut recourir aux *moyens chirurgicaux;* ils sont au nombre de deux, *la scarification et la trachéotomie.* La scarification pratiquée pour la première fois par Lisfranc peut se faire avec un bistouri effilé, garni de linge jusqu'auprès de sa pointe, ou avec un ongle taillé en pointe, suivant le conseil de Legroux. Il est préférable de se servir d'un bistouri spécialement construit pour le larynx et conduit au moyen du laryngoscope. On doit, autant que possible, faire d'assez longues incisions; elles permettent mieux le dégorgement des parties malades. On a ainsi ouvert quelques abcès du larynx.

Malgré les accidents pulmonaires qui la suivent trop souvent, la *trachéotomie* est encore le plus efficace et le plus recommandable de tous les moyens de traitement. Le médecin doit être toujours prêt à la pratiquer. Le malade peut être emporté en quelques minutes s'il n'est pas opéré à temps.

2° PÉRICHONDRITE DU LARYNX, ET NÉCROSE DES CARTILAGES.

L'inflammation du périchondre du larynx, et la nécrose des cartilages qui en est la suite ordinaire, ont été souvent indiquées par différents observateurs. La première monographie importante a été écrite à Berlin par Rühle en 1861. Les descriptions fournies par Ziemssen dans le *Handbuch der speciellen Pathologie und Therapie,* et par Morell-Mackenzie servent de base à l'article que nous consacrerons à cette grave affection.

Étiologie. — La périchondrite peut être *primitive;* le fait est indéniable, mais sous cette forme elle est extrêmement rare. A peine en compte-t-on 3 ou 4 cas certains. A l'état de maladie *secondaire,* elle est au contraire assez commune.

Elle succède le plus souvent à des altérations de la muqueuse du larynx, qui ont intéressé toute l'épaisseur de cette membrane, et mis à nu les cartilages. Les ulcérations tuberculeuses tiennent ici le premier rang. Elles se trouvent disséminées sur toute la surface du larynx; mais leur maximum de fréquence est au voisinage des cartilages aryténoïdes; nous aurons à insister sur les conséquences de cette disposition.

Les altérations tertiaires de la syphilis, gommes et ulcérations
destructives doivent être citées après la tuberculose. L'épiglotte
est ici plus souvent atteinte que les cartilages vrais; mais ceux-ci
sont aussi frappés. On a publié quelques observations de périchondrite chez des enfants âgés de quelques mois et affectés de syphilis
héréditaire.

Le cancer du larynx très souvent encore s'accompagne lorsqu'il
s'ulcère de la nécrose des cartilages. L'accident n'ajoute pas beaucoup
à la gravité de l'affection primitive.

Les ulcérations profondes qui entament la muqueuse du larynx
au cours de la fièvre typhoïde peuvent conduire au même résultat.
Il semble, suivant la remarque de Ziemssen, que le périchondre soit
moins souvent atteint depuis que les typhiques sont soumis méthodiquement à un traitement antipyrétique et tonique. Dans quelques
cas de laryngo-typhus, le cartilage semblait frappé tout d'abord,
avant qu'il se fût produit aucune ulcération de la muqueuse.

Restlag a noté un cas de périchondrite dans la pleurésie purulente,
et un autre dans une myélite.

Sur 65 autopsies relevées par Morell-Mackenzie et par Restlag, nous
trouvons 49 hommes et 16 femmes. C'est de vingt à trente ans que
la maladie est la plus fréquente.

Anatomie pathologique. — La périchondrite du cartilage
thyroïde est relativement peu commune. Celle du cricoïde et de
l'aryténoïde le sont beaucoup plus. L'une de ces dernières se présente à peu près aussi souvent que l'autre. Très souvent elles coexistent. La maladie est presque toujours, comme nous l'avons dit,
le résultat d'une inflammation propagée de la muqueuse, au niveau
d'une ulcération destructive. Le périchondre mis à nu s'altère, il
s'épaissit, s'infiltre de pus et bientôt se trouve séparé du cartilage
par une collection purulente. Ce décollement se produit le plus souvent à la face interne du cartilage, du côté du canal laryngien lui-
même; mais il peut siéger aussi à sa face externe. Il se complique
souvent dans ce dernier cas d'un phlegmon de voisinage. Les abcès
périchondriques s'ouvrent; suivant leur position, à l'intérieur du larynx,
ou au dehors du côté de la peau. Ils présentent quelquefois cette
double ouverture.

Séparé de son enveloppe nourricière, le cartilage s'est altéré de
son côté. Les cellules ont subi la dégénération graisseuse, la sub-

stance intercellulaire elle-même s'est gonflée et ramollie. A la fin il
se nécrose en totalité ou en partie. Après un séjour plus ou moins
prolongé dans le pus qui le baigne, on le retrouve fragmenté, coloré
en gris sombre, brun, ou noir même, si le foyer purulent communique avec l'air extérieur. Lorsque l'abcès est ouvert d'une façon
suffisante, le cartilage est éliminé soit en totalité, s'il s'agit d'un
cartilage de petit volume comme l'aryténoïde, soit par fragments. La
cicatrisation du foyer purulent peut s'obtenir après cette élimination,
non sans que la glotte se trouve déformée, rétrécie, d'une façon plus
ou moins sérieuse.

La nécrose frappe-t-elle sur un des grands cartilages, sur le
thyroïde ou le cricoïde, une semblable guérison est à peu près impossible. L'ouverture de l'abcès reste fistuleuse, et comme cette
ouverture est souvent double, il se forme des trajets qui font communiquer l'intérieur du larynx avec le dehors.

On connaît des formes atténuées de la périchondrite dans lesquelles
après une période d'inflammation non suppurative plus ou moins
longue, le périchondre reste simplement épaissi. Dans d'autres, les
cartilages s'ossifient; mais ils finissent quelquefois par être ensuite
frappés de carie.

Symptômes et diagnostic de la périchondrite du larynx. —
Comme la périchondrite est dans l'immense majorité des cas une
affection secondaire, les symptômes qui lui appartiennent succèdent
et se mêlent à ceux de la maladie primitive. Il est donc bien difficile de la reconnaître à son début. On indique comme des symptômes
habituels : une douleur sourde au niveau du cartilage malade,
douleur laryngée ou pharyngée, augmentée soit par les mouvements
communiqués au larynx, soit par l'exercice de la déglutition ou de
la phonation; de la toux, une voix sourde et rauque, le gonflement
des ganglions lymphatiques avoisinants. On comprend que ces symptômes n'ont rien de pathognomonique.

Un peu plus tard, l'examen physique donne des résultats plus
nets. A l'extérieur, dans les grandes périchondrites qui ne sont pas,
il est vrai, bien communes, le larynx paraît tuméfié, augmenté de
volume, lorsque l'inflammation siège à sa face externe; on constate
ensuite l'existence d'une collection profonde, à son niveau. Par l'examen
laryngoscopique on découvre toujours au contraire une tuméfaction plus
ou moins considérable au niveau des parties atteintes. Ce gonflement

n'aurait rien d'absolument caractéristique, si l'on ne savait pas que des
lésions de ce genre, limitées à une partie déterminée du larynx, correspondent précisément dans l'immense majorité des cas à des altérations
cartilagineuses. Dans cette même inspection on constate souvent la
paralysie de tel ou tel muscle, paralysie liée à l'altération du cartilage
sur lequel ce muscle prend son insertion principale. On peut quelquefois, surtout s'il s'agit du cartilage aryténoïde, voir l'orifice par
lequel l'abcès périchondrique sera venu se vider, apercevoir et toucher
avec un stylet approprié le cartilage nécrosé. Enfin lorsque le cartilage a été éliminé, la forme de la glotte a subi une altération qui
saute aux yeux.

On a cité quelques cas d'emphysème sous-cutané succédant à l'ouverture d'un abcès périchondrique (Ziemssen, Rokitansky, Wilks).

Selon que la périchondrite frappe sur telle ou telle portion du
larynx, les phénomènes sont un peu différents; celle du cartilage
aryténoïde est remarquable par la limitation du gonflement à la
région latérale et postérieure de l'orifice supérieur du larynx, au
niveau du siège des cartilages de Santorini et de Wrisberg, et par
l'immobilité complète de la corde vocale correspondante. Lorsque
l'un des cartilages aryténoïdes a été éliminé, ce qui se fait quelquefois sans trouble excessif des fonctions, la direction de la glotte est
modifiée. Au lieu d'être médiane, antéro-postérieure, elle est dirigée
obliquement d'avant en arrière et du côté malade.

Le cricoïde est rarement frappé dans ses parties minces, c'est-à-
dire dans ses lames antérieures et latérales. Presque toujours c'est
sa portion postérieure élargie qui est atteinte. Ordinairement l'affection débute sur un des côtés et porte simultanément sur l'aryténoïde
correspondant. La gêne respiratoire est toujours beaucoup plus marquée
que dans la nécrose de l'aryténoïde seul. Elle peut être poussée à un
degré extrême et devenir rapidement incompatible avec la vie. On
constate souvent ici l'immobilité du cartilage aryténoïde par ankylose
de l'articulation crico-aryténoïdienne. On trouve aussi des paralysies
du muscle crico-aryténoïdien postérieur, par suite de son infiltration inflammatoire ou tuberculeuse. Cette lésion conduit à une véritable sténose inspiratoire de la glotte.

Lorsque la périchondrite du thyroïde est à la fois externe et interne,
l'ouverture de la collection donne souvent naissance, comme nous
l'avons déjà indiqué, à des fistules qui pénètrent dans le larynx. On

a pu dans ce cas apercevoir avec le laryngoscope la pointe d'un stylet
introduit par l'orifice cutané (Schrötter), faire passer de la même
façon dans le larynx des injections colorées (Ziemssen), constater
même la sortie de crachats au niveau de l'ouverture extérieure;
Krieg a relevé quatre faits semblables, dont l'un lui est personnel.
Un autre appartient à Andral.

En somme le diagnostic de la périchondrite se base sur l'exploration
extérieure, sur la recherche de la douleur spontanée ou provoquée, sur
l'existence d'une suppuration et d'une fistule du larynx, et surtout
sur l'examen laryngoscopique. Sans ce dernier moyen la plupart des
cas passeraient inaperçus.

Les. phénomènes de sténose laryngée donnent souvent l'éveil
quoiqu'ils puissent manquer. Les commémoratifs sont de la plus
haute importance.

Terminaison. Pronostic. — Le pronostic de la périchondrite
est extrêmement grave. A part les cas légers dont nous avons parlé,
et qui presque tous sont de nature syphilitique, les autres ont pour
terminaison ordinaire la mort. Celle-ci arrive par le fait de la maladie primitive que la complication aggrave singulièrement, ou par
suite de l'état de marasme dans lequel la suppuration périchondrique
jette peu à peu les malades, ou bien encore sous le coup d'un
œdème de la glotte qui peut toujours se produire subitement. Quelques malades guérissent après avoir subi la trachéotomie. Chez eux
les cartilages frappés s'éliminent heureusement ; mais leur disparition
laisse le plus souvent le larynx déformé et si rétréci, que l'ablation
de la canule devient impossible.

Traitement. — Au début, surtout si l'on croit avoir affaire à une
périchondrite primitive, on a d'abord recours au traitement que nous
indiquions à propos de la laryngite phlegmoneuse ; on met en usage
tous les moyens antiphlogistiques possibles. Les scarifications et les
incisions profondes faites au niveau de la surface interne du larynx,
au moyen d'un couteau approprié, et avec l'aide du miroir laryngoscopique, combattent l'œdème de la glotte, et permettent même
d'ouvrir des collections purulentes intra-laryngées. Si des collections
du même genre se montrent au dehors, à la surface externe des
cartilages du larynx, il y a tout intérêt à les ouvrir de très bonne
heure. Quoi que l'on fasse, la trachéotomie devient le plus souvent
nécessaire. Elle permet de prolonger quelque peu la vie chez les

malades atteints déjà d'une affection mortelle comme la phthisie. A
d'autres (syphilis, lésions traumatiques), elle procure une guérison
définitive, mais presque toujours imparfaite, en ce sens que l'établissement d'un rétrécissement du larynx après la périchondrite est presque fatal.

Dans ces conditions, l'opéré est obligé de conserver la canule tant
que le passage de l'air par le larynx n'est pas rétabli. Or la reconsti-
tution du canal laryngien est une entreprise des plus difficiles. On cite
quelques rares observations de *section de brides* intra-laryngiennes.
La plupart du temps le canal doit être ramené à un calibre convenable par la *dilatation*. Pratiquée quelquefois de bas en haut, surtout dans les lésions traumatiques de la trachée et du larynx, la
dilatation se fait surtout de haut en bas au moyen d'instruments
introduits par la bouche. Ce sont : des pinces dilatatrices, comme
la pince à trois branches de Morell-Mackenzie, ou l'olive à valves mobiles
de Navratil, etc., ou encore des bougies de diamètre croissant, et
surtout suivant la méthode actuellement pratiquée par Schrœtter,
une série de petits tampons métalliques creux construits de telle
façon qu'ils puissent être portés au moyen d'une tige recourbée dans
l'ouverture du larynx, accrochés à une fenêtre faite à la partie
convexe de la canule trachéale et laissés en place aussi longtemps
qu'on le désire. On les retire au moyen d'un fil dont ils sont pourvus
à leur partie supérieure. — Schrœtter paraît avoir obtenu de cette
façon de nombreux succès. Mais entre les mains des praticiens la dilatation a rarement produit des effets bien utiles. L'introduction
des instruments est difficile, pénible pour le malade ; elle a provoqué souvent de la fièvre, de l'œdème du larynx, voire même une
nouvelle périchondrite.

Heine, pour un cas d'extrême rétrécissement succédant à la périchondrite, a exécuté la résection partielle, sous-périchondrique, des
cartilages du larynx (décembre 1874). Bruns a répété avec succès
cette opération en 1880 ; il a extirpé la partie antérieure du thyroïde
et du cricoïde sur une largeur de 1 centimètre et demi. Le larynx
transformé en gouttière a subi facilement la dilatation, mais le malade a dû être pourvu, comme l'avait été celui de Heine, d'un larynx
artificiel.

3° TUMEURS DU LARYNX.

Si l'on met à part les ecchondroses développées à la face interne
des cartilages, tumeurs dont on compte à peine trois ou quatre exemples certains, les néoplasmes laryngiens peuvent être divisés en deux
grandes classes :
  a. Les tumeurs bénignes, ou polypes.
  b. Les tumeurs malignes, ou cancers.
  Les tumeurs bénignes sont loin d'être toutes franchement pédiculées. Quelques-unes ont une base absolument large et méritent le
nom de sessiles. Mais toutes font une saillie limitée, plus ou moins
considérable, dans la cavité laryngienne. De là le terme de polype
passablement impropre, il est vrai, mais consacré par l'usage.
  Parmi les tumeurs malignes nous mentionnerons l'épithélioma, le
carcinome, le sarcome, le lympho-sarcome.

§ 1. TUMEURS BÉNIGNES, POLYPES DU LARYNX.

Cette affection n'a commencé à être connue qu'au milieu du siècle
dernier. Koderik vers 1750 aurait opéré par la bouche un polype
implanté sur le larynx. Lieutaud dans son *Historia anatomica me-
dica*, 1767, rapportait deux cas dans lesquels une mort inattendue
fut expliquée par la présence de tumeurs semblables découvertes à
l'autopsie. Après ces deux auteurs, des observations isolées paraissent
de temps en temps ; mais la première monographie importante, celle
d'Ehrmann, n'est publiée qu'en 1850 à Strasbourg. Middeldorpf à
Breslau en 1854 en écrit une seconde qui porte sur soixante-quatre
cas. Le nombre des faits connus était arrivé à quatre-vingts (Ziemssen)
lorsque l'invention du laryngoscope vint faciliter singulièrement l'é-
tude de ces polypes. Une trentaine d'années à peine s'est écoulée
depuis lors, et c'est maintenant par centaines ou par milliers que les
faits se comptent. Fauvel en avait à lui seul observé trois cents et
opéré deux cent vingt en 1875.
  Étiologie. — Causit dans sa thèse inaugurale, en 1867, a démontré que les polypes du larynx n'étaient pas rares dans la première enfance, et que même ils pouvaient être congénitaux. Depuis

lors de nombreux observateurs ont fourni beaucoup de faits nouveaux. Dans la seconde enfance les polypes sont déjà moins communs. C'est à la période moyenne de la vie qu'on les rencontre le plus souvent. Sur 100 malades traités par Morell-Mackenzie, 72 avaient de 20 à 50 ans. Sur les 300 malades de Fauvel, 257 avaient de 20 à 60 ans ; 111 étaient compris entre 30 et 40 ans.

Le sexe masculin est affecté dans une proportion d'environ trois contre un pour le sexe féminin.

Toutes les causes d'irritation fréquente de la muqueuse laryngée, tout ce qui peut engendrer la laryngite chronique semble propre à favoriser le développement des polypes. L'usage abusif de la voix dans le chant, dans la lecture à haute voix, dans le commandement militaire, joue ici un rôle important. On a incriminé aussi les corps étrangers, les gaz et les poussières irritantes, l'abus du tabac, les maladies aiguës antérieures et surtout les fièvres éruptives qui ont toutes leurs déterminations laryngées. La syphilis et la tuberculose donnent naissance à des végétations au niveau des parties ulcérées et non à de véritables polypes.

Anatomie pathologique. — La plupart des polypes du larynx sont des *papillomes*. Mackenzie en comptait 67 sur les 100 cas analysés par lui. Dans les tableaux de Fauvel le papillome entre pour 206 sur 300 observations. Après lui, si l'on en croit encore Fauvel, le *myxome* se présenterait encore avec une certaine fréquence : 33 observations sur 300. Mais la plupart des auteurs sont d'un avis différent. Pour Ziemssen le myxome est extrêmement rare, et Mackenzie dit n'en avoir rencontré qu'un seul cas. Le *fibrome* qui se rencontre ensuite vient dans le tableau de Fauvel avec une fréquence de 14 sur 300, et représente au contraire 11 pour 100 des cas de Mackenzie. On trouve exceptionnellement des kystes, des angiomes, des lipomes. Quelquefois le sarcome au début ou l'épithélioma peuvent avoir l'apparence d'une tumeur bénigne et recevoir le traitement des véritables polypes.

Chacune de ces tumeurs possède des caractères anatomiques spéciaux :

Les *papillomes* se présentent sous la forme de petites tumeurs tantôt villeuses, formant une sorte de corps chevelu, tantôt plus compactes, mamelonnées seulement à leur surface, assez semblables à une petite fraise ou à une mûre. Leur couleur est blanche ou rosée ; ils siègent principalement sur les cordes vocales, et de préférence encore sur leur portion antérieure. On en trouve quelquefois à l'entrée des ventricules sur la fausse corde vocale, ou même dans le ventricule. Quelques-uns s'implantent sur l'épiglotte. Tantôt ils sont pédiculés, tantôt et le plus souvent ils sont sessiles. Il est commun d'en trouver plusieurs à la fois, dispersés au hasard dans le larynx ou symétriquement placés. Leur structure est bien celle du papillome ordinaire : de longues papilles formées de tissu fibreux, et nées de l'hypertrophie des papilles vasculaires normales de la muqueuse laryngienne, sont noyées dans de nombreuses couches épithéliales qui forment au tissu central une gaine huit ou dix fois plus épaisse que le tissu lui-même. Mais les papilles normales ne se rencontrent qu'au niveau de la partie libre de la corde vocale inférieure et on trouve pourtant des papillomes ailleurs. Il faut donc admettre que des productions d'apparence papillaire se forment spontanément partout à la surface du larynx.

Ces petits néoplasmes sont très vasculaires. Extirpés incomplètement ils récidivent avec facilité, et peuvent, mais rarement, se transformer en véritables épithéliomas.

Leur développement est généralement rapide.

Les *fibromes* sont constitués par de petites masses dures de tissu fibreux, revêtues d'un épithélium pavimenteux comme tous les polypes du larynx (Cornil). Ils sont généralement uniques et sessiles. Leur siège presque exclusif est la partie antérieure de la corde vocale inférieure. Blanchâtres, ils tranchent peu sur la coloration de la corde vocale. Leur volume, le plus souvent fort petit, dépasse rarement celui d'une noisette. On en a observé pourtant d'assez volumineux. Le fibrome se développe lentement, et ne récidive pas après l'opération.

Les *myxomes* ont ici la structure et l'aspect des polypes des fosses nasales ; les *lipomes*, les *angiomes*, les *adénomes* (tumeurs fort rares), les *petits sarcomes* qui affectent au début l'apparence des polypes ne présentent rien de spécial.

Les *kystes* sont d'origine glandulaire. On répète à tort qu'ils n'occupent presque jamais les cordes vocales. Moure sur 117 cas relevés par lui (1884) a noté ce siège 45 fois. Ceux de l'épiglotte sont plus communs encore. Quelques-uns se forment dans le ventricule de Morgagni et viennent faire saillie entre la corde vocale inférieure et la bande ventriculaire. Leur aspect lisse, leur transparence, permettent de les reconnaître à première vue.

Symptômes. — a. *Symptômes fonctionnels.*

Les deux grandes fonctions auxquelles concourt le larynx sont la phonation et la respiration. Selon Fauvel, la première est toujours altérée; la seconde l'est rarement. Morell-Mackenzie a rencontré des troubles de la voix chez 92 malades sur 100 et de la dyspnée chez 30.

Troubles de la phonation. — La voix est altérée dans son intensité et dans son timbre, le plus souvent dans l'une et dans l'autre à la fois. Le siège du polype exerce ici une influence bien évidente. S'il est implanté sur la corde vocale, et surtout s'il est près de son attache antérieure, il gêne au plus haut point son fonctionnement. Les cordes vocales séparées l'une de l'autre par l'interposition de ce corps étranger, n'ont plus que des vibrations insuffisantes. La voix baisse, s'enroue, et peut finir par disparaître complètement. Quelquefois après une période plus ou moins longue de dysphonie ou d'aphonie presque complète, la voix s'améliore au point que le malade peut se croire guéri. Ce phénomène tient à ce qu'un polype jusque-là sessile et interposé aux cordes vocales a pu se pédiculiser et se loger au-dessous de la fente glottique. On note aussi des pertes intermittentes de la voix. Elles tiennent souvent à ce qu'un petit polype se trouve à de certains moments saisi entre les cordes vocales et à de certains autres libre au-dessus ou au-dessous d'elles. La simple congestion du polype et de la muqueuse laryngienne, l'œdème de la glotte, prennent aussi part à la production de ces intermittences.

Les polypes qui s'implantent en dehors des cordes vocales causent presque toujours un certain degré d'enrouement, ils arrivent bien rarement à produire une véritable aphonie.

Troubles de la respiration. — Un grand nombre de petits polypes ne gênent en aucune façon la respiration. Même des polypes volumineux n'occasionneront aucun trouble, s'ils siègent au niveau des bandes ventriculaires, de l'épiglotte, des cartilages aryténoïdes.

Les troubles respiratoires sont ordinairement d'ordre mécanique. Le polype joue le rôle d'un bouchon, qui dans l'inspiration s'applique sur la glotte et l'obture plus ou moins complètement. On comprend que l'implantation sur la partie antérieure des cordes vocales favorise le mieux ces accidents. La dyspnée s'accroît progressivement à mesure que le polype grandit. Elle est permanente, mais sujette à des exacerbations subites. On voit chez des malades, qui portaient sans grand trouble de volumineux polypes, se produire tout d'un coup, sous l'influence d'un mouvement brusque, d'un effort, d'un cri, un accès de suffocation au milieu duquel la mort arrive assez souvent. Le spasme du larynx ajoute dans ce cas son action à l'action toute mécanique du polype. Lorsque la dyp'snée est assez marquée, la respiration est rude, sifflante, quelquefois accompagnée de cornage et d'un bruit de drapeau ou de soupape.

La toux n'est pas fréquente chez les malades affectés de polype. Pour Fauvel, on ne la trouve qu'à l'état d'exception.|Lorsqu'elle existe, elle est habituellement sèche, cassée, presque aphone. Chez les enfants, où sa fréquence paraît plus grande que chez les adultes, elle revêt souvent le caractère croupal.

L'expectoration généralement insignifiante prend quelquefois, au point de vue diagnostique surtout, une extrême importance. C'est lorsqu'elle contient des débris de polypes. On comprend tout ce que valait ce symptôme avant l'invention du laryngoscope. Il détermina Ehrmann à pratiquer la belle opération qui devint le point de départ de son célèbre travail. Aujourd'hui l'exploration laryngoscopique rend pour ainsi dire inutile l'examen des crachats.

On peut ajouter à ces symptômes : une *douleur* médiocre au niveau du larynx, un sentiment de pesanteur vers la poignée du sternum et une *gêne légère de la déglutition*, surtout de la déglutition des liquides. Ce phénomène est le plus souvent lié à la dyspnée, le malade toujours anhélant ayant de la peine à interrompre la respiration pendant le temps nécessaire à une bonne déglutition. Il peut tenir pourtant dans des cas exceptionnels au volume extrême d'un polype implanté sur les parties supérieures du larynx.

b. — *Signes physiques.* — Ni *la percussion du larynx*, qui dans quelques cas aurait permis de trouver un son plus mat que le son normal, *ni son auscultation*, qui fournit des bruits de souffle râpeux, des sifflements, des ronchus, des bruits de soupape, de drapeau ou d'explosion, ne peuvent être considérées comme des méthodes d'exploration utiles.

L'*examen à l'œil nu* de l'épiglotte et de l'orifice supérieur du larynx, l'*exploration avec le doigt* sont rarement possibles ou ne fournissent que des renseignements incertains si on les compare à ceux que donne le moyen d'exploration par excellence, c'est-à-dire l'*examen laryngoscopique*. A l'aide de cette dernière méthode on reconnaîtra sans difficulté l'existence du polype, on arrivera à déterminer ses principaux caractères et son point d'implantâtion.

Diagnostic. — Supposons l'examen laryngoscopique impossible, ce qui peut se rencontrer chez les enfants indociles, ou chez les adultes observés en plein accès de dyspnée.

Le diagnostic dans ce cas ne se fait guère que par exclusion. Les phénomènes présentés par le malade ayant permis d'établir que l'affection siège dans le larynx, on peut penser à *un corps étranger*, au *croup*, à la *laryngite striduleuse*, à l'*œdème de la glotte*, s'il s'agit surtout d'un enfant. L'étude attentive des commémoratifs, la marche de la maladie éclairent suffisamment l'observateur pour le conduire à un diagnostic au moins probable. On ne doit pas oublier surtout que le polype, avant de produire des troubles respiratoires marqués, se signale par une longue période de dysphonie ou même d'aphonie complète.

Le diagnostic ne devient certain, hormis le cas d'expectoration caractéristique, que par l'emploi du laryngoscope. Il doit répondre aux points suivants (Fauvel) :

1° Y a-t-il un polype?

2° Quels sont le siège et le point d'implantation de ce polype?

3° Quelle est sa nature?

4° Comment distinguer le polype des affections qui peuvent le simuler?

Reconnaître une tumeur polypeuse, trouver son point d'implantation est une affaire de technique laryngoscopique. On peut rencontrer des difficultés; mais par un examen patient, en variant les conditions d'éclairage, en changeant le miroir de place, en provoquánt les mouvements des cordes vocales, on arrive le plus souvent au but. On échoue pourtant quelquefois lorsqu'il s'agit de découvrir des polypes de très petit volume, et très rapprochés de l'insertion antérieure des cordes vocales. Ils restent, chez certains malades, cachés derrière l'épiglotte. Le point d'implantation des gros polypes se dérobe d'autre part sous la masse de la production même.

Les caractères des différentes tumeurs polypeuses sont assez tranchés pour qu'on puisse en général les distinguer les unes des autres. Le papillome a sa couleur rose ou blanc rosé, l'irrégularité de sa surface, sa multiplicité. Le fibrome, ordinairement unique, se dis-

tingue par sa forme ronde ou ovale, sa surface lisse ou largement
ondulée, sa couleur pâle; il est fréquemment pédiculé. Les myxomes
et les kystes sont transparents; mais les premiers sont frangés, irréguliers, insérés sur les cordes vocales, tandis que les seconds sont
ronds ou ovoïdes et siègent souvent sur l'épiglotte, dans le ventricule
de Morgagni, etc., etc. Le lipome, excessivement rare, se reconnaîtrait
à sa mollesse que l'on pourrait constater au moyen d'une sonde laryngienne. Les angiomes sont colorés en brun noirâtre et comparables
à un grain de cassis.

Des végétations syphilitiques ou tuberculeuses pourraient être
prises pour des polypes. Tout d'abord les commémoratifs mettent
généralement sur la voie du diagnostic ; puis on sait que les végétations syphilitiques siègent indistinctement sur toutes les parties du
larynx, aux cordes vocales moins souvent qu'ailleurs ; on sait aussi que
des lésions laryngées de cet ordre s'accompagnent presque toujours
d'ulcérations buccales et pharyngiennes. Quant aux végétations développées sur des ulcérations tuberculeuses, leur siège exclusif est à
la partie postérieure des cordes vocales, près de l'insertion aryténoïdienne. Elles sont d'ailleurs grises, flétries, d'un aspect tout à
fait spécial.

Les productions malignes, principalement l'épithélioma et le sarcome, seront à leur début confondues souvent avec le fibrome ou le
papillome ; mais leur extension aux tissus voisins, ou leur tendance
à l'ulcération, les feront bientôt reconnaître.

Marche et pronostic. — La marche des polypes du larynx est
ordinairement lente. Certaines de ces tumeurs d'origine congénitale
n'ont occasionné d'accidents qu'à une période avancée de la vie
(Causit).

D'autres durent toute la vie sans entraîner d'autre désagré-
ment qu'un enrouement continuel. La plupart des fibromes se comportent de la sorte, et aussi beaucoup de papillomes. Ces derniers
cependant s'accompagnent souvent, nous l'avons dit, d'une dyspnée
qui s'accroît à mesure que la tumeur se développe et qui se complique tout d'un coup sous diverses influences d'accès de suffocation
mortels. Les enfants supportent plus mal les polypes du larynx que
les adultes, à cause de l'étroitesse relative de leur glotte. Dans le cas
de polypes congénitaux, la mort s'est quelquefois produite pendant
l'accouchement ou peu de temps après.

La guérison spontanée par l'expulsion naturelle de la tumeur dans un effort de toux est une terminaison absolument rare et extra-ordinaire.

Le pronostic s'est beaucoup amélioré depuis que l'emploi du laryngoscope a permis d'attaquer les polypes par les voies naturelles. Cependant on est encore obligé, pour les tumeurs volumineuses et menaçantes, de revenir à des opérations sérieuses, telles que la trachéotomie et la laryngotomie.

Quelle que soit la méthode employée, les récidives sont très fréquentes, lorsqu'il s'agit des tumeurs les plus communes, c'est-à-dire des papillomes. On ne triomphe de l'affection qu'après un traitement plusieurs fois renouvelé, par conséquent prolongé et pénible. La transformation du papillome en épithélioma est assez rare pour qu'on ne la considère pas comme une circonstance de nature à assombrir beaucoup le pronostic.

Traitement. — Un certain nombre de petits polypes, papillomes ou fibromes, surtout fibromes, ne réclameraient aucun traitement, s'ils n'entretenaient pas un état d'enrouement gênant pour le malade. A raison de cette incommodité et de l'innocuité du traitement dans le cas de petits polypes, l'abstention ne sera jamais conseillée.

Le traitement est essentiellement curatif. Si l'on est quelquefois obligé de pratiquer la trachéotomie pour parer momentanément à un danger menaçant de suffocation, on en vient toujours un peu plus tard à s'attaquer directement au polype.

Deux grandes méthodes de traitement sont actuellement à notre disposition : la destruction par les voies naturelles, et l'extraction par des voies artificielles créées par le chirurgien.

1° *Destruction par les voies naturelles.* — On a pu, sans se servir du laryngoscope, au moyen d'instruments introduits dans la bouche et guidés par un doigt porté sur l'orifice du larynx, extraire quelques tumeurs de l'épiglotte ou des parties avoisinantes. Les cas de ce genre se comptent et peuvent passer pour des exceptions heureuses.

Le larynx n'est devenu réellement accessible aux instruments qu'après l'invention du laryngoscope, et l'on peut dire, avec Morell-Mackenzie, que le grand triomphe du miroir laryngien est précisément d'avoir permis cette introduction. Les polypes sont détruits par les voies naturelles, tantôt par des moyens mécaniques, tantôt par la cautérisation.

Les moyens mécaniques comprennent : l'arrachement au moyen des pinces laryngiennes, l'écrasement, qui se combine souvent avec l'arrachement ; la section, pour laquelle on emploie des instruments divers : couteaux, guillotines, serre-nœuds, etc., le ramonage du larynx avec une éponge portée sur une tige coudée.

Les cautérisations destructives se font au moyen de solutions portées sur un pinceau ou une éponge : nitrate d'argent, acides chromique, acétique, chlorhydrique, perchlorure de fer, etc., ou avec un caustique solide contenu dans un porte-caustique spécial. De petits instruments galvano-caustiques, anses et couteaux, conduisent au même but.

La plupart des polypes du larynx sont actuellement détruits par l'un des procédés que nous venons d'indiquer. Les moyens mécaniques en particulier ont la faveur des opérateurs. Ils ont peu à peu supplanté les cautérisations, qui, plus faciles à appliquer avaient été mises tout d'abord en usage. Les cautérisations ne sont guère employées que pour des tumeurs de petit volume et sessiles, ou pour terminer une opération commencée autrement. C'est ainsi qu'après avoir écrasé des kystes on les cautérise pour éviter leur reproduction. On reproche aux cautérisations d'agir un peu aveuglément, de déterminer le spasme de la glotte, et d'amener souvent des inflammations violentes de la muqueuse laryngienne. Le traitement mécanique n'est pas passible des mêmes reproches. Les instruments n'agissent que sur les seules parties malades, et les plaies qu'elles produisent ne s'accompagnent d'aucune réaction. Suivant les cas, on ouvre un kyste par incision, on arrache un fibrome ou un papillôme, etc. Ce dernier mode d'action est de beaucoup le plus employé et le plus sûr.

La méthode de destruction par les voies naturelles rencontre pourtant quelques difficultés, qui peuvent fournir le sujet de véritables contre-indications.

Elle n'est pas applicable chez les individus qui présentent une dyspnée un peu marquée, ou, à plus forte raison, qui ont des accès de suffocation ; mais elle le devient dès que l'on a pratiqué la trachéotomie. Il est donc nécessaire quelquefois de commencer par assurer l'exercice de la respiration, avant d'entreprendre les manœuvres curatives.

Chez certains sujets particulièrement impressionnables, chez d'autres très indociles, chez les enfants et les aliénés, l'application du

,aryngoscope et, à plus forte raison, celle des autres instruments est assez souvent impossible. En vain a-t-on essayé d'anesthésier l'arrière-gorge et le larynx par divers moyens : applications de solutions de morphine ou de cocaïne, administration, à l'intérieur, de chloroforme, de morphine, de bromure de potassium. Il faudrait, pour obtenir ce résultat sérieux, pratiquer une véritable anesthésie chloroformique. Schmitz a fait cette tentative sur un garçon de huit ans, et a eu un succès; mais il ne paraît pas avoir trouvé d'imitateur. Dans ces conditions les chirurgiens, lorsque les circonstances ne permettent pas de différer l'opération, préfèrent recourir à l'extraction par une voie artificielle.

Le volume des polypes, leur extrême densité fournissent rarement une contre-indication au traitement ordinaire.

La position a plus d'importance. Certaines tumeurs sous-glottiques ou intra-ventriculaires échappent aux instruments introduits dans le larynx par les voies naturelles, à moins qu'ils soient très pédiculés.

2° *Extirpation des polypes par des voies artificielles.* — On a proposé trois opérations principales :

La laryngotomie sous-hyoïdienne ;

La thyrotomie ;

La crico-thyrotomie.

La laryngotomie sous-hyoïdenne, imaginée par Malgaigne et pratiquée pour la première fois par Prat en 1859, n'est pas une opération dangereuse, mais elle ne permet de découvrir que les tumeurs de l'épiglotte ou des parties supérieures du larynx, qui précisément sont aisément atteintes par la bouche. Aussi n'est-elle guère employée.

La thyrotomie, qui consiste dans la section médiane du cartilage thyroïde a été relevée 100 fois sur 1500 opérations de polypes par B. Bruns Junior, en 1878. Si Ehrmann n'a pas le premier fait cette opération (Brauers, de Louvain, l'avait pratiquée avant lui), il en a été du moins le principal propagateur. Elle exige la trachéotomie préalable, et pour s'opposer à la pénétration du sang dans la trachée, l'emploi d'une canule-tampon de Trendelenburg, ou le renversement de la tête sur le bord de la table d'opération (Rose). On lui fait des objections graves : malgré le soin que l'on prend de suivre la ligne médiane aussi exactement que possible, elle s'accompagne souvent d'une lésion des cordes vocales qui entraîne une aphonie irrémédiable. Elle expose à la périchondrite; elle ne donne qu'un jour insuffisant dans la cavité du larynx, car il est impossible d'écarter beaucoup les deux valves du thyroïde divisé. Elle est plus souvent suivie de récidive que le traitement par les voies naturelles. Du reste elle ne semble pas bien grave au point de vue de la vie. Ziemssen estime la mortalité à 5 pour 100 des opérés.

La laryngotomie inter-crico-thyroïdienne, ou même la *trachéotomie simple* permettrait, dans bien des cas, l'ablation des polypes, pour lesquels on a cru devoir proposer la thyrotomie. On pourra, suivant le conseil de Bruns, essayer d'abord une de ces opérations et ne faire la thyrotomie qu'après avoir constaté son impuissance.

§ 2. TUMEURS MALIGNES

La plus commune de beaucoup, dans le larynx est l'épithélioma. Le carcinome proprement dit vient ensuite. On connaît enfin quelques cas de sarcomes et de lympho-sarcomes. Le même traitement est applicable à ces diverses néoplasmes, mais leurs caractères cliniques diffèrent un peu.

1° *Épithéliomas et carcinomes.*

Étiologie. — Ces tumeurs sont, dans le plus grand nombre des cas, développées primitivement dans le larynx. Beaucoup plus rarement elles s'étendent jusqu'à lui par propagation d'un cancer voisin : cancer du pharynx, de l'amygdale, de la base de la langue. On ne connaît pas un seul exemple de cancer secondaire du larynx, c'est-à-dire développé à distance pendant l'évolution d'un cancer primitif.

On n'en compte presque aucun cas avant trente ans. Le maximum de fréquence est nettement de 50 à 70 ans, comme pour tous les cancers.

Le sexe masculin y est trois fois plus sujet que le sexe féminin.

L'hérédité ne jouerait aucun rôle (Blanc). On a invoqué quelques causes occasionnelles dont la plus nette est une fracture du cartilage thyroïde produite plusieurs mois auparavant par des violences exercées sur le cou (Demarquay).

Anatomie pathologique. — Le cancer siège toujours dans la moitié supérieure de la cavité du larynx. Il paraît occuper le plus souvent la bande ventriculaire (28 fois sur 53, Morell-Mackenzie, — 16 fois sur 37, Fauvel); mais pendant la vie, le point précis d'implantation n'est pas facile à établir, ce qui explique comment Ziemssen croit au contraire que la tumeur débute le plus souvent par les cordes vocales ou par le ventricule de Morgagni. La bande ventriculaire ne serait pour lui envahie que secondairement.

Après la bande ventriculaire et les cordes vocales, l'épiglotte et les replis glosso-épiglottiques sont le plus fréquemment atteints.

Au début l'épithélioma et le carcinome du larynx se présentent quelquefois sous la forme d'une petite masse limitée, qui éveille l'idée d'une tumeur bénigne; parmi *les polypes* enlevés par divers opérateurs on a reconnu, à l'examen histologique, un certain nombre de productions malignes. Mais de bonne heure le cancer du larynx manifeste sa tendance à l'extension vers les parties avoisinantes et à l'ulcération. L'épithélioma prend alors, ici comme partout ailleurs, des apparences diverses. Tantôt c'est un ulcère à bord calleux, à surface légèrement fongueuse, tantôt c'est au contraire une masse bourgeonnante formée de végétations touffues qui arrivent à obturer complètement la cavité du larynx. Le squirrhe, tout envahissant qu'il est, conserve davantage un aspect compact. L'encéphaloïde est fongueux et végétant comme l'épithélioma.

Autour de la masse morbide la muqueuse du larynx s'enflamme. Les parties sous-jacentes sont envahies à leur tour. Le tissu cellulaire sous-muqueux s'infiltre; les cartilages subissent des troubles de nutrition qui aboutissent à des ossifications partielles ou à l'infiltration calcaire. Dans le fibro-cartilage de l'épiglotte les chondroplastes disparaissent après avoir proliféré et le tissu normal fait place à un tissu fibroïde que l'ulcération entame facilement. Enfin souvent la charpente cartilagineuse mise à nu par la disparition du périchondre se nécrose. Morell-Mackenzie a constaté cette lésion 10 fois dans 32 autopsies; il la croit encore plus commune que ces chiffres le feraient penser.

Les ganglions lymphatiques sont envahis tardivement dans la plupart des cas, quelquefois 10 et 12 mois après le début de la maladie. C'est là un fait frappant et tout à fait propre au cancer du larynx. Krishaber affirmait même que l'adénite manquait tant que la lésion restait limitée à l'organe sans empiéter sur le pharynx. Il n'en est malheureusement rien. La propagation aux ganglions est tardive, mais elle est constante, quelle que soit la limitation de la tumeur, pourvu que la maladie dure assez longtemps. Les ganglions malades occupent la partie moyenne de la région sterno-mastoïdienne, quelquefois la région sous-maxillaire.

La tumeur peut franchir les limites du larynx et s'étendre aux parties voisines. Il est rare qu'elle prenne un grand développement.

Mackenzie ne connaît qu'un seul cas dans lequel un cancer se soit développé secondairement dans d'autres parties du corps après avoir débuté dans le larynx.

Symptômes, marche, terminaison. — a. *Symptômes fonctionnels.* — Un *enrouement* constant et très précoce est le premier symptôme ; il précède tous les autres, dans bien des cas, de plusieurs mois et même de plusieurs années. Il est rare que la voix se perde aussi complètement que dans la phthisie laryngée. La *douleur* du côté du larynx et du pharynx ne manque presque jamais. Elle s'exaspère dans les mouvements de déglutition et s'accompagne, toutes les fois que le processus ulcératif a commencé (Fauvel), d'élancements dans une oreille ou dans les deux. Le pneumogastrique possède, comme on sait, un nerf auriculaire, auquel sont rapportées sans doute les excitations reçues par le laryngé supérieur.

Les troubles respiratoires, caractéristiques de la sténose du larynx (dyspnée, cornage), augmentent progressivement, d'une façon variable suivant la nature et la forme de la tumeur. Les épithéliomas végétants sont à ce point de vue les plus sérieux. Quand l'affection a pris un développement considérable, des accès de suffocation surviennent comme dans toute obstruction du larynx.

Une toux rauque et spasmodique expulse souvent des débris de tumeur, des crachats sanieux, quelquefois du pus en quantité notable. Ce dernier caractère apparaît surtout lorsqu'une périchondrite est venu compliquer le cancer. Le cartilage baigne alors dans un véritable abcès dont le pus se vide et se reforme continuellement. On voit aussi des hémoptysies, peu abondantes généralement, et qui tiennent à des déchirures produites au sein de la tumeur.

L'haleine prend une odeur fétide dès que le néoplasme s'ulcère.

La déglutition est plus ou moins gênée suivant le siège élevé ou profond du cancer. Lorsque le mal est avancé et que les parties supérieures du larynx sont envahies, elle peut devenir absolument impossible, le moindre essai déterminant des crises de douleur d'une extrême violence, et des accès de suffocation. Les malades, s'ils ne sont pas secourus peuvent, dans ces conditions, mourir d'inanition.

b. *Signes physiques.* — *La palpation du larynx et des parties avoisinantes* fait constater une sorte d'hypertrophie en masse de l'organe et le développement de l'adénite symptomatique. L'*auscultation* ne fournit que des renseignements banals. L'*inspection* peut se faire à l'œil nu, ou au moyen du laryngoscope. A l'œil nu on aperçoit quelquefois des cancers de l'épiglotte ou de l'ouverture supérieure du pharynx. Le doigt peut sentir ces productions et en apprécier la dureté, les inégalités, etc. Mais la véritable exploration se fait au moyen du laryngoscope. Par cet instrument seul on apprécie le volume, la forme, la couleur, on reconnaît le siège de la plupart des tumeurs du larynx. Il n'y a pas du reste à compter sur un aspect constant, sur une image type du cancer laryngien. Tantôt on trouve des nodosités peu saillantes, tantôt des ulcérations, tantôt des fongosités en forme de chou-fleur qui peuvent obstruer tout le canal larnygien. Il faut interpréter ces images pour arriver au diagnostic.

La *durée* de l'affection est plus longue qu'on ne le supposerait à *priori*. Elle est, en moyenne, de dix-huit mois pour l'épithélioma, de trois ans pour l'encéphaloïde. On a cité des cas dans lesquels elle aurait été plus longue encore : quatre, six, dix et même quinze ans ; mais on doit se demander s'il s'agissait bien là d'une tumeur maligne, au moins au début (Mackenzie). La *terminaison* constante est la mort. Elle se produit tantôt par *asphyxie* (obstruction par le cancer, œdème glottique), tantôt par épuisement. Nous apprécierons, en parlant du traitement, l'influence des opérations curatives ou palliatives qui sont pratiquées ici.

Diagnostic. — Lorsqu'on voit survenir, après une période d'enrouement plus ou moins longue, chez un sujet qui a dépassé quarante-cinq à cinquante ans, des douleurs du côté du larynx et de l'oreille, des troubles respiratoires consistant en dyspnée, cornage, accès de suffocation, de la dysphagie, une haleine fétide, il est difficile de ne pas admettre un cancer du larynx. A ce moment, le diagnostic est aisément confirmé par le laryngoscope.

Lorsqu'on examine le malade à une époque voisine du début, la plupart de ces signes manquent et l'image laryngoscopique seule fournit des renseignements qu'il faut interpréter.

La tumeur n'est-elle pas encore végétante, elle se différencie aisément du fibrome, par son siège, qui est presque toujours sur la bande ventriculaire, par sa diffusion, par sa couleur sale, par la rougeur inflammatoire des portions voisines de la muqueuse. Dans cet état, on pourrait penser à des gommes du larynx. Il faut tenir compte alors des antécédents, de l'âge du sujet, et essayer au besoin du traitement spécifique.

Un peu plus tard, lorsque la tumeur sera fongueuse, il faudra éliminer le papillome, qui est plus délicat, plus franchement papillaire que le cancer et les végétations syphiltiques. On pourrait sur le simple examen rester dans le doute. Mais bientôt l'envahissement rapide des parties avoisinantes, l'apparition de l'adénite, les troubles de l'état général tirent l'observateur d'embarras. Au besoin, le traitement spécifique trancherait encore ici la question de syphilis.

2° *Sarcomes.*

Ils sont rares si on les compare aux épithéliomas ou aux carcinomes. Comme partout ailleurs, le sarcome se développe rapidement dans le larynx, et ne tend pas beaucoup à s'ulcérer. Son aspect n'a du reste rien de caractéristique, et la plupart du temps le diagnostic anatomique n'est fait qu'après l'examen microscopique.

3° *Lymphosarcomes.*

Extrêmement rare. On en connaît deux ou trois observations. M.-Mackenzie dit en avoir observé un, et Czerny en 1878 en a opéré un autre qui fut remarquable par les récidives ganglionnaires successives auxquelles il donna lieu. Il finit par entraîner la mort au bout de quinze mois.

Traitement des tumeurs malignes du larynx. — On a pu enlever avec succès par les voies naturelles quelques épithéliomas, et quelques petits sarcomes, encore à leur début comme de simples polypes.

Dans d'autres cas on a pratiqué la *thyrotomie*, et par ce moyen extirpé toutes les parties malades. Malheureusement cette opération entraîne la perte de la voix, et après elle la récidive est de règle à bref délai.

La *trachéotomie*, à titre purement palliatif pour prévenir l'asphyxie, donne peut-être une survie plus grande. Fauvel dit que sur six malades atteints d'épithélioma et non trachéotomisés, la moyenne de la vie a été de un an et onze mois; tandis qu'elle a été de quatre ans chez sept sujets trachéotomisés.

L'extirpation du larynx a été faite pour la première fois par Billroth en 1873, après que Czerny, par une série d'expériences sur les animaux eut démontré sa possibilité. Elle a été répétée un grand nombre de fois depuis à l'étranger. Labbé est le seul qui récemment l'ait pratiquée en France. Zesas, en 1884, a pu rassembler 70 observations (*Archiv. f. Klin. Chir.*).

Cette opération est des plus graves. Un tiers des opérés succombe dans les huit jours. Le second tiers meurt avant la cicatrisation de la plaie opératoire. Les autres, considérés comme guéris, sont presque tous enlevés par la récidive, qui chez la plupart se produit entre trois et six mois.

On peut se demander si l'ablation du larynx prolonge réellement la vie des opérés. Il paraît certain que la masse des malades est loin d'y gagner. Ceux qui succombent rapidement auraient probablement survécu plusieurs mois avec la simple trachéotomie. Il faut considérer pourtant que quelques opérés ont paru réellement guéris. On les a revus après deux et trois ans, en bonne santé et travaillant. On comprend que les chances de guérison soient bien plus grandes pour les opérés de sarcomes que pour les carcinomateux.

L'ablation du larynx ne peut pas être décrite comme une opération régulière. L'extension du mal aux parties avoisinantes la complique parfois beaucoup. Lorsque la trachéotomie a été faite antérieurement, et il en est souvent ainsi, on n'a qu'à appliquer une canule-tampon pour empêcher le sang de pénétrer dans les voies aériennes, puis à détacher le larynx, en haut de l'os hyoïde, en bas de la trachée, en arrière du pharynx, comme on ferait d'une tumeur, après l'avoir mis à nu au moyen d'une incision médiane verticale, ou mieux d'une incision en T dont la branche horizontale se trouve placée au voisinage de l'os hyoïde. Si la trachéotomie n'a pas été faite, on découvre d'abord le larynx et la partie supérieure de la trachée, puis on coupe cette dernière en travers en ayant soin de ne pas léser l'œsophage, et l'on introduit dans son bout supérieur une canule-tampon. Le reste de l'opération se fait comme dans le cas précédent. On coupe générale-

ment les apophyses supérieures du cartilage thyroïde à leur base. La
dénudation du larynx et son isolement du pharynx, s'accompagnent
d'un écoulement de sang très abondant. Si l'on opère avec le bistouri
le nombre des ligatures à placer est énorme. Beaucoup d'opérateurs
conseillent ici l'emploi du thermo-cautère.

Après l'ablation du larynx, lorsque le pharynx n'a pas été trop touché, les opérés recouvrent parfois d'une façon parfaite le pouvoir de
déglutir les aliments et les boissons. On a essayé de leur rendre au
moins en partie la fonction vocale, en remplaçant le larynx par des
instruments munis d'anches vibrantes qui, montés sur une canule
placée dans la trachée, sont traversés à l'expiration par l'air venu du
poumon. Le premier larynx artificiel a été construit par Güssenbauer
en 1874. Son instrument a subi de nombreuses modifications.

4° TRACHÉOCÈLE

Ce nom désigne une affection encore assez mal connue, consistant dans la présence, à la partie antérieure du cou, d'une tumeur
aérienne.

On a recueilli une vingtaine de faits de trachéocèle ou goître aérien ;
mais les descriptions montrent que les observateurs ont eu sous les
yeux des lésions très différentes les unes des autres. Il s'agissait quelquefois d'une ectasie totale du conduit aérien, affection fort rare et
tout à fait spéciale qui peut à peine être rapprochée des véritables
trachéocèles. Celles-ci sont au contraire formées tantôt par une hernie de la muqueuse de la trachée ou du larynx, tantôt par une infiltration permanente de l'air dans le tissu cellulaire du médiastin et
de la base du cou, à travers une rupture de la trachée. A la première
espèce se rapporte un cas publié en 1861 par Hutchinson, dans
lequel l'autopsie prouva qu'il s'agissait bien d'une hernie de la muqueuse à travers l'espace crico-thyroïdien, et divers autres faits de
tumeurs rondes limitées, réductibles par la pression, que l'on a vu
naître pour ainsi dire sur la trachée et se développer progressivement.
Quelques-unes ont peut-être une origine congénitale (Gohl, Faucon) ;
presque toutes sont liées à des efforts vocaux excessifs (aveugles qui
chantent au haut des minarets, en Orient ; sous-officiers instructeurs,
Larrey), ou à la toux, ou aux cris poussés dans un accouchement
laborieux, etc.

Les goîtres aériens par infiltration se feraient à la suite d'une rupture de la trachée, dans un effort, ou peut-être dans un traumatisme. Un malade que j'ai observé en 1884 à la consultation de L. Labbé à l'hôpital Beaujon, rapportait l'origine de sa tumeur à un accident de chemin de fer éprouvé quelques mois auparavant.

La tuméfaction du cou, les sensations fournies par la palpation varient nécessairement avec les cas. Ici le gonflement est limité. Les doigts apprécient les limites d'une véritable tumeur; là il s'agit d'une tuméfaction vague qui occupe par exemple toute la moitié antérieure et inférieure du cou. Le principal caractère de la trachéocèle consiste dans sa réductibilité facile, et dans l'expansion qu'elle prend au moment d'une forte expiration. Les tumeurs produites par une rupture du conduit trachéal présentent ce dernier phénomène au degré le plus élevé.

La sonorité ne devrait jamais manquer, semble-t-il. Pourtant même dans les grosses tumeurs, on ne l'a pas toujours trouvée. Là où elle existe, c'est une sonorité tympanique à timbre élevé. On méconnaît assez facilement ces sonorités-là. Dans le cas de Labbé dont je parlais plus haut, plusieurs observateurs considéraient la tumeur comme donnant un son mat. On n'arriva à s'entendre qu'après un long examen et de nombreux essais comparatifs.

En pressant sur la tumeur on perçoit quelquefois une sensation de crépitation fine.

Le diagnostic est généralement facile. Il se fonde sur la sonorité des tumeurs, sur leur réductibilité et sur l'extrême rapidité avec laquelle se fait leur expansion, au moment de la toux ou d'un effort expiratoire. Il y a là quelque chose de brusque, d'instantané, que nulle autre lésion ne saurait produire. Les tumeurs veineuses du cou en particulier, une fois vidées, se gonflent beaucoup plus lentement. Les goîtres vasculaires avec leur souffle, leur tumeur thyroïdienne toujours persistante à un certain degré, ne peuvent faire croire à la trachéocèle.

Le pronostic semble bénin. La tumeur disparaît quelquefois spontanément. Ordinairement elle persiste. On doit se borner à la contenir par un bandage compressif, une sorte de cravate soutenant un petit coussin de caoutchouc, par exemple. Toute intervention chirurgical, dit Gayet, est pire que le mal. Peut-être ne faudrait-il pas prendre ce précepte trop à la lettre. Si d'une part l'ouverture de la trachée est accessible au chirurgien, et que d'autre part la tumeur occa-

sionne une trop grande gêne, on pourrait sans inconvénient sérieux
pratiquer l'extirpation du sac et faire l'occlusion de l'orifice trachéal.
Mais une semblable opération n'a jamais été faite, de propos
délibéré.

5° RÉTRÉCISSEMENT DU LARYNX ET DE LA TRACHÉE

· Pour le larynx et la trachée, de même que pour tous les autres
conduits de l'économie, on ne devrait comprendre sous le nom de
rétrécissement que la diminution permanente du calibre de l'organe,
résultant d'une altération définitive de ses parois.

D'ordinaire ce n'est pas ainsi que l'on entend les choses. Toutes les
fois que sous l'influence d'une lésion quelconque le canal aérien perd
de sa perméabilité, on dit qu'il est rétréci.

Nous diviserons les rétrécissements en temporaires ou symptomatiques, et en rétrécissements proprement dits.

a. RÉTRÉCISSEMENTS TEMPORAIRES OU SYMPTOMATIQUES

On les distingue en spasmodiques, inflammatoires, par compression
extérieure. On pourrait presque y ajouter des rétrécissements par
corps étrangers et par néoplasmes : obstructions du larynx et de la
trachée.

1° *Le rétrécissement spasmodique* est propre au larynx. C'est un
spasme des muscles constricteurs de la glotte, le plus souvent produit par une action réflexe dont le point de départ est dans la muqueuse laryngée (spasme des nouveau-nés, laryngite striduleuse, etc.).
Quelquefois le spasme est symptomatique de lésions nerveuses; on a
noté en particulier l'irritation des nerfs récurrents par un ganglion tuberculeux ou cancéreux, par un anévrysme de l'aorte, par des liquides
irritants à la suite d'un traumatisme chirurgical (extirpation du
goître). Enfin la contracture des muscles du larynx se voit dans certaines névroses, et Briquet l'a signalée surtout chez les hystériques.

Il est rare, mais non pas impossible, que le rétrécissement spasmodique du larynx détermine la mort; on a été quelquefois conduit
pourtant à pratiquer la trachéotomie pour empêcher la suffocation.

On peut rapprocher de ces contractures musculaires la *paralysie
des dilatateurs de la glotte*. Nous les avons déjà signalées plusieurs

fois. Les cordes vocales inertes et flasques s'accollent l'une contre
l'autre dans l'inspiration, d'où une dyspnée inspiratoire qui peut
conduire à une asphyxie complète. La paralysie des récurrents comprimés ou dégénérés, l'atrophie des muscles mêmes des cordes
vocales, telles sont les causes ordinaires de ces rétrécissements paralytiques.

2° *Rétrécissements inflammatoires.* — Ils sont encore propres au
larynx ; nous les avons longuement décrits sous le nom de laryngite œdémateuse. De simples suffusions sanguines dans les traumatismes jouent le même rôle que l'œdème inflammatoire.

3° *Rétrécissements par compression périphérique.* — Au larynx
la compression est rare. Grâce à sa mobilité l'organe se déplace facilement, et la solidité de ses parois leur permet de lutter efficacement
contre les pressions extérieures. Cependant il cède quelquefois. Deux
cas rapportés par Rey dans sa thèse inaugurale (1865) le prouvent
parfaitement.

C'est au niveau de la trachée que cette variété de rétrécissement
s'observe ordinairement. Étudiée d'abord par Bonnet à propos du goitre suffocant, elle a été l'objet d'un grand nombre de travaux, parmi
lesquels il faut signaler celui de Rey, que nous citions tout à l'heure.

On l'observe surtout dans les tumeurs du corps thyroïde, et l'on trouvera à ce propos dans l'histoire du goître tous les détails nécessaires
sur ces déformations en fourreau de sabre, en gouttière, que Rose a si
bien décrites. Elle est aussi produite par la compression des anévrysmes, des adénopathies cervicales et médiastines, des cancers de
l'œsophage, etc.

Cette classe de rétrécissement forme en quelque sorte le passage
aux rétrécissements proprement dits. La trachée n'est pas seulement
comprimée, elle est souvent aussi altérée dans sa structure et incapable de revenir sur elle-même quand la compression qui s'exerçait
sur elle a disparu. Dans quelques cas il s'est ainsi produit une sorte
de rétrécissement permanent; mais l'altération des parois n'est pas
comparable cependant à celle que nous allons rencontrer maintenant.

b. RÉTRÉCISSEMENTS PROPREMENT DITS, OU CICATRICIELS.

Étiologie. — Les rétrécissements cicatriciels du larynx et de la
trachée sont d'origine traumatique, ou spontanés. Nous avons eu

l'occasion de signaler les premiers à propos des plaies, des brûlures et des fractures du larynx et de la trachée. Tantôt la cicatrisation vicieuse porte uniquement sur les parties molles du larynx : adhérence totale ou partielle des cordes vocales, des replis aryténo-épiglottiques (Legouest), de la peau avec la muqueuse du larynx ou même du pharynx (Raynaud de Toulon, Lefort, Dolbeau, etc.) ; rétraction générale après les brûlures ; — tantôt elle se complique d'une consolidation vicieuse des cartilages du larynx divisés par une plaie ou fracturés.

Les rétrécissements d'origine spontanée sont, pour la plupart, causés par les ulcérations de la syphilis tertiaire. Ces altérations, atteignent non seulement la muqueuse, mais encore les parties fibreuses et cartilagineuses du conduit. La cicatrice rétractile qui les remplace imprime forcément des modifications profondes aux parois qui les portent.

Les ulcérations de la morve chronique, ainsi que Tardieu le faisait remarquer en 1843 dans sa thèse, présentent aussi une grande tendance à la rétraction, mais les observations de rétrécissement produit sous cette influence sont extrêmement rares. On cite toujours un unique fait de Demarquay. A titre très exceptionnel aussi, on mentionne des rétrécissements succédant à des ulcérations tuberculeuses, diphthéritiques, typhiques, du larynx ou de la trachée. Les ulcérations tuberculeuses, en particulier, ont trop peu de tendance à se cicatriser pour devenir l'occasion de semblables accidents. Des sténoses peuvent s'observer aussi du côté des bronches, et ici, à côté des altérations purement cicatricielles, il faut indiquer, malgré leur extrême rareté, des rétrécissements par hypertrophie des parois. On en a constaté nettement quelques cas à la suite de très anciennes bronchites chroniques (Andral, Gintrac).

Anatomie pathologique. — Il est inutile d'insister sur la disposition des brides et des cicatrices qui se forment au niveau du larynx à la suite des plaies, des brûlures ou des ulcérations diverses. Nous les avons indiquées ailleurs et nous savons qu'elles peuvent affecter les formes les plus diverses. Une des plus curieuses est assurément celle que nous avons déjà mentionnée, à savoir la soudure bord à bord des deux cordes vocales. Elsberg (de New-York) l'a observée souvent à la suite des ulcérations syphilitiques. Commençant vers l'angle antérieur des cordes vocales, elle ne se termine en

arrière qu'après avoir donné naissance à un diaphragme qui ferme
complètement la glotte.

Les lésions dans les rétrécissements de la trachée sont aujourd'hui
bien connues, grâce aux travaux de Charnal (*th. de* 1859), de Bau-
dré (*th.* 1864), de Mary (*th.* 1865) et surtout de Cyr (*th.* 1868).

Elles peuvent s'étendre à toute la surface de la trachée, ou, ce qui
est plus commun, occuper seulement une de ses parties. Dans la
moitié des cas, la partie inférieure de la trachée est seule atteinte.
Les cicatrices se voient jusqu'auprès de la bifurcation des bronches ;
elles sont souvent continuées dans les bronches par des lésions semblables.

Au niveau des parties rétrécies, la muqueuse manque ; elle est
remplacée par un tissu fibreux. Les cerceaux cartilagineux ont eux-
mêmes diminué de largeur et d'épaisseur ; sur quelques points, on
ne les retrouve plus. Ils ont pris une structure fibroïde, leur résistance s'est affaiblie. Le tissu fibreux que nous avons déjà signalé les
englobe, les réunit les uns aux autres, les fait basculer du côté de
la cavité de la trachée. Celle-ci est transformée en un tube membraneux tellement étroit qu'il admet à peine une sonde de femme
(Charnal), une plume de corneille (Worthington).

A côté des parties qui ont subi la rétraction, on trouve souvent
des ulcérations non cicatrisées. La trachée et les bronches sont dilatées au-dessous du rétrécissement, ce qui s'explique bien par l'action
de l'air expiré que le thorax expulse avec effort. Charnal a montré
qu'à ce niveau la portion membraneuse de la trachée et des bronches
était très hypertrophiée. On a cru trouver quelquefois un certain
degré de dilatation au dessus du rétrécissement. Nous ne sommes
guère disposés à l'admettre et, dans tous les cas, le mécanisme
invoqué : distension par l'air inspiré, est absolument insoutenable.

Symptômes. — Il est inutile de décrire comme une première
période du rétrécissement les diverses affections d'où il dépend. Le
rétrécissement confirmé présente des symptômes de deux ordres :
fonctionnels et physiques.

1° *Symptômes fonctionnels.* — Tout rétrécissement du canal
laryngo-trachéal se traduit par une dyspnée légère au début, qui se
dissipe lorsque le malade est au repos, et s'exagère dès qu'il fait des
mouvements un peu rapides. A mesure que le rétrécissement se
prononce, ce symptôme s'aggrave. La dyspnée devient continue ; le

malade ne respire plus qu'en mettant en jeu tous les muscles inspi-
rateurs du thorax. Ces grands efforts ne peuvent se répéter qu'après
un certain intervalle de repos, aussi les respirations sont-elles rares.
Enfin des accès de suffocation surviennent et le malade succombe
asphyxié.

Ce tableau de la dyspnée, dans les rétrécissements du larynx et de
la trachée, serait absolument incomplet si l'on n'y ajoutait un trait
qui lui appartient tout particulièrement : elle s'accompagne toujours
de *cornage*. On désigne par ce mot une respiration bruyante à distance dans ses deux temps, mais surtout dans l'inspiration. C'est un
ràclement dur dont le maximum siège en un point qui peut être
déterminé par l'auscultation du conduit laryngo-trachéal. Cette
expression, empruntée à l'art vétérinaire, semble avoir été créée
en 1817, par Solleysel, pour désigner le bruit que font en respirant
certains chevaux à cou raccourci et à tête busquée (chevaux cornards).
Déjà signalé par Bouillaud, par Hardy et Behier, le phénomène du cornage a été étudié dans un travail spécial, d'abord par Empis (1862),
puis par G. Sée et Cognes (*th. Paris*, 1874). Il s'accompagne le plus
souvent de troubles plus ou moins marqués de la voix, mais ce
dernier symptôme varie beaucoup avec le point malade. La voix est,
suivant les cas, faible, brève, entrecoupée ou rauque, éteinte, nulle.

2° *Signes physiques.* — Il ne faut pas croire que l'exploration
extérieure du larynx et de la trachée sera d'un grand secours. Seul,
l'examen laryngoscopique fournit souvent d'excellents renseignements. Pour les rétrécissements du larynx, son emploi est obligatoire, son résultat constant. Même ceux de la trachée sont quelquefois découverts par ce procédé. On voit, au centre d'une série
d'anneaux inscrits les uns dans les autres, un petit orifice rond ou
ovale; c'est le point rétréci du conduit.

Diagnostic. — Le cornage est le signe pathognomonique du rétrécissement. Il suffit de l'avoir entendu une fois pour le reconnaître à
jamais. La moindre attention permet de ne pas le confondre avec le
ronflement palatin, qui ne s'accompagne pas de dyspnée et qui ne se
produit que lorsque la bouche est ouverte. La respiration bruyante
des asthmatiques, des emphysémateux et des cardiaques ne prête vraiment pas à l'erreur.

Mais il faut en convenir le cornage et la dyspnée n'appartiennent
pas aux seuls rétrécissements proprement dits. On les rencontre aussi

dans les rétrécissements temporaires ou symptomatiques. Il faut donc
éliminer avant d'admettre des cicatrices vicieuses de la trachée ou du
larynx, les rétrécissements inflammatoires, les rétrécissements spasmodiques et les compressions de la trachée. Les deux premiers siégeant uniquement dans le larynx, le laryngoscope permet de les
étudier *de visu*. Ils débutent d'ailleurs brusquement dans des conditions générales ou locales qu'il est facile de reconnaître. Les compressions sont plus difficiles à distinguer. On les diagnostiquera si
l'on constate l'existence de quelque tumeur dans la région cervicale
ou dans le médiastin : goitre, ganglions lymphatiques dégénérés,
anévrysme de l'aorte, etc. M.-Mackenzie fait cette observation intéressante, que la paralysie d'une corde vocale coïncidant avec des phénomènes de rétrécissement plaide pour une compression. La tumeur
qui aplatit la trachée presse du même coup le nerf récurrent et cause
par suite la paralysie de la corde vocale.

L'arrêt d'un corps étranger dans la trachée peut lui-même causer
un moment d'hésitation ; mais ici encore l'apparition soudaine des
symptômes éloigne l'idée du rétrécissement.

Reste à savoir si les lésions siègent dans le larynx ou dans la trachée. Par l'examen laryngoscopique on peut toujours trancher la
question ; l'auscultation du conduit aérien permet de trouver le point
où s'entend le mieux le bruit de cornage ; c'est le lieu du rétrécissement. Les troubles fonctionnels eux-mêmes sont un peu différents
dans les deux cas. Dans la dyspnée laryngienne le larynx monte et
s'abaisse avec force à chaque mouvement respiratoire ; il reste au
contraire immobile dans la dyspnée trachéale (Gerhardt). Le timbre
du bruit de cornage est sec, comme métallique dans le rétrécissement laryngien ; il est plus gros dans celui de la trachée. Enfin, selon
Gerhardt encore, le malade tient la tête droite ou la penche en avant
dans ce dernier cas ; il la rejette en arrière quand il s'agit du larynx
Les troubles les plus marqués de la voix : aphonie, voix éteinte ou
rauque appartiennent naturellement aux lésions laryngiennes.

La nature du rétrécissement est rarement en question. S'il n'est
pas de cause traumatique, il dépend dans l'immense majorité des
cas de la syphilis. Les commémoratifs trancheront ici la question.

Les sténoses bronchiques se différencient facilement des sténoses
trachéales lorsqu'une seule branche de bifurcation se trouve oblitérée. Par l'auscultation on reconnaît que l'air ne pénètre librement,

que dans un seul poumon. Si la sténose porte sur les deux branches le diagnostic d'avec le rétrécissement trachéal devient impossible.

Pronostic. — Il est moins grave dans les rétrécissement du larynx que dans ceux de la trachée contre lesquels le chirurgien a peu de moyens d'action. On considère comme fatale, toute sténose qui siège au niveau de la bifurcation de la trachée.

Traitement. — Nous avons dans les chapitres précédents indiqué suffisamment le traitement des rétrécissements du larynx : la section des brides par le ténotome ou le galvano-cautère, la dilatation progressive, enfin comme dernière ressource[1] la résection partielle du larynx, telles sont les principales méthodes mises en usage. La laryngotomie et la trachéotomie sont des opérations palliatives destinées à conjurer l'asphyxie. On a pu les combiner avec les méthodes précédentes dans un but curatif.

Lè rétrécissement de la trachée ne comporte guère que la trachéotomie ; encore presque toujours l'ouverture artificielle sera-t-elle faite au-dessus du point rétréci. On pourrait dans ce cas essayer comme l'a fait Desmarquay de dilater avec le doigt la partie rétrécie, et employer des canules longues et légèrement coniques qui produiraient le même effet ; mais jusqu'ici les tentatives faites dans ce sens n'ont pas fourni de bons résultats.

VII

MALADIES DU CORPS THYROÏDE.

Notions anatomiques. — Le corps thyroïde est formé de deux lobes allongés dans le sens vertical et couchés sur les côtés de la trachée et du larynx. Ces deux lobes sont réunis par une portion médiane, isthme du corps thyroïde, dont l'importance varie infiniment. Chez quelques individus, elle est réduite à quelques faisceaux de tissu conjonctif ; elle est au contraire chez d'autres volumineuse, et forme un troisième lobe ou lobe médian. Un long prolongement détaché de l'isthme s'élève sur la partie moyenne du cou, généralement un peu à gauche jusqu'au voisinage de l'os hyoïde ; c'est la pyramide de Lalouette. Enfin, il n'est pas rare de trouver des glandes thyroïdes accessoires en divers points du cou. Déjà bien étudiées par Wölfler et par Gruber, ces dernières ont été de nouveau l'objet d'un important mémoire de Madelung, dans les Archives de Langenbeck en 1872. Cet auteur les divise en supérieures, inférieures, latérales, antérieures et postérieures. — Les thyroïdes accessoires supérieures se rencontrent entre le bord supérieur de l'isthme et l'os hyoïde; les inférieures peuvent être logées derrière le sternum jusqu'au voisinage de la crosse de l'aorte. Les postérieures sont les plus intéressantes; elles se trouvent tantôt derrière l'œsophage, tantôt entre l'œsophage et la trachée. Elles sont généralement unies à la glande principale, par un long cordon vasculaire. La glande thyroïde proprement dite est maintenue dans sa position par les muscles qui la recouvrent, particulièrement les sterno-thyroïdiens, sterno-hyoïdiens, omoplato-hyoïdiens. Des liens fibreux étroits et solides (ligaments latéraux), l'attachent aux trois premiers anneaux de la trachée et un ligament médian, prolongement de l'enveloppe fibreuse de la glande vient l'unir à la fois à la face antérieure du cricoïde, à la lamelle aponévrotique qui recouvre les muscles crico-thyroïdiens, et au bord inférieur du cartilage thyroïde (Sappey). Grâce à cette solide union avec le larynx et la trachée, la glande thyroïde participe à tous leurs mouvements.

Par sa structure, la glande thyroïde se classe parmi les glandes à vésicules closes, avec quelques particularités spéciales. Une enveloppe fibreuse mince mais résistante, lui fournit, par sa face interne, des cloisons qui subdivisent les lobes en lobes secondaires et en lobules très apparents, puis finissent par se résoudre en une trame cellulo-fibreuse, au sein de laquelle se rencontrent les éléments glandulaires.

Ceux-ci ne sont autre chose que des follicules lymphatiques, mais ainsi que Virchow l'avait vu, et que les recherches de Boechat l'ont confirmé, ces follicules communiquent les uns avec les autres, formant ainsi un réseau analogue à celui qui se rencontre dans les ganglions lymphatiques. La vésicule est ici constituée par une paroi propre et par une couche unique de cellules d'aspect épithélial, plus longues que larges, munies d'un noyau arrondi. Le centre du follicule est occupé par un liquide tantôt albumineux, tantôt colloïde.

Le poids du corps thyroïde ne dépasse pas 2 grammes chez le nouveau-né, et 22 ou 24 chez l'adulte (Sappey) à moins d'hypertrophie. Cette petite masse reçoit quatre artères volumineuses, les thyroïdiennes, et donne naissance à une grande abondance de veines larges, à parois épaisses et dépourvues de valvules. Les lymphatiques y sont nombreux et viennent former de gros troncs à sa surface.

Les rapports du corps thyroïde intéressent au plus haut point le chirurgien. La trachée et le larynx, l'œsophage, les récurrents sont embrassés par l'espèce de fer à cheval que forment les deux lobes et leur isthme. Le bord postérieur de chaque lobe repose dans toute sa longueur sur les gros vaisseaux du cou.

1° THYROIDITE AIGUE.

Bauchet décrivait l'inflammation du corps thyroïde sous le nom de goître aigu ; le terme de thyroïdite lui convient mieux. Elle peut se présenter dans deux circonstances bien différentes ; tantôt elle atteint une glande saine, c'est la thyroïdite proprement dite, tantôt elle frappe sur une glande déjà modifiée par le goître. On peut alors avec les Allemands la désigner sous le nom de Strumite (struma, goître).

L'inflammation du goître est connue depuis longtemps. Marc-Aurèle Sévérin, Bonnet dans le *Sepulchretum*, Mauchart, J.-L. Petit et bien d'autres après eux l'observèrent, et c'est probablement la guérison spontanée de certains goîtres, après suppuration, qui suggéra aux chirurgiens l'idée d'employer les sétons et les caustiques dans le traitement de l'hypertrophie thyroïdienne.

Beaucoup plus rare, la thyroïdite simple développée dans une glande normale antérieurement, aurait été signalée pour la première fois par Zipp dans le *Journal* de Siebold en 1807 (Henri Galtier, thèse 1881). Une dizaine de cas étaient connus lorsque Bauchet, en 1857, en publia quatre nouveaux dans la *Gazette hebdomadaire*. Depuis lors quelques travaux ont été publiés, qui jettent sur l'étiologie de cette affection un jour tout nouveau.

Il n'y a pas lieu de séparer la description de la *thyroïdite* de celle de la *strumite*. Que la glande soit déjà altérée par l'hypertrophie ou qu'elle soit saine, rien n'est changé dans son inflammation. Etiologie, symptômes, traitement, tout est semblable dans les deux cas.

Étiologie. — Nous avons déjà dit que l'inflammation frappait bien plus souvent sur un corps thyroïde hypertrophié que sur une glande saine. Peut-être, comme le dit Kœnig, toute thrombose, tout épanchement sanguin, tout travail régressif ou nécrosique au sein d'un goître expose-t-il à la production de phénomènes inflamma-

toires. Mais il ne semble pas que ces influences soient bien démontrées.

Qu'il s'agisse d'une thyroïdite proprement dite ou d'une strumite, nous trouverons comme prédisposition : le sexe féminin, l'âge
adulte, les professions pénibles, et comme causes déterminantes des
traumatismes accidentels ou chirurgicaux (ces derniers, piqûres
ou injections irritantes, sont trop souvent produits avec des instruments chargés de matières septiques), des refroidissements, et presque toutes les maladies infectieuses. On a noté à ce dernier point de
vue l'influence du choléra, de l'état puerpéral (Laure), de la variole
(Liouville), de la fièvre typhoïde, du rhumatisme, de l'érysipèle, de
la fièvre paludéenne. Le corps thyroïde comme toutes les glandes
lymphatiques semble particulièrement sensible à l'action des microbes
(Wœlfler).

Symptômes. — Ils sont locaux et généraux.

Localement la maladie s'annonce par une douleur qui augmente
dans les mouvements du cou, dans les efforts, pendant la déglutition,
et souvent s'irradie au loin. Puis survient un gonflement limité
quelquefois à un des lobes, mais bientôt étendu à toute la partie
antérieure du cou. La peau rougit; le tissu cellulaire sous-cutané
s'œdématie.

En même temps sont apparus les phénomènes généraux ordinaires
de l'inflammation : fièvre, soif vive, inappétence, céphalalgie.

Terminaison. — Vers la fin de la première semaine, les phénomènes que nous venons d'indiquer restent stationnaires un jour ou
deux, puis commencent à s'amender ; c'est que la terminaison va se
faire par résolution ; ou bien ils s'exagèrent tous. Dans ce cas la
fièvre redouble, des frissons irréguliers se produisent pendant que
la peau se tend et rougit davantage, puis s'amincit. La suppuration
s'est produite. La fluctuation est pourtant profonde souvent et difficile à découvrir. L'ouverture spontanée se fait toujours tardivement,
après 20, 25, 30 jours. Spontanée ou artificielle, l'ouverture peut
rester fistuleuse.

La terminaison par gangrène a été notée plusieurs fois; le passage
à l'état chronique n'est autre chose qu'une résolution lente, au bout
de laquelle s'établit souvent un goitre fibreux.

Complications. — Le développement rapide de la tumeur a
pour conséquence presque nécessaire la compression de tous les

organes voisins. La plus redoutable est la compression de la trachée. Laure, dans un cas de thyroïdite puerpérale, l'a vue déterminer la mort au second jour de la maladie. D'autres cas mortels, moins rapides, sont rapportés par plusieurs auteurs. Il faut dire qu'il s'agissait presque toujours d'une strumite et non d'une thyroïdite simple. La dyspnée ne manque jamais à un certain degré, ni l'altération de la voix qui est éteinte, ou enrouée, ou pour le moins affaiblie. La déglutition est difficile et pénible par suite de la compression de l'œsophage. Les veines superficielles du cou se gonflent, la face devient vultueuse ou cyanosée. La céphalalgie, les hémorrhagies nasales, les vertiges témoignent des sérieux obstacles qu'éprouve la circulation dans les vaisseaux profonds du cou.

La suppuration expose à des dangers spéciaux. Il peut se faire une périthyroïdite suppurée, soit, comme Bauchet le croyait possible par simple propagation de l'inflammation thyroïdienne au tissu cellulaire, soit par effusion dans ce tissu de l'abcès intra-glandulaire lui-même. Cette périthyroïdite fuse quelquefois au loin comme un véritable phlegmon diffus, et envahit le médiastin. D'autre part la collection intra-thyroïdienne peut venir s'ouvrir dans un des canaux qui avoisinent la glande : pharynx, œsophage, trachée. Cette dernière, à cause de son rapport immédiat avec la partie malade est le plus souvent entamée. — Le pus, toujours fétide, est rendu au milieu d'efforts de toux et de vomissements. Cette complication détermine parfois la mort. Le plus souvent elle n'empêche pas la guérison. Signalons enfin les phlébites thyroïdiennes et la pyoémie.

Pronostic. — Il serait toujours sérieux si la plupart des thyroïdites ne se terminaient par résolution. Il doit être réservé s'il s'agit surtout d'un goître. La suppuration l'aggrave singulièrerement. A l'avantage de la thyroïdite suppurée ou non, il faut signaler qu'elle a été suivie de la guérison spontanée de certains goîtres.

Le diagnostic ne présente aucune difficulté.

Le traitement sera antipohlogistique au début.

Dès que le pus sera formé, on ouvrira la collection. C'est le meilleur moyen de faire cesser tous les accidents. Si des phénomènes pressants de suffocation l'exigent on pratique la trachéotomie.

2° TUMEURS DU CORPS THYROÏDE.

On décrit à la glande thyroïde deux espèces de tumeurs communes : le *goître* et le *cancer*. On pourrait y ajouter quelques altérations extrêmement rares qui aboutissent aussi à l'augmentation de volume de la glande : les tubercules, les kystes hydatiques, les gommes syphilitiques. Nous ne nous arrêterons pas à ces curiosités pathologiques.

§ 1er DU GOITRE.

Définition. — Division. — Sous le nom de goître les anciens chirurgiens confondaient toutes les tumeurs de la région antérieure du cou. A partir du dix-huitième siècle seulement, on réserva ce terme pour les tumeurs du corps thyroïde seul. Depuis que les progrès de la clinique et de l'anatomie pathologique ont permis de reconnaître dans ces dernières deux classes principales : les tumeurs bénignes, de nature hypertrophique ou kystique, et les tumeurs malignes ou cancers, le sens du mot goître s'est encore resserré. L'usage a décidément prévalu de l'employer seulement pour désigner les tumeurs bénignes. Jusqu'à ces dernières années les livres classiques avaient conservé l'ancienne division du goître en parenchymateux et kystique. Ils les décrivaient à part comme des espèces de tumeurs tout à fait distinctes. Duplay dans son *Traité de pathologie externe*, a le premier rompu avec l'usage et introduit dans la description du goître les divisions anatomiques de Virchow. Le professeur de Berlin avait fait voir dans son *Traité des tumeurs* que tous les états pathologiques observés dans le goître, depuis l'hypertrophie la plus simple et la plus semblable à l'état normal jusqu'aux kystes les plus volumineux, formaient une série de lésions rattachées les unes aux autres par des gradations insensibles. Le goître dans toutes ses formes : folliculaire, fibreuse, vasculaire, colloïde, kystique, osseuse, était toujours une simple tumeur hypertrophique. Wölfler, dans un important mémoire paru en 1883, est venu montrer une fois de plus que l'anatomie pathologique des tumeurs, dans sa complexité, est incapable actuellement de fournir une base solide aux descriptions cliniques. Entre les hypertrophies proprement dites et les can-

cers, il a introduit la classe des adénomes qui tient à la fois des uns
et des autres. Dans le goître hypertrophique la lésion consiste, soit
dans l'hyperplasie des acini ou des follicules, dans le sens du développement normal, soit dans l'augmentation du contenu ordinaire
des vésicules glandulaires. On n'y trouve pas de tissu embryonnaire:
les vésicules sont limitées par des enveloppes vasculaires et fibreuses
en tout semblables au type normal. Au contraire, les adénomes du
corps thyroïde sont des néoplasmes épithéliaux provenant de formations glandulaires embryonnaires. Ils ne sont jamais munis de la
vascularisation typique. Wölfler leur décrit de nombreuses variétés.
Les adénomes formeraient souvent des tumeurs d'un volume
énorme. Ordinairement bénins ils pourraient donner lieu quelquefois
à des métastases et à des récidives. Nous ne pouvons suivre dans
notre description clinique la division de Wölfler, et, tout en recon-
naissant qu'elle répond plus complètement à la réalité anatomique,
nous nous en tiendrons encore à celle de Virchow.

Anatomie pathologique. — *Siège.* — Le goître peut occuper
toute la glande, ce qui est rare; il reproduit alors en l'exagérant la
forme de l'organe. Le plus souvent, une partie seulement du corps
thyroïde est altérée. Tantôt c'est un lobe, tantôt quelques lobules
voisins les uns des autres ou disséminés dans la masse glandulaire.
La lésion peut porter sur le lobe médian et donner lieu à la forme
redoutable du goître rétro-sternal. Souvent elle frappe sur les parties
périphériques : processus pyramidal, portion supérieure ou postérieure des lobes. Les tumeurs de cette dernière espèce donnent quelquefois lieu à des goîtres rétro-pharyngiens ou rétro-œsophagiens.
Enfin on voit, à titre d'exception, des goîtres développés dans des
glandes thyroïdes accessoires, véritables lobules aberrants rattachés
à la glande par un pédicule souvent très vasculaire et plus ou moins
long (Poland, Madelung). Si l'on n'était pas prévenu de l'existence
de ces tumeurs, on se méprendrait facilement sur leur nature et
sur leur origine.

Volume. — Tantôt petite et pour ainsi dire inappréciable, la tumeur hypertrophique peut acquérir un développement très considérable. Elle a souvent le volume d'une pomme, celui du poing. Dans ces
conditions, la portion altérée fait saillie au-devant des parties saines.
Ces dernières sont refoulées par elle en arrière et sur les côtés. Elles
s'atrophient parfois à ce contact. Les tumeurs beaucoup plus volu-

mineuses, qui atteignent le volume d'une tête d'enfant, qui pendent sur la poitrine, sont loin d'être rares.

Variétés anatomiques du goître. — Virchow établit d'abord trois grandes variétés dont les autres ne seraient pour ainsi dire que la continuation. Ce sont les variétés folliculaire, fibreuse, vasculaire. Chacune d'elles correspond à l'altération plus spéciale des follicules, du tissu conjonctif ou des vaisseaux. Elles sont loin d'avoir la même importance. Les modifications des follicules ont surtout une influence prépondérante.

La *Variété folliculaire* consiste anatomiquement, selon Virchow, dans une hyperplasie des follicules glandulaires en tout semblable à celle qui préside au développement normal de la glande. Les cellules des follicules augmentent sans cesse; ceux-ci poussent des bourgeons solides qui s'enfoncent dans le tissu mou interstitiel, reproduisent de nouveaux bourgeons et se ramifient de plus en plus. Le tissu cellulaire interstitiel peut, de son côté, être irrité, augmenter de volume et étrangler quelques portions de ces bourgeons. La présence de bourgeons isolés de la sorte avait déjà frappé certains observateurs, en particulier Frerichs et Heschl, mais ils faisaient naître ces îlots cellulaires du tissu conjonctif des cloisons, ce qui est, d'après Virchow, une erreur absolue. Müller, Beck, Rokitansky se trompaient aussi, selon Virchow, lorsqu'ils décrivaient à côté des follicules, des cavités kystiques de nouvelle formation, à parois bourgeonnantes, d'où se détachaient de petites masses de tissu glandulaire embryonnaire. Ce n'était encore, selon lui, qu'un aspect du goître folliculaire à l'état de développement. Ces dernières formes auxquelles Beck avait donné le nom de *goître kystique parenchymateux*, sont celles qui prêtent le plus à la discussion et c'est avec elles que Wölfler a établi son groupe des adénomes.

Ainsi constitué, le goître folliculaire forme une tumeur d'un volume généralement modéré, dont la surface est souvent noueuse et lobulée à cause de l'irrégularité de son développement, et la coupe à peu près semblable à celle de la thyroïde normale.

La *Variété fibreuse* n'est jamais primitive ni pure. Elle se produit lorsque dans un goître folliculaire, l'irritation néoplasique, si on peut ainsi dire, dépasse le tissu glandulaire proprement dit et gagne le tissu interstitiel. Les mêmes phénomènes qui, ailleurs, suivent les injections irritantes pratiquées dans un but thérapeu-

tique, se produisent ici spontanément. Le tissu conjonctif se développe d'abord par la prolifération de ses éléments cellulaires, puis
il subit une transformation fibreuse en vertu de laquelle il se rétracte,
étouffe les parties glandulaires et produit la sclérose de l'organe.
Rokitansky avait admis à tort, comme point de départ du tissu
fibreux, un exsudat fibrineux; mais il avait, en somme, bien vu le
goître fibreux. Il ne faut pas croire que d'ordinaire cette lésion
s'observe, du moins au même degré, dans la glande tout entière ou
même dans un lobe; elle est presque toujours disséminée par places,
et des parties dures, rétractées, blanches, criant sous le scalpel, sont
le plus souvent entourées d'autres parties dans lesquelles les follicules continuent à proliférer et à s'accroître. L'induration a la forme
d'un noyau de dimension variable, depuis celle d'une noisette jusqu'à celle d'une pomme et plus. Elle se continue à travers le tissu
de la glande thyroïde par des prolongements fibreux régulièrement
ramifiés, entre lesquels s'observent des masses folliculaires qui ont
persisté.

Le *Goître vasculaire* est presque toujours une complication du
goître folliculaire. Tandis que dans le goître folliculaire, les vaisseaux
se développent parallèlement à l'élément glandulaire, ils sont ici
devenus prépondérants et impriment au goître un caractère tout particulier. Comme Heidenreich et Virchow l'ont remarqué, le goître
vasculaire débute généralement de bonne heure; il est vraisemblablement congénital dans bien des cas. Les premiers observateurs,
de Haen, puis Foderé, Portal, Burns avaient déjà étudié la dilatation
veineuse qui caractérise certains goîtres (*goîtres variqueux*). Phi-
lippe de Walther insista sur les dilatations artérielles que, déjà
longtemps avant, Bertrandi puis Benjamin Bell avaient indiquées;
il donna le nom de *goître anévrysmatique* aux tumeurs qui présentaient ce caractère.

Dans le goître variqueux, beaucoup plus commun que l'autre, les
veines qui rampent au pourtour de la glande sont énormément dilatées, sinueuses; elles présentent quelquefois des culs-de-sac latéraux.
Les veines qui leur font suite dans l'épaisseur de la glande ont des
dilatations sacciformes, ampullaires, en chapelet. La paroi veineuse
est amincie et ne possède plus sa couche transversale de fibres lisses.

Le goître anévrysmatique est remarquable par le développement des
artères de la glande. Ce sont tout d'abord les troncs eux-mêmes qui

se dilatent, s'allongent et forment en avant des gros vaisseaux du cou
de vrais pelotons artériels. La lésion souvent ne s'étend pas au delà
des troncs; elle peut pourtant gagner les artérioles, même les capillaires, et donner naissance au sein du tissu glandulaire à de véritables
anévrysmes.

A propos du goître vasculaire, il faut indiquer la production de
l'*apoplexie thyroïdienne*. Dans les goîtres anciens, à la suite d'un
effort ou même sans cause appréciable, il peut se faire dans l'épaisseur de la glande thyroïde un épanchement sanguin par rupture des
vaisseaux.

Le sang subit ici le sort ordinaire. Il s'enkyste ou se résorbe, laissant
après lui une cicatrice qui peut devenir le point de départ de la
transformation fibreuse du goître.

Il faut aussi avec Virchow, rattacher à une altération spéciale des
vaisseaux la formation de ce que l'on a appelé *le goître cireux* ou
amyloïde. Dans cette forme du goître, le tissu folliculaire est généralement disparu en grande partie. A sa place se voit un lacis vasculaire très riche, mais à parois épaisses, renfermant une faible quantité
d'un tissu vaguement fibrillaire et quelques lobules graisseux. Sous
l'influence de la teinture d'iode, la coupe d'une pareille tumeur se
colore en rouge vineux comme toute altération amyloïde. Cette variété n'est pas très commune. Elle complique parfois les autres formes de goître, une portion de la glande par exemple étant cireuse,
et une autre fibreuse ou kystique.

Le *Goître colloïde* dérive du goître folliculaire par une modification minime. Au lieu de conserver leur contenu cellulaire normal
les follicules s'emplissent d'une matière gélatineuse, amorphe ou fai-
blement granuleuse, semblable à de la colle forte. Cette altération
s'observe en dehors du goître, chez l'adulte. Les animaux mêmes y
sont sujets. Pour qu'elle acquière une véritable importance, il faut
qu'elle se produise dans une glande déjà modifiée par l'hyperplasie
folliculaire. Alors le tissu présente à la coupe un nombre infini de
grands et de petits espaces remplis d'une gelée jaunâtre que l'on peut
soulever avec la pointe du couteau. Ce sont les follicules dilatés. Leur
forme varie avec les cas. Quand le développement s'est fait lentement
chaque follicule garde sa forme arrondie; quand il s'est fait très vite,
les pressions exercées par les follicules les uns sur les autres transforment ces derniers en corps polyédriques, fusiformes, aplatis, etc.

La glande thyroïde conserve toujours sa disposition normale en lobes et lobules.

Virchow pense que la matière colloïde est produite au sein des follicules aux dépens d'un exsudat albumineux fourni soit par la sécrétion, soit par la destruction des éléments cellulaires qu'ils contiennent. *In vitro*, on produit des substances gélatineuses semblables à celles-ci en traitant de l'albuminate de soude par du sel marin. Il est possible que les choses se passent de la sorte dans l'économie. Dans tous les cas, Virchow nie absolument que la matière gélatineuse soit produite directement par la métamorphose des cellules intra-folliculaires comme Frerichs, Ecker et Rokitansky l'ont indiqué.

Le goître colloïde est celui qui atteint les plus grandes dimensions. Les goîtres gigantesques qui descendent sur la poitrine et presque sur l'abdomen appartiennent en général à cette variété.

Le *Goître kystique*, signalé dès l'antiquité, a été pour la première fois en 1815 l'objet d'une étude détaillée de la part de Maunoir (de Genève); Laugier, dans le dictionnaire en trente volumes, puis Fleury et Marchessaux, Michaux de Louvain, l'ont étudié successivement.

Virchow s'est efforcé de démontrer que les kystes représentaient un état avancé du goître colloïde qui est lui-même un premier degré du goître kystique. Quoique Beck, Ecker, Houel aient écrit que du sang épanché dans l'épaisseur de la thyroïde pouvait devenir l'origine d'un kyste, quoique récemment encore Luecke ait publié que les kystes pouvaient être dus au ramollissement d'une tumeur quelconque, l'opinion de Virchow est généralement adoptée.

Les kystes du corps thyroïde présentent des dispositions anatomiques extrêmement variables.

Ils sont uniloculaires ou multiloculaires. Dans les kystes uniloculaires la paroi est quelquefois mince, membraneuse, susceptible de revenir sur elle-même comme la paroi des kystes séreux. Elle est au contraire souvent épaisse, rigide, fibreuse, rehaussée de cloisons incomplètes qui rappellent la disposition des parois ventriculaires du cœur et creusent à la surface interne de la cavité des dépressions alvéolaires. Par ces cloisons, le kyste va prendre une adhérence intime avec des parties éloignées de la glande. Cette paroi est riche en vaisseaux variqueux et fragiles qui se rompent facilement et mêlent le sang qu'ils contiennent au liquide kystique.

Les kystes multiloculaires, moins communs que les précédents, ont la même constitution.

Le contenu de ces tumeurs n'est pas moins divers que le contenant. Le liquide originaire paraît être incolore ou légèrement teinté en jaune, filant, riche en mucine ou en paralbumine (Hoppe Seyler). Des paillettes de cholestérine résultant de la transformation graisseuse des cellules glandulaires y flottent souvent. Elles peuvent être assez nombreuses pour former une véritable bouillie (athérome des anciens). Lorsque du sang est venu se mêler à ce liquide, ce qui est la règle dans les kystes anciens, sa couleur devient brunâtre, brun-café, noirâtre. Quelquefois on y trouve du sang pur, diffluent ou à l'état de caillot (hématocèle du cou).

Selon Virchow les kystes du corps thyroïde seraient formés, nous l'avons dit, par une transformation des petites cavités du goître colloïde. L'agrandissement constant de ces vacuoles amènerait la destruction des cloisons qui les séparent, destruction incomplète pourtant et qui laisserait voir sur la paroi kystique la trace de leur ancienne implantation. Le liquide albumineux contenu dans la cavité résulterait soit de la dissolution graduelle commencée à la périphérie d'abord, des bouchons gélatineux, soit d'une sécrétion directe par les parois folliculaires. Il est certain, en effet, que tous les kystes ne passent pas par le stade colloïde.

Le *Goître osseux, cartilagineux, ou crétacé,* que nous signalons pour mémoire n'est en général que le résultat de l'infiltration calcaire des parties fibreuses du goître. On n'y a jamais démontré d'une façon bien certaine du véritable tissu osseux ou cartilagineux. Quelquefois des productions crétacées libres, détachées des parois, se rencontrent aussi dans les kystes thyroïdiens anciens.

Altérations des parties voisines. — Le goître se trouve enveloppé dans une capsule d'apparence fibreuse, mais formée en réalité d'une couche condensée de tissu thyroïdien. Cette lame est parfois isolable ; mais sa séparation peut donner lieu à de graves hémorrhagies.

Les muscles de la région moyenne du cou sont étalés à la surface de la tumeur. Dans les très grosses tumeurs leur résistance est vaincue ; Virchow les a trouvés une fois complètement métamorphosés en graisse et naturellement très relâchés. La plupart du temps ils sont forts et opposent à la pression du corps thyroïde une grande résistance. Le sterno-cléido-mastoïdien est ordinairement rejeté en dehors

et en arrière ; l'omoplato-hyoïdien se présente au-dessus de la tumeur
dans le tiers inférieur du cou sous la forme d'un cordon dur et
tendu.

Les organes sous-jacents supportent par suite une compression
souvent considérable. La plus remarquable et la plus redoutable est
celle qui s'exerce sur la trachée. Quelquefois elle se produit d'avant
en arrière ; mais le plus souvent elle est latérale. Dans ce dernier cas
le conduit respiratoire est modifié dans sa direction, de telle façon
par exemple que le larynx et la trachée fortement déjetés d'un côté,
font ensemble un angle très marqué, ou dans son calibre. Il est
alors aplati en lame de sabre, en forme de prisme étroit transversalement, en gouttière, etc. Rose qui a bien étudié ces déformations de
la trachée pense qu'elles sont facilitées et rendues permanentes par une
transformation graisseuse et fibroïde des cartilages de la trachée qui
aboutit à un véritable ramollissement de ce conduit. Demme avait
déjà observé ces lésions trachéales. Bruns et Miller ne les ont pas
rétrouvées sur des trachées examinées à ce point de vue et Kocher
met en doute leur réalité.

Il est pourtant des cas où l'usure et la destruction des parties
avoisinantes par le goître est bien certaine. On connaît quelques faits
de *goître perforant*, dans lesquels un kyste par exemple usait peu à
peu la trachée, l'œsophage ou le pharynx et finissait par s'ouvrir dans
une de ces cavités.

Symptômes. — 1° *Signes physiques.* — *La déformation de la
région cervicale* est ordinairement le premier phénomène qui frappe
l'observateur. Lorsque la glande tout entière est envahie, la moitié
inférieure du cou est particulièrement augmentée de volume ; elle
présente une saillie médiane, de laquelle partent deux prolongements latéraux qui donnent à l'ensemble la forme d'un croissant. Les
extrémités latérales se terminent le plus souvent au niveau du bord
supérieur du cartilage cricoïde ; elles peuvent remonter plus haut,
atteindre la région sous-maxillaire et même venir jusqu'à l'apophyse
mastoïde. La tête est alors enfoncée dans un épais collier qui
occupe toute la région cervicale. Le développement inégal des deux
lobes produit nécessairement une tumeur plus ou moins latérale.
Lorsque l'on a affaire à ces goîtres énormes qui retombent sur la
poitrine, et jusque sur l'abdomen, la déformation n'a plus aucune
règle. Certains goîtres peuvent ne se traduire à l'extérieur par aucune

déformation appréciable, tout en étant des plus redoutables ; tels
les petits goîtres médians, qui se trouvent logés d'emblée derrière
le sternum (goître rétro-sternal), tels encore certains goîtres développés dans des thyroïdes accessoires (goîtres rétro-pharyngiens, rétro-
œsophagiens).

La *consistance* de la tumeur est absolument variable. Tantôt elle
est uniformément molle et pâteuse (goître folliculaire) fluctuante même
et tremblotante (grands goîtres colloïdes), tantôt elle est au contraire
dure et solide (goître fibreux). La plupart du temps on trouve des
inégalités considérables. Dans la masse plus ou moins molle d'un goître
folliculaire se sentent des parties résistantes irrégulières et ramifiées ;
ce sont des portions qui ont subi la transformation fibreuse, ou
arrondies, ce sont des kystes à parois épaisses ou très distendues, dans
lesquels la fluctuation ne peut être perçue. Les kystes les plus volumineux peuvent être franchement fluctuants, ou seulement fluctuants
par place, lorsqu'une portion de leurs parois, est indurée, infiltrée
de calcaire. Dans les goîtres vasculaires la tumeur qui est molle et
comme fluctuante, s'affaisse lorsqu'on la comprime et reprend son
volume primitif dès que l'on cesse la compression.

Le *goître est mobile* sur les parties qui l'entourent ; il ne prend
pas d'adhérences avec elles. Il possède surtout ce caractère qu'il doit
à l'adhérence du corps thyroïde aux premiers anneaux de la trachée,
de s'élever avec le larynx dans les mouvements de déglutition.

La *peau* à sa surface est saine, sans changements. Les veines superficielles seules sont ordinairement plus apparentes qu'à l'état normal.

On constate dans les goîtres vasculaires *des battements et des
bruits de souffle* continus et intermittents qu'il faut distinguer avec
soin des pulsations et des souffles qui s'observent au niveau des gros
troncs vasculaires du cou.

2° *Symptômes fonctionnels.* — Absolument nuls dans le plus grand
nombre de cas ils peuvent s'exprimer par un seul mot : *compression*.
La compression porte sur la trachée, l'œsophage, les vaisseaux et les
nerfs du cou.

Compression de la trachée. C'est elle qui oblige si souvent le
chirurgien à intervenir. Relativement au nombre infini des goîtres
elle est cependant peu commune. Elle n'appartient pas aux tumeurs
les plus volumineuses, mais à celles qui remplissent certaines conditions spéciales.

La trachée est prise entre les deux lobes du corps thyroïde comme dans les mors d'un étau. On comprend que le développement simultané de ces deux lobes et de l'isthme médian, l'expose à une constriction redoutable. Pourtant lorsque le goître conserve la mollesse normale de la glande, il s'étale et s'épanche pour ainsi dire autour du conduit aérien sans le déformer ; mais il devient parfois de bonne heure résistant et dur (goître fibreux) ; il forme réellement alors autour de la trachée, un anneau rigide qui avec le temps se resserre sur elle et l'étrangle. On a désigné ces tumeurs sous le nom de goître *constricteur* ou de goître *suffocant annulaire*.

Quelques tumeurs exercent, malgré leur petit volume des compressions énergiques, à cause de la position qu'elles occupent. Ainsi des petits goîtres développés aux dépens de l'isthme du corps thyroïde ou de l'extrémité inférieure de ses lobes, peuvent se trouver placés entre le sternum et la trachée. Celle-ci rencontrant en arrière la résistance de la colonne vertébrale ne peut se dérober à la pression de la tumeur. Ces goîtres *rétro-sternaux* sont aussi appelés *plongeants*, parce qu'en effet, ils tendent à s'enfoncer de plus en plus dans la poitrine, sous l'influence de l'aspiration thoracique. On a vu de ces tumeurs pénétrer profondément au milieu des organes du médiastin, et se mettre en rapport avec les vaisseaux brachio-céphaliques, la crosse de l'aorte, le poumon gauche.

Des productions semblables dépendant soit de thyroïdes accessoires soit du développement spécial de la portion la plus postérieure d'un lobe thyroïdien se logent entre l'œsophage et la colonne vertébrale, et produisent mais d'arrière en avant une action semblable à celle des goîtres rétro-sternaux (*goîtres rétro-pharyngiens, rétro-œsophagiens*).

Enfin la plupart des compressions sont latérales, uni ou bilatérales. La résistance des muscles sous lesquels sont logés et la trachée et le corps thyroïde joue ici un rôle important. Également comprimés dans la loge qui les contient, les deux organes réagissent l'un sur l'autre. Le conduit aérien, résistant mais creux est peu à peu déformé, refoulé à droite ou à gauche selon que le lobe gauche ou le lobe droit devient plus volumineux, aplati entre les deux lobes, etc. Nous avons déjà indiqué les lésions histologiques de la trachée qui souvent accompagneraient ces déformations.

La compression de la trachée suivant les différents modes que

nous venons d'exposer a pour résultat une *dyspnée*, dont le caractère
varie nécessairement suivant les cas. Le type le plus fréquent est une
oppression légère mais permanente, qui se prononce dès que le
malade fait un effort, marche vite ou monte un escalier. Elle
augmente à mesure que la tumeur s'accroît. Au bout d'un temps
plus ou moins long surviennent, sans cause appréciable, des accès de
suffocation avec inspiration sifflante, cornage, et, si l'accès se prolonge, tous les signes de l'asphyxie : cyanose et refroidissement des
extrémités, faiblesse du pouls, perte de la connaissance, collapsus.
Les malades peuvent traverser une série d'accès de ce genre; ils
finissent par y succomber.

Quelquefois la dyspnée se produit autrement. Elle éclate tout d'un
coup, et arrive rapidement à prendre le caractère le plus menaçant.
C'est dans les tumeurs de petit volume, parfois ignorées, dans les
goîtres rétro-sternaux ou rétro-œsophagiens, que ces phénomènes se
produisent le plus souvent. Des goîtres visibles mais munis d'un prolongement thoracique surprennent moins, et Bonnet a fait voir que
l'on arrivait quelquefois à faire cesser l'accès de suffocation en relevant la tumeur avec la main, de façon à ce qu'elle pénétrât le moins
possible dans l'ouverture du thorax. .

Chez certaines femmes les phénomènes de suffocation éclatent
brusquement au moment des règles, sous l'influence de la congestion
d'un goître bien supporté en temps ordinaire.

Enfin des épanchements sanguins, des inflammations développées
au sein de la tumeur thyroïdienne créent subitement des dangers du
même ordre. Nous reviendrons sur ce point en partant des complications de goître.

La voix est aussi altérée par la compression de la trachée. Elle
est sourde, rauque : *voix goitreuse.*

Une *petite toux* étouffée manque rarement, d'autant plus que les
malades sont sujets au catarrhe bronchique, à l'emphysème et même
à l'œdème pulmonaire.

Compression de l'œsophage. — Elle est loin d'avoir l'importance de
la compression de la trachée. Mou et flexible, le conduit œsophagien
se dérobe plus facilement. Pourtant un certain degré de dysphagie
n'est pas rare, et l'on connaît des faits dans lesquels ce phénomène
a fini par prendre une importance extrême, les malades étant

menacés de l'inanition. Dans les goîtres rétro-œsophagiens la dysphagie peut précéder la dyspnée (Bœckel).

Compression des vaisseaux et des nerfs. — On trouve quelquefois des signes d'anémie cérébrale dus à ce que les carotides sont
comprimées par la tumeur. Peut-être aussi la tumeur absorbe-t-elle
par ses artères une quantité de sang si grande que le courant sanguin
de la carotide interne s'en trouve notablement diminué. — La compression sur les veines s'exerce bien plus facilement et plus complètement. Il peut en résulter une stase sanguine vers l'encéphale, de la
tendance au sommeil, un état violacé de la face et la dilatation du
réseau veineux superficiel. — La compression des récurrents semble
intervenir pour produire la voix rauque et la toux quinteuse; enfin
le plexus brachial, le nerf phrénique, le tronc du pneumogastrique et
le grand sympathique ont, dans des cas tout à fait exceptionnels,
présenté quelques troubles fonctionnels attribuables à la même
cause.

Complications. — L'*hémorrhagie* dans le goître se produit tantôt d'une façon spontanée, tantôt à la suite d'un effort violent ou
d'un traumatisme. Le sang s'épanche, soit dans le parenchyme
même, soit dans un kyste préexistant. Dans les deux cas, la tumeur
subit un accroissement brusque qui peut provoquer instantanément
un accès de suffocation mortel. Lorsque le sang épanché se résorbe,
le foyer guérit en laissant à sa place une zone fibreuse qui subit plus
tard la rétraction inodulaire et devient le point de départ de troubles
respiratoires plus ou moins éloignés.

L'*inflammation* est plus commune que l'hémorrhagie. Elle est
aussi plus grave. Spontanée, compliquant une maladie fébrile et particulièrement une maladie infectieuse, provoquée par un traumatisme : plaie, ponction, etc., elle s'annonce tout d'abord par un gonflement que sa rapidité rend très dangereux. Une compression mortelle
de la trachée en est souvent le résultat. Si la maladie peut suivre
son cours, elle se termine, soit par résolution, ce qui laisse encore
place aux complications éloignées de la rétraction fibreuse, soit
par suppuration. Cette complication nous est déjà suffisamment
connue.

Généralisation. — Quelques observateurs ont de temps en temps
signalé, non sans marquer leur étonnement, des généralisations du
goître. On a trouvé dans divers organes, et particulièrement dans les os,

des tumeurs secondaires constituées par de beaux follicules clos qui reproduisaient exactement la structure de la glande thyroïde. Il est permis de penser qu'il s'agissait là d'une variété histologique un peu différente du goître folliculaire, c'est-à-dire d'un de ces adénomes dont Wœlfler a récemment donné la description.

Nous indiquerons, à propos de l'étiologie, les rapports qui unissent le goître et le crétinisme.

Étiologie. — Le goître est *endémique* dans certaines contrées; on le rencontre un peu partout à l'état *sporadique;* il se développe quelquefois *épidémiquement*. On a successivement invoqué les mêmes causes dans ces différentes formes étiologiques.

a. *Causes prédisposantes.* — *Sexe.* — Les femmes y sont beaucoup plus exposées que les hommes: un homme pour quatre, cinq, vingt femmes, suivant diverses statistiques.

Age. — Le goître est parfois congénital, et dans ce cas il entraîne souvent la mort peu de temps après la naissance. Il aurait, dans un cas, fait obstacle à l'accouchement. Il apparaît d'ordinaire après la naissance, mais surtout pendant l'enfance. Chez les crétins goîtreux les 3/5 des cas se manifestent de la naissance à deux ans. Il s'en développe un grand nombre jusqu'à 12 ans, beaucoup moins entre 12 et 20, fort peu entre 20 et 40. Passé cet âge, on n'en voit plus.

L'influence de *l'hérédité* dans le goître sporadique s'est fait sentir quelquefois, et même chez les animaux, mais elle est loin d'être constante. Dans le goître endémique, il est difficile de faire la part de ce qui appartient à l'hérédité d'une part, et aux influences de milieu d'autre part.

b. *Causes occasionnelles.* — Quelques-unes tiennent à l'individu lui-même: ce sont des efforts exagérés, des grossesses répétées, certaines attitudes habituelles dans lesquelles le cou est fortement tendu. C'est ainsi que des écoliers contracteraient pendant leur année d'étude un goître dont ils guériraient pendant les vacances (Virchow). Toutes ces causes agiraient en provoquant la congestion habituelle du corps thyroïde. Les troubles menstruels produisent quelquefois le même effet.

Les causes déterminantes principales sont surtout d'ordre *géographique* ou *géologique*. Dans chaque partie du monde existent des pays à goîtres, où l'affection est endémique et liée au crétinisme.

Fodéré puis Virchow ont bien montré les rapports qui existent entre ces deux affections. En France, les goîtreux sont nombreux dans la Franche-Comté, dans les vallées des Pyrénées et des Alpes, dans celle du Rhône. On a successivement incriminé dans ces divers pays l'air, le sol, les eaux ; mais toutes ces hypothèses sont reconnues inacceptables. Il est donc inutile d'insister sur l'humidité de l'air, sur l'absence dans les eaux d'oxygène, d'acide carbonique, de chlorures et d'iodures alcalins, ou sur la présence supposée fâcheuse de sels divers et particulièrement de sels magnésiens.

Un seul fait nous paraît intéressant et bien établi, c'est la coexistence fréquente dans un même pays de la fièvre intermittente et du goître (Smith Barton, Osiander). Il ne faut sans doute pas exagérer sa valeur ; si les pays à goître sont en même temps des pays à malaria, en revanche beaucoup de pays à fièvres intermittentes n'ont pas de goîtreux. Même ainsi réduite, cette notion vaut la peine d'être retenue. Nous la rapprocherions volontiers d'un autre fait parfaitement mis en lumière par Dorey dans sa thèse inaugurale (Paris, 1884). Dans la petite ville de Vienne, la distribution, dans certains quartiers d'eaux publiques, altérées par les infiltrations d'un cimetière, entretient à la fois la fièvre typhoïde à l'état endémique et quelquefois épidémique, et le goître. Là où se distribuent des eaux meilleures, les deux affections sont à peu près inconnues.

En présence de ces faits, et de ceux qui montrent combien la glande thyroïde est sensible à l'action de tous les éléments infectieux, on comprend que l'idée de placer la cause du goître dans des parasites spéciaux soit venue à des auteurs imbus des idées modernes sur le rôle des microbes. Klebs pense avoir trouvé dans les eaux des pays à goître des infusoires particuliers auxquels il faudrait rattacher le développement de la thyroïde. Ces microbes existent-ils réellement ? Ont-ils joué un rôle dans la production des nombreuses épidémies de goître que l'on a observées dans certaines garnisons sur les jeunes soldats ? il nous est impossible de le dire.

Diagnostic. — 1° *Conditions communes.* — Le diagnostic du goître dans ses formes ordinaires, ne présente aucune difficulté.

Le siège de la tumeur à la partie antérieure médiane et inférieure du cou, sa mobilité sur la gaîne musculo-aponévrotique qui la recouvre et surtout son déplacement avec le larynx dans les mouvements de déglutition établissent nettement qu'il s'agit d'une tumeur thyroïdienne. Les tumeurs non thyroïdiennes du voisinage : adénites, kystes congénitaux, anévrysmes, etc., ne peuvent donner lieu à aucune confusion. Peut-être par exception (on en a cité quelques exemples), un ganglion violemment enflammé pourra-t-il prendre à la suite d'une périadénite, quelque adhérence avec le larynx ou la trachée et participer à ses mouvements ; mais il s'agit là de faits absolument rares, et d'ailleurs les phénomènes inflammatoires qui ont d'abord existé ne seront pas passés inaperçus. Les tumeurs décrites autrefois sous le nom de goître aérien et qui d'ordinaire ne sont pas autre chose que des ectasies de la trachée ou des dilatations du ventricule du larynx, pourraient, à meilleur titre, donner le change ; mais elles sont sonores à la percussion, et si rares qu'on peut les considérer comme de simples curiosités anatomiques.

Parmi les tumeurs thyroïdiennes, le goître est très fréquent ; il se développe lentement ; il est absolument indolent ; dans la plupart des cas, il ne donne lieu à aucun trouble fonctionnel.

Le cancer de la glande thyroïde, à son début, sera presque toujours confondu avec le goître, d'autant plus qu'il se développe souvent dans une glande déjà hypertrophiée ; mais son développement rapide, les douleurs précoces qui l'accompagnent, l'envahissement de ganglions lymphatiques et l'apparition de la cachexie viennent bientôt éclairer le diagnostic.

Les tubercules et les gommes du corps thyroïde sont extrêmement rares. Les antécédents du patient, l'évolution de la maladie, amèneraient seuls à soupçonner leur existence. Les kystes hydatiques sont encore à l'état de curiosités pathologiques (on en connaît une dizaine de cas) ; leur diagnostic avant la ponction peut être considéré comme impossible.

2° *Conditions exceptionnelles.* — On peut avoir à reconnaître un goître en dehors des conditions communes que nous venons d'indiquer. La tumeur s'est développée par exemple dans un lobe aberrant de la glande thyroïde. On trouve un néoplasme arrondi, c'est généralement d'un kyste qu'il s'agit, quelquefois fluctuant, souvent solide, résistant comme une tumeur solide. La plupart du temps, le caractère de la mobilité avec le larynx fait ici défaut ; on peut donc penser à une adénite strumeuse, à un lymphadénome, à un kyste congénital. Parfois la distinction est impossible. On tiendra compte de ce fait que souvent un certain degré d'hypertrophie se voit dans le reste de la glande et que même du côté du lobe aberrant, à côté de la partie arrondie kystique, particulièrement développée comme tumeur se sent une gangue diffuse formée par l'hyperplasie folliculaire.

Quelquefois toute tumeur thyroïdienne a pu passer complètement inaperçue jusqu'au moment où se montrent des accidents subits de suffocation que l'on rapportera après un examen attentif à un petit goître plongeant ou à un goître constricteur.

3° *Diagnostic des accidents et des complications.* — Il est généralement facile. La tumeur, sauf les cas exceptionnels dont nous venons de parler, était parfaitement reconnue comme un goître avant l'apparition des accidents. Ceux-ci sont attribués sans peine à leur véritable cause. La suffocation par déformation de la trachée ou par la compression d'un goître plongeant, les hémorrhagies, l'inflammation thyroïdienne ont leurs signes propres. Nous les avons suffisamment indiqués.

4° *Le diagnostic de la variété anatomique* du goître mérite un peu d'attention. Il repose sur les caractères physiques déjà énumérés. Un point surtout intéresse le chirurgien : le goître est-il kystique ou non ? A cette question bien simple, il est parfois difficile de répondre. Le principal signe auquel on puisse reconnaître un kyste, c'est peut-être la saillie bien arrondie ou légèrement bosselée qu'il forme au-dessus de la masse générale de la tumeur. La fluctuation a sans doute une grande valeur ; mais certains goîtres solides sont parfaitement fluctuants, et d'autre part des kystes à parois résistantes ne le sont pas du tout. Le développement rapide d'une volumineuse bosselure à la surface d'un goître, toute idée de tumeur maligne écartée, fera penser à la formation d'un kyste. La ponction lève toujours les doutes. On a conseillé d'en user avec ménagement, par cette raison qu'elle était capable d'amener des hémorrhagies graves, et surtout de déterminer la suppuration au sein des cavités kystiques. Ce double accident est rendu, en effet, plus facile et plus grave par la rigidité ordinaire des parois de ces poches, qui une fois vidées n'ont aucune tendance à revenir sur elles-mêmes ; mais on l'évitera en se servant pour ces explorations d'aiguilles aspiratrices fines, minutieusement nettoyées suivant les règles de la méthode antiseptique et en ne vidant pas complètement la poche.

Traitement. — Les indications thérapeutiques sont bien différentes, suivant que la tumeur s'accompagne ou non de troubles fonctionnels. Lorsque le goître constitue simplement une difformité, il n'est justiciable que des méthodes de traitement non dangereuses. Lorsqu'il menace directement la vie, on ne craint pas de recourir aux plus graves opérations. Les moyens que l'on emploie sont médicaux ou chirurgicaux.

1° *Moyens médicaux.* — Ils se bornent à l'emploi de l'iode à l'intérieur. On le prescrit généralement de deux façons : en teinture, à la dose de 1 à 10 gouttes par jour, ou sous la forme d'iodure de potassium : de 5 centigrammes à 2, 4 et 8 grammes par jour. Si l'on veut amener promptement la résolution d'un goître qui s'accroît d'une façon rapide et qui commence à produire de légers troubles respiratoires, il faut bien recourir à des doses élevées ; dans la plupart des cas, cette nécessité ne s'impose pas, et l'on préfère employer de très faibles doses que l'on continuera longtemps, pendant des mois et des années, par exemple. Ce traitement a malheureusement plus d'effet sur les goîtres endémiques que sur les goîtres sporadiques. Il agit surtout contre les variétés folliculaires, colloïdes ou vasculaires. Son seul danger réside dans les accidents d'iodisme qui suivent l'emploi des doses immodérées.

2° *Moyens chirurgicaux.* — Ils sont différents, suivant qu'ils s'adressent à des tumeurs kystiques ou à des goîtres parenchymateux.

a. *Traitement des kystes du corps thyroïde.* — Ces kystes sont, comme nous l'avons dit, de nature fort variable. Quelques-uns uniloculaires, à contenu albumineux et à parois minces, ressemblent aux kystes séreux que l'on observe partout. Ce sont les plus favorables, mais aussi les plus rares. Même uniloculaires, la plupart des kystes ont des parois épaisses et qui ne reviennent pas sur elles-mêmes quand la poche est vidée ; de plus, ils se prolongent souvent plus ou moins loin dans la glande par des culs-de-sac anfractueux. Enfin un grand nombre de kystes thyroïdiens sont franchement multiloculaires. Aux premiers, les méthodes applicables aux kystes séreux conviennent parfaitement : ponction et injection iodée particulièrement. Les seconds, lorsqu'ils ont été vidés par le trocart, se remplissent immédiatement de sang fourni par les vaisseaux des parois, si bien que le trocart restant en place, on voit souvent, après la sortie du liquide kystique, s'écouler du sang pur, comme si l'on avait pénétré dans un gros vaisseau. La ponction n'est donc, ici, d'aucun avantage. Elle est quelquefois suivie de la suppuration de la poche. On lui préfère l'ouverture du kyste, surtout avec suture des parois à la peau (Lucke). Ces incisions exposent, il est vrai, beaucoup à des hémorrhagies venant tantôt des lèvres mêmes de la plaie, tantôt de la surface interne du kyste. On y remédie, soit en faisant l'opération en deux temps : 1.° section de la peau et des parties superficielles et suture de la peau avec la face externe du kyste; 2° au bout de quelques jours, ouverture au moyen de la pâte de Canquoin ou du thermocautère, — soit en cautérisant la face interne du kyste, ou en la bourrant avec de la gaze imbibée de liquides à la fois antiseptiques et hémostatiques.

Cette méthode n'est pas sans danger. La suppuration qui la suit fatalement est de longue durée. On a donc à redouter les fusées purulentes, les hémorrhagies secondaires, la septicémie. Des pansements bien faits mettent, il est vrai, à l'abri de ces accidents. Sur 100 cas réunis en 1879 par Schinzinger, la mort n'est arrivée que 3 fois. L'établissement d'une fistule est souvent inévitable. Telle qu'elle est, cette méthode a fait oublier tous les anciens procédés : séton, cautérisation, drainage, etc., dont les inconvénients et les dangers étaient bien plus grands encore.

Lorsque l'on se trouve en présence non plus de kystes uniloculaires, mais de kystes à poches multiples, on est réduit à employer es mêmes moyens que pour les tumeurs parenchymateuses, et particulièrement l'extirpation. C'est l'opération que Julliard préconise dans tous les cas, et même contre les kystes les plus simples.

b. *Traitement chirurgical des goîtres solides.* — On met encore en usage de temps en temps des opérations palliatives, telles que la *section des muscles et des aponévroses du cou* (Bonnet, Billroth, Gosselin), ou le *déplacement de la tumeur*, lorsqu'il s'agit d'un goître plongeant. Dans cette dernière opération, on fixe la tumeur aussi haut que possible, au moyen d'un fil ou d'une broche métallique, et on lui fait contracter à cette place des adhérences avec la peau et les parties voisines par des cautérisations répétées. C'est à Bonnet que l'on doit cette ingénieuse intervention. Tout récemment encore, elle a procuré à Terrillon un brillant succès.

On peut être obligé de recourir d'urgence, en cas d'accidents pressants, à la *trachéotomie*. Elle est ici toujours difficile et grave, à cause

des déviations subies par le canal laryngo-trachéal et des hémorrhagies qui se produisent fatalement. La laryngotomie intercricothyroï-
dienne offrira moins de difficultés que la trachéotomie. L'emploi
d'une très longue canule, formée de parties articulées, ou flexible
dans sa portion trachéale, est ici de rigueur.

La question du traitement curatif du goître a complètement changé
de face depuis quelques années. Une opération qui était, il y a quinze
ou vingt ans, encore unanimement rejetée par tous les chirurgiens,
la thyroïdectomie, est aujourd'hui devenue relativement facile et
sûre. Les perfectionnements récents de l'hémostase et surtout l'avènement de la chirurgie antiseptique ont suffi pour lui donner une
importance qu'elle n'avait jamais eue. En revanche, une foule d'opérations considérées jadis comme moins graves que la thyroïdectomie
sont tombées aujourd'hui dans l'oubli. Nous rappellerons seulement
le *séton* (destruction du goître par la suppuration), un des plus anciens et des plus mauvais moyens, bien fait pour inspirer une profonde horreur aux chirurgiens qui apprécient les bénéfices de l'antisepsie, les *cautérisations superficielles et profondes* au moyen de
pâtes caustiques, le broiement sous-cutané (Gaillet, de Reims), la dila-
cération du goître faite pour obtenir sa transformation en une tumeur
kystique (Billroth), la ligature des artères thyroïdiennes, etc.

On peut dire qu'aujourd'hui, en face de la thyroïdectomie, un seul
moyen subsiste, c'est l'*injection interstitielle*. Employée d'abord par
Erichsen, Alquié (de Montpellier), Velpeau, Luton, etc., elle est
encore d'un usage courant, et tout récemment, entre les mains de
Richelot, elle a fourni d'excellents résultats. Le liquide injecté a
souvent varié : solutions de perchlorure de fer, de chlorure de zinc,
de chlorure de potassium et de sodium, d'ergotine; alcool, teinture
d'iode. C'est cette dernière substance qui est le plus souvent employée. On injecte dans l'épaisseur même du goître, au moyen de la
seringue de Pravaz, un mélange à parties égales d'eau iodurée et de
teinture d'iode. La quantité employée chaque fois est de 2 à 3 grammes,
et on espace les séances suivant l'importance de la réaction inflammatoire qui se produit. En général, on les recommence tous les
quatre à cinq jours (Gosselin). Ce traitement est long; mais il a
donné de beaux succès dans les goîtres folliculaires et colloïdes.
Morell-Mackenzie, sur 73 observations, a relevé 59 guérisons et
9 améliorations.

L'*électrolyse*, qui semblerait devoir agir à la façon des injections interstitielles, n'a pas produit de bons résultats.

La *thyroïdectomie* trouverait ses indications principales dans l'inefficacité du traitement médical et dans l'échec des injections interstitielles, si l'on avait toujours le temps de recourir à ces deux moyens. En fait, toutes les fois qu'il existe des troubles de la respiration menaçants, ou modérés mais croissants, la thyroïdectomie s'impose. Il n'y aurait d'exception que pour les goîtres plongeants susceptibles d'être relevés. La variété anatomique de la tumeur importe peu. L'opération est aussi bien indiquée, pour un volumineux goître colloïde que pour un goître fibreux ou un goître vasculaire. Tillaux a opéré dans un cas, avec succès, un goître exophthalmique; mais les faits de ce genre ne se rapportent pas à ceux qui nous occupent ici.

Il ne saurait être question de l'ablation au moyen de l'écraseur ou de l'anse galvanique, jadis essayées quelquefois. Le goître est toujours extirpé par le bistouri, dans une opération conduite suivant toutes les règles de la méthode antiseptique.

Manuel opératoire de la thyroïdectomie. — On découvre la tumeur soit par une incision médiane étendue du bord supérieur du cartilage thyroïde au bord supérieur du sternum, soit en taillant des lambeaux par des incisions en croix, en H, en V, en T. Rose préconise ce dernier tracé. La branche horizontale est au niveau de l'os hyoïde. Les opérateurs français ont généralement employé le V, à pointe inférieure correspondant à la fourchette sternale. Julliard et Reverdin recommandent la simple incision médiane, qui suffit ordinairement à tous les besoins et se prête mieux à la réunion par première intention.

Le goître étant mis à nu par l'incision des différentes couches qui le recouvrent, on a le choix entre trois moyens différents : l'extirpation totale ou l'extirpation partielle de la glande thyroïde et l'énucléation.

Dans l'extirpation totale, on enlève le corps thyroïde tout entier, capsule comprise. On commence par le séparer avec le doigt des parties voisines auxquelles l'unit seulement un tissu cellulaire lâche, puis on cherche en haut et en bas les cordons vasculaires correspondant aux vaisseaux thyroïdiens supérieurs et inférieurs. Quelquefois on a saisi tout le paquet et on l'a compris dans une seule ligature

Le plus souvent on avance peu à peu en se tenant sur la capsule. Les principales branches vasculaires sont successivement découvertes et coupées entre deux ligatures. Lorsque l'hémostase est ainsi assurée, il reste à séparer le goître de la trachée à laquelle il adhère intimement. Après avoir ainsi détaché le premier lobe, on traite de la même façon le second, à moins que, le trouvant parfaitement sain, on ne veuille le conserver. (*Extirpation partielle.*)

L'énucléation, décrite par Kocher sous le nom d'évidement, est très recommandée par Julliard. Une fois arrivé sur le goître, on incise sa capsule, puis, « posant le bistouri pour ne plus le reprendre » (Julliard), on introduit les doigts entre le tissu thyroïdien et la capsule. On les sépare peu à peu; si quelque adhérence difficile à vaincre se rencontre, on la coupe entre deux ligatures. Peu à peu le goître est énucléé tout entier; mais la capsule qui a été respectée reste entière. En suivant ce procédé, on conserve à la cavité résultant de l'opération une paroi solide qui, en cas de besoin, s'opposerait à la diffusion de la suppuration. Puis et surtout, on évite les lésions nerveuses, celles des récurrents en particulier, qui sont si communes dans l'extirpation totale.

Reverdin considère l'énucléation comme inférieure, en général, à l'extirpation totale. L'avantage de ménager les organes voisins — et même, si on le veut, les portions saines du corps thyroïde — serait bien contre-balancé par les hémorrhagies qui accompagnent le décollement du corps thyroïde d'avec sa capsule, par les obstacles que ces hémorrhagies apportent à la réunion immédiate, et par le défaut d'homogénéité des surfaces saignantes dont il s'agit d'obtenir l'accolement.

Les résultats obtenus par Julliard dans une pratique déjà très étendue sont pourtant de nature à prévenir fortement en faveur de l'énucléation.

Quel que soit le procédé suivi, la tumeur une fois enlevée, on procède au lavage de la cavité, au placement d'un ou de plusieurs drains, à la suture de la plaie et au pansement. C'est le pansement de Lister que l'on a fait le plus souvent. Il faut combiner avec le pansement antiseptique une compression soignée. Julliard recommande des éponges placées sur les côtés du cou, maintenues en place par un bandage raide et même par une bande en caoutchouc.

Résultats opératoires et conséquences éloignées de la

thyroïdectomie. — Il est incontestable que la thyroïdectomie est une opération grave; mais il faut reconnaître que depuis les premières tentatives, la mortalité a été sans cesse diminuant. En 1874, les statistiques donnaient 30 pour 100 d'insuccès (Berger). Les résultats statistiques de Boursier (1880) n'en comptaient plus que 20 pour 100. Billroth, de 1877 à 1881, perdait 10 malades sur 58, soit environ 17 pour 100. Reverdin, sur 22 opérations (1883), n'accuse que deux morts, 9 pour 100. Il est vrai que Julliard avait perdu à la même époque 5 opérés sur 31, 16 pour 100.

Il faut signaler comme accidents opératoires : l'*hémorrhagie*, contre laquelle nous sommes bien outillés et qui n'effraye plus les chirurgiens, et la *suffocation*. Celle-ci se produit souvent lorsqu'on déplace la tumeur dans un sens déterminé, ou bien simplement lorsque la trachée, mise à nu, cesse d'être soutenue par les parties qui l'entouraient. Sous le chloroforme cet accident s'aggrave, si bien que la plupart des opérateurs rejettent l'anesthésie. On est conduit, pour remédier à la suffocation, à pratiquer, au cours même de l'opération, la trachéotomie, circonstance fâcheuse par laquelle l'antisepsie se trouve compromise. On ne recourra à l'ouverture de la trachée qu'en cas d'absolue nécessité. Kocher, pour remédier à l'aplatissement du conduit aérien, conseille de le traverser de part en part, au niveau d'un anneau cartilagineux, par un catgut dont les chefs seront ramenés et noués fortement en avant. Les faces latérales seraient de la sorte maintenues écartées.

Les *accidents consécutifs* s'observent immédiatement après l'opération, au bout de quelques heures ou de quelques jours, ou enfin tardivement.

Laissant de côté les troubles généraux, souvent fort graves, et que l'on peut caractériser du terme de *choc opératoire*, on voit se produire immédiatement chez beaucoup de malades : la raucité de la voix ou même l'aphonie et la dysphagie.

La raucité et l'aphonie étaient jusqu'à ces derniers temps attribuées dans presque tous les cas à la section des récurrents. En réalité, ces lésions sont rares. Liebrecht (de Liège), sur 322 opérations, n'a trouvé que 9 blessures certaines du laryngé inférieur, et Julliard a fait voir que ces nerfs ne se trouvaient nullement coupés chez des opérés qui avaient présenté le phénomène à un haut degré. D'ailleurs un bon nombre de malades retrouvent la voix au bout de quelques jours.

D'autres, au contraire, la perdent plus ou moins tard. Ce phénomène semble dépendre, en somme, de plusieurs causes : tantôt il y a bien réellement section des récurrents et le trouble de la phonation est irrémédiable, tantôt les nerfs souffrent seulement des lavages irritants pratiqués au niveau de la plaie, de leur dénudation, des tiraillements qu'ils subissent, de la section des rameaux qu'ils envoient à la glande thyroïde (Julliard.) Ils peuvent enfin être englobés secondairement dans des cicatrices rétractiles.

La dysphagie, souvent très marquée dans les heures qui suivent l'opération, disparaît constamment au bout d'un temps variable, généralement deux ou trois jours. Ce n'est pas un accident avec lequel on ait à compter.

Dans une deuxième période, quelques heures ou quelques jours après l'opération, avec les aphonies secondaires que nous venons de signaler, avec des accès de dyspnée qui tiennent aux mêmes altérations nerveuses et qui parfois peuvent se terminer par la mort, se présentent, lorsque l'antisepsie n'a pas été obtenue, de graves complications inflammatoires : phlegmon du cou, médiastinite infectieuse, etc. — Un accident plus curieux encore c'est la *tétanie*. Reverdin en a publié 3 cas, et Billroth l'a observée 10 fois sur 68 opérations. On l'observe presque uniquement chez les femmes. Elle consiste dans des crampes douloureuses, des spasmes tétanoïdes affectant les pieds et les mains et qui se produisent soit spontanément, soit à propos d'un mouvement imprimé à l'opéré. Apparaissant le plus souvent dans les vingt-quatre ou les trente-six heures qui suivent l'opération, elle dure généralement quelques jours et ne tarde pas à disparaître; mais elle est sujette à récidive. Cet accident ne semble pas très grave en lui-même, quoique Billroth ait perdu 2 malades sur 10. Il dépendrait, suivant Reverdin, d'une irritation du grand sympathique au niveau de la plaie opératoire.

Les accidents généraux tardifs se montrent plusieurs mois après l'opération; ils sont extrêmement curieux. Ils consistent en des troubles psychiques : mélancolie, stupeur, abattement, quelquefois manie aiguë (Borel, de Neuchâtel), de l'anémie, de la bouffissure de la face et des mains sans albuminurie (myxœdème post-opératoire) avec un teint pâle, jaunâtre et terreux. Les malades sont faibles, lourds, maladroits de leurs mains. Leur facies devient analogue à celui des crétins. Kocher résume outes ces altérations dans le terme

de *cachexie strumipriva*. On a cherché l'explication de cette cachexie
dans l'atrophie et le rétrécissement de la trachée dus à la ligature des
vaisseaux thyroïdiens (Kocher), ou à des rétractions cicatricielles
compliquées de compressions des récurrents (Baumgartner). Reverdin insiste particulièrement sur les analogies qui existent entre le
myxœdème proprement dit (Ort) ou cachexie pachydermique (Charcot) et l'œdème des opérés. Il est tenté de rattacher ces deux affections à des troubles nerveux du grand sympathique primitifs dans le
premier cas, consécutifs dans le second à l'acte opératoire. Plusieurs
auteurs, et Julliard adopterait plutôt cette hypothèse, invoquent
la suppression des fonctions inconnues, hématopoïétiques ou autres,
du corps thyroïde. En transplantant des fragments de cet organe dans
la cavité péritonéale (Schiff, Colzi,) on serait arrivé, chez les animaux,
à prévenir l'apparition de la cachexie strumipriva. La question est
loin d'être tranchée par ces expériences.

Tout ce que l'on peut dire, c'est que ces accidents lointains ne sont
pas constants, mais pourtant assez fréquents pour donner à réfléchir
avant d'entreprendre le thyroïdectomie. Ils obligent, encore plus
peut-être que la crainte des accidents opératoires, à n'entreprendre
jamais que les opérations absolument nécessaires. Ils semblent ne se
montrer qu'après les extirpations complètes, capsule comprise. Ce
serait donc une raison pour s'en tenir, toutes les fois qu'on le pourra,
soit à l'extirpation partielle de la glande thyroïde, soit à l'énucléation
simple avec conservation de l'enveloppe fibreuse de la glande.

§ 2. TUMEURS MALIGNES, OU CANCERS DE LA GLANDE THYROIDE.

Les auteurs sont encore loin de s'entendre complètement sur
l'anatomie pathologique des tumeurs malignes du corps thyroïde.
On peut admettre cependant que ces tumeurs sont, les unes d'origine
épithéliale, carcinomes, parmi lesquels on distingue l'encéphaloïde,
le squirrhe et épithéliomas, les autres d'origine conjonctive, les
sarcomes. Ces derniers semblent beaucoup moins fréquents que les
carcinomes.

La fréquence du cancer de la thyroïde par rapport au goître est
minime; mais il est difficile d'en donner une idée exacte. Schwaller,
à Magdebourg, pour 500 goîtres avait compté 2 sarcomes et 2 carcinomes.

Une tumeur du voisinage s'étend quelquefois jusqu'à la thyroïde, qui se trouve ainsi atteinte secondairement ; mais, ainsi qu'Houel l'a soutenu, le plus souvent le cancer thyroïdien est primitif. Seulement il n'est pas rare qu'il vienne se greffer sur un goître existant déjà depuis de nombreuses années. On l'observe surtout entre trente et cinquante ans. On l'a noté exceptionnellement chez de jeunes sujets.

Les symptômes objectifs du cancer de la thyroïde n'ont rien de pathognomonique ; ce sont d'abord ceux du goître ; le trait caractéristique est fourni par le développement rapide et la gravité presque immédiate des **symptômes fonctionnels.** Tandis que le goître est indolent, le cancer s'accompagne de douleurs vives, irradiées dans la région mastoïdienne et dans la tête ; tandis que le goître, sauf dans quelques cas exceptionnels, ne détermine qu'à la longue des troubles de compression, le cancer, au bout de quelques mois et parfois de quelques semaines, occasionne des troubles respiratoires sérieux ; mais les troubles les plus caractéristiques sont peut-être ceux de la déglutition. Cette fonction si rarement troublée dans le goître, est ici, au contraire, atteinte de très bonne heure.

La marche des accidents est si rapide, que souvent la tumeur a déterminé la mort avant de franchir les limites de la glande. Les carcinomes proprement dits, surtout les squirrhes dont la forme atrophique se retrouve ici quelquefois, restent en particulier confinés au corps thyroïde, ou ne s'étendent qu'aux organes les plus voisins : trachée, œsophage.

Les sarcomes sont plus envahissants. Les masses qu'ils forment se développent plus vite ; quelquefois, elles usent et perforent l'enveloppe fibreuse, se répandent dans les tissus voisins et viennent même attaquer et détruire la peau qui livre passage à des masses bourgeonnantes d'où suinte une sérosité sanieuse.

Ordinairement indemnes dans le sarcome, les ganglions lymphatiques sont envahis de très bonne heure dans le carcinome thyroïdien. Ils forment le long du cou une longue chaîne dans laquelle sont englobés l'artère carotide, la veine jugulaire et le nerf pneumogastrique.

Le cancer thyroïdien a la plus fâcheuse tendance à la généralisation. Il est rare qu'au moment où on l'observe, il ne se soit pas déjà propagé du côté des organes intra-thoraciques. Par les voies lymphatiques et veineuses, le carcinome et le sarcome viennent former des foyers secondaires dans les ganglions du médiastin, et les poumons, (ce sont les cas les plus fréquents) dans les parois du cœur ou des gros vaisseaux, etc. Les propagations lointaines à d'autres organes, et au squelette sont encore très communes.

On comprend que dans ces conditions la cachexie cancéreuse ne se fasse pas attendre.

Inutile d'insister sur la gravité **du pronostic**. La mort se produit la plupart du temps dans l'espace de cinq à six mois, à partir du début de la tumeur, soit par asphyxie, soit beaucoup plus rarement par hémorrhagie (dans le cas de sarcome ulcéré), soit par inanition à la suite de la dysphagie ou par affaiblissement graduel.

Le traitement n'offre malheureusement pas le moyen d'améliorer beaucoup le pronostic. Le seul traitement curatif consisterait dans l'*extirpation du cancer*. Or les adhérences prises par la tumeur primitive avec les parties voisines, le développement rapide des ganglions cervicaux et leur étroite union avec les vaisseaux et les nerfs cervicaux, font de cette extirpation une opération particulièrement grave. On a été conduit pour la terminer à entamer la trachée, et même à en réséquer plusieurs cerceaux, à ouvrir l'œsophage, à enlever après les avoir compris entre deux ligatures les vaisseaux du cou sur toute leur longueur. Lorsque la trachée n'est pas directement envahie, elle est si aplatie que souvent la trachéotomie doit être pratiquée au début de l'opération si elle n'est pas déjà faite auparavant. On comprend que dans ces conditions, l'opération soit d'une part immédiatement grave, et que, d'autre part, faute surtout de pouvoir assurer l'antisepsie après l'ouverture de la trachée et quelquefois de l'œsophage, ses suites prochaines laissent beaucoup à désirer. Braun sur 34 opérations a noté 22 morts, dont 4 survenues dans les vingt-quatre heures, 7 entre deux et quatre jours, 5 entre quatre et neuf jours. Les 6 autres opérés ne survécurent pas beaucoup plus.

Alors même que le malade échappe aux dangers de l'opération, à la septicémie, aux hémorrhagies, aux accidents bronchiques et pulmonaires qui surviennent si souvent surtout après la trachéotomie, on doit craindre de le voir succomber à de rapides récidives. Sur les 12 malades déclarés guéris de la statistique de Braun, 6 se trouvent dans ce cas, et les 6 autres eux-mêmes ne semblent pas avoir survécu bien longtemps.

On comprend que dans ces conditions un grand nombre de chirur-

giens refusent d'entreprendre l'extirpation de tout cancer de la glande
thyroïde. De là à une interdiction formelle il y a pourtant loin.

Les excommunications ne sont plus de notre temps, et on ne peut
blâmer *a priori* une tentative bien conduite dans des cas désespérés.

Si d'ailleurs l'extirpation donne d'assez mauvais résultats, l'opération palliative, la trachéotomie, d'après Braun, en donne de pires encore. Les opérés ont tous succombé en moins de quinze jours.

On a quelquefois évité l'inanition et prolongé la vie en nourrissant
les malades au moyen de la sonde œsophagienne.

VIII

FISTULES DU COU.

Les fistules du cou sont acquises ou congénitales. Nous avons
suffisamment décrit les premières qui apparaissent dans le courant
de la vie sous l'influence de lésions variées des divers organes :
fistules du larynx et de la trachée, de l'œsophage, ganglionnaires, etc.
A propos des kystes du cou, nous en signalerons encore plus loin,
quelques variétés intéressantes.

Nous étudierons ici d'une façon spéciale les fistules congénitales ;
elles tiennent toutes à un arrêt dans le développement de l'embryon.
Presque toutes font communiquer, lorsqu'elles sont complètes, le pharynx avec la surface de la peau, et portent, à raison de leur origine, le
nom de *fistules branchiales*. A côté de celles-ci se placent quelques
rares *fistules trachéales* d'origine également congénitale.

Développement de la région cervicale antérieure. — Peu de
jours après la fécondation de l'ovule, l'embryon apparaît, sous la
forme d'une petite nacelle pontée à l'avant et à l'arrière dont la quille
épaissie correspond aux rudiments de la colonne vertébrale et de la
région postérieure du corps. L'espace ponté antérieur ou céphalique
nous est connu sous le nom de cavité pharyngienne. Ses parois ont
été formées tout entières par les lames viscérales de l'embryon.

A peine la cavité pharyngienne est-elle constituée, que dans l'épaisseur de ses parois se montrent des traînées grisâtres, transversalement
dirigées par rapport à l'axe de l'embryon, parallèles les unes aux

autres, et séparées par un intervalle dans lequel les lames latérales conservent leur aspect primitif : ce sont les arcs branchiaux. Bientôt la substance interposée aux arcs branchiaux se résorbe, et la région cervicale future apparaît constituée par une sorte de grillage qui comprend 4 arcs et 4 fentes.

Le premier arc branchial donne naissance aux diverses parties de la face, nous avons vu ailleurs comment (voy. *Bec-de-lièvre*).

La première fente branchiale qui sépare le premier arc du second, disparaît en grande partie par le développement en largeur des arcs qui la bordent. L'oreille externe, le conduit auditif, la caisse du tympan et la trompe d'Eustache sont des vestiges de cette fente.

Dans le deuxième arc branchial se forment l'étrier, le muscle de l'étrier, l'apophyse styloïde, le ligament stylo-hyoïdien et la petite corne de l'os hyoïde.

La deuxième fente branchiale s'oblitère complètement.

Le troisième arc branchial donne naissance au corps de l'hyoïde, à sa grande corne et à l'épiglotte.

La troisième fente comme la seconde disparaît complètement.

Le quatrième arc fournit le larynx sauf l'épiglotte et toutes les parties molles du cou.

La quatrième fente se comporte comme les deux précédentes.

Les vices de conformation de la face ont leur principale origine dans un arrêt de développement du premier arc branchial portant le plus souvent sur un des bourgeons de cet arc.

Au cou, l'arrêt de développement frappe presque toujours sur les fentes branchiales. L'oblitération incomplète de ces fentes entraîne la production d'une fistule. Les arcs branchiaux ne fournissent guère d'anomalies. On a cependant rapporté à leur défaut de réunion sur la ligne médiane les fistules trachéales congénitales. Enfin on doit considérer comme des vestiges de ces arcs, certains petits corps cartilagineux parfois symétriques qui se développent dans l'épaisseur du cou, soit isolément, soit à côté des fistules branchiales.

1° FISTULES BRANCHIALES.

L'histoire de cette affection a été faite en Allemagne. S'il est vrai de dire avec Georges Fischer (*Deutsche Chirurgie*, Lief. 34, Seite 44) que Hunczovsky a le premier constaté l'existence de la fistule congénitale du cou, il est certain que nous devons à Dzondi (*de Fistulis Tracheæ congenitis*, *Halæ*, 1829), la première description vraiment importante. Mais Dzondi ne connaissait pas l'existence des fentes branchiales que Rathke avait pourtant déjà signalées en 1825. Il croyait avoir affaire à des fistules trachéales. Ascherson (*de Fistulis colli congenitis*, Berlin, 1832) donna la véritable signification de la fistule congénitale du cou et montra qu'elle s'ouvrait dans le pharynx. Heusinger créa le mot de fistule branchiale (Halskiemenfistel), pour l'opposer à celui de fistule trachéale; il reconnaissait l'existence de cette dernière affection, mais à l'état de rareté grande (Heusinger, *Halskiemenfisteln von noch nicht beobacht. Form. Virchow's Archiv.*, XXIX, p. 558, 1864). De nombreux travaux paraissaient sur cette question en Allemagne, tandis qu'en France les premières observations, celles de Serre, d'Alais, ne se sont produites qu'en 1866. Le premier travail d'ensemble sur la question est celui de Sarrazin, dans le *Nouveau dictionnaire de médecine et de chirurgie pratique*, article Cou, en 1869. On consultera avec fruit la thèse de Cusset, Paris 1877, *Étude sur l'appareil branchial des vertébrés*.

On a observé une centaine de fistules branchiales environ. C'est à ce chiffre qu'arrive Fischer (100 cas sur 82 individus). Les animaux et en particulier les chevaux et les porcs sont sujets à ce vice de conformation.

Description anatomique. — Les fistules branchiales sont complètes ou incomplètes. Ces dernières sont les plus communes : deux incomplètes pour une complète environ; mais il n'est pas toujours facile d'explorer une fistule au point d'affirmer si elle est complète ou non.

Les fistules incomplètes sont borgnes externes, ou borgnes internes; ces dernières sont beaucoup plus rares que les précédentes, et même certaines observations d'Heusinger ont été quelque peu contestées.

On peut avec Duplay décrire, à côté des fistules dont nous venons de parler, des fistules secondaires, consécutives à l'ouverture des kystes branchiaux. Nous en dirons quelques mots à propos de ces derniers.

Les fistules branchiales peuvent être bilatérales ou unilatérales. Ce dernier cas est le plus fréquent; elles siègent plutôt à droite.

L'*orifice externe* est situé d'une façon à peu près constante en dehors de la ligne médiane, au voisinage de l'articulation sterno-claviculaire. On le trouve cependant sur toute la hauteur du cou, toujours en dedans du bord interne du sterno-cleïdo-mastoïdien et même d'autant plus rapproché de la trachée qu'il se trouve plus élevé (Sarrazin). Les cas où il occupait la ligne médiane sont fort rares. Absolument exceptionnelle est la présence de plusieurs petits orifices portés sur un tissu d'aspect cicatriciel.

Lorsque la fistule est bilatérale, les orifices sont au même niveau de chaque côté ou peu s'en faut.

On signale comme un cas unique l'existence de deux fistules dont l'une était latérale et dont l'autre s'ouvrait sur la ligne médiane à la même hauteur que la première.

L'orifice externe est généralement rond ; il affleure la peau ou se trouve au sommet d'une élevure rosée. Quelquefois il a la forme d'une petite fente. Il peut être caché sous un repli cutané. Son calibre est généralement fin ; mais il existe des variations nombreuses admettant depuis une soie de sanglier, jusqu'au bout du doigt.

L'*orifice interne* s'ouvre dans le pharynx, sur la paroi latérale, derrière la grande corne de l'os hyoïde, au voisinage du muscle pharyngo-staphylin et de l'amygdale, ou sur un point plus rapproché de la trompe d'Eustache. Il a été quelquefois découvert au moyen de l'examen pharyngoscopique, ou par l'injection de liquides colorés, ou bien encore par le cathétérisme au moyen de sondes fines. On l'a observé sur le cadavre un petit nombre de fois. Il s'ouvre souvent au sommet d'un petit tubercule, et sa finesse le fait ressembler à un point lacrymal ; parfois, il est au contraire si large qu'il admet sans peine la première phalange de l'index.

Le *trajet fistuleux* est ordinairement un peu plus large que l'orifice externe. Il n'est jamais absolument rectiligne, mais s'infléchit et se coude plus ou moins. Sa direction générale est de haut en bas et d'avant en arrière, à moins qu'il s'agisse d'une de ces rares fistules qui se montrent au voisinage du larynx ou même plus haut. Celles-ci tendent à se rapprocher de l'horizontale. On voit le trajet traverser le tissu cellulaire sous-cutané, le peaucier et les aponévroses du cou, cheminer sur les côtés de la trachée et du larynx, entre les aponévroses superficielle et moyenne du cou, se mettre très souvent en rapport intime avec la gaine des vaisseaux ; enfin après avoir

passé en dessous du digastrique et au-dessus du nerf grand hypoglosse, déboucher dans le pharynx.

Dans son trajet sous le tégument du cou, la fistule peut être sentie
comme un cordon résistant de la grosseur d'une plume de corbeau,
tantôt mobile dans le tissu cellulaire sous-cutané, tantôt fixé par de
solides adhérences ou par des expansions fibreuses fournies par les
aponévroses voisines.

S'il s'agit d'une fistule borgne externe, le canal s'interrompt et se
termine en cul-de-sac à une hauteur très variable. On a pu, au
moins dans un cas, acquérir la certitude qu'une fistule jadis complète était devenue borgne externe par l'oblitération de son orifice
interne et la transformation en un cordon fibreux de toute sa partie
supérieure.

Les fistules borgnes internes connues consistaient toutes dans un
cul-de-sac assez large situé, soit à la partie inférieure du pharynx,
soit dans le lieu où s'abouchent d'ordinaire les fistules complètes.

La paroi est solidement constituée à la façon d'un organe durable.
Dans la portion externe de la fistule, c'est une membrane fibreuse,
élastique, analogue à la peau et recouverte d'un épithélium pavimenteux; profondément, c'est une vraie muqueuse richement vasculaire et recouverte d'un épithélium à cils vibratiles. Les fistules
borgnes externes qui s'avancent profondément possèdent les deux
ordres d'épithélium.

La fistule fournit d'une façon intermittente un liquide ténu, filant,
jaunâtre, toujours en faible quantité, contenant à la fois les débris
de l'épithélium pavimenteux et de l'épithélium à cils vibratiles
signalés dans la paroi.

Complications. — En dehors de quelques malformations peu
importantes de l'oreille (petits trous, saillies anormales, bandes cicatricielles) et d'une surdité plus ou moins prononcée, les complications voisines ou éloignées sont rares. Le bec-de-lièvre lui-même ne
se voit pour ainsi dire point. On n'a constaté de malformations
sérieuses que chez un enfant mort-né dont Virchow fit l'examen et
qui présentait, entre autres monstruosités, une absence à peu près
complète de l'oreille, un arrêt de développement des poumons, etc.
A peine peut-on signaler comme complication la présence d'un noyau
cartilagineux au voisinage des fistules. Il n'en existe qu'une seule
observation (Heusinger). Dans deux autres cas, on a vu des corps

semblables, qui étaient, sans aucun doute, des vestiges, des arcs branchiaux, mais il n'existait aucune fistule (Manz, Duplay).

L'organisation parfaite de ces fistules, leur siège constant, leur ouverture du côté du pharynx, ne peuvent laisser aucun doute sur leur origine branchiale. Celles dont l'orifice cutané est placé près du sternum, les plus communes, résultent d'un trouble apporté dans l'évolution de la quatrième fente; les plus élevées peuvent être rattachées à la troisième, à la deuxième et même à la première fente branchiale. En même temps que ces dernières, surtout, il est bien naturel que l'on puisse trouver des lésions du côté de l'oreille, puisque le conduit auriculaire est lui-même formé aux dépens de la première fente branchiale.

Symptômes. — La fistule branchiale n'entraîne presque aucun inconvénient. L'écoulement du liquide est fort léger; il peut pourtant entretenir autour de l'ouverture extérieure un état d'humidité constant; il augmente sous certaines influences : boissons chaudes, froid extérieur, fièvre, catarrhe pharyngien, émotions morales, menstruation, cessation des lochies ou fin de l'allaitement.

Parfois une croûte bouche l'orifice extérieur; le liquide s'accumule derrière elle, distend le trajet et forme une poche qui peut contenir une cuillerée à café de liquide et même davantage. Cette gêne dans l'excrétion cause souvent un malaise notable; elle peut se reproduire de temps en temps avec une certaine régularité.

En dehors de cet accident point de douleur; à peine des démangeaisons au niveau de l'orifice externe.

Des phénomènes tout à fait particuliers, et qui contrastent avec la tranquillité habituelle de la fistule, se produisent dès que l'on essaye d'en explorer le trajet au moyen d'une sonde. Alors se montrent une toux quinteuse, des grattements dans la gorge et une altération de la voix qui subitement devient grave ou s'éteint. Tous ces phénomènes cessent dès que l'on retire le stylet. C'est là ce qui avait donné le change aux premiers observateurs et fait croire à tort qu'il s'agissait ici de fistules trachéales. Ces phénomènes se produisent d'ailleurs dans des fistules borgnes externes aussi bien que dans les fistules complètes. Leur mécanisme est inconnu jusqu'ici. Peut-être se lient-ils à une innervation, non démontrée encore du trajet, par le nerf pneumo-gastrique (Cusset).

Les fistules borgnes internes forment, comme nous l'avons dit, des poches ou diverticules plus ou moins développés. Les aliments peuvent s'y accumuler, et occasionner ensuite des régurgitations, ou bien causer en s'y entassant toujours davantage une dysphagie dangereuse.

On a vu quelquefois des fistules complètes laisser passer quelques parcelles de pain, et surtout quelques gouttes des liquides déglutis.

Diagnostic. — Le siège de la fistule, la forme de son orifice externe, l'écoulement qu'elle fournit et surtout le fait qu'elle est congénitale ne permettent guère de la confondre avec les autres fistules du cou. Les fistules ganglionnaires, les fistules salivaires, celles qui succèdent à l'inflammation d'une bourse séreuse du cou, en seraient donc facilement distinguées. Les fistules trachéales congénitales sont très rares, toujours médianes.

Par le cathétérisme et au moyen d'injections colorées ou sapides faites dans la fistule, on s'efforcera de déterminer si elle est complète ou borgne externe. Il faut reconnaître que ces recherches ne conduisent pas toujours à un résultat certain.

La pharyngoscopie sera utilisée pour la recherche de l'orifice interne. Elle seule permettrait de reconnaître sûrement une fistule borgne interne dont l'existence aurait été soupçonnée.

Par une interrogation soigneuse des malades on pourra arriver à la conviction, soit qu'une fistule actuellement complète était incomplète à l'origine, ou inversement qu'une fistule actuellement borgne l'est devenue par l'oblitération de l'une de ses ouvertures, le plus souvent de l'ouverture interne.

Le pronostic *quoad vitam* est absolument favorable. Cependant quelques malades sont signalés comme atteints de catarrhe, d'emphysème, d'asthme, voire même de tuberculose pulmonaire. Les fistules borgnes internes, par la dysphagie qui peut les accompagner, sont celles qui offrent le plus de dangers.

On ne peut pas compter sur une guérison spontanée. Cette heureuse terminaison ne s'est produite qu'une fois ; le traitement ne laisse pas d'être difficile.

Traitement. — Plus d'une fois le traitement de ces fistules a produit de mauvais résultats. Dans un cas, Dzondi a vu la mort survenir après l'injection d'une solution de nitrate acide de mercure, mais il est probable que le liquide avait pénétré dans l'estomac ; ce fait témoigne, non de l'utilité de s'abstenir de tout traitement, mais de l'importance qu'il y a à ne pas employer de substances toxiques ou trop caustiques. D'autres fois, la fermeture rapide de l'ouverture extérieure et l'accumulation de liquides dans le trajet ont entraîné des douleurs vives dans le cou et dans la tête, des troubles de la déglutition, des convulsions épileptiformes, etc., etc. Mais rien n'empêche de veiller avec soin à ce que l'orifice extérieur ne se bouche pas trop vite, et à ce que l'oblitération se fasse du fond vers la surface.

Il y a, en définitive, intérêt à débarrasser le malade d'une infirmité gênante, et parfois quelque peu répugnante.

Trois méthodes sont en présence :

Les injections irritantes ;

Les cautérisations ;

L'extirpation du trajet.

Les injections se font surtout avec la teinture d'iode. Elles ont donné de bons résultats, mais en bien petit nombre.

La galvanocaustique, ou de préférence l'electrolyse, seront probablement utilisées dans l'avenir; on n'en a point fait usage jusqu'ici.

L'extirpation du trajet n'est possible que dans le cas de fistule borgne externe ; elle a été faite quelquefois. Il faut s'attendre, quand on l'entreprend, à une dissection un peu laborieuse et à un écoulement sanguin assez marqué. Si la fistule remontait très haut, le voisinage des vaisseaux du cou et particulièrement de la veine jugulaire pourrait créer là de sérieux dangers. On facilite l'extirpation en introduisant un stylet dans le trajet et en disséquant autour de lui les parois de la fistule (Sarrazin).

2° FISTULES TRACHÉALES.

Nous ne ferons que les signaler. Leur existence est à peine démontrée.

Elles ont été décrites d'après un petit nombre d'observations (G. Fischer).

Il s'agissait dans tous les cas de fistules à ouverture médiane extérieure, que l'on pouvait suivre jusque sur la trachée. Mais jamais la communication de ces fistules avec le canal aérien n'a été absolument prouvée, et même dans deux cas (Jenny, Fischer) l'origine congénitale du canal fut douteuse.

S'agit-il vraiment là d'une fistule trachéale tenant au défaut de réunion sur la ligne médiane du quatrième arc branchial? Avons-nous affaire à des lésions qui ne tiennent pas à un vice de développement mais à un travail inflammatoire et ulcératif survenu au cours de la vie intra-utérine? Faut-il au contraire nier absolument l'existence de ces malformations en tant que fistules trachéales et voir là de simples fistules branchiales à orifice médian? Ce sont autant de points qui restent encore incertains.

IX

TUMEURS DU COU.

Nous avons déjà étudié un certain nombre de tumeurs du cou, en faisant l'histoire pathologique des diverses parties constituantes de la région. C'est ainsi que nous avons successivement examiné : les tumeurs des ganglions lymphatiques, celles des muscles, les anévrysmes et enfin les tumeurs du corps thyroïde.

Nous devons décrire maintenant celles qui n'ont pas pu trouver leur place dans ces divers chapitres. Elles ont généralement leur siège dans le tissu cellulaire : quelques-unes sont congénitales.

Les tumeurs du cou sont : liquides ou solides.

A. TUMEURS LIQUIDES OU KYSTES DU COU.

Laissant de côté les *kystes salivaires*, ou grenouillettes, dont l'histoire a été faite ailleurs et qui, par extension, peuvent gagner le cou, les *kystes sebacés* qui n'offrent ici rien de spécial, les *kystes hydatiques* dont quelques exemples ont été vus dans le tissu cellulaire du cou, et particulièrement sous le sterno-cleïdo-mastoïdien, au voisinage des gros vaisseaux, nous devons distinguer parmi les kystes du cou trois grandes classes :

1° Les kystes dermoïdes;

2° Les kystes séreux;

3° Les kystes sanguins.

1° KYSTES DERMOÏDES OU BRANCHIAUX.

Il faut rattacher résolument à un trouble dans l'évolution des fentes branchiales les kystes du cou et de la face, dont la paroi présente la structure du derme ou d'une muqueuse parfaite, dont le contenu est riche en matière grasse ou même huileuse, et qui adhèrent profondément au squelette.

A la face on a déjà signalé les kystes dermoïdes du pourtour de l'orbite, et ceux qui, placés dans l'épaisseur du plancher de la bouche sont souvent décrits parmi les grenouillettes. Au cou, des kystes semblables peuvent occuper tous les points correspondant aux diverses fentes branchiales.

On signale des kystes branchiaux depuis la région auriculaire jusqu'auprès de la clavicule, dans tous les points où se montrent les fistules branchiales ; mais de plus on en décrit un bon nombre sur la ligne médiane, et particulièrement au-dessous de l'os hyoïde et au-dessus du larynx, dans cette petite région thyro-hyoïdienne où peuvent se rencontrer des kystes d'une espèce bien différente, ceux qui sont développés aux dépens des bourses séreuses normales.

Les kystes branchiaux n'adhèrent pas à la peau ; ils sont logés dans le tissu cellulaire sous-cutané ou profond. Souvent ils pénètrent sous les muscles ; ceux des parties latérales se mettent parfois en contact intime avec la gaine des vaisseaux. Ils sont unis d'une façon presque constante au squelette : sternum, os hyoïde, apophyse styloïde, apophyse mastoïde, maxillaire inférieur.

Leur forme est variable : arrondie, ovalaire, en amande, souvent très allongée de façon à constituer une sorte de cordon (kyste canaliculé, *Larrey*.) On peut trouver sur ce cordon des parties renflées et des parties plus étroites; la pression de quelques parties osseuses ou tendineuses ou de quelque muscle détermine des étranglements sur certains points. Cette particularité appartient surtout aux kystes développés sur les parties latérales du cou.

Le contenu est généralement graisseux; aussi les a-t-on désignés jadis sous le nom d'athéromes profonds du cou ; il peut être huileux (Malherbe, 1878); des poils s'y rencontrent assez souvent. On a noté des épaississements cartilagineux dans quelques cas. Si l'on a trouvé, chose bien rare, des fragments osseux bien développés, des dents, des kystes secondaires, c'est toujours au voisinage du maxillaire inférieur. Il s'agirait dans ce cas d'une malformation un peu spéciale : une bifurcation anormale de l'arc maxillaire primitif, aboutirait à la fois à la formation d'un kyste branchial et d'un os maxillaire supplémen-

taire incomplet. Les kystes secondaires ne seraient autres que des
kystes dentaires folliculaires.

Les parois de ces kystes sont en tout semblables à celles des fistules
branchiales, et Robin notait, dès 1866, dans la *Thèse de Demou-
lin,* la coexistence à leur surface interne des deux épithéliums pavimenteux et cylindrique que nous avons déjà fait connaître dans les
·fistules.

Symptômes. — Ces kystes n'occasionnent souvent aucune gêne;
si bien que beaucoup d'entre eux, quoique congénitaux sans aucun
doute, ne sont découverts que longtemps après la naissance. Ils peuvent, sans cause connue, grossir rapidement, atteindre les dimensions
d'un œuf de poule et même davantage et produire par suite, des phénomènes de compression pénibles et dangereux.

Du fait de leur développement progressif ou de leur inflammation, ces kystes s'ouvrent quelquefois à l'extérieur. Ainsi naissent
certaines fistules sous-hyoïdiennes. Lorsqu'il s'agit d'un kyste des
parties latérales du cou, on a affaire à une véritable *fistule branchiale secondaire* (Duplay), qui présente les mêmes symptômes et
demande le même traitement qu'une fistule branchiale congénitale.

Nous avons vu que par un procédé inverse une fistule branchiale
se transformait, par l'oblitération de ses orifices, en un kyste qui
pourrait être dénommé, de son côté, *kyste branchial secondaire.*

Diagnostic. — On arrive assez facilement à reconnaître que la
tumeur examinée a un contenu liquide, alors même que les parois
de la poche seraient fortement distendues. D'autres kystes du cou
peuvent-ils être confondus avec les kystes branchiaux? Assurément.
Si la notion de *la congénialité* n'a pas été bien établie, on pourra
parfaitement hésiter entre un *hygroma* de la région thyro-hyoïdienne
et un kyste branchial médian. Aucun signe extérieur ne permet de
les distinguer. La ponction exploratrice lèvera tous les doutes. Dans
un cas, la matière grasse et les épithéliums spéciaux; dans l'autre,
une simple sérosité.

Les kystes canaliculés n'auront pas besoin, généralement, d'être
ponctionnés pour être reconnus. Leur forme est caractéristique. Un
peu d'attention empêchera de les prendre pour des adénites.

Le traitement de ces kystes est à rapprocher absolument de celui
des. fistules branchiales.

La ponction, suivie de lavages abondants et d'*injections irritantes*, a procuré quelques guérisons ; on doit se défier des liquides
trop caustiques, l'inflammation qu'ils déterminent pourrait être dangereuse. En dehors de ce moyen, l'extirpation reste seule. C'est, à
vrai dire, le traitement le plus recommandable. Faite complètement,
elle procure la guérison à coup sûr. La dissection du kyste conduit
le chirurgien jusque sur la gaine des vaisseaux ; mais on ne connaît
pas un seul cas dans lequel ces organes se soient trouvés lésés par
l'opérateur.

2° KYSTES SÉREUX.

On trouve fréquemment au cou des kystes séreux dont l'origine
congénitale est certaine. A côté de ceux-ci, d'autres se voient qui
sont acquis ou d'origine congénitale douteuse. Nous décrirons à part
chacune de ces deux grandes divisions.

a. KYSTES SÉREUX CONGÉNITAUX DU COU.

Outre les kystes branchiaux dont il a été précédemment question,
on trouve, dès la naissance, à la région cervicale antérieure, des
kystes séreux uniloculaires ou multiloculaires.

A vrai dire, ces tumeurs n'appartiennent pas d'une manière exclusive à la région qui nous occupe. Les premiers observateurs avaient
pu commettre cette erreur ; mais actuellement il est hors de doute
que des kystes, en tout semblables à ceux de la région cervicale antérieure, se rencontrent dans la région postérieure du cou, sur le bras,
sur les parois latérales du tronc et dans la région coccygienne. Mais
c'est encore au cou que ces productions siègent de préférence. Il est
donc naturel de les étudier d'abord ici.

Sans être très rares, ces kystes sont loin d'être absolument communs. On peut encore compter le nombre des observations publiées.
Leur histoire ne date pas de bien loin. Le premier travail réellement
important est celui de César Hawkins, en 1839. P. Lorain publia la
première observation française en 1853 ; Virlet en 1854 et Boucher
en 1868 les décrivirent dans leurs thèses inaugurales.

Anatomie pathologique. — Les kystes séreux congénitaux du
cou sont simples ou composés.

Kystes simples. — Ils occupent généralement un des côtés du cou, et de préférence le côté gauche; on en a signalé au moins un cas à la région postérieure (Fifield). Presque toujours ils sont placés sous la peau, dans le tissu cellulaire sous-cutané; mais il n'est pas impossible — quoique la chose soit infiniment plus commune pour les kystes composés — de les voir pénétrer plus profondément entre les muscles et les divers organes du cou, jusque dans le médiastin une fois (Lannelongue, *Soc. de chirurgie*, 1880).

Leur volume, variable, est souvent assez considérable; plusieurs fois il dépassait celui d'une orange et s'étendait de la joue ou de la nuque à l'épaule.

Une paroi, tantôt mince et souple, tantôt épaisse et fibreuse, revêtue d'épithélium et portant parfois à sa face interne la trace de cloisonnements incomplets, contient une sérosité salée assez riche en albumine, de couleur variable : claire, jaunâtre, verdâtre, chocolat, sanguinolente. La quantité de ce liquide a varié depuis une ou deux cuillerées jusqu'à plusieurs centaines de grammes.

Kystes composés. — Ils forment une masse diffuse, sans enveloppe propre, souvent très volumineuse, constituée par deux parties : des kystes et une gangue celluleuse. Un grand kyste occupe généralement le centre de la tumeur. Autour de lui se groupent des cavités dont le volume varie depuis celui d'un grain de chènevis jusqu'à celui d'une noix. On en compte souvent des centaines, on peut n'en trouver que sept à huit. Les parois de ces poches sont minces, transparentes, bleuâtres ou au contraire, épaisses et blanchâtres. Elles se résorbent parfois ou se rompent et laissent communiquer entre eux des kystes voisins. Leur contenu est semblable à celui que nous avons indiqué plus haut pour les grands kystes. Il offre toutes les variétés de coloration possibles; il peut être mélangé à une certaine quantité de sang. Quelquefois, au lieu d'un liquide, c'est une matière pulpeuse rougeâtre qui emplit certains kystes. La gangue dans laquelle les poches se trouvent plongées est un tissu cellulaire mou, transparent ou clair dans certains cas, trouble et semblable à de la substance cérébrale dans d'autres. Rien n'est plus variable que l'épaisseur, l'aspect, la solidité de ce tissu. Il est sujet à s'infiltrer de sels calcaires; on y a trouvé même de véritables productions osseuses ou cartilagineuses.

La tumeur occupe le tissu cellulaire sous-cutané dans la plupart des cas; elle peut pénétrer profondément, écarter les organes, venir se mettre en contact avec l'œsophage, le pharynx, l'apophyse basilaire, les muscles ptérygoïdiens. La peau qui la recouvre est simplement soulevée par quelques kystes et reste mobile avec ses caractères normaux. Dans d'autres tumeurs elle est adhérente, amincie au niveau de chaque poche, si bien que celles-ci se voient par transparence. On a cité, au voisinage des tumeurs, un aspect cicatriciel de la peau, qui semble tenir à la guérison spontanée, par résorption ou évacuation de quelques poches (Wernher).

Symptômes, marche et diagnostic. — Les *signes objectifs* sont, pour les kystes simples, ceux de tout kyste. Signalons seulement la rareté relative de la transparence. Dans les kystes composés, la masse unilatérale ou bilatérale occupe l'espace qui s'étend de la partie inférieure de la tête à la poitrine. Elle peut le tapisser d'une couche peu épaisse de kystes ou, au contraire, le combler absolument et presser sur les parties avoisinantes. La peau, fréquemment vascularisée d'une façon anormale, laisse voir ou deviner les kystes dans certains cas. Dans d'autres, elle a ses caractères normaux et semble même doublée d'un tissu cellulaire plus épais qu'à l'ordinaire. Avec la main on sent que la masse est de consistance inégale, molle ici, là fluctuante, parfois indurée, comme osseuse ailleurs.

Les *symptômes fonctionnels* sont généralement nuls dans les tumeurs superficielles, même volumineuses; mais les tumeurs qui pénètrent profondément déterminent des accidents sérieux; troubles de la déglutition par compression de la langue, du pharynx de l'œsophage, et troubles de la respiration, qui peuvent mettre rapidement en danger la vie des enfants.

Dès le moment de la naissance, les kystes séreux congénitaux présentent souvent un volume considérable et gênent le petit malade; mais ils peuvent être à peine perceptibles d'abord et se développer peu à peu. Les traumatismes accidentels favorisent leur accroissement. Des hémorrhagies se produisent facilement à leur intérieur. Enfin ils s'enflamment et c'est là un gros danger lorsqu'il s'agit d'un grand kyste chez un nouveau-né.

Il est rare que l'on n'arrive pas facilement au diagnostic des kystes composés. Les kystes uniloculaires seraient encore plus faciles à reconnaître si l'on ne pouvait penser quelquefois à une méningocèle, par exemple lorsqu'il s'agit d'un grand kyste remontant à la région de la nuque. Il faut convenir, du reste, que la chose se présente rarement.

Pathogénie. — Le fait que des kystes congénitaux composés, absolument semblables à ceux de la région antérieure du cou, se développent dans la région postérieure et sur le tronc, ce fait seul réduit à néant l'hypothèse souvent invoquée d'une altération glandulaire : glande salivaire pour les uns, glande intercarotidienne de Luschka et Arnold pour d'autres. L'opinion la plus probable est celle d'une *origine vasculaire*. On a vu d'une façon parfaitement nette, dans un cas (Coote), qu'une tumeur polykystique du cou s'était formée aux dépens des vaisseaux d'une tumeur érectile. Cette théorie est satisfaisante. Elle est applicable à tous les kystes séreux du cou et à ceux qui se développent sur le tronc ; elle permet de comprendre le mélange de sang, parfois très ancien et nullement explicable dans tous les cas par des suffusions sanguines, qui a été noté si souvent. On a pensé que certains kystes de la partie supérieure et postérieure du cou pouvaient être des méningocèles qui se seraient isolées de leurs connexions encéphaliques.

Traitement. — Il est souvent embarrassant et difficile. Les grands kystes peuvent s'enflammer et suppurer sous l'influence de la moindre tentative, par exemple à la suite de ponctions successives pratiquées même avec beaucoup de précautions. Cet accident est grave. Il a été plusieurs fois suivi de mort. Dans les kystes multiloculaires, on ne peut songer à attaquer chaque poche l'une après l'autre ; aussi, quand la chose est possible, recommande-t-on l'extirpation. Il y a toujours péril extrême à opérer des nouveaux nés. On fera bien d'attendre, s'il se peut, que le malade ait au moins quelques mois avant d'intervenir ; mais on peut être pressé d'agir, la suffocation, la gêne de la déglutition menaçant immédiatement la vie. Lorsque les tumeurs polykystiques sont superficielles, leur ablation semble inutile ; on emploiera de préférence des cautérisations avec un cautère à boule et à pointe fine, comme on les pratique dans le cas des tumeurs érectiles. L'électrolyse, pour les tumeurs profondes et peut-être même pour les grands kystes, semble digne d'être essayée. Les auteurs énumèrent d'une façon un peu banale les différents modes de traitement applicables à tous les kystes en général.

L'*hygroma de la région thyro-hyoïdienne* le plus commun des kystes séreux non congénitaux du cou, se développe probablement, dans presque tous les cas, aux dépens de la bourse séreuse signalée par Malgaigne et placée en arrière de l'os hyoïde, entre cet os et le ligament thyro-hyoïdien qui va, comme on le sait, s'insérer au bord supérieur de l'os de la langue. Il forme là une tumeur médiane, ronde, fluctuante, mais tendue, qui s'élève avec le larynx.

Incisée par le chirurgien, cette poche donne issue à un liquide transparent, légèrement visqueux. Quelquefois elle s'enflamme ; la peau rougit à sa surface et elle s'ouvre spontanément, laissant écouler ce même liquide, plus ou moins altéré par l'inflammation. Dans les deux cas, le kyste fait place presque à coup sûr à une fistule dont tous les chirurgiens, depuis Boyer, ont signalé la ténacité. Elle ne peut être guérie qu'après une excision complète de ses parois, excision pénible qui conduit le chirurgien derrière l'os hyoïde jusqu'au voisinage de l'épiglotte.

Nélaton, frappé de la profondeur à laquelle le stylet pénètre lorsqu'il est engagé dans ces fistules, a soutenu l'opinion, généralement rejetée aujourd'hui, que ces kystes étaient formés par l'ampliation d'un follicule sous-muqueux du voisinage de l'épiglotte.

Quelques faits semblent montrer que cette tumeur peut exceptionnellement être congénitale.

Adolphe Richard a placé l'origine de certains kystes uniloculaires du cou dans *une altération spéciale des ganglions lymphatiques*. Malgré l'appui que prête à cette théorie un fait de Muron, elle est généralement rejetée.

Un certain nombre de kystes séreux semblent se former pendant la vie dans le tissu cellulaire des parties antéro-latérales du cou, sans qu'il soit possible de fournir l'explication de leur développement.

5° TUMEURS SANGUINES DU COU.

On trouve au cou des tumeurs sanguines de nature très diverse. Quelques-unes sont des *angiomes*, et souvent des *angiomes caverneux* en communication avec les grosses veines de la région. Peut-être ces angiomes se développent-ils quelquefois dans les parois mêmes des veines qui finissent par se confondre avec le réseau caverneux (Günther). Ces tumeurs, dont Reclus et Castex ont récemment rapporté chacun un exemple, sont remarquables pour la facilité avec laquelle elles se gonflent et se réduisent. Leur volume peut être tel, la masse du sang qu'elles emmagasinent peut devenir si considérable, qu'une syncope arrive au moment où elles se trouvent remplies sous l'influence d'une forte expiration.

Quelques tumeurs sanguines du cou semblent être de simples *varices de la veine jugulaire*, ou, si l'on veut s'exprimer autrement, des kystes sanguins en communication avec la veine. Wetley (de Leeds), Günther, Koch et d'autres se sont trouvés en présence de cas semblables. Ici encore la tumeur peut acquérir un énorme développement, s'étendre de l'apophyse mastoïde à la clavicule, occuper tout un côté du cou et devenir l'occasion de syncopes dans les fortes expirations.

Enfin, dans quelques observations, on a trouvé *des kystes sanguins* qui occupaient la place soit de la veine jugulaire interne (Hüter), soit de la veine sous-clavière (Koch), si bien que l'on a pu se demander si ces tumeurs n'avaient pas leur origine dans une malformation contemporaine de l'apparition des gros vaisseaux du cou chez l'embryon. Dans cette hypothèse, il ne se serait pas formé un véritable vaisseau veineux, mais seulement des espaces lacunaires qui auraient augmenté de volume à mesure que l'enfant grandissait (Koch).

Les tumeurs sanguines du cou ont été souvent trouvées à la naissance; mais plus souvent peut-être elles ont apparu à une époque déjà éloignée de celle-ci, entre 20 et 50 ans.

Il est difficile d'indiquer un traitement qui convienne à des cas si divers. L'extirpation de volumineuses tumeurs a été faite plusieurs fois avec succès, non sans que le malade courût de graves dangers d'introduction de l'air dans les veines ou d'hémorrhagie.

Hüter a conseillé et pratiqué pour les kystes en communication avec la jugulaire le traitement suivant : la tumeur est mise à nu par la dissection, comprimée, vidée, puis on fait sur elle des ligatures au catgut superposées de façon à l'étreindre et à la séparer en segments successifs.

On a, dans d'autres cas, pratiqué des ponctions simples ou suivies d'injections iodées, fait l'acupuncture, etc. Le choix de ces moyens est évidemment subordonné à la nature de la tumeur que l'on doit traiter.

B. TUMEURS SOLIDES DU COU.

En dehors des tumeurs appartenant aux divers organes du cou et dont nous avons, chemin faisant, donné la description, on trouve à la région cervicale un certain nombre de néoplasmes pour ainsi dire banals, développés aux dépens du tissu cellulaire ou des aponévroses de la région. Nous les énumérerons rapidement.

Les *lipomes* ne sont pas très rares à la région cervicale, et notamment les lipomes sous-aponévrotiques. On connaît un bon nombre d'exemples de productions de ce genre qui pénétraient entre les muscles des parties latérales du cou ou s'insinuaient jusque derrière le pharynx, en passant à côté des gros vaisseaux. Nous en avons observé une qui fut prise un moment, à cause de la fluctuation qu'elle offrait, pour un abcès froid. On a rencontré à la région de la nuque de très volumineux lipomes, d'un poids énorme quelquefois, souvent télangiectasiques.

Les *fibromes et les sarcomes* de la région cervicale ont deux origines principales. Quelques-uns naissent aux dépens des aponévroses de la région cervicale et F. Guyon les rapproche sous le nom de *fibromes aponévrotiques pariétaux*, des productions semblables, souvent très volumineuses, qui se voient dans la paroi antérieure de l'abdomen. D'autres fibromes ou fibro-sarcomes se développent au voisinage des gros vaisseaux du cou; ils sont nés probablement de la gaine vasculaire elle-même. On trouve, du reste, des tumeurs semblables dans la gaine des vaisseaux des membres (bras et cuisse notamment). Indépendamment de ces tumeurs à origine fixe, pour ainsi dire, on peut voir, mais rarement, des fibromes, des sarcomes, des mélano-sarcomes naître sur tel ou tel point superficiel ou profond du cou et jusque sur la colonne vertébrale.

Le *carcinome primitif* de la région cervicale constitue une véritable rareté. Certains faits, donnés comme tels, sont probablement des carcinomes développés dans un lobe aberrant de la glande thyroïde, et de fait beaucoup de ces cancers se présentent avec les caractères du carcinome thyroïdien (Kœnig). Mais, à côté de ceux-ci se rencontrent des tumeurs primitivement développées au voisinage des vaisseaux et du larynx, en dehors de toute origine glandulaire et qu'il faut rapporter, avec Volkmann, à une origine branchiale (carcinome branchial, Volkmann). On suppose qu'au moment de la disparition des fentes branchiales, un groupe de cellules épithéliales sera resté enfermé au sein des tissus. Ce kyste dermoïde en miniature aura plus tard subi la dégénération cancéreuse. Ces cancers ne peuvent être extirpés que par une dissection pénible. Sur trois opérations que Volkmann rapportait, en 1882, dans le *Centralblatt*, la mort était survenue deux fois par hémorrhagie à la suite de l'ulcération de la carotide.

Quelques enchondromes du cou ont pu être rapportés aussi à une origine branchiale. La plupart de ceux qu'on observe, en dehors des enchondromes parotidiens dont nous nous sommes occupés ailleurs, ont des connexions intimes avec la colonne vertébrale. On a noté aussi quelques *exostoses des vertèbres*.

Citons enfin *quelques névromes*, dont les plus remarquables sont des névromes multiples développés à la fois sur presque tous les nerfs de la région, et des *myxomes*, généralement observés à la partie antérieure du cou chez de très jeunes enfants et énucléés avec succès. (Bradley, *Lancet*, 1877.)

MALADIES CHIRURGICALES DE LA POITRINE

PREMIÈRE PARTIE

LÉSIONS TRAUMATIQUES

CHAPITRE PREMIER

CONTUSION DE LA POITRINE

Les corps contondants qui frappent sur le thorax peuvent limiter leur action à ses parois (contusions superficielles) ou atteindre, à travers la paroi thoracique intacte ou non, les organes contenus dans la cavité de la poitrine.

I

CONTUSION SUPERFICIELLE.

Elle ne mérite pas de nous arrêter. Nous ne trouvons rien d'absolument spécial à la région. On doit se borner à signaler au point de vue anatomique l'existence, assez commune sur la partie postéro-inférieure du thorax, d'épanchements séreux (épanchements de Morel-Lavallée); on les trouve encore plus souvent dans la région lombaire.

Au point de vue symptomatique, la contusion des parties superficielles du thorax est suivie, particularité facile à prévoir, d'une dyspnée plus ou moins marquée.

Le diagnostic ne donne lieu à aucune difficulté importante. Étant donné que le patient a été victime d'un accident, il suffira d'éliminer les fractures et les ruptures musculaires, pour se trouver en présence de ce seul diagnostic : contusion. Mais il y a toujours quelques réserves à faire au point de vue de la contusion du poumon, qui peut n'être révélée par rien dans les premiers moments.

Le traitement ne comporte aucune indication particulière, si ce n'est peut-être de calmer la dyspnée par une injection sous-cutanée de morphine. Ici, comme dans la plupart des contusions, les médecins sont trop portés à appliquer des sangsues. Il faut rejeter absolument ce moyen. Les petites blessures produites par les hirudinées sont trop souvent le point de départ de lymphangites, de phlegmons angioleucitiques et d'adéno-phlegmons.

II

CONTUSION PROFONDE DE LA POITRINE.

L'action des corps contondants ne s'épuise pas toujours sur les parois du thorax. Elle peut se faire sentir sur les organes contenus dans sa cavité, et cela de deux façons différentes. Tantôt la charpente de la cage thoracique est respectée. Le coup est transmis par elle aux parties profondes ; mais, grâce à sa solidité et à son élasticité, elle résiste alors que les organes de la cavité thoracique subissent des dommages plus ou moins importants. Tantôt au contraire, la cause vulnérante fracture la cage thoracique, l'enfonce et ensuite contusionne, écrase les parties sous jacentes. Au fond, le phénomène est le même, en ce qui concerne les organes profonds ; mais on comprend que le premier cas ait frappé davantage l'esprit des observateurs. Il était plus difficile à observer ; son mode de production était moins commode à saisir.

Dans les grandes contusions du thorax, on peut observer la déchirure, l'éclatement, pour mieux dire, de tous les organes creux de la poitrine : cœur, gros vaisseaux, poumons.

A. CONTUSION DU POUMON.

Étiologie. — Les violences qui produisent la contusion du poumon sont généralement considérables : passage sur le thorax d'une roue de voiture, chute d'un lieu élevé, choc d'une pierre de taille ou d'une pièce de charpente, compression entre deux tampons de wagons, pression de terres éboulées, un coup porté par un timon de voiture, etc. — Dans quelques faits, des projectiles de guerre, des éclats de bombe particulièrement, ont agi de la même façon. Les coups de faible intensité sont rares ou douteux. Malherbe considère, à tort probablement, comme traumatique, une pneumonie du côté gauche observée chez un marinier qui avait longtemps tiré un bateau au moyen d'une sangle passée autour du thorax.

Anatomie pathologique. — Appliquant au poumon les données de la contusion en général, on peut, avec Jobert (de Lamballe) admettre ici trois degrés : dans le premier, le poumon présenterait seulement un piqueté hémorrhagique résultant de la rupture de quelques petits vaisseaux ; mais son tissu ne serait pas réellement déchiré ; dans le second, on trouverait au-dessous d'une plèvre saine de petites ruptures du tissu pulmonaire intéressant les alvéoles et les bronches de petit calibre avec les vaisseaux correspondants ; il existerait par suite de petits foyers sanguins. A un troisième degré correspondraient les déchirures étendues du poumon, entamant souvent la plèvre sur une assez grande largeur, ouvrant des bronches volumineuses, s'accompagnant d'attrition, de séparation de lambeaux pulmonaires, etc. — Cette division n'est, à vrai dire, jamais vérifiée dans la pratique.

A la suite des grands traumatismes que nous avons indiqués, il est arrivé souvent que les malades succombaient rapidement par le fait d'une dyspnée qui allait toujours croissant. A l'autopsie on trouvait le thorax sans fracture, ou bien (cas de Marjolin, 1860) avec des fractures incomplètes, ou bien avec des fractures dont les fragments ne correspondaient en aucune façon au siège des lésions pulmonaires que nous allons indiquer. Ces lésions du poumon consistaient dans des déchirures très étendues, quelquefois centrales, sans division notable de la plèvre (Morel-Lavallée), d'autres fois périphériques, divisant tout un lobe du poumon en deux (Lafargue), dentelant un bord du poumon par des incisures multiples, etc. On trouvait chez tous ces malades un pneumo-thorax considérable dont les symptômes avaient du reste été généralement constatés pendant la vie, si peu qu'elle se fût prolongée après l'accident.

Un certain nombre de blessés ne succombent qu'au bout d'un temps plus ou moins long, généralement par le fait d'une pleurésie purulente. A ce moment, la lésion du poumon est quelquefois difficile à retrouver. Celui-ci est en effet enveloppé de fausses membranes; il adhère par places à la plèvre pariétale, et la déchirure qu'il a subie peut être en partie cicatrisée.

On ne fait que soupçonner les lésions indiquées comme caractérisant le premier et le deuxième degré. Elles ne sont pas susceptibles d'entraîner la mort, et si l'on a observé les lésions de la pneumonie traumatique et celle du sphacèle pulmonaire, à la suite de violences subies longtemps auparavant (Hayem et Graux), il ne pouvait plus être question à ce moment des altérations primtives de la contusion.

Mécanisme. — Gosselin, dans un mémoire qui a fait époque (1847), a étudié, à propos de deux observations de déchirure du poumon *sans lésion de la paroi thoracique*, le mécanisme de ces blessures. Au fond l'existence de quelques fractures de côtes, pourvu que les fragments ne puissent être accusés d'avoir déchiré le poumon, n'y change rien. C'est toujours par l'intermédiaire de la cage thoracique, fracturée ou non, que le poumon reçoit le choc.

Une cage thoracique très souple a, dans des conditions particulières qu'il est difficile de bien établir, le pouvoir de se laisser affaisser, refouler par un corps contondant et de revenir ensuite à son état normal. La condition de la souplesse est indispensable, aussi est-ce toujours chez des individus jeunes, souvent chez des enfants, que se produit la lésion du poumon sans fracture de côtes.

Mais comment le poumon, qui est si souple lui-même, n'échappe-t-il pas à la contusion ? Il semble qu'il devrait, sous l'influence du choc, être refoulé sur son hile sans subir aucun dommage, pour reprendre ensuite, comme la paroi thoracique elle-même, sa situation première. Gosselin suppose que par un acte instinctif, le blessé, au moment où il va recevoir le choc, fait un effort violent. Faire un effort, c'est produire une forte inspiration, puis fermer la glotte en mettant ainsi obstacle à l'issue de l'air que les poumons contiennent. Dans ces conditions on comprend que l'organe se tende, résiste et offre un point d'appui solide au corps contondant qui va presser sur lui à travers la paroi thoracique. Il se rompt alors soit *directement* au point d'application de la force, soit dans un point faible quelconque (*rupture indirecte*). Cette théorie généralement acceptée pèche par ce point que la plupart des blessés, surpris par un accident soudain, n'ont certainement point le temps de faire le moindre effort. Le véritable mécanisme de la rupture est sans doute ailleurs.

Nous pensons que l'adhérence établie par le vide pleural entre le poumon et la plèvre n'y est point étrangère. On peut se représenter la paroi thoracique et le poumon comme deux corps plats accolés, inséparables dans l'effort d'un choc brusque. Les deux surfaces sont courbes. Si une force extérieure essaye de les redresser, celle qui est la moins résistante cédera la première. Le tissu pulmonaire sera souvent dans ce cas vis-à-vis de la paroi thoracique. Il se déchirera donc et la déchirure, probablement commencée dans le tissu pulmonaire proprement dit, s'étendra facilement à la plèvre même, par continuité.

On comprend que dans ces conditions toutes les altérations préexistantes du poumon qui diminuent son élasticité et sa solidité : tubercules, congestion, etc., créent une prédisposition à sa contusion et à sa déchirure.

Symptômes. — Il faut ici, avec Duplay, distinguer deux formes : l'une grave l'autre légère. *Dans la forme grave*, qui correspond aux déchirures étendues du poumon, le malade reste, après le choc, dans un état de collapsus marqué : la face pâle, les extrémités froides, le pouls fréquent, quelquefois plein, le plus souvent petit et dépressible. La parole est brève et saccadée, la respiration courte et gênée. Une hémoptysie abondante s'est produite dès le premier moment. L'examen du malade fait souvent reconnaître l'existence d'un pneumo-thorax : dilatation du côté, sonorité exagérée avec absence de murmure vésiculaire, souffle amphorique, quelquefois tintement métallique. Cependant le pneumo-thorax peut manquer lorsque la déchirure est centrale, par exemple. On trouve alors des signes cavitaires : souffle caverneux, gargouillement, etc. Bientôt peuvent apparaître de l'emphysème à la base du cou, l'air s'étant infiltré à partir de la rupture par le tissu cellulaire du poumon, jusqu'au tissu cellulaire du médiastin, ou de l'emphysème de la paroi, à la condition qu'il existe en même temps une fracture de côte avec rupture de la plèvre pariétale à travers laquelle s'insinuera l'air épanché d'abord dans la cavité pleurale. Enfin on pourra constater les signes d'un hémo-thorax dans quelques cas. La plupart de ces blessés succombent dans les premières heures qui suivent l'accident, les uns par hémorrhagie, les autres, et c'est le plus grand nombre, par asphyxie. Quelques-uns peuvent guérir sans complication après cicatrisation de leur plaie pulmonaire, mais ils restent généralement exposés à des accidents qui donnent aux formes même bénignes au début, un pronostic toujours grave.

Les formes légères ne diffèrent quelquefois en rien d'une simple contusion extérieure du thorax. Le seul signe qui permette d'affirmer tout de suite leur existence, c'est l'hémoptysie. Elle se rencontre, bornée à quelques crachats sanguinolents ; elle peut manquer, et la contusion du poumon ne se révèle plus que par de la toux, de la dyspnée, une matité limitée, signes toujours incertains ou difficiles à constater. Mais le diagnostic s'éclaire au bout de quelques jours lorsque apparaissent les complications qui trop souvent viennent aggraver singulièrement le pronostic de la maladie.

Complications. — L'inflammation du poumon contusionné, ou *pneumonie traumatique*, n'a aucun rapport avec la pneumonie proprement dite ou pneumonie lobaire. Il ne faut donc pas chercher ici, quoi qu'on en ait dit, les signes de la pneumonie ordinaire ; on ne trouvera ni les râles crépitants caractéristiques, ni le souffle, ni les crachats classiques, ni la fièvre avec son caractère typique bien connu. La pneumonie traumatique est une inflammation bâtarde, compliquée presque toujours de la gangrène, qu'elle favorise et qu'elle limite. Elle s'accompagne d'un point de côté permanent, de râles divers, généralement gras et humides, et d'une fièvre qui ressemble beaucoup plus à la fièvre hectique qu'à toute autre. Lorsqu'on l'a observée pendant un certain temps au niveau du point contusionné il est commun de voir apparaître à sa suite une pleurésie qui quelquefois reste *séreuse*, et guérit sans nouvelle complication, mais qui souvent est d'emblée *purulente*. Une pleurésie purulente peut encore succéder à l'hémo-pneumo-thorax.

Le **diagnostic**, très facile dans les formes graves, ne peut pas être toujours établi d'emblée dans les formes légères, comme nous le disions tout à l'heure. Il est inutile d'insister de nouveau sur ce point.

Le **pronostic** de la contusion du poumon est toujours sérieux. Sans parler des cas où l'état général fait prévoir une mort imminente, l'existence constatée d'un pneumo-thorax, d'un hémo-pneumo-thorax, doit inspirer de vives craintes ; même les cas légers en apparence obligent le chirurgien à faire les réserves que mérite l'invasion possible d'une pleurésie purulente.

Traitement. — Dans les cas graves, s'efforcer de relever les forces du malade par les injections d'éther, les applications chaudes, les boissons stimulantes ; combattre la dyspnée par les injections

sous-cutanées de morphine; s'opposer à l'hémorrhagie par l'immobilité, le silence, les ventouses sèches, la ligature des membres, la
ventouse de Junod au besoin, etc. Voilà ce qui répond à peu près
aux premières indications.

On conseillait autrefois de prévenir les accidents inflammatoires
consécutifs par une médication antiphlogistique dans laquelle la saignée tient la première place. Aujourd'hui on se bornera plutôt à
l'expectation, et l'on instituera, si l'occasion s'en présente, un traitement symptomatique.

La pleurésie purulente, l'hémo-pneumo-thorax dès qu'il tend à
devenir un pyo-pneumo-thorax réclament le traitement que nous
aurons l'occasion d'indiquer plus loin, et qui, nous pouvons le dire
déjà, consiste avant tout dans la pleurotomie.

B. CONTUSIONS ET DÉCHIRURES DU CŒUR ET DU PÉRICARDE.

G. Fischer, dans un grand mémoire paru en 1867, dans les *Archives* de Langenbeck, a réuni 76 observations de ruptures du cœur
ou du péricarde survenues sans lésion de la peau, par contusion.
Les causes de cet accident sont les mêmes que pour les déchirures
du poumon : des traumatismes puissants. Tantôt, comme pour les
lésions pulmonaires, le squelette est lésé (fractures de côtes, fractures du sternum) : 44 cas; tantôt il est intact : 52 cas.

Lorsqu'il y a fracture, ce sont quelquefois les fragments osseux
eux-mêmes qui ont appuyé sur le cœur et l'ont déchiré directement,
agissant ainsi à la façon de corps tranchants ou piquants. Il s'agit
alors, à vrai dire, de complications des fractures du sternum ou des
côtes plutôt que de véritables contusions du cœur.

Dans les autres cas, avec un thorax intact ou non, le cœur se
rompt sous l'influence de la pression subite qu'il supporte comme le
ferait un ballon plein de liquide. Peut-être est-il plus vulnérable au
moment de la systole ventriculaire.

Anatomie pathologique. — Le cœur et le péricarde sont ordinairement rompus simultanément. Cependant Fischer rapporte
5 observations de plaie du cœur sans rupture du péricarde et 5 observations de rupture du péricarde sans plaie du cœur.

Les ruptures du cœur sont quelquefois *incomplètes* (2 faits). Elles
sont bornées à des fissures ventriculaires, qui ne pénètrent pas jus-

qu'à la cavité cardiaque, et autour desquelles se voient des ecchymoses plus ou moins marquées. Le plus souvent la déchirure intéresse toute l'épaisseur de la paroi. Elle porte tantôt sur une oreillette, tantôt sur un ventricule, parfois sur deux cavités à la fois. Elle siège aussi souvent à gauche qu'à droite (Fischer). Les bords sont quelquefois nets, quelquefois mâchés, contusionnés. Cet aspect dépend évidemment de la façon dont s'est produit l'accident. On a signalé dans un cas, un arrachement à peu près complet du cœur, par rupture de tous les gros vaisseaux.

Nous renvoyons pour **la symptomatologie, le pronostic et le traitement** au chapitre : *Plaies du cœur*. Il nous suffit d'avoir ici montré la place que les ruptures du cœur doivent tenir dans le chapitre important des contusions du thorax.

CHAPITRE II

FRACTURES ET LUXATIONS DU STERNUM ET DES CÔTES.

I

FRACTURES DU STERNUM.

Malgré sa situation superficielle et sa structure spongieuse, le sternum, en raison de sa mobilité, n'est pas le siège fréquent de fractures; Malgaigne n'en a relevé qu'un cas à l'Hôtel-Dieu pendant onze ans.

Ces fractures sont cependant connues depuis longtemps, puisque Celse les signale déjà, mais on mentionnait surtout les fractures graves du sternum et les chirurgiens du siècle dernier, Simon entre autres, les considéraient comme très rares et très dangereuses.

On sait aujourd'hui que ces fractures ne sont pas absolument aussi rares, ni toujours aussi dangereuses. Gurlt en a réuni soixante-quinze cas. On en trouve d'autres plus récents dans la thèse de Dubroca, 1879, le mémoire de Ch. Féré, 1880, la thèse de Déru, 1881.

Étiologie et Mécanisme. — Les *fractures traumatiques* du sternum n'ont guère été observées que chez des *hommes* et à un *âge assez avancé*.

Elles reconnaissent trois ordres de causes bien différentes : 1° *des causes directes*, 2° *des causes indirectes*, 3° *une action musculaire*.

1° *Causes directes.* Ce sont les plus fréquentes de beaucoup : tantôt il y a traumatisme très violent, chute d'un lieu élevé, éboulement, écrasement, tamponnement; tantôt le traumatisme est moindre, comme dans le cas Tillaux : coup de poing d'un gardien de Bicêtre sur un aliéné. Le traumatisme porte en général sur la seconde pièce ; agissant sur la première il déterminerait plutôt la luxation. Dans cette catégorie se rangent encore les fractures par armes à feu ; ce sont en général des perforations fort graves du sternum.

2° *Causes indirectes.* Considérées au point de vue du mécanisme elles forment deux classes distinctes bien indiquées par Malgaigne.

a. *Flexion forcée du corps en avant*, chutes ou coups sur l'une des extrémités de la colonne vertébrale, tète et nuque, fesses ou ischions. Que se passe-t-il alors ? Pour les uns, une partie des arcs costaux immobilisant une moitié du sternum, l'autre moitié reçoit l'impulsion transmise par le choc, et de cette tendance au rapprochement des deux extrémités de l'os sternal résulte une fracture à la partie moyenne, généralement avec chevauchement du fragment inférieur en avant. C'est la *théorie de Malgaigne*, admise par Dubroca, confirmée par les expériences de Féré.

Pirotais et Rivington pensent qu'il y a plutôt enfoncement de la deuxième pièce par le menton. Cette explication n'est guère acceptable, au moins pour la généralité des faits.

b. *Renversement du corps en arrière, extension forcée.* Ce serait dans ces conditions surtout que l'on observerait la *fracture de la première pièce du sternum.* — Dubroca pense qu'il s'agit d'un écartement en sens inverse produit par les sterno-mastoïdiens d'une part, les grands droits de l'abdomen de l'autre. Rivington pense que l'écartement de la partie antérieure des côtes produit ce résultat. Malgaigne a signalé la conséquence anatomique de ce mécanisme à savoir le défaut de chevauchement, et même l'écartement des fragments.

3° *Action musculaire.* Chaussier a signalé deux cas de fracture du sternum survenue par action musculaire dans les efforts de l'accouchement chez des femmes jeunes et bien portantes. Comte a

observé le même fait chez une phthisique. Malgaigne l'a vu se produire dans les efforts du vomissement chez un individu atteint de
cancer stomacal, et il cite encore l'observation fort curieuse d'un
saltimbanque qui se fractura le sternum en enlevant des poids avec
les dents et les mains, le corps étant ployé en arc (Faget). On en
pourrait encore citer d'autres cas moins nets.

Fractures spontanées. Les affections du sternum jouent un rôle
manifeste dans la production des fractures de cet os; sans parler de la
raréfaction des trabécules du tissu spongieux, le rôle de la carie, de
l'usure du sternum par un anévrysme, de sa destruction par un
tissu pathologique nouveau, est incontestablement établi. G. Mar-
chant en a rapporté un cas intéressant à la suite d'un abcès sous-
périostique.

Anatomie pathologique. — *Les fractures transversales ou
légèrement obliques* sont les fractures types du sternum par leur
fréquence et leurs caractères. La *deuxième pièce* est leur *siège*
habituel, elles peuvent cependant siéger sur *la première*, Malgaigne
en a rapporté trois cas, Dubroca deux; la thèse de Déru en renferme
encore un, communiqué par Levrat.

Ce sont généralement des *fractures complètes;* cependant le trait
peut ne pas atteindre une des faces. Senator, de Berlin, en 1859,
Petit, en 1875, ont rapporté chacun un exemple de ces *fractures incomplètes* ou *fêlures.*

Le trait de fracture est presque toujours *unique,* il peut être
multiple, double ou triple ; on a vu des fractures avec trois ou quatre esquilles. Quenu a signalé une variété curieuse dont David avait
observé un exemple peu différent en 1836. Deux traits parallèles de
fracture divisaient le sternum obliquement de haut en bas et de
droite à gauche.

Les fractures transversales s'accompagnent le plus fréquemment
de *déplacement.* Il consiste en une *saillie* plus ou moins considérable du fragment inférieur en avant; le *chevauchement* vrai serait
rare; Malgaigne croyait unique le cas de Sabatier où il était bien
marqué ; l'*écartement* est aussi exceptionnel, mais il était suffisant
dans un cas pour permettre de sentir directement les battements de
la crosse aortique. (Lafon.)

Nélaton parle de fragments enfoncés vers l'intérieur de la cage
thoracique.

— La fracture avec *absence de déplacement*, souvent méconnue, est moins rare peut-être qu'on ne le prétend.

— Les *fractures longitudinales* du sternum sont exceptionnelles ; Malgaigne en rapporte trois observations, deux empruntées à Ploucquet, une appartenant à Barrau ; Gurtl cite un cas de Pauli de Landau, le musée Dupuytren renferme un exemple de fracture en T, un autre a été observé par Ficker.

— Les *lésions concomitantes* sont des fractures de côtes, de la clavicule, de la colonne vertébrale.

Des complications plus importantes sont des déchirures du poumon, du cœur et du péricarde.

Il n'existe, à notre connaissance, qu'un exemple de rupture des vaisseaux mammaires (*Bull. Soc. Anat.*, 1853).

Ce n'est pas tout ; à ces lésions primitives peuvent en succéder d'autres secondaires : abcès du médiastin, pleuro-pneumonie traumatique, ostéites, caries sternales, etc.

Symptomatologie. — La fracture simple du sternum, que nous prendrons pour type, est caractérisée par une *douleur locale*, limitée, vive, brusque dans son apparition parfois accompagnée à ce moment d'un *craquement* nettement perçu. — La pression la provoque ou l'augmente. — Tantôt cette douleur n'est rien au milieu des désordres graves, des lésions diverses concomitantes, tantôt elle est assez marquée pour appeler l'attention. — Dans les cas de fractures sans déplacement elle constitue, avec le gonflement et l'ecchymose, les seuls signes de la fracture.

En cas de fracture grave, il n'est pas rare d'observer, surtout dans les premiers jours, une *dyspnée* variable dans son intensité et sa durée.

Lorsque la fracture s'accompagne de déplacement des fragments, elle est facile à reconnaître. Dans ce cas, le patient se présente souvent la tête en flexion forcée sur le thorax ; celui-ci est déformé d'une manière sensible sur la ligne médiane.

Cette *déformation* consiste le plus souvent en une *saillie* visible ou tout au moins tangible *du fragment inférieur en avant*, saillie parfois considérable, pouvant aller jusqu'à deux ou trois centimètres ; immédiatement au dessus une dépression correspond à la première pièce.

Exceptionnellement c'est le *fragment supérieur* qui ait *saillie en avant;* l'observation de Sabatier en est un exemple; dans ce cas, la dépression correspond au corps du sternum.

Simultanément les deux espaces intercostaux correspondant à la fracture présentent une diminution notable.

D'autres fois, plus rarement, les fragments sont écartés et cet *écartement* peut être considérable (cas de Lafon), les espaces intercostaux correspondants sont alors agrandis.

La sensation fournie par le bord rugueux, en général taillé à pic, parfois légèrement biscauté du fragment saillant, est fort importante pour le diagnostic.

La *crépitation* n'est point rare, parfois elle s'observe sans être recherchée; on l'entend à distance, à dix pas (Meek); elle se produit à chaque respiration. — Ailleurs il faudra la chercher : le moyen le plus simple consiste à faire tousser le malade pendant que la main, largement appuyée sur le sternum, essaye de la percevoir.

Cette manœuvre simple ne suffit pas toujours, on aura alors recours avec précaution à la méthode indiquée par Velpeau : un oreiller roulé est glissé sous les deux omoplates, le malade est étendu, la tête pendante en arrière, dans cette position, le chirurgien cherche la crépitation en appuyant alternativement sur les deux fragments.

Complications. — Nous avons énuméré déjà les principales complications des fractures du sternum; examinons rapidement à quels signes on les reconnaîtra : l'ecchymose à distance vers le cou pourra faire soupçonner l'existence d'un épanchement sanguin abondant dans le médiastin, un emphysème plus ou moins considérable sera l'indice d'une plaie du poumon, l'hémoptysie pourra dénoter les mêmes lésions, elle ne tardera pas à se transformer en crachats plus épais, rouillés, et l'on verra se dérouler les signes de la pleuro-pneumonie traumatique; c'est surtout dans ces cas de lésion pulmonaire que le symptôme dyspnée prend un accroissement et une importance considérables.

Les lésions du cœur sont presque toujours suivies de mort rapide ou même subite, nous n'avons pas à y insister plus longuement.

Marche. — Il y a des fractures du sternum simples, bénignes, parmi lesquelles un certain nombre sont certainement méconnues jusqu'à l'autopsie.

D'autres fractures, fractures graves s'accompagnent de désordres, de complications incompatibles avec une survie suffisante pour l'obser-

vation ; enfin dans certains cas les complications ne surviennent que
tardivement. La consolidation des fractures simples s'effectue rapidement ; elle est complète en 30 à 40 jours.

Diagnostic. — Le diagnostic des fractures du sternum n'est, en
général, pas difficile ; il suffit d'y penser et de les rechercher pour les
trouver. Cependant on conçoit que le diagnostic d'une fracture incomplète doive être fort délicat sinon impossible.

Le seul diagnostic différentiel à poser est celui de la luxation du
sternum, nous y reviendrons à propos de cette affection ; on n'oubliera
pas de tenir compte de l'âge du sujet, fort important en pareille
matière.

Enfin le chirurgien devra chercher à se rendre compte des lésions
locales qui ont pu favoriser la fracture et qui sont une indication
importante de traitement : scrofule, syphilis, tumeur.

Pronostic. — Une grosse moitié des fractures du sternum sont
des fractures bénignes, elles donnent 46 guérisons, 8 morts, pour
54 cas. Les fractures compliquées donnent 45 morts sur 44 cas
(Gurtl). Ces chiffres peuvent se passer de commentaires.

Traitement. — On doit réduire les fractures du sternum, c'est
l'opinion admise aujourd'hui par tous les chirurgiens.

On a cité des cas où cette réduction s'est opérée pour ainsi dire
spontanément, dans des efforts de toux, ou dans une grande inspiration. En règle générale, la réduction exige l'intervention chirurgicale. Velpeau se contentait d'un simple coussin sous les omoplates
sans tractions, Monteggia conseille de tirer les épaules en arrière,
tandis que le genou appliqué entre les deux épaules, refoule le rachis
en avant. Enfin, Aurran faisait l'extension du sternum en agissant
d'une main sur le menton et de l'autre sur le pubis.

Un bandage de diachylon maintiendra la réduction.

Il y a des cas où celle-ci est impossible. C'est pour ces faits que
J.-L. Petit conseillait l'incision des téguments, le relèvement des fragments avec un crochet. En dehors de quelques cas particuliers, cette
méthode ne doit plus être appliquée ; on se contenterait tout au plus
d'agir avec une pointe quelconque pour relever ou refouler un
fragment sans incision de la peau.

J.-L. Petit a également proposé contre l'épanchement sanguin la
trépanation du sternum, nous la réserverions pour le cas où cet
épanchement serait en voie de suppuration.

II

LUXATIONS DU STERNUM.

Les luxations du .sternum comprennent : 1° les luxations de la deuxième pièce du sternum sur la première, ce sont les luxations du sternum proprement dites ; 2° les luxations de l'appendice xiphoïde.

§ 1. Luxations du sternum proprement dites ou luxations du corps sur la poignée.

Leur histoire est toute moderne. Les premières observations remontant au siècle dernier (Duverney 1751, Aurran de Rouen 1771, 1773), étaient restées sans écho, lorsque parut en 1842 le mémoire de Maisonneuve qui traça le premier l'histoire de cette affection. Malgaigne en relate douze observations. Depuis cette époque, on doit citer les mémoires d'Ancelet 1863, de Brinton 1867 ; les travaux de Walter Rivington 1875, Féré 1880. La dernière thèse sur ce sujet, (Raguet 1880), porte à vingt-cinq les observations publiées.

Étiologie et mécanisme. — Presque toutes les luxations du sternum sont *traumatiques*; quelques-unes sont *pathologiques* (a *spontanées; un très petit nombre se produit *par action musculaire*.

Ces luxations n'ont été rencontrées que chez l'homme ; l'âge a varié de 13 à 65 ans, surtout de 18 à 40. On sait d'ailleurs que la soudure des deux premières pièces n'est jamais complète.

a. — *Luxations traumatiques*

1° *Causes directes*, rares. Servier n'en mentionne que trois cas. L'enfoncement de la première pièce du sternum était le résultat d'une chute sur un barreau d'échelle (Aurran), sur le bord d'un bateau (Malgaigne), d'un coup de timon de voiture (Frémy).

2° *Causes indirectes*, les plus fréquentes de beaucoup. Ce sont surtout des chutes sur le dos, la nuque, la tête, ou bien encore des compressions violente des parois latérales du thorax, plus rarement une chute sur les pieds, sur les ischions. Les auteurs ne sont pas d'accord sur le *mécanisme* de ces luxations indirectes. La plupart pensent avec Maisonneuve que la poignée du sternum fixée par les clavicules et les deux premières côtes relativement immobiles reste en place tandis que les côtes inférieures transmettant au corps du sternum la pression produite sur la colonne vertébrale, le chassent pour ainsi dire en avant.

On a encore invoqué une incurvation du sternum qui n'est guère applicable qu'à la luxation par écartement dont Aurran a laissé un exemple dans sa deuxième observation. — Enfin Diday a invoqué la pression du menton sur la première pièce du sternum dans une inclinaison forcée en avant.

b. — L'*action musculaire* n'est guère établie que sur deux ou trois faits ; dans l'un il s'agit de luxation produite dans les convulsions tétaniques chez un enfant de 13 ans.

c. — Les *luxations pathologiques ou spontanées* sont très rares ; Malgaigne en cite deux cas, un personnel chez un mécanicien myope toujours voûté, l'autre chez un étudiant de 19 ans avec soupçon de syphilis. Graver de Dublin a observé un sternum très ramolli qui se laissait aussi très facilement déprimer en arrière, enfin Bourneville a vu une subluxation en avant déterminée par des tumeurs caséeuses du médiastin.

Anatomie pathologique. — La règle est que la luxation du sternum est une *luxation du corps en avant* et une *luxation complète*. La deuxième pièce du sternum luxée en avant recouvre plus ou moins la première ; il y a eu déplacement suivant la longueur. Trois fois le corps du sternum était en même temps fracturé. Le périoste antérieur est déchiré, le postérieur seulement décollé. *Les deux premiers cartilages costaux restent unis à la première pièce* Féré a cependant vu le deuxième cartilage adhérent au corps du sternum.

Un épanchement sanguin variable peut exister dans le médiastin ; on a observé des fractures concomitantes des côtes, de la colonne vertébrale. Mais fait remarquable à l'inverse de la fracture, les lésions viscérales sont rares.

Au lieu d'observer la luxation du corps en avant on peut voir la *luxation du corps du sternum en arrière*. L'obervation de Sircdey recueillie dans le service du professeur Richet en est un exemple incontestable, il s'agit d'un jeune garçon épicier pris sous un éboulement de caisses de sucre. On peut en rapprocher les trois observations plus douteuses de J.-L. Petit, de Sabatier et d'Ancelet.

Nélaton a rapporté le seul fait de *luxation incomplète* que l'on connaisse : chute d'un deuxième étage, mort immédiate.

Les *luxations pathologiques ou spontanées* présentent ceci de fort remarquable qu'à l'inverse des luxations traumatiques, trois fois sur quatre il s'est agit de *luxations* du corps du sternum *en arrière*.

Symptômes et diagnostic. — Comme dans la fracture, mais plus rarement encore, on note un craquement perçu au moment de l'accident, une brusque douleur vive, une dyspnée variable qui ne tarde pas à diminuer.

L'attitude serait beaucoup plus caractéristique : la tête et le tronc fléchis en avant, ce qui gêne les mouvements du cou, la tête comme enfoncée entre les épaules et reportée en arrière. On observerait encore de la voussure dorsale avec saillie des côtes inférieures et dépression des supérieures.

L'inspection révèle comme dans la fracture la saillie du corps du sternum, la dépression et la diminution de longueur de la poignée. Ces caractères seraient encore plus nets au toucher. La sensation fournie par l'extrémité de la deuxième pièce est caractéristique. On trouve une saillie transversale à grand trait médian, bordée de deux traits latéraux obliques et plus petits.

Le frottement des extrémités luxées produit parfois une crépitation fine différente de la crépitation plus rude de la fracture.

Le siège de l'affection, l'âge du malade, la sensation du bord rugueux en cas de fracture, plus lisse en cas de luxation, permettent presque toujours d'établir certainement le diagnostic différentiel de la fracture et de la luxation.

Traitement. — Il consistera à réduire la luxation ce qui sera facile en agissant, non pas sur le thorax directement, mais plutôt par l'extension du corps suivant la méthode de Velpeau ou les procédés de Monteggia et d'Aurran déjà indiqués à propos des fractures. La flexion en avant serait utilisée en cas d'écartement.

§ 2. — *Luxations de l'appendice xiphoïde.*

Les *Luxations de l'appendice xiphoïde* sont rares et reconnaissent pour cause habituelle un traumatisme direct. La première observation connue de luxation complète est de Martin 1737. Billard chirurgien de la marine en observa un autre cas chez un jeune novice du Foudroyant tombé sur le banc d'un canot. Ces deux observations ont trait à des jeunes gens; dans les deux cas il y eut *renversement en dedans* de l'appendice xiphoïde.

Polaillon en a observé un cas chez une femme enceinte qui avait porté un corset très serré; Mauriceau en avait cité un exemple avant lui; Gallez de Bruxelles a vu encore une luxation traumatique où la réduction s'effectuait brusquement comme un ressort. Dans ces deux cas il y avait *renversement en dehors*.

Enfin Séger au dire de Malgaigne aurait observé un fait de luxation congénitale.

Les vomissements violents, une douleur épigastrique intense, la déformation seraient les principaux caractères cliniques.

Quant au traitement, si les manœuvres externes ne réussissent pas et si la gêne stomacale était trop considérable nous ne voyons pas pourquoi avec les précautions antiseptiques voulues on n'imiterait pas la conduite de Billard qui incisa les téguments pour réduire l'appendice avec un crochet.

III

FRACTURES DE CÔTES.

Les fractures de côtes ont été connues de tout temps; elles ont fait l'objet de bien des travaux, parmi lesquels il en est deux surtout qui ne doivent pas être ignorés et dont les auteurs seront à chaque instant cités dans ce résumé : J.-L. Petit donna le premier une théorie claire et un traitement méthodique et simple des fractures de côtes; en 1838, Malgaigne enrichit la question des résultats de nombreuses expériences.

Étiologie. — Les fractures de côtes sont les plus fréquentes après les fractures du radius et de la clavicule.

La statistique de Malgaigne en fixe la proportion à 1 sur 9 fractures; la statistique des hôpitaux de Londres portant sur 22 000 cas donne 1/7. La femme y serait 5 ou 6 fois moins exposée que l'homme. L'influence de *l'âge* est considérable; avant quinze ans on ne relève presque aucune fracture de côte. Le fait suivant emprunté par Paulet à A Paré donne une idée de la souplesse de côtes chez 'enfant; une voiture chargée de six personnes passa sur le thorax d'un enfant de vingt-six mois sans causer de fracture. Cette souplesse diminue avec l'âge, elle fait place dans la vieillesse à une extrême fragilité ; l'époque de la plus grande fréquence des fractures est de quarante à soixante ans.

Toutes les altérations du tissu osseux prédisposent naturellement à cet accident ; la maigreur aurait la même influence.

Les *causes occasionnelles* sont *externes* ou *internes*.

1° *Causes externes* : coups, chocs, chutes, pressions extérieures, tamponnements, éboulements, pression dans les foules, etc., enfin projectiles de guerre.

2° *Causes internes* : efforts, mouvements brusques du tronc, éternuements, et surtout violents accès de toux (*fractures par action musculaire*.) Malgaigne a rapporté 8 cas de fracture de cause interne ; Paulet en a retrouvé 6 autres depuis, il a pu ainsi démontrer que la fracture ne siégeait pas toujours à gauche, en avant et sur la dixième côte ainsi que l'enseignait Malgaigne. C'est dans ces cas surtout que la prédisposition et les altérations morbides jouent un rôle considérable.

Mécanisme. — Considérées à ce point de vue, les fractures de côtes doivent être divisées en *fractures directes* et *fractures indirectes*.

Les *fractures directes*, se produisent généralement au milieu de la côte sur laquelle s'applique la force ; elles résultent d'un redressement de la courbure costale et les fragments sont dirigés vers l'intérieur de la cage thoracique d'où la dénomination de *fractures en dedans* que leur donnait J-L. Petit. Il suffit de signaler ici les fractures *comminutives* produites par les projectiles de guerre.

Les *fractures indirectes*, encore appelées *fractures en dehors* sont le résultat d'un excès de courbure ; la côte tendue entre une pression qui s'exerce en avant par exemple, et la résistance de la colonne vertébrale se brise comme une branche trop courbée. J-L. Petit croyait que ces fractures siégeaient encore au niveau de la portion moyenne des côtes, mais les expériences de Malgaigne ont démontré qu'elles se produisaient le plus souvent à la partie antérieure, plus ou moins près des cartilages costaux lorsque la pression se produisait sur le sternum.

Lorsque la fracture se produit à la partie postérieure, ce qui n'est pas absolument rare, Malgaigne l'attribuait à une pression postérieure le sujet couché sur le ventre. Cette théorie ne saurait s'appliquer à tous les cas, et pour un certain nombre de faits l'hypothèse émise par Paulet dans le Dictionnaire encyclopédique doit être certainement admise. Cet auteur estime qu'il s'agit plutôt d'une pression s'exerçant en sens inverse sur la colonne vertébrale et sur la partie antérieure des côtes, mais obliquement.

Une autre théorie admet que dans les cas de pression postérieure la fracture se produit en arrière pour les trois premières'côtes et en avant pour les inférieures.

Les deux mécanismes direct et indirect peuvent se combiner dans la production d'un certain nombre de fractures multiples.

Anatomie pathologique. — Les fractures de côtes sont *incomplètes* ou *complètes*.

— Les *fractures incomplètes* ne sont pas rares, on peut en étudier trois variétés principales.

1º Les *fêlures* des anciens, limitées à une des faces, parallèles ou non aux bords costaux, parfois angulaires, (cas de Mauvais.)

2º Les *enfonçures* sont habituellement le résultat de chocs directs et se voient plus souvent à la table interne de l'os; on en a observé qui ne portaient que sur la table externe, Barnes en a figuré un cas par balle.

3º Les *fractures incomplètes* par éclatement, par excès de courbure, pourraient être dites *fractures en bois vert;* c'est une variété rare, plus fréquente chez les enfants mais dont on a cependant observé des exemples à un âge avancé : soixante-treize ans (Duguet). Soixante-dix-sept ans (Malgaigne).

— Les *fractures complètes* sont *simples* ou *multiples. Simples,* tantôt elles présentent une cassure nette, perpendiculaire à l'axe de la côte ou peu oblique, tantôt et c'est le cas le plus fréquent elles sont obliques, dentelées, disposition d'engrènement très favorable à la juxtaposition des fragments. *Multiples,* elles résultent d'un traumatisme considérable. On observe alors soit plusieurs fragments sur une seule côte, jusqu'à quatre (Malgaigne), soit la fracture de plusieurs côtes d'un seul côté et même des deux; treize côtes (Ollivier, Duguet); dix-neuf côtes (Hervey, Morel-Lavallée). Lorsque plusieurs côtes sont fracturées, elles le sont à la suite les unes des autres. Exceptionnellement on en a trouvé de fracturées, que séparaient d'autres côtes restées saines.

Fait remarquable, la clavicule dans ces grands traumatismes est presque toujours intacte.

Telles sont les principales variétés anatomiques des fractures de côtes; pour compléter cette étude nous devons dire un mot des *déplacements*.

Les *déplacements* sont rares dans les fractures de côtes. J. L. Petit qui avait déjà fait cette remarque, en attribuait la cause aux muscles intercostaux qui maintiennent les fragments. Vacca Berlinghieri les nia tout à fait à moins de grands désordres, Malgaigne a montré qu'ils étaient possibles, bien qu'ils n'aient pas lieu dans la majorité des cas.

Les déplacements sont réels principalement dans les fractures complètes sans dentelures; ils sont le plus souvent légers mais peuvent devenir notables surtout dans le sens vertical en haut ou en bas; ils peuvent encore s'effectuer en dehors ou en dedans.

En cas de fractures multiples les déplacements sont plus variés encore; il n'est pas rare d'observer des fragments médians très mobiles et Sabatier a cité un exemple curieux de fragment médian qui suivait les mouvements d'ampliation et de retrait du poumon dans la respiration.

Symptômes. — Les vrais signes des fractures de côtes sont les *signes physiques*.

Parfois surtout en cas de fracture directe, on trouve un *gonflement* dû pour une grande part à la contusion des parties superficielles.

La *déformation du thorax* n'est ni fréquente, ni facile à constater; elle est plus sensible à la palpation qu'à la vue, plus sensible surtout en cas de fractures multiples, d'enfoncement de plusieurs côtes. Il faut souvent une grande habileté de tact pour reconnaître des saillies vagues et légères, des dépressions peu marquées et une exploration fort complète pour se rendre compte d'un petit déplacement suivant la hauteur.

Cette exploration attentive ne sera point perdue si la pression provoque en quelque point limité une *douleur* vive, bien localisée sur un os sain auparavant.

Dans d'autres cas les deux mains agissant et pressant alternativement sur la face externe des côtes révèleront une *crépitation* osseuse parfois très nette, renouvelable facilement, d'autrefois fugace, impossible à obtenir plusieurs fois de suite. Un excellent moyen consiste

encore en ceci : appliquer la main à plat sur le thorax, puis
commander au malade de tousser; pendant l'effort qui précède la
toux, il sera facile de percevoir à la main la crépitation recherchée;
on la trouve aussi en appliquant l'oreille sur le thorax au lieu de la
main; ces explorations doivent être faites avec modération; il en
sera de même de la recherche de la mobilité anormale.

A côté de ces signes, il y a quelques symptômes fonctionnels qui
les complètent : le craquement au moment de la fracture, une douleur vive, spontanée et provoquée, une gêne de l'ampliation thoracique, une douleur dans les efforts de toux, la faiblesse·de la voix;
enfin dans certains cas du fait d'une simple fracture de côtes on peut
observer une *dyspnée intense* en rapport avec l'intensité même de
la douleur. Tous ces symptômes sont notablement amendés par la
réduction de la fracture, le repos et l'immobilisation du thorax. Les
sujets, dit Paulet, se coucheraient de préférence du côté malade.

Terminaisons. — La consolidation se fait en vingt-cinq à trente
jours par un cal interfragmentaire. Dans les fractures multiples
elle laisse après elle une certaine difformité mais peu visible et peu
gênante; la non-consolidation est exceptionnelle; il existe trois
cas de pseudarthrose : un de Malgaigne, un d'Huguier, un de Demarquay.

Complications. — Un certain nombre d'accidents de gravité
variable peuvent venir compliquer les fractures de côtes; ce sont
par ordre de fréquence les blessures de la plèvre et du poumon, la
lésion des artères intercostales, les lésions du cœur, du diaphragme
du foie et de la rate.

La blessure du poumon embroché par une pointe saillante de la
côte fracturée produit fréquemment 1 fois sur 20 (Richet) l'*emphysème*. Cette complication est rarement grave, elle se reconnaît à la
crépitation neigeuse que produit la pression du tissu cellulaire
gonflé d'air. L'emphysème augmente rapidement pendant les vingt-
quatre premières heures; ordinairement il se limite au thorax, mais
on l'a vu se généraliser, donner au patient un aspect monstrueux
et très exceptionnellement conduire à l'asphyxie; il diminue d'ordinaire très rapidement pour disparaître au bout de quelques jours.
Ainsi que l'a montré Bézard dans sa thèse Paris 1868, il est nécessaire d'admettre pour expliquer cet emphysème plusieurs théories différentes; tantôt il y a pneumo-thorax puis emphysème suivant la

théorie de J. L. Petit; tantôt il y a des adhérences, à travers lesquelles l'air passe directement du poumon dans la paroi thoracique (Richet), tantôt enfin le fragment costal embrochant le poumon le maintient au contact de la paroi, s'oppose à son affaissement et facilite l'expulsion de l'air dans le tissu cellulaire sous-cutané. En étudiant l'emphysème qui se produit dans les plaies de poitrine, nous reviendrons sur ces différents points.

Le *pneumothorax* existe rarement seul; ordinairement accompagné d'emphysème il est nécessairement le fait d'une lésion pulmonaire quand il n'y a pas de plaie extérieure et se résorbe facilement. Parfois on observe un peu de liquide : hydropneumothorax ou bien primitivement de l'hémopneumothorax.

L'épanchement sanguin dans la plèvre ou *hémopneumothorax* peut reconnaître pour cause une lésion des petits vaisseaux pulmonaires; Ch. Nélaton a montré dans sa thèse que ce n'était pas là un accident grave; il n'en est pas de même en cas de la *déchirure de l'artère intercostale*. Cet accident n'est pas aussi rare que l'enseignait Malgaigne; Paulet en a relevé un certain nombre d'exemples empruntés à Amesbury, Turner, Demarquay, Panas, Pasquier, etc.... Dans presque tous ces cas, le poumon ne présentait pas de blessure concomitante. La blessure du poumon par la côte fracturée, la contusion de cet organe qui peut se produire d'une façon indépendante de la fracture, l'épanchement aérien et sanguin dans la plèvre conduisent assez souvent à *des pleuro-pneumonies traumatiques* plus ou moins graves.

Les blessures du cœur sont rares, ordinairement mortelles; quant à celles du foie, du diaphragme, de la rate et même de l'intestin bien plus rares encore, elles appartiennent à des traumatismes spéciaux; elles sont toujours très graves, capables de déterminer la mort rapide ou des accidents fatals à échéance un peu tardive.

Diagnostic facile en général, à cause de la situation superficielle des parties atteintes; la douleur vive, locale, brusque, en est le meilleur caractère en l'absence de la mobilité anormale et de la crépitation. Celle-ci doit être distinguée d'une crépitation sanguine superficielle. Le diagnostic des complications comprend un examen attentif de la poitrine, auscultation et percussion, et cet examen n'est pas facilité par la gêne de la respiration que produit la douleur.

Le pronostic serait très simple s'il n'y avait à craindre, après les complications primitives des grandes fractures qui entraînent la mort dans la proportion de $\frac{1}{10}$ environ, les complications secondaires, souvent méconnues au début. L'alcoolisme, la vieillesse, les affections chroniques des poumons ou du cœur rendent les complications pulmonaires plus fréquentes et plus graves et par suite assombrissent singulièrement le pronostic.

Traitement. — La réduction et l'immobilisation des fractures de côtes ont donné naissance à bien des discussions théoriques depuis J. L. Petit.

Pratiquement, lorsque le déplacement est nul ou peu considérable, on se borne de nos jours à l'application d'une serviette bien serrée ou mieux d'une large et longue bande de diachylum qui immobilise très bien le thorax.

Parfois cependant, surtout en cas de fracture multiple à fragment médian, le déplacement existe et il est difficile à corriger et à maintenir réduit. A moins d'indication spéciale, il n'y a qu'à laisser la consolidation se faire sous le bandage, même d'une façon irrégulière. Les cas, sont bien rares, où l'on peut songer comme on l'a conseillé à user d'un crochet introduit sous la peau ou même à inciser près du bord supérieur pour pouvoir agir sur ce point sans risquer de blesser les artères intercostales et chercher par cette voie à attirer le fragment déplacé.

IV

FRACTURES DES CARTILAGES COSTAUX.

Le premier travail sur les fractures des cartilages costaux date de 1805, il est de Lobstein et Magendie. Depuis cette époque on doit citer principalement le mémoire de Malgaigne en 1851, et l'article de M. Paulet dans le *Dictionnaire encyclopédique des sciences médicales*.

Étiologie. — Ces fractures se rencontrent presqu'exclusivement chez des hommes d'un certain âge; elles reconnaissent pour causes tous les traumatismes directs, ou indirects du thorax. Les premiers seraient les plus fréquents. (Boyer.) Fait remarquable, l'action musculaire est une cause relativement fréquente, puisque sur 14 cas nouveaux rassemblés par Paulet, elle figure 4 fois.

Anatomie pathologique. — La fracture peut ne porter que sur un seul cartilage; elle peut en atteindre plusieurs, ordinairement du même côté, exceptionnellement des deux côtés, cas de Liouville. Deux faits établissent l'existence incontestable de fractures doubles d'un même cartilage.

Les cartilages atteints sont ainsi rangés par ordre de fréquence : 8e, 7e, 9e, 10e; les supérieurs sont rarement fracturés.

La cassure est lisse, nette, perpendiculaire à l'os; aussi le déplacement est facile et consiste en un chevauchement suivant l'épaisseur. Quoi qu'en aient dit Malgaigne et Delpech aucune règle ne peut-être établie à ce sujet.

Symptômes. — La douleur vive, l'apparition brusque d'une saillie, d'une dépression anormale constituent les seuls signes de ces fractures ; la crépitation n'existerait pas. (Paulet.)

Pronostic. — Ce ne sont pas des fractures graves ; cependant des désordres sérieux peuvent les compliquer : Mac Leod a rapporté un cas de rupture du cœur.

La consolidation s'obtient en 25 à 30 jours et principalement à l'aide d'une virole osseuse périphérique (Ollier) ; cependant les travaux de Mondière, Broca, Legros ont démontré la possibilité d'une cicatrice fibreuse intermédiaire; on a même vu la restauration cartilagineuse complète : Malassez, fait de Bassereau.

Traitement. — La réduction s'obtient en général facilement par l'ampliation du thorax et des pressions sur le fragment déplacé. Un bandage de corps maintiendra la réduction.

V

LUXATIONS DES CÔTES.

Les luxations des côtes sont très rares, cela se conçoit si l'on réfléchit à la solidité de leurs articulations et à la facilité de leurs fractures. On distingue :

1º Des luxations costo-vertébrales ;
2º Des luxations chondro-costales ;
3º Des luxations chondro-sternales ;
4º Des luxations des cartilages les uns sur les autres.

1° LUXATIONS COSTO–VERTÉBRALES.

On en connaît 7 cas, dont un de Buttet est douteux.

Dans tous il s'agissait d'individus jeunes, de traumatismes directs, très limités et très violents, portant sur une ou deux articulations. Cinq fois sur sept la mort est survenue rapidement par le fait de graves lésions concomitantes.

Les faits observés semblent indiquer surtout les luxations des onzième et dixième côtes.

Les symptômes observés ont été : dépression à la place des côtes luxées, mobilité anormale sans crépitation des os déplacés. (Kennedy.)

2° LUXATIONS CHONDRO-COSTALES.

Ces luxations sont plus rares encore. Malgaigne qui ne put jamais les reproduire expérimentalement, n'y croyait pas ; il en rapporte pourtant 4 cas.

Trois avaient une origine traumatique ; le quatrième, celui de Chaussier se serait produit dans les efforts d'une toux opiniâtre.

M. Paulet a relevé dans les bulletins de la Société anatomique un exemple incontestable de cette variété il est dû à Carbonell. Un sujet atteint de lésions multiples présentait une luxation des 2e, 3e et 4e cartilages costaux sur les côtes correspondantes.

3° LUXATIONS CHONDRO-STERNALES.

Aussi rares, moins bien établies encore que les précédentes, ces luxations portaient sur les 4e, 5e, 6e cartilages costaux dans les cas de Ravaton et de Manzotti, 1790. Monteggia et Ch. Bell parlent encore de la luxation sternale d'un cartilage costal.

Comme les précédentes, ces luxations sont fort difficiles à distinguer des fractures des cartilages costaux que nous avons décrites plus haut.

4° LUXATIONS DES CARTILAGES LES UNS SUR LES AUTRES.

Les 6e, 7e, 8e et 9e cartilages costaux sont seuls unis de manière à présenter cette lésion, qui paraît tout aussi rare que les précédentes.

Trois cas surtout sont connus, ceux de Martin de Bordeaux, de

Boyer et de Malgaigne; encore le diagnostic de ce dernier ne fut-il posé exactement que neuf ans après.

Dans le fait de Boyer le cartilage luxé était enfoncé; il faisait saillie dans les observations de Malgaigne et de Martin.

Ces trois faits étaient dus à une action musculaire. On y trouve indiquée une gêne notable de la respiration.

CHAPITRE III

PLAIES DE POITRINE.

Notions anatomiques. — Les instruments vulnérants qui atteignent la poitrine bornent leur action à sa paroi, ou la dépassent et frappent en même temps les organes intrathoraciques. Ceux-ci forment deux groupes : au milieu de la poitrine entre les feuillets médiastinaux de la plèvre, le cœur, les gros vaisseaux qui s'y rendent ou qui en naissent, la trachée et les bronches, l'œsophage, l'aorte mélangés à du tissu cellulaire et à des ganglions lymphatiques nombreux, établissent une épaisse cloison; sur les parties latérales le poumon et la plèvre occupent de chaque côté l'espace libre entre la cloison médiastine et la paroi thoracique. A l'état normal la plèvre droite et la plèvre gauche se rapprochent en avant derrière le sternum. Chez certains sujets leurs culs-de-sacs antérieurs se touchent ; chez d'autres même, ils se superposent. On comprend donc qu'il soit à peu près impossible d'aborder le cœur, et à plus forte raison les autres organes du médiastin, sans léser la plèvre.

On ne doit pas oublier que la cavité pleurale à sa partie postérieure et inférieure, est réduite à une fente profonde, cul-de-sac inférieur de la plèvre, dans laquelle le poumon ne pénètre point dans la respiration tranquille. Il y descend dans les fortes inspirations, sans jamais en atteindre le fond. Sur une hauteur de 7 à 8 centimètres environ, la plèvre pariétale répond là directement à la plèvre diaphragmatique, de telle sorte qu'une plaie faite à ce niveau n'atteint point le poumon, mais lèse facilement le diaphragme et pénètre dans la cavité abdominale après avoir traversé le cul-de-sac de la plèvre.

Division. — La division classique des plaies de poitrine en
pénétrantes et non pénétrantes soulève une légère difficulté. Quelques
auteurs classiques appellent pénétrantes celles qui intéressent la
paroi thoracique tout entière et atteignent l'un quelconque des
organes contenus dans le thorax ; ils reconnaissent des plaies pénétrantes avec lésion de la plèvre et sans lésion de la plèvre. Moins
soucieux d'employer un langage rigoureux que de mettre en lumière
les faits cliniques les plus importants, d'autres parmi lesquels
Boyer réservent cette qualification aux plaies seules qui ouvrent la
cavité pleurale. Par là sont désignées les blessures les plus communes, celles qui empruntent une physionomie tout à fait particulière à la lésion des organes respiratoires.

Nous diviserons les plaies de la poitrine en quatre catégories :
1° pariétales ou non pénétrantes, 2° plaies pénétrantes de la plèvre ;
5° pénétrantes du médiastin sans lésion de la plèvre ; enfin, 4° nous
étudierons à part les plaies du cœur et du péricarde.

Fréquence. — Dans la pratique civile les plaies de poitrine se
produisent dans les rixes et les duels, dans les tentatives de meurtre
ou de suicide, quelquefois d'une façon accidentelle. Elles ne sont
pas très communes. Dans le registre de Jarjavay que j'ai cité à propos
des plaies du cou, j'ai relevé pour environ 6000 malades traités dans
les salles de chirurgie, 10 plaies de poitrine.

A la guerre ces blessures sont extrêmement communes. Elles
sont le plus souvent le résultat des balles, les engagements à l'arme
blanche devenant de plus en plus rares. Selon Lœffler les 29/100 des
soldats tués sur le champ de bataille succombent à des blessures de
ce genre. Dans les ambulances 1/10 des blessés sont atteints à la
poitrine. (Santi.)

I

PLAIES NON PÉNÉTRANTES OU PARIÉTALES ET PLAIES PÉNÉTRANTES
DE LA CAVITÉ PLEURALE.

Anatomie et physiologie pathologique. — a). *Lésions des parois.* — Les parties molles du thorax présentent une division dont la
forme, la direction, l'étendue en largeur et en profondeur, dépendent de la nature de l'instrument vulnérant et de son mode d'appli-

cation. Les longues sections produites par les objets tranchants, sont béantes, lorsque les muscles de la paroi se trouvent coupés, et peu profondes, grâce à la résistance des côtes. Pour qu'elles deviennent pénétrantes, il faut que le corps vulnérant frappe sur un espace intercostal et suive une direction parallèle à ses bords. Les instruments piquants, ou piquants et tranchants tout à la fois, creusent des canaux de longueur variée. Le coup est-il donné obliquement, la blessure peut se borner à un trajet sous-cutané souvent fort long; sa direction se rapproche-t-elle de la normale à la surface du thorax la plaie traverse facilement la paroi tout entière. Quelquefois la pointe de l'instrument s'arrête sur une côte, et la pénétration se trouve ainsi évitée; mais la côte peut être fracturée ou sectionnée.

Les balles se comportent dans une certaine mesure comme les instruments piquants; leur orifice d'entrée est rond, légèrement mâché sur ses bords; elles créent des trajets sous-cutanés souvent assez longs et qui peuvent contourner le thorax sans en traverser les parois, ou bien elles pénètrent plus ou moins directement dans la poitrine.

Les plaies contuses ont les origines et les aspects les plus divers.

Le squelette du thorax est surtout divisé dans les plaies par armes à feu. Les fractures du sternum et des côtes, celle de l'omoplate et de la clavicule sont communes. La colonne vertébrale même est souvent atteinte. Des lésions osseuses s'observent du reste dans les plaies de toute nature. Presque toujours elles s'accompagnent de pénétration.

Les vaisseaux des parois le plus fréquemment ouverts sont les artères et les veines superficielles du thorax : tronc et branches de la mammaire externe, de la thoracique longue, etc. Ils fournissent une hémorrhagie extérieure.

Les vaisseaux plus profondément placés, tels que les artères intercostales et la mammaire interne sont atteints rarement. En réunissant tous les faits connus on trouve une soixantaine de plaies des artères intercostales parmi lesquelles plusieurs ont été produites au cours de l'opération de l'empyème. (Dulac, 1874). Dans la guerre de Sécession la proportion fut d'une plaie artérielle pour 580 plaies pénétrantes de poitrine.

Les lésions de la mammaire interne sont encore plus rares. On n'en a observé que 6 cas dans la guerre de Sécession, soit 1 pour 1435 plaies.

Les plaies des artères intercostales et de la mammaire interne don-

nent le plus souvent naissance à des hémorrhagies internes comme
nous le verrons.

b). *Lésion de la plèvre pariétale et ses conséquences.* — Le
poumon est ordinairement blessé en même temps que la plèvre pariétale. On connaît pourtant quelques cas de plaies isolées de ce dernier feuillet. Mais dans un bon nombre de blessures le poumon est
si légèrement atteint que sa lésion peut être en quelque sorte négligée. Les plaies de poitrine dans lesquelles l'ouverture de la plèvre
pariétale joue le principal rôle ne sont pas, en somme, très rares.

La première et la principale conséquence de ces blessures, c'est
l'introduction de l'air dans la cavité pleurale, le *pneumothorax*.

Si à l'état normal le poumon se maintient au contact de la paroi
thoracique, malgré son élasticité qui tend toujours à le ramener sur
son hile, c'est grâce au vide pleural.

L'ouverture faite à la plèvre entraîne la destruction du vide, et l'air
pénètre dans la cavité pleurale jusqu'à ce que l'élasticité pulmo-
monaire soit satisfaite.

Il est vrai que dans les expériences sur les animaux on peut, en
procédant avec quelque précaution, faire à la plèvre pariétale une
incision même assez longue (1 centimètre, Dolbeau) sans que l'air
pénètre nécessairement dans la poitrine. Les deux feuillets de la
séreuse se comportent là comme deux plaques de verre mouillées
et adhèrent l'une à l'autre. Quoique l'espace qui sépare ces plaques
soit partout ouvert sur leurs bords, on ne les désunit pas aisément
par des tractions directes exercées dans des sens opposés. Les deux
feuillets de la plèvre résistent à la séparation de la même façon,
mais beaucoup moins utilement. D'abord, pour peu que l'instrument
vulnérant ait repoussé le poumon, l'air va s'insinuer entre sa surface
et la paroi thoracique, et dès que le décollement est commencé il
s'achève promptement. Puis le feuillet pulmonaire peut présenter
des inégalités entre lesquelles l'air pénétrera pour de là s'insinuer
dans tout le reste de la cavité pleurale. C'est pour cela sans doute
que dans les expériences le pneumothorax se produit seulement
quand la petite ouverture faite à la poitrine siège près du bord d'un
lobe pulmonaire. (Smith). Il est difficile de dire dans quelle mesure
ces données de l'expérimentation sont applicables à la clinique;
théoriquement, il n'est pas impossible que la plèvre pariétale, soit
ouverte par de petites plaies sans que le pneumo-thorax se produise.

Lorsque la plaie est assez large pour que l'air passe librement, les mouvements respiratoires amènent un phénomène connu de toute antiquité et désigné récemment par Fraser sous le nom de *traumatopnée;* il consiste dans l'entrée et la sortie bruyante d'une quantité d'air plus ou moins considérable par la plaie. Le courant ainsi produit peut souffler une bougie à la distance de plusieurs centimètres.

Le mécanisme de ce phénomène est facile à comprendre: à chaque mouvement d'inspiration, le thorax se dilate ; le poumon du côté blessé n'augmente point de volume puisqu'il est rétracté sur son hile ; il se rapetisse plutôt ; l'espace libre est donc comblé par de l'air qui vient du dehors à travers la blessure. Au moment de l'expiration, le phénomène inverse se produit. L'air est expulsé par le mouvement de retrait du thorax ; le poumon rétracté se dilate légèrement dans ce temps de la respiration, parce qu'une partie de l'air expiré par le poumon sain est chassé de son côté à travers la bronche correspondante. Il concourt donc, quoique dans une très faible proportion, au mouvement de l'air à travers la blessure.

Ce pneumothorax, peut devenir le point de départ d'un *emphysème sous-cutané* plus ou moins considérable. Lorsque la plaie est obliquement dirigée, lorsque le parallélisme des ouvertures faites aux divers plans de la paroi successivement traversés se trouve détruit, lorsque la plaie extérieure a été obturée par les soins du chirurgien, l'air qui emplit la plèvre tend à s'infiltrer dans le tissu cellulaire de la paroi thoracique.

Mais ce n'est pas dans les plaies qui intéressent la plèvre pariétale seule que ce phénomène de l'emphysème atteint son plus haut degré. Si l'air entre et sort librement, on comprend qu'il ne puisse pas se produire. Si la sortie de l'air est difficile, condition essentielle de la production de l'emphysème, l'entrée ne l'est guère moins, et alors manque cette autre condition nécessaire, l'introduction facile et incessante dans la cavité pleurale d'une grande quantité d'air. Les plaies qui intéressent le poumon réunissent plus souvent les conditions que nous venons d'indiquer.

L'emphysème n'est pas un accident grave. Le pneumothorax d'où il dérive est beaucoup plus sérieux. La suppression brusque de la fonction pulmonaire surtout si les blessés sont un peu âgés, et à plus forte raison si le poumon qui reste n'est pas absolument sain, entraîne quelquefois une asphyxie rapide. Le fonctionnement du cœur, dont tous les actes sont fortement influencés par l'aspiration thoracique, est gêné lorsque celle-ci est détruite ou diminuée par l'ouverture de la plèvre. Enfin et surtout la présence de l'air au contact d'une plèvre dans laquelle du sang a pu s'épancher en quantité plus ou moins considérable, devient le point de départ de fermentations diverses qui peuvent conduire à la pleurésie purulente et à de graves septicémies.

La *hernie traumatique* du poumon s'observe le plus souvent dans les plaies de poitrine qui ont ouvert la cavité pleurale sans entamer le poumon lui-même. A la rigueur, comme on le voit dans quelques observations, l'organe peut être atteint, mais il l'est toujours légèrement; sa blessure est négligeable. La hernie traumatique consiste dans l'issue et ordinairement l'étranglement à travers la plaie faite à la paroi thoracique, d'une portion plus ou moins considérable du poumon. Les blessures qui lui donnent lieu sont toujours placées à la partie antéro-latérale du thorax, un peu bas, et en règle générale c'est le bord ou la pointe de l'un des lobes qui s'engage. Le volume de la partie herniée est quelquefois fort petit; il peut ne pas dépasser celui d'une noisette tandis que chez certains blessés la tumeur mesure jusqu'à 12 et 15 centimètres de circonférence. Au sujet de son mode de production, l'opinion la plus répandue est que la hernie se fait au moment même de la blessure sous l'influence d'une expiration forcée, le poumon accompagnant pour ainsi dire, dans sa sortie, l'instrument vulnérant. C'est là, il faut le déclarer, un mécanisme inventé uniquement pour satisfaire une idée préconçue. On ne pouvait croire que le poumon une fois rétracté sur son hile fût capable de venir se présenter à l'ouverture du thorax; il fallait donc de toute nécessité que la hernie fût produite instantanément au moment de la blessure. Pourtant les faits observés et l'expérimentation démentent cette manière de voir. Plusieurs blessés n'ont présenté la hernie du poumon qu'après quelques heures ou même que le lendemain du traumatisme, à l'occasion d'un effort pendant la toux. D'autre part, si l'on ouvre le thorax chez un chien, on voit, sous l'influence des mouvements respiratoires désordonnés qui se produisent, des portions considérables du poumon très découpé d'ailleurs chez cet animal, entrer et sortir à plusieurs reprises de la cavité thoracique. Il est certain pour nous que les choses ne se passent pas autrement

chez l'homme. Une ouverture assez large étant faite à la paroi thoracique, un pneumothorax complet existant, sous l'influence d'un
effort violent, l'air comprimé dans la poitrine se précipite à travers
la plaie, et avec lui tout ce que contient la cavité pleurale. Le poumon échappe d'autant moins à cette influence qu'au moment de
l'effort, il se trouve tout d'un coup légèrement distendu comme nous
le savons par l'air qui lui vient du côté sain. Subitement gonflé,
redressé, un coin du poumon est en quelque sorte entraîné avec l'air
que contenait la cavité pleurale. On comprend bien de la sorte que
ce soient les parties les plus mobiles du poumon qui se présentent
toujours, et qu'il existe pour ces hernies un véritable lieu d'élection.
Peut-être chez certains sujets les lobes du poumon sont-ils mieux
découpés, et plus libres de leurs mouvements que chez d'autres. Les
conditions nécessaires à la production de cet accident, quelles qu'elles
soient, ne sont pas bien communes. Sur le grand nombre de plaies
pénétrantes de la poitrine observées pendant la guerre de Sécession,
il n'a été noté que sept fois.

Le poumon hernié est souvent dès le premier moment difficile à
réduire. La tumeur est étranglée par la plaie. Elle a d'abord la couleur, la sonorité, l'élasticité du poumon ; puis elle se congestionne,
noircit, se dessèche superficiellement, et prend l'aspect d'un lambeau
de tissu mortifié. Ce n'est là qu'une apparence, tout d'abord, mais
au bout de quelque temps la mortification devient réelle et la partie
herniée s'élimine en grande partie.

Les symptômes fonctionnels sont légers : on parle d'une douleur
vive, d'un sentiment d'angoisse, d'une gêne respiratoire très marquée; mais en somme cette complication des plaies de poitrine ne
doit pas être considérée comme bien sérieuse. Dans la plupart des
faits connus, la terminaison a été heureuse.

Nous exposerons la conduite à tenir en face des hernies du poumon, lorsque nous traiterons du traitement des plaies de poitrine.

Une hémorrhagie interne, *un hémothorax* accompagne parfois les
plaies qui ont ouvert la cavité pleurale alors même que l'instrument n'a
lésé aucun des organes contenus dans la cavité thoracique, alors même
en particulier que le poumon n'a pas été touché. A ce point de vue
encore certaines blessures dans lesquelles le poumon a été atteint,
mais fort légèrement, doivent être assimilées à des blessures simplement pénétrantes de la cavité pleurale. A la suite de semblables

traumatismes, les artères de la paroi et spécialement les artères intercostales ou l'artère mammaire interne peuvent fournir une hémorrhagie qui a de la tendance à se faire de préférence dans la cavité pleurale. Le sang est en effet attiré de ce côté, humé en quelque sorte, en vertu de l'aspiration thoracique. Nous savons déjà que des hémothorax de ce genre peuvent se produire sans plaie extérieure, par simple déchirure d'une artère intercostale, dans les fractures de côtes. On connaît quelques exemples de plaie de poitrine, avec lésion insignifiante ou même sans lésion du poumon, dans lesquelles des hémorrhagies semblables se sont montrées. Ch. Nélaton a publié dans sa thèse inaugurale une observation de Th. Anger, celle du général Blaise, dans laquelle on voit la plèvre se remplir de deux à trois litres de sang à la suite de la blessure de la mammaire interne par une balle. Polaillon en 1878 a communiqué à la Société de chirurgie un fait d'hémothorax résultant de la lésion de la veine diaphragmatique inférieure dans une plaie qui intéressait à la fois la base de la poitrine et l'abdomen. Le sang avait été amené à travers la plaie du diaphragme, jusque dans la cavité pleurale, par l'aspiration thoracique. Mais les grands hémothorax sont plutôt sous la dépendance des plaies qui intéressent le poumon lui-même.

c. *Lésions du poumon.* — Les corps vulnérants de très petit volume traversent impunément, comme on le sait, les parties périphériques du poumon. La pratique des ponctions exploratrices de la poitrine avec l'aiguille à aspiration en fournit tous les jours la preuve. Des objets plus volumineux, pointe d'épée ou de fleuret, balle de revolver même, etc., sont quelquefois tout aussi inoffensifs. L'expérimentation sur les animaux, et les observations recueillies chez l'homme ont montré que les petites blessures du poumon pouvaient ne donner lieu presque à aucun symptôme et guérir, par première intention, en quelques heures; ainsi s'expliquent les difficultés que l'on éprouve parfois à faire un diagnostic précis. Sans avoir présenté au début de phénomènes particuliers, certaines de ces plaies guérissent après une pleurésie ou une pneumonie traumatique légères. Enfin d'autres, qui résultent ordinairement d'un coup de feu, sont le siège d'une inflammation toute locale. Des adhérences s'établissent entre la paroi thoracique et le poumon au niveau de la plaie, un véritable trajet s'établit, en partie pariétal, en partie pulmonaire qui suppure plus ou moins longtemps, donne passage à des fragments de tissu mortifiés, quelquefois à des corps étrangers, et finit par se cicatriser.

Dès que l'instrument vulnérant dépasse les parties périphériques du poumon, la plaie de poitrine présente à un haut degré les phénomènes caractéristiques de la pénétration de la plèvre.

Le pneumothorax dans ces conditions a deux origines. L'air peut être fourni à la fois par les rameaux bronchiques divisés, et par la plaie de la paroi. La plupart du temps le pneumothorax persistant est lié dans ce cas encore à une large ouverture de la paroi. Il s'accompagne de traumatopnée et ne diffère en rien de celui que nous avons étudié plus haut. Mais supposons une plaie extérieure étroite, à bords rapprochés, qui ne se laisse pas pénétrer par l'air. Avec elle, peut se rencontrer comme lésion profonde, la division d'un rameau bronchique important. Par là s'établira un pneumothorax complet et durable. L'ouverture faite à un semblable conduit ne s'oblitérera pas tout de suite; l'air pourra se renouveler plusieurs fois dans la cavité pleurale avant que la cicatrisation de la blessure pulmonaire ait le temps de se produire. Il n'en sera pas de même si les rameaux bronchiques sont d'un calibre minime. L'expérimentation sur les animaux et sur les cadavres a fait voir que grâce à l'adhérence des deux feuillets de la plèvre, une semblable plaie pouvait au moins, pendant quelque temps, exister sans que la moindre quantité d'air se déversât dans la plèvre. Pourtant même avec des plaies très légères du poumon, le pneumothorax se produit, mais ce serait une erreur de croire que la petite ouverture faite au poumon, entraîne son collapsus immédiat, la rétraction qu'il subit est rigoureusement proportionnelle à l'air qui pénètre dans la cavité pleurale. Or, une mince blessure ne donnera qu'un mince filet d'air, et souvent, avant même que l'organe soit arrivé à la limite de son élasticité, la petite plaie pulmonaire sera oblitérée soit par le fait même du retrait des tissus, soit par l'infiltration sanguine qui se fait à son niveau et dans son voisinage. Le poumon reste alors dans une position intermédiaire entre son état de dilatation normale et sa rétraction complète. On peut dire qu'il y a un pneumothorax *imparfait*.

Il est clair que s'il existait des adhérences pleurales chez le blessé, la rétraction du poumon serait plus ou moins empêchée suivant le nombre, l'étendue, la position de ces adhérences.

L'emphysème sous-cutané est commun dans les plaies qui inté-

ressent le poumon. Il peut se produire de deux côtés différents.
Tantôt l'air s'insinue par la plaie du poumon, dans le tissu cellulaire
interlobulaire, suit les ramifications bronchiques, infiltre. le médiastin, et vient faire son apparition à la base du cou, d'où il
s'étend plus ou moins loin dans le tissu cellulaire sous-cutané.
Tantôt, et le plus souvent, c'est au voisinage de la blessure dans le
tissu cellulaire sous-cutané de la paroi thoracique que l'emphysème
est découvert. L'air s'est fait jour dans ce cas vers la plaie extérieure;
et les conditions anatomiques de cette plaie sont telles, qu'après
avoir traversé l'ouverture faite à la plèvre pariétale, il éprouve moins
de résistance à s'infiltrer dans le tissu cellulaire qu'à gagner la solution de continuité de la peau. Par quel mécanisme se produit cet
emphysème? Dans la majorité des cas, l'emphysème ici encore succède au pneumothorax, ainsi que J. L. Petit l'avait indiqué. Avant
de pénétrer dans le tissu cellulaire, l'air a passé par la cavité pleurale.

Richet pense que les choses ne se passent pas aussi simplement.
Pour lui les adhérences pleurales jouent dans la production de l'emphysème un rôle capital. S'il n'y a pas d'adhérences pleurales, la
rétraction subite du poumon met le malade dans un péril excessif. Il
succombe à l'asphyxie avant que de l'emphysème ait pu se produire.
Y a-t-il au contraire des adhérences pulmonaires, il peut arriver
deux choses; la plaie de poitrine porte précisément sur le point
adhérent, et l'air passe directement des bronches dans le tissu cellulaire sans occasionner le moindre pneumothorax, ou bien la plaie
ouvre la cavité pleurale, mais une cavité pleurale réduite par des
adhérences, et il ne se fait qu'un pneumothorax partiel.

On voit que sur un point, Richet est à peu près d'accord avec les
défenseurs de la théorie de J.-L. Petit ou peu s'en faut. Il y a, dit-il,
des emphysèmes avec pneumothorax, mais avec pneumothorax partiel.
Pourquoi ne pas aller plus loin et se refuser à admettre le pneumothorax total? En réalité le pneumothorax subit et total, tout en étant
grave, est loin d'être souvent immédiatement mortel. L'observation de
tous les jours en médecine et en chirurgie le démontre amplement.

Restent donc les cas dans lesquels l'emphysème, selon Richet, se
ferait directement, sans pneumothorax préalable, total ou partiel,
par simple passage à travers des adhérences préexistantes de l'air
fourni par la blessure du poumon. Il est de toute évidence que ces

cas doivent être° très rares. Les adhérences pleurales ont leur siège de prédilection au sommet du poumon, et la blessure qui produit l'emphysème n'a pas de lieu d'élection. Il est vrai que souvent, au moment où l'air est infiltré dans le tissu cellulaire, tous les signes du pneumothorax font défaut; mais il est probable que celui-ci a précisément disparu en donnant naissance à l'emphysème. Lorsque la plaie faite au poumon est légère, elle se ferme vite, et le gaz déversé par elle dans la plèvre, quelquefois en quantité modérée, de façon à former ces pneumothorax imparfaits dont nous parlions tout à l'heure, ce gaz passe rapidement dans le tissu cellulaire, laissant derrière lui le poumon se dilater et reprendre son volume primitif.

Hémorrhagie. Hémothorax. — L'hémorrhagie dans les plaies qui intéressent le poumon a, comme le pneumothorax, deux sources. Elle peut provenir des vaisseaux de la paroi et particulièrement des artères intercostales ou mammaire interne; mais dans l'immense majorité des cas, elle est fournie par les vaisseaux du poumon. Si l'instrument vulnérant a frappé un des gros vaisseaux du hile, l'hémorrhagie est foudroyante, mortelle en quelques instants comme dans une plaie de l'aorte ou de la veine cave, et tout à fait au-dessus des ressources de l'art. Si les fins vaisseaux du tissu pulmonaire sont seuls atteints, l'écoulement sanguin est au contraire insignifiant. Pour qu'il prenne une certaine importance et qu'il soit cependant compatible avec la conservation de la vie, il faut que la blessure porte sur les branches vasculaires qui accompagnent les bronches de deuxième et de troisième ordre (Ch. Nélaton).

Une partie du sang qui sort des vaisseaux s'introduit dans les bronches et donne lieu à une *hémoptysie*. La plus grande part s'écoule dans la cavité pleurale. La plaie du thorax est-elle largement ouverte, le sang, quelle que soit sa source, s'écoule facilement au dehors mélangé d'air spumeux quelquefois. Est-elle étroite au contraire, ou oblitérée par un pansement occlusif, le sang tombe et séjourne dans la cavité pleurale. Un *hémothorax* se produit. Il est clair que le plus souvent le pneumothorax existe en même temps que l'hémothorax. On a affaire à un hémo-pneumothorax. Cependant, il peut se faire que le pneumothorax soit léger, transitoire, et que l'hémothorax seul s'accuse.

Le sang accumulé en quantité modérée dans la cavité pleurale, se coagule immédiatement ainsi que l'ont montré les expériences de

Trousseau et Leblanc répétées par Ch. Nélaton. Il se sépare en deux parties : une sérosité qui peut être résorbée, et un caillot qui s'enkyste au fond du cul-de-sac de la plèvre et se recouvre d'une membrane fine dans laquelle s'allongent de petits vaisseaux partis des parois voisines de la plèvre. A la longue le caillot peut disparaître complètement.

Quelquefois, le sang est en quantité trop considérable pour que l'absorption puisse, même au bout d'un temps fort long, venir à bout de le faire disparaître. Il reste à l'état de masse enkystée. Nélaton, le père, dans ses *Éléments de pathologie*, cite l'observation d'un malade qui, plusieurs mois après avoir reçu un coup de couteau dans la poitrine, rendit par expectoration une grande quantité de sang fétide. Ch. Nélaton raconte qu'il a observé un cas semblable dans le service du professeur Richet.

Souvent, par suite d'une infection rapide de la cavité pleurale, le sang épanché ne présente aucune tendance à la résorption. Peut-être dans ces conditions ne se coagule-t-il point, ou s'il le fait, au bout de peu de temps le caillot, battu par les mouvements respiratoires, se redissout. La plèvre est alors remplie par un liquide noirâtre, poisseux, infect, résultant du mélange du sang avec la sérosité fournie par la séreuse enflammée.

d. *Lésions des autres organes intra-thoraciques.* — Nous ne ferons que citer les *lésions du péricarde et du cœur*, dont l'étude sera faite à propos des plaies du cœur, celles des *gros vaisseaux du thorax* qui s'accompagnent d'hémorrhagies rapidement mortelles, qu'il s'agisse de l'aorte ou de ses branches, de la veine cave supérieure, de l'artère pulmonaire, de la veine azygos, etc. L'*œsophage*, dans un petit nombre d'observations, s'est trouvé ouvert par un instrument vulnérant : baïonnette, épée, sabre qui avait traversé la poitrine et préalablement lésé le poumon. La thèse d'Horteloup contient trois faits de ce genre, dont un emprunté à Boyer fut suivi de guérison. Le signe pathognomonique de ces blessures est le déversement dans la cavité pleurale des boissons et des aliments absorbés par le malade, et leur sortie par la plaie du thorax. La lésion *simultanée des deux poumons* ne mérite pas de nous arrêter. Enfin, nous nous bornons à signaler les *blessures du diaphragme et des organes abdominaux* qui peuvent accompagner les plaies de poitrine. La disposition de la plèvre à sa partie inférieure explique que ces corps vulnérants puis-

sent trouver le cul-de-sac pleural et pénétrer dans la cavité abdominale sans toucher le poumon. Mais souvent la blessure est complexe.
La plèvre, le poumon et d'autres organes intra-thoraciques comme le
cœur ou le péricarde sont atteints en même temps que le diaphragme,
le péritoine et tel ou tel organe de la cavité abdominale.

e. *Corps étrangers.* — Nous laissons de côté les corps de petit
volume tels que des épingles et les aiguilles qui si souvent chez les
femmes s'engagent dans les tissus; ils se comportent là comme partout
ailleurs. La blessure qu'ils ont produite est insignifiante. On peut
dire qu'ici le corps étranger est tout.

Dans les plaies de poitrine véritable, on constate assez souvent la
présence de corps étrangers :

Du côté de la paroi, dans les plaies non pénétrantes, ce sont
souvent des corps mobiles : projectiles ou fragments de projectiles,
boutons, débris de vêtements, etc., quelquefois des corps implantés
dans le squelette : pointe d'épée, balle arrêtée sur une côte, sur le
sternum, sur l'omoplate. On cite quelques exemples de balles saisies
et comme forcées entre deux côtes; mais lorsque les projectiles d'armes à feu, touchent le squelette, il est rare qu'ils ne le fracturent
point.

Dans la cavité pleurale viennent quelquefois tomber des balles ou
des fragments d'obus, qui après avoir traversé la paroi thoracique
s'arrêtent devant la résistance du poumon, fait difficile à concevoir
et pourtant observé, ou qui ne viennent butter contre la plèvre pariétale, qu'après avoir traversé une première fois la poitrine tout entière.
Des débris de vêtement, ou de fourniment militaire, et souvent des
esquilles osseuses suivent la même voie. Quelquefois ces corps étrangers
d'abord fixés dans le poumon ou dans la paroi thoracique ne tombent
dans la plèvre que secondairement, après avoir séjourné un certain
temps soit dans le poumon, soit dans l'épaisseur des parois thoraciques.
L'inflammation et la suppuration produites autour d'eux les mobilisent
et leur permettent de gagner la cavité pleurale. Les corps lourds, et particulièrement les balles tendent à descendre par le fait de la pesanteur vers les parties les plus déclives de la poitrine, c'est-à-dire vers
le sinus costo-diaphragmatique. Les balles peuvent, chose singulière,
mais qui paraît avoir été nettement constatée dans un petit nombre
de cas, rester mobiles et à peu près inoffensives au fond de la cavité
pleurale. La plupart du temps elles déterminent autour d'elles un

travail inflammatoire. Limité celui-ci conduit au simple enkystement du corps étranger, ou à son élimination à la suite d'un abcès de la paroi. Généralisée comme il arrive le plus souvent, l'inflammation aboutit à une pleurésie purulente qui ne se guérira d'une manière définitive qu'après la sortie du projectile. Les débris de vêtement et de harnachement, les esquilles ne manquent jamais de produire ces derniers accidents.

Dans le poumon se fixent à l'état de corps étranger des balles et des esquilles osseuses, des fragments d'objets divers. La présence de ces corps irrite le plus souvent le tissu pulmonaire, complique d'une façon fâcheuse une plaie de poitrine déjà très grave, et concourt à l'apparition d'accidents inflammatoires très aigus auxquels le blessé succombe.

Dans certains cas la réaction est moins violente ; l'inflammation se limite au pourtour du corps étranger ; des adhérences s'établissent entre les deux feuillets de la plèvre, et une véritable collection formée dans l'épaisseur du poumon finit par s'ouvrir au dehors. Le corps étranger est éliminé avec la suppuration et la guérison s'obtient rapidement ; sinon une fistule s'établit qui persistera jusqu'à ce que l'élimination soit obtenue. Enfin le corps étranger peut s'enkyster et rester indéfiniment au sein du poumon. Pourtant il arrive souvent qu'au bout d'un temps plus ou moins long celui-ci ne le tolère plus ; il s'enflamme autour de lui, et les choses se passent comme dans le cas précédent, à moins que la collection ainsi formée ne vienne s'ouvrir dans une grosse bronche à travers laquelle le corps étranger gagne la trachée. On connaît quelques exemples de balles, d'esquilles osseuses, rendues de la sorte par expectoration.

Enfin il faut mentionner quelques faits très extraordinaires de longues tiges métalliques, fragments d'épée ou de fleuret, cassés et et abandonnés dans le thorax. Les plus connus sont celui d'un forçat de Rochefort cité par Velpeau dans son traité de médecine opératoire, et celui de Manec (Société anatomique, 1829) qui tous les deux se rapportaient à des traumatismes remontant à plus de quinze ans.

Symptômes et diagnostic. — Si nous faisons abstraction des plaies de poitrine accompagnées de lésions vasculaires ou viscérales, rapidement mortelles, nous pouvons ici distinguer trois périodes : 1° initiale, 2° d'état, 3° de terminaison.

1° *Période initiale. Phénomènes immédiats.* — a. — Certaines plaies

de poitrine se montrent dès le premier moment de leur production
avec les caractères des plaies pénétrantes de la plèvre et du poumon.
La blessure extérieure est large, compliquée s'il s'agit d'un coup de
feu, de fracture osseuse. Il existe de la traumatopnée ; le malade
crache du sang. Une hémorrhagie plus ou moins abondante se fait par
la plaie. Le diagnostic est certain. On peut se poser à ce moment
deux questions :. quelle est la source de l'hémorrhagie extérieure? La blessure est-elle compliquée de corps étranger? L'examen attentif de la plaie peut permettre de répondre à la première.
Il s'agit dans presque tous les cas de décider si le sang vient de la
blessure du poumon ou de celle de la paroi, c'est-à-dire dans la grande
majorité des cas de l'artère intercostale. Lorsque le sang arrive en
jet, sans mélange d'air, lorsqu'on l'arrête ou qu'on modère son
écoulement en comprimant avec le doigt porté dans la plaie la région
qui correspond à l'artère intercostale, lorsque avec une carte pliée,
introduite en forme de gouttière dans la blessure au-dessous de la côte
supérieure on recueille en abondance un sang rutilant, on conclut à
une plaie de l'artère intercostale; mais il faut reconnaître que l'occasion n'est pas commune de faire ce diagnostic. Les plaies de l'intercostale sont rares; la coïncidence habituelle d'une hémorrhagie par
les vaisseaux du poumon, rendrait d'ailleurs cette recherche difficile
et incertaine.

Dans les cas de plaies par balles, l'idée de corps étranger s'impose,
s'il n'existe pas d'ouverture de sortie. L'examen des vêtements, des
objets de fourniment, et surtout la constatation d'une fracture peut
faire penser aussi à l'introduction dans la poitrine de fragments détachés. Dans le cas où la blessure est béante, où la présence d'esquilles
osseuses ne permet pas de l'oblitérer tout de suite, l'introduction du
doigt, peut être permise. Elle fournira souvent les meilleurs renseignements.

Lorsqu'une balle a disparu dans la poitrine, il est bien difficile de
dire en quel point elle a pu se loger. Pourtant lorsqu'elle aura traversé la poitrine, par exemple d'arrière en avant, et qu'elle sera
venue s'arrêter au niveau de la paroi postérieure, le malade indiquera
un point douloureux spontanément et à la pression. C'est probablement vers ce point que le projectile se trouve.

b. — Le signe pathognomonique de la pénétration de la plèvre, la
traumatopnée, est évident; mais rien ne démontre que le poumon soit

lésé. Il n'y a pas eu d'hémoptysie ; il ne se fait point une hémorrhagie abondante par la plaie, ou cette hémorrhagie semble être
d'origine pariétale. Il ne faut pas, malgré l'absence des signes de la
lésion pulmonaire, affirmer que celle-ci n'existe point. On peut dire
seulement qu'elle est très probablement légère.

Dans les deux variétés de plaie de poitrine que nous venons d'étudier les symptômes fonctionnels du début sont toujours très marqués.
Le retrait subit du poumon entraîne une dyspnée considérable. La
respiration est courte, haletante ; la voix brève, entrecoupée. Lorsqu'il existe de l'hémoptysie, une toux continuelle, à petits coups,
amène à la bouche des crachats sanglants. Le blessé se tient assis,
penché en avant ; il immobilise instinctivement le thorax pour diminuer la douleur causée par la blessure. Les battements du cœur sont
précipités et petits, une pâleur extrême couvre le visage. La température centrale du corps s'abaisse. Tout indique une lésion d'une extrême
gravité.

c. — Dans beaucoup de plaies de poitrine les signes physiques du
début sont loin d'être tranchés. La plaie petite, s'il s'agit par exemple
d'un coup de poignard, d'un coup d'épée, d'un coup de feu, fournit
une hémorrhagie insignifiante. Le phénomène de la traumatopnée
fait absolument défaut.

Mais en même temps, les symptômes fonctionnels sont souvent
presque aussi graves que dans les cas précédents : même dyspnée,
même douleur, même affaissement général. Dans d'autres cas, ces
symptômes manquent en grande partie.

Il ne faut pas se hâter d'après ces seuls phénomènes de conclure à
l'existence ou à l'absence de pénétration. Certains blessés sous l'influence de l'émotion et de la douleur causées par une plaie non
pénétrante, tombent dans un état syncopal, ou sont pris de dyspnée
violente. D'autres chez lesquels la preuve de la pénétration se
fera plus tard ne présentent aucun phénomène grave. Dans ces conditions le diagnostic reste souvent incertain pendant quelque temps.
Les renseignements recueillis sur la nature du corps vulnérant et sur la
direction qu'il a suivie, l'examen de ce corps s'il s'agit d'un instrument
piquant ou tranchant, une palpation attentive du thorax permettent
quelquefois de distinguer une plaie superficielle d'une plaie profonde.
Lorsque ces divers moyens restaient insuffisants, les anciens chirurgiens mettaient souvent en pratique certains procédés de recherche :

c'étaient surtout l'exploration de la plaie au moyen d'une sonde et l'injection à travers ses lèvres d'eau tiède qui naturellement ressortait si la plaie était superficielle et dans le cas contraire, se logeait dans la cavité pleurale; ces manœuvres sont définitivement rejetées. Elles sont infidèles et dangereuses. Le danger des plaies de poitrine consiste principalement dans l'hémorrhagie et dans les accidents septiques qui suivent l'invasion de la cavité pleurale par le sang et par l'air extérieur. Or, en introduisant la sonde, en pratiquant des injections dans le sac pleural, on peut désunir des plaies en train de se cicatriser, détacher des caillots qui arrêtaient une hémorrhagie et quelquefois infecter la cavité séreuse. Qu'importe d'ailleurs de savoir quand même si une plaie de poitrine est pénétrante ou non puisque certaines plaies pénétrantes guérissent tout aussi bien que des plaies simples. Ce n'est pas la pénétration même, en tant que phénomène anatomique, mais la pénétration accompagnée de ses accidents cliniques ordinaires qu'il faut reconnaître. Tant que ceux-ci manquent, c'est comme si la pénétration n'existait pas.

Une autre manœuvre recommandée par les anciens chirurgiens et rejetée actuellement, c'était un mouvement d'expiration forcée que l'on faisait faire au malade, afin d'amener la sortie par la plaie extérieure de l'air qui pouvait être contenu dans le thorax. Nous n'avons plus besoin d'un pareil procédé d'exploration maintenant que par la percussion et l'auscultation nous savons si parfaitement reconnaître les épanchements gazeux de la cavité thoracique.

2° *Période d'état.* — Lorsque les premières heures se sont passées, après la première journée par exemple, les accidents du début se sont dissipés. Les symptômes qui persistent ont un certain caractère de permanence.

La plaie était-elle large, bien ouverte, accompagnée de traumatopnée, ou, au moins, de l'issue pendant les expirations fortes d'un peu de sang mélangé d'air spumeux, les phénomènes ressemblent beaucoup à ceux du premier moment. Ils ont pris seulement un caractère de gravité moindre. Quoique marquée la dyspnée est plus supportable. Quelquefois, l'hémorrhagie a jeté le malade dans une faiblesse extrême.

Parmi les blessures étroites, non béantes, oblitérées dès le début, quelques-unes ne donnent lieu à aucun phénomène nouveau, soit qu'elles n'aient point pénétré au delà de la paroi, soit qu'ayant pé-

nétré, elles se trouvent dans ces conditions favorables dont nous avons
parlé souvent et qu'elles doivent guérir sans complication. Mais le
plus grand nombre de ces blessures, et ce sont là les plaies de poitrine les plus communes se comportent d'une façon différente.

Elles présentent à considérer des signes physiques et des symptômes fonctionnels. En tant que signes physiques nous constatons du
côté de la blessure : *une hémorrhagie* peu considérable, mais souvent persistante, malgré le soin que l'on prend d'oblitérer la blessure avec du collodion, de la baudruche, du diachylon, etc., *de l'emphysème*, soit à la base du cou, soit vers la paroi, signe qui peut
manquer assurément, mais qui n'est pas rare. L'examen du thorax
lui-même permet de reconnaître, à la simple inspection la *dilatation
du côté blessé;* par la percussion et l'auscultation se révèle l'*existence
d'un épanchement gazeux ou liquide*, dans la cavité pleurale. Nous
n'avons pas à indiquer ici en détail les phénomènes sur lesquels
on se fonde pour reconnaître le *pneumothorax :* absence du murmure vésiculaire, sonorité spéciale exagérée ou non, à la percussion, souffle et voix amphorique, tintement métallique, etc.
L'épanchement liquide qui envahit en quelques heures la cavité thoracique ne peut être *qu'un hémothorax.* Plus tard de la sérosité
pleurale, plus tard encore du pus en quantité considérable peut venir
se mêler à lui. Selon les circonstances l'air ou le sang dominent ;
l'épanchement peut même être purement aérien ou purement sanguin. Mais la plupart du temps on constate sans peine que l'on a
bien affaire à un véritable *hémo-pneumothorax.* La zone inférieure
de la poitrine est mate, et la zone supérieure sonore sans murmure
vésiculaire. A cause de la coagulation du sang ou de son état poisseux, la succussion hippocratique donne rarement un résultat. Les
signes fonctionnels sont essentiellement en rapport avec l'hémopneumothorax. C'est une *dyspnée* proportionnelle au développement de ce
dernier, le plus souvent très marquée, qui oblige le malade à rester
assis dans son lit (orthopnée), et qui lui communique quelquefois une
teinte asphyxique ; un état de faiblesse, une tendance à la syncope
dus à la perte du sang qui est tombé dans la plèvre, *de la toux*
accompagnée ou non d'une hémoptysie légère. Il n'y a point d'abord
de fièvre ; mais le cœur gêné dans son fonctionnement se contracte
souvent. Le pouls est très petit.

3° *Période de terminaison.* — Les plaies de poitrine largement ou-

vertes, et laissées en communication avec l'air extérieur, entrent fatalement au bout de peu de temps dans une période d'inflammation et de
suppuration. La plèvre sécrète d'abord une sérosité abondante, qui est
en partie rejetée et croupit en partie avec le sang dans les culs-de-sac
pleuraux. Des fermentations putrides s'emparent de ces liquides. Bientôt du pus remplace la sérosité pleurale. Par la vaste surface de la
plèvre, se font des résorptions intenses ; aussi de bonne heure le blessé
présente-t-il une fièvre vive, de la prostration, des nausées, tous les
signes de la septicémie pleurale. Sous l'influence de ces troubles,
l'hémorrhagie pulmonaire redouble, si elle n'était pas complètement
arrêtée, ou se reproduit (hémorrhagie secondaire). L'inflammation
du tissu pulmonaire au niveau de la blessure (pneumonie traumatique) concourt avec la pleurésie purulente à l'affaiblissement du
blessé. Beaucoup succombent dans ces conditions. D'autres, ceux
surtout qui reçoivent des soins convenables, guérissent comme on le
fait après l'opération de l'emphysème.

— Lorsque la plaie de poitrine est étroite, non béante, ou qu'elle
a été oblitérée de bonne heure, les phénomènes suivent une marche
différente.

Dans certains cas, la blessure tend vers la guérison sans présenter
pour ainsi dire rien de spécial. La principale condition de cette heureuse évolution, semble être l'absence d'hémothorax. Dès que du
sang se trouve accumulé en quantité un peu notable dans la plèvre,
les choses menacent de se passer moins simplement. Pourtant même
en l'absence d'hémothorax, le blessé peut au bout d'un jour ou deux
être pris de fièvre, de douleur, d'anhélation. On constate que ces
accidents tiennent à l'apparition d'une pleurésie ou d'une pneumonie traumatique. La plupart du temps ces complications n'ont pas
une extrême gravité.

La plèvre est-elle le siège d'un hémothorax, ou comme c'est le
plus ordinaire d'un hémo-pneumothorax plus ou moins considérable,
l'air et le sang se résorberont parfois sans qu'il survienne aucune
complication ; mais il ne faudra pas compter sur une marche aussi
favorable. Il est rare qu'ici la pleurésie manque. Cette pleurésie
restera séreuse et guérira sans complication nouvelle, ou bien sous
l'influence d'une infection partie soit de la plaie pariétale, soit de la
plaie pulmonaire, deviendra purulente.

La purulence s'annonce dans ces conditions par une fièvre vive et surtout par une dyspnée intense qui en quelques heures peut arriver à menacer très sérieusement la vie du blessé. La moitié du thorax correspondant à la blessure est le siège d'une voussure qui tient au rapide développement de gaz putrides dans la cavité pleurale. Elle est complètement immobilisée. Quelquefois la pression exercée sur le diaphragme et sur la cloison médiastine est telle que la moitié opposée du thorax se trouve elle-même gênée dans son fonctionnement. La respiration s'exécute uniquement du côté sain au moyen de l'élévation des côtes supérieures; elle est brève et fréquente. Les mouvements du cœur sont troublés par la pression intra-thoracique. Enfin une septicémie intense, dont le point de départ est dans la résorption des produits septiques contenus dans la plèvre, contribue à augmenter la fièvre et la dyspnée. Dans ces conditions les malades succombent presque fatalement lorsqu'ils ne sont pas secourus.

Complications. — Nous n'avons pas voulu envisager comme des complications ces accidents banals des plaies de poitrine, sans lesquels la plaie de poitrine n'existe pour ainsi dire pas, savoir les hémorrhagies, l'hémothorax, le pneumothorax, l'emphysème. Nous avons suffisamment indiqué la présence et l'action des corps étrangers. Les pleurésies traumatiques ont été signalées chemin faisant. Nous étudierons plus loin les plaies du cœur et du péricarde qui souvent compliquent les plaies pulmonaires.

Pronostic. — Rien n'est plus variable que le pronostic des plaies de poitrine. Non pénétrantes elles ne font pas courir de dangers sérieux. Pénétrantes elles seront toujours considérées comme graves. En dehors des hémorrhagies résultant de la blessure d'un gros vaisseau, qui peuvent être plus ou moins rapidement mortelles, un seul accident fait tout le danger de ces lésions, c'est la pleurésie purulente. Les plaies par balles — au point de vue des lésions pleuro-pulmonaires — sont plus graves que les plaies par armes blanches, parce qu'elles s'accompagnent souvent de lésions du squelette, de pénétration de corps étrangers : esquilles, fragments de vêtements, etc., parce que le poumon est plus sérieusement atteint, contusionné, déchiré, exposé à la mortification, parce que la plaie extérieure souvent déchirée et mâchée se prête moins qu'une plaie nette à la réunion immédiate. Toutes ces conditions favorisent en définitive l'infection de la cavité pleurale, sa suppuration et la septicémie qui la suit.

Traitement. — La première indication, à remplir, et la plus importante peut-être, est précisément de maintenir autant que faire se peut l'asepsie de la blessure et de la cavité pleurale. Dans les plaies nettes on fera la suture des lèvres de la plaie, en comprenant toutes les parties molles du thorax, et jusqu'aux muscles intercostaux si c'est possible, après les avoir soigneusement lavées avec une solution antiseptique. Si la plaie ne se prête pas à la suture comme une plaie par balle, on pratiquera après un soigneux lavage l'occlusion au moyen du collodion iodoformé. On appliquera ensuite dans tous les cas un large pansement antiseptique et légèrement compressif. Si la plaie était déchirée, compliquée de fracture avec esquilles, il serait tout à fait indiqué de la régulariser, d'extraire les fragments osseux, dût-on pour cela réséquer une portion de côte. La réunion immédiate étant impossible il n'y aurait qu'à introduire dans la plè- vre un bout de tube à drainage, long de quelques centimètres seule- ment, mais de gros calibre et à recouvrir toute la moitié correspon- dante du thorax d'un large pansement antiseptique et absorbant à la fois. Des couches épaisses d'ouate salicylée atteignent admirablement le but. On les recouvre d'une feuille de gutta-percha laminée ou de mackintosh et on les maintient avec des bandes de gaze roulées autour du thorax.

Les anciens chirurgiens avaient généralement adopté cette pra- tique de la suture ou au moins de l'occlusion immédiate de la blessure. Ils pensaient remplir par là deux indications : éviter l'accès de l'air que la plupart redoutaient, faisant ainsi de l'antisepsie sans le savoir — et arrêter les hémorrhagies qui se font dans le thorax, nous allons voir par quel mécanisme.

L'*hémorrhagie* vient, nous l'avons dit, des vaisseaux de la paroi ou du poumon. On remédie à la première par la ligature directe de l'artère au niveau de la blessure, ou, procédé moins sûr, applicable surtout à la mammaire interne, par la ligature du tronc vasculaire au-dessus de la plaie, ou encore par la compression. Dans les mé- moires de l'Académie de chirurgie se trouvent décrits nombre de procédés applicables précisément à la compression des artères inter- costales : levier de Lotteri, jeton de Quesnay, machine de Bellocq. Le moyen le plus simple consiste à faire la compression directe dans la plaie au moyen d'un tampon antiseptique. Un bourdonnet de gaze iodoformé conviendrait ici mieux que tout autre chose.

Par malheur l'indication d'agir directement soit sur l'artère intercostale, soit sur la mammaire interne se rencontre bien rarement. Presque toujours l'hémorrhagie fournie par ces artères se fait du côté de la cavité pleurale ; rien ne différencie l'hémothorax qui se produit alors de l'hémathorax résultant d'une lésion pulmonaire.

Contre les hémorrhagies qui viennent des vaisseaux pulmonaires, le chirurgien se trouve à peu près désarmé. Un gros tronc est-il blessé, le sang s'accumule dans la plèvre en si grande quantité et sous une pression telle que la mort arrive rapidement. S'agit-il des vaisseaux de moyen calibre qui donnent lieu comme nous le savons aux hémothorax plus communs, on peut espérer, comme les anciens le pensaient, que le sang, une fois épanché en quantité moyenne dans la cavité thoracique et coagulé, exercera sur le poumon lui-même une compression qui facilitera la suspension de l'hémorrhagie. Nous avons là une raison nouvelle de faire le plus tôt possible la suture de la plaie.

Il est vrai que dans ces conditions le malade est quelquefois exposé à l'asphyxie ; mais alors la blessure avait ouvert de gros vaisseaux pulmonaires et si l'occlusion n'avait pas été faite, il aurait succombé encore plus vite à l'hémorrhagie. On peut pourtant chez un blessé dont la plaie est fermée et qui présente des signes d'asphyxie, rouvrir la plaie, et laisser écouler une certaine quantité de sang. Si l'hémorrhagie est arrêtée il sera soulagé, sinon il continuera à s'affaiblir et l'on sera bien obligé de refermer la blessure.

L'hémothorax une fois constitué, il ne reste qu'à attendre les événements. S'il tend naturellement à la guérison par résorption, le chirurgien n'a pas à intervenir ; une pleurésie modérée ne donne lieu à aucune indication spéciale ; mais si des phénomènes graves surviennent, qui donnent à penser à l'altération putride des produits épanchés, il n'y a pas à hésiter. La plaie sera rouverte, aggrandie si elle est insuffisante ; une pleurotomie nouvelle sera faite au besoin dans un point déclive ; le thorax sera vidé du sang qu'il contient, lavé avec des solutions convenables, drainé, entouré d'un pansement absorbant et antiseptique. Il faut s'attendre à n'arriver qu'avec peine à la désinfection de la cavité pleurale ; souvent il faut des lavages répétés pour entraîner tous les caillots logés dans les culs-de-sac de la séreuse, et mettre fin à tous les accidents.

Nous avons insisté sur les indications principales et vraiment chirurgicales des plaies de poitrine ; il ne faut pas oublier cependant que les blessés doivent recevoir dans presque tous les cas des soins médicaux dont on ne peut méconnaître l'importance. Ils doivent être tenus au lit dans une immobilité parfaite, rechauffés avec soin lorsqu'ils ont perdu beaucoup de sang ; on fera des injections sous-cutanées d'éther pour relever l'action du cœur ou d'une solution de morphine pour calmer les douleurs et la dyspnée.

On conseillait jadis dans le cas d'hémorrhagie intra-pleurale de pratiquer une saignée assez abondante pour provoquer la syncope.

Assurément la syncope favorise la formation des caillots dans les vaisseaux divisés. Mais n'a-t-elle pas assez de tendance à se produire à la suite de la plaie même et faut-il ajouter une nouvelle perte de sang à celle qui se fait par cette dernière ? Ce moyen est justement abandonné aujourd'hui.

Lorsqu'on se trouve en présence d'une hernie du poumon récente, on doit chercher à réduire la partie herniée, en débridant au besoin l'espace intercostal à côté d'elle et en écartant fortement les deux côtes qui la serrent. Puis on obturera la plaie à la façon ordinaire. Dans des cas où cette portion du poumon était sérieusement entamée, desséchée ou mortifiée, on l'a laissée au dehors sans y toucher, ou bien on l'a détruite au moyen de l'instrument tranchant ou du fer rouge après l'avoir liée à sa base. Dans tous les cas la guérison s'obtint sans complication nouvelle.

Les corps étrangers fournissent rarement une indication précoce. Les balles, surtout lorsqu'elles sont de petit calibre (avec les balles de revolver, ce fait est d'observation journalière), se fixent et s'enkystent facilement dans le poumon ou dans les parois du thorax. Seules les esquilles osseuses lorsqu'on en découvre, exigent une ablation immédiate. Le plus souvent, c'est au cours de la pleurésie purulente consécutive à la blessure, que l'indication se pose d'extraire un projectile devenu libre et tombé par suite de son poids au fond de la cavité thoracique, ou des fragments de vêtement, de débris, d'équipement, etc. Si l'on ne peut extraire ces différents objets avec une longue pince courbée, on ne doit pas hésiter à pratiquer au voisinage du point où ils se trouvent logés une contre-ouverture par laquelle le doigt et les instruments nécessaires seront portés dans la cavité pleurale. On recourrait même, en cas de besoin, à la résection d'une portion de côte comme Legouest l'a conseillé.

II

PLAIES DU MÉDIASTIN.

A l'état de plaie simple, c'est-à-dire en dehors des cas où elle complique une plaie pénétrante de la plèvre, la blessure du médiastin est absolument exceptionnelle ; pourtant des instruments piquants et tranchants ont pu, en rasant obliquement le bord du sternum, réaliser ces conditions, et surtout des projectiles de guerre sont venus, après avoir fracturé l'os de la poitrine, pénétrer dans le tissu cellulaire de la cloison du médiastin.

Ces lésions sont intéressantes par l'épanchement abondant (hémomédiastin) dont elles s'accompagnent. L'origine du sang est multiple. Ce sont quelquefois les gros vaisseaux de la base du cœur qui sont atteints ; mais il s'agit alors de cas rapidement mortels. L'artère mammaire interne peut être en cause. Quelquefois ce sont des branches moins importantes. Une condition physiologique bien connue facilite singulièrement la production de l'hémomédiastin ; c'est l'aspiration thoracique, qui s'exerce d'une façon très active dans l'espace interpleural aussi bien que dans toutes les autres parties du thorax.

Ces plaies sont assez souvent compliquées de corps étrangers : balles ayant pénétré à travers le sternum, esquilles osseuses, pointes d'instruments piquants fichées dans le sternum, etc.

En face d'un hémomédiastin, la prudence commande de s'abstenir. Faire l'occlusion de la blessure, attendre les événements est encore ici le plus sûr. Intervenir prématurément serait s'exposer à des hémorrhagies graves. La présence même d'un corps étranger, ne change rien à cette règle. Sauf pour les pointes engagées dans le sternum qui doivent toujours être extraites, on n'intervient que si l'épanchement sanguin tend à se transformer en abcès du médiastin.

Dans ce cas le foyer doit être évacué en élargissant l'orifice de la plaie, par la trépanation du sternum si c'est nécessaire, désinfecté, et drainé. Les corps étrangers seront après cette intervention facilement découverts et extraits. S'ils étaient trop éloignés, il vaudrait mieux attendre qu'ils vinssent se présenter d'eux-mêmes à l'orifice, que de s'exposer par des recherches inconsidérées à les pousser plus loin, ou à provoquer des hémorrhagies secondaires.

III

PLAIES DU CŒUR.

Les plaies du cœur ont été observées de toute antiquité. Elles ont été longtemps considérées comme mortelles. Plusieurs des héros d'Homère succombent à ces blessures. Galien les a le premier distinguées en pénétrantes immédiatement mortelles, et non pénétrantes qui deviennent mortelles au bout d'un certain temps, du fait de l'inflammation. Ambroise Paré a publié la première observation connue de plaie du cœur non suivie de mort immédiate ; mais il ne précisa pas le siège de la blessure. Muler (1641), après lui, fit la description exacte d'une plaie du ventricule droit qui entraîna la mort au bout de 16 jours. Parmi les nombreux auteurs qui suivent, il faut citer particulièrement : Sénac, 1749, Morgagni, à qui on doit la théorie de la mort subite par épanchement dans le péricarde et compression consécutive du cœur, Larrey, Dupuytren, Sanson, Jobert, plus récemment Jamain, et surtout Georges Fischer dont le mémoire, paru en 1867 dans les *Arch. für klinische Chirurgie*, sert de base à toutes les descriptions classiques. De Santi dans les *Archives de méd. militaire* de 1884 a publié un intéressant travail sur les plaies du cœur par armes à feu.

Il y a intérêt à réunir dans une même étude les véritables plaies produites par des instruments vulnérants qui atteignent le cœur après avoir traversé les parois thoraciques, et les déchirures, les ruptures, les écrasements du cœur. Certains faits représentent une sorte de transition entre ces deux ordres de blessure. Ainsi nous mentionnerons des lésions du cœur, avec conservation du péricarde, causées par des projectiles qui ont traversé les parois thoraciques : plaie au début, déchirure à la fin. Nous ajouterons même aux précédentes avec Fischer des blessures qui sont plutôt des *ulcérations du cœur* par des corps étrangers introduits dans les voies digestives.

Étiologie. — Sur les 452 cas relevés par Fischer, il s'agit dans .504 de blessures par instruments piquants ou tranchants : piquants 44 (aiguilles, alènes, stylets, grattoirs, limes, etc.), piquants et tranchants 260 (couteaux, épées, coutelas, sabres, baïonnettes, poignards, lances, etc.). Cette énumération fait prévoir que la plupart de ces plaies sont le résultat de meurtres, suicides, duels, etc. Quelquefois elles sont purement accidentelles. Presque toujours l'instrument vulnérant traverse d'abord la paroi thoracique; pourtant il peut dans des cas exceptionnels suivre une autre voie. Un sabre avalé par un saltimbanque atteint le cœur après avoir perforé l'œsophage : un certain nombre de corps arrêtés dans ce conduit finissent par l'ulcérer et par atteindre aussi le péricarde et le cœur. Ce sont des aiguilles, une épine de prunier épineux (Kussmaul), une arête de poisson (Andrews), des plaques de dentier, etc.

Dans 72 cas, Fischer a trouvé comme corps vulnérant des balles. Ces plaies ont été plutôt observées dans la pratique civile (tentatives de suicide, meurtres) que dans la chirurgie militaire. A la guerre, les blessures du cœur par coup de feu représenteraient pourtant 0,9 pour 100 des blessures en général.

Il s'agissait d'écrasement ou de rupture dans 76 observations.

Anatomie pathologique. — Il faut distinguer les plaies proprement dites des contusions et des ruptures.

1° *Plaies proprement dites.*

a. Lésions du péricarde. — Il est presque impossible que le cœur soit lésé par un corps venu du dehors sans que le péricarde le soit avant lui. Fischer rapporte pourtant des faits de ce genre. De Santi en a relevé quatre autres. Il s'agit toujours de balles qui, arrivées au terme de leur course, conservent encore assez d'énergie pour amener une déchirure du cœur après avoir refoulé devant elles le péricarde, sans le traverser.

La blessure isolée du péricarde dont la possibilité se comprend à peine, en dehors des épanchements péricardiques, a été observée pourtant assez souvent : 42 fois sur 376. — Elle a été causée par des nstruments tranchants, par des balles, par des esquilles osseuses.

Le péricarde est donc dans le plus grand nombre des cas blessé en même temps que le cœur. La forme et l'étendue de la solution de continuité sont généralement en rapport avec la blessure du cœur. On a noté à cette règle quelques exceptions curieuses.

b. Lésions du cœur. — Les plaies du cœur frappent surtout sur les ventricules. Les oreillettes sont aussi atteintes, mais beaucoup moins souvent, puis la cloison ventriculaire; très exceptionnellement les vaisseaux coronaires sont ouverts isolément. Les plaies peuvent être pénétrantes ou non pénétrantes.

Les plaies pénétrantes, plus communes, 253 sur 283 (Fischèr) varient nécessairement beaucoup selon les instruments qui les ont produites. — Les simples piqûres donnent lieu à d'étroits canaux que l'on trouve toujours remplis d'un caillot fibrineux. — Les plaies par instruments à la fois piquants et tranchants peuvent être béantes. Le plus souvent elles s'ouvrent du côté de la cavité ventriculaire par une simple fente linéaire. Un caillot d'aspect variable suivant son ancienneté les oblitère plus ou moins complètement. Quelquefois l'instrument vulnérant a dépassé la cavité du cœur d'abord atteinte. Les deux ventricules sont successivement perforés, ou un ventricule et une oreillette, etc. La pointe du cœur a été trouvée détachée tout entière. Des plaies multiples parallèles ou entre-croisées, les unes pénétrantes, les autres non pénétrantes ont donné lieu aux lésions les plus variées. — Les balles creusent le plus souvent à travers le cœur un canal que l'on trouve à l'autopsie noirâtre, comme brûlé, rempli par un caillot, mais contenant quelquefois des corps étrangers : fragments de côtes, bourres de papier, débris de vêtements. La balle comme les instruments tranchants peut traverser plusieurs cavités et créer plusieurs orifices. Elle peut aussi s'arrêter après avoir traversé une paroi ventriculaire ou auriculaire et rester dans le cœur. Lorsque les balles atteignent le cœur sous une faible vitesse, leur orifice de sortie est arrondi comme leur orifice d'entrée. Il se fissure et devient irrégulier si la vitesse est plus grande. Lorsqu'elle devient très considérable, le cœur éclate (de Santi) sous l'influence de la pression hydraulique qui se produit subitement dans la cavité atteinte.

Les plaies non pénétrantes se voient presque uniquement à la surface des ventricules. Les instruments piquants et tranchants peuvent atteindre seulement les vaisseaux coronaires, ou entamer le feuillet viscéral du péricarde sans toucher au plan musculaire, ou enfin diviser ce dernier sur une profondeur plus ou moins grande. Quelquefois il reste à peine quelques fibres musculaires avec l'endocarde, si bien qu'une rupture secondaire semble très possible. Boyer croit en avoir observé un cas. La cloison interventriculaire peut être seule atteinte plus ou moins profondément.

Les balles font rarement des plaies non pénétrantes ; pourtant elles effleurent parfois le cœur, y tracent un sillon sans l'ouvrir, y font un séton (surtout à la pointe). De Santi a recueilli plusieurs observations de ce genre. Dans un cas de Nélaton, après avoir entaillé un ventricule, la balle resta dans le péricarde.

c. *Lésions de voisinage.* — Dans l'immense majorité des cas, la plèvre et le poumon sont blessés en même temps que le cœur. La disposition connue des deux culs-de-sac antérieurs de la plèvre qui recouvrent presque complètement le cœur permet de comprendre pourquoi.

La lésion frappe le plus souvent sur la séreuse du côté gauche ; mais celle du côté droit est aussi atteinte quelquefois, soit isolément, soit en même temps que sa voisine. Le poumon peut échapper à l'instrument vulnérant, surtout si le coup est porté pendant l'expiration. A ce moment il s'éloigne du fond du sinus antérieur et laisse les feuillets costal et médiastin de la plèvre s'accoler sur une certaine étendue. Il est pourtant blessé souvent. Cette lésion de la plèvre et du poumon influe singulièrement sur la symptomatologie, la marche et le pronostic des plaies du cœur.

Nous ne ferons que signaler les blessures concomitantes des gros vaisseaux de la poitrine : aorte, veine cave, azygos ; celles des divers organes de la cavité abdominale : foie, côlon, etc., ne sont pas rares.

d. *Corps étrangers.* — Fischer en a relevé 47 observations. — Dans l'une d'elles un projectile avait déterminé une plaie de la pointe du cœur sans entamer le feuillet pariétal du péricarde. Il était resté accolé à la face externe de ce dernier. — Plusieurs cas se rapportent à des objets arrêtés dans la cavité péricardique. Quelques-uns ont pénétré par le tube digestif : une aiguille, une plaque de dentier ; d'autres, des balles, sont venues du dehors à travers une plaie des parois de la poitrine. — La plupart des corps étrangers ont été trouvés dans le cœur même. Un petit nombre venait encore du tube digestif (aiguilles, épingles, etc.). Presque tous avaient traversé les parois thoraciques. On les trouve généralement fixés dans les parois du cœur, ou dans la cloison interventriculaire, saillants dans une de ses cavités et recouverts de fibrine s'ils sont à nu par quelqu'une de leurs parties. Quelquefois pourtant ils sont libres dans une des cavités et peuvent même s'y mouvoir librement. C'est ainsi que, dans un cas cité par Gross, on retrouva dans la veine cave inférieure une balle qui avait pénétré à la partie supérieure du ventricule droit.

2° *Ruptures du cœur.* — Nous avons déjà (voy. p. 266) indiqué

suffisamment les conditions étiologiques et l'anatomie pathologique
des ruptures du cœur. Rappelons simplement ici que le cœur contusionné ou écrasé et le péricarde se rompent en même temps ou
isolément. La rupture du cœur est complète, ou incomplète (fissure
ventriculaire n'intéressant pas toute l'épaisseur de la paroi). Complète, elle ouvre tantôt une oreillette, tantôt un ventricule, parfois
les deux cavités à la fois, et siège aussi souvent à gauche qu'à droite.
Les gros vaisseaux de la poitrine peuvent être déchirés en même
temps que le cœur; dans un cas, cet organe était arraché presque
complètement.

Physiologie pathologique. — 1° La mécanique du cœur est
troublée par certaines plaies qui détachent un pilier valvulaire, créent
un orifice anormal entre les deux ventricules, etc.

2° En dehors de toute altération mécanique, en l'absence également de toute complication péricardique ou pleurale, les fonctions
du cœur sont quelquefois gravement atteintes, ou subitement abolies.
Le premier grenadier de France, La Tour d'Auvergne, a succombé à
une plaie non pénétrante du ventricule. On connaît de nombreux cas
de mort par syncope arrivés dans les mêmes conditions. Au contraire
certaines blessures pénétrantes comportent une longue survie ou
même guérissent sans accidents. Il est probable que ces différences
tiennent au siège de la blessure. Le fonctionnement du cœur est
soumis en grande partie aux petits centres nerveux contenus dans
l'épaisseur de ses parois (ganglions cardiaques). La lésion de ces
ganglions pourrait produire suivant les cas, des mouvements convulsifs du cœur, ou la syncope cardiaque.

3° Les corps étrangers libres ou non dans une cavité du cœur peuvent n'entraver en aucune façon ses fonctions. C'est probablement
encore affaire de position. Mais ils provoquent presque toujours la
formation de dépôts fibrineux qui fréquemment fournissent des embolies artérielles.

4° La blessure du cœur a pour conséquence presque nécessaire une
hémorrhagie dans le péricarde (hémo-péricarde). Le sang provient
des cavités mêmes du cœur dans les plaies pénétrantes, ou de ses parois. Une artère coronaire peut le fournir directement. Il s'écoule en
vertu de la pression qu'il supporte dans les cavités cardiaques et dans
les vaisseaux : il est aussi attiré dans la cavité péricardique par l'aspiration thoracique. La quantité qui se déverse de la sorte varie de

quelques grammes à 1 kilo et plus. L'épanchement distend le péricarde et comprime le cœur. Certaines morts rapides semblent se
produire sous cette influence.

5° Souvent à mesure que le sang arrive dans le péricarde il passe
dans la cavité pleurale largement ouverte par la même blessure qui
a frappé le cœur. C'est ainsi que l'on trouve le péricarde vide et la
plèvre pleine de sang. Cette dernière peut du reste recevoir en même
temps du sang fourni par une plaie pulmonaire.

6° Au contact de l'épanchement sanguin la séreuse du cœur s'enflamme ; mais cette inflammation resterait probablement modérée si
la communication établie par la plaie avec l'extérieur ou la plèvre et
les bronches ne permettait pas l'infection du milieu péricardique.

De celle-ci dépend la péricardite suppurée avec production de
gaz fétides, fistule péricardique, etc.

7° Un pneumopéricarde succède souvent à la blessure simultanée
du poumon et du cœur. Le mécanisme le plus ordinaire est le suivant : l'air versé dans la cavité pleurale par le poumon blessé passe
dans le péricarde grâce à l'aspiration thoracique.

Dans certaines blessures très directes et assez largement ouvertes
l'air peut venir directement de l'extérieur à travers la paroi thoracique. A titre très exceptionnel on a cité l'infiltration des gaz de l'estomac à travers une perforation de l'œsophage et une injection
d'air faite dans une paracentèse du péricarde suivie d'injection
iodée.

Le pneumopéricarde s'annonce entre autres signes par un clapotement comparé au bruit d'une roue de moulin. Il n'aurait pas de
graves conséquences s'il n'était pas suivi presque forcément de l'infection de la cavité péricardique.

8° Du côté de la plèvre on constate un pneumothorax lorsque le
poumon est lésé, et un hémothorax qui peut tenir à la fois, comme
nous l'avons dit, à la lésion cardiaque et à la lésion pulmonaire.

9° Des épanchements sanguins et gazeux dans le médiastin se produisent quelquefois par le même mécanisme.

De la cicatrisation des plaies du cœur. — La guérison des piqûres et des coupures du cœur se fait, souvent d'une façon très
rapide. Elle peut être complète au bout de cinq à six jours. Dans quelques cas on trouve au bout d'un temps plus long des cicatrisations
incomplètes, et il est probable que des réunions peu solides sont

susceptibles de céder tout d'un coup au bout de quelques jours. Quoi
qu'il en soit, on a pu par des autopsies montrer la guérison parfaite
de plaies pénétrantes chez des individus qui avaient survécu dix et
vingt ans après leur blessure.

La cicatrisation des plaies produites par des balles est plus rare.
Elle se fait pourtant quelquefois. Les déchirures se cicatriseraient
comme les plaies par instruments tranchants si la gravité des lésions
n'avait pas pour conséquence presque fatale une mort rapide.

Symptômes. — Rien de variable et d'inconstant comme la
symptomatologie des plaies du cœur. On comprend aisément pourquoi. Troubles mécaniques et fonctionnels dépendant directement de
la blessure, symptômes de l'hémopéricarde et du pneumopéricarde,
de l'hémothorax et du pneumothorax, de la péricardite, de l'endo-
cardite, de l'embolie, de la pleurésie, etc., peuvent se montrer
isolément ou combinés de la façon la plus diverse. Nous examine-
rons successivement les phénomènes les plus importants.

1° *L'hémorrhagie* est rarement caractéristique.

On l'a vue quelquefois se manifester au niveau de la plaie par un
jet gros comme le petit doigt qui s'élevait à plusieurs centimètres de
haut et entraînait en quelques instants la mort du blessé. — On
observe plus souvent un écoulement sanguin peu abondant et qui se
suspend vite. — La perte de sang peut être nulle.

L'hémorrhagie est ordinairement interne. Elle se traduit par les
signes d'un épanchement péricardique (hémopéricarde) ou pleural
(hémothorax). — Externe ou interne, elle apparaît, tantôt immédiatement, tantôt secondairement comme dans toutes plaies vasculaires.

2° *Troubles circulatoires, examen de l'appareil de la circulation.*
Par la palpation de la région cardiaque, et par l'examen du pouls on
apprécie le *rythme et l'énergie des battements du cœur.* On les trouve
ordinairement fréquents, irréguliers, avec des alternatives de lenteur
et de vitesse. Cet état persiste quelquefois d'une manière indéfinie
même après la guérison. — Exceptionnellement les battements du
cœur restent calmes et réguliers jusqu'à la mort.

La percussion pratiquée au niveau de la région cardiaque fournit
suivant les cas une résonnance normale (plaie, sans épanchement)
une matité étendue (hémopéricarde), ou une sonorité exagérée
(pneumopéricarde). Du côté du thorax, signes d'hémothorax ou de
pneumothorax.

L'auscultation du cœur livre à l'oreille des bruits fort divers. Ils se produisent dans le cœur même, dans le péricarde, ou hors du péricarde. Les bruits cardiaques normaux ne se retrouvent pas toujours ; ils apparaissent du moins affaiblis, comme lointains. Les bruits anormaux du cœur dépendent des communications anormales établies entre les oreillettes ou les ventricules, des altérations valvulaires, des corps étrangers. La présence du sang, de l'air, de produits inflammatoires (fausses membranes), de corps étrangers dans le péricarde donne naissance de son côté à des phénomènes du même ordre. On a signalé particulièrement des bruits frémissants, comme dans l'anévrysme artério-veineux (Ferrus et Jobert), des bruits amphoriques, de râpe, de lime, de scie, des piaulements, gazouillements, souvent perceptibles à distance, etc.

Morel Lavallée, en 1864, a décrit un bruit de roue hydraulique presque toujours lié au pneumopéricarde. C'est un clapotement produit par le cœur qui se meut dans une cavité pleine en partie d'air, en parti d'un liquide. Une observation récente de Reynier semble démontrer que le même phénomène peut se produire sans que le péricarde soit ouvert, dans le cas d'un simple épanchement hydro-aérien de la plèvre.

3° *Troubles respiratoires.* — On comprend sans peine qu'ils doivent être encore plus variés et moins caractéristiques que les précédents. Dans quelques cas exceptionnels la respiration est restée absolument normale. On trouve ordinairement une *dyspnée* variable depuis le degré le plus léger jusqu'à la suffocation la plus intense et l'asphyxie. Elle tient à plusieurs causes. Tout d'abord il peut y avoir insuffisance de la circulation pulmonaire et par conséquent de l'hématose lorsque le cœur est perforé, affaibli, ou comprimé par un épanchement péricardique ; un hémothorax et plus tard la péricardite, la pleurésie, quelquefois la péritonite, l'hémo ou le pyomédiastin, les adhérences pleurales ou péricardiques déterminent de leur côté la dyspnée par des mécanismes divers.

La *toux* et l'*hémoptysie* se montrent fréquemment comme beaucoup des symptômes précédents, parce que les lésions pulmonaires et pleurales sont, ainsi que nous le savons, très communes.

4° Les *troubles digestifs* font le plus souvent défaut a moins que la cavité abdominale et quelques viscères de cette cavité aient été ouverts. Cependant la *soif* est à peu près constante. Elle est la conséquence forcée de la perte de sang. On retrouve ici la *gêne de la dé-glutition* qui accompagne toutes les péricardites.

5° *Phénomènes nerveux.* Ils consistent en du délire, des convulsions et des paralysies. Le délire est ordinairement un symptôme terminal qui marque les approches de la mort. Les convulsions, quelquefois générales, se limitent le plus souvent aux muscles de la face (rictus sardonique) ou à ceux des parois thoraciques et abdominales. Les paralysies, dont la fréquence et la gravité étonnaient les anciens observateurs, ont reçu actuellement leur entière explication. Elles dépendent toujours d'une embolie. Des caillots se déposent dans les cavités cardiaques, comme nous le savons, surtout lorsqu'un corps étranger y séjourne ; ils sont à un moment donné lancés dans la circulation artérielle. Selon la voie dans laquelle ils s'engagent, une grosse artère de l'encéphale, ou les troncs des membres se trouvent oblitérés. De là des hémiplégies, des paraplégies, des paralysies complètes ou incomplètes limitées à un seul membre ; de là surtout des gangrènes par oblitération, qui surviennent rapidement sur un seul membre supérieur ou inférieur, ou sur les deux membres inférieurs à la fois.

6° *Aspect du malade ; état général ; syncopes ; phénomènes subjectifs.* Un certain nombre de blessés conservent, en l'absence de tout symptôme grave, un état général parfait et toutes les apparences de la santé. Beaucoup d'autres, au contraire, témoignent immédiatement par leur aspect extérieur de grands troubles apportés chez eux aux fonctions de la circulation et de la respiration. Ils sont froids, pâles, plongés dans un état de prostration et d'angoisse, pleins du sentiment de leur mort prochaine.

Ils tombent dans des syncopes souvent très prolongées, parfois mortelles. Cet accident, la *syncope*, se trouve noté dans 87 des 452 observations relevées par Fischer. Il est probablement plus fréquent. Quelques observateurs auront négligé de l'indiquer. Sur les 87 cas de Fischer nous trouvons 30 syncopes se produisant immédiatement au moment de la blessure, 38 au bout de quelques instants, et 19 à une époque plus éloignée, dans le cours du traitement. Ces dernières avaient pour cause occasionnelle un mouvement imprimé au blessé pour changer par exemple le pansement, ou un effort même léger, tel par exemple que celui de relever le bras. On peut attribuer la syncope du premier moment au choc du cœur ou mieux à la lésion directe des ganglions cardiaques. Plus tard la perte de sang, les troubles de la circulation cérébrale consécutifs à l'insuffisance de l'action cardiaque, etc... justifient amplement la fréquence de cet accident.

Les plaies du cœur sont peu ou point douloureuses par elles-mêmes. Les expériences sur les animaux, la pratique de l'acupuncture même chez l'homme, les observations telles que celles de Harvey sur le comte de Montgomery, ont fait voir que l'on pouvait toucher, presser, blesser même cet organe sans éveiller aucun phénomène de sensibilité. Pourtant chez les blessés surviennent souvent, peu de temps après l'acte traumatique, de vives douleurs du côté de la plaie, avec irradiations vers les épaules. Elles tiennent surtout, comme l'a indiqué Boyer, à la *péricardite*.

Marche et terminaison. — Les vastes tableaux de Fischer en donnent une excellente idée.

Sur 452 plaies du cœur, 104, soit 26 pour 100, ont produit la mort immédiate. Tout considérable qu'il soit, ce chiffre nous éloigne beaucoup de l'idée des anciens que toute plaie du cœur est subitement mortelle.

Fischer comprend même dans le chiffre qu'il indique non seulement les cas dans lesquels le blessé meurt absolument sous le coup, mais même ceux dans lesquels il survit deux ou trois minutes. On peut attribuer la terminaison funeste à une syncope, peut-être à la lésion d'un ganglion cardiaque, à une hémorrhagie intra-péricardique, quelquefois, mais très rarement, à une hémorrhagie extérieure.

La mort est arrivée plus tardivement dans un temps qui varie ordinairement entre 1 heure et 9 mois chez 219 malades. Les syncopes tardives, les hémorrhagies secondaires, mais surtout les complications inflammatoires du côté du cœur, du péricarde, de la plèvre, du poumon, du médiastin font ici sentir toute leur influence. On peut y ajouter les ramollissements cérébraux par embolie, les gangrènes, etc.

La statistique de Fischer compte malheureusement 57 faits dans lesquels la mort est indiquée sans détails.

La guérison définitive a été obtenue 72 fois. Le cœur était lui-même en cause 50 fois sur ces 72 guérisons. Le péricarde était lésé seul dans les 22 autres faits. Or sur les 452 cas de Fischer 401 se rapportaient à des plaies du cœur proprement dites et 51 à des plaies du péricarde isolé. La guérison s'observerait donc dans la proportion de 18 pour 100 environ pour les premiers et de 43 pour 100 pour les seconds.

Chez les malades guéris persistent souvent des lésions organiques qui peuvent tardivement entraîner la mort. On trouve des rétrécissements on des insuffisances des orifices cardiaques, à la suite des lésions frappant sur les valvules. On a noté l'élargissement de l'artère pulmonaire et l'insuffisance de ses valvules à la suite de la perforation de la cloison ventriculaire et du passage du sang du cœur gauche dans le cœur droit.

On rencontre encore l'hypertrophie cardiaque, l'atrophie consécutive à la symphyse cardiaque, des anévrysmes, etc. Chez quelques malades persistent des palpitations que l'on ne peut rapporter à aucune lésion organique.

Diagnostic. — La plaie du cœur s'accompagne quelquefois de troubles cardiaques subits et nets : bruits spéciaux, matité péricardique ; mais dans la majorité des cas ces phénomènes manquent. L'examen de la plaie, celui de l'instrument vulnérant, les renseignements fournis sur la direction qu'il a suivie, l'obscurité des bruits du cœur, l'inégalité du pouls, permettraient seuls de soupçonner la possibilité d'une semblable lésion. Dans bien des cas on ne la reconnaît qu'à l'autopsie. On manque absolument de caractères permettant de distinguer une plaie non pénétrante, d'une plaie pénétrante, et à plus forte raison de déterminer le siège sur tel ou tel point du cœur. Le bruit de roue hydraulique, sauf la réserve faite pour certains clapottements pleuraux, est caractéristique du pneumopéricarde.

Pronostic. — Nous avons déjà indiqué d'après Fischer les résultats généraux des blessures du cœur. La guérison s'obtient dans la proportion des 18/100 des plaies du cœur et des 43/100 des plaies du péricarde. La gravité dépend avant tout de la nature de l'instrument vulnérant et du siège de la blessure. Les aiguilles fines traversent impunément le cœur, ainsi que l'ont prouvé les expériences sur les animaux et la pratique de l'acupuncture entre les mains des Chinois et des Japonais ou même entre les nôtres; si elles sont abandonnées dans le cœur, après l'avoir atteint à travers la paroi thoracique, ou à travers l'œsophage, elles constituent des corps étrangers, dont l'influence est variable, souvent fatale. Les instruments piquants

et tranchants causent des blessures plus sérieuses. Les plaies par
balles guériraient encore d'après Fischer dans la proportion de 16/100
mais il s'agit dans la plupart des faits qu'il rapporte de balles de
revolver d'un très petit calibre.

Les blessures des oreillettes sont plus sérieuses que celles des ventricules ; la section d'une artère coronaire est toujours mortelle.

Les plaies non pénétrantes sont moins graves que les plaies pénétrantes ; pourtant elles amènent souvent une mort plus ou moins
rapide.

Traitement. — En présence d'une plaie du cœur, le chirurgien
est à peu près désarmé.

Les expériences de Block, démontrant que la suture d'une plaie
du cœur peut être faite rapidement et avec succès chez les animaux,
tout intéressantes qu'elles sont, ne paraissent pas applicables jusqu'ici
à l'homme. On se bornera donc à traiter la plaie extérieure, comme
une plaie de poitrine ordinaire, par la suture, puis on essaiera de
ralentir la circulation afin de modérer l'écoulement sanguin hors du
cœur, et de favoriser la formation d'un caillot. La digitale, les applications de glace sur la région précordiale, le repos absolu au lit,
correspondent à cette indication. Il ne faut pas espérer d'enrayer par
un traitement quelconque les accidents inflammatoires s'il s'en produit du côté du péricarde.

Les auteurs se refusent à donner un conseil pour le cas de corps
étrangers. Il est certain que leur extraction a été quelquefois suivie
d'une mort subite. D'autre part, des malades ont survécu avec des
corps étrangers que l'on n'a pas retirés et qui peu à peu ont pénétré
davantage dans la poitrine et ont fini par y disparaître complètement.
Il n'en est pas moins certain que dans le plus grand nombre des
cas l'abandon des corps étrangers offre presque autant de dangers
que leur extraction. Cette dernière serait de règle, si l'on pouvait
tenter avec quelque chance de succès la suture de Block; il semble
malheureusement, nous le répétons, que ce mode de traitement soit à
peu près chimérique.

DEUXIÈME PARTIE

AFFECTIONS INFLAMMATOIRES ET ORGANIQUES DE LA POITRINE

CHAPITRE PREMIER

INFLAMMATIONS ET ABCÈS.

Les inflammations thoraciques qui relèvent de la pathologie externe forment quatre classes.

1° Phlegmons et abcès aigus des parois thoraciques ;
2° Abcès chroniques des parois thoraciques ;
3° Abcès du médiastin ;
4° Abcès de la plèvre ou pleurésie purulente.

§ 1. *Phlegmons et abcès aigus des parois thoraciques*

On observe sur les parois antéro-latérales du thorax des phlegmons aigus dont la description est encore bien incomplète.

Il en est qui sont *circonscrits* et qui se développent dans le tissu cellulaire sous-cutané; d'autres prennent naissance sous les masses musculaires, qu'ils décollent dans une étendue considérable ce sont les vrais phlegmons par diffusion de Chassaignac; d'autres enfin appartiennent à la catégorie des *phlegmons diffus*.

Certains de ces phlegmons sont primitifs, d'autres ne sont que *secondaires :* propagation d'un phlegmon de l'aisselle.

Étiologie. — Ils reconnaissent pour causes les contusions, les traumatismes des parois thoraciques, l'exercice exagéré des membres supérieurs; mais le plus souvent la fatigue, la misère, une mauvaise hygiène, ont singulièrement favorisé le développement de l'affection. — Celle-ci se relierait encore, pour certains auteurs, à des inflammations péripleurales sur la nature desquelles on est loin d'être édifié

(Duplay), mais qui avaient été déjà signalées par Boyer, Wunderlich, Billroth, Bartels de Kiel.

Symptômes. — Chassaignac avait déjà fort bien indiqué la communauté de symptômes des inflammations de la plèvre et des phlegmons thoraciques : même début par phénomènes généraux, fièvre, frisson, douleur thoracique ; mais l'attention est vite attirée par les phénomènes locaux propres au phlegmon. La tuméfaction est en général très étendue : depuis l'aisselle jusqu'à la base du thorax.

On l'a vue descendre jusqu'à la crête iliaque, et cet immense gonflement des phlegmons thoraciques constitue un de leurs principaux caractères. La suppuration ne tarde pas à s'y développer, plus ou moins profonde et étendue, pouvant amener la terminaison fatale si l'on n'intervient pas de bonne heure, toujours longue à se réparer même en cas de guérison. Outre les phénomènes généraux et les caractères locaux, il n'est pas rare de voir le phlegmon occasionner une grande gêne de la respiration, nécessiter le décubitus dorsal.

En raison de son extension, c'est une affection grave.

Aussi doit-on intervenir énergiquement par des incisions longues et multiples.

§ 2. *Abcès chroniques des parois thoraciques.*

Division. Historique. — Les abcès chroniques ou abcès froids des parois thoraciques sont :

1° Des abcès froids du tissu cellulaire ;

2° Des abcès ossifluents ;

3° Des abcès périostiques.

L'histoire des deux premières variétés ne présente aucune particularité digne d'être signalée ; il n'en est pas de même de la troisième variété, abcès périostiques.

Attribués par les anciens auteurs à des lésions costales (Menière, 1829), ces abcès ont été depuis vingt ans l'objet de nombreux travaux.

En 1865, Leplat essaya de les rattacher à une lésion pleurale antérieure ; l'année suivante, 1866, Gaujot le premier démontra leurs relations périostiques. Cette théorie des abcès froids consécutifs à des périostites externes chroniques se trouve défendue dans les travaux de Choné (1873), Bousquet, Charvot, Legrand. Le professeur Duplay.

dans une étude très approfondie publiée dans le *Progrès médical* de 1876, a fort bien indiqué tous les caractères cliniques de cette périostite externe chronique; il ne manquait à cette étude qu'une dénomination mieux appropriée à sa nature intime. — Cette démonstration de la nature tuberculeuse de l'affection nous a encore été fournie par l'école du Val-de-Grâce : Kiener et Poulet, *Archiv. de phys.*, 1883 ; — Charvot, *Rev. de chir.*, 1884.

Tous les abcès froids de la paroi thoracique sont donc des abcès tuberculeux, qu'il s'agisse de gommes tuberculeuses du tissu cellulaire sous-cutané, de tuberculose périostique ou de tuberculose osseuse.

Anatomie pathologique. — 1° *Les gommes tuberculeuses sous-cutanées* n'offrent rien de particulier à signaler.

2° *Les abcès ossifluents* reconnaissent pour origine des lésions tuberculeuses des vertèbres dorsales, des côtes ou du sternum.

Les abcès venus de la colonne vertébrale peuvent cheminer le long des espaces intercostaux et faire saillie soit à la paroi même, soit dans l'intérieur de la cavité thoracique.

Lorsqu'ils viennent des côtes, ils se comportent de la même manière ou à peu près et viennent faire saillie à une distance variable de leur point de départ osseux. Nous devons signaler ici parmi les formes diverses curieuses que peuvent présenter ces abcès ossifluents, ceux qui se développent en arrière de la glande mammaire, qu'ils soulèvent et projettent en avant.

3° *Abcès périostiques.* — Avant d'arriver à l'état d'abcès, ces tumeurs passent par une période d'induration, ce sont de véritables gommes tuberculeuses du périoste des côtes. — L'épaississement périostique qu'elles constituent était bien connu depuis longtemps, lorsque les travaux de Kiener et de Charvot indiquèrent sa nature exacte. — Le périoste épaissi, vascularisé, adhérent à l'os, forme une tumeur dure d'abord, qui ne tarde pas à se ramollir et devient alors l'abcès froid périostique du thorax.

A cette période d'abcès, on peut voir la cavité purulente siéger à la face externe des côtes, *abcès sus-costaux*, à leur face interne, *abcès sous-costaux*, ou bien encore présenter *deux loges, une sus-costale, l'autre sous-costale*, communiquant à travers un espace intercostal. — Les *abcès péristernaux* de même nature sont plus rares; ils siègent surtout près du bord externe du sternum, sur une face ou sur l'autre.

La *cavité* est irrégulière, anfractueuse, à parois plus ou moins épaisses, constituées par le périoste épaissi, fongueux. — Le *pus* qu'elle renferme est tantôt louable, tantôt séreux, grumeleux, souvent de couleur sale et brunâtre, en un mot du pus de productions tuberculeuses. — L'os n'est atteint que secondairement, tardivement et dans une petite étendue ; c'est là un point important.

Les premiers travaux avaient déjà mentionné la coexistence de pleurésies antérieures (Leplat), de tuberculose pleurale ou pulmonaire (Gaujot Duplay).

Étiologie. — Tous ces abcès, et particulièrement les abcès périostiques, qui sont les plus importants, ceux que nous devons surtout nous attacher à décrire, tous ces abcès, disons-nous, s'observent principalement chez les jeunes gens, et plutôt chez les jeunes militaires. Les fatigues, le changement de vie, une nourriture parfois insuffisante, rendent facilement compte de la formation de ces tuberculoses locales. Les froissements par les objets d'équipement (Larrey, Sédillot) ne sont que des causes occasionnelles. — Enfin la nature tuberculeuse de l'affection explique comment Menière avait pu penser à l'influence de la toux, Leplat à celle de pleurésie antérieure.

Symptômes et diagnostic. — La première période clinique de l'abcès froid est donc au thorax, comme partout ailleurs, une période de *tumeur*. — Cette tumeur peut se montrer en un point quelconque du thorax, mais on l'observe surtout latéralement, en avant et en arrière, près de l'angle de la côte. — Cette tumeur est allongée dans le sens des os, elle leur adhère intimement en cas d'abcès périostique dont nous nous occupons uniquement ici. Cette tumeur est assez profonde, plus molle à son centre qu'à sa périphérie, peu douloureuse à la pression et spontanément ; elle ne s'accompagne pas en général de changement de coloration de la peau qui la recouvre. Toutefois à certains moments on peut observer des poussées plus rapides s'accompagnant de douleurs, et même d'un peu de rougeur du tégument. L'existence de cette tumeur permettra d'écarter immédiatement la pleurodynie, à laquelle des douleurs plus ou moins vives pourraient faire penser. Sa consistance éveille parfois l'idée d'une production solide : enchondrome, ostéosarcome : mais il est rare, dès qu'elle est un peu volumineuse, qu'on ne l'a trouve pas ramollie, obscurément fluctuante.

La tumeur se ramollit rapidement à son centre ; l'*abcès* est constitué ; c'est la seconde phase de l'abcès froid périostique, la plus
fréquemment observée. — On perçoit alors plus ou moins distinctement la fluctuation au centre de la tumeur, dont un rebord induré
indique le contour. — La collection purulente fait sous la peau une
saillie variable dans sa forme et ses dimensions, toujours reliée et
confondue avec le périoste costal ; parfois la saillie est à peine marquée, mais elle s'accroît dans l'inspiration ; la tumeur augmente
alors de volume et de tension ; il est bien vraisemblable que l'on
est, dans ce cas, en présence d'une loge intra-thoracique communiquant avec la loge extérieure. En l'absence de toute tumeur, l'étendue de la matité, la saillie d'un espace intercostal, enfin l'évolution
ultérieure, permettront parfois de reconnaître un abcès sous-costal ;
on conçoit facilement toutes les difficultés de ce diagnostic avec une
pleurésie enkystée ; l'épaississement d'une côte par gonflement de
son périoste serait dans ce cas un indice précieux qui guiderait le
chirurgien dans l'exploration méthodique et attentive des espaces
intercostaux.

L'abcès constitué évolue lentement comme tous les abcès froids
et vient s'ouvrir soit à la peau, ce qui est le cas le plus fréquent, soit
dans les bronches en cas d'abcès intra-thoracique. D'autres fois le
chirurgien l'incise ; il s'écoule une quantité variable de pus séreux,
mais l'exploration de la cavité ne permet en aucun point de reconnaître l'existence d'une altération osseuse. La cicatrice se fait mal ;
l'ouverture reste fistuleuse, surtout si à la longue la tuberculose
a envahi le tissu osseux dans une petite étendue, ou bien encore si
le malade est dans un état général mauvais et qu'il présente d'autres
manifestations de la diathèse tuberculeuse.

Pronostic. — Les abcès chroniques, étant des tuberculoses locales,
comportent un pronostic sérieux.

Traitement. — Ils sont en même temps l'indication d'un traitement énergique : traitement général, tonique reconstituant ; traitement local : grandes incisions, raclage à la curette du foyer tuberculeux, au besoin grattage et même résection des lésions osseuses primitives et même secondaires, s'il en existait quelques-unes.

§ 3. *Abcès du médiastin.*

Le tissu cellulaire lâche du médiastin peut être le siège d'inflammations dans des conditions fort diverses : 1° *Abcès dits idiopathiques* consécutifs à des périadénites ou survenant à la suite de traumatismes, de contusion et de fractures du sternum, de plaies compliquées de la présence du corps étranger, d'ulcérations œsophagiennes avec pénétration de parcelles alimentaires introduites par l'œsophage, etc. 2° *Abcès propagés :* phlegmons du cou, abcès rétropharyngiens, ouverture de pleurésies purulentes et d'abcès du poumon. 3° *Abcès symptomatiques :* ostéite, nécrose, carie du sternum. 4° *Abcès métastatiques :* Daudé de Montpellier en a rapporté plusieurs observations en 1871.

Symptômes. — La médiastinite aiguë spontanée, dit Duplay, débute par des symptômes généraux intenses : fièvre, frissons, céphalalgie, vertiges, oppressions, toux, gêne de la respiration, palpitations. — L'abcès du médiastin consécutif à un traumatisme débute plus insidieusement ; douleur profonde, fixe, lancinante, rétrosternale, s'exagérant par la pression et les mouvements ; dans le cas d'abcès secondaire ou symptomatique, le début est plus insidieux encore, l'affection plus indolente.

Lorsque l'abcès est constitué, la douleur rétrosternale manque rarement, elle s'accompagne d'une pesanteur épigastrique ; lorsque le malade est debout, les troubles respiratoires sont plus marqués ; il se produit quelquefois de la cyanose par gêne de la circulation cardiaque.

La collection purulente peut venir apparaître au cou, à l'épigastre, plus souvent sur les bords du sternum et particulièrement le long du bord gauche entre les 2e et 3e cartilages costaux. La perforation spontanée du sternum a été notée, mais elle est très rare. Rare aussi heureusement l'ouverture dans la cavité pleurale ou péricardique.

Pendant que la collection est intrathoracique, *le diagnostic* se pose, pour les cas insidieux, entre elle et un anévrysme de l'aorte ou un néoplasme du médiastin.

Lorsque le pus a traversé la paroi thoracique, l'existence d'une tumeur fluctuante, partiellement réductible, augmentant par la toux, ne laisse plus beaucoup de place à l'incertitude. La percussion, qui permet de limiter la matité à la région sternale, fournit le moyen d'éliminer les pleurésies.

L'ouverture cutanée étant longue à se faire, il en résulte que la collection purulente est considérable, qu'elle peut baigner toute la face interne du sternum et produire les plus graves désordres.

On y obviera en imitant, aussitôt que l'affection aura été reconnue, la conduite de Galien, à qui on doit la première observation d'abcès du médiastin avec trépanation du sternum.

§ 4. Abcès de la plèvre, ou pleurésie purulente.

Nous ne nous arrêterons pas à décrire ici l'étiologie de cette affection; rappelons seulement qu'il n'y a pas une pleurésie purulente, mais des épanchements purulents absolument différents les uns des autres par leur origine et par leur nature.

Ni la symptomatologie, ni le diagnostic ou le pronostic ne nous arrêteront davantage; ces points sont étudiés avec soin dans les traités de pathologie interne.

Le traitement de la pleurésie purulente est essentiellement chirurgical; c'est le traitement d'un vaste abcès.

Indications opératoires. — Il n'y a pour ainsi dire aucune contre-indication à ce traitement. La présence de tubercules pulmonaires ou pleuraux, à moins de tuberculisation avancée, ne doit pas la plupart du temps arrêter le chirurgien. L'extrême débilité du sujet, la crainte de le voir mourir au moment où l'on opère, ne peuvent même entrer en ligne de compte. Les cas sont nombreux où des malades opérés par acquit de conscience, se sont relevés rapidement et ont guéri contre toute attente.

L'opération doit être pratiquée le plus tôt possible, dès que la présence du pus est constatée, on ne peut que perdre à attendre. Le poumon reviendra d'autant mieux à son volume primitif, qu'il aura été moins longtemps comprimé par l'épanchement. C'est pour cela que les pleurésies très aiguës et ouvertes de bonne heure, guérissent si rapidement, tandis que d'autres développées lentement arrivent si difficilement à une bonne terminaison.

Nature de l'opération; pleurotomie. — Il ne peut plus être question actuellement des interventions timides, telles que la ponction aspiratrice ou un mince drainage. Toujours insuffisantes dans les collections purulentes développées au milieu des parties molles, elles deviennent dangereuses lorsqu'on les emploie dans la cavité pleurale. Les ponctions faites avec toutes les précautions possibles, n'aggravent pas la situation ; mais elles ne procurent qu'un soulagement passager ; le liquide se reproduit rapidement et l'expérience montre que dans plus de la moitié des cas il s'y ajoute un épanchement gazeux qui semble fourni non par la rupture de quelques vésicules pulmonaires, mais par le liquide décomprimé. — Quant aux minces drainages, tube de Potain, canules à demeure, etc., ils conduisent fatalement à l'infection de la cavité pleurale, et partant à la plus grave des septicémies.

De même qu'une large ouverture permet seule de vider complètement un vaste abcès, d'évacuer les parties mortifiées qu'il peut contenir, de modifier ses parois et de les désinfecter s'il est besoin, et de fournir une issue constante et facile aux liquides sécrétés, de même et pour de semblables raisons, la large incision ou *pleurotomie* convient seule contre l'empyème. Après elle, la guérison naturelle s'obtient par l'accolement des parois de l'abcès pleural, plèvre pulmonaire contre plèvre pariétale, de la même façon que dans une collection quelconque ; mais nous devons insister ici sur quelques points particuliers à l'abcès pleural.

Il y a quelques années encore, l'infection primitive ou secondaire de la plèvre ouverte semblait inévitable. On recommandait, et je m'étais fait ailleurs l'ardent défenseur de cette doctrine, les injections antiseptiques répétées plusieurs fois par jour. Cette méthode de traitement entre des mains soigneuses procurait, on peut le dire, des succès à peu près constants.

L'avènement de la chirurgie antiseptique a quelque peu modifié les choses. Dans un bon nombre de cas, au moment où l'on ouvre la plèvre, son contenu est en tout semblable à celui d'un abcès chaud ordinaire ; il n'est en aucune façon infecté ; si l'opération est pratiquée suivant toutes les règles de la méthode antiseptique, la cavité reste jusqu'à son oblitération complète telle qu'elle était tout d'abord. Pourvu que l'évacuation des liquides soit bien assurée dans un pansement convenable où ils soient à l'abri de toute altération, on arrive à la guérison complète sans avoir à pratiquer un seul lavage.

Quelquefois au moment où l'on opère, le contenu de la plèvre est déjà altéré soit à la suite de ponctions, soit par le fait d'une communication primitivement établie avec les bronches, soit pour toute autre cause. Dans ce cas, il est nécessaire de vider complètement la plèvre de tout son contenu, puis d'en faire un soigneux lavage au moyen d'un liquide antiseptique.

Cette nécessité s'impose encore dans les cas si fréquents où la plèvre contient une grande quantité de grumeaux épais et de fausses membranes. Ce lavage primitif suffit souvent pour ramener les choses à l'état de simplicité que nous indiquions plus haut.

Parfois ce n'est qu'après un certain nombre de lavages que l'asepsie de la cavité pleurale s'obtient enfin. Dès qu'elle existe, ce que l'on reconnaît surtout à l'absence complète de toute réaction fébrile chez le malade, on peut cesser toute injection et rentrer dans les cas précédents.

Cette manière de procéder constitue la méthode opératoire connue sous le nom de *pleurotomie antiseptique*.

Manuel opératoire. — Le thorax étant lavé au savon et à l'eau phéniquée, toutes les précautions nécessaires étant prises du côté des instruments, des éponges, des assistants et de l'opérateur lui-même, on incise l'espace intercostal qui a été choisi.

Le choix d'un espace n'est pas à la vérité toujours libre ; lorsqu'il s'agit d'un épanchement limité à une portion seulement de la cavité pleurale, on est bien forcé de placer l'incision là où la percussion, et la ponction aspiratoire faite pour éclairer le diagnostic, ont montré la présence du pus.

L'épanchement est-il étendu à toute la cavité de la plèvre, on peut choisir l'espace où l'on opérera. Lorsque l'on pratiquait des lavages quotidiens, il était à peu près indifférent que l'incision fût ou non très déclive. En l'absence de lavages il est utile que cette dernière condition soit remplie le mieux possible. Aussi a-t-on conseillé d'opérer en arrière et assez bas, vers le 9e, 10e et même 11e espace intercostal ; mais par là on s'expose, pendant l'opération, à inciser le diaphragme, et plus tard le drain passé dans l'ouverture se trouve pressé entre ce muscle et la paroi costale et agité de mouvements continuels. En relevant un peu le siège, suivant le conseil de Wagner, la partie déclive du thorax se trouve reportée plus haut vers le 6e ou le 5e espace intercostal. Mais faut-il, même à ce niveau, recommander absolument l'incision postérieure ? Ce n'est pas notre avis. Les malades ne sont pas destinés à rester dans le décubitus dorsal jusqu'à leur parfaite guérison ; ils se lèvent au bout de quelques jours, alors l'incision postérieure ne se trouve plus au point déclive. La poitrine à ce moment se videra tout aussi bien par une incision latérale ; or celle-ci est beaucoup plus facile à pratiquer. On n'a pas, pour arriver à l'espace intercostal, à traverser, comme en arrière, la masse souvent épaisse du grand dorsal. Pendant les premiers jours on peut d'ailleurs faciliter la sortie des liquides en faisant coucher de temps en temps, dans la journée, les malades sur le côté opéré.

Nous recommandons donc comme jadis une incision de 5 à 6 centimètres, commençant vers une ligne verticale tirée par le sommet de l'aisselle et se dirigeant en arrière parallèlement à la direction de l'espace intercostal.

On incise couche par couche les parties molles, jusqu'à ce que l'on tombe sur l'espace intercostal. Celui-ci est attaqué en suivant le bord supérieur de la côte inférieure, pour éviter l'artère. Les muscles intercostaux étant sectionnés dans toute la longueur de l'incision extérieure, une ponction est faite avec la pointe du bistouri, puis le bistouri boutonné traîné sur le bord supérieur de la côte achève la section de la plèvre.

Après l'évacuation soigneuse des liquides contenus dans la cavité pleurale, on établit un drainage au moyen d'un tube en caoutchouc large, épais et court. Il ne doit pas avoir plus de 7 à 8 centimètres de long. Certains opérateurs allemands, Roser entre autres, conseillent de faire dans presque tous les cas la résection d'une portion de côte (3 à 4 centimètres), pour permettre l'introduction plus facile du tube ; mais dans l'immense majorité des cas cette résection est inutile. Il ne faudrait pas hésiter à y recourir si l'espace intercostal était réellement trop resserré, comme on le voit par exemple dans certaines pleurésies très anciennes et qui ont pu être évacuées en partie par les bronches. C'est dans des conditions semblables que Letiévant pratiqua la première résection costale dans une pleurésie purulente.

Un large pansement antiseptique, très absorbant, pour lequel nous recommandons particulièrement la ouate de charpie de bois au sublimé, doit envelopper toute la poitrine, depuis la ceinture jusqu'aux épaules

Si le drain fonctionne bien, si la cavité pleurale n'est pas infectée secondairement, la température du malade reste normale; elle s'élève au moindre accident.

Même dans les conditions les meilleures, le premier pansement est changé au bout de 24 heures; le second peut souvent attendre 48 heures. On espace les suivants de telle façon qu'au bout de 5 à 6 séances les malades restent 7 à 8 jours sans être pansés. Dans aucun cas on ne laissera en place, même un instant, un pansement qui aurait été traversé par des liquides fournis par la plèvre. Chaque fois qu'on défait l'appareil, le tube à drainage est retiré, lavé dans la solution à 5 pour 100 d'acide phénique, puis replacé dans la plaie.

Lorsque des lavages sont nécessaires, il faut les faire avec des solutions très actives. L'acide phénique est généralement rejeté à cause de ses propriétés toxiques; l'acide borique ne semble pas suffisant; le chlorure de zinc, si recommandé en Allemagne et employé en solution de 1 à 5 pour 100, nous paraît singulièrement caustique. Nous l'avons vu déterminer des accidents de sphacèle soit à la surface de la plèvre, soit dans le tissu cellulaire des parois. Nous recommandons plus volontiers les solutions de sublimé, de chloral, ou l'eau alcoolisée au dixième et iodée. Toutes ces solutions doivent être employées tièdes.

Les pleurésies à marche rapide, les abcès chauds de la plèvre, guérissent merveilleusement. La suppuration, peu abondante dès les premiers jours, se tarit peu à peu. Le poumon reprend en quelques semaines son volume primitif. Au bout de 8 à 10 semaines on peut presque toujours supprimer le tube à drainage et laisser se fermer la plaie opératoire. On fera bien de ne prendre ce parti qu'après s'être assuré par la percussion, et surtout par l'auscultation, de la disparition de toute cavité anormale derrière la paroi thoracique.

Une guérison si rapide est malheureusement impossible lorsqu'il s'agit d'une pleurésie développée lentement. Là le poumon, longtemps comprimé, recouvert d'une plèvre épaissie, altéré dans sa structure, scléreux, se dilate difficilement. Si par surcroît il s'agit d'un adulte chez lequel la paroi costale s'affaisse difficilement, toutes les chances se trouvent réunies pour que la cavité suppurante persiste, sinon indéfiniment, du moins pendant un temps fort long.

Il ne faut pas désespérer trop vite de la guérison, même dans des as semblables. Chez des malades très affaiblis au moment de l'opération on voit, après une amélioration notable obtenue pendant les premières semaines, la cavité pleurale persister avec ses dimensions nouvelles jusqu'au moment où l'état général se relève, où le patient marche, fait des efforts, imprime une activité nouvelle à son thorax et à ses poumons. A partir de ce moment, la cavité pleurale diminue peu à peu; progressivement la respiration s'entend de plus en plus au voisinage de l'ouverture, et quelquefois au bout de 6, 8, 12 mois et même davantage, la guérison complète s'obtient.

Mais cette heureuse terminaison peut manquer, et elle manque dans deux conditions fort différentes : tantôt par le fait d'altérations graves, irrémédiables du poumon, et par le fait aussi d'une rigidité absolue de la paroi thoracique, une cavité subsiste dans la poitrine, presque aussi vaste que le jour où l'on pratiquait la pleurotomie; tantôt il reste un trajet, un espace plat plus ou moins étendu en largeur mais peu profond. Dans le premier cas, l'opération a pu améliorer les symptômes menaçants de l'empyème, mais elle n'a rien fait au point de vue de la guérison définitive. Dans le second, les résultats obtenus sont déjà considérables.

Renonçant, dans ces conditions, à voir le poumon venir au contact de la paroi thoracique, les chirurgiens modernes se sont efforcés de mobiliser cette dernière. On désigne sous le nom d'opérations thoracoplastiques celles qui tendent à obtenir ce résultat; la plus fréquemment usitée est l'opération d'Estländer.

Opération d'Estländer. — Letiévant (de Lyon), en 1875, réséquait des portions de la 7e et de la 8e côte pour remédier à une hémorrhagie, et faisait remarquer qu'il pourrait être utile de mobiliser ainsi le thorax pour obtenir la guérison de l'empyème; mais ce fut Estländer (d'Helsingfors) qui le premier, en 1877, pratiqua cette opération dans un but thoracoplastique, et s'efforça de la faire passer dans la pratique en précisant ses indications. Elle fut mise en usage un assez grand nombre de fois en Allemagne, par divers chirurgiens, avant que Bouilly, Berger et d'autres la pratiquassent en France (Société de chirurgie, 1883). A Paris, Mouton en 1883, Cormak en 1885, en ont fait le sujet de leurs thèses inaugurales.

L'opération d'Estländer consiste dans la résection sous-périostée d'une portion plus ou moins considérable de plusieurs côtes.

On arrive sur les arcs costaux soit d'une façon directe, au moyen d'incisions linéaires multiples, parallèles aux côtés que l'on veut

attaquer (procédé d'Estländer) soit en détachant d'abord un ou plusieurs lambeaux cutanés, par une incision courbe à base supérieure
(Bouilly), par des incisions en H, en T, etc., et en allant ensuite à la
côte par des incisions droites qui divisent les muscles sous-jacents.
Les côtes dépouillées, sans beaucoup de précautions, de leur périoste,
sont sectionnées avec des pinces coupantes construites spécialement
à cet usage. On les détache sur une longueur proportionnelle à
l'étendue de la cavité qu'il s'agit de combler. Les opérateurs pèchent
dit-on, presque toujours par timidité; il ne faut pas craindre d'enlever
des fragments très longs (8, 10, 12 et 14 centimètres) ni de
s'attaquer à un grand nombre de côtes. Le premier et le deuxième
arc costal, considérés comme difficiles à atteindre, sont généralement
respectés. Récemment pourtant Delorme a pu réséquer entre autres
5 centimètres de la première côte et 9 centimètres de la seconde par
l'incision courbe. On pratique la suture et le drainage des incisions
linéaires; si l'on a créé un lambeau, on le réunit par ses bords
aux parties voisines d'où il avait été détaché. Dans tous les cas, un
ou deux volumineux tubes à drainage sont placés dans la fistule
pleurale, qui est désormais plus perméable. Dans cette opération,
comme on le voit, la plèvre est absolument respectée : tout l'acte
opératoire porte en dehors de sa cavité.

L'opération d'Estländer a été suivie de mort dans un assez bon
nombre de cas (10 morts sur 41, d'après une statistique de Cormak). Elle est donc bien loin d'être sans gravité, comme on l'avait
pensé d'abord; malheureusement les dangers auxquels elle expose
les malades ne sont pas compensés par les résultats favorables qu'elle
procure. Dans le plus grand nombre des faits connus, la guérison
n'a pas été obtenue. La statistique que nous citions tout à l'heure ne
fournit que 10 succès complets. 21 malades sont désignés comme
presque guéris, améliorés, stationnaires.

Lorsqu'il s'agit de ces opérés d'empyème qui conservent une
énorme cavité suppurante et dont le poumon, comme les autopsies le
prouvent, est réduit à un moignon relégué le long de la colonne vertébrale, ou à une masse irrégulière dans laquelle un ou deux lobes
sont en quelque sorte disparus tandis que le reste de l'organe subsiste, la paroi thoracique devrait faire un chemin énorme pour aller
rejoindre la surface pulmonaire ; il faudrait souvent qu'elle se plissât
en quelque sorte pour faire disparaître la vaste cavité qui suppure.

Or, l'opération d'Estländer est loin de lui fournir une mobilité suffisante. Derrrière les côtes enlevées, la plèvre pariétale subsiste, toujours épaissie, quelquefois si rigide et si solide que malgré un pansement compressif énergique, malgré l'application d'une bande de
caoutchouc appuyant par exemple des masses d'éponges qui pressent
sur la partie opérée, on peut à peine la déprimer de quelques centimètres, et ce progrès ne peut pas s'accentuer avec le temps. Bientôt le périoste resté en place reproduit de nouveaux os qui fixent la
paroi thoracique dans cette situation trop peu différente de la première. On a pratiqué, pour remédier à cette insuffisance originelle,
des opérations itératives. C'est ainsi que Lucas Championnière a
opéré trois fois le même malade. Wagner a proposé d'ajouter à la
résection des côtes la section de la portion restante vers l'angle de
la côte, complication sérieuse d'une opération déjà grave. Quoi que
l'on fasse, dans un grand nombre de cas, l'opération d'Estländer restera insuffisante. Aussi voyons-nous maintenant poser comme contre-
indication principale et presque unique à l'opération d'Estländer la
trop grande étendue de la surface suppurante.

Cette retraite des opérateurs laisse malheureusement sans secours
les cas les plus graves, ceux pour lesquels on avait compté tout
d'abord le plus sur l'intervention chirurgicale.

Dans les cavités moyennes, l'opération d'Estländer est moins périlleuse et peut fournir de meilleurs résultats sans aucun doute. Elle
réussira surtout dans les larges cavités plates qui subsistent si souvent, et pour lesquelles un affaissement modéré de la paroi procure
l'accolement.

Même dans ces cas relativement simples, l'opération d'Estländer
échoue quelquefois, et il peut être utile d'adjoindre à la simple
résection costale l'ouverture large de la plèvre, le grattage de ses
parois, voire même des résections plus ou moins étendues de la
plèvre.

Un simple trajet pleural, comme on en voit quelquefois, est traité
par un véritable débridement comprenant parties molles, portions
de côtes, et plèvre pariétale. Le fond du trajet, formé par la plèvre
pulmonaire, est ainsi mis à nu, et on laisse la cicatrisation se faire
comme dans toute fistule ouverte, à parois étalées.

L'opération d'Estländer a été pratiquée trop souvent jusqu'ici
avec une véritable précipitation. Dire qu'elle est indiquée toutes les

fois qu'un malade n'est pas guéri trois ou quatre mois après l'incision du thorax, c'est poser une indication beaucoup trop absolue, et
combien de fois l'a-t-on faite après deux mois ou deux mois et
demi, chez des jeunes gens qui réunissaient toutes les conditions
d'une guérison spontanée. Tant que l'on peut espérer un effort de la
nature il faut attendre, et j'ai eu l'occasion de dire plus haut que
cette tendance à l'oblitération se montrait souvent au bout d'un
temps fort long. Quelques opérateurs signalent après la guérison
une ampliation du thorax chez leur malade. Cette ampliation même,
qui nécessairement tient à une dilatation ultérieure du poumon,
montre précisément que les malades ont été opérés trop hâtivement
peut-être.

Opération de Max Schede. — L'opération d'Estländer laissant trop
souvent la paroi thoracique encore trop rigide, Max Schede a conseillé et pratiqué la résection de toute cette paroi, sauf les parties
superficielles. On enlève ainsi avec les côtes et les muscles intercostaux
toute la plèvre; mais la peau qui reste forme un lambeau flottant
qui s'ajuste difficilement aux bords de la brèche faite à la paroi
thoracique, se recroqueville, et laisse à nu une cavité dont le fond
est formé par le poumon lui-même. On arrive difficilement à la cicatrisation d'une semblable blessure, et après la guérison le thorax doit
forcément avoir perdu beaucoup de sa solidité.

CHAPITRE II

FISTULES THORACIQUES.

Les fistules thoraciques sont :

1º des fistules axillaires,

2º des fistules mammaires,

3º des fistules des parois thoraciques proprement dites,

4º des fistules communiquant avec l'intérieur de la cavité thoracique.

Nous ne nous occuperons que des deux dernières variétés.

I. *Fistules pariétales thoraciques.* — Ces fistules succèdent à
l'ouverture des abcès chroniques de la paroi thoracique, que ces

abcès soient sous-cutanés, qu'ils soient d'origine périostique ou d'origine osseuse. Les lésions des côtes, du sternum, de la colonne vertébrale en sont les causes habituelles, quelquefois cependant les fistules reconnaissent pour origine une altération de la clavicule ou de l'omoplate.

Dans quelques cas plus rares elles sont provoquées par la présence d'un corps étranger.

II. *Fistules communiquant avec l'intérieur de la cavité thoracique.* — Elles sont médiastines, pleurales (c'est le cas habituel), bronchiques péricardiques ou œsophagiennes.

1° *Fistules médiastines.* — Les collections purulentes rétrosternales, les abcès du médiastin peuvent laisser en s'ouvrant des trajets fistuleux dont le diagnostic est parfois fort difficile.

2° *Fistules pleurales.* —· Ce sont les vraies fistules du thorax. — Elles sont consécutives à l'ouverture spontanée d'une pleurésie purulente, et se font généralement à la partie supérieure et antérieure du thorax. Quelques-unes d'entre elles sont d'origine traumatique, d'autres reconnaissent pour cause une des opérations chirurgicales pratiquées sur la région : pleurotomie, résection costale, opération d'Estlander.

3° A côté de ces catégories il convient de placer les *fistules bronchocutanées.* — Ces fistules sont ordinairement liées à des plaies pénétrantes du poumon, surtout à des plaies compliquées de la présence d'un corps étranger. Rarement au thorax, un peu plus fréquemment peut-être à la région sus-claviculaire, on peut voir ces fistules résulter de l'ouverture de cavernes tuberculeuses ou d'abcès pulmonaires.

4° *Fistules péricardiques.* — Ces fistules sont extrêmement rares, les auteurs classiques relatent cependant une observation de fistule péricardique due à Larrey, fistule consécutive à un coup de couteau et terminée par la guérison. Cruveilhier en a rapporté un autre exemple emprunté à Marjolin, et consécutif également à une lésion traumatique du péricarde, le cœur avait même été atteint superficiellement, la mort en fut la conséquence au bout de deux mois. La face interne du péricarde était tapissée d'épaisses fausses membranes qui faisaient adhérer presque complètement ses deux faces.

Fistule œsophagienne. — Il existe une observation de fistule œsophagienne complexe ouverte à la paroi thoracique à travers le poumon et la plèvre (Maclaklan).

CHAPITRE III

TUMEURS DE LA POITRINE.

———

§ 1. *Tumeurs des parties molles.*

On observe dans les parties molles du thorax des tumeurs de
nature diverse. — En dehors du *molluscum pendulum* qui est très
commun sur la peau du dos, ces tumeurs ne sont pas très fréquentes.
On trouve des angiomes, des fibromes, des sarcomes, des carcinomes ; ces derniers dans quelques cas pourraient bien n'être que
des tumeurs mammaires développées dans un prolongement anormal
ou anormalement développé de la glande.

Les lipomes sont plus communs, et souvent un peu difficiles à distinguer des nombreux abcès chroniques que nous avons décrits dans
les parois thoraciques.

Enfin on a noté la présence de kystes variés : sébacés, congénitaux,
hydatiques, qui n'empruntent pas de caractères spéciaux à la région.

§ 2. *Tumeurs dépendant du squelette.*

Les *enchondromes* tiennent le premier rang au point de vue de
la fréquence. Ces tumeurs sont néanmoins encore rares et surtout
rarement primitives ; elles siègent soit sur la face externe des côtes,
soit sur les cartilages (ecchondroses de Virchow). Exceptionnellement
on les a trouvées à la face interne (cas de Dufour), au niveau de la
tête des côtes d'où elles pénétraient dans le canal rachidien par les
trous de conjugaison (cas de Paget). Elles forment des masses souvent très volumineuses qui peuvent se propager à la plèvre et aux
poumons.

Les *exostoses costales* seraient plus fréquentes qu'on ne le croit ;
mais en général, quand on trouve des exostoses sur les côtes, on en
trouve aussi ailleurs (Verneuil) ; elles consistent quelquefois en une
simple exagération de l'angle antérieur. La face externe du sternum
est parfois aussi le siège de productions de ce genre ; mais elles
sont généralement d'origine syphilitique ; on a vu également des exostoses se développer dans la portion des côtes recouverte par le sca-

pulum ; les mouvements de cet os s'accompagnaient dans ce cas d'un bruit de frottement particulier (Boinet ; Demarquay ; Terrillon, 1874). Il convient d'en rapprocher certaines irritations osseuses consécutives à l'inflammation pleurale, et décrites par Parise en 1849 sous le nom d'*ostéophyte costale pleurétique.*

Demarquay a rapporté deux observations de *fibromes* paraissant originaires du périoste des côtes.

Enfin les os du thorax sont assez souvent envahis secondairement par des productions malignes : lymphadénomes, sarcomes, carcinomes, principalement à la suite de cancers du sein ou du médiastin. Celles de ces tumeurs qui occupent le sternum simulent parfois assez bien des tumeurs du médiastin et particulièrement des anévrysmes de la crosse aortique. A la longue elles peuvent amener l'usure, la destruction du sternum ou des côtes. Paulet rapporte trois exemples seulement de cancers primitifs des côtes (Warren, Richet, Humbert); il s'agissait d'ostéosarcomes.

Ces diverses tumeurs ne donnent lieu qu'à des indications thérapeutiques très restreintes. La résection partielle des côtes nous paraît la seule opération à proposer en cas de tumeur bénigne, ou de tumeur maligne primitive au début. Cette opération est facile en général; elle n'est pas très grave, à en juger du moins par les résultats fournis par l'opération d'Estlander contre les pleurésies purulentes.

La résection partielle des côtes pour lésions traumatiques a donné aux chirurgiens américains pendant la guerre de sécession une mortalité de 28,5 pour 100 ; aujourd'hui, avec nos procédés perfectionnés de pansement et pour des cas pathologiques, ces résultats seraient certainement bien meilleurs.

§.3. *Tumeurs provenant des organes intrathoraciques.*

Presque toutes sont du domaine médical : tumeurs du médiastin, tumeurs du poumon, etc.

Une seule variété appartient à la chirurgie, la hernie du poumon.

Hernie du poumon.

La *hernie du poumon* ou *pneumocèle*, tout à fait comparable à la hernie abdominale, est constituée par la saillie d'une portion variable du poumon hors de la cavité thoracique.

La partie herniée est logée sous les parties molles du thorax et les soulève d'une façon plus ou moins apparente. Il ne faut pas la confondre avec la *hernie traumatique* des plaies de poitrine.

L'*existence d'enveloppes* caractérise la *vraie* hernie du poumon, qui comprend deux variétés principales : 1° la *hernie spontanée*, 2° la *hernie consécutive*.

La *hernie congénitale* est très rare. Elle accompagne la division congénitale du sternum ou l'absence de plusieurs côtes. Elle appartient à l'histoire des monstruosités.

Historique. — Le premier fait de hernie du poumon se trouve relaté dans les *Observationes* de Plater (1641), mais il faut arriver au mémoire de J. Cloquet en 1819 pour trouver une description complète de l'affection. — Depuis cette époque Cruveilhier a publié en 1832 les détails de la seule autopsie de pneumocèle pratiquée jusqu'ici ; et la Société de chirurgie s'est occupée deux fois de cette question : en 1847 à l'occasion d'un intéressant mémoire de Morel-Lavallée, et en 1856. — Tous ces travaux ont été fort bien résumés dans la thèse de Desfosses qui renferme un total de vingt-deux observations connues (1875).

Mécanisme. — Le point délicat, l'objet des discussions relatives à la hernie du poumon, réside dans le mécanisme de cette affection.

Deux théories y sont en présence : l'une, *la théorie de Jules Cloquet*, attribue l'issue du poumon à l'*effort ;* l'autre, *la théorie de Morel-Lavallée*, à une *expiration brusque et énergique*. Ces deux théories rivales sont en somme fort peu différentes, comme le fait remarquer Duplay.

Dans l'une comme dans l'autre, il s'agit d'une variété de l'*effort* dans le sens physiologique attaché à ce mot.

Dans la théorie de J. Cloquet, c'est l'effort proprement dit : thorax fixé, respiration suspendue, glotte fermée. — D'après la théorie de Morel-Lavallée, l'*effort thoracique* serait surtout en cause ; le thorax alors, bien que fixé, permet encore certains mouvements ; la respiration continue ; la glotte reste ouverte ; c'est l'effort des chanteurs, des individus porteurs de fistules trachéales. — Morel-Lavallée pensait que dans ces conditions une série d'expirations brusques et énergiques, comme il s'en produit dans la toux, pouvait amener la hernie du poumon.

Nous ne voulons pas nier que les choses puissent se passer ainsi dans quelques cas; mais ce sont des faits exceptionnels comme l'effort thoracique lui-même; dans le plus grand nombre de circonstances on doit avoir affaire à un effort vrai, complet, avec occlusion de la glotte, suivant le mécanisme indiqué par J. Cloquet.

Dans un cas d'ailleurs comme dans l'autre, le poumon distendu par l'air réagit sur les parois qui le pressent : que celles-ci présentent un point faible, et cette force d'expansion vaincra la résistance de la paroi. Celle-ci se laissera de plus en plus distendre, et finalement se produira l'issue d'une portion de l'organe.

Étiologie. — Les vingt-deux observations de la thèse de Desfosses se partagent ainsi : Hernies spontanées. . . . 8.
Hernies consécutives . . . 14.

On a invoqué dans les *hernies spontanées* des lésions musculaires des intercostaux : atrophie, amincissement, rupture, qui ne sont pas prouvées. Elles sont plus fréquentes chez l'homme que chez la femme (6 contre 2).

Les *hernies consécutives* se montrent sur un point de la paroi antérieurement affaibli, quelquefois par un abcès, le plus souvent par une lésion traumatique : plaie pénétrante, surtout fractures de côtes multiples, à fragments mobiles.

Elles apparaissent tantôt immédiatement après le traumatisme (Desneux), tantôt plusieurs mois ou plusieurs années après. — Ces hernies appartiennent au sexe masculin treize fois sur quatorze. — On ne rencontre pas la hernie du poumon chez l'enfant, on l'observe surtout chez le vieillard.

Tous les *efforts* peuvent en être la cause efficiente : soulèvement d'un fardeau, efforts de toux, etc....

Anatomie pathologique. — *Siège.* — La hernie spontanée du poumon se fait en général à la partie moyenne et antéro-latérale de la poitrine; il existe une importante variété sus-claviculaire. — Le siège des hernies consécutives est variable comme le traumatisme lui-même; le cinquième espace intercostal est le plus souvent indiqué; on n'en a pas observé en arrière.

L'*orifice herniaire* est extrêmement variable dans ses dimensions; dans le cas de Larrey il permettait l'introduction du pouce; dans l'autopsie de Cruveilhier (malade de Leroux) il avait les dimensions du poing.

Chaussier a rapporté un cas de pneumocèle spontanée à double orilice; enfin les rapports de l'orifice sont tout particuliers, on le conçoit, dans la variété sus-claviculaire, qui ne serait pour Morel-Lavallée qu'une exagération du sommet du poumon.

Enveloppes. — La peau est saine dans la hernie spontanée; elle peut être cicatricielle (hernie consécutive); Mercier l'a vue épaissie par le port d'un bandage. Au-dessous d'elle on rencontrerait les muscles dégénérés ou rompus. Ils faisaient complètement défaut dans l'autopsie relatée par Cruveilhier.

Le *sac herniaire* est constitué par une *séreuse*, la *plèvre* dans certains cas, mais peut-être pas dans tous. Cette séreuse adhère à la plèvre viscérale au niveau de l'orifice (Cruveilhier); on a trouvé quelquefois des adhérences entre le poumon hernié et la paroi séreuse à l'intérieur du sac.

Enfin les côtes peuvent être écartées, principalement lorsque la hernie est consécutive à une fracture.

Viscère hernié. — Le sac incisé, on tombe sur la portion herniée du parenchyme pulmonaire. Tantôt cette portion est saine, tantôt elle est seulement un peu affaissée, tantôt enfin elle présente les traces inodulaires du traumatisme qui l'a atteinte.

Symptômes. — Le *début* est variable suivant la nature même de la hernie du poumon.

Dans la hernie spontanée, il est brusque, instantané, caractérisé par une douleur vive s'accompagnant d'oppression, parfois de la sensation d'une déchirure, d'un déplacement intérieur survenu dans un effort violent.

Dans la hernie consécutive, le développement est plus lent, il se fait progressivement sans grande douleur, favorisé souvent par la toux; la hernie augmente peu à peu de volume; on en a vu mettre sept ans à acquérir leurs dimensions (Desfosses).

Caractères de la hernie constituée. — Elle forme une tumeur plus ou moins saillante en un point du thorax ou de la région sus-claviculaire; son volume varie de celui d'une noisette à celui des deux poings. Cette tumeur est molle comme le parenchyme pulmonaire, crépitante comme lui lorsqu'on la presse, comme lui sonore à la percussion. — L'auscultation y révèle le bruit respiratoire normal souvent mélangé de sibilances.

La hernie du poumon se réduit plus ou moins complètement, pour reparaître ensuite avec une rapidité variable. — L'issue s'accompagne parfois d'un bruissement particulier perceptible à distance.

Les modifications de volume qu'elle présente sous l'influence des deux actes respiratoires constituent un de ses caractères les plus importants.

La hernie *diminue de volume dans l'inspiration, se gonfle dans l'expiration*. La raison en est facile à donner; placée hors de la cavité thoracique, recouverte de parties molles non résistantes, cette portion du poumon se comporte comme une vessie élastique en communication avec l'arbre bronchique. Au moment de l'inspiration le poumon dilaté appelle mécaniquement à la fois l'air extérieur par la trachée et l'air contenu dans la partie herniée par les rameaux bronchiques correspondants. Dans l'expiration, le phénomène inverse se produit : l'air est chassé dans la hernie comme il l'est à l'extérieur.

Sous l'influence de l'effort, par le même motif, la hernie se gonfle tout d'un coup; la palpation perçoit mieux encore que la vue l'impulsion brusque qui en résulte. — L'auscultation pratiquée à ce moment révèle une crépitation fine et nombreuse comparée à celle que produit l'insufflation artificielle d'un lobe pulmonaire (Morel-Lavallée).

Signes fonctionnels. — Quelquefois nuls, quelquefois assez accentués, les troubles fonctionnels consistent en pincements, tiraillements, douleur, oppression, gêne, essoufflement. — La toux n'est pas rare, elle augmente le volume de la hernie et les phénomènes douloureux qui peuvent l'accompagner.

La hernie du poumon n'a pas de tendance à la guérison spontanée, elle s'accroît plus ou moins rapidement ou bien reste stationnaire.

Diagnostic. — Les nombreux caractères particuliers à la hernie du poumon rendent son diagnostic facile. — La crépitation, la sonorité, les phénomènes d'auscultation empêcheront de la confondre avec des tumeurs liquides : abcès chroniques, épanchements sanguins, anévrysmes. Ces derniers présentent en outre des bruits de souffles particuliers, ils sont animés de battements, etc.... Les hernies abdominales intercostales sont très rares, en général irréductibles; elles ne présentent ni la crépitation, ni les modifications respiratoires de la hernie pulmonaire.

. L'emphysème sous-cutané consécutif à une fracture de côte est crépitant et sonore; mais il n'est pas limité comme une hernie du poumon; il disparaît rapidement en quelques heures, quelques jours au plus.

Une caverne pulmonaire, ouverte à l'extérieur, un pyopneumothorax avec poche extérieure, pourraient présenter une ressemblance toujours grossière avec la hernie-du poumon. Mais les antécédents et les signes particuliers de ces affections ne permettraient pas une hésitation de longue durée.

Pronostic. — La hernie du poumon n'est pas grave; elle prédispose cependant aux bronchites. C'est une infirmité sérieuse, car elle est difficile à guérir, gêne les efforts et par conséquent met obstacle à tout travail pénible.

Traitement. — Le taxis est en général facile, à moins d'adhérences multipliées et de début par trop éloigné. — Après la réduction, on peut appliquer un corset muni d'une pelote ou même un bandange à ressort approprié à la région.

TROISIÈME PARTIE

MALADIES DE LA MAMELLE

CHAPITRE PREMIER

MALFORMATIONS CONGÉNITALES

Elles sont rares.

L'*absence de mamelle* n'a guère été observée que chez des monstres non viables. Elle coïncidait avec des troubles profonds dans le développement du thorax.

Les *mamelles surnuméraires* (*Polymazie*) sont beaucoup plus communes. On a rencontré quelquefois trois glandes, assez souvent quatre, — deux axillaires s'ajoutant aux deux pectorales, — et très exceptionnellement, cinq. Dans ce dernier cas il existait une glande médiane dans la région épigastrique. Cette disposition, qui reproduit le type de la chauve-souris, serait en rapport avec le développement originaire, si l'on admettait avec Meckel qu'à l'origine l'embryon humain est toujours pourvu de cinq rudiments de glande mammaire, sur lesquels deux seulement persistent à l'état normal.

Des *mamelons surnuméraires* (*Polythélie*) se rencontrent assez rarement. On en a trouvé deux et même jusqu'à quatre ou cinq sur la même mamelle, situés à des distances diverses les uns des autres.

CHAPITRE II

MALADIES INFLAMMATOIRES.

L'usage voudrait que nous décrivissions d'abord rapidement : 1° l'érythème ; 2° l'eczéma ; 3° les excoriations, crevasses, gerçures du sein ; 4° l'érysipèle ; 5° la lymphangite superficielle de la mamelle ; mais outre que ces lésions ne présentent que peu de caractères spéciaux à la région mammaire, elles n'intéressent le chirurgien que comme causes des phlegmasies de la mamelle. Il est donc logique de les grouper en un seul faisceau étiologique dans l'histoire des inflammations *aiguës* de la région mammaire. On étudie encore des inflammations *chroniques* dont la tuberculose mammaire doit notablement diminuer le nombre et l'importance.

A. INFLAMMATIONS AIGUES DE LA RÉGION MAMMAIRE.

Le cadre des phlegmasies aiguës comprend deux divisions :
1° Le phlegmon circonscrit ;
2° le phlegmon diffus.

Au phlegmon circonscrit on pourrait reconnaître les trois variétés dont Velpeau nous a laissé la description parfaite.

Phlegmons et abcès : *a*. de la glande mammaire ; *b*. sous-cutanés ; *c*. sous-mammaires.

C'est à dessein que nous intervertissons l'ordre de superposition anatomique des divers plans de la région, car il n'y a pour ainsi dire qu'une seule inflammation spéciale à la région mammaire : l'*inflammation de la glande en activité*; les deux autres variétés ne sont ordinairement que des variétés cliniques de la mammite elle-même.

§ I. *Phlegmon circonscrit.*

Étiologie et pathogénie. — 1° *Glande en activité.* — Au
moment de la naissance, et à la puberté dans l'un et l'autre sexe, la
glande mammaire est le siège d'une fluxion remarquable qui peut
aboutir à une véritable inflammation : *mammite des nouveau-nés,
mammite des adolescents,* parfois poussées jusqu'à la suppuration.
Mais la mamelle n'est réellement active que chez la femme à l'époque
de la *grossesse* et de l'*allaitement.* Les modifications physiologiques
si importantes que le mamelon et la glande elle-même subissent
alors prédisposent évidemment la mamelle à l'inflammation.

Les causes occasionnelles sont nombreuses.

Lésions du mamelon et de l'aréole. — Quelques jours après
l'accouchement, vers le quatrième ou cinquième jour, rarement plus
tard, chez les femmes blondes surtout et chez celles dont le mamelon
est peu saillant ou mal conformé, on voit cet organe augmenter
de volume, de sensibilité, sous l'influence des pressions, tiraillements, mâchonnements exercés par l'enfant. — Les lésions débutent
par l'*exfoliation* de l'épiderme mamelonnaire, l'*érosion* du derme
lui succède s'étendant plus ou moins sur l'aréole, enfin on observe
une véritable *excoriation* dont la surface dénudée saigne à chaque
tentative de succion. Dans l'intervalle des tétées il se forme des
croûtes plus ou moins crevassées qui tombent à la tétée suivante. Des
lésions plus profondes se produisent ; alors l'excoriation se fendille
plus ou moins profondément, et ces ulcérations allongées, profondes,
saignantes, si horriblement douloureuses, prennent suivant leur profondeur le nom de *fissures, gerçures, crevasses.* On peut les observer au sommet du mamelon, à sa base, où elles affectent souvent une
disposition curviligne qui peut entourer tout le mamelon et être assez
profonde pour le détacher complètement, enfin au niveau de l'aréole,
qu'elles sillonnent de fissures radiées plus ou moins irrégulières.

Si nous en croyons Winckel, ces lésions se montreraient presque
une fois sur deux sans qu'il y ait de différences bien sensibles dans
leur fréquence chez les primipares ou les multipares.

Les *défauts de propreté*, peut-être l'action de la *salive de quelques enfants* (Rossi), enfin l'*exposition à l'air du sein mouillé*,
constituent des conditions éminemment favorables au développement de ces lésions et sont par conséquent des causes indirectes des

phlegmasies aiguës de la région mammaire. — En résumé, même en n'admettant pas avec Nélaton l'influence du refroidissement de la mamelle, il est impossible de ne pas voir dans ces excoriations, fissures, gerçures, crevasses constamment humides du fait de l'allaitement et de leur sécrétion propre, une multitude de portes ouvertes à l'introduction des microbes dans les voies lymphatiques : théorie pathogénique de l'abcès par lymphangite, entrevue déjà par Velpeau et Chassaignac, surtout développée par Nélaton et son élève Richard, et à laquelle la théorie microbienne vient fournir un appui des plus sérieux et une explication des plus satisfaisantes.

Les chirurgiens qui nous ont précédé, frappés par l'importance de l'*engorgement laiteux,* lui attribuaient le rôle primitif dans la plupart des inflammations; la théorie du *poil avalé,* d'Aristote, n'a pas fait fortune; le nom n'en est pas moins resté pour désigner l'engorgement; les uns ont pensé avec Velpeau que le lait coagulé irritait les parois canaliculaires, les autres croyaient à la rupture et à l'extravasation du lait comme cause immédiate de l'inflammation.

L'influence de l'*allaitement* a d'ailleurs donné lieu aussi à bien des discussions. Les anciens auteurs, abusés par les doctrines de J.-J. Rousseau croyaient que les abcès étaient plus fréquents lorsque la femme ne nourrissait pas du tout. On sait aujourd'hui fort bien, et Velpeau y insiste longuement, que les inflammations mammaires sont beaucoup plus fréquentes chez les femmes qui nourrissent, et surtout chez les femmes qui, ayant commencé à allaiter pendant quinze ou vingt jours, sont obligées d'interrompre la lactation : cette condition est particulièrement importante, elle explique l'époque tardive du début des phlegmons du sein. Le professeur Gosselin distingue même deux variétés de mammites post-puerpérales, l'une *suppurante* chez des femmes ayant allaité quinze ou vingt jours, l'autre non suppurante qui n'est autre qu'un engorgement un peu douloureux chez les femmes qui n'ont pas nourri ou ont cessé de nourrir au bout de trois ou quatre jours.

2° *En dehors de l'activité fonctionnelle de la glande mammaire* les inflammations du sein sont assez rares; elles reconnaissent pour causes des lésions de la peau ou un traumatisme quelconque.

Les altérations cutanées sont : 1° des écorchures de toute nature; 2° diverses variétés fort tenaces d'eczéma limitées au mamelon, à l'aréole, ou étendues à toute la peau de la région. Les parties altérées sont recouvertes de croûtes d'un gris verdâtre ou jaunâtre, assez épaisses, fendillées, adhérentes à leur face profonde, présentant même parfois un aspect ficoïde de mauvaise nature ; 3° enfin des érysipèles non opératoires ou des lymphangites.

Les traumatismes de la glande mammaire sont des froissements, des frottements de linges grossiers, rarement des plaies, plus souvent des contusions, et en particulier cette variété curieuse de contusion produite par le poids et les mouvements du sein chez les femmes à mamelles volumineuses et pendantes.

Certaines altérations de la paroi thoracique peuvent donner lieu à des phlegmons aigus du sein ou mieux de la bourse séreuse sous-mammaire, mais le plus souvent elles produisent des lésions chroniques : nous y reviendrons plus loin.

Symptômes et marche. — 1° *Mammite puerpérale.* — Parfois l'affection débute d'une manière brusque, par des frissons, un malaise général ; plus souvent on observait depuis quelques jours un peu d'engorgement du sein ; graduellement cet engorgement est devenu douloureux. La peau est lisse à son niveau, tendue, sillonnée de grosses veines bleuâtres ; le sein est immobilisé, il semble collé sur le thorax. Le gonflement est ordinairement circonscrit ; on l'observe surtout dans le segment correspondant à la crevasse ; la palpation révèle l'existence de bosselures, de noyaux indurés entourés d'un empâtement diffus. L'empâtement s'accroît rapidement autour des lobules engorgés et principalement autour des premiers lobules, ceux qui sont les plus voisins de la crevasse ; la peau devient rouge, œdémateuse, sa température est notablement élevée. Le moindre contact, le plus petit mouvement, retentissent très douloureusement dans la région enflammée ; les précautions que prennent les malades pour sortir le sein quand il s'agit de le montrer au médecin donnent une bonne idée des souffrances qu'elles endurent.

L'appétit disparaît ; le sommeil se perd ; fièvre ordinairement modérée mais persistante.

Bientôt, au milieu de cette rougeur diffuse se détachent certains points plus saillants, plus foncés, formant une tuméfaction arrondie plus ou moins étendue et d'une teinte bleuâtre ou violacée. Ces points d'abord indurés, empâtés, œdémateux, ne tardent pas à se ramollir, le phlegmon s'est terminé par suppuration, l'*abcès glandulaire du sein* est constitué ; la terminaison par résolution est rare dans les

conditions étiologiques où nous nous sommes placés plus haut. Cette
terminaison s'effectue rarement avant quinze jours ; elle met quelquefois un mois, six semaines à se produire. On trouve souvent plusieurs points enflammés : deux, trois, et jusqu'à six dans un seul
sein ; les deux mamelles peuvent être prises. — Cette *multiplicité des
foyers inflammatoires* est un caractère malheureusement assez commun des phlegmasies glandulaires du sein. L'affection se prolonge
parfois longtemps ; tout n'est pas fini en effet après une première
poussée, d'autres lui succèdent à des intervalles plus ou moins éloignés : Velpeau a compté jusqu'à vingt-cinq, trente-trois, quarante
et un, quarante-six et même cinquante-deux abcès consécutifs sur
un seul sein dans un espace de deux à trois mois, mais il faut se
hâter de dire qu'avec des pansements antiseptiques bien dirigés, on
ne voit plus guère cette éternisation des abcès mammaires.

L'abcès une fois constitué, abandonné à lui-même, s'ouvre à l'extérieur ; mais il peut pour cela suivre des voies diverses : le plus souvent il vient s'ouvrir directement à l'extérieur, au voisinage de
l'aréole ; dans quelques-uns de ces abcès, la participation de la
glande à l'inflammation est si limitée que l'on a véritablement affaire
à des *abcès sous-cutanés ;* lorsque l'inflammation occupe les lobules
profonds les plus éloignés, on voit survenir, au contraire, un véritable *abcès sous-mammaire.* Dans quelques circonstances, l'évolution
se fait à la fois vers la peau et vers la bourse séreuse rétro-mammaire, et l'on a alors une double terminaison. Bon nombre de ces
cas rentrent dans la catégorie des *abcès en boutons de chemise ou
en bissac,* décrits par Velpeau, c'est-à-dire qu'ils présentent deux
cavités réunies par un canal plus ou moins étroit.

Par cette ouverture spontanée s'échappe une quantité souvent plus
considérable qu'on ne pourrait le croire d'un pus franchement phlegmoneux, mélangé de lait ou non, quelquefois fétide et gazeux, sans
qu'on puisse expliquer pourquoi. Si l'abcès est peu profond, la
cicatrisation s'effectue, comme dans tous les phlegmons aigus, rapidement ; lorsque l'abcès est situé profondément et qu'à la suite de
mauvais pansements ses parois s'infectent, il arrive que sa cavité·se
vide mal, que le trajet s'indure, devient fistuleux ; et l'on a ainsi un
ou plusieurs orifices par lesquels s'échappe une quantité variable de
pus plus ou moins séreux et mélangé de lait : *fistule mammaire.*
— Certains abcès *canaliculaires* du mamelon et de l'aréole (Vel-

peau, Chassaignac) doivent trouver leur place à la suite des phlegmasies de la glande, mais ce sont en somme des inflammations
rares, peu graves en elles-mêmes, surtout les petits abcès canaliculaires du mamelon qui s'ouvrent spontanément par la succion.
L'écoulement par l'ouverture spontanée de pus mélangé de lait
constitue pour Chassaignac un des points les plus importants du
diagnostic de ces variétés.

2° *Phlegmons non puerpéraux de la région mammaire.* —
Ils peuvent être superficiels ou sous-cutanés, profonds ou sous-
mammaires.

a. Le *phlegmon sous-cutané* comprend trois variétés cliniques :
le phlegmon du mamelon, celui de l'aréole, et le phlegmon sous-
cutané proprement dit :

Le *phlegmon circonscrit du mamelon* s'observe surtout à la suite
de crevasses, de traumatismes du mamelon, de malpropreté; il est
le plus souvent *interstitiel* ou parenchymateux. — C'est une affection
très douloureuse bien limitée au mamelon, qu'elle déforme considérablement.

Le *phlegmon circonscrit de l'aréole* en dehors de la lactation est
consécutif à l'eczéma ou à d'autres irritations cutanées de l'aréole
et du mamelon. — S'il occupe toute la région aréolaire, c'est le
phlegmon sous-aréolaire, qui provoque une tuméfaction remarquable de toute la région et se termine en général rapidement, en
six ou huit jours. — Une autre variété consiste dans *l'abcès tubéreux ou furonculeux* de Velpeau, abcès fort circonscrit développé
sans doute dans une des glandes sébacées si volumineuses qui font
saillie sous la peau si mince du disque aréolaire, et se terminant
souvent par l'expulsion d'un bourbillon formé par les débris de la
glande.

Le *phlegmon circonscrit sous-cutané non puerpéral* a souvent
pour cause des lésions glandulaires mal connues. Il est aussi le résultat d'un érysipèle, d'une lymphangite primitivement développée
dans les réseaux périglandulaires ou qui exceptionnellement rétrograde de la peau vers les réseaux glandulaires; il peut être la conséquence de traumatismes, d'irritations cutanées. Dans certains cas il
est impossible de le rattacher à la moindre cause appréciable, surtout
chez les femmes âgées où l'abcès du sein est d'ailleurs si rare.

Primitivement ou après quelque phénomènes généraux : fièvre,

frissons, malaise, état gastrique, on voit le sein se tuméfier; c'est surtout *dans sa partie inférieure et externe* que l'accident s'observe.
La partie tuméfiée ne tarde pas à devenir douloureuse, chaude, tendue,
à se couvrir d'une rougeur plus ou moins diffuse. Les tissus enflammés gardent l'impression des doigts qui les palpent, et bientôt
l'abcès est constitué, car la résolution est très rare. Cet abcès est
presque toujours unique; il s'ouvre spontanément au bout de douze
à quinze jours; dans certains cas il est assez étendu; on a même vu
la suppuration fuser vers l'aisselle, l'épigastre, l'hypochondre; elle
s'étend rarement dans le parenchyme glandulaire.

L'examen des antécédents, le recherche des ganglions cervicaux,
l'exploration de la gorge, des organes génitaux, les caractères du
pus, l'influence du traitement mercuriel permettront en général de
distinguer les *gommes sous-cutanées* des *phlegmons superficiels du
sein*. Cette question diagnostique se pose quelquefois.

b. Le *phlegmon aigu sous-mammaire ou rétro-mammaire* qui
ne reconnaît pas pour origine un inflammation glandulaire profonde
est exceptionnel, nous ne saurions trop le répéter en tête de tous
ces chapitres. — Il est surtout rarement primitif; on le rencontre à
la suite de certaines inflammations thoraciques, pleurésie intense
(Velpeau), périostites costales aiguës, abcès chaud de la paroi thoracique suite de violences, de contusions, de froissements.

Le phlegmon sous-mammaire est *partiel* ou *total;* c'est à dessein
que nous ne nous servons pas des expressions circonscrit et diffus
qui ont occasionné de la confusion dans les descriptions classiques.

Le phlegmon total du tissu cellulaire ou de la bourse séreuse
rétro-mammaire commence par des phénomènes généraux; presque
en même temps on voit apparaître un gonflement de la région mammaire, dans lequel la glande est comme refoulée, projetée en avant.
L'induration est surtout périphérique et rétro-mammaire; lorsqu'on
comprime le sein d'avant en arrière, il semble qu'il repose sur une
éponge (Velpeau). Les douleurs ne sont plus lancinantes et intenses
comme dans les autres phlegmons; elles sont plutôt sourdes et
gravatives. La suppuration apparaît rapidement: elle ne met guère
plus de trois à six jours à se faire, et ce caractère, qui lui est commun
avec les inflammations superficielles, est fort utile pour la distinguer
des suppurations glandulaires. — La collection purulente est parfois
énorme; on a vu de ces abcès qui renfermaient jusqu'à 1 litre de

pus; la périphérie de la glande est marquée au bout de quelque
temps par une saillie en bourrelet, au niveau de ses points déclives ;
en bas et en dehors se trouve le lieu d'élection pour l'incision.
— Les fusées purulentes sont rares; on en a observé pourtant vers
l'aisselle, l'abdomen, le cou, la plèvre, le médiastin antérieur. —
Les abcès retro-mammaires non glandulaires ne traversent jamais
la glande pour s'ouvrir au dehors. — Des trajets fistuleux peuvent
s'établir et persister un temps variable après l'ouverture de ces
phlegmons. — La pleurésie de voisinage n'est point une complication
rare et se voit surtout dans les formes diffuses.

Le *phlegmon partiel retro-mammaire* ne serait pas absolument
rare, au dire de Velpeau. L'inflammation peut rester cantonnée dans
la moitié inférieure de la bourse séreuse, ou même être plus limitée
encore si la bourse séreuse fait défaut. Le soulèvement de la glande
mammaire n'est alors que partiel, les phénomènes généraux sont
moins intenses; l'abcès vient s'ouvrir dans le point de la circonférence de la mamelle le plus voisin.

Traitement. — Un certain nombre de phlegmons du sein,
surtout ceux qui ne sont pas liés à l'allaitement, peuvent se terminer par résolution; on peut donc au début recourir aux sangsues, aux antiphlogistiques, aux résolutifs,. aux frictions mercurielles, à la compression bien faite qui donne parfois de très beaux
résultats.

Si, malgré tout, la suppuration survient, il faut lui donner issue.
Cette ouverture sera faite avec les précautions antiseptiques au
niveau des points fluctuants; elle sera renouvelée pour chaque abcès
glandulaire, si cela est nécessaire; l'incision mesurera 2 à 4 centimètres; suivant les dimensions de l'abcès, on pourra recourir au drainage de foyers voisins, mais autant que possible les tubes ne devront
pas rester trop longtemps en place; c'est le moyen d'éviter d'interminables fistules. Il nous paraît préférable d'inciser séparément
chaque foyer, de bien le vider, de le laver avec soin avec une solution phéniquée forte ou avec du chlorure de zinc. L'écoulement des
liquides sera assuré par un tube court que l'on diminuera aussitôt
que l'écoulement sera devenu moins abondant.

Enfin le médecin devra presque toujours donner son avis sur la
continuation de l'allaitement. Cette fonction nous semble encore possible avec certains abcès superficiels sous-aréolaires ou sous-cutanés.

Certains engorgements à la première période peuvent évidemment se trouver encore bien de la continuation de l'allaitement ou même de l'évacuation artificielle : usage des bouts de sein, de la ventouse. Mais dans le cas de phlegmon glandulaire certain, nous ne pensons pas qu'il soit bon pour la mère ni pour l'enfant d'accroître le travail irritatif et fonctionnel par les tiraillements de l'allaitement.

§ 2. Phlegmons diffus.

Le phlegmon diffus est rare à la région mammaire ; on l'observe à la suite de certains érysipèles phlegmoneux de certaines lymphangites graves, de certaines phlegmasies très intenses de la mamelle chez des femmes placées dans de mauvaises conditions hygiéniques, chez des diabétiques, des albuminuriques.

Il est alors rarement limité à la couche sous-cutanée ; Trousseau et Contour en ont cependant cité des exemples ; le plus souvent, ainsi que l'ont indiqué Dupuytren, Velpeau, Chassaignac, il s'étend en profondeur. — Cliniquement il est caractérisé par un gonflement et une tension extrêmes de toute la région mammaire accompagnés de douleurs extrêmement vives, d'une sensation très pénible de constriction, d'un état général grave avec symptômes d'adynamie profonde. La peau présente une teinte foncée, rouge violacée, on peut y observer des phlyctènes.

Si l'on n'intervient pas à temps et d'une manière très énergique, la glande mammaire semble imbibée de pus comme un éponge, tout le tissu cellulaire se sphacèle ; la glande se trouve disséquée, et chez un de ses malade le professeur Duplay a pu extraire par un des nombreux orificices de sortie du pus, la glande presque tout entière atteinte elle-même par cette mortification qui l'avait privée de ses vaisseaux nutritifs.

Le bistouri, le fer rouge, ou le thermocautère, tout doit être employé largement si l'on veut enrayer et guérir la maladie.

B. INFLAMMATIONS CHRONIQUES DE LA RÉGION MAMMAIRE.

Ce chapitre doit renfermer un certain nombre d'affections assez distinctes, encore incomplètement décrites. Nous les rattacherons à deux classes principales : 1° les indurations ou engorgements chroniques de la glande mammaire, sans suppuration ; 2° les abcès froids de la région mammaire.

1° *Indurations, engorgements chroniques.* — Nous ne nous arrêterons pas sur les indurations si fréquentes qui persistent souvent fort longtemps après les phlegmasies aiguës ; mais l'engorgement chronique peut survenir d'emblée. Cette sorte de mammite chronique interstitielle, nous ne connaissons pas de dénomination qui puisse mieux la caractériser, détermine dans la glande mammaire des bosselures correspondant aux lobules glandulaires et qui présentent une dureté, une résistance tout à fait remarquable. Ces scléroses périacineuses persistent un temps fort considérable ; on les voit même chez des femmes qui n'ont pas nourri. Comme elles se rencontrent surtout chez des femmes d'un certain âge et qu'elles peuvent s'accompagner d'élancements douloureux, elles sont souvent prises par les malades ou même par les médecins pour des tumeurs du sein. — La compression et l'iodure de potassium les font souvent disparaître fort bien. Elles se terminent quelquefois par l'atrophie complète de la mamelle.

On observe encore sur des mamelles volumineuses ou présentant des tumeurs à marche un peu lente, *des engorgements hypostatiques* dont il faut connaître l'existence, parce qu'ils gênent quelquefois beaucoup l'exploration et nuisent au diagnostic.

Enfin Le Dentu a décrit, sous le nom de *sclérème phlegmasique temporaire de la mamelle,* une affection caractérisée par une hypertrophie œdémateuse de la peau et des tissus mammaires que Cruveilhier avait déjà observée et décrite sous le nom d'*œdème actif de la mamelle.*

2° *Abcès chroniques.* — Les collections purulentes chroniques qui peuvent se développer dans la région mammaire ne sont pas fréquentes ; seule l'observation ultérieure nous apprendra si elles existent réellement en dehors des collections tuberculeuses.

On trouvera plus loin au chapitre de la tuberculose mammaire quelques détails relatifs à ces diverses collections tant idiopathiques que symptomatiques, dont l'histoire est aujourd'hui complètement à refaire.

CHAPITRE III

TUMEURS DE LA MAMELLE CHEZ LA FEMME.

La glande mammaire est chez la femme un siège de prédilection pour le développement des tumeurs. Les modifications physiologiques auxquelles elle est continuellement soumise pendant la vie sexuelle, les transformations graduelles qu'elle subit après la ménopause, peut-être sa situation superficielle qui l'expose aux traumatismes, semblent être les causes de cette prédisposition.

Les tumeurs de la mamelle sont nombreuses et variées. Sur ce terrain semblent s'être donné rendez-vous presque toutes les formations néoplasiques que l'on peut rencontrer dans le corps humain. Cette complexité extrême a encore plus embarrassé, il faut le dire, les anatomo-pathologistes que les cliniciens. Il suffit presque à ces derniers de posséder des notions assez solides pour y asseoir le pronostic et le traitement d'une tumeur déterminée. Les autres, au contraire, devaient chercher à pénétrer l'essence même des productions morbides. Ils ont rencontré dans cette étude des difficultés qui sont loin d'être toutes tranchées en ce moment. La division des tumeurs en familles, genres et espèces naturelles, la découverte de leur origine première, la connaissance de leur évolution, laissent encore à désirer sur plus d'un point.

Prendre pour base d'une description pathologique une des classifications actuellement admises, faire successivement l'histoire clinique de chaque espèce anatomique, est une œuvre qui ne doit pas être tentée.

Nous préférons, dans un premier paragraphe, exposer l'état de nos connaissances anatomiques sur les tumeurs de la mamelle, et, dans un second, les décrire à un point de vue clinique. Peut-être, en agissant de la sorte, utiliserons-nous les données fournies par le laboratoire, mieux que nous ne le ferions en rapprochant de force des faits fournis par des méthodes d'observation absolument différentes, et qui pour le moment sont loin de se prêter toujours un mutuel appui.

§ 1. ANATOMIE PATHOLOGIQUE DES TUMEURS DE LA MAMELLE.

A. TUMEURS SOLIDES.

Pendant longtemps les différentes tumeurs du sein ont été absolument confondues les unes avec les autres. L'unique moyen de classification employé par les auteurs consistait à les désigner suivant leur consistance, en squirrhe, ou en encéphaloïde.

A. Cooper, Velpeau, puis Cruveilhier, séparèrent les premiers de la masse confuse des cancers du sein une espèce qui leur parut moins maligne : tumeur mammaire chronique (A. Cooper), fibrineuse ou adénoïde (Velpeau), fibreuse (Cruveilhier).

A cette division fondée purement sur la clinique et l'examen à l'œil nu, l'histologie s'efforça d'apporter des éclaircissements. Lebert opposa le cancer, qu'il considérait comme une production étrangère à l'économie (tumeur hétéromorphe), aux néoplasmes constitués par des éléments semblables aux éléments normaux (tumeur homœomorphe, hypertrophie glandulaire, adénome). Ces derniers, auxquels appartenaient les adénoïdes de Velpeau, étaient par le fait même de leur constitution des tumeurs bénignes.

Cette distinction devait être bientôt rejetée à la fois par la clinique et par l'histologie. La conception des adénomes, dans une forme très compréhensive, telle que Broca l'exposa, parut un moment devoir sauver la doctrine de l'homœomorphie. Broca admettait, à côté des adénomes purs, les adénomes à prédominance du stroma et des adénomes à prédominance glandulaire. Mais la notion même de l'adénome ne tarda pas à être contestée. A côté de quelques rares tumeurs hypertrophiques, qui semblent reproduire parfaitement le type glandulaire, la grande masse des tumeurs dites adénoïdes se partage actuellement entre des tumeurs bien différentes de l'adénome, et qui tirent leur origine, les unes du tissu conjonctif de la mamelle, les autres de l'épithélium glandulaire.

L'origine conjonctive de certaines tumeurs mammaires, d'abord indiquée par Verneuil dans une communication à la Société anatomique (1858), fut bientôt acceptée partout, mais elle ne tarda pas à perdre de sa valeur par son extension même. Sous l'influence des idées de Virchow et de sa théorie cellulaire, on faisait dériver du tissu conjonctif la plupart des néoplasmes, le carcinome en particulier dans ses diverses variétés.

Les tumeurs d'origine épithéliale ne formaient plus, dans cette hypothèse, qu'une classe peu nombreuse de tumeurs bénignes : hypertrophies glandulaires, adénomes purs, avec quelques productions d'une malignité spéciale, nullement comparable à celle du carcinome vrai : cancroïdes ou carcinome épithélial. Un revirement complet

dans les idées est venu, depuis quelques années, changer tout cela.
La plupart des histologistes considèrent aujourd'hui que le carcinome proprement dit ou carcinome alvéolaire est, à la mamelle
comme partout ailleurs, d'origine purement épithéliale. Après Han-
nover, Robin et Thiersch, Waldeyer s'est fait, en 1874, dans les *Ar-*
chives de Virchow, le défenseur éloquent de cette opinion, qui maintenant semble avoir rallié la plupart des histologistes.

Les tumeurs de la mamelle doivent donc être divisées, au point de
vue histologique, en deux grandes classes : tumeurs d'origine conjonctive et tumeurs d'origine épithéliale. Nous allons les examiner
successivement.

1° *Tumeurs d'origine conjonctive.* — Dans la mamelle, il faut distinguer avec soin le tissu cellulo-adipeux péri-lobaire et le tissu
conjonctif péri-acineux, dont Labbé et Coyne (1876) ont donné une
excellente description. Dans quelques tumeurs exceptionnelles, c'est
le premier de ces tissus qui est le point de départ de la néoplasie ; le
plus souvent le second est seul en cause.

a. *Fibromes.* — On distingue deux espèces de fibromes bien différents : le fibrome diffus et le fibrome circonscrit.

Le *fibrome diffus* forme des tumeurs considérables portant sur la
mamelle tout entière, quelquefois d'un seul côté, le plus souvent
des deux côtés à la fois. On le désigne souvent sous le nom d'hypertrophie générale des mamelles (Labarraque, thèse inaug., Paris 1875)
ou d'éléphantiasis du sein. La lésion consiste dans un développement
énorme d'un tissu fibreux nouveau, qui se fait aux dépens de tous
les éléments conjonctifs de la glande.

Le tissu cellulaire interlobulaire, les parties adipeuses, tout est
remplacé par un tissu connectif de nouvelle formation, d'une blancheur lactée, quelquefois mou, d'autres fois assez consistant. Cer-
aines portions de la masse sont souvent plus dures que d'autres,
'où une certaine inégalité de consistance.

Le tissu cellulaire sous-cutané subit la même transformation que
le tissu interlobulaire. La peau est tendue, indurée, mais saine.
Tantôt les éléments glandulaires ne sont point modifiés ou le sont
très peu, tantôt ils participent au développement général, probablement d'une façon toute mécanique.

Après une phase d'hypertrophie, qui dure souvent fort longtemps,
la mamelle se rétracte ; le tissu fibreux de nouvelle formation se

comporte à la façon d'un tissu de cicatrice; il revient sur lui-même, étouffe les parties glandulaires qu'il contient et le fibrome diffus finit ainsi par une véritable *cirrhose atrophique.*

Le *fibrome circonscrit* se développe aux dépens du tissu cellulaire hyalin, dense, riche en noyaux, qui entoure les acini et les plus petits conduits excréteurs de la glande. Il forme des masses arrondies ou ovoïdes, généralement de petit volume (une noix, une petite pomme) mais pouvant atteindre exceptionnellement le volume du poing ou même d'une tête de fœtus. La tumeur est bien limitée, entourée d'une capsule fibreuse et noyée dans un tissu cellulaire lâche, sur lequel elle glisse facilement. Un pédicule, souvent très mince, la relie à la glande mammaire, que l'on retrouve normale et inaltérée, à côté de la production morbide. Sa consistance est toujours ferme, souvent fort dure. A la coupe, elle apparaît, tantôt d'un blanc rosé, tantôt, surtout si elle est un peu ancienne, d'une blancheur aponévrotique, et laisse voir des faisceaux conjonctifs entre-croisés. A l'œil nu, on reconnaît presque toujours l'existence de fentes ou cavités plates ramifiées, dans lesquelles sont logées des végétations formées par un tissu semblable à la masse générale de la tumeur. L'examen microscopique montre un développement énorme du tissu conjonctif péri-acineux, développement qui a eu pour effet d'étirer, d'allonger, d'écarter les culs-de-sac glandulaires. Ce sont eux qui, modifiés de la sorte, forment les lacunes que nous venons de signaler. Les parois des lacunes et la surface des végétations supportent un épithélium cubique ou cylindrique, semblable au revêtement normal des cavités glandulaires. Ces tumeurs se sclérosent, se calcifient à la longue; elles ne se propagent pas aux ganglions; elles ne récidivent point; mais elles semblent pouvoir se transformer en sarcomes et même, d'après Billroth, certains noyaux fibreux, après être restés pendant des années indolents, seraient capables de grossir tout d'un coup et de donner naissance à des carcinomes.

b. *Sarcomes.* — Ils sont, à la mamelle, beaucoup plus rares que les fibromes. Ils se développent tantôt aux dépens du tissu conjonctif interlobaire, — et dans ce cas on ne trouve pas trace, dans la masse compacte qu'ils constituent, de canaux glandulaires, — tantôt aux dépens du tissu conjonctif péri-acineux.

Labbé et Coyne n'admettent guère que ce dernier point de départ. La tumeur occupe à l'origine un seul lobule glandulaire (sarcome circonscrit), ou plusieurs lobules, ou la glande tout entière (sarcome en masse, Cornil et Ranvier). Au début elle est isolée comme les fibromes par une zone épaisse de tissu fibreux ; mais elle ne tarde pas à franchir cette barrière, et elle envahit les tissus avoisinants de proche en proche par extension graduelle. Elle forme ainsi un tout où ne se retrouvent pas comme dans le carcinome des portions de tissu cellulaire adipeux normal, conservées et enchâssées au milieu de la masse morbide. Ce caractère différencie tout de suite à l'œil nu le sarcome du carcinome.

Le sarcome forme des masses de volume variable, en général plus considérable que celui des autres néoplasmes du sein. Les grosses tumeurs qui atteignent et dépassent le volume d'une tête d'adulte lui appartiennent presque toujours. Ces productions sont ovoïdes ou arrondies ; elles sont lobées et lobulées à leur surface. Leur consistance est irrégulière, tantôt assez ferme, tantôt molle et quasi fluctuante. On y découvre souvent par le toucher des poches plus ou moins considérables, parfois très grandes, de véritables kystes.

A la coupe, le sarcome se présente sous des aspects très divers, qui s'expliquent bien par le grand nombre des variétés anatomiques connues, et par l'état de jeunesse ou d'ancienneté de la tumeur. Certains sarcomes fermes et presque aussi solides que des fibromes ont une surface unie, résistante, de couleur grise, avec des parties plus vascularisées ; d'autres sont mous, presque diffluents, et fournissent au raclage — mais seulement plusieurs heures après leur ablation — un suc tout aussi abondant que le carcinome. Au milieu de masses solides on rencontre des parties plus molles et de couleur jaunâtre : ce sont des portions atteintes de dégénération granulo-graisseuse, qui arrivent à simuler de véritables kystes.

On est frappé, dans la plupart des sarcomes, par la présence de fentes et de lacunes semblables à celles que nous avons indiquées en parlant des fibromes. Surtout dans les tumeurs volumineuses ce caractère devient très frappant. La masse est parcourue par de larges fentes, qui la divisent en lobes très distincts, et contiennent dans beaucoup de tumeurs des végétations, ici rondes, là allongées, dentelées, de forme bizarre, véritable moulage des lacunes, constituées par un tissu de même apparence que la masse de la tumeur. Ces bourgeons existent seuls ou flottent dans un liquide muqueux ou d'apparence laiteuse, qui arrive parfois à constituer de véritables kystes. Ce sont les sarcomes de cette espèce que l'on trouve désignés successivement sous le nom de cystosarcoma phyllodes (J. Müller), hydatide celluleuse (Cooper), cystosarcorme proliféré (Billroth), sarcome intra-canaliculaire (Virchow).

L'examen microscopique montre, comme on pouvait s'y attendre d'après ce que l'on sait des sarcomes en général, une grande variété dans la structure.

Billroth admet avant tout deux formes : le sarcome mou et le cysto-sarcome, dont la masse est ordinairement constituée tout entière par des cellules fusiformes, ce qui revient à la distinction en tumeurs embryo-plastiques et tumeurs fibro-plastiques, en sarcomes encéphaloïdes et sarcomes fasciculés.

Les *sarcomes mous*, sarcomes encéphaloïdes ou myéloïdes sont essentiellement formés de cellules rondes-contenues dans un réseau de minces faisceaux conjonctifs. Quelquefois ils offrent tous les caractères du lympho-sarcome. Dans quelques cas, ils constituent de véritables tumeurs alvéolaires qu'à un premier examen on prendrait, à cause de cette apparence, pour des carcinomes. Ce sont des sarcomes mélaniques ou des sarcomes à cellules géantes. On y trouve des vaisseaux volumineux, dilatés, à parois infiltrées d'éléments embryonnaires qui se rompent facilement et donnent naissance à des extravasations sanguines plus ou moins abondantes. Autour de ces sarcomes mous on retrouve çà et là des restes d'acini glandulaires remplis par des masses cellulaires, provenant de la prolifération de l'épithélium des parois glandulaires.

Les *sarcomes fasciculés* constituent les grandes tumeurs à végétations intra-lacunaires. Labbé et Coyne ont bien étudié le mode de formation de ces végétations. Ils les ont suivies de leur origine à leur état de développement parfait. Au début, sous l'influence de l'énorme hyperplasie dont la membrane conjonctive limitante de l'acinus est le siège, les cavités glandulaires prennent un grand accroissement. Elles sont dilatées, allongées et déformées, présentent des portions saillantes et des portions rentrantes disposées de la façon la plus irrégulière. Ce sont ces portions saillantes devenues sarcomateuses qui se développent sous la forme de végétations parfois énormes (sarcome endo-canaliculaire). Pendant que la membrane limitante de l'acinus se modifie de la sorte au point de disparaître, confondue avec l'ensemble de la masse morbide, l'épithélium glandulaire présente les marques manifestes d'un processus irritatif de voisinage. Au lieu d'une couche unique on en trouve deux couches superposées dont l'interne est formée de cellules plus grandes qu'à l'état normal. Dans le centre de la cavité on observe souvent un magma granulo-graisseux dû à la destruction successive de cellules épithéliales des-quamées et en voie de régression.

Le sarcome, ainsi que nous l'avons déjà indiqué, est, à l'origine, net-tement capsulé. En se développant il reste longtemps parfaitement séparable des parties saines qui l'avoisinent. Les sarcomes fasciculés conservent le mieux ce caractère. Pourtant tous les sarcomes, de quelque nature qu'ils soient, peuvent franchir la barrière conjonctive qui les enferme, et s'étendre aux parties voisines. Rarement ils envahissent directement la peau. Le plus souvent ils la distendent et amènent sa mortification par arrêt de la circulation au niveau des parties les plus comprimées. On voit alors par une ouverture arrondie saillir un lobe ulcéré, sanieux, noirâtre, de la production sarcoma-teuse, et l'on constate que la peau est décollée à son pourtour.

Exceptionnellement, la peau est envahie directement par le tissu morbide et se confond avec lui.

Tous les sarcomes ont une tendance à se reproduire sur place lors-qu'ils ont été enlevés.

Beaucoup d'entre eux, les sarcomes mous en particulier, se géné-ralisent avec une extrême facilité. Leur gravité égale, par suite, celle des carcinomes. Ils n'envahissent pas d'ordinaire les ganglions lym-phatiques, mais ils vont former des tumeurs secondaires dans les os et surtout dans les poumons. Ici comme partout ailleurs, c'est par la voie veineuse que l'infection semble se faire.

c. *Myxomes.* — Les myxomes sont beaucoup plus rares que les sarcomes, du moins en tant que myxomes purs, car les fibromyxomes et les sarcomes myxomateux ne sont pas rares. Cornil et Ranvier les croient pourtant assez communs.

Ils peuvent former des tumeurs énormes (myxomes diffus), dans lesquelles tout le tissu interstitiel du sein est envahi, ou des noyaux limités (myxomes lobulaires), développés aux dépens du tissu con-jontif péri-acineux d'un lobule. On retrouve ici comme dans le fibrome et dans le sarcome des lacunes et des végétations endo-canaliculaires. Ces tumeurs se reconnaissent d'ordinaire à première vue, à cause de leur aspect gélatineux. Lorsqu'elles acquièrent un grand volume, elles

déterminent, comme les sarcomes, le sphacèle de la peau par excès de
pression ; mais elles ne l'envahissent jamais. Enlevés complètement,
les myxomes récidivent très rarement. Ce sont des tumeurs essentiellement bénignes (Cornil et Ranvier). Gross a pourtant noté l'envahissement des ganglions.

d. *Lipomes.* — On en a observé de très volumineux au niveau de
la mamelle ; mais presque tous les auteurs s'accordent à les considérer comme des tumeurs para-mammaires plutôt que réellement
mammaires.

e. *Ostéomes et chondromes.* — La plupart des tumeurs ossiformes
indiquées semblent n'être que des infiltrations calcaires dans des
fibromes ou dans des parois kystiques.

Les productions chondromateuses sont un peu plus communes ;
mais presque toutes sont d'une importance tout à fait secondaire. On
les rencontre au milieu de tumeurs sarcomateuses, myxomateuses et
surtout carcinomateuses. Les chiennes, selon Billroth, seraient fréquemment atteintes de tumeurs semblables.

2° *Tumeurs d'origine épithéliale.* — Dans cette seconde série
de productions le travail pathologique commence par l'épithélium
glandulaire et aboutit à la formation de masses dans lesquelles les
éléments épithéliaux, généralement plus ou moins altérés, sont pré-
dominants. Le tissu conjonctif avoisinant suit en quelque sorte le
mouvement. On distingue dans cet ensemble plusieurs groupes dont
nous emprunterons en grande partie la description à Deffaux (th. de
Paris 1877, *passim*).

a'. *Epithélioma typique.* — On trouve assez souvent dans la
mamelle de petites tumeurs, rondes ou ovoïdes, légèrement bosselées,
mobiles sous la peau et roulant sous le doigt, pédiculées, semblables
à des fibromes ou à de petits sarcomes. Tout au plus invoque-t-on,
pour les différencier cliniquement de ces derniers, l'irrégularité un
peu plus grande de leur surface, leur limitation moins facile, une
mobilité un peu moins parfaite sur les parties voisines.

Examinées à l'œil nu sur une coupe, après leur ablation, ces
tumeurs présentent le plus souvent l'aspect adénoïde. Sur une surface
blanchâtre ou rosée assez lisse se voient de fins îlots d'une substance
grenue ou bien de nombreux orifices par lesquels la pression fait
sourdre une certaine quantité de liquide analogue à du colostrum.
Quelquefois il existe un grand nombre de véritables petits kystes.

Sur d'autres tumeurs on trouve des cavités beaucoup plus larges, mais peu nombreuses, et la glande mammaire semble si peu altérée à leur voisinage, que l'on est tenté d'admettre des kystes essentiels.

L'examen microscopique montre que la lésion principale consiste dans le développement relativement énorme des culs-de-sac glandulaires. Ceux-ci ont un volume vingt, trente, quarante fois supérieur à leur volume normal. Ce sont eux qui, à l'œil nu, apparaissent sous la forme d'orifices fins et posés les uns contre les autres. Ils donnent à la préparation l'aspect d'un rayon de miel dont les alvéoles représenteraient les culs-de-sac glandulaires, et les cloisons le tissu conjonctif resté ici parfaitement normal.

Ainsi modifiés dans leur volume les culs-de-sac glandulaires se retrouvent à peu près intacts dans leur structure.

L'épithélium a conservé son caractère normal. Il est toujours disposé sur une seule couche. Il n'emplit par suite qu'une petite partie de la cavité. Le centre de celle-ci est occupé par un liquide tantôt semblable à du colostrum, tantôt trouble et visqueux, résultant de la sécrétion ou de la métamorphose des cellules épithéliales. Les kystes signalés ne sont pas autre chose que l'exagération de ces cavités ; on y retrouve l'épithélium ordinaire et une grande quantité d'un liquide souvent modifié par un épanchement sanguin plus ou moins abondant. De temps en temps, cependant, on trouve dans ces cavités de petites végétations purement épithéliales quelquefois, ou formées par un prolongement conjonctif de la paroi que recouvre une couche de cellules absolument semblables à celles qui tapissent la paroi kystique (Billroth, Labbé et Coyne).

Fait capital, la membrane d'enveloppe de l'acinus est intacte, et le tissu conjonctif voisin reste absolument passif.

Ces tumeurs méritent le nom d'épithéliomas typiques de la mamelle, puisqu'elles sont uniquement caractérisées par une prolifération exagérée de l'épithélium glandulaire avec conservation parfaite de la forme et de la disposition typique de cet épithélium.

Il est probable que toutes les petites cavités résultent de la dilatation des culs-de-sacs préexistants ; dans un bon nombre de cas en pressant la tumeur on faisait sourdre un liquide par le mamelon, ce qui démontre la continuité des canaux glandulaires avec les petits kystes. Pourtant quelques auteurs pensent qu'il peut se former de

toute pièce des acini sans canaux excréteurs (Broca, Robin, Cadiat).
La question n'est pas définitivement tranchée. Elle ne le sera pas
facilement.

Ces tumeurs, généralement désignées jusqu'ici sous le nom d'adénomes et particulièrement d'adénomes cystiques, sont bénignes. Le
fait même de se développer suivant le processus que nous avons
indiqué et de persister longtemps sans modification notable du tissu
conjactif voisin implique la bénignité. Enlevées, elles ne récidivent
pas. Laissées en place, elles persistent indéfiniment sous cette forme.
Pourtant on les a vues quelquefois après des années d'indolence
et de passivité devenir tout à coup actives, s'accroître, et donner
naissance à de véritables cancers. On expliquait ces faits par une
transformation de la tumeur alors qu'on n'y doit voir qu'un fait d'évolution heureusement peu commun.

    b'. *Épithélioma métatypique ou atypique.* — On peut considérer
cette forme comme un degré plus avancé de la précédente ; mais
il faut convenir que le plus souvent, chaque tumeur, dès l'origine, présente ses caractères définitifs. L'épithélioma métatypique ou
atypique constitue des tumeurs de volume moyen assez régulièrement
arrondies, mais bosselées, quelque peu lobulées et irrégulières à
leur surface et à leur périphérie. Elles sont moins unies que les
sarcomes, auxquels on pense tout d'abord ; elles semblent plus compactes, plus lourdes. On n'y trouve pas de parties véritablement
fluctuantes, mais des points plus mous. On ne les isole pas facilement du reste de la glande.

La coupe examinée à l'œil nu est d'un blanc grisâtre ou rosé,
avec de petites masses granuleuses qui lui donnent un aspect rugueux. Par la pression on fait sourdre des amas arrondis ou vermi-
formes, logés dans des vacuoles dont la surface de section est litté-
ralement criblée. En quelques points se voient des kystes de très
petite dimension, dépassant rarement le volume d'une lentille ou
d'un pois.

L'examen microscopique montre ici une modification profonde
dans l'épithélium des culs de-sac glandulaires. Nous n'avons plus,
comme dans le type précédent, une couche unique de cellules semblables aux cellules de l'épithélium normal : tantôt la cavité contient
des masses épithéliales souvent caséeuses à leur centre et qui la remplissent complètement ; tantôt les cellules, disposées en couches

multiples, laissent subsister à leur centre une petite cavité kystique. Malassez, qui a bien étudié cette disposition de l'épithélium, a fait voir que dans ce dernier cas les cellules les plus profondes, celles qui répondent directement au liquide kystique, forment un revêtement régulier et reprennent la forme typique normale.

Ce point est d'autant plus frappant que partout ailleurs les cellules contenues dans les culs-de-sacs glandulaires sont singulièrement altérées dans leurs formes. Elles ont pris un volume énorme ; elles sont irrégulières, toutes différentes les unes des autres ; polyédriques, prismatiques, rondes, en raquettes, fusiformes, etc. Elles contiennent des noyaux volumineux et nombreux remplis de nucléoles brillants. Ces caractères sont exactement ceux des cellules cancéreuses.

Les conduits glandulaires des portions malades sont le plus souvent le siège de lésions analogues à celles des culs-de-sacs glandulaires ; ils sont dilatés et déformés par l'accumulation des mêmes éléments épithéliaux. L'ensemble des parties altérées forme des bourgeons épithéliaux très volumineux, munis de prolongements multiples sous la forme de bourgeons secondaires.

La membrane limitante des acini se retrouve souvent intacte autour de ces bourgeons épithéliaux ; le tissu *conjonctif* serré qui forme une sorte de capsule autour de chaque lobule à l'état normal, et en dehors duquel, ainsi que Labbé et Coyne l'ont si bien montré, prennent naissance les lymphatiques de la mamelle, ce tissu conjonctif est souvent respecté. Quelquefois pourtant il est infiltré de petites cellules. Tant que persistent la membrane limitante de l'acinus et l'enveloppe conjonctive péri-lobulaire, l'épithélioma métatypique n'a pas de tendance à se généraliser et les ganglions restent indemnes. Dès qu'elles sont envahies, perforées par les bourgeons épithéliaux, la tumeur prend un autre caractère. Un épithélioma diffus, un véritable carcinome a pris naissance.

Cette forme de tumeur répond sans doute à ces tumeurs adénoïdes signalées par Velpeau qui, une fois enlevées, récidivaient comme cancer ; elles est décrite par Rindfleisch et Billroth sous le nom de carcinome épithélial vrai, par Waldeyer sous celui de carcinome kystique. Ce sont les épithéliomas intra-canaliculaires de Labbé et Coyne.

c'. *Épithélioma diffus, carcinome mammaire.* — Les raisons

de croire que le carcinome n'est partout qu'une tumeur d'origine épithéliale ont été parfaitement indiquées par Waldeyer. Desfosses, dans sa thèse inaugurale (Paris 1881), expose clairement la même théorie. La plupart des auteurs modernes l'adoptent. Nous nous bornerons à faire remarquer, avec Desfosses, que le carcinome « n'a guère été décrit comme lésion primitive que dans des organes épithéliaux, et que les quelques cas contraires doivent être considérés comme des erreurs d'observation. »

La première hypothèse, celle des cellules spécifiques développées au sein d'un blastème déposé dans les alvéoles du tissu conjonctif, la théorie de Virchow qui fait naître les éléments cancéreux de cellules embryonnaires dérivées du tissu conjonctif, enfin la doctrine de la diapédèse (Cohneim), qui un instant fut invoquée pour expliquer l'origine de ces mêmes cellules embryonnaires, tout a disparu devant les faits qui montrent les transitions les plus nettes entre l'épithélium glandulaire normal ou à peine altéré et les masses épithéliales diffuses du carcinome. C'est la mamelle qui a fourni les plus beaux exemples.

Les carcinomes sont des tumeurs constituées par un stroma fibreux, limitant des espaces alvéolaires que remplissent des masses cellulaires épithéliales semblables à celles que nous avons décrites dans l'épithélioma métatypique. La disposition réciproque du tissu fibreux et des masses épithéliales est assez variable. Quelquefois ces dernières occupent des loges arrondies ou ovoïdes très développées, de véritables alvéoles ; dans d'autres cas elles sont réunies de façon à former des cylindres plus ou moins volumineux qui éveillent tout d'abord l'idée d'une cavité glandulaire remplie d'épithélium ; mais ces cylindres n'ont aucune membrane enveloppante ; ils s'anastomosent souvent entre eux ; les cellules qui les constituent ont des formes spéciales. Il arrive enfin que les cellules ne forment que de minces traînées allongées unies les unes aux autres par des anastomoses transversales, formant ainsi des mailles qui donnent à l'ensemble un aspect trabéculaire.

Quelle que soit la disposition du stroma et des masses épithéliales, on décrit à la mamelle deux variétés principales de carcinomes : 1° Le *squirrhe* (forme dure), 2° l'*encéphaloïde* (forme molle). Une troisième variété : cancer *gélatineux ou colloïde*, dans laquelle les masses épithéliales ont subi la transformation colloïde au point de donner naissance à une substance homogène et transparente, est absolument rare.

Entre l'encéphaloïde et le squirrhe la différence consiste surtout dans la façon dont se comportent les unes par rapport aux autres les travées conjonctives et les masses épithéliales.

Dans le squirrhe, les premières sont prédominantes ; elles prolifèrent avec énergie, tandis que les parties épithéliales végètent en quelque sorte. Les travées, après avoir acquis un développement considérable, sous la forme de tissu conjonctif embryonnaire, se rétractent parfois, subissent une transformation en quelque sorte cicatricielle et finissent par étouffer par place les éléments épithéliaux (squirrhe atrophique, cicatrisant). Dans l'encéphaloïde ce sont au contraire ces derniers qui amènent la disparition des travées fibreuses.

De nombreux vaisseaux sanguins, dont beaucoup sont de nouvelle formation et n'ont que des parois embryonnaires, courent dans le tissu conjonctif. Les vaisseaux lymphatiques s'ouvrent à plein canal (Ranvier) dans les espaces remplis de cellules épithéliales.

Les carcinomes encéphaloïdes forment des tumeurs notables. Le squirrhe n'est souvent qu'un simple noyau présentant des ramifications sous-cutanées comparées aux pattes d'un crabe. Mais tous deux ont ce caractère commun de n'être en aucune façon isolables des parties voisines. Aucune capsule ne les recouvre ; ils adhèrent de bonne heure à la peau et profondément aux aponévroses, aux muscles et au squelette du thorax ; ils se confondent avec la glande qui se perd dans leur épaisseur ; les travées fibreuses qui entrent dans leur constitution tiraillent les vaisseaux galactophores qu'elles ont englobés et produisent par leur intermédiaire la rétraction du mamelon. Tous les deux fournissent par le raclage pratiqué sur une coupe un suc abondant, plus épais et plus facile à obtenir dans l'encéphaloïde (suc cancéreux). Enfin tous deux envahissent de très bonne heure les vaisseaux lymphatiques et par leur intermédiaire se propagent aux ganglions lymphatiques de l'aisselle avant d'infecter l'économie tout entière. Nous décrirons plus tard l'évolution clinique de ces tumeurs malignes.

B. TUMEURS LIQUIDES DE LA MAMELLE : KYSTES.

En dehors des *kystes dermoïdes* dont l'existence est à peine bien établie, *des kystes hydatiques*, affection bien observée mais très rare, *du galactocèle*, sur l'origine duquel on n'est pas parfaitement d'accord, et de quelques kystes consécutifs à la *rétraction cicatricielle* des conduits glandulaires, que l'on admet plutôt théoriquement qu'autrement, les kystes observés à la mamelle compliquent toujours pour ainsi dire de véritables tumeurs solides.

Nous avons déjà signalé des dilatations kystiques des acini et des conduits glandulaires dans les fibromes, les sarcomes et les myxomes. Il arrive parfois que la production solide est insignifiante, qu'une petite végétation endo-canaliculaire, un bourgeon papillaire la constitue seule, tandis que la poche kystique est plus ou moins considérable.

Parmi les tumeurs d'origine épithéliale, nous avons cité les épithéliomas typiques à développement kystique. La maladie kystique des mamelles de Reclus, dont nous donnerons plus loin la description, appartiendraient selon Brissaud à cette variété de tumeur. On a bien signalé quelques productions kystiques dans le carcinome (carcinome kystique et villeux de Cornil et Ranvier), mais elles sont toujours fort petites, et impossibles à reconnaître cliniquement. L'existence de kystes bien développés doit éloigner l'idée d'un carcinome.

§ 2. ÉTUDE CLINIQUE DES TUMEURS DE LA MAMELLE.

Les tumeurs de la mamelle doivent être distinguées au point de vue clinique en deux grandes classes :

A. *Les tumeurs liquides.*

B. *Les tumeurs solides.*

A. TUMEURS LIQUIDES.

Laissant de côté les tumeurs rares que nous indiquions tout à l'heure : kystes dermoïdes, hydatiques, par rétraction cicatricielle des conduits galactophores, et les kystes qui compliquent les tumeurs, nous n'avons à étudier ici que le galactocèle et la maladie kystique de la mamelle. Cette dernière est à vrai dire interprétée comme une forme de l'épithélioma typique et comparée à ce point de vue aux tumeurs kystiques de l'ovaire (Brissaud) ; mais comme les kystes constituent en somme toute la maladie, et qu'ils ne reposent pas ici sur une masse solide surajoutée, on doit au point de vue clinique les ranger parmi les tumeurs liquides de la mamelle.

1° *Galactocèle.* — Le galactocèle ou kyste laiteux, affection peu commune, consiste dans une poche renfermant soit du lait pur, soit un contenu mi-partie liquide, mi-partie solide, dérivé évidemment du lait.

La poche est constituée par la dilatation d'un conduit glandulaire : conduit galactophore ou branche originaire de ce conduit. A sa face interne, on trouve de petits orifices qui conduisent dans des acini glandulaires accolés à sa surface.

On y a trouvé du lait très pur, qui s'était parfois conservé long-temps, qui dans d'autres cas était sécrété directement en dehors même de la lactation : une fois chez une femme de cinquante ans (Bouchacourt), vingt ans après le dernier accouchement. Le lait était ailleurs transformé soit en une crème épaisse, soit en un coagulum flottant dans une sérosité citrine. Dans quelques cas, les parties liquides se résorberaient, et il resterait un magma butyreux susceptible de s'infiltrer de sels calcaires et de fournir des *pierres mammaires.*

Le galactocèle apparaît ordinairement pendant la lactation ou au moment du sevrage, exceptionnellement pendant la grossesse, plus rarement encore plusieurs années après le dernier accouchement. On l'a observé une fois chez l'homme (Velpeau).

Dans les premiers moments il se développe rapidement et prend vite des dimensions notables, puis il reste souvent stationnaire. Cependant on le voit parfois s'accroître peu à peu d'une façon indé-finie. Dans un cas de Volpi rapporté par Scarpa, la tumeur contenait 10 litres de lait.

Les symptômes sont nuls. La tumeur est gênante par son volume ; mais elle n'occasionne aucun trouble fonctionnel. La lactation même n'est pas entravée, car l'affection ne stérilise qu'une des dix à douze glandes qui par leur réunion constituent la mamelle.

Le diagnostic est simple. On reconnaît sans peine que l'on est en face d'une tumeur kystique, et l'on est amené à faire une ponction qui lève tous les doutes.

Le traitement le meilleur serait probablement l'ablation de la poche qui seule permettrait d'obtenir la réunion par première intention.

2° *Maladie kystique des mamelles.* — L'un de nous, Paul Reclus, a décrit sous le nom de maladie kystique des mamelles une affection singulière et qui est loin d'être rare puisque l'auteur en a observé six cas portés bientôt à onze par son élève Macary. Depuis, leur nombre s'est considérablement accru et Verneuil, Poncet de Lyon, Maunoury, d'autres encore ont vu un ou plusieurs de ces faits.

« La maladie de Reclus » présente trois caractères bien nets : d'abord les kystes en nombre considérable se développent en tissu sain ; or, d'ordinaire, il n'en est pas ainsi et l'on sait que les cavités se creusent au milieu d'une tumeur, sarcome, épithélioma, carcinome ; ensuite les kystes occupent, non une partie de la glande, mais la glande tout entière, aussi bien à son centre qu'à sa périphérie ; enfin l'affection est le plus souvent bilatérale ; les deux mamelles sont atteintes simultanément ou consécutivement, signe d'une grande importance, car les néoplasmes qui envahissent à la fois les deux glandes sont très exceptionnels.

De ces kystes, les uns sont microscopiques, d'autres ont le volume d'une tête d'épingle, d'un grain de raisin, d'un œuf de pigeon ou même de poule ; leur contenu est tantôt clair, transparent, citrin, tantôt verdâtre, noir, jaune, café au lait, visqueux, demi-solide, chargé de globules huileux, de substance athéromateuse. La dissection et l'isolement des kystes donne souvent à la mamelle l'aspect d'une grappe de raisin, à grains de couleurs variées.

Ces tumeurs sont difficiles à reconnaître, avant l'ablation de la mamelle. La présence d'une cavité volumineuse et qui parfois dépasse la grosseur d'un œuf de pigeon pouvait faire noter la fluctuation parmi les signes de la maladie kystique. Il n'en est rien, et Broca, Verneuil, Terrier ont dans les cas qu'ils ont observés cru à une tumeur solide. L'existence de bosselures irrégulièrement disséminées dans la glande, la bilatéralité de la lésion, la sensation d'une glande injectée au suif permettra cependant d'établir le diagnostic dans la plupart des cas. On ne pourrait confondre la maladie kystique qu'avec certains fibromes multiples et certaines mastites chroniques.

Leur pronostic n'est pas grave. Jusqu'à présent le mal n'a jamais récidivé, et parmi les opérées de Reclus trois ont leurs mamelles enlevées depuis huit, sept et six ans. Cependant l'anatomie pathologique est loin d'être absolument confiante. Les examens de Malassez, de Brissaud et de Cornil ont prouvé comme nous l'avons déjà dit que ces tumeurs sont des *épithéliomas kystiques*. Les cellules épithéliales proliférées pourront donc franchir l'enveloppe conjonctive des acini et engendrer de véritables cancers alvéolaires. Cornil a dans un cas de Verneuil et Reclus constaté cette irruption. La mamelle est enlevée depuis quatre ans; il n'y a point eu encore de récidive.

Pour éviter la transformation de l'épithélioma kystique en carcinome, l'ablation doit être pratiquée le plus tôt possible. Les deux mamelles presque toujours simultanément atteintes seront enlevées le même jour ou l'une après l'autre à un certain intervalle. Tout le tissu glandulaire sera disséqué et extirpé avec le plus grand soin, car la persistance d'un seul lobule est un prétexte à repullulation. Dans un fait de Broca et Reclus, trois opérations furent nécessaires pour enlever définitivement une même glande.

B. TUMEURS SOLIDES DE LA MAMELLE.

Beaucoup de néoplasmes possèdent dès leur apparition des caractères propres, et précisément ces caractères témoignent d'une malignité spéciale qui ne fera que s'accuser avec le temps. Ce sont les carcinomes que nous avons décrits plus haut au point de vue anatomique comme des épithéliomas diffus. On les désigne cliniquement sous le nom de tumeurs malignes de la mamelle.

Les autres forment la grande catégorie des tumeurs bénignes. Par malheur cette expression est absolument impropre. Pour qu'elle correspondît plus exactement à la réalité clinique, il faudrait dire : tumeurs qui à leur début et pendant un temps plus ou moins long présentent les attributs de la bénignité, en sous-entendant que parmi elles certaines sont destinées à rester réellement toujours bénignes, tandis que d'autres sont capables d'évoluer plus tard de la façon la plus dangereuse. Les sarcomes sont dans ce cas. Après une période fort récente pendant laquelle ils ressemblent à toutes les autres tumeurs bénignes de la mamelle, ils peuvent prendre une marche et revêtir des caractères qui les rapprochent des pires carcinomes. Quelques auteurs les signalent comme intermédiaires en quelque sorte aux tumeurs malignes et aux tumeurs bénignes.

Ces réserves faites, on doit encore au point de vue clinique retenir la distinction des tumeurs en malignes ou carcinomes et bénignes ou, mieux, non carcinomateuses.

1° *Tumeurs malignes ou carcinomes de la mamelle.*

Étiologie. — On discute encore la question de savoir s'il faut attribuer quelque valeur *aux causes occasionnelles* que les femmes

invoquent assez souvent. Les coups sur la mamelle, fort redoutés
à cause de l'influence que le public leur prête, ne sont peut-être
pas sans influence. On ne les trouve pourtant pas signalés une fois
sur 10 (7 pour 100 Billroth). Le psoriasis du mamelon (Paget), l'inter-
trigo qui siège sur les mamelles pendantes, dans le pli pectoro-mam-
maire (Winiwarter) auraient dans quelques cas été le point de départ de l'affection. La préexistence d'abcès mammaires ne semble en
aucune façon, prédisposer au cancer. Les deux affections étant fort
communes il n'est pas étonnant qu'elles aient été notées sur le même
sujet; mais il ne s'agit là que d'une coïncidence.

Parmi les causes prédisposantes, l'âge a l'influence la plus remarquable. C'est entre 40 et 60 ans que se voient le plus grand
nombre des cancers de la mamelle. Presque inconnus avant 20 ans,
encore très rares jusqu'à 30, c'est aux environs de 50 ans qu'ils se
rencontrent le plus souvent. On en observe jusque dans la plus
extrême vieillesse.

L'*hérédité* joue ici comme dans tous les autres cancers un rôle
prépondérant.

On n'est pas fixé sur l'influence que peuvent avoir les grossesses
antérieures, la lactation, les rapports sexuels, la régularité ou les
troubles de la fonction menstruelle. Il est infiniment probable que
toutes ces causes sont négligeables.

Une mamelle est-elle plus prédisposée que l'autre ? La statistique
de Velpeau indiquait une fréquence plus grande à droite : 263 contre 348. D'autres tableaux fournissent des rapports inverses. Ainsi dans
une statistique de l'hôpital général de Vienne, nous trouvons 161 cas
à droite contre 144 à gauche.

Les tableaux très concordants de Gross et de Billroth montrent que
sur 100 tumeurs de la mamelle, plus de 80 sont des carcinomes.

Symptômes et marche du cancer de la mamelle. — Si
l'on se reporte à l'anatomie pathologique de l'épithélioma diffus,
ou carcinome mammaire (page 364) on y trouvera indiquées brièvement, comme des conséquences forcées du mode de développement
de cette tumeur : sa diffusion dans la glande mammaire et son
absence de limites précises, son adhérence précoce d'une part à la
peau et d'autre part aux parties profondes : aponévroses, muscles,
squelette, l'invasion des ganglions lymphatiques, la rétraction fréquente du mamelon, etc. Ce sont là des signes objectifs de premier

ordre. Mais à côté de ces caractères communs, on observe entre les diverses tumeurs cancéreuses de la mamelle des différences considérables, qui obligent à décrire de nombreuses variétés ou formes cliniques.

Formes cliniques. — Les deux grandes variétés anatomiques du cancer, le squirrhe et l'encéphaloïde, ont chacune leur physionomie propre ; mais tandis que le dernier est toujours assez semblable à lui-même, le squirrhe se présente sous des aspects très divers. Tantôt il y a une **tumeur squirrheuse** très appréciable, masse ou noyau profondément placé au sein de la glande mammaire sans connexions immédiates avec la peau. Le volume de cette production n'est jamais extrême ; pourtant, dans quelques cas désignés par Velpeau sous le nom de *cancer en masse*, il semble que la glande mammaire soit prise tout entière. La tumeur squirrheuse est ordinairement dure, *ligneuse;* les cas où elle est moins ferme sont assez rares (squirrhe lardacé, de Velpeau) ; elle est bosselée, granuleuse à la surface, perdue dans l'épaisseur de la glande mammaire, dont il est impossible de la séparer. De très bonne heure, dès le moment où elle est reconnue, elle adhère presque toujours à la peau. Ce n'est pas à dire que celle-ci lui soit intimement accolée tout d'abord ; mais si l'on essaye de la plisser, ou de la mouvoir à la surface de la tumeur, on reconnaît qu'il est impossible de le faire aussi facilement que du côté sain. A un degré plus avancé toute traction exercée sur la peau détermine la formation de petites dépressions qui lui donnent l'aspect pointillé en creux de la *peau d'orange.*

Même manque de mobilité du côté des parois thoraciques.

Le mamelon est souvent rétracté de bonne heure, surtout si le squirrhe est de petite dimension ; il conserve parfois sa forme normale dans les tumeurs un peu volumineuses. Dans ces dernières il n'est pas très rare de noter un écoulement sanguin ou séro-sanguin par le mamelon, phénomène banal qui peut se rencontrer dans les tumeurs les plus diverses, bénignes ou non. La tumeur squirrheuse de la mamelle, sauf de rares exceptions, est parfaitement indolente. C'est par hasard en faisant leur toilette que les malades la découvrent.

Au lieu de conserver l'aspect plus ou moins globuleux que nous venons d'indiquer, le squirrhe mammaire possède souvent des prolongements qui, partis d'une masse centrale plus ou moins apparente, divergent dans tous les sens. De là (Velpeau) une tumeur inégale, dure, mal circonscrite, qui se perd d'une manière insensible du côté de la peau ou vers la circonférence de la mamelle sous la forme de rayons, de brides, de traînées irrégulières ou de cordons entremêlés de rainures. La peau adhérera à ces branches, et le sein se creusera de rigoles à leur niveau : *squirrhe rayonné ou rameux.*

Dans une autre forme, le squirrhe se présente non plus comme une tumeur véritable, mais comme un simple *épaississement* plat, superficiel, unissant le tégument à une portion quelconque de la glande mammaire. Sur un point le sein est rétracté, déprimé, creusé d'une dépression à laquelle aboutissent des sillons plus ou moins profonds.

Les tissus avoisinants sont comme rétractés, ratatinés autour de ce noyau. Chez les femmes âgées, à mamelles grasses, volumineuses, cette variété de squirrhe est peu envahissante. A mesure qu'elle gagne les parties voisines, celles-ci s'atrophient, se rétractent, si bien que la mamelle disparaît tout entière sans que les parties malades se soient notablement étendues. C'est ce qu'on appelle le *squirrhe atrophique* ou *rétractile.*

Le **cancer encéphaloïde**, plus rare que le squirrhe, débute comme ce dernier le fait le plus souvent par une tumeur perdue dans l'épaisseur de la mamelle; mais de bonne heure cette masse se développe sous la forme d'une bosselure plus ou moins large qui, surajoutée au sein, donne l'idée d'une *tête de brioche.* Au lieu d'être attirée vers la production morbide par des liens nombreux et fins, la peau est ici soulevée, distendue, bientôt envahie par elle. Elle prend un aspect lisse, puis rougit, se remplit de varicosités, en attendant qu'elle s'élève, ce qui arrive de bonne heure. L'ensemble de la tumeur est mou, souple, élastique, quelquefois fluctuant.

Velpeau a décrit sous le nom de **squirrhe disséminé** et de **squirrhe en cuirasse** des états qui sont plutôt des complications du carcinome mammaire que des formes de ce carcinome. Dans le squirrhe disséminé, la peau est parsemée de petites masses arrondies, sortes de boutons qui ne sont autre chose que de petites masses cancéreuses. Selon Velpeau, on trouve de ces tubercules, non seulement dans la peau, mais aussi dans l'hypoderme et même dans l'épaisseur du parenchyme glandulaire.

Dans le squirrhe en cuirasse, la peau se trouve, par larges plaques, indurée, rugueuse, pointillée de rouge. Quelquefois, toute la poitrine est recouverte de la sorte d'une véritable cuirasse inextensible.

Il s'agit là d'une invasion de la peau, par la voie lymphatique probablement, invasion secondaire, succédant toujours à une tumeur mammaire parfois si petite qu'elle a pu passer inaperçue.

Marche. — Tout cancer mammaire tend à passer par les phases suivantes : indifférence, propagation aux parties voisines, invasion des lymphatiques, généralisation et cachexie.

La *période d'indifférence* pendant laquelle la tumeur resterait au sein de la glande mammaire sans dépasser ses limites, sans agir sur les tissus voisins, comme une tumeur de bonne nature, cette période n'existe pour ainsi dire pas. Dès que la tumeur est découverte, on lui trouve presque toujours des connexions plus ou moins marquées avec la peau ou les parties profondes.

La *propagation aux parties voisines* se fait, comme nous l'avons vu ailleurs, par le développement de bourgeons épithéliaux qui s'enfoncent dans toutes les directions. Au bout d'un temps très court dans le cancer encéphaloïde, très variable dans le squirrhe, la masse morbide envahit de la sorte le derme d'un côté, les muscles et les os du thorax de l'autre.

La peau ne fait plus qu'un avec la masse morbide. Quelquefois chagrinée, violette, elle subsiste luisante et propre, ou recouverte de croûtes qui se détachent et se reproduisent alternativement. Le plus souvent elle s'ulcère. S'il s'agit d'un cancer encéphaloïde, la surface à nu se couvre de fongosités. Des champignons vasculaires souvent énormes, saignants et fournissant une abondante sérosité, s'élèvent au-dessus du niveau du tégument. Le squirrhe, au contraire, offre un ulcère peu profond, plat, ou à bourgeons peu élevés, bordé de nodosités irrégulières. Dans les deux cas, les malades sont tourmentés par la reproduction d'hémorrhagies généralement peu abondantes et très faciles à arrêter.

Vers les parties profondes, le même processus met en contact la tumeur et l'aponévrose qui recouvre le muscle pectoral, puis celle-ci est traversée ; les muscles, plus tard les côtes elles-mêmes, sont en rapport direct avec la face profonde de la tumeur. Cette marche vers la profondeur s'accuse d'abord par la diminution de la mobilité de la mamelle, qui se montre surtout lorsque le grand pectoral est tendu par sa contraction. Plus tard la tumeur est absolument adhé-

rente aux parties solides du thorax. Cette fixité s'établit du reste
d'une manière fort irrégulière. Certains petits squirrhes sont, dès
l'origine, pour ainsi dire fixés au squelette, d'autres ne viennent s'y
attacher qu'à une époque assez avancée de leur évolution.

L'adhérence de la tumeur aux parois thoraciques devient le point
de départ, de son côté, de douleurs plus ou moins vives, souvent
lancinantes.

L'*invasion des vaisseaux lymphatiques* se fait fatalement de
bonne heure, puisqu'il n'existe aucune membrane protectrice entre
la masse morbide, si petite qu'elle soit, et la zone péri-acineuse qui
renferme ces vaisseaux. Aussi peut-on dire qu'elle est contemporaine
du début même du cancer; mais elle ne devient apparente que lorsque les ganglions lymphatiques dépendant de la mamelle ont pris un
développement qui permette de les reconnaître à la palpation. On a
voulu rattacher l'adénopathie à l'invasion de la peau. Il est de fait
que souvent elle se montre quelque temps après cette dernière. Mais
bien souvent aussi, elle la précède. Les ganglions pris d'abord sont
naturellement ceux de l'aisselle. Entre eux et la tumeur se sent parfois une sorte de traînée d'épaississement allongé qui est formée par
un faisceau de lymphatiques enflammés, indurés, pénétrés de cancer.
Les ganglions sus-claviculaires sont pris aussi assez souvent. Les
glandes envahies par le cancer sont dures, fermes, non douloureuses
à la pression. Elles adhèrent aux parties qui les entourent et les compriment énergiquement. De là à la longue des troubles profonds dans
la circulation du membre supérieur. Les veines étant oblitérées presque complètement, on trouve un œdème souvent énorme de la main
et de tout le bras. La compression des nerfs axillaires détermine de
son côté des douleurs insupportables.

La lymphangite cancéreuse ne s'observe pas seulement du côté des
vaisseaux qui vont vers l'aisselle, elle gagne souvent les réseaux de
la peau. C'est ainsi que s'établissent le squirrhe disséminé et le
squirrhe en cuirasse. Parfois, par ce procédé, les deux glandes mammaires sont atteintes successivement : l'invasion simultanée des deux
est extraordinairement rare.

Enfin, vers la profondeur, des lymphangites cancéreuses se voient,
qui gagnent la surface pariétale de la plèvre, et même s'étendent à
la face viscérale.

La *généralisation* et la *cachexie* sont la conséquence de cette infection graduelle. Des tumeurs secondaires se développent dans les viscères, principalement dans le foie, le poumon, les organes digestifs ; elle ne sont pas moins communes dans les os. Là on les trouve surtout dans les vertèbres, où elles s'annoncent par des douleurs dorso-lombaires irradiées vers les membres inférieurs. La base du crâne, la tête fémorale, et d'autres extrémités des os longs en sont parfois le siège.

Terminaison. — Le cancer du sein se termine fatalement par la mort. On a bien jadis cité quelques exemples de guérison spontanée de tumeurs encéphaloïdes succédant à la gangrène de ces tumeurs; mais ces faits remontent à une époque où l'on confondait sous ce nom d'encéphaloïde les tumeurs les plus diverses.

Il n'est pas douteux que la mort est la terminaison constante du cancer du sein. Elle est le résultat de la cachexie, celle-ci accélérée par les douleurs qui ne laissent pas de repos aux malades, par les écoulements sanguins et sanieux, par la résorption de produits septiques à la surface de la tumeur ulcérée, etc.... La durée moyenne de la survie serait de vingt-sept mois ; mais les cas extrèmes offrent des termes absolument dissemblables. C'est ainsi que la mort peut arriver en quelques semaines, dans des cancers encéphaloïdes survenant chez des femmes jeunes, et s'accompagnant de métastases rapides, tandis que certains squirrhes atrophiques peuvent être tolérés sans dommage appréciable pendant dix, quinze et même vingt ans chez des vieilles femmes.

Diagnostic. — Le cancer de la mamelle possède des caractères propres et positifs, qui ne permettent guère de le méconnaître. Tout au plus dans une première période, réduit à l'état de simple noyau perdu au sein de la masse glandulaire, pourrait-il être confondu avec un fibrome ou un sarcome. Mais il est rare que déjà le cancer ne se dévoile pas par le fait de sa diffusion, de l'absence nette de ses limites, de son extrême dureté coïncidant avec un état rugueux de sa surface. L'âge de la malade crée une présomption importante. La tumeur est-elle apparue après quarante ans ? il s'agit presque certainement d'un carcinome.

L'accroissement rapide de la tumeur plaide en faveur d'une tumeur de mauvaise nature, quoique certains sarcomes se comportent de la sorte.

Dès que la masse a acquis un certain volume, l'adhérence à la peau et aux parties profondes, l'adénopathie, enfin les signes d'une tendance envahissante, ne laissent plus de doute sur l'existence d'un cancer.

A la période d'ulcération le diagnostic s'impose le plus souvent. Tout au plus certains sarcomes ou myxomes ulcérés prêteraient-ils à la confusion. Mais dans ceux-ci la peau amincie, décollée, est usée par la tumeur et non envahie par elle; le champignon qui sort à travers l'ouverture n'a aucune connexion avec ses bords. Au contraire dans le cancer le tégument est épaissi, altéré, et ne fait qu'un avec la masse morbide. Autour de l'ouverture la peau est saine dans le sarcome, elle est adhérente, sillonnée de dépression, épaissie dans le cancer. Le sarcome même ulcéré est libre à sa base vers le thorax; il n'adhère en aucune façon au grand pectoral. Il en est tout autrement pour le cancer. Les ganglions manquent dans le sarcome.

Un diagnostic difficile, qui par bonheur se pose rarement, est celui du squirrhe atrophique d'avec certaines mastites chroniques terminées par sclérose et rétraction de la mamelle. L'absence de l'adénopathie cancéreuse, la longue durée de l'affection jointe aux commémoratifs révélant une mastite puerpérale ancienne, la conservation d'un bon état général permettent d'éloigner l'idée d'un cancer.

Traitement. — Envisagés au point de vue du traitement qui leur convient, les cancers du sein peuvent être divisés en deux grandes catégories :

1° Les cancers opérables et 2° les cancers qu'on ne doit pas opérer. Ces derniers renferment eux-mêmes deux variétés absolument différentes. Ce sont d'abord certains squirrhes atrophiques, à marche exceptionnellement lente, que l'on rencontre chez des personnes âgées (soixante-dix, soixante-quinze ans); tumeurs cantonnées dans la glande mammaire depuis quinze, vingt ans, quelquefois même davantage, ne provoquant pas de douleurs, ni de cachexie, ne s'accompagnant même pas toujours d'engorgement ganglionnaire. La plupart des chirurgiens sont d'accord pour ne pas y toucher, et cette conduite prudente nous semble devoir être suivie.

Inversement l'opération se trouve contre-indiquée lorsqu'on se trouve en présence de cancers à marche exceptionnellement rapide, se généralisant de très bonne heure aux différents viscères. — Tels sont certains encéphaloïdes survenant chez des femmes très jeunes,

certains carcinomes mélaniques. D'autres fois la contre-indication se
tire de l'extension locale du mal, cancer ayant dépassé les limites de
la région mammaire, en voie de progression constante, envahissant
les parties voisines, le squelette, la plèvre, avec extension de l'engorgement ganglionnaire aux ganglions du creux sus-claviculaire, ou
bien encore cancer en cuirasse se propageant de proche en proche aux
téguments de la cage thoracique.

Le rôle du chirurgien doit se borner en pareille circonstance à
rendre moins vives les souffrance parfois' atroces auxquelles sont soumises les malades; les injections multipliées de morphine rendent
alors de bien grands services.

Mais lorsque ces diverses conditions ne sont pas réalisées, et c'est le
cas le plus fréquent, l'intervention opératoire est la règle pour le
cancer du sein. — Sans exagérer la valeur des statistiques en pareille matière comme en beaucoup d'autres, les chiffres empruntés à
Oldekop, Winiwarter, Sprengel, nous montrent que dans le cas
d'abstention la moyenne de la survie n'est guère que de vingt-
huit mois, tandis que les mêmes statistiques donnent dix mois de
plus de survie post-opératoire. — D'autre part les dangers que fait
courir l'opération, aujourd'hui surtout, avec les méthodes perfectionnées de pansement qui sont à notre disposition, ces dangers,
disons-nous, sont peu considérables, et il appartient souvent au chirurgien de les diminuer encore en prenant des précautions de température pour éviter les pleurésies, les pneumonies, qu'il n'est pas rare
d'observer après l'opération en raison du refroidissement auquel exposent la longueur de l'intervention et la nature des pansements
nécessaires.

Quant à l'opération elle-même, elle ne doit plus être faite autrement qu'avec le bistouri.

Toutes les précautions antiseptiques prises, la région axillaire
rasée, le champ opératoire soigneusement lavé, le chirurgien circonscrit la tumeur dans une incision elliptique en forme de raquette
plus ou moins allongée dont la queue se trouvera avantageusement
dirigée jusque dans l'aisselle suivant le bord inférieur du grand
pectoral.

L'incision de la peau terminée, on dissèque la glande mammaire
qu'il faut sans hésiter et toujours enlever dans sa totalité en ayant
soin de ne pas laisser ces lobules erratiques de la glande, siège

fréquent de récidives locales ; la tumeur isolée de ses connexions avec la peau sera de même séparée attentivement du muscle pectoral que l'on ne craindra pas d'entamer superficiellement pour ne pas laisser les débris de son aponévrose souvent envahie, enfin l'opération sera terminée par un curage attentif du creux axillaire, curage opéré bien plutôt par *dissection* que par *énucléation,* suivant les recommandations de Kirmisson.

Cette extirpation des ganglions a été poussée beaucoup plus loin ; un certain nombre de chirurgiens ont extirpé les ganglions sus-claviculaires ; quelques-uns se refusent cependant à faire cette extirpation, car lorsque ces ganglions sont pris, l'infection a déjà atteint d'autres ganglions inopérables. Les chirurgiens allemands sont allés plus loin dans cette voie : Langenbeck a extirpé avec peu de succès d'ailleurs, en même temps que les ganglions, les muscles, vaisseaux et nerfs de l'aisselle. Esmarch conseille plutôt, dans un cas de ce genre, l'extirpation du membre supérieur ; une malade opérée par lui de la sorte a guéri sans récidive.

La seule préoccupation du chirurgien doit être d'enlever toute la glande et de dépasser partout très largement les limites du mal ; si la réunion cutanée ne peut ensuite être effectuée complètement, on aura recours au pansement antiseptique ouvert recommandé dans tous les cas par le professeur Verneuil ; si au contraire la réunion est possible, elle sera faite suivant les préceptes connus en donnant un bon écoulement aux liquides par des boutonnières faites au besoin dans le points aux plus déclives. Un vaste pansement compressif avec des substances absorbantes et parfaitement antiseptiques, comme l'ouate de bois au sublimé, enfermant le bras correspondant, est appliqué avec soin et laissé en place le plus longtemps possible. L'état général et la température du malade attentivement observés permettent de se rendre compte des accidents qui pourraient survenir du fait d'une faute involontaire commise contre les règles de l'antisepsie.

Les avis sont fort partagés sur l'influence de la réunion ou de la non-réunion de la plaie au point de vue des récidives ; la question n'a peut-être pas toute l'importance qu'on a voulu lui donner, et la règle de conduite que nous avons indiquée plus haut nous paraît être la meilleure conduite à tenir en pareille circonstance.

Le rôle du chirurgien n'est pas toujours terminé avec la guérison de la plaie, nous avons vu combien sont fréquentes les récidives locales; lorsqu'elle n'évolue pas trop rapidement et qu'elle reste limitée à la région mammaire et à ses ganglions, la poursuite de la récidive s'impose ; elle sera faite de la même manière que l'opération première et avec la même prodigalité de tissus. Des opérations répétées plusieurs fois ont ainsi dans un certain nombre de cas prolongé la vie, et, ce qui n'est pas à négliger non plus, rendu l'existence plus supportable.

2º Tumeurs bénignes ou non carcinomateuses de la mamelle.

Nous avons déjà fait (page 370) quelques réserves sur la valeur de cette expression : tumeur bénigne, appliquée aux néoplasmes dont il nous reste à parler. Nous n'y reviendrons pas.

Au point de vue clinique, on englobe dans cette classe toutes les productions d'origine conjonctive, fibromes, sarcomes, myxomes, dont nous avons étudié plus haut les caractères anatomiques, et aussi les tumeurs épithéliales non diffuses (Labbé et Coyne).

Le fibrome diffus, ou mieux, l'hypertrophie générale de la glande mammaire, occupe une place à part dans ces néoplasmes. C'est à peine si cliniquement on peut voir là une véritable tumeur.

Les fibromes circonscrits forment des tumeurs généralement de petit volume, souvent multiples, remarquables par la fermeté de leur tissu et leur indépendance relative de la glande mammaire à laquelle les rattachent seulement des pédicules plus ou moins évidents ; mais ces caractères appartiennent à toutes les tumeurs d'origine conjonctive, à l'état jeune : fibrome, myxome et sarcome, et aux épithéliomes eux-mêmes tant qu'ils sont circonscrits. Il est impossible de différencier cliniquement ces diverses productions ; le diagnostic sera toujours soumis à une confirmation ou à une rectification anatomique.

On peut réserver, toujours au point de vue clinique, le nom de sarcome ou fibro-sarcome du sein à des tumeurs plus volumineuses, qui souvent tendent à se développer assez rapidement. Histologiquement il s'agira parfois de volumineux fibromes, ou même de myxomes ; mais ici il y aura lieu d'établir un certain nombre de divisions fort importantes.

Nous décrirons donc, sous le bénéfice de ces diverses réserves :

1° Le fibrome diffus ou hypertrophie générale de la mamelle;
2° Les tumeurs petites dont le fibrome circonscrit est le type;
3° Les sarcomes ou fibro-sarcomes du sein.

a. *Fibrome diffus.* — *Hypertrophie générale de la mamelle.*

Le fibrome diffus, éléphantiasis de la mamelle, hypertrophie simple, n'est pas une maladie fréquente, elle occupe le plus souvent les deux seins; on a cependant observé des cas où ils étaient envahis isolément.

L'hypertrophie mammaire débute ordinairement d'une manière insidieuse et sans douleurs, soit au moment de la puberté, soit plus tard, vers trente ou quarante ans, assez souvent chez des femmes non mariées .On se borne à dire en général que la femme *prend de la gorge.*

Le début est quelquefois différent, l'invasion se fait par poussées aiguës avec fièvre, *hypertrophie aiguë de Fingerhüth;* l'augmentation de volume pourrait se produire avec une rapidité extrême, en une nuit même (Durston).

Les seins prennent bientôt des dimensions extraordinaires en même temps qu'ils fournissent une sensation de fermeté et de dureté inusitées; plaqués au début et dans certaines formes pendant longtemps contre la paroi thoracique, les globes mammaires deviennent plus tard pendants, comme flétris; les mamelles tendent à se pédiculiser, et descendent comme une besace au devant de l'abdomen, jusqu'au pubis, jusqu'aux genoux. On a vu des seins peser 4, 8, 12, 16 et jusqu'à 30 livres. Les énormes tumeurs ainsi constituées sont supportées par un étroit pédicule cutané, sillonné d'énormes veines bleuâtres, et présentent du reste tous les caractères extérieurs des mamelle; le mamelon est le plus souvent effacé, l'aréole élargie; la peau hypertrophiée ne permet pas de sentir nettement les lobes glandulaires augmentés de volume.

On conçoit bien qu'un pareil développement ne se produit pas sans déterminer une tension douloureuse, accompagnée le plus souvent d'élancements, de piqûres, de brûlure. Certaines malades se plaignent d'une fatigue, d'une lassitude extrême et semblent succomber sous le fardeau qu'elles supportent continuellement.

Si dans certains cas la maladie ne s'accompagne d'aucun phénomène fonctionnel, on la voit aussi déterminer des troubles menstruels importants, de la dysménorrhée, des métrorrhagies. On a signalé quelquefois de la raucité de la voix. Les mouvements du thorax et de l'abdomen sont gênés à un certain degré; la santé générale finit par s'altérer; il survient finalement un certain degré de marasme qui prédispose à la tuberculose, à la pneumonie, tandis que localement on peut voir se produire d'autres complications : des abcès du sein, la gangrène d'une partie plus ou moins considérable de la glande hypertrophiée.

La marche de la maladie est progressive; parfois stationnaire à certains moments, elle évolue dans d'autres circonstances avec une grande rapidité; la grossesse exerce dans ce sens une influence particulièrement nocive, quoi qu'en aient écrit Velpeau et d'autres auteurs.

La durée totale de la maladie est fort variable : depuis quelques mois jusqu'à plusieurs années; tantôt elle cède aux traitements qui lui sont imposés, tantôt elle rétrocède spontanément par un processus de rétraction déjà décrit à l'anatomie pathologique de cette curieuse affection. La mort peut être la conséquence de la gangrène partielle de la tumeur. ·

Le diagnostic de l'affection ne présente pas de difficultés et nous ne croyons pas qu'on puisse la confondre avec un squirrhe ou un adénome quelconque.

Traitement. — Les préparations médicales n'ont produit aucun effet dans la plupart des cas; seul peut-être l'iodure de potassium associé à une compression bien faite a donné parfois de bons résultats. — Le mariage ne doit pas être conseillé, bien qu'on lui ait rapporté au moins une fois la diminution de la mamelle sous l'influence de plusieurs grossesses. (Benoît, de Montpellier, 1877.) — En cas d'insuccès et d'hypertrophie énorme à marche progressive, c'est à l'extirpation que l'on aura recours; elle a donné dans le cas célèbre de Manec et dans bon nombre d'autres faits des résultats satisfaisants.

b. *Fibromes circonscrits, ou petites tumeurs adénoïdes.*

Symptômes et diagnostic. — Les fibromes circonscrits qui forment le plus grand nombre de ces tumeurs peuvent être pris pour type de la description. Ce sont des masses arrondies, à surface lisse, souvent multiples, qui occupent généralement la périphérie de la glande. On peut dire que leurs symptômes sont négatifs, en ce sens qu'ils sont tout l'opposé des symptômes du cancer : isolement facile de la glande à laquelle ils sont rattachés par un simple pédicule, absence d'adhérence avec la peau et avec les parties profondes, tendance à persister indéfiniment sous cette forme sans s'accroître notablement, absence d'adénopathie.

Les seuls caractères positifs qu'on leur reconnaisse sont de se développer dans un âge peu avancé, de préférence entre quinze et trente ans, et de devenir plus sensibles au moment de la menstruation. En temps ordinaire, ces tumeurs restent indolentes ; cependant, chez quelques personnes nerveuses, elles sont le point de départ de véritables névralgies. La description qui précède convient parfaitement aux petits sarcomes, aux myxomes encore peu développés et aux épithéliomas circonscrits. Les fibromes circonscrits sont plus communs que les autres tumeurs ; mais, en définitive, l'examen anatomique seul permet de faire un diagnostic certain. Il est vrai que l'évolution, dans le cas de myxome ou de sarcome, serait probablement différente si on laissait la tumeur évoluer librement. Mais on n'a pas l'occasion d'observer des faits de ce genre, car, en règle générale, toutes les tumeurs de la mamelle sont opérées de bonne heure.

Le **traitement** des tumeurs adénoïdes consiste dans l'extirpation de ces tumeurs. Il faut préférer à la simple énucléation l'ablation partielle de la glande mammaire, la résection d'un segment triangulaire dans lequel se trouve compris le néoplasme.

On a aussi conseillé ici la compression, et celle-ci semble avoir donné quelquefois de bons résultats ; mais ce mode de traitement est long, difficile à supporter, et il est possible que, convenant au fibrome, par exemple, il n'ait aucune efficacité contre telle autre tumeur que nous confondrons fatalement avec lui.

c. *Sarcomes et fibro-sarcomes de la mamelle.*

Au point de vue clinique, cette dénomination convient aux tumeurs non carcinomateuses, que leur tendance à un accroissement rapide et le volume qu'elles ont atteint au moment où on les observe séparent des petits fibromes. Leur type se trouve dans le sarcome proprement dit, tumeur assez rare si l'on compare sa fréquence à celle du carcinome. Nous viserons donc surtout le sarcome dans la description qui va suivre.

Étiologie. — C'est entre trente et cinquante ans que la tumeur apparaît le plus souvent. D'après Labbé et Coyne, elle succède dans la moitié des cas à un fibrome plus ou moins ancien ; mais il semble difficile d'affirmer la nature exacte du néoplasme précurseur.

On ne connaît rien de certain touchant l'influence qu'il faudrait prêter aux troubles de la menstruation, au mariage ou au célibat, à la grossesse ni même aux traumatismes, quoique Gross trouve cette cause indiquée dans ses tableaux une fois sur sept.

Symptômes et diagnostic. — *Les signes objectifs du sarcome du sein sont encore, par bien des côtés, purement négatifs,* en ce sens que le chirurgien, toujours préoccupé de savoir avant tout s'il a affaire à une tumeur maligne ou non, commence par constater que la plupart des caractères du cancer font absolument défaut.

La tumeur, même arrivée à un développement notable, laisse intacte le plus souvent une portion de la glande mammaire que l'on trouve à côté d'elle, refoulée mais non envahie ; le mamelon n'est pas rétracté. La peau soulevée, distendue amincie, parfois, n'est pas adhérente à la masse qu'elle recouvre ; celle-ci est parfaitement mobile sur les parties profondes. L'adénopathie fait encore ici défaut.

La consistance de la tumeur, l'état de sa surface, constatés au moyen de la palpation, varient beaucoup suivant la période à laquelle on l'observe, suivant la variété de tumeur dont il s'agit (sarcomes mous ou sarcomes durs, myxomes, etc.), suivant que la masse renferme ou non des lacunes ou des kystes plus ou moins considérables (*fibro-sarcomes kystiques*). La plupart du temps on trouve des bosselures notables, de consistance inégale.

L'écoulement par le mamelon d'un liquide séreux ou séro-sanguin est assez fréquent. On ne s'en étonnera pas si l'on se reporte à la description anatomique des fibromes et des sarcomes de la mamelle.

Une *douleur* modérée mais notable accompagne le développement rapide de ces tumeurs, ainsi qu'un certain degré de fièvre. Il est à peu près impossible d'établir un diagnostic clinique entre le sarcome, les fibromes et les myxomes volumineux.

Marche. — Les tumeurs que nous étudions ici sont histologiquement de nature très diverse. Il ne faut donc pas compter que l'on pourra prévoir sûrement à l'avance la marche que suivra un de ces néoplasmes donné. Quelques-uns (fibromes, myxomes, sarcomes fasciculés) s'accroissent plus ou moins lentement, atteignent des dimensions considérables avant d'amener la destruction de la peau, et n'ont aucune tendance à la formation de métastases; d'autres, ce sont surtout les sarcomes à petites cellules (sarcomes encéphaloïdes). se développent rapidement et infectent l'économie aussi rapidement, sinon plus que le pire des cancers. On voit alors, sans que les ganglions axillaires soient pris, le plus souvent, se développer des tumeurs secondaires dans les viscères et surtout dans les os.

Mais ces sarcomes infectants sont heureusement assez rares. Le plus souvent les gros sarcomes de la mamelle, les fibro-sarcomes kystiques en particulier, ne présentent pas une gravité pareille.

Par suite de leur développement excessif ils distendent à l'excès la peau sur quelque point, l'amincissent, et finissent par amener la gangrène. A travers la perte de substance, dont les bords décollés ne font nullement corps avec la tumeur, sortent de gros bourgeons, qui saignent facilement et entre lesquels se voient souvent de larges lacunes. En pressant sur la tumeur on fait sourdre dans ce cas, par la plaie, un liquide séreux abondant qui vient du fond des lacunes dont l'extrémité se trouve ainsi mise à jour.

Le pronostic de ces tumeurs oblige à quelques réserves, comme on peut le conclure de ce qui précède.

Il n'y a pas d'autre traitement que l'ablation totale de la mamelle. Les récidives seront à craindre dans les formes globo-cellulaires du sarcome.

CHAPITRE IV

TUMEURS DU SEIN CHEZ L'HOMME.

L'état rudimentaire de la glande mammaire chez l'homme rend facilement compte de la rareté relative des tumeurs du sein dans le sexe masculin. — Cependant on a retrouvé là toutes les variétés observées chez la femme ou presque toutes. Les caractères de ces tumeurs sont peu différents dans les deux sexes. Nous devons donc nous borner à quelques observations sommaires.

Un certain nombre de travaux ont été publiés sur ce sujet; parmi

les plus importants nous citerons : la thèse de concours d'Horteloup
1872, la thèse de Chenet 1876, et celle plus récente de Poirier 1883,
à laquelle nous emprunterons la plupart des renseignements qui
suivent.

Avant d'aborder l'étude des tumeurs, une courte mention doit être
consacrée à l'*hypertrophie*, au développement exagéré de la glande
mammaire chez l'homme, affection encore désignée sous le nom de
gynécomastie. — Le sein hypertrophié offre le plus souvent le volume et l'aspect du sein de la jeune fille; tantôt, cette hypertrophie
est simplement due au développement de la graisse mammaire (J. Cloquet), tantôt il y a sans doute hypertrophie glandulaire, car on observe
une véritable sécrétion lactée. La gynécomastie est d'ailleurs congénitale ou acquise; elle est encore unilatérale ou bilatérale.

Le point le plus intéressant de son histoire réside dans sa coïncidence avec l'atrophie d'un ou des deux testicules, avec la castration
(Gaillet de Reims) ou certaines orchites de l'adolescence (Lereboullet),
surtout les orchites ourliennes; dans ce cas, la gynécomastie s'accompagne de l'ensemble symptomatique qu'on désigne sous le nom de
Féminisme.

Les tumeurs du sein chez l'homme sont *bénignes* ou *malignes*. Les
tumeurs bénignes sont rares et mal connues, surtout les adénomes
et les fibromes; on a observé un certain nombre de *kystes*, les uns
séreux, les autres laiteux (Velpeau), d'autres encore peuvent être
dermoïdes ou sébacés.

Les *tumeurs malignes* sont de beaucoup les plus fréquentes, et
Poirier, dans sa thèse, rapporte plusieurs cas anatomiquement bien
décrits de *sarcomes* nucléaire, fuso-cellulaire, encéphaloïde. Le
même travail renferme quatre observations assez diverses, décrites
sous le nom d'*épithélioma*, cancer limité à marche lente et peu
envahissante; l'épithélioma *lobulé*, *tubulé* et même *pavimenteux*
auraient été observés; presque tous les cancers sont des *squirrhes*,
quelques-uns des *encéphaloïdes*.

Le *cancer squirrheux* est donc le type du cancer du sein chez
l'homme; on l'observe principalement de quarante-cinq à soixante-
cinq ans. L'affection débute le plus souvent par une petite induration qui peut rester presque stationnaire pendant plusieurs mois,
plusieurs années, mais qui à un moment donné prend un accroissement notable, devient douloureuse, s'accompagne d'engorgement

ganglionnaire, finit même par s'ulcérer en présentant tous les caractères de la tumeur et de l'ulcération du cancer squirrheux chez la
femme.

Poirier a relevé une centaine de cas de cancer du sein chez l'homme ;
sur ce nombre, plus de soixante appartiennent au squirrhe, une
dizaine de fois, la généralisation s'et produite ; on connaît cinq cas pro-
bables d'encéphaloïde, trois de carcinome mélanique, etc.

Quant aux formes du squirrhe, la forme atrophique est la plus
fréquente ; on a cependant observé la forme globuleuse, le squirrhe
disséminé ou pustuleux, le squirrhe en cuirasse (Horteloup).

Le sein gauche paraît être atteint plus fréquemment que le droit :
vingt-trois fois sur trente-sept cas (Poirier).

Le cancer du sein chez l'homme semble donc, d'après ses allures
lentes, un peu moins grave que celui de la femme, et il s'ensuit
qu'on peut, dans une certaine mesure, espérer d'une extirpation
complète des résultats plus durables et plus satisfaisants.

CHAPITRE V

TUBERCULOSE MAMMAIRE.

A. Cooper, sous le nom de *tumeur scrofuleuse de la mamelle*,
mais surtout Velpeau, dans les remarquables chapitres qu'il a écrits
avec les seules données de la clinique sur les abcès froids tuberculeux et les tubercules proprement dits, avaient bien indiqué la nature et esquissé l'histoire de la tuberculose mammaire. Des faits du
même genre avaient été cités depuis par quelques auteurs ; mais ces
notions n'étaient pas appuyées sur des examens anatomiques, et Virchow, Cornil et Ranvier dans leurs premières éditions, pouvaient
écrire qu'il n'y avait pas d'exemple de tubercules de la mamelle.

Dubar le premier (th. in. Paris, 1881) a apporté à la tuberculose
mammaire le contrôle anatomique de deux faits observés avec soin,
d'où il a pu déduire deux des formes principales de la maladie ;
mais, influencé par l'incertitude qui régnait encore sur le tubercule
histologique élémentaire, sur les relations de la tuberculose et de la
scrofule, Dubar a voulu se tenir sur le terrain solide des faits obser-

vés; il rejette donc du cadre de la tuberculose les abcès froids de la mamelle.

Les notions que nous possédons aujourd'hui sur la nature des abcès froids nous font un devoir d'élargir le cadre primitif, et d'y faire rentrer, comme une troisième forme, l'abcès froid de la mamelle, avec l'espoir que, dans un avenir prochain, les observateurs fourniront à cette opinion la certitude expérimentale que donne, en pareille matière, un examen bacillaire complet, avec culture, inoculation et reproduction de la maladie.

Étiologie. — Même envisagée ainsi, la tuberculose mammaire est rare; on la rencontre surtout sur des femmes jeunes, âgées de 20 à 26 ans, et les auteurs font cette remarque qu'elle est peu influencée dans sa marche par la menstruation, la grossesse, la lactation; c'est cependant au moment de la grossesse que se développe le plus souvent l'abcès froid de la mamelle (Velpeau). Si l'on s'en rapportait aux observations publiées, la tuberculose mammaire se présenterait assez fréquemment comme première manifestation de la diathèse tuberculeuse, toujours d'ailleurs chez des femmes délicates, à antécédents strumeux; de nouveaux faits sont nécessaires pour appuyer cette notion.

Anatomie pathologique. — Il existe trois formes anatomiques et cliniques de la tuberculose mammaire;

1° Les tubercules isolés, disséminés;

. 2° Les tubercules confluents;

3° L'abcès froid de la mamelle.

1° *Tubercules disséminés.* — Dépôts de matière tuberculeuse dans le parenchyme mammaire, subissant lentement la dégénérescence caséeuse qui leur donne à la coupe l'aspect jaunâtre de la *châtaigne cuite*, entourés d'une induration périphérique variable, absence de fistules mammaires, augmentation peu considérable du volume de la glande, tels sont, d'après Dubar, les caractères anatomiques de cette forme observée par Velpeau, Johannet, Billroth. Ajoutons-y un important caractère également commun à la seconde forme, je veux parler de la coexistence fréquente d'une *adénopathie similaire* dans les ganglions axillaires et parfois même jusque dans les ganglions cervicaux.

2° *Tubercules confluents.* — Dans les deux observations de Dubar et Quénu, le sein était doublé de volume, mais le gonflement se trou-

vait inégalement réparti. — La glande tout entière, immobilisée et
indurée, présente de larges bosselures confondues par leur base, tandis qu'à sa surface s'ouvrent un ou plusieurs orifices fistuleux décollés, atones ou violacés. — L'ensemble de ces lésions établit donc
entre cette forme de tuberculose mammaire et le tubercule du testicule une analogie remarquable qui doit être signalée.

A la coupe, les lésions sont plus caractéristiques encore ; la tuméfaction est occupée par des cavités irrégulières, anfractueuses, arrondies, communiquant presque toujours les unes avec les autres, s'ouvrant au dehors par les trajets fistuleux indiqués plus haut ; en un
mot, il y a là de véritables *cavernes tuberculeuses* tapissées par une
membrane molle, tomenteuse, d'aspect grisâtre, recouverte par places
de masses caséeuses non encore éliminées. Enfin tout autour, le
tissu glandulaire est induré, blanchâtre, sclérosé dans une étendue
assez considérable ; on y trouve des nodules en voie d'évolution. On
conçoit facilement que de telles altérations s'accompagnent rapidement d'engorgement des ganglions axillaires.

L'examen microscopique démontre la nature tuberculeuse de ces
lésions. Les granulations élémentaires se développent primitivement dans le tissu fibreux interlobulaire et dans la coque fibreuse
du lobule ; de là elles envahissent rapidement les culs-de-sac, qu'elles
détruisent, oblitérant les capillaires sanguins et pénétrant dans les
lacunes lymphatiques décrites à la périphérie du lobule.

5° *Abcès froid de la mamelle.* — Nous ne connaissons pas d'examen histologique de cette variété, qui puisse nous permettre d'établir
nettement sa nature tuberculeuse, telle qu'on la comprend aujour-
d'hui ; mais les notions anciennes renfermées dans le traité de Velpeau, et celles que nous possédons sur les abcès froids en général,
sont des raisons qui nous paraissent suffisantes pour ranger cette
variété dans la tuberculose de la mamelle et la considérer comme
l'évolution d'un noyau tuberculeux isolé. — Tous les abcès froids
osseux et périostiques des régions voisines ne sont-ils pas de même
nature ?

Le développement d'abcès froids idiopathiques de la glande mammaire
ne paraît pas douteux. — Le volume de ces abcès peut atteindre dans
certaines circonstances des dimensions considérables ; leur contenu
ne diffère pas d'ailleurs de celui de tous les abcès de ce genre : on y
trouve toutes les variétés, depuis le pus crémeux des petites collec-

tions, jusqu'au pus séreux, mélangé de grumeaux, qui remplit de
vastes poches, dont la paroi est relativement peu épaisse, mais présente aussi parfois de telles connexions avec les parties voisines que
ces lésions ont pu être prises par des chirurgiens de la première
moitié du siècle pour des irradiations de tumeurs malignes, ainsi
que Velpeau nous en rapporte plusieurs exemples. On voit combien nos connaissances sont peu avancées sur ces faits.

On trouvera, à côté de ces collections, des abcès périostiques, osseux
provenant des parties voisines; on a même vu quelquefois des tubercules du poumon perforer la paroi thoracique et développer un abcès
froid dans la glande mammaire; ce sont là des faits rares, pour ne
pas dire exceptionnels.

Symptômes et diagnostic. — 1re *forme. Les tubercules isolés*
ne sont pas toujours d'un diagnostic facile ; on les reconnaît aux caractères cliniques suivants : pas ou peu de tuméfaction de la glande,
pas d'adhérences de la peau, ni de rétraction du mamelon, mobilité
de la glande sur les parties profondes. La palpation révèle l'existence
d'un ou plusieurs noyaux isolés, disséminés, siégeant parfois dans les
lobules éloignés de la glande, noyaux mal distincts des tissus voisins,
d'une consistance ferme, d'un volume variant de la grosseur d'une
amande à celle d'une noix. — Leur marche est lente; ils pourraient
rester longtemps stationnaires; leur évolution est encore mal connue;
ils s'accompagnent fréquemment, et parfois dès leur début, de caséifi-
cation des ganglions axillaires correspondants à la région mammaire.

C'est donc principalement avec les petites tumeurs dures, sarcomes,
fibromes, que l'affection peut être confondue, et le diagnostic est fort
difficile. En s'appuyant sur la marche lente, le volume, les antécédents surtout, on pourra pourtant, dans quelques cas, arriver à les
reconnaître. La chose serait plus facile, s'il existait d'autres noyaux
dans le même sein ou dans l'autre sein, ainsi que cela a été observé.
Le traitement spécifique et la notion des antécédents serviront à
distinguer la gomme syphilitique.

2° *La forme confluente* est bien autrement bruyante que la précédente, aussi se diagnostique-t-elle plus aisément. Placé en présence
d'une femme jeune, à antécédents héréditaires et personnels entachés
de tuberculose ou de scrofule, le chirurgien ne saurait méconnaître
cette tuméfaction mamelonnée de la glande mammaire, indurée par

places, fluctuante en d'autres, s'ouvrant bientôt au dehors par des trajets fistuleux caractéristiques étroits, souvent multiples qui donnent issue à des masses caséeuses plus ou moins ramollies. — De pareils phénomènes n'évoluent pas sans provoquer habituellement des poussées aiguës fébriles et douloureuses, et sans déterminer l'adénopathie similaire, qui en constitue un des caractères importants et qui évolue elle-même comme toutes les adénites tuberculeuses ; enfin il n'est pas rare de voir se développer, dans le cours de cette affection lente, une autre tuberculose plus rapide, dont la valeur diagnostique devient alors très grande.

La difficulté diagnostique ne peut guère exister qu'au début ; car les indurations inflammatoires chroniques de la mamelle qui ressemblent à la tuberculose ne s'accompagnent pas des mêmes engorgements caséeux ganglionnaires, de trajets fistuleux multiples, à orifices pâles et décollés comme ceux que nous venons de signaler.

5° *L'abcès froid de la mamelle* se développe presque toujours insidieusement dans la glande mammaire, à l'époque d'une grossesse, et dans des conditions de terrain assez variables. A côté de ces femmes jeunes, pâles, amaigries, on les trouve parfois, dit Velpeau, chez des femmes encore grasses et bien portantes ; mais l'histoire des tuberculoses locales présente à chaque instant des faits curieux du même genre. — Bref, le chirurgien n'est le plus souvent consulté que lorsque l'abcès est constitué ; on trouve alors dans la glande mammaire une collection liquide dont le volume varie d'un œuf de pigeon à un œuf de dinde et quelquefois davantage ; la fluctuation y est manifeste, la paroi étant le plus souvent mince ; quelquefois cependant cette paroi est plus épaisse, un peu adhérente aux tissus voisins. — La ponction aspiratrice ou l'ouverture au bistouri donnent issue à une quantité variable de pus séreux, mal lié, parfois mélangé d'une certaine quantité de lait, fait sur la nature duquel nous sommes encore mal fixés. — C'est donc avec les tumeurs liquides qu'il faut faire le diagnostic de l'abcès froid ; les commémoratifs, les antécédents, l'évolution lente de la maladie, ne sont pas toujours suffisants pour distinguer l'abcès froid du galactocèle ou des kystes de la mamelle, et il est parfois indispensable de recourir à la ponction aspiratrice pour établir le contenu d'une collection fluctuante de la mamelle développée lentement dans les conditions énoncées plus haut. — L'abcès froid reconnu, il faudra s'assurer qu'il n'est pas symptomatique d'une lésion osseuse ou périostique du sternum ou des côtes, ou d'une tuberculisation pulmonaire propagée à la paroi thoracique.

Telles sont les trois formes cliniques bien différentes de la tuberculose mammaire; bien des incertitudes règnent encore, comme on le voit, sur leur évolution et les liens qui les rattachent; c'est là un problème intéressant qui appelle des recherches nouvelles.

Pronostic. — Comme dans toute tuberculose, il faut tenir grand compte, dans l'établissement du pronostic, de l'état général et du degré d'invasion de l'économie : il est évident qu'une tuberculose localisée à la mamelle, traitée avec soin, peut s'améliorer et que les lésions peuvent rester stationnaires et même rétrograder par un processus de sclérose; mais au contraire la poitrine est-elle prise, il y a lieu de craindre la généralisation de l'affection avec sa terminaison fatale; ici comme partout on observe d'ailleurs des différences bien curieuses que l'on ne peut encore expliquer suffisamment.

Traitement. — C'est dans le premier cas surtout, et principalement dans la forme confluente, alors qu'on peut espérer enrayer l'affection par un traitement général énergique, c'est dans ces cas, dis-je, qu'il est indiqué de recourir à l'extirpation de toute la glande malade et en même temps des ganglions axillaires envahis, la suppression de ces foyers d'infection ne pouvant que favoriser l'action des modificateurs généraux largement distribués. Les cas moins graves se trouvant bien d'un traitement consistant dans le grattage des abcès et des fistules, l'emploi de la teinture d'iode, de l'iodoforme, etc.

CHAPITRE VI

SYPHILIS DE LA MAMELLE.

On trouvera dans les traités spéciaux l'histoire et les caractères du chancre de la région mammaire : chancre du pli intermammaire, chancre du mamelon; ces lésions non plus que les ulcérations condylomateuses secondaires ne nous arrêtent pas ici.

Par contre, nous décrirons le syphilome tertiaire de la mamelle, non que cette affection soit fréquente ; on n'en connaît qu'un petit nombre de cas certains ; mais elle possède une physionomie spéciale, tout à fait intéressante.

L'histoire de ce syphilome est toute récente ; elle est bien tracée dans le traité de la syphilis de Lancereaux. — Observée pour la première fois par Boissier de Sauvages au siècle dernier, et rapportée sous le nom de cancer vérolique des glandes mammaires, cette affection a été vue depuis par Velpeau, Richet, Maisonneuve, Verneuil, Horteloup ; elle a fait en 1874 l'objet de la thèse de Landreau, et en 1878 celui de la thèse de Gromo.

Lancereaux décrit deux formes : une première, seule importante, la *mastite circonscrite* ou *gommeuse;* une seconde, *mastite diffuse,* simple induration de la mamelle avec engorgement ganglionnaire, affection mal établie dont la nature a été déduite des bons effets, insuffisamment probants en pareille circonstance, d'un traitement par l'iodure de potassium.

La *gomme de la mamelle* existe au contraire indubitablement ; elle se développe tantôt sous la peau, tantôt dans la glande elle-même ; la tumeur mal limitée grossit d'abord, puis elle envahit les téguments ; la peau devient violette ou brune et ne tarde pas à se laisser détruire par le processus ulcératif de la gomme. D'un diagnostic quelquefois délicat au début avec l'abcès du sein, elle doit être distinguée, lorsqu'elle est ulcérée, du cancer de cet organe, et plus d'une erreur de ce genre a été certainement commise. — Les antécédents, l'examen de la malade (adénopathie cervicale postérieure, céphalées persistantes nocturnes, douleurs ostéocopes, traces d'éruptions syphilitiques antérieures) viendront s'ajouter aux caractères propres à l'ulcération gommeuse. Lorsque la gomme s'ouvre, elle laisse écouler un liquide visqueux, gommeux, brunâtre ou grisâtre, riche en détritus gangreneux ; — l'ulcération est formée de bords épais, indurés, taillés à pic, d'une coloration violacée ; le fond en est grisâtre, recouvert d'une matière pultacée, pulpeuse, adhérente. — L'évolution de la gomme est rapide en général ; elle dure cinq ou six mois au plus. Sa cicatrisation est longue à obtenir ; elle laisse une trace blanchâtre au centre, brunâtre à la périphérie.

Le diagnostic établi, on se trouvera bien d'associer à l'iodure de potassium les frictions mercurielles faites avec soin. Ce traitement mixte, par son heureux résultat, servant tout à la fois de pierre de touche pour le diagnostic et de moyen précieux pour la guérison.

MALADIES CHIRURGICALES DE L'ABDOMEN

PREMIÈRE PARTIE

LÉSIONS TRAUMATIQUES DE L'ABDOMEN

Les grandes dimensions de la région abdominale expliquent suffisamment la *fréquence* relative des traumatismes de l'abdomen, mais ces lésions présentent un autre caractère bien plus important, leur *gravité*. — Pour se rendre compte de cette dernière, il suffit de réfléchir un instant à la multiplicité des viscères importants, que renferme la cavité abdominale, plus ou moins tapissés par le péritoine et insuffisamment protégés par des parois musculaires relativement minces et molles.

Ces lésions traumatiques peuvent être toutes rangées dans deux chapitres distincts :

1° *Contusions de l'abdomen;*
2° *Plaies de l'abdomen.*

I. CONTUSIONS DE L'ABDOMEN.

Définition. — Appartient à la contusion, toute lésion traumatique des parois ou des viscères de l'abdomen, produite par l'application d'un agent extérieur sans division des téguments.

Comme peut le faire prévoir une définition aussi large, on observe dans la *contusion de l'abdomen* tous les degrés possibles, depuis la simple ecchymose des parois jusqu'à l'attrition des viscères les plus importants.

Étiologie et Mécanisme. — 1° *Agents contondants.* Ce sont ceux que nous avons énumérés à propos de la contusion du thorax. On peut rapporter leur mode d'action à l'un des quatre mécanismes suivants :

1° Fouettement ; 2° Choc direct ; 5° Pression ; 4° Contre-coup.

Pour n'y plus revenir, nous commencerons par ces dernières. Les lésions par *contre-coup* offrent en effet un caractère spécial ; elles appartiennent exclusivement aux gros viscères : foie, rate ; elles se produisent dans les chutes sur les pieds, les ischions, les fesses. Le corps étant brusquement arrêté dans sa course par la résistance du sol, les viscères emportés par la vitesse acquise tendent à poursuivre la leur dans la cavité de l'abdomen. Ils exercent sur leurs points d'attache une traction proportionnelle à leur masse et à la vitesse dont ils sont animés, et suffisante pour déterminer des ruptures considérables.

Le *fouettement* (mèches de fouets, lanières, baguettes de bois ou de métal, etc....), le *choc direct* (bâtons, pierres, boulets, éclats d'obus arrivés à la fin de leur course, coups de poing, coup de pied de cheval, chute sur un corps fixe et résistant), les *pressions* (tamponnements, éboulements, passage d'une roue de voiture, etc....) agissent sur l'abdomen de la même façon que sur le thorax.

On comprend seulement que la lésion des viscères profonds à travers une paroi intacte se rencontre plus souvent dans l'abdomen. Tandis que le thorax, grâce à la solidité de sa charpente, oppose une résistance efficace à beaucoup d'agents traumatiques, la paroi abdominale si dépressible transmet aux parties profondes et dans toute leur intégrité les secousses qu'elle reçoit. Il n'y a d'exception que pour la partie postérieure et médiane au niveau de la colonne vertébrale.

Les fouettements légers épuisent pourtant leur action sur la paroi. Les traumatismes plus violents rencontrent eux-mêmes quelquefois dans cette paroi une résistance énergique. Lorsque les muscles de l'abdomen ont le temps de se contracter, ils s'opposent vigoureusement à l'enfoncement de la paroi, et ce sont les tissus aponévrotiques et musculaires qui sont le siège des lésions : déchirures cellulaires et aponévrotiques, ruptures musculaires se produisant au point contus et appartenant à la fois à la cause vulnérante et à la contraction musculaire.

La paroi est-elle surprise brusquement et sans défense, ou la résistance est-elle vaincue, alors l'action porte sur les organes ; tantôt les viscères sont déchirés, écrasés directement par le corps contondant, comme ils le seraient à l'extérieur ; tantôt, la paroi abdominale étant repoussée complètement en arrière, le viscère

estomac, pancréas, intestin ou vessie, est pincé entre la colonne vertébrale et le corps vulnérant, suivant le mécanisme entrevu par Jobert
et Forget, vérifié expérimentalement par Longuet et Chavasse.

La compression d'une paroi viscérale entre le corps vulnérant et
les matières. que le viscère renferme (Duplay) ne doit agir qu'à titre
exceptionnel. On a invoqué encore, pour expliquer certaines ruptures
de l'intestin, le refoulement brusque des matières qui le ferait éclater
de dedans en dehors (Chauveau, Passavant).

On comprend sans peine que certaines conditions favorisent tout
spécialement les traumatismes viscéraux ; plénitude du tube digestif
et des réservoirs membraneux, ulcérations antérieures de l'intestin,
adhérences péritonéales immobilisant plus ou moins ce conduit ;
pour le foie, son volume chez le fœtus, et chez l'adulte des dégénérescences pathologiques antérieures : la congestion chronique, la dégénérescence graisseuse, etc.; pour la rate enfin, l'hypertrophie et le ramollissement dus à l'impaludisme. (Vigla, Collin.)

ANATOMIE PATHOLOGIQUE

a. *Lésions pariétales.*

Ce sont : 1° *les ecchymoses;* 2° *les épanchements sanguins* ou
séro-sanguins; 5° *les ruptures musculaires.*

Toutes ces lésions seront plus utilement décrites à propos des
symptômes.

A propos des *ruptures musculaires* de la contusion, dont nous
avons étudié le mécanisme, nous nous contenterons de rappeler,
ici très brièvement, que des lésions semblables se produisent sous
d'autres influences dans la paroi abdominale.

Elles succèdent à tous les efforts, accouchement, gymnastique,
convulsions, vomissements ; la dégénérescence des muscles à la suite
des fièvres graves et particulièrement de la fièvre typhoïde constitue
bien souvent une cause prédisposante très importante.

Mais tandis que les ruptures musculaires, par contusion, peuvent
occuper n'importe quel muscle, et siéger soit au point contus, soit
à distance suivant le mécanisme de leur production, dans les efforts,
au contraire ces mêmes ruptures s'observent surtout dans les muscles
droits de l'abdomen ; on les rencontre encore dans les muscles lombaires (tour de reins).

Nous retrouverons la rupture musculaire dans deux des chapitres suivants, comme origine de certains phlegmons de l'abdomen, comme cause d'une hernie ventrale immédiate ou secondaire.

b. *Lésions des viscères.*

1° *Contusions et ruptures du tube digestif.* — Ces lésions, peu mentionnées et mal connues des anciens, ont été déjà bien étudiées par Jobert de Lamballe; les travaux plus récents de Polland (1858), de Chauveau (1869), de Longuet (1875) sont très bien résumés dans les auteurs classiques. Il convient d'y ajouter un mémoire de Beck (*Deutsch. Zeitsch. f. Chir.* de 1882), le travail de Bouilly à la Société de chirurgie (1883), le mémoire très complet de Chavasse dans les *Archives de médecine militaire* (1884), et ses communications à la Société de chirurgie (1884 et 1885).

La contusion se rencontre à tous les degrés, depuis la simple ecchymose jusqu'à l'attrition totale. — L'ecchymose est très fréquente; elle siège sous la séreuse ou infiltre les tuniques. — L'attrition peut être assez complète pour amener le sphacèle du point contus; la chute de l'eschare produit une perforation intestinale qui détermine elle-même une péritonite généralisée ou, dans les cas les plus favorables, une péritonite localisée, un abcès stercoral et consécutivement une fistule de même nature.

Chez d'autres blessés on observe primitivement une rupture, une *déchirure de l'intestin.* Cette déchirure est complète ou incomplète, unique ou multiple; elle s'accompagne ou non de lésions du mésentère et de l'épiploon; quelquefois c'est une section nette, plus souvent une véritable perte de substance; nous verrons, au chapitre des plaies, comment se comportent ces perforations traumatiques et l'épanchement de matières qui en est la conséquence.

Les divers segments du tube digestif ne sont pas également atteints dans la contusion abdominale. — La statistique de Chavasse nous montre l'intestin grêle atteint dans 106 cas, alors que tout le reste de l'intestin ne figure que pour le chiffre 26. — Par ordre de fréquence cet auteur classe: 1° la partie moyenne, 2° la partie supérieure, 5° la partie inférieure de l'intestin grêle; 4° le côlon; 5° le duodénum, dont les lésions seraient particulièrement graves; 6° le cæcum; 7° l'S iliaque. Frank a rapporté dans la *Gazette médicale* de 1876 un fait peut-être unique de rupture indirecte du rectum à sa partie moyenne, produite dans une chute sur le ventre.

Les lésions ne sont pas toujours limitées à une anse intestinale ; 15 fois sur 100, au dire de Chavasse, plusieurs anses sont ainsi déchirées, placées qu'elles étaient les unes en avant des autres ; nous reviendrons sur l'importance chirurgicale de cette notion.

2° *Contusions et déchirures du foie.* — De tous les viscères de l'abdomen, le *foie* est un des plus fréquemment atteints, soit directement, soit par contre-coup.

La statistique de Ludwig Mayer renferme 141 contusions sur 267 traumatismes du foie. — Ici encore ce sont les déchirures qui sont les lésions principales, à propos desquelles nous citerons les recherches de La Bigue-Villeneuve, de Ludwig Mayer, de Terrillon, de Roustan et d'Aurégan.

Ces déchirures siègent ordinairement à la face convexe, quelquefois à la face inférieure, surtout quand il y a ébranlement par contre-coup ; le lobe droit est le plus fréquemment atteint, 54 fois sur 85, puis vient la région médiane, 21, et le lobe gauche, 10 fois seulement (Mayer).

Deux grands caractères distinguent anatomiquement les déchirures du foie : 1° *la multiplicité des lésions ;* 2° *leur peu de profondeur,* celle-ci atteint rarement 3 ou 4 centimètres. — On a cependant vu le foie réduit en bouillie, et des fragments volumineux de son parenchyme, séparés de sa masse par un véritable éclatement traumatique.

La capsule de Glisson est le plus souvent déchirée ; si elle est restée intacte, on observe au-dessous de l'infiltration sanguine. — Les scissures pathologiques ainsi produites sont généralement antéropostérieures, peu profondes ; on dirait parfois, suivant l'expression de Terrillon, que le foie est *craquelé* comme certaines faïences.

Ces déchirures atteignent les canaux biliaires comme les vaisseaux sanguins ; d'autre part la vésicule biliaire, surtout quand elle est distendue, altérée par la présence de calculs, peut être rompue sous l'influence de causes presque insignifiantes : témoin le cas, cité partout, de cette femme de maréchal ferrant, qui mourut d'un coup de poing dans l'abdomen.

Le dernier caractère de ces déchirures du foie est leur cicatrisation rapide, lorsque le malade ne succombe pas, ce qui représente à peu près la moitié des cas.

c. *Contusions et déchirures de la rate.* — Moins fréquentes que les précédentes, elles varient aussi depuis l'infiltration sanguine jusqu'à l'attrition complète ; ce sont le plus souvent des lésions fissuriques dont le principal danger est l'abondance de l'épanchement sanguin. Ajoutons encore que l'on observe souvent sur la région voisine du diaphragme et des côtes des lésions importantes qu'on ne devra pas oublier de rechercher.

Quelque graves que soient ces lésions, il y a des cas bien avérés de guérison.

d. *Contusions du rein.* — Le rein est principalement contus dans les traumatismes de la région lombaire.

Nous n'indiquerons ici que les principaux traits de ce chapitre, qui sera traité plus complètement dans le volume suivant.

Les *ecchymoses* n'ont guère été observées anatomiquement ; Duplay ne les mentionne que sous réserve.

Les *déchirures* sont *complètes* ou *incomplètes*, uniques ou multiples, plutôt transversales que verticales ; la déchirure complète est souvent unique, transversale au niveau du hile ; la déchirure multiple peut donner naissance à un certain nombre de fragments encore adhérents ou non au reste du parenchyme.

Ces déchirures se cicatriseraient lentement ; elles peuvent suppurer et cette suppuration constitue une importante indication opératoire. Maunoury a rapporté au premier congrès français de chirurgie une intéressante observation d'intervention chirurgicale pour un fait de ce genre.

L'épanchement sanguin résultant de la déchirure du rein peut rester dans la région lombaire, descendre dans le petit bassin, constituer un épanchement rétro-vésical, ou bien suivre les vaisseaux spermatiques et venir au pli de l'aine (Letulle). Le péritoine est rarement déchiré dans ces cas.

e. Les *ruptures du pancréas* ne se rencontrent guère autrement qu'avec d'autres lésions excessivement graves ; on en a observé un cas pendant la guerre d'Amérique.

Chavasse, pratiquant la laparatomie pour une contusion abdominale, est tombé sur une rupture du pancréas.

f. Les *ruptures des gros vaisseaux* sont aussi rares. Legouest a observé une déchirure de l'aorte, Schwartz une rupture de l'iliaque primitive, Velpeau 5 cas de rupture de la veine cave inférieure, Bourguignon un autre, Gross un cas de rupture de la veine splénique,

Richerand une déchirure de la veine porte, Fesq une lésion de l'artère mésentérique supérieure et de l'iliaque externe (Th. Paris, 1878).

Enfin on a signalé sans lésions viscérales, et à titre exceptionnel, des *lésions péritonéales*, déchirures épiploïques, mésentériques, des déchirures du diaphragme. Otis rapporte l'histoire d'un hussard qui eut dans un violent saut de cheval l'épiploon fendu sur une longueur d'un pouce et demi, et qui succomba à un épanchement sanguin, dont la quantité fut évaluée à 5 onces.

Un étranglement interne a été une autre fois la conséquence d'une déchirure du mésentère.

Symptomatologie. —La contusion de l'abdomen n'est pas en elle-même une affection déterminée ; elle est constituée par des lésions fort diverses, les unes graves, les autres légères, qui s'accusent chacune de leur côté par des signes plus ou moins nets. Cependant toute contusion un peu violente est suivie d'un *état général particulier* qui se retrouve à peu près chez tous les malades. Les principaux caractères de cet état sont des *phénomènes nerveux :* douleur, stupeur, état syncopal, ralentissement du pouls, hypothermie, vomissements, météorisme sans lésion péritonéale, anurie, etc....

La *douleur* est le premier symptôme habituellement observé ; d'une intensité très variable suivant les contusions, elle est souvent accompagnée d'une sensation spéciale d'angoisse et d'anxiété, particulièrement marquée dans les traumatismes de la région épigastrique ; au même ordre de phénomènes se rattache la *stupeur*, cet effet si remarquable des grandes blessures et surtout des blessures abdominales ; on voit en peu de temps les malades prendre une teinte jaune, rester dans une immobilité complète absolument étrangers à tout ce qui les environne. — On peut encore observer la dépression subite des forces, la défaillance, un état syncopal avec petitesse du pouls, hypothermie, sueurs froides, refroidissement des extrémités, c'est le *shock péritonéal*. — Quelques faits rares, mais incontestables de mort subite sans lésions, constitueraient le dernier échelon de cette série d'accidents imputables à la douleur et à l'ébranlement du système nerveux splanchnique.

D'autres fois, ce sont *des vomissements* qui surviennent sans lésions et qui se montrent surtout un certain temps après le traumatisme ; ou bien encore du météorisme, du ballonnement du ventre sans inflammation péritonéale, des troubles urinaires : diminution de la sécrétion, rétention d'urine sans la moindre lésion des reins, des uretères ou de la vessie.

A côté de ces phénomènes on observe bientôt d'autres *symptômes tenant à des lésions déterminées soit de la paroi, soit des viscères.*

1° *Symptômes des lésions pariétales.* — A cette catégorie se rattachent l'ecchymose, l'épanchement sanguin, les signes de la rupture musculaire, de la hernie musculaire, et des hernies ventrales résultant de l'affaiblissement de la paroi.

L'*ecchymose* appartient surtout aux lésions pariétales; en fait de lésions viscérales, les contusions du rein la produisent à peu près seules. — Elle est moins précoce que la douleur. Souvent facile à constater, elle peut aussi faire complètement défaut; extrêmement variable dans ses dimensions et sa coloration, suivant l'époque à laquelle on l'observe, parfois accompagnée d'un peu d'œdème du tissu cellulaire, d'éraflures de l'épiderme autour desquelles ne tarde pas à se développer une zone d'irritation légère et d'injection, elle se voit surtout à l'hypogastre, aux flancs, dans les régions iliaques, et se caractérise souvent par une grande tendance à l'extension. Dans les lésions pariétales profondes, l'ecchymose apparaît tardivement.

En dehors de la douleur et de l'ecchymose, on peut observer dans toute contusion abdominale des phénomènes symptomatiques qui se rapportent plutôt à de véritables *complications,* telles que l'épanchement sanguin, la rupture musculaire et la hernie ventrale.

L'*épanchement sanguin,* de même que l'ecchymose, est en général plus étendu à la paroi abdominale postérieure, plus rare, plus limité à la paroi abdominale antérieure. Dans le premier cas l'épanchement descend peu au-dessous de la crête iliaque, mais il remonte facilement le long des gouttières vertébrales. Dans le second, l'épanchement serait mal limité, et aurait beaucoup de tendance à fuser vers la paroi abdominale postérieure (Velpeau).

C'est ici le lieu de rappeler que dans la région lombaire certains traumatismes, tels que, passage d'une roue de voiture, frôlement violent par une courroie de transmission, peuvent produire ces épanchements de sérosité décrits par Morel-Lavallée.

La tumeur caractéristique de l'épanchement sanguin siège le plus souvent dans les couches fibro-musculaires des parois; mais on trouve aussi des foyers hémorrhagiques cantonnés dans certaines régions profondes sous-péritonéales et même intrapéritonéales; on ne peut guère être éclairé sur la nature de ces tumeurs que par une ponction ou l'étude attentive des commémoratifs.

Il n'est pas toujours facile, au premier abord, de distinguer ces épanchements sanguins, lorsqu'ils sont un peu collectés, des *ruptures musculaires* qui peuvent se produire aussi par la contusion. — Ces ruptures traumatiques des muscles se présentent avec leurs caractères habituels : douleur très vive au moment de la rupture, tuméfaction, ligne de séparation des bouts rompus du muscle.

On peut encore observer une *hernie musculaire* que l'on reconnaîtra surtout aux modifications imprimées à la tumeur par la contraction volontaire du muscle.

Ce n'est pas tout, l'affaiblissement de la paroi abdominale prédispose à l'issue de l'intestin. — *Cette hernie ventrale,* qu'elle se produise primitivement ou consécutivement, après la formation de la cicatrice, s'annonce par une petite tumeur. dont les caractères ne diffèrent pas des caractères ordinaires des hernies.

2° *Symptômes des lésions viscérales.* — Les *symptômes* auxquels on peut reconnaître une *lésion viscérale* sont, il faut en convenir, bien peu précis.

Y a-t-il *rupture immédiate du tube digestif,* on a dit que les phénomènes syncopaux étaient plus accusés, la stupeur plus grande ; — le hoquet, les vomissements survenant rapidement, la présence du sang dans les matières ainsi rejetées, une très vive douleur épigastrique seraient des signes de rupture de l'estomac ; — les selles sanglantes, un météorisme soudain et excessif (Otis, Jobert), indiqueraient des lésions intestinales. — Mais aucun de ces signes n'est précis, pathognomonique; ce qui domine très rapidement la scène, ce sont les symptômes suraigus d'une *péritonite par perforation :* ballonnement énorme, sensibilité de l'abdomen, vomissements porracés, altération des traits. — L'évolution serait particulièrement rapide en cas de déchirure de l'estomac.

La péritonite aiguë n'est d'ailleurs pas absolument pathognomonique d'une lésion intestinale, et on a observé des faits de péritonite primitive à la suite de contusion abdominale sans lésion viscérale.

Consécutivement à la rupture de l'intestin, on peut voir la péritonite se localiser, des adhérences limiter l'épanchement des matières. Un abcès stercoral se forme et vient s'ouvrir à l'extérieur établissant

ainsi une fistule stercorale qui pourra persister fort longtemps et ré-
clamer l'intervention du chirurgien.

Mais cette évolution clinique se rencontre surtout à la suite de lésions
secondaires du tube digestif : les parties profondément atteintes par
le traumatisme ne peuvent recouvrer la vie; elles se sphacèlent et
c'est au moment de la chute de cette eschare, à une période déjà
avancée où l'on pourrait croire n'avoir plus à craindre d'accident
grave, que l'on voit évoluer un abcès stercoral suivi de fistule ; dans
les mêmes conditions et à la même période, on peut voir éclater la
péritonite par perforation que l'on était loin de prévoir, en raison de
l'intégrité presque absolue que présentent parfois les téguments dans
des cas de ce genre.

En cas de *contusion grave ou de déchirure étendue du foie*, les
phénomènes généraux sont graves; outre les signes d'une grosse
hémorrhagie interne, on pourrait peut-être reconnaître par la matité
la présence d'un épanchement sanguin intrapéritonéal plus ou moins
abondant. Dans des cas moins sérieux, on aurait noté quelquefois de
la douleur hépatique avec irradiations dans le côté ou le membre
supérieur droit. L'ictère serait plus rare ; il n'a été observé que
7 fois sur 147 cas. Si la vésicule biliaire est déchirée, la péritonite
suraiguë est la règle; il semble fort douteux que la tumeur liquide
si considérable plusieurs fois ponctionnée par Fryer de Stramford
(Sam. Cooper, *Dict. de chir.*) ait été constituée par de la bile pure,
comme le supposait l'auteur de l'observation.

Les caractères qui feront soupçonner *une déchirure de la rate* sont
des plus vagues, ce seraient : une hémorrhagie interne abondante
pouvant amener la mort, un épanchement sanguin intra-péritonéal
considérable, de la douleur dans l'hypochondre gauche, une péritonite généralisée ou les symptômes vagues et mal connus de l'inflammation du parenchyme splénique, *splénite traumatique de Ma-
thon*.

Nous avons déjà vu que des *troubles urinaires* inquiétants pouvaient survenir sans aucune lésion des voies urinaires; mais si le
blessé échappe à la commotion générale, à une hémorrhagie interne
grave qui a pu se produire, on peut dans d'autres circonstances
observer des signes importants qui ne laisseront aucun doute sur
l'existence d'une *lésion des voies urinaires*. Il y a de la douleur, de
l'ecchymose surtout dans la région lombaire, une rétention d'urine

persistant pendant un certain temps, parfois même de l'anurie; l'hématurie immédiate ou tardive avec mélange complet du sang et de l'urine, appellent l'attention vers le *rein*. Dans ce cas on a encore observé de l'*ecchymose à distance* le long du canal inguinal, *ecchymose secondaire* (Dumesnil de Rouen). L'épanchement périrénal peut en quelques jours prendre des dimensions assez considérables pour être remarqué; enfin à plus longue échéance le tableau clinique devient celui de la périnéphrite et de la néphrite suppurative. Potain a rapporté quelques observations fort curieuses d'hémi-anasarque à la suite de contusions d'un seul rein.

Au contraire le traumatisme a-t-il plutôt porté sur la *vessie*, on aura de la douleur hypogastrique; les troubles urinaires seront plus marqués encore, soit que la vessie se trouve pleine et qu'il y ait rétention d'urine complète, soit que, déchirée, elle ne renferme plus le liquide urinaire, dont l'épanchement dans le péritoine ne tarde pas à provoquer la péritonite. La mort peut arriver très rapidement sans que le malade ait repris connaissance; le coma, le délire, les convulsions viennent s'ajouter aux signes d'une dépression profonde. — Si la rupture ne s'est pas faite dans le péritoine, il se forme de l'infiltration d'urine; mais ce sont là des signes importants qui rentrent dans l'histoire des ruptures de la vessie; nous n'avons pas voulu les passer sous silence, parce qu'ils sont assez fréquents d'abord, et en second lieu parce qu'ils impriment un cachet particulier à la contusion abdominale qui les produit.

Si tous ces signes se trouvaient réunis par groupes distincts, le diagnostic des lésions viscérales ne serait pas difficile; malheureusement beaucoup d'entre eux sont irréguliers; il n'y en a pas de pathognomonique, et perdus qu'ils sont au milieu du tableau inquiétant des signes communs à toutes les contusions abdominales, c'est tout au plus si leur réunion, le siège du traumatisme, les commémoratifs, pourront dans quelques cas rares faire pencher la balance en faveur d'une lésion de tel viscère plutôt que de tel autre.

On voit, d'après la multiplicité des symptômes que nous venons d'indiquer, à quel point il est difficile de tracer dans un tableau d'ensemble la marche clinique d'une affection dont les lésions peuvent être si multiples et si différentes.

Diagnostic. — Malgré tout, en présence des phénomènes nerveux sur lesquels nous avons appelé l'attention, étant donnés les renseignements fournis par le blessé lui-même ou par les personnes qui étaient auprès de lui, il nous paraît bien difficile de commettre une erreur de diagnostic et de méconnaître une *contusion de l'abdomen*.

Seuls quelques points de détail peuvent être discutés en cas de lésions purement pariétales, tels sont l'existence d'une rupture musculaire, le siège d'un épanchement sanguin, le développement d'une hernie traumatique.

Nous avons vu, par contre, combien il était difficile de préciser la nature des lésions viscérales profondes, d'indiquer l'organe lésé, et nous croyons nous être suffisamment étendus sur ce point pour n'avoir pas à y revenir.

Pronostic. — Mais si le chirurgien ne peut guère hésiter pour poser le diagnostic d'une contusion abdominale, il doit apporter dans son pronostic la plus grande réserve. — Sans doute il n'est pas difficile de qualifier immédiatement les accidents suivant leur gravité primitive, de dire si la contusion est *légère, de moyenne gravité*, ou *grave ;* mais combien de fois ne serait-on pas exposé à des surprises désagréables du fait des lésions secondaires dont nous avons déjà parlé, si on ne laissait entrevoir d'avance la possibilité de pareils accidents, et si on n'en tenait compte dans la thérapeutique. — Les lésions viscérales existent dans la contusion de l'abdomen dans une proportion de 1 sur 4 (17 sur 71, statistique de Bryant, Guy's Hospital). C'est là un chiffre qui donne beaucoup à réfléchir. Les déchirures de l'estomac seraient surtout extrêmement graves ; celles de l'intestin ne le seraient guère moins, puisque la statistique de Chavasse nous donne 6 guérisons seulement sur 149 cas, soit une mortalité de 96 p. 100. — Si nous en croyons la statistique de Mayer, elle ne serait que de 49 p. 100 dans les déchirures du foie ; ces lésions comme celles de la rate se cicatriseraient assez rapidement ; enfin les déchirures de l'épiploon et du mésentère créent encore un danger redoutable, la possibilité de la formation d'un étranglement interne.

Il est inutile de dire que la rupture des gros vaisseaux ne laisse que peu ou pas d'espoir.

Traitement. — En présence d'une contusion abdominale légère, le rôle du chirurgien doit se borner à l'expectative ; on se contentera de l'application de quelques compresses résolutives.

La contusion est-elle moyennement intense, l'indication thérapeutique du premier moment consiste à combattre la stupeur; plus tard, la seule préoccupation du chirurgien doit être de prévoir les accidents résultant de graves lésions internes, surtout si quelques signes éveillent l'attention de ce côté. Dans ce but on conseillera les réfrigérants, la glace en application constante sur le ventre, le collodion en badigeonnage épais sur toute la paroi abdominale ; on prescrira la diète aussi sévère que possible pour éviter, si possible, un épanchement stercoral, et l'opium sera donné à haute dose pour obtenir l'immobilisation viscérale.

Souvent, malgré l'application de ces diverses méthodes thérapeutiques, la mort survient dans les premiers jours. La question d'une intervention plus active s'est donc posée. On peut en effet à la rigueur obturer par la suture une petite déchirure intestinale, vésicale ou stomacale ; on peut réséquer une portion gangrenée de l'intestin, fermer ou extirper la vésicule biliaire ouverte, enlever un segment plus ou moins volumineux, presque complètement détaché du foie, de la rate et des reins dans un traumatisme violent.

Mais quoique les importantes discussions provoquées à la Société de chirurgie en 1884, et au Congrès de chirurgie en 1885, par l'observation de Bouilly et le travail de Chavasse, aient jeté un certain jour sur la question, il faut bien avouer que bien des points sont encore mal éclairés, et qu'il est très difficile de poser les indications opératoires et de les remplir.

Si, comme nous l'avons indiqué dans la symptomatologie, il y a parfois des signes positifs de ruptures viscérales, tels que vomissements de sang, selles sanglantes, hématurie, le plus souvent au contraire, il faut en convenir, ces signes manquent.

Dans presque toutes les interventions qui ont eu lieu, la recherche d'une rupture de l'intestin était la préoccupation principale du chirurgien, et cependant si fréquentes que soient ces lésions, cette préoccupation ne s'est pas toujours trouvée justifiée. — Le plus souvent, en effet, on opère sans signes, quand on se trouve en présence d'un shock persistant, d'une douleur vive locale fixe, ou bien on opère en pleine péritonite, ainsi que l'a fait très justement remarquer Bouilly ; un avenir prochain nous apprendra sans doute si cette complication elle-même ne doit pas être considérée comme une raison de plus d'intervenir activement.

Relativement à l'opération en elle-même, l'incision commencée dans un but d'exploration doit pouvoir être utilisée à un moment donné d'une manière plus complète. — On a bien indiqué que les lésions viscérales siégeaient ordinairement dans le point de la paroi qui a subi le traumatisme (Gaudens), mais en général il faut inciser la paroi abdominale sur la ligne médiane ; cette manière de faire présente de grands avantages ; on la choisira donc, à moins que l'on ne possède des notions particulièrement précises sur le lieu et la nature des lésions.

L'abdomen ouvert selon toutes les règles de la chirurgie antiseptique, la première chose à faire est d'explorer la cavité abdominale ; cette exploration devra être aussi complète que possible, puisque 15 fois sur 100 les lésions sont multiples ; l'exploration doit de plus être méthodique, partant du cæcum, pour suivre dans une direction tout le gros intestin, dans l'autre tout l'intestin grêle.

La lésion découverte, il faudra y remédier, soit immédiatement, soit, pour certains viscères comme l'estomac, en opérant pour ainsi dire en deux temps, suivant les préceptes du professeur Verneuil, et créant d'abord une fistule que l'on fermera plus tard.

II

PLAIES DE L'ABDOMEN.

L'intérêt chirurgical des plaies de l'abdomen réside bien plus dans leur *gravité* que dans *leur fréquence*.

La proportion des blessures de l'abdomen observées dans les ambulances n'est pas en effet très considérable ; elle ne dépasse pas 3 pour 100 (Otis) ; mais il faut tenir compte des morts rapides causées par blessures ; le dixième des soldats tués sur le champ de bataille serait, au dire du même auteur, atteint de plaies de l'abdomen.

Ce qui fait la gravité des plaies de l'abdomen, c'est la *pénétration*, c'est-à-dire l'extension des lésions jusqu'à l'intérieur de la cavité abdominale.

Les chiffres suivants, empruntés à la statistique de la guerre d'Amérique, en sont une éloquente démonstration : la mortalité, dans les cas de plaies non pénétrantes de l'abdomen, est de 8 pour 100 sur un chiffre de 4821 blessures ; elle est de 87 pour 100 sur un total de 5717 plaies pénétrantes.

Une différence aussi accentuée ne saurait être trop mise en lumière; c'est donc à juste titre que l'on a distingué des *plaies non pénétrantes* et des *plaies pénétrantes*.

Par *plaies non pénétrantes*, on entend toute division, toute perte de substance limitée à la paroi abdominale.

Lorsque la solution de continuité intéresse toute l'épaisseur des parois y compris le péritoine, on dit qu'il y a *plaie pénétrante simple de l'abdomen;* lorsqu'un des viscères abdominaux est atteint, on dit qu'il y a *plaie pénétrante viscérale.* — La plaie pénétrante est ordinairement à la fois péritonéale et viscérale; exceptionnellement une plaie viscérale peut exister sans lésion péritonéale concomitante; c'est ce qu'on observe en cas de lésions d'organes incomplètement recouverts par le péritoine : telles sont certaines plaies de la partie antérieure de la vessie distendue, du rein, du cæcum, du côlon ascendant ou descendant. — Mais ce sont plutôt des cas particuliers de plaie vésicale, rénale ou intestinale, que des plaies pénétrantes proprement dites de l'abdomen. Il suffit de signaler leur existence.

La *pénétration* n'est pas toujours directe; il peut y avoir pénétration simultanée de la poitrine et de l'abdomen, avec lésion concomitante du diaphragme et des dernières côtes; de même aussi l'agent vulnérant peut traverser la ceinture osseuse du bassin, le périnée, pénétrer dans la cavité péritonéale par le vagin et le rectum; les rapports intimes de ces deux organes avec les culs-de-sac péritonéaux n'expliquent que trop comment le chirurgien lui-même peut être la cause involontaire de ces lésions dans certaines tentatives opératoires.

Étiologie. — Quelque importante que soit la vieille distinction classique des agents vulnérants en instruments piquants, tranchants et contondants, on est souvent appelé à voir des cas intermédiaires où le mécanisme tient à la fois de la piqûre, de la section et de la contusion. Nous envisagerons donc la question à un point de vue un peu différent et nous rappellerons rapidement les principales circonstances dans lesquelles surviennent les plaies de l'abdomen.

En première ligne on doit placer les *blessures de guerre.* Parmi les faits nombreux que nous ne saurions citer ici, nous nous contenterons de faire ressortir la proportion des blessures par armes blanches, par coups de feu ou par éclats d'obus, suivant les belligérants et les guerres dont on consulte les statistiques. Tandis que nous trouvons

122 plaies de l'abdomen par armes blanches sur 665 blessures dans la statistique de la guerre de Crimée par Chenu, nous n'en rencontrons que 40 sur 4821 plaies non pénétrantes et 27 sur 4717 plaies pénétrantes dans la statistique de la guerre d'Amérique. La proportion des blessures par balles devient par contre beaucoup plus considérable, et elle le sera sans doute davantage encore dans la suite. — Il y a lieu également de tenir grand compte dans ces rapprochements de la puissance de pénétration des projectiles modernes avec lesquels on observera bien rarement ces trajets curvilignes des plaies qu'il n'était point rare de rencontrer avec les balles rondes des fusils non rayés.

Dans la *pratique civile*, les plaies de l'abdomen s'observent surtout dans les duels, les rixes, les homicides à coups de couteau, de poignard ou de tranchet, les chutes sur un instrument piquant; plus rarement on verra dans un assaut d'escrime les fleurets brisés ou démouchetés pénétrer dans l'abdomen; enfin à la campagne ce sont presque toujours des coups de corne de bœuf ou de taureau, des coups de fourche, ou bien encore de véritables empalements produits, par exemple, dans une chute du haut d'un arbre sur un échalas pointu.

Anatomie et physiologie pathologiques. — Il n'est pas facile de grouper dans un même faisceau, les lésions si diverses et si multiples qui constituent l'histoire pathologique des plaies de l'abdomen; pour faciliter ce groupement, nous étudierons dans ce chapitre un certain nombre de points, dont l'étude est ordinairement disséminée, soit au chapitre Symptomatologie, soit au chapitre Complications; la filiation des accidents sera ainsi, nous l'espérons, rendue plus évidente et plus facile à retenir.

1° *Lésions des parois.* — Ces lésions présentent toutes les variétés possibles, depuis les éraflures superficielles jusqu'aux vastes pertes de substance des plaies contuses par projectiles de guerre, boulets, éclats d'obus. — L'un des faits les plus curieux de ce genre est celui, que rapporte Larrey, de ce soldat qui eut, au siège de Mayence, tout le côté gauche de la paroi abdominale enlevé jusqu'au péritoine par un boulet de canon. Le sujet de cette observation avala en secret quelques gros de laudanum pour calmer ses douleurs; un sommeil profond s'empara de lui; le lendemain il allait beaucoup mieux et guérit.

Suivant la nature de l'agent vulnérant, ce sont des *piqûres,* des *divisions* ou *coupures* à bords nets ou contus, des plaies avec *perte de substance*, quelquefois, plus rarement, des plaies à lambeau.

Relativement au *trajet* suivi par l'agent traumatique, la plaie est *directe, oblique*, ou *en séton* avec deux ouvertures quelquefois rapprochées, quelquefois très distantes et fort déviées, au point de faire craindre des lésions graves, alors que la paroi a été simplement contournée, comme on le voit souvent dans les plaies de la poitrine. — Exceptionnellement, les parois de l'abdomen sont traversées sans présenter elles-mêmes d'orifices d'entrée ni de sortie, tel le fait de Galbrunner rapporté par Follin et Duplay, où un échalas très pointu, entré à la partie interne de la cuisse droite, embrocha les parois antérieures de l'abdomen et de la poitrine depuis l'aine jusqu'à la deuxième côte.

Ces lésions pariétales présentent des différences importantes suivant que tel ou tel organe, nerf, muscle, vaisseau, a été atteint par le traumatisme.

C'est ainsi que la plaie peut occuper le *tissu cellulaire* sous-cutané, cheminer entre deux couches musculaires, ou se perdre dans l'épais tissu graisseux sous-péritonéal.

Les muscles divisés se réparent par le processus ordinaire. A la suite de leur blessure, on pourra soit immédiatement, ce qui est rare, soit plus tard, après la formation de la cicatrice, voir survenir une *hernie ventrale;* l'affaiblissement de la paroi explique facilement cette complication.

Les hémorrhagies résultant des *lésions des vaisseaux* de la paroi se déversent généralement au dehors; elles sont rarement abondantes; en dehors de l'épigastrique ou de la circonflexe iliaque, il n'y a guère de branches assez volumineuses pour donner lieu à un écoulement sérieux. — Cependant si l'ouverture est étroite, un épanchement sanguin plus ou moins abondant peut se collecter, soit dans les parois mêmes au milieu des couches aponévrotiques et musculaires, soit au-dessous dans le tissu cellulaire sous-péritonéal; cet *hématome sous-péritonéal* est surtout intéressant, parce qu'il décolle facilement le tissu lâche qui double le péritoine et constitue ainsi une tumeur sanguine d'un diagnostic fort difficile dans certaines régions comme la cavité prépéritonéale de Retzius.

Les *filets nerveux* abdominaux émanés du plexus lombaire

peuvent aussi être lésés, et la persistance de certains phénomènes douloureux ou nerveux ne saurait parfois être rapportée à une autre cause qu'à l'irritation d'une branche nerveuse atteinte par le traumatisme.

Enfin il est deux complications dont l'histoire ne doit pas être séparée des lésions pariétales que nous étudions. — C'est en premier lieu la présence de *corps étrangers*, portions variables des agents vulnérants, parfois même ceux-ci en entier, grains de plomb, balles, éclats d'obus, biscaïens, ou bien des fragments de vêtements, de boucles de ceinturons, de boutons métalliques entraînés au passage.

En second lieu, ce sont des *phlegmons* plus ou moins étendus et profonds, siégeant eux aussi soit dans l'épaisseur de la paroi, soit dans le tissu cellulaire sous-péritonéal, phlegmons dont les caractères ne diffèrent pas de ceux qui se développent spontanément dans cette région, et que nous décrirons dans le chapitre suivant.

Telles sont les seules lésions observées au cas où la division ne dépasse pas la paroi abdominale.

Si la cavité péritonéale est ouverte, on en peut constater d'autres qui seront en même temps des signes ou des complications de ces plaies pénétrantes.

2° *Lésions du péritoine pariétal*. — La lésion isolée du péritoine pariétal est rare, elle a même été niée par Malgaigne; la plupart des auteurs classiques admettent cependant sa possibilité. Otis a recueilli dans la statistique de la guerre d'Amérique 9 faits de piqûre du péritoine sans lésion viscérale; Beck a observé pendant la guerre de 1870 7 cas de pénétration de balles sans que les viscères aient été atteints, en apparence du moins. Ces faits s'observent encore parfois dans une variété importante de plaies, celles qui sont produites par les cornes des bœufs; ils sont plus qu'exceptionnels en cas de plaies par instruments tranchants.

Les ouvertures faites dans un but curatif à la paroi abdominale ne sauraient être rangées dans cette catégorie; ce sont des incisions opératoires, non des plaies.

Ces lésions limitées au péritoine sont en somme des exceptions, et dans un certain nombre de ces faits, comme le font très justement remarquer Duplay, Legouest et d'autres encore, il y a eu sans doute lésion viscérale, mais lésion viscérale insignifiante, cicatrisée très rapidement, évoluant sans symptômes graves. Ces observations prouvent plutôt que, par exception, ces blessures ne présentent pas toujours leur gravité ordinaire; les expériences de Travers sur les piqûres de l'intestin nous rendent bien compte de ce qui s'est produit dans ces cas.

De ces lésions, limitées au péritoine pariétal, peuvent résulter deux faits importants dont nous devons expliquer le mode de production et indiquer les caractères anatomiques : nous voulons parler de la *hernie traumatique* et de la *péritonite traumatique*.

Hernie traumatique. — Que la plaie péritonéale et pariétale présente des dimensions suffisantes, que le blessé contracte brusquement ses muscles abdominaux ou son diaphragme dans des efforts de toux ou de vomissements, quelquefois même sous la seule influence de la pression expiratoire, on assistera à l'issue d'une portion plus ou moins considérable d'épiploon, d'intestin, ou même des deux organes à la fois. — Cette tendance remarquable de la pression abdominale à faire sortir les viscères renfermés dans sa cavité doit être mise en parallèle ou plutôt en opposition avec l'appel énergique, la tendance au vide que présente la cavité thoracique, et qui se fait sentir à distance jusque dans les gros vaisseaux veineux du cou.

Au point de vue anatomique, la hernie traumatique, à part l'*absence de sac*, ne présente que bien peu de particularités à signaler. Nous rappellerons seulement que ces hernies se font par la paroi abdominale antérieure, qu'exceptionnellement elles peuvent se faire par le vagin, par la partie inférieure de la poitrine. — Très variables d'ailleurs suivant le siège et l'étendue de la plaie, elles ne sont formées ici que d'une petite masse épiploïque, tandis qu'ailleurs, comme dans le fait de Patry (1863), on constate l'issue de l'estomac, de presque tout l'intestin et d'une partie de la rate. — L'anse intestinale elle-même peut être *saine;* elle peut être *lésée* par l'agent vulnérant; ou bien enfin elle peut être *étranglée* dès sa sortie.

Quant à la *péritonite traumatique*, ses lésions ne diffèrent nullement de celles des péritonites aiguës, inflammation de la séreuse, injection, épanchement séreux, séro-purulent ou purulent, fausses membranes molles en quantité variable.

Le mécanisme de cette complication remarquable des plaies péritonéales n'est pas aussi simple qu'on pourrait le croire au premier abord : sans doute il n'est pas difficile de comprendre comment dans quelques cas une inflammation, née des bords de la plaie, peut

s'étendre à une séreuse délicate et susceptible comme le péritoine ; on
conçoit aussi aisément que la présence d'une masse de sang plus ou
moins considérable constitue pour cette membrane une cause d'irritation, mais ces faits ne sont pas les plus fréquents. Il faut admettre
surtout la pénétration d'agents septiques et l'altération des liquides
produits ou versés dans la cavité péritonéale.

3° *Plaies pénétrantes viscérales.*—On peut observer simultanément
la hernie traumatique et la plaie viscérale, les lésions portant sur la
portion herniée, mais ce n'est·point là le cas le plus fréquent ; le
plus habituellement le viscère est atteint dans l'intérieur de l'abdomen. — Le volume du paquet intestinal comparé à celui des autres
viscères, son peu de résistance, indiquent le tube digestif comme
devant être le siège le plus fréquent des plaies viscérales de l'abdomen ; de toutes les régions anatomiques qui forment par leur réunion cette partie importante du corps humain, il n'y a guère que
l'hypochondre droit, dans lequel on ne rencontre pas le tube digestif
en raison de la masse volumineuse du foie. — Par ordre d'importance, les viscères atteints dans la cavité abdominale doivent être ainsi
classés : tube digestif, foie, rate, pancréas, capsules surrénales. Les
plaies des reins et de la vessie seront étudiées dans le volume suivant.

a. *Lésions du tube digestif.* — Qu'il s'agisse d'une blessure de
l'estomac ou de l'intestin, les lésions immédiates ne présentent pas de
différences bien notables ; il n'en est pas de même des conséquences
de ces lésions, ainsi que nous tâcherons de le faire ressortir. — En
raison de leur fréquence, les plaies de l'intestin doivent être naturellement choisies pour type de la description.

Plaies de l'intestin. —C'est surtout aux travaux et aux expériences
de Travers (1812), Jobert de Lamballe (1829), et Reybard (1830),
que nous sommes redevables de la connaissance des principaux faits
anatomiques qui sont aujourd'hui la base de cette étude, et qui sont
devenus, depuis cette époque, le point de départ d'excellentes méthodes thérapeutiques. Mais ces expériences, consistant en des plaies
produites principalement à l'aide d'instruments piquants ou tranchants, n'éclairent pas à elles seules la question tout entière, et il
est nécessaire de placer à côté d'elles l'histoire des blessures par
armes à feu, telle que nous la font connaître les observations recueillies dans les guerres modernes, et notamment la statistique si
intéressante de la guerre d'Amérique.

Les plaies de l'intestin présentent des variétés nombreuses suivant la nature de l'instrument qui les a produites, suivant le siège des blessures, suivant leur nombre, suivant enfin leur évolution pathologique.

Relativement à la *nature* de l'agent vulnérant, il y a lieu de distinguer :

1° les *piqûres* insignifiantes, telles que celles de nos trocarts capillaires, et les *piqûres* plus larges produites par une pointe d'épée ou de baïonnette ;

2° les *divisions*, qui sont *incomplètes*, ou *complètes*. Dans le premier cas, la section est *transversale, oblique* ou *longitudinale;* il faut de plus tenir compte des dimensions de la coupure, et les divisions moindres que 5 à 6 millimètres doivent être soigneusement séparées de celles qui présentent des dimensions supérieures ;

3° En troisième lieu viennent les *perforations*, les *pertes de substance* produites surtout par les *armes à feu*. Elles se présentent naturellement sous les aspects les plus divers, depuis les petites plaies produites par des balles de carabine ou de revolver de petit calibre, jusqu'à ces vastes plaies contuses rapidement mortelles qui sont le fait des éclats d'obus volumineux, avec toutes les transitions que présentent les plaies par balles. Les *perforations* sont alors de véritables pertes de substance, tantôt circulaires, tantôt allongées, elliptiques, comme cette curieuse blessure de la seconde portion du duodénum dont on trouvera l'image dans la statistique d'Otis. — La perforation est rarement unique; il serait étonnant que la balle, après avoir traversé une des parois, n'eût plus assez de force pour perforer l'autre; certains cas cependant, dans lesquels la balle a été rendue avec les selles peu de temps après le traumatisme, ne sont guère explicables d'une autre manière. — En règle générale, les perforations de l'intestin par coups de feu sont *multiples :* l'intestin a été souvent atteint en 3 ou 4 endroits différents. Alexandre a observé en Crimée 16 perforations intestinales dans un cas de blessure pénétrante de la région ombilicale. Dans un mémoire récent publié dans les Archives générales de médecine, Charles Parkes mentionne dix perforations complètes sur une longueur de 18 pouces. Si de pareils faits constituaient la règle, il serait inutile d'ouvrir la cavité péritonéale pour tenter la suture, on arriverait trop tard, ou

on risquerait d'oublier un des orifices, et c'est là en effet le principal
écueil à éviter ; heureusement la statistique nous fournit des renseignements moins décourageants en nous montrant qu'il y a en somme
rarement plus de deux anses blessées, soit 4 perforations.

La distinction relative au *siège* de la blessure n'est pas souvent
établie en clinique. Sur 650 faits relevés par Otis, la portion de l'intestin atteinte par le traumatisme n'est pas indiquée dans au moins
500 faits. L'*intestin grêle* est considéré comme étant le plus souvent
atteint ; cependant, dans les 159 faits positifs de la statistique précédente, il y avait 50 blessures de l'intestin grêle et 89 du gros intestin ;
mais il faut aussi tenir compte de la grande quantité des plaies
de l'intestin grêle qui doit figurer dans les 500 cas manquant de
précision.

Le *duodenum* est très rarement atteint ; la statistique précédente
n'en renferme que 5 ou 6 exemples avec une survie très faible ; l'*iléon*
est incontestablement le plus exposé ; le *jejunum* vient ensuite. —
En même temps qu'une ou plusieurs anses intestinales, on a vu le
même projectile atteindre le gros intestin, l'estomac, le foie, la rate,
la cavité thoracique et même les membres. — L'os iliaque est fréquemment lésé en même temps que le gros intestin, cette coïncidence était notée dans 18 faits.

L'intestin est ouvert. Voyons comment vont évoluer ses lésions.

Depuis les expériences dont nous avons parlé plus haut, on a noté
la tendance naturelle que présentent vers l'occlusion les plaies de
l'intestin. C'est ainsi qu'à moins d'être distendues par des matières
liquides, les *piqûres étroites* se referment immédiatement par rapprochement des fibres musculaires momentanément écartées. Cette occlusion se fait bien plus sûrement sur une anse encore contenue dans
la cavité abdominale, maintenue par les anses voisines et appliquée
sur la paroi, que dans une portion découverte de l'intestin. C'est sur
ce principe qu'est basée la méthode des ponctions capillaires de l'intestin qui rend de grands services dans certains tympanismes. —
Lorsque l'instrument vulnérant ne mesure pas plus de 6, 7 ou
8 millimètres, l'occlusion se fait encore, mais par un mécanisme
tout différent : La *muqueuse*, glissant sur la musculaire, grâce au
tissu cellulaire lâche qui l'unit à cette membrane, vient faire
hernie au dehors ; elle s'étrangle dans la boutonnière musculaire,
se gonfle et détermine ainsi l'occlusion de l'orifice intestinal. — Ce

mécanisme de la *hernie de la muqueuse* s'observe dans les plaies produites par balles de revolver, aussi bien que dans les blessures par instruments piquants ou tranchants.

Lorsque les dimensions de la blessure sont plus considérables, et surtout lorsque la section incomplète est longitudinale, la plaie reste béante ; l'écartement produit par les fibres circulaires sectionnées donne à la plaie une apparence losangique.

Lorsque la section de l'intestin est complète, Travers et Jobert avaient déjà noté la rétraction et le resserrement des deux bouts de l'intestin et surtout de l'inférieur. Cette rétraction pourrait être, au dire de Jobert, suffisante pour prévenir l'épanchement stercoral ; d'après Travers, qui a expérimenté sur l'intestin rempli de matières, elle ne le serait jamais.

Quant aux plaies par armes à feu, on conçoit que les pertes de substance ainsi déterminées ne puissent qu'exceptionnellement se fermer par un des mécanismes que nous venons d'indiquer ; nous verrons plus loin comment s'effectue la guérison dans les cas de ce genre. Il ne faut donc pas exagérer l'importance de cette espèce de tendance qu'aurait l'intestin à obturer de lui-même ses blessures ; il ne faut pas méconnaître aussi l'importance de cette autre condition : l'état de vacuité ou de réplétion de l'organe. L'intestin distendu par des matières liquides versera ces dernières au dehors par une plaie même minime ; vide, il peut se comporter autrement.

Lorsque la plaie intestinale présente des dimensions moindres que 6 à 8 millimètres, et qu'il n'y a pas réplétion de l'intestin, les matières ne sauraient guère s'échapper ; quelques fausses membranes viennent produire l'occlusion définitive : l'évolution pathologique se termine là.

Mais, en dehors de ces circonstances, la conséquence habituelle d'une plaie de l'intestin, c'est l'*Issue des matières*. Les dimensions de la plaie et le degré de réplétion de l'intestin règlent cette issue, qui se fait le plus souvent dans la cavité péritonéale, mais qui peut encore se faire au dehors, lorsque l'anse intestinale perforée est en même temps herniée à travers la plaie de la paroi. — Quant aux matières, elles sont solides, liquides ou gazeuses, mêlées dans des proportions variables aux liquides du tube digestif, et à un degré de digestion plus ou moins avancé suivant le siège de la blessure, sans qu'il soit souvent possible de tirer grand profit clinique de ces caractères, non plus que du passage plus ou moins rapide des aliments ingérés.

Avant d'examiner les conséquences ultérieures de cette issue des matières, nous devons encore dire quelques mots de deux complications immédiates du traumatisme intestinal, l'hémorrhagie et la présence de corps étrangers.

La section, la contusion même des vaisseaux de l'intestin produisent des *hémorrhagies* qui se déversent dans la cavité péritonéale ou dans le tube intestinal lui-même : l'hémorrhagie péritonéale est en général peu abondante ici ; par contre l'hémorrhagie intestinale constitue un signe fréquent des plaies de l'intestin ; elle peut même se montrer ultérieurement, au moment où se détache une petite eschare produite par le traumatisme.

Les *corps étrangers*, compliquant par leur présence une plaie du tube digestif, se rencontrent soit dans son intérieur, soit dans son voisinage ; on en a vu s'enkyster dans les replis voisins du péritoine et y rester pendant un temps parfois très considérable ; dans d'autres circonstances, ils deviennent le point de départ d'accidents inflammatoires dont nous ne pouvons que mentionner l'existence et la possibilité.

L'épanchement de matières intestinales dans la cavité péritonéale, l'effusion du sang dans cette même cavité ou la présence d'un corps étranger ont pour conséquence presque fatale le développement d'une *péritonite*. Trop souvent c'est une péritonite *suraiguë généralisée*, septique et suppurative, qui emporte rapidement le malade. D'autres fois la péritonite est *partielle*, localisée, adhésive, déterminant l'accolement de l'anse intestinale ouverte à un point quelconque de la cavité péritonéale, c'est le mécanisme de l'occlusion de l'ouverture intestinale dans les cas les plus heureux. — On voit encore survenir la guérison après quelques accidents : l'épanchement stercoral ou sanguin peu abondant s'entoure de fausses membranes qui en limitent rapidement l'extension ; un abcès se forme, *abcès stercoral* qui s'ouvre au dehors ou dans un viscère voisin ; il en résulte une *fistule stercorale* qui est muco-cutanée dans le premier cas, bi-muqueuse dans le second. Dans certains cas particulièrement favorables, deux anses intestinales perforées peuvent ainsi communiquer rapidement et le rétablissement du cours des matières s'effectuer sans trop de difficultés. Si l'ouverture présente des dimensions plus considérables

et vient se faire à la peau, la conséquence de l'abcès stercoral sera la
formation d'un *anus contre nature*, qui ne diffère de la fistule stercorale que par ses dimensions.

Telle est la filière des accidents qui succèdent aux plaies du tube
digestif; nous devons en terminant insister sur les *plaies de l'es·
tomac* qui ne constituent qu'un cas particulier des blessures que
nous venons d'étudier.

Plaies de l'estomac. — Elles sont uniques, doubles ou multiples.
Par ordre de fréquence, elles atteignent la face antérieure, la grande
courbure, la grosse tubérosité; elles s'accompagnent fréquemment de
la blessure des organes voisins. — Otis emprunte à l'assistant chirurgien Kessler une observation de plaie non pénétrante de l'estomac:
la balle qui avait perforé le poumon avait atteint le cœur sans y
pénétrer et contusionné les tuniques externes de l'estomac dans la
région du cardia; c'est un cas tout à fait exceptionnel. La lésion
des artères volumineuses qui longent les courbures de cet organe
augmente la gravité des blessures portant à ce niveau, en raison des
hématémèses et des hémorrhagies péritonéales dont elle est assez
souvent la source.

Lorsque les plaies de l'estomac guérissent, ce qui n'arrive guère
qu'une fois sur 100 (Otis), elles laissent derrière elles des *fistules
gastriques*. Il n'existe guère pour ces fistules traumatiques plus
d'une demi-douzaine d'observations incontestables : le soldat de Mail-
lot (1794), le Canadien de Saint-Martin (1822), le grenadier rapporté
par Baudens (1835), les cas de Speed et de Bowes; Fischer en rapporte six ou sept autres observations moins certaines. — Dans un
grand nombre de coups de feu de la région gastrique, les renseignements fournis ne permettent pas d'admettre sans conteste que
l'estomac ait été atteint.

b. *Plaies du foie.* — Ludwig Mayer en a rapporté cent soixante-
dix-sept observations; les plaies par instrument piquants ne seraient
point rares; les plaies par armes à feu produisent de simples sillons,
des gouttières, des trajets complets, parfois même un véritable éclatement du parenchyme. L'ouverture présente souvent une forme
étoilée, et la réparation s'effectue, ainsi que l'ont montré les recherches expérimentales de Terrillon, aux dépens du tissu cellulaire interlobulaire. — Ces plaies se compliquent très fréquemment de la
blessure d'autres organes, 114 fois sur 173 (Otis).

. Les *plaies de la vésicule biliaire* sont rares : Mayer en rapporte
11 observations, 7 par coups de feu, 4 par armes blanches ; on mentionne dans tous les auteurs classiques l'observation si curieuse de
Parroisse, qui trouva, deux ans après un coup de feu reçu dans la
région hépatique, la balle contenue dans la vésicule biliaire. Ce fait
prouve que, malgré la gravité de l'épanchement de bile qui est la
conséquence fatale de ces blessures, la guérison peut encore être
observée. Inutile d'ajouter que les cas de ce genre sont exceptionnels et même sujets à contestation.·

Un épanchement sanguin abondant, une inflammation plus ou
moins circonscrite du parenchyme hépatique autour d'un corps
étranger ou d'un foyer traumatique, sont encore des conséquences
·immédiates ou éloignées des plaies du foie.

c. *Plaies de la rate.* — La rate est rarement seule lésée ; on a
vu ce viscère éclaté, en attrition complète, versant abondamment
dans le péritoine la masse considérable de sang contenu dans son
parenchyme. La fréquence des ruptures traumatiques doit être ici
notée : sur 116 traumatismes, il y a 62 ruptures (Mayer). — Dans
la guerre de Sécession, Otis a relevé 29 observations de plaies de la
rate par coups de feu. L'hémorrhagie intrapéritonéale en est la complication dominante. Mayer en a relevé 32 cas, et on est étonné de
ne voir la péritonite signalée que dans 5 cas seulement.

Quelque graves que soient ces lésions, les faits incontestés de
Klebs et d'Albenèse de Palerme prouvent qu'elles peuvent guérir.

d. *Les plaies du pancréas* sont très rares, et n'existent pas à
l'état d'isolement ; le relevé d'Otis en renferme 5 cas ; nous en rapprocherons 1 cas de blessure de la capsule surrénale rapporté par le
même auteur.

Mentionnons seulement pour mémoire *les plaies du rein, de l'utérus et de la vessie,* dont l'histoire sera beaucoup mieux placée dans
l'étude qui sera consacrée plus tard aux affections de ces organes.

e. Il nous reste enfin à parler des *plaies des vaisseaux,* et à traiter
la question plus anatomique que clinique des *épanchements sanguins traumatiques de l'abdomen.*

Les vaisseaux atteints dans une plaie pénétrante de l'abdomen
sont les uns pariétaux, les autres viscéraux. Les premiers, ainsi que
nous l'avons déjà vu, donnent rarement lieu à des épanchements
intrapéritonéaux abondants. Il n'en est pas de même des gros vais-

seaux artériels et veineux qui se distribuent aux viscères abdominaux. Guyon a rapporté une observation de blessure d'une des branches des artères mésentériques ; on trouve dans Otis des exemples curieux de lésions des artères mésentériques, coliques, spléniques, gastriques, de blessures de la veine porte et de ses branches, de la veine cave inférieure, de la veine iliaque primitive, etc... ; nous nous contenterons de rappeler un cas curieux, rapporté par cet auteur, d'anévrysme traumatique de l'aorte abdominale, rompu au bout de 28 ou 30 jours.

L'épanchement sanguin est quelquefois diffus, souvent il est collecté ; son abondance est rarement considérable, elle ne dépasse guère 500 grammes. — On a beaucoup discuté jadis à l'Académie royale de chirurgie sur le *siège* de ces épanchements intrapéritonéaux, sans tenir un compte suffisant des variétés nombreuses que l'on peut rencontrer. Deux conditions semblent avoir ici une grande influence : l'abondance de l'épanchement et le siège de la blessure. Peu abondant, le sang reste le plus souvent, comme le voulait Petit le fils, circonscrit au voisinage de la plaie ; abondant au contraire, a plus de tendance à se porter vers l'hypogastre, suivant la théorie de Garengeot. Velpeau a montré par ses expériences que c'était bien là que le sang venait se collecter le plus souvent, et Malgaigne, attribuant au mésentère un rôle important, a fait remarquer que les épanchements situés en arrière du grand épiploon se dirigeaient, vers la fosse iliaque droite, lorsqu'ils se faisaient à droite du mésentère, vers le petit bassin, lorsqu'ils se produisaient à gauche de ce repli péritonéal. — Exceptionnellement on a trouvé des kystes hématiques dans l'arrière-cavité des épiploons et même dans l'épiploon gastro-hépatique (fait de Piéchaud).

Le sang est souvent mélangé à des matières stomacales, intestinales, à de la bile ou de l'urine, qui peuvent comme lui se collecter au voisinage de la plaie qui leur a donné naissance, cheminer en suivant une marche semblable à la sienne, ou enfin diffuser dans toute la cavité péritonéale ; mais on conçoit que la présence d'autres matières que le sang provoque de la part du péritoine une telle réaction qu'elle domine immédiatement toute la scène pathologique. L'épanchement sanguin par lui-même ne provoque pas en effet une réaction bien marquée de la séreuse péritonéale ; parfois il se résorbe assez rapidement au moins dans sa partie liquide ; dans d'autres circon-

stances cette résorption est très lente : on a trouvé des caillots rétractés adhérents au péritoine, 7 mois et même 22 ans après l'épanchement qui les avait produits. — Lorsque l'inflammation survient, elle
est, suivant la remarque de Duplay, bien plus le fait du traumatisme
lui-même que de l'épanchement sanguin. La péritonite ainsi produite peut être diffuse ; plus souvent elle est partielle, adhésive ;
elle enkyste l'épanchement ; on a vu de ces kystes hématiques produire autour d'eux une sorte d'hydropisie enkystée du péritoine.
L'ouverture de ces épanchements dans un des viscères creux de la
cavité péritonéale est en somme exceptionnelle (1 cas de Forcade
rapporté par Velpeau).

L'épanchement sanguin constitue une complication anatomique
qui présente rarement des symptômes et une réaction suffisamment
accusées pour modifier l'aspect clinique de la plaie pénétrante ; aussi
il n'est guère reconnu qu'à l'autopsie.

Symptômes et diagnostic. — Quels sont les principaux aspects
cliniques sous lesquels les plaies de l'abdomen se présentent au
chirurgien, tel est le problème difficile dont nous avons à exposer
maintenant les diverses solutions.

1° Et d'abord, certaines plaies de l'abdomen guérissent aussi
simplement que n'importe quelles plaies d'autres régions du corps ;
ce sont presque toujours des plaies des parties molles, et le diagnostic
doit être ainsi formulé : *Plaie non pénétrante de l'abdomen.* Mais
un chirurgien sage et avisé n'oubliera pas que le péritoine et même
un viscère peuvent avoir été intéressés, sans qu'aucun signe immédiat trahisse ces lésions ; il fera donc ses réserves au double point
de vue du diagnostic et du pronostic.

En second lieu, on trouve des plaies superficielles qui présentent
quelques phénomènes particuliers tenant à la lésion des vaisseaux
ou des filets nerveux de ces régions. — Relativement aux épanchements intrapariétaux, nous nous contenterons de signaler les phlegmons qui peuvent leur succéder. — Les troubles nerveux forment
parfois un ensemble clinique des plus intéressants. La douleur, souvent peu marquée au moment où se produit une blessure inattendue,
devient parfois très vive au bout de peu temps, même dans le cas
de simple piqûre. Il suffit pour cela que la pointe soit mal acérée.
inégale, ou bien encore que la blessure se fasse dans cet état d'hyperesthésie et d'excitation nerveuse qu'on observe parfois dans les rixes

ou dans les duels. — La douleur s'irradie en divers sens ; elle provoque des accidents divers, tels que dyspnée, nausées, vomissements ;
elle s'accompagne enfin de syncope, de spasmes, de troubles nerveux divers, ou bien encore, au premier moment, de cette anxiété
spéciale qui tient à la terreur du blessé incertain sur la profondeur à
laquelle a pénétré l'agent vulnérant.

Si cette plaie superficielle a atteint les muscles de la paroi dans
une étendue suffisante, il en résulte un écartement notable des lèvres
de l'ouverture et une gêne fonctionnelle surtout marquée dans les
mouvements d'effort et d'expulsion auxquels les muscles abdominaux prennent une si grande part.

Le péritoine, n'étant plus soutenu, peut céder à l'impulsion des
viscères abdominaux et s'engager avec une anse intestinale dans la
boutonnière créée par la plaie ; mais ce n'est pas ordinairement avec
ces caractères que se présente cette complication. C'est plus tard,
lorsque la cicatrice est formée, qu'on la voit céder et qu'on assiste à
la formation d'une de ces hernies ventrales dont nous n'avons à
indiquer ici que l'existence et non les caractères. — Ces hernies se
rencontrent surtout dans les blessures du bas-ventre. (Legouest.)

L'exploration de la plaie supposée pariétale, malgré la confiance
que nous inspirent les précautions antiseptiques ordinaires, ne doit
être faite que lorsqu'elle est indispensable, ce qui est rare ; on doit
toujours garder quelque chose de cette réserve si sage et si prudente
que conseillaient nos anciens maîtres. La présence soupçonnée ou
certaine d'un corps étranger justifierait toujours une exploration de
ce genre selon Legouest. Pourtant, en l'absence d'accidents immédiats graves, cette règle souffre certainement quelques exceptions
pour les projectiles de très petit calibre, en particulier. Le développement d'accidents sérieux de péritonite, en inspirant des doutes sur
la justesse du diagnostic de plaie non pénétrante, pourrait peut-être
encore justifier une exploration ; mais il ne faudrait plus alors se
contenter de la voie créée par le projectile ; il serait préférable de
pratiquer la *laparotomie exploratrice* à laquelle les résultats obtenus paraissent devoir amener le chirurgien.

2° Dans d'autres circonstances, d'après les commémoratifs et ce
que l'on peut constater de la blessure pariétale, il y a tout lieu de
craindre une pénétration péritonéale ou même une plaie viscérale,
mais aucun signe ne vient confirmer ces craintes ; par quelle voie et

dans quelle mesure doit-on chercher à préciser le diagnostic? Dans
ces circonstances on ne saurait s'entourer de trop de renseignements,
examiner avec trop de soin, si cela est possible, l'instrument vulnérant de manière à constater jusqu'à quelle profondeur il a été enfoncé, rechercher sur sa pointe des traces de sang ou même de matières intestinales qui pourraient fournir quelques renseignements
précieux sur le point en suspens, s'assurer de l'existence ou de
l'absence de l'orifice de sortie d'un projectile, examiner les selles.
L'exploration directe de la plaie au moyen du doigt ou des instruments mousses, même parfaitement aseptiques, ne présente pas
d'avantages; elle n'offre que des dangers. Tant que la plaie, supposée
pénétrante, se comporte comme une plaie non pénétrante, le chirurgien n'a pas à intervenir.

5° Enfin, dans bon nombre de faits, la plaie est bien réellement pénétrante ; l'état général du blessé, l'examen direct par une plaie largement béante, l'issue d'un viscère, la constatation d'un épanchement
péritonéal traumatique, l'écoulement de matières prouvant que certains
viscères abdominaux sont atteints, les premiers symptômes de la péritonite traumatique, ne laissent pas de doute à cet égard. Étudions ces
différents symptômes avec plus de détails, en raison de leur importance.

La pénétration se traduit souvent, pas toujours, par une sensation
remarquable de douleur profonde, dont le blessé rend fort bien
compte ; le visage présente une pâleur extrême ; le pouls est petit,
fréquent, concentré; il y a de la tendance à la syncope, de l'anxiété,
de la stupeur, avec immobilité; en un mot, tous les phénomènes du
choc ; on a souvent noté simultanément une soif vive, des nausées,
des vomissements, du hoquet, la tension spasmodique des muscles
abdominaux, du météorisme, du ballonnement du ventre, quelquefois aussi, mais plus rarement des troubles urinaires, analogues à
ceux que nous avons mentionnés à propos de la contusion de l'abdomen, et se produisant surtout dans les blessures de la région lombaire ou de l'hypogastre. Il ne faudrait pas croire d'ailleurs que tous
ces caractères soient constamment réunis ; il n'est pas rare de ne les
voir exister qu'en partie et diversement groupés suivant les blessés
observés, et d'autre part leur ensemble même, quoique très important, s'il doit faire considérer la pénétration comme très probable,
n'établit pas son existence d'une façon certaine.

La pénétration devient au contraire indiscutable, lorsque l'on peut arriver à la *constatation directe des viscères* lésés ou non dans la cavité abdominale par la vue ou par le toucher, à travers une plaie suffisamment large.

Un signe non moins certain est fourni par la *hernie traumatique;* L'issue de l'épiploon et de l'un ou de l'autre des viscères abdominaux s'effectue soit par la paroi abdominale, soit par le vagin, soit enfin à travers le diaphragme et la partie inférieure de la cavité thoracique.

L'épiploon hernié se présente sous l'aspect d'un champignon grais- seux à petits lobules fins, de volume variable, facile à reconnaître à la disposition de ses vaisseaux, tant que la hernie est récente; dans les mêmes conditions, les adhérences péritonéales ne s'étant pas encore formées, il n'est pas difficile de s'assurer, en l'attirant au dehors, qu'il se continue avec le tablier graisseux du grand épiploon ; cette constatation devient impossible, lorsque l'épiploon a pris des adhérences et que la hernie s'est recouverte de bourgeons charnus. L'épiploon hernié est sain ou blessé lui-même et souillé ; il joue par rapport à la plaie le rôle important d'obturateur, mais Gayraud a bien montré qu'il ne renforçait pas la cicatrice abdominale, comme on le croyait autrefois.

Avec l'épiploon, ou plus rarement sans lui, on peut voir une anse intestinale faire hernie à travers les lèvres de la solution de conti- nuité des parois ; en général c'est l'intestin grêle, quelquefois le gros intestin. Tantôt l'anse herniée est saine, tantôt elle est lésée par l'agent vulnérant lui-même; ici elle est très petite; là, au contraire, c'est une longue portion d'intestin, jusqu'à 1 ou 2 mètres, qui fait au dehors une hernie volumineuse ; la surface peut en être souillée par de la boue, de la poussière, du sang. Quelquefois l'anse n'étant pas trop serrée se réduit spontanément, c'est l'exception ; presque tou- jours, on voit survenir de graves accidents d'étranglement suivis d'une péritonite plus ou moins rapide, qui imposent au chirurgien le devoir de réduire l'intestin le plus tôt possible.

On a observé des hernies de l'estomac seul ; le plus souvent il est accompagné de l'épiploon, du côlon transverse. Enfin on a rencontré dans ces hernies le foie, la rate, la vessie, l'utérus gravide.

Nous allons revenir, en étudiant les signes des plaies viscérales, sur l'*écoulement de matières intestinales ou stomacales, de bile ou d'urine* se faisant par la plaie.

4° Si dans certaines circonstances la nature des matières, ainsi sorties du ventre, laisse subsister quelque doute *sur l'existence d'une plaie du tube digestif*, et s'il peut être nécessaire de recourir à un examen ultérieur, il faut bien le dire, dans l'immense majorité des cas, la coloration, l'odeur des matières, leur état d'altération digestive ne permettent pas l'erreur. Il en est de même de l'issue des gaz de l'intestin, qui peuvent distendre la cavité péritonéale et s'échapper en sifflant quelquefois d'une manière intermittente à travers la plaie des parois. Mais l'issue des matières à l'extérieur suppose ou un épanchement abondant, ou une concordance parfaite des deux plaies intestinale et cutanée, conditions qui sont loin d'être toujours réalisées.

Il est encore un symptôme curieux mais tout exceptionnel des plaies de l'intestin qui doit être mentionné ici : l'expulsion d'un projectile, d'une portion de lame *par la défécation*. Il y a des faits incontestables, où la balle a été rendue peu de temps après le coup de feu ; l'hypothèse de la perforation d'une seule des parois de l'intestin est alors admissible ; mais souvent il n'en est pas ainsi, et il s'agit simplement de l'élimination secondaire d'un corps étranger, enkysté au voisinage d'une anse intestinale.

La lésion du tube digestif est encore indiquée par des vomissements sanglants, s'il s'agit d'une lésion de l'estomac ; des selles sanglantes, dans les plaies de l'intestin ; ce sont là des signes d'une certaine valeur qu'on trouve indiqués dans bon nombre d'observations.

Comme complément de tous ces phénomènes immédiats, nous devons signaler la possibilité d'un épanchement abdominal collecté dans un des sièges que nous avons indiqué, épanchement formé le plus souvent par du sang, et reconnaissable à la matité, et aux sensations qu'il donne par les différents modes de palpation et de toucher.

Ces phénomènes primitifs, lors même qu'ils se présentent dans toute leur netteté, ne tardent pas à disparaître, noyés, perdus dans l'appareil symptomatique bien plus effrayant de la *péritonite traumatique :* douleur abdominale vive, tympanisme considérable, vomissements porracés, hoquet, altération profonde des traits, petitesse du pouls, dépression rapide aboutissant parfois en quelques heures à une terminaison fatale. — Cette péritonite traumatique, nous l'avons déjà vu, est dans l'immense majorité des cas une péritonite par perforation.

Quelquefois, après avoir présenté dans toute leur gravité les sym-

ptômes précédents, l'inflammation péritonéale se calme petit à petit ;
des adhérences ont limité l'épanchement stercoral ; il se fait un
phlegmon stercoral qui se termine par la formation d'un *anus contre
nature accidentel* ou d'une simple *fistule stercorale*. Cette dernière
et l'anus accidentel lui-même s'établissent d'ailleurs quelquefois
primitivement, par adhérence rapide de l'intestin perforé à la paroi,
sans l'intervention d'un phlegmon. — Lorsqu'au lieu de s'ouvrir à la
peau, les orifices voisins de deux anses ouvertes se mettent en contact
(fistule bi-muqueuse), ce phénomène curieux et très rare ne se révèle
par aucun signe extérieur. — Un anus anormal qui évolue bien se
rétrécit peu à peu, et se transforme en une fistule stercorale, dont
le chirurgien aura plus facilement raison ; dans d'autres cas, l'orifice
cutané restant trop large, ou l'éperon formé par l'adossement des
deux moitiés de l'anse intestinale ne subissant aucune rétraction,
les matières continuent à s'écouler en totalité, et l'art est obligé
d'intervenir pour aider la nature : on trouvera plus loin les procédés
employés dans ce but.

Les symptômes propres aux *plaies de l'estomac* diffèrent peu
des précédents ; des phénomènes accusés de choc, une douleur gastrique très vive, le siège de la blessure, des vomissements abondants
de matières alimentaires, surtout une hématémèse, exceptionnellement le rejet du corps vulnérant par ces efforts expulsifs (cas de
Culberston), tels sont les signes indiqués par les auteurs et dont la
réunion n'est pas sans valeur. Pourtant la constatation directe de la
blessure et l'établissement d'une fistule gastrique, si le sujet vient à
guérir, sont les seuls signes de certitude. On ne s'étonnera donc pas
de la sage réserve avec laquelle l'auteur de la grande statistique à
laquelle nous avons fait de si larges emprunts, met en doute bon
nombre de blessures de la région gastrique qualifiées un peu légèrement de blessures de l'estomac. — La mort rapide par péritonite
suraiguë est presque fatale, l'état de vacuité ou de plénitude de
l'organe ayant d'ailleurs une grande importance pour le développement de la péritonite. Quelquefois des adhérences favorisent la formation de *fistules gastriques*. Ces dernières sont très rares ; mais,
une fois établies, elles sont fort compatibles avec la vie, puisque le
Canadien de Beaumont, blessé à dix-huit ans, était encore très bien
portant à soixante-dix. Quant à la présence du corps étranger vulnérant dans la cavité stomacale, si elle peut produire quelques acci-

dents, elle n'entraînerait pas en général une aggravation sérieuse.

5° *Symptômes des plaies du foie et des voies biliaires.* — En cas d'exploration visuelle ou digitale, pas de doute. *L'écoulement de bile* en quantité notable par la plaie a une valeur presque aussi grande; on peut cependant l'observer en cas de plaie du duodenum. Quant aux signes de probabilité, plus ils sont nombreux, plus ils ont d'importance. — Ils sont tirés des commémoratifs, du siège de la plaie, de sa direction, de l'existence d'une douleur hépatique avec irradiation vers l'épaule droite ou le thorax, de l'apparition d'un ictère intense, d'une glycosurie passagère, des signes d'une suppuration ou d'un abcès hépatique. — La guérison peut survenir directement sans suppuration; néanmoins celle-ci est une complication possible et importante des plaies du foie. — La péritonite se présente avec son maximum de gravité, lorsqu'elle est due au déversement de la bile (plaie de la vésicule, des canaux biliaires). — Exceptionnellement cependant on aurait vu le péritoine présenter une tolérance curieuse pour cet épanchement qu'il aurait enkysté; la lecture des anciennes observations ne nous semble pas absolument convaincante, et nous croyons qu'il faut de nouveaux faits pour juger la question. Enfin *l'hémorrhagie* complique assez souvent les plaies du foie; elle a amené la mort 5 fois sur 46 plaies par instruments tranchants, 5 fois sur 54 plaies par armes à feu.

6° *Symptômes des plaies de la rate.* — *L'hémorrhagie interne ou externe,* quelquefois simultanément interne et externe, constitue le caractère principal, la complication la plus sérieuse des plaies de la rate; elle peut acquérir une abondance extrême, et provoquer une péritonite généralisée ou circonscrite, enkystant le sang ainsi répandu. Mais ces phénomènes internes sont loin d'être faciles à diagnostiquer, et les plaies de la rate ne sont guère soupçonnées que lorsque le siège et la direction de la plaie peuvent y faire penser, ou encore, ce qui est plus rare ici que partout ailleurs, lorsqu'on peut constater par la vue la lésion de ce viscère.

Nous ne dirons rien des symptômes des plaies du pancréas et des capsules surrénales; ce sont des lésions exceptionnelles impossibles à reconnaître. Les plaies du rein, de la vessie et de l'utérus seront étudiées ailleurs.

En résumé, dans l'état général d'un individu atteint de plaie pénétrante grave de l'abdomen, il y a deux choses qui dominent: ce sont

au début, les symptômes d'une hémorrhagie interne grave, lorsqu'il
y a eu lésion d'une artère ou d'une veine importante, plaie d'un
viscère riche en vaisseaux sanguins; un peu plus tard, les signes
bruyants de la péritonite traumatique.

En dehors de là, on peut bien observer quelques signes indiquant
telle ou telle lésion viscérale, mais souvent le diagnostic est laissé
dans le doute ; il est de même à peu près impossible de savoir si la
plaie a porté sur tel ou tel segment de l'intestin. Sans vouloir étendre par trop la signification des statistiques, nous ne pouvons nous
empêcher de faire remarquer que ce diagnostic précis n'avait pas été
porté dans 2599 cas sur 3717 plaies pénétrantes de l'abdomen observées dans la guerre de Sécession; de pareils chiffres ont bien leur
éloquence. Il est néanmoins du devoir du chirurgien de s'appliquer
à bien connaître ces plaies pour être à même de les traiter avec plus
d'audace éclairée, et peut-être un jour avec plus de succès.

Pronostic. — Les plaies non pénétrantes ne sauraient en aucune
façon être renfermées dans une statistique générale des plaies de
l'abdomen ; envisagées dans leur pronostic, elles ne sont pas très
graves, et cependant il y a encore eu 8 morts sur 100, chiffre en
grande partie imputable à des lésions viscérales profondes produites
par contusion.

La mortalité des plaies pénétrantes est au moins 10 fois plus considérable. 3717 plaies pénétrantes de l'abdomen ont donné 3031 morts,
444 guérisons seulement et 242 résultats inconnus, soit une mortalité de 87,2; le total des statistiques antérieures relevé par Otis
donne une mortalité un peu moindre, 75,1 pour 100; le premier
chiffre nous paraît plus en rapport avec la puissance de pénétration
des armes modernes. On n'oubliera pas non plus que cette statistique ne porte que sur les blessés amenés à l'ambulance, et que le
dixième des morts restés sur le champ de bataille est, au dire d'Otis,
atteint de plaies de l'abdomen.

Une hémorrhagie interne un peu abondante, la présence d'un corps
étranger, l'issue de l'épiploon ou de l'intestin souillé de sang et de
boue, constituent des complications toujours sérieuses des plaies pénétrantes simples.

Dans le cas de plaie pénétrante du tube digestif, les conditions les
plus favorables se rattachent aux données suivantes : état de vacuité
du tube digestif, plaies étroites, petites piqûres ou incisions, plaies

par balles de revolver, limitation de la péritonite, établissement d'adhérences. La gravité plus grande des blessures de l'intestin grêle est connue depuis longtemps ; la multiplicité de ses lésions, sa mobilité, nous l'expliquent suffisamment ; sur 56 cas guéris, 5 seulement appartiennent à des plaies de l'intestin grêle : dans tous les autres, il s'agissait de plaies du gros intestin. Quoi qu'on en ait dit, les plaies du côlon descendant ne sont pas plus dangereuses que celles du côlon ascendant. La mortalité des plaies de l'estomac, en ne tenant compte que des faits observés avec soin et ne laissant pas de doute, serait voisine de 89 pour 100. Otis, nous l'avons vu, la croit encore plus considérable. Relativement aux plaies du foie, il est fort difficile de se prononcer. La statistique d'Otis donne une mortalité de 63,5 pour 100 pour 173 cas ; celle de Mayer, portant sur 177 faits, donne un résultat très différent : plaies par armes à feu, 13 pour 100, par instruments tranchants, 26 pour 100.

La différence est moins accusée pour les plaies de la rate ; 29 faits ont donné à Otis une mortalité de 93 pour 100, et 116 observations de Mayer (traumatismes de toute espèce) donnent une mortalité allant de 60 pour 100 (coups de feu) à 87 pour 100 (ruptures).

Les lésions des vaisseaux ont fourni le chiffre de 47 morts sur 54. La plaie pénétrante de l'abdomen est donc extrêmement grave ainsi que nous le disions au début, et ce n'est pas trop de toute l'attention du chirurgien pour aider et diriger la nature dans les efforts qu'elle tente pour la guérison de semblables lésions.

Traitement. — Appelé à traiter une plaie de l'abdomen, le chirurgien aura peu de choses à faire, s'il s'agit d'une plaie non pénétrante ; arrêter l'hémorrhagie par la forcipressure ou la ligature ; extraire le corps étranger, si on a pu le trouver facilement ; calmer la douleur par l'administration du chloral ou de l'opium, ou mieux encore l'injection sous-cutanée d'une solution de morphine, enfin appliquer un pansement approprié, tels sont les seuls soins que réclame une plaie non pénétrante superficielle.

Si la plaie est plus profonde, si elle a divisé les muscles et les téguments, en cas de division nette, il faut appliquer quelques points de suture et recommander l'immobilité ; le tronc sera légèrement fléchi sur le bassin pour relâcher les muscles. Au moindre soupçon de lésion viscérale, le chirurgien prescrira les préparations opiacées à haute dose et se tiendra prêt à combattre, dès les premières

menaces, la péritonite traumatique. Enfin, à distance, l'affaiblissement de la paroi abdominale peut être prévue, et le blessé évitera,
en portant après sa guérison une ceinture abdominale, l'éventualité
d'une hernie ventrale.

La plaie est-elle pénétrante, la principale, sinon l'unique préoccupation du chirurgien, c'est la péritonite traumatique : il devra la
prévenir avant qu'elle existe, la combattre énergiquement dès qu'elle
se sera montrée. L'opium à la dose de 10, 15 et même 20 centigrammes, les injections sous-cutanées d'une solution de morphine,
sont les meilleurs moyens à employer pour immobiliser les viscères
et favoriser le développement des adhérences ; un repos et une diète
absolus seront les compléments indispensables de ce traitement pré-
ventif ; de la glace sera appliquée en permanence sur le ventre dans
des vessies de caoutchouc ; on pourra également en faire prendre
quelques petits morceaux au blessé pour combattre la soif ; un grand
vésicatoire sur la paroi abdominale, le badigeonnage au collodion,
en un mot toutes les ressources possibles devront être mises en
œuvre pour combattre la complication redoutée.

Lorsqu'une hémorrhagie grave se produit par un vaisseau accessible, on s'en rendra maître directement par la ligature ; pour les
autres on recourra aux hémostatiques à l'intérieur : eau de Pagliari,
de Léchelle, perchlorure de fer, acide sulfurique en limonades ou
en potions, injections d'ergotine, d'ergotinine.

Nous avons indiqué déjà les différentes opinions chirurgicales à
l'égard des corps étrangers : lorsqu'on a pu les sentir, il est sans
doute fort avantageux de tenter l'extraction ; lorsqu'on est dans le
doute, il vaut mieux s'abstenir, en se tenant prêt d'ailleurs à intervenir à la moindre indication : développement d'abcès profonds,
commencement d'élimination du corps étranger.

Mais des questions plus difficiles peuvent se poser au chirurgien ;
du nombre de celles-ci est la *conduite à tenir vis-à-vis de l'issue de
l'épiploon et des viscères abdominaux.* — Bien des discussions ont
eu lieu sur ce sujet à l'Académie royale de chirurgie. La plupart des
anciens auteurs croyaient que l'épiploon laissé en dehors était fatalement voué à l'inflammation et à la gangrène, et voulaient qu'on le
réduisît immédiatement. Un peu plus tard, les avantages de cette
épiplocèle n'ont plus fait doute pour personne (travaux de D. Larrey,
de H. Larrey et de Robert) : au début ce bouchon fermait la bles-

sure et mettait le malade à l'abri de la péritonite ; il renforçait ensuite la cicatrice. On en avait déduit l'important précepte de la non-
intervention chirurgicale. Il semble évident aujourd'hui qu'un épiploon sain, peu volumineux, non étranglé, doit être réduit si l'on
peut le faire dans des conditions d'asepsie parfaite. Si l'épiplocèle
est très volumineuse, on en excise une partie au-dessous de la ligature, puis on réduit. Si l'épiploon est souillé de telle façon que
l'antisepsie ne puisse être faite, il vaut mieux s'en tenir à la méthode
ancienne et même le fixer à la paroi.

L'épiplocèle est-elle ancienne, très volumineuse, enflammée,
on se trouvera bien des applications caustiques pour diminuer
le volume de la tumeur.

L'issue de l'intestin s'accompagnant le plus ordinairement d'accidents de péritonite grave et d'étranglement, la règle est de le réduire
toutes les fois qu'il est sain ; c'est ce qu'on fera après l'avoir soigneusement lavé avec des solutions phéniquées, protégé avec des
linges chauds et antiseptiques. Cette réduction pourra nécessiter le
débridement de la plaie.

Si l'intestin hernié est lésé, il faut fermer la plaie par la suture
intestinale ; quelquefois il est nécessaire de pratiquer la résection
d'une portion plus ou moins étendue de l'intestin, avec réunion des
deux bouts par la suture. On réduit ensuite ; mais il est bon le plus
souvent de laisser dans le voisinage de la plaie l'anse suturée pour
pouvoir la surveiller facilement.

Parmi les procédés multiples, décrits pour l'exécution de la suture
intestinale, deux seulement nous paraissent mériter d'être retenus,
la suture de Lembert et la suture de Gely, toutes deux basées sur la
seule méthode rationnelle, l'adossement des séreuses de Jobert de
Lamballe.

Nous renvoyons pour la description de ces opérations aux traités
de médecine opératoire.

En présence d'une lésion contuse, mâchée, de l'intestin, mais peu
étendue, bien des chirurgiens reculent devant la suture simple, qui
offre peu de chances de succès, et devant la résection de l'intestin,
toujours grave. On se contentera dans ce cas d'amener les lèvres
de l'ouverture intestinale au contact de la plaie cutanée pour créer
un anus artificiel que l'on traitera ultérieurement.

Depuis quelques années les chirurgiens sont allés plus loin dans le traitement des plaies des viscères abdominaux et en particulier des plaies de l'intestin. Le jour n'est peut-être pas éloigné où toute plaie pénétrante sera justiciable de la laparotomie. Les résultats obtenus jusqu'à présent ne permettent pas de poser cette règle d'une façon absolue. Dans l'incertitude où l'on est presque toujours sur la nature des lésions cachées, l'abstention reste encore défendable. Mais lorsque des lésions intestinales sont certaines, l'ouverture de l'abdomen sur la ligne médiane devient légitime et nécessaire. Les lésions intestinales seront recherchées et traitées par les procédés qui conviennent. Le péritoine sera nettoyé avec soin. La péritonite commencée ne peut qu'être influencée en bien par ce mode de traitement.

En cas de plaie de la vésicule biliaire, l'agrandissement de la plaie, la suture de la vésicule ou même la cholécystectomie nous paraîtraient encore plus logiques, si c'est possible, tandis que, dans les plaies du foie, l'extirpation du corps étranger, la surveillance des abcès qui pourraient se produire, constituent les seules règles du traitement chirurgical.

Si l'on pouvait avoir dans les statistiques une confiance absolue, l'extirpation de la rate devrait toujours être tentée dans le cas de grave lésion de cet organe, puisque dans une intéressante revue publiée par Gilson dans la *Revue de chirurgie* (avril 1885), on trouve 18 succès pour 18 splénotomies pratiquées dans le cas de traumatismes de la rate. L'opération n'a pas toujours été immédiate, ni prévue; mais, tout en n'admettant qu'avec réserve de pareils succès, nous ne croyons pas moins qu'ils doivent être présents à la mémoire du chirurgien, et constituer pour lui un puissant encouragement dans la voie de l'intervention active.

DEUXIÈME PARTIE

LÉSIONS VITALES ET ORGANIQUES DES PAROIS DE L'ABDOMEN

CHAPITRE PREMIER

PHLEGMONS ET ABCÈS DES PAROIS ABDOMINALES.

Les parois de l'abdomen sont le siège d'inflammations *primitive-ment* développées dans le tissu conjonctif et graisseux qu'elles renferment.

Ces inflammations seules doivent être étudiées ici ; seules elles méritent le nom de *phlegmons des parois abdominales;* nous aurons à étudier séparément les *phlegmons de la paroi antéro-latérale* et les *phlegmons de la paroi postérieure.*

On ne doit pas ranger dans les phlegmons antéro-latéraux ceux qui sont en rapport de continuité avec les phlegmasies profondes du médiastin, de la fosse iliaque, ni même les abcès du foie et de la rate ouverts à l'extérieur; ce sont des phlegmons abdominaux *apparents* sur lesquels nous aurons soin d'insister à propos du diagnostic.

Il en est de même à la paroi postérieure pour les abcès périné-phrétiques, auxquels d'ailleurs leurs relations intimes et fréquentes avec des altérations rénales suffisent pour donner des caractères spéciaux; ils seront étudiés à propos des affections du rein.

Enfin, avec Chassaignac, nous avons cru plus logique et plus clinique de décrire, avec les suppurations pelviennes, le psoïte et le phlegmon iliaque.

I. PHLEGMONS DE LA PAROI ANTÉRO-LATÉRALE.

Division. — Ces inflammations peuvent être subdivisées en trois variétés principales, d'après le siège qu'elles occupent dans l'épaisseur de la paroi.

1° *Phlegmons superficiels;*

2° *Phlegmons intra-musculaires;*

3° *Phlegmons sous-péritonéaux.*

L'intérêt chirurgical de ces trois variétés est d'ailleurs loin d'être égal, et va pour ainsi dire en croissant à mesure que le phlegmon siège plus profondément.

Historique. — En fait de description des phlegmons pariétaux de l'abdomen, on ne trouve guère dans les anciens auteurs autre chose qu'un tableau général manquant de précision et de netteté ; un bon nombre de ces phlegmons, les plus importants, étaient d'ailleurs rangés dans la classe aussi vaste que confuse des *hydropisies enkystées du péritoine.*

Bernutz le premier décrit fort nettement les *phlegmons sous-péritonéaux* dans un excellent mémoire publié dans les Archives de médecine de 1850. En 1871 Labuze étudie dans sa thèse inaugurale les abcès développés dans la gaine du muscle grand droit de l'abdomen. Vaussy (1875), Poisson (1877) reviennent sur les phlegmons sous-péritonéaux. Mais ceux-ci ne se présentent pas toujours avec les mêmes caractères, et la nécessité de créer de nouvelles subdivisions ne devait pas tarder à se faire sentir.

A côté du *phlegmon péri-hépatique* sur lequel avait insisté Poisson, Heurtaux, de Nantes, décrit le *phlegmon sous-ombilical* (Soc. chir. 1877). Sous l'inspiration du professeur Guyon, le *phlegmon prévésical* ou *de la cavité de Retzius* se dessine à son tour, thèse de Castaneda y Campos, 1878 ; de Gérardin, 1879. L'étude de cette variété si intéressante se trouve complétée dans la thèse d'agrégation de Bouilly, 1880 ; depuis, nous citerons Macarez (thèse Lille, 1881), et Villiers (thèse Nancy, 1885), qui ont rapporté quelques observations nouvelles, surtout intéressantes au point de vue des terminaisons.

Nous verrons plus loin que ces phlegmons prévésicaux sont loin d'être liés aussi intimement qu'on pourrait le croire, d'après leur siège, à des affections vésicales ; sans doute, il existe de vraies péricystites suppurées, mais le plus souvent les phlegmons de la cavité de Retzius se développent en dehors de toute affection voisine, et leur histoire ne saurait être séparée de celle des phlegmons sous-péritonéaux de la paroi abdominale antérieure.

Étiologie. — *Les phlegmons et abcès superficiels ou sous-cutanés* sont consécutifs à des contusions, des plaies, des excoriations super-

ficielles, quelquefois encore à des lymphangites, à des érysipèles
développés au fond de plis excoriés chez certaines femmes âgées et
très grasses. La variété la plus fréquente est l'*abcès ombilical*
consécutif à la rétention de matière sébacée dans les plis profonds
de la cicatrice.

Les *phlegmons sous-aponévrotiques* ou *intra-musculaires* peuvent
reconnaître pour cause une lésion traumatique : contusion, plaie,
corps étranger venu du dehors par projection ; plus souvent peut-être
ils se développent sous l'influence d'une crise générale au déclin
d'une fièvre et notamment de la fièvre typhoïde. Le mécanisme de
leur formation dans ces derniers cas paraît bien être la rupture
des fibres musculaires dégénérées, suivant la théorie proposée par
Labuze, mais la tendance de certaines de ces affections générales à
produire du pus sans cause bien connue n'y est peut-être pas étrangère non plus, au moins dans certains cas.

Les plus importants de ceux que nous avons à décrire dans ce
chapitre sont les *phlegmons sous-péritonéaux*. Dans cette classe de
phlegmons envisagés sous leur face étiologique, les uns reconnaissent une cause évidente, la lésion d'un viscère voisin, la propagation
d'un travail ulcératif ou phlegmasique, on les a appelés *phlegmons
symptomatiques;* les autres sont dus à des causes plus vagues, plus
générales, à des influences mal connues : on leur a donné le nom de
phlegmons idiopathiques. Cette notion tend à disparaître et ne doit être
conservée que sous la réserve des explications que nous venons de
donner.

Les *phlegmons* dits *idiopathiques* sont encore les plus intéressants
et peut-être les plus nombreux. On les voit survenir le plus souvent
chez de *jeunes sujets,* souvent chez de jeunes soldats de vingt à
vingt-cinq ans, entre huit et trente et un ans (Bouilly) et presque
toujours chez des hommes (23 sur 27), sans autre commémoratif que
des *troubles digestifs* variables, tels que dysenterie, constipation,
coliques, dyspepsies antérieures, sur lesquels Bernutz avait déjà appelé
l'attention, ou encore des troubles urinaires vagues et mal définis.
Certains de ces phlegmons ne reconnaissent aucune cause apparente ;
quelques autres au contraire sont liés à des traumatismes, efforts,
cris répétés; à la blennorrhagie, qui agirait ici par influence générale (Duplay).

Dans le même ordre de faits se rangent certains phlegmons développés sous l'influence de l'état puerpéral, telle une observation curieuse de Budin : abcès métastatique dans le cours d'une infection purulente; et plusieurs cas fort nets de phlegmons sous-péritonéaux développés dans la convalescence de la fièvre typhoïde sans aucune lésion musculaire (Bouilly).

Les *phlegmons* dits *symptomatiques* pourraient presque aussi bien être rangés dans la catégorie des phlegmons par propagation. — Les uns succèdent à une lésion intestinale précise : élimination de corps étrangers, d'helminthes, ulcération; d'autres résultent d'une affection périhépatique, d'une altération de la vésicule biliaire; mais les plus fréquents (Duplay) sont les phlegmons hypogastriques ou péri-ombilicaux qui se rencontrent à peu près aussi souvent chez la femme que chez l'homme (onze hommes, neuf femmes sur vingt).

Ces dernières inflammations sont quelquefois symptomatiques d'une carie pubienne, mais chez l'homme presque toujours elles sont consécutives à des affections des organes génito-urinaires, cystites chroniques compliquant l'hypertrophie prostatique et le rétrécissement de l'urèthre, ulcérations de la vessie, spontanées (Duplay), par calculs (Prescot Ilewet), par corps étrangers. La prostatite s'y propage rarement, deux cas seulement (Bouilly); l'influence de l'inflammation des vésicules séminales (Reliquet), celle de l'épididymite (Faucon) qui aboutirait aussi par le canal déférent aux vésicules séminales est encore extrêmement rare.

Chez la *femme*, ce sont surtout des *affections utérines* ou *péri-utérines*, des propagations de phlegmon du ligament large ou de phlegmon iliaque. — Dans un cas, l'origine du phlegmon a dû être rapportée à une inflammation de la symphyse pubienne dans le cours de la grossesse.

Anatomie pathologique. — Les caractères anatomiques des phlegmons de la paroi antérieure de l'abdomen sont les uns *généraux*, les autres *particuliers* à leurs diverses *variétés*.

Les *caractères généraux* sont : 1° la *fétidité*, l'odeur stercorale du pus, signalée pour la première fois par Dance, indépendante en général d'une ouverture de l'intestin, due sans doute à la transsudation des gaz du tube digestif.

2° La possibilité de *fusées purulentes* vers le scrotum, la cuisse, la fosse iliaque, ces extensions étant d'ailleurs rares;

3° L'*induration* longtemps persistante des parois abdominales,

due à l'*infiltration* notable de tout le tissu cellulo-graisseux tant de
la paroi musculaire que du tissu sous-péritonéal, infiltration assez
marquée pour augmenter très-notablement l'épaisseur des parois
abdominales et éloigner, dans quelques cas, énormément du bistouri
la collection purulente. (Chassaignac, Bernutz.)

4° Enfin, la tendance générale à faire plutôt saillie vers la peau
que vers les parties profondes, ce qui explique la fréquence de l'ouverture à l'ombilic, la rareté de l'ouverture dans la cavité péritonéale,
ouverture presque toujours mortelle, et par conséquent le petit
nombre d'autopsies qu'on a eu occasion de pratiquer.

Les *caractères anatomiques particuliers* à chaque variété méritent de nous arrêter un peu plus.

Rien de bien intéressant à signaler dans les *phlegmons superficiels*.
— Dans un cas unique et partout cité de furoncle de la paroi abdominale (Schleiter), celle-ci s'était rompue et avait donné issue à une
grande anse intestinale.

Le siège le plus fréquent des *phlegmons intra-musculaires* est la
partie inférieure du muscle grand droit de l'abdomen, mais quelque interrompue que soit en arrière à ce niveau la gaine aponévrotique de ce muscle, les phlegmons dépassent en général fort peu
ses limites.

Au *phlegmon sous-péritonéal*, qui est le vrai phlegmon de la paroi
antérieure de l'abdomen, on a décrit trois variétés anatomiques bien
distinctes :

1° Le *phlegmon périhépatique*, étudié par Poisson dans sa thèse ;

2° Le *phlegmon sous-ombilical*, de Heurtaux ;

3° Le *phlegmon prévésical*, dans la cavité prépéritonéale de
Retzius.

Ces trois variétés ne sont pas également fréquentes, et comme
le fait très justement remarquer Duplay, les phlegmons hypogastriques et péri-ombilicaux sont plus communs que les phlegmons péri-
hépatiques, malgré l'assertion contraire de Poisson. Il ne faudrait
pas croire du reste que les autres régions soient complètement indemnes ; à côté des cas absolument typiques rentrant dans le cadre
limité de ces trois variétés principales, il en est beaucoup d'autres
qui s'en écartent plus ou moins et qui établissent entre ces diverses
variétés des transitions qu'on ne doit pas oublier. Bouilly en rapporte dans sa thèse une observation très intéressante due à Nicaise.

Ces phlegmons notamment peuvent prendre une extension considérable et constituer ce que l'on a décrit quelquefois sous le nom de *phlegmon total, phlegmon profond de l'abdomen.*

La *cavité purulente* est variable dans ses dimensions ; *petite* dans le *phlegmon sous-ombilical,* elle occupe une loge plus ou moins bien distincte suivant les sujets, et limitée en avant par la gaine des muscles droits, en arrière par le fascia dit *infra umbilicalis,* en haut par les adhérences de ce fascia à la cicatrice ombilicale, sur les côtés par l'union intime du même fascia avec la gaine des muscles droits.

La cavité est au contraire *considérable* dans le *phlegmon prévésical;* elle n'est bien limitée qu'en haut au niveau du repli de Douglas par les adhérences péritonéales et aponévrotiques (Bouilly) ; en avant, quelques fibres minces et transversales, continuant mal la gaine musculaire, constituent une paroi antérieure faible, surtout en bas; le péritoine doublé d'un fascia propia aréolaire constitue la paroi postérieure; c'est entre ces deux lames que chemine la vessie, quand elle se distend. Cette cavité n'est en somme bien limitée qu'en haut, elle est mal fermée en bas et sur les côtés.

Quant au *contenu* de la cavité purulente, il présente parfois une coloration rougeâtre toute spéciale, signalée dans deux observations de phlegmon périhépatique, dont une est due à Poisson, et l'autre est rapportée dans les cliniques de Gosselin.

Dans certains *phlegmons hypogastriques,* succédant à un traumatisme, hématôme sous-péritonéal suppuré, on a encore observé le mélange du pus avec une quantité variable de sang.

Symptômes et marche — L'évolution clinique des *phlegmasies superficielles* ne mériterait pas même une mention, si nous ne devions rappeler la forme marronnée, saillante que peut prendre la cicatrice ombilicale, enflammée consécutivement à la rétention de matières sébacées dans les sillons profonds qui la composent. Ces abcès s'ouvrent en général facilement; ils fusent quelquefois vers le tissu sous-péritonéal ; la guérison par ouverture de l'abcès est la règle ; elle n'est pas toujours définitive, il n'est pas rare d'observer de véritables *abcès ombilicaux à répétition.*

Ces abcès, qui peuvent persister pendant plus d'une année, ne sont souvent terminés que par l'élimination d'une masse sébacée, caséiforme, parfois volumineuse.

Les *phlegmons intra-musculaires* ou *interstitiels* siègent, nous l'avons dit, surtout dans la gaine des muscles droits, ils occupent rarement les deux côtés de la ligne blanche. — La tuméfaction, souvent très douloureuse, se tend, durcit, s'immobilise par contraction des muscles droits, devient au contraire mobile latéralement, lorsque ceux-ci sont dans le relâchement. — Bientôt la peau et les tissus superficiels sont envahis, le phlegmon s'ouvre à l'extérieur, et y déverse un pus sanguinolent, souvent mélangé de débris de fibres musculaires saines (contusions), dégénérées (fièvre typhoïde).

Les *phlegmons profonds* ou *sous-péritonéaux* se présenteraient, d'après Bernutz, sous deux formes cliniques principales : 1° une forme aiguë, que nous décrirons surtout, c'est le véritable phlegmon ; 2° une forme subaiguë, plutôt liée à l'élimination d'un de ces corps étrangers ou helminthes dont il a été question plus haut.

L'évolution clinique du phlegmon sous-péritonéal présente trois phases assez distinctes, une première assez difficile à observer, manquant parfois complètement : période de troubles digestifs ou vésicaux ; une seconde plus nette dans laquelle la tuméfaction phlegmoneuse se présente avec tous ses caractères ; une troisième période, de résolution ou de suppuration.

1re *Période.* — *Troubles digestifs* ou *vésicaux.* — Très variables, ce sont tantôt des coliques, tantôt de la constipation, tantôt de la diarrhée ; il peut y avoir des nausées, des vomissements, de la pesanteur rectale.

Si le phlegmon est prévésical, on peut en outre observer des *troubles urinaires.* Ce sont en général ceux d'une cystite légère, envies fréquentes et douloureuses d'uriner, sensation d'une évacuation incomplète de la vessie ; la rétention complète d'urine est rare ; Bouilly n'en a trouvé qu'une seule observation.

Souvent le début est marqué par un grand frisson, bientôt suivi d'une fièvre assez intense ; l'un et l'autre peuvent manquer. Le malade ressent de la douleur en un point de l'abdomen : cette *douleur,* un des signes les plus importants, ne tarde pas à devenir extrêmement vive, en même temps qu'elle s'étend beaucoup, tout en restant plus marquée au point primitif. Elle est tellement intense qu'elle empêche tout mouvement, toute exploration et que le malade prend les positions les plus bizarres pour chercher à l'atténuer. — A ce moment, on observe souvent de la constipation, des coliques, des nausées, des vomissements bilieux.

L'*examen* local est fort difficile ; on ne constate guère qu'une chose au début : *la tension et la rétraction* des parois de l'abdomen, parfois un *bombemeut léger* de la région primitivement affectée. Cependant peu à peu la douleur s'atténne ; la fièvre diminue un peu, ou se modifie ; une tuméfaction se manifeste.

2e *Période.* — *Tuméfaction.* — La tuméfaction inflammatoire devient presque toujours rapidement perceptible, du troisième au dixième jour (Bouilly) ; elle débute par un empâtement, une plaque dure ; bientôt la tumeur s'acumine davantage, l'inflammation gagne les téguments ; c'est alors que le chirurgien est en général appelé pour intervenir.

Cette tuméfaction inflammatoire présente quelques caractères spéciaux. Dans le *phlegmon sous-ombilical :* 1° début et symétrie parfaite de la tumeur au-dessous de l'ombilic ; 2° tumeur demi-ovoïde, dont la base supérieure est une ligne horizontale affleurant l'ombilic et dont le sommet inférieur convexe reste toujours distant de quelques millimètres de la symphyse pubienne.

Dans le *phlegmon hypogastrique*, la tumeur est globuleuse, médiane, ressemblant à la vessie distendue ; sa base, inférieure, est cachée derrière le pubis ; son sommet est convexe, dirigé vers l'ombilic qu'il atteint rarement, situé le plus souvent à 7 ou 8 centimètres du pubis ; la tumeur est symétrique, quelquefois plus développée d'un côté que de l'autre ; bridée en avant par les muscles droits, elle a moins de tendance à se limiter qu'à s'étendre. A la *palpation*, la tuméfaction semble moins régulière qu'elle ne le paraît à la vue.

La percussion, le catéthérisme, le toucher rectal et vaginal complètent utilement les données fournies par ces premières explorations.

3e *Période.* — *Résolution ou suppuration.* — Les phénomènes généraux s'atténuent parfois au moment où la tuméfaction est devenue apparente ; plus tard ils peuvent encore aller en diminuant graduellement, en même temps que disparaissent les signes physiques de la tuméfaction ; le phlegmon se termine alors par *résolution*.

Le plus souvent, au contraire, c'est la *suppuration* qui se produit : la fièvre s'élève, des frissons irréguliers reparaissent, accompagnés d'anorexie, de vomissements, de diarrhée. La tuméfaction est devenue plus considérable ; on y trouve bientôt de la fluctuation qui, dans les phlegmons hypogastriques surtout, peut être très étendue. Il n'est pas rare de noter la présence d'une certaine quantité de gaz qui donnent à la poche de la sonorité, produisent du gargouillement quand on la malaxe, et contribuent à créer un contraste frappant entre la mollesse de la poche ainsi pleine de liquide et de gaz et l'induration parfois énorme de ses bords. Ces gaz s'échappent au moment de l'ouverture et répandent une odeur *fétide* sur laquelle nous avons déjà attiré l'attention.

La suppuration est à peu près fatale et toujours abondante dans les phlegmons appelés symptomatiques ; le début est lent et insidieux, l'empâtement longtemps persistant sans grands changements jusqu'à ce qu'un jour se dévoilent les indices incontestables de la présence du pus ; c'est le type subaigu indiqué par Bernutz.

Marche. Durée. Terminaisons.. — Les phlegmons sous-péritonéaux idiopathiques, nous l'avons vu, se terminent quelquefois par résolution ou par induration ; mais le plus souvent la suppuration se produit, avec tendance à l'ouverture du côté de la peau. Exceptionnellement l'abcès se vide dans la cavité péritonéale, ou dans un des viscères abdominaux. Ces terminaisons sont fâcheuses la première surtout ; elles semblent plus communes dans le phlegmon prévésical que dans tout autre. Ainsi nous trouvons, sur 61 cas de phlegmons prévésicaux relevés par Villiers :

5 cas de résolution complète, 3 faits d'induration sans suppuration et 53 suppurations sur lesquelles :

17 fois l'incision a été faite à temps ;

10 fois l'ouverture s'est faite à l'extérieur ; elle siégeait

7 fois à l'ombilic et au voisinage ;

10 fois il y a eu ouverture péritonéale ;

3 fois ouverture dans l'intestin grêle (Obs. Rohmer. Wannebroucq. Trécourt.) ;

2 fois dans le rectum, 1 dans le cæcum ;

1 dans la vessie (Observation de Sainz Blasquez) ;

3 fois on a fait le drainage abdomino-vaginal.

Enfin, il y a 6 terminaisons diverses, morts sans ouvertures.

Duplay a observé des fusées purulentes par le canal crural ; on en a vu se faire dans le scrotum ; ce sont là des faits exceptionnels.

Dans le cas de double ouverture, intestinale et cutanée, on se trouve en présence d'une véritable *fistule pyostercorale*. Ces *fistules pyostercorales* s'observent surtout à la suite de l'élimination de vers intestinaux, 18 fois sur 72 cas rapportés par Blin dans sa thèse

(1879); 6 de ces fistules siégeaient à l'ombilic ; la plupart con-duisaient à une perforation du cæcum ou de son appendice.

L'orifice cutané est le plus souvent unique. La présence du pus dans les selles, l'issue par l'orifice cutané de gaz digestif et surtout de parcelles alimentaires mélangées à du pus sont les deux signes principaux qui permettent de les reconnaître. L'examen attentif des matières qui passent par la fistule permettra seul de dire, si la per-foration siégeait sur l'intestin grêle ou sur le gros intestin.

Quant aux ouvertures péritonéales, elles sont naturellement suivies d'une péritonite suraiguë rapidement fatale ; c'est le mécanisme habi-tuel de la mort dans les cas de phlegmons sous-péritonéaux de l'ab-domen.

Diagnostic. — Après les détails que nous venons de donner, il nous reste peu de chose à dire sur le diagnostic différentiel des diverses variétés de phlegmons de la paroi antérieure de l'abdomen. Nous rappellerons seulement que, dans les cas de phlegmons des muscles droits, l'affection occupe rarement les deux côtés ; que l'in-flammation s'étend rapidement à la peau ; qu'elle ne s'accompagne pas de troubles urinaires, ou digestifs, enfin que le pus qu'elle produit est souvent sanguinolent et renferme parfois des fibres mus-culaires.

A sa première période, le phlegmon sous-péritonéal de l'abdomen doit être distingué de la *péritonite aiguë* avec laquelle il a été sou-vent confondu ; bon nombre de prétendues péritonites purulentes, ouvertes à l'ombilic, n'étaient vraisemblablement pas autre chose que des phlegmons sous-péritonéaux.

L'étude attentive de la douleur est à ce moment l'élément le plus important de ce diagnostic différentiel. — Dans la péritonite, en effet, la douleur est bien plus générale ; elle est moins limitée, ne pré-sente pas de centre fixe d'irradiation, de maximum d'intensité, comme dans le phlegmon ; de plus la prostration, l'altération des traits, la gravité de l'état général, la dépression du pouls, sont bien plus accusés en cas de péritonite ; les nausées, les vomissements ont une fréquence et une intensité bien plus grandes ; ils ne cèdent pas aux traitements les plus énergiques ; enfin le météorisme, le ballon-nement, la sensibilité générale du ventre diffèrent notablement de l'induration, parfois même de la rétraction de la paroi, qu'on observe dans le phlegmon.

A cette même période on peut encore confondre le phlegmon de
l'abdomen avec une entérite, une entéralgie, une cystite; une poussée
inflammatoire développée autour d'une tumeur abdominale.

Pour l'entérite, l'intensité des coliques, la diarrhée, la généralisation des phénomènes, ou bien au contraire leur localisation précise
à l'intestin grêle, ou au gros intestin, l'absence de tumeur en
général, permettent de faire le diagnostic, et si quelquefois le tissu
cellulaire s'enflamme autour du cæcum, c'est bien plutôt avec le
phlegmon iliaque que le diagnostic est à faire. — On n'oubliera pas
d'ailleurs l'importance des phénomènes intestinaux qui peuvent
précéder et causer les phlegmons profonds de l'abdomen.

La confusion du phlegmon sous-péritonéal avec l'entéralgie sera
de courte durée; si le chirurgien explore la région, il constatera
dans le phlegmon la tuméfaction, la rétraction profonde de la paroi
abdominale, l'état fébrile général, l'élévation de température locale,
tous symptômes faisant absolument défaut dans l'entéralgie; la douleur elle-même n'y est pas localisée, elle ne semble pas s'irradier
autour d'un point maximum, comme cela s'observe dans le phlegmon.

A la période de tumeur, il n'est pas facile de distinguer toujours
les péritonites enkystées, les péritonites chroniques, des phlegmons
abdominaux. L'intégrité habituelle des téguments, l'œdème de la
paroi se traduisant par les plis radiés produits par l'impression du
stéthoscope, l'évolution longue de l'affection, souvent des antécédents suspects de tuberculose, l'étude attentive des résultats fournis
par la palpation, la percussion, permettront dans certains cas de
reconnaître une péritonite chronique, simple ou tuberculeuse,
enkystée ou non. Quelquefois cette péritonite enkystée sera symptomatique d'une tumeur abdominale, et le diagnostic deviendra plus
délicat encore; on se basera principalement, pour établir le diagnostic
de phlegmon, sur la participation de la paroi abdominale à la tumeur,
sur son induration, et, à la période terminale, sur des signes non
douteux d'une ouverture prochaine à l'extérieur.

Le diagnostic du phlegmon hypogastrique ou prévésical comporte en
particulier la solution de deux problèmes : 1° ce n'est pas la vessie
saine qui forme la tumeur; 2° ce n'est pas non plus la vessie malade.

La tumeur formée par la vessie distendue est régulière, non bosselée, plus molle; elle se vide par le cathétérisme.

Il n'est pas toujours aussi facile de diagnostiquer un diverticule anormal, une poche déterminée par une tumeur, une vessie déviée et comprimée par un corps fibreux ou quelque tumeur du bassin, un gros calcul. — L'étude attentive de la miction, des explorations soignées seules peuvent trancher la question en cas de doute. — On ne devra jamais oublier, à ce propos, que la vessie peut présenter des adhérences à la paroi abdominale antérieure, ce qui commande une certaine prudence, lorsqu'on ouvre un phlegmon hypogastrique.

Quant aux tumeurs abdominales, plus d'une fois, à un certain âge, des phlegmons sous-péritonéaux à marche lente ont été pris pour des cancers de l'ombilic, de l'intestin, du bas-ventre; on hésite, malgré un état général relativement bon, à cause de la dureté de la tumeur profonde, jusqu'au jour où les phénomènes aigus apparaissent où la tumeur se ramollit, s'enflamme et vient envahir les téguments. — L'âge, les troubles digestifs antérieurs rendent fort bien compte des difficultés de ce diagnostic, très bien exposé dans les Cliniques de Gosselin (t. II, 63e leçon).

Enfin, dans certains cas, on voit survenir des abcès profonds sous-péritonéaux, qui ne sont que des fusées purulentes ou des propagations d'inflammations d'autres régions; mais alors, à côté des symptômes du phlegmon abdominal et avant eux, on aura pu observer, par exemple, les signes des abcès du médiastin; la fusée purulente se fera au-dessous du sternum, dont l'altération est la cause première et facile à constater.

S'il s'agit de suppurations pelviennes d'un abcès de la fosse iliaque, les commémoratifs, les lésions péri-utérines, le lieu de la propagation qui se sera faite plus tôt à la partie inférieure et latérale au-dessus du pli de l'aine rendent le diagnostic assez facile. — Dans quelques cas il sera nécessaire de pratiquer avec soin l'exploration du cordon, de l'urèthre, des testicules, d'examiner l'état général de l'individu, pour ne pas méconnaître une fusite blennorrhagique, tuberculeuse ou typhoïde.

Pronostic. — Nullement grave pour les inflammations superficielles, peu redoutable dans les phlegmons interstitiels, malgré la dégénérescence musculaire dont ils peuvent être l'expression, le pronostic est sérieux, mais rarement mortel dans les phlegmons profonds sous-péritonéaux. Les signes se caractérisent en général assez tôt du côté de la peau pour amener une intervention chirurgicale rapidement suivie d'amélioration. De toutes les ouvertures la seule dangereuse est l'ouverture péritonéale; on l'évitera assez facilement en ouvrant de bonne heure le phlegmon sous-péritonéal. — Quant aux autres terminaisons, on se rappellera seulement la possibilité d'induration et de fistulisation des trajets purulents ou pyostercoraux, et en second lieu l'induration longtemps persistante qui suit ces phlegmasies, amène une certaine gêne fonctionnelle et commande par conséquent des quelques réserves.

Traitement. — Les émollients et l'ouverture rapide conviennent aux phlegmons sous-cutanés et insterstitiels; en cas de phlegmon sous-péritonéal, on doit tenter d'amener la résolution; s'il s'agit de la forme aiguë, les antiphlogistiques doivent être employés avec énergie; on se trouvera bien d'une large application de sangsues *loco dolenti;* puis viendront les bains prolongés, les applications calmantes, pommades belladonées, morphine; enfin, aussitôt que l'œdème de la peau, la fluctuation profonde dénonceront la présence du pus, on fera une ouverture large et profonde, en n'oubliant pas que l'on est presque toujours surpris de la profondeur énorme à laquelle il faut aller, profondeur telle qu'elle fait croire le plus souvent aux assistants non prévenus que le chirurgien a pénétré dans la cavité péritonéale. L'incision sera unique et médiane, sus-pubienne si on a le choix. Dans certains cas, elle devra être déplacée : incisions de nécessité; on pourra être amené, chez la femme, à faire le drainage abdomino-vaginal (Gosselin, Le Fort, Tillaux).

II. PHLEGMONS ET ABCÈS DE LA PAROI POSTÉRIEURE.

Indépendamment des abcès périnéphrétiques ou iliaques et des abcès froids par congestion qui peuvent venir faire saillie dans la région abdominale ou lombaire, on ne rencontre que rarement des collections purulentes dans cette région.

Chassaignac a cependant rapporté quelques observations curieuses d'*abcès* développés dans les *bourses muqueuses accidentelles* de la région lombaire. Ces sortes d'hygromas suppurés sont généralement consécutifs au port d'un bandage herniaire défectueux ou en mauvais état. Il suffit d'être prévenu de leur existence.

CHAPITRE II

TUMEURS DES PAROIS ABDOMINALES.

Les caractères anatomiques et cliniques spéciaux, l'aspect particulier des tumeurs de l'ombilic motivent une description à part. — Cette première élimination faite, il convient d'en faire une seconde, plus importante encore, relative aux tumeurs d'origine herniaire qui viennent faire saillie dans les diverses régions des parois de l'abdomen. — Ce sont bien là sans doute des tumeurs incluses dans les parois abdominales; mais leur histoire ne saurait être séparée sans grands inconvénients de l'étude des hernies.

Disons-le tout de suite, parmi les tumeurs proprement dites des parois abdominales, une seule classe doit appeler l'attention et mériter une étude approfondie, ce sont les fibromes, encore appelés tumeurs fibreuses péripelviennes.

Les autres sont plus rares, ou ne présentent aucun caractère particulier à la région qui nous occupe; nous les signalerons rapidement dans un second chapitre.

§ 1. *Fibromes des parois abdominales.*

Cette dénomination, qui ne préjuge rien sur les connexions de la tumeur, nous semble préférable à celle de *tumeur fibreuse péripelvienne*, souvent employée aussi pour qualifier les tumeurs dont il s'agit.

Historique. — Une observation de Sappey, publiée en 1850, ayant passé inaperçue, c'est Huguier qui, le premier, attira l'attention sur ces tumeurs, dans une communication faite à la Société de chirurgie en 1860 et suivie d'une discussion. Il les appelait tumeurs fibreuses de la fosse iliaque; des faits semblables furent alors apportés par Michon et Nélaton. L'année suivante (1861), Bodin en fit le sujet de sa thèse inaugurale; en 1862, Nélaton y consacra une de ses cliniques, et deux ans après paraît une intéressante communication de Chéron sur l'évolution de ces fibromes. — Puis une longue période de silence, aucun fait nouveau ne venant ranimer la discussion tombée.

— En 1875, elle fut reprise par Tillaux à l'occasion d'un fait sur lequel nous aurons à revenir. — Guyon et Verneuil apportèrent des observations neuves ; celles de Guyon ont été consignées dans la *Tribune médicale* de 1876 ; la même année la Faculté de Paris reçut également la thèse de Salesse.

Plus récemment, dans une thèse de 1883, M. Guerrier a recueilli tous les cas publiés jusqu'à lui, au nombre de 44, dont deux ou trois peut-être ne méritent pas le nom de fibromes ; la thèse de M. Damalix (1886) termine la liste de ces travaux.

Anatomie pathologique. — 1° *Siège.* Les fibromes intrapariétaux se développent en général au voisinage de l'arcade crurale et de la partie antérieure de la crête iliaque ; quelquefois ils sont plus rapprochés des fausses côtes, enfin on les a observés dans les points intermédiaires. — Ce sont donc presque toujours des tumeurs de la paroi latérale de l'abdomen ; on pourrait encore ajouter qu'elles se développent en général dans la partie profonde de cette paroi, dans la couche sous-péritonéale.

2° *Pédicule, connexions, adhérences.* Un des principaux caractères anatomiques de ces tumeurs, c'est leur *pédiculisation* fréquente. — Le pédicule les relie au périoste du bassin, généralement à l'épine iliaque antérieure et supérieure, quelquefois aux fausses côtes. Nélaton en avait fait un caractère absolu de ces tumeurs ; un certain nombre de faits recueillis et commentés par Guyon en 1876 ont montré que cette conclusion était trop absolue.

Pour cet auteur, ces tumeurs sont d'origine aponévrotique et non pas périostique, elles font partie d'un groupe pathologique bien défini, à savoir : *des fibromes aponévrotiques intrapariétaux,* que l'on peut rencontrer dans la région cervico-dorsale aussi bien que dans la paroi abdominale, quoique moins fréquemment. — Nous avons observé nous-même un fibrome intrapariétal de la région lombaire..

Les tumeurs dont nous parlons n'ont donc, en général, pas de connexions directes avec les muscles, qui sont seulement étalés à leur surface. Mais elles sont plus ou moins confondues avec les feuillets fibreux profonds de la paroi. Elles adhèrent assez fréquemment à l'arcade de Fallope.

Une adhérence intime existe souvent encore à la face externe du péritoine, et il est facile de prévoir toute l'importance et toute la gravité thérapeutique de cette connexion.

3° *Examen macroscopique. A la coupe*, la tumeur présente la couleur blanc grisâtre et l'aspect feutré des fibromes ; tantôt les fibres y sont disposées circulairement autour d'un ou de plusieurs noyaux, tantôt elles ont un aspect plexiforme.

4° *Examen microscopique. Histologiquement*, ce sont ordinairement des *fibromes purs*, c'est-à-dire des tumeurs constituées par du tissu conjonctif complètement développé, à l'état de fibres.

Quelquefois on aurait noté des cellules fibroplastiques, mais alors ce sont des sarcomes, des tumeurs fibroplastiques qui offrent pendant une période plus ou moins longue tous les caractères des fibromes. A un certain moment de leur existence, les caractères cliniques de ces tumeurs ainsi que leur évolution les font reconnaître pour de véritables sarcomes ; il s'agit d'ailleurs de faits rares, à peine entrevus. — Dans un fait de Panas (1873) rapporté par Duplay, on a trouvé des fibres musculaires incluses dans la tumeur.

Extérieurement la tumeur est bien nette, bien distincte des parties voisines, facile à décortiquer, à énucléer ; c'est un caractère de plus pour établir sa bénignité.

Étiologie. — Fait bien curieux, ces tumeurs se développent toujours chez *des femmes*, et chez des femmes jeunes en général, de 17 à 35 ou 36 ans. — Tillaux a cependant rapporté une tumeur de ce genre chez un homme ; toutefois le siège et la nature de la tumeur établissent quelque différence avec les vrais fibromes pariétaux.

Symptomatologie. — Au début la tumeur passe le plus souvent inaperçue, comme presque toutes les tumeurs indolentes ; c'est par hasard, en y portant la main, en faisant un effort, en recevant un coup sur cette région, que les malades s'aperçoivent de l'existence d'une tumeur, qui a déjà un certain volume, et qui siège, comme nous l'avons dit, le plus souvent un peu au-dessus de l'arcade de Fallope.

La tumeur ne tarde pas à augmenter de volume ; parfois elle devient un peu sensible ; elle se présente alors avec les caractères suivants : La paroi abdominale est soulevée dans une étendue variable, par une tumeur généralement ovoïde, plus ou moins aplatie, de consistance dure, à surface lisse et polie, non bosselée, bien circonscrite. — Les dimensions en sont très variables, depuis le volume d'une tête d'adulte dans un cas de Broca, jusqu'à celui d'une petite pomme.

La tumeur a peu de connexions avec les muscles, mais sa situation intrapariétale est telle, que ceux-ci ne peuvent se contracter sans la fixer, et cette *fixation par la contraction musculaire* constitue, avec la *mobilité de la tumeur quand les parois sont relâchées,* un des meilleurs signes du siège intrapariétal du néoplasme.

L'exploration des parties voisines révèle quelquefois l'existence d'une adhérence à l'arcade de Fallope, d'un pédicule rattaché au périoste du bassin, principalement à l'épine iliaque antérieure et supérieure ; les tractions exercées sur la tumeur rendent très nette l'existence de ce pédicule ; quant à l'adhérence péritonéale, il n'y a guère moyen de la soupçonner avant l'opération.

Les règles ont peu d'influence sur l'évolution de la tumeur. Il n'en est pas ainsi de la grossesse qui détermine parfois un accroissement notable. L'évolution est lente, peu douloureuse ; la tumeur ne menace pas l'existence ; elle ne s'accompagne pas de cachexie ; son énucléation est facile ; c'est donc une *tumeur bénigne.* Malheureusement son accroissement est indéfini,

Une autre réserve doit être faite à ce pronostic bénin, et elle a une grande importance : je veux parler des dangers que l'adhérence péritonéale peut faire courir à la malade pendant l'opération.

Diagnostic. — Un premier point de diagnostic consiste à distinguer une tumeur pariétale d'une tumeur intra-abdominale mobile, comme un fibrome utérin ou un kyste ovarique.

Les pressions exercées directement sur l'abdomen ne donnent aucune idée de l'épaisseur des tissus qui séparent les doigts d'une masse solide sous-jacente. La sensation fournie par une tumeur superficielle ou par une tumeur profonde est toujours la même ; mais, dans les tumeurs pariétales, on peut quelquefois, avec la main, refouler la paroi abdominale sur les côtés de manière à engager l'extrémité des doigts derrière la tumeur. — Un signe plus important encore réside dans la mobilité de la tumeur pendant le relâchement des muscles de l'abdomen, et sa fixité dans la contraction de ces mêmes muscles ; ce caractère est absolument propre aux fibromes de la paroi. Il ne faut pas oublier néanmoins que la mobilité n'est pas la même dans tous les sens, que l'on peut quelquefois sentir un pédicule implanté au voisinage de la ceinture du bassin. — Enfin les fibromes utérins, les tumeurs ovariques, ont des signes propres qui font défaut dans les tumeurs des parois de l'abdomen.

Le diagnostic est parfois plus difficile à faire avec certaines tu-

meurs herniaires : entéro-épiplocèles, épiplocèles irréductibles indurées ; mais nous ferons remarquer que les fibromes des parois
abdominales, sans en être bien éloignés d'ailleurs, ne se développent
guère dans les principales régions herniaires ; que leur pédicule est
plutôt dirigé vers l'épine iliaque antérieure et supérieure que vers
les anneaux inguinaux eux-mêmes ; enfin que la tumeur fibreuse
péripelvienne est une production à surface lisse, à consistance égalé,
mate dans toute son étendue. Au contraire, une entéro-épiplocèle
présente des parties sonores et des portions mates ; la surface de
l'épiplocèle est inégale et bosselée, et toute tumeur herniaire peut
être en partie réductible. Les autres tumeurs développées dans la
paroi ont une étiologie particulière : phlegmons chroniques, hématomes intra-musculaires, etc., ou des caractères spéciaux qui permettront de les reconnaître.

Les exostoses, les ostéosarcomes, les enchondromes du bassin prê-
teraient encore à la confusion, si elles n'étaient pas nettement sessiles,
de consistance plus dure, ou d'une évolution spéciale qui appelle
l'attention.

Traitement. — On a essayé de déterminer l'atrophie de ces
tumeurs à l'aide du séton, de la ligature du pédicule ; mais après
bien des accidents, les résultats ont été si peu satisfaisants qu'une
seule méthode a fini par s'imposer : l'ablation par l'instrument tranchant. Si la tumeur est facilement isolable du péritoine, il sera
très aisé de l'énucléer à travers une incision des parois faite suivant
son grand axe. Si au contraire elle adhère à la séreuse, le chirurgien se trouve en présence de deux partis : ou bien laisser une simple
plaque de la tumeur dans la partie adhérente au péritoine, ou bien
au contraire enlever la portion de cette membrane qui adhère à la
tumeur, et suturer les lèvres de la boutonnière ainsi obtenue. Le
dernier parti seul nous paraît aujourd'hui vraiment chirurgical. Les
opérations de ce genre devant être faites avec toutes les précautions
antiseptiques usitées pour la laparatomie, l'ouverture de l'abdomen
n'ajoute pas grand'chose à leur gravité. Dans un bon nombre de
faits malheureux, même assez récents, les opérateurs avaient ménagé
le péritoine, et c'est une question de savoir si la dénudation très
étendue de cette membrane n'est pas tout aussi grave que l'ablation
d'une petite partie suivie d'une suture bien faite.

On cherchera donc à ménager le péritoine autant que possible, sans s'inquiéter outre mesure du cas où il deviendrait nécessaire de l'ouvrir, voire même de le réséquer dans une certaine étendue

§ 2. *Tumeurs en général.*

La plupart des autres tumeurs ne méritent qu'une simple mention : les *kystes sébacés, tumeurs érectiles, épithéliomas,* n'empruntent à la région aucun caractère spécial. Il en serait de même des lipômes, si l'on ne devait en rapprocher la *surcharge graisseuse des parois abdominales* siégeant ordinairement sur la moitié inférieure de la paroi antérieure de l'abdomen chez des femmes âgées, grasses, ayant eu beaucoup d'enfants. — Cette lipomatose est dans certains cas assez développée pour entraîner la peau. Celle-ci retombe sur les cuisses comme un tablier épais en creusant au-dessus du pubis des plis profonds qui s'excorient facilement, et deviennent le siège d'eczéma constant et parfois d'érysipèles à répétition fort ennuyeux.

Broca a décrit de plus des *lipômes sous-péritonéaux.* Il n'en existe qu'un seul cas bien net, celui qu'il a rapporté d'un lipôme de treize kilogrammes développé dans le mésocôlon iliaque ; une autre observation du docteur Caudy (d'Agde) est plus douteuse.

Enfin on a vu se développer dans les muscles ou dans le tissu cellulaire sous-péritonéal, comme partout ailleurs, des *kystes hydatiques.* Les premiers faits observés ont été signalés par le docteur Moutet de Montpellier. La tumeur se présente sous l'apparence d'une tuméfaction circonscrite de l'abdomen, parfois irrégulière et bosselée, siégeant dans les parois, presque toujours à la région ombilicale ; on l'a aussi observée dans le tissu cellulaire sous-péritonéal. Le kyste étant rarement multiloculaire, la fluctuation serait très facilement perçue. La marche en est excessivement lente : trente-cinq ans (Courty), dix-sept ans (Moutet), et, chose curieuse, la guérison est la règle par ouverture à la peau ou dans l'intestin. Étant donnée la rareté du frémissement hydatique, on comprend facilement toutes les difficultés du diagnostic ; une ponction exploratrice seule éclairera sûrement le chirurgien.

Kystes séreux sous-péritonéaux. Longtemps confondus et décrits parmi les *hydropisies enkystées du péritoine,* ces kystes ont été niés par Grisolle et Bernutz ; cependant Chassaignac et Cruveilhier en ont rapporté des cas authentiques. Ils sont d'ailleurs mal connus, siégeant le plus souvent dans le tissu cellulaire sous-péritonéal de la paroi antérieure ; on en a observé sur les côtés de la colonne vertébrale, en avant du psoas.

Ces tumeurs se développent lentement ; cependant il se produit parfois une poussée rapide d'accroissement (Bornet, Chevalier); leur volume devient énorme ; dans ces conditions on peut voir le kyste s'enflammer, se rompre dans la cavité péritonéale. La mort s'ensuit à bref délai ; elle survient encore par épuisement après la suppuration du kyste.

La ponction aspiratrice constitue le moyen de diagnostic par excellence ; encore ne suffira-t-elle point à faire distinguer ces kystes d'avec les épanchements enkystés qui se seraient faits dans la cavité péritonéale.

La ponction peut aussi être considérée comme un moyen de traitement; il est ordinairement indiqué de la faire suivre d'une injection iodée ; en cas de tumeur volumineuse, l'ouverture large et le drainage pratiqués avec soin seraient encore préférables.

§ 5. *Tumeurs de l'ombilic.*

En dehors des tumeurs herniaires les tumeurs de l'ombilic sont rares ; elles ne doivent donc pas nous arrêter longtemps. Le lecteur désireux d'avoir une étude plus complète, en trouvera les principaux éléments dans le mémoire publié par Blum dans les *Archives générales de médecine*, 1876.

Nous nous contenterons de signaler quelques rares kystes sébacés et dermoïdes. — La rétention simple de matière sébacée dans les plis de la cicatrice simule quelquefois une tumeur. — Il en est de même de la distension de la cicatrice ombilicale en cas d'ascite considérable, que la matité, la fluctuation et l'étalement du ventre feront facilement reconnaître.

On a encore décrit à l'ombilic des tumeurs vasculaires, des nævi, très rares et très peu connus (une obs. de Chassaignac, dans le *Bull. Soc. chir.*, 1855) et une autre production plus fréquente peut-être, le *fongus vasculaire ombilical des nouveau-nés*, décrit autrefois par Dugès sous le nom d'*excroissance fongueuse* de l'ombilic, masse bourgeonnante, ayant l'apparence d'une fraise qui se développe au moment de la chute du cordon, quelques jours après la naissance. Pour Küster, ces tumeurs sont des *granulomes* formés de cellules conjonctives, fusiformes au centre, arrondies à la périphérie, avec quelques vaisseaux ténus. Ces petites tumeurs s'accroissent vite, mais. elles cèdent facilement aux applications astringentes.

Nous en rapprocherons cliniquement d'autres tumeurs très rares décrites par Küster (*Virchow's Archiv.*, t. LIX) sous le nom d'*adénomes*: tumeurs présentant l'aspect du fongus et constituées histologique-ment par un amas de glandes tubuleuses, de fibres lisses et de vais-seaux au centre de la tumeur. Peut-être ces productions naissent-elles aux dépens des restes du canal omphalo-mésentérique?

Toutes ces tumeurs sont pour ainsi dire congénitales, car elles se développent à une époque très rapprochée de la naissance; c'est un trait d'union important qui permet de les grouper.

Les autres néoplasmes qu'il nous reste à décrire apparaissent en général plus tard: ce sont en premier lieu des *papillomes*, *des tumeurs verruqueuses*, petites tumeurs peu volumineuses, pédiculées, mame-lonnées, décrites par Holmes, ne présentant rien de spécial et dont il est facile de se débarrasser, si elles inquiètent les malades, à l'aide de la ligature ou du thermocautère; — en second lieu, des *cancers*. — Les *vrais cancers de l'ombilic* sont des *épithéliomes;* ils peuvent se développer dans la peau de cette région comme sur toute la surface du derme [Demarquay en a cité plusieurs cas]; ou bien ce sont des tu-meurs propagées de l'épiploon, du péritoine ou de l'intestin. Ces der-nières sont peut-être les plus fréquentes, tout en étant rares d'ailleurs; Virchow, d'Heilly, Damaschino en ont rapporté des exemples curieux. On voit sortir de la cicatrice ombilicale un bourgeon rougeâtre, inégal, bosselé, de mauvaise nature, véritable fongus cancéreux de l'ombilic; il est facile en général d'en suivre les connexions dans le canal ombi-lical jusqu'à l'épiploon ou l'intestin. — La tumeur intra-abdominale présente du reste des caractères physiques et des symptômes qui en faciliteront le diagnostic. — Une induration de mauvaise nature en-toure le fongus ombilical, s'étendant plus ou moins à la périphérie. — Il n'y a pas bien entendu à songer à l'ablation dans un cas de ce genre, mais celle-ci pourra être fort bien indiquée en cas de tumeur bien bornée à la cicatrice, ne paraissant pas se prolonger dans le canal ombilical et surtout dans l'abdomen. — L'opérateur n'oubliera pas toutefois les dangers occasionnés par le voisinage du péritoine, et il saura prendre toutes les mesures que la prudence indique en pareille circonstance.

Cette intervention dans les limites restreintes que nous venons de poser, sera encore plus indiquée, si, comme cela arrive, la nature de la tumeur n'est pas très bien établie, et si l'on peut espérer n'avoir affaire qu'à une tumeur sarcomateuse. Ajoutons que trois cas de myxome rapportés par O. Weber et deux cas de myxosarcome cités par Virchow remontaient à la première enfance.

TROISIÈME PARTIE

LÉSIONS VITALES ET ORGANIQUES DE LA PORTION ABDOMINALE DU TUBE DIGESTIF

CHAPITRE PREMIER

CORPS ÉTRANGERS

Une première catégorie de corps étrangers du tube digestif comprend ceux qui sont *venus de l'extérieur*, soit par *déglutition* et en suivant les voies naturelles, soit par *traumatisme ;* nous avons déjà parlé de ces derniers.

On réunit dans un autre groupe ceux qui se forment dans *l'intérieur du tube intestinal.*

Cette division étiologique est sans doute importante, mais elle nous paraît devoir céder le pas à la classification suivante, basée sur la division anatomique de l'appareil de la digestion, et cadrant beaucoup mieux avec les phénomènes cliniques et les indications thérapeutiques :

1° *Corps étrangers de l'estomac.*

2° *Corps étrangers de l'intestin.*

Les corps étrangers du rectum devront être étudiés plus loin dans un chapitre spécial, comme ceux de l'œsophage l'ont été au commencement de ce volume.

1° CORPS ÉTRANGERS DE L'ESTOMAC.

Étiologie. — Tous les corps étrangers de l'estomac viennent de l'extérieur, et la plupart des corps étrangers de l'intestin ont passé par l'estomac. Les données étiologiques suivantes s'appliquent donc à la fois à ces deux portions du tube digestif. Il y a deux ordres de corps étrangers :

1° *Corps étrangers d'origine alimentaire.* — Ce sont des débris d'os, des arêtes de poisson, des débris de verre ou autres enfermés par mégarde dans les aliments ; ce sont encore des noyaux de fruits, des pépins en nombre plus ou moins considérable.

Enfin, avec les liquides, on a vu avaler précipitamment des bouchons, des sangsues ; mais il est rare que celles-ci arrivent dans l'intérieur de l'estomac.

D'ailleurs tous ces corps ne méritent guère le nom de corps étrangers de l'estomac ; ils ne font ordinairement que traverser l'organe pour arriver dans l'intestin.

2° *Corps étrangers d'origine non alimentaire.* — Cette variété s'observe chez les enfants en bas âge qui portent instinctivement à la bouche tout ce qui leur tombe sous la main. Mais c'est surtout chez les aliénés qu'on les observe. — Fous, maniaques avalent les corps étrangers les plus bizarres ; on a trouvé dans l'estomac des jeux de dominos presque entiers. Un aliéné anglais cité par Poulet avait dans sa cavité stomacale 1841 corps étrangers, dont 1000 clous de souliers.

Les bateleurs, avaleurs de couteaux, de sabres, de cailloux, de verre, constituent encore une autre catégorie importante. — C'est ainsi qu'ont été introduits les fourchettes et cuillers dont l'extraction a fait tant de bruit dans ces dernières années. Les voleurs, les prisonniers font disparaître assez souvent dans leur estomac des corps étrangers volumineux, nécessaires en acier, etc. Enfin c'est la voie employée par bien des porteurs de dépêches au moment d'être surpris

D'autres fois c'est par imprudence, par surprise que des corps étrangers placés entre les lèvres ou dans la bouche sont introduits jusque dans l'estomac. — Des animaux mêmes se seraient ainsi glissés jusque dans l'estomac de gens endormis la bouche ouverte, couleuvres, etc., ces histoires demanderaient à être vérifiées.

En dernier lieu se placent des corps étrangers d'origine chirurgicale, râteliers, pièces dentaires ou palatines, débris de sonde œsophagienne, fragments d'éponge dans une cautérisation de l'arrière-gorge.

Nous n'avons pas la prétention d'énumérer tous les objets, toutes les pièces de monnaie que l'imprudence ou la perversion des idées peut amener dans l'intérieur de l'estomac.

Les corps étrangers arrêtés dans la cavité stomacale ont déjà dû franchir le canal œsophagien ; ils sont insolubles dans le suc gastrique et trop volumineux ou trop irréguliers pour franchir le pylore.

Deux *dispositions anatomiques* de l'estomac favorisent cet arrêt : 1° la présence du sphincter pylorique, qui ne permet pas sans rupture partielle le passage d'une pièce de 5 francs ; 2° l'existence du cul-de-sac de la grande courbure, dont le niveau est bien inférieur à celui du pylore.

Les dimensions de l'estomac sont suffisantes pour contenir des corps très longs comme une fourchette, ou encore cette grande cuiller mesurant 25 à 30 centimètres de long qui fut extraite par Félizet dans le service de Duplay en 1882.

Symptômes. — Si le corps étranger ne fait que traverser l'estomac sans s'y arrêter, il n'y a pour ainsi dire pas de symptômes.

Il n'en est pas de même en général, si le corps étranger reste dans la cavité stomacale.

A *l'anxiété* qui accompagne la déglutition d'un corps trop volumineux, succède une *pesanteur* épigastrique, une *douleur* marquée, tantôt sourde, tantôt très vive, généralement épigastrique, parfois intercostale.

Cette douleur s'accompagne de gêne fonctionnelle dans la déglutition, la digestion, la respiration, le sommeil. — Le malade se replie en avant dans une attitude presque spéciale, la main appuyée sur le creux de l'estomac. — Les vomissements sont fréquents, alimentaires, muqueux au début, parfois teintés en noir par le fait d'altération du corps étranger, ou plus tard d'hémorrhagie, suite d'ulcération de l'estomac. Constipation et diarrhée variables ; mais cet ensemble symptomatique est loin d'être constant. On a observé des faits de *tolérance* extraordinaire ; l'histoire des aliénés nous en fournit plus d'un exemple ; un des plus curieux est celui où une fourchette resta 5 ou 6 ans dans la cavité stomacale sans produire d'accidents sérieux. Dans d'autres cas, les troubles observés sont ceux d'une gastrite légère.

Marche. — Si le corps étranger n'est pas trop volumineux ni trop irrégulier, il peut être *rejeté par les vomissements;* le plus souvent, dans ces conditions il franchit le pylore et *passe dans l'intestin,* mais il peut aussi *rester dans l'estomac.*

Peu volumineux et pointu, il perfore souvent les parois de l'organe et vient faire saillie sous la peau sans provoquer d'accidents phlegmoneux. L'évolution des aiguilles présente beaucoup de faits de ce genre.

Enfin on peut voir des *accidents phlegmoneux* survenir : le corps étranger a perforé l'estomac préalablement uni par des adhérences à la paroi abdominale; il vient se présenter dans cette paroi où sa présence détermine la formation d'un phlegmon. — Celui-ci incisé, le corps étranger est éliminé spontanément ou extrait par le chirurgien; enfin il reste une *fistule gastrique*. — La fistule persiste un certain temps et finit souvent par guérir; quelquefois le chirurgien est obligé d'intervenir.

Diagnostic. — La présence des corps étrangers dans l'estomac n'est pas toujours facile à diagnostiquer. Cependant les commémoratifs, la palpation attentive de la région stomacale, l'examen des vomissements renfermant des parcelles altérées par le suc gastrique, quelquefois même le corps du délit en entier, l'évolution de l'affection, constituent un ensemble précieux.

Quelques explorations complémentaires fourniront dans certains cas une certitude absolue. — S'il s'agit d'un corps métallique, surtout d'un corps en fer ou en acier, on peut faire une exploration galvanique à travers la paroi abdominale à l'aide de l'appareil Trouvé, par exemple. Dans d'autres cas le cathétérisme œsophagien avec une sonde rigide permettra de sentir nettement dans l'estomac le corps étranger soupçonné, mais il ne faut pas compter outre mesure sur ces moyens d'un emploi délicat ou difficile.

Pronostic. — Le pronostic des corps étrangers de l'estomac envisagés dans leur ensemble est plutôt favorable ; cependant la mort peut en être la conséquence : tantôt elle résulte du marasme que produisent à la longue les accidents gastriques et la gêne d'un certain nombre de fonctions importantes ; d'autres fois elle survient brusquement avec le cortège suraigu de la *péritonite* par perforation.

Traitement. — Les dimensions du corps étranger, sa nature, la gravité des accidents qu'il détermine, sont les seuls guides du traitement

Les corps étrangers peu volumineux peuvent être rejetés par le vomissement provoqué ; s'ils ne sont pas capables d'agir comme toxiques, il est préférable de ne pas intervenir.

Leurs dimensions se trouvant parfaitement compatibles avec leur passage dans l'intestin, on attendra, pour agir, que des accidents se produisent.

Cette sage expectative permet souvent au corps étranger d'être éliminé par l'intestin au bout de quelques jours. L'ingestion d'une grande quantité de pain, de matières féculentes, passe pour faciliter la circulation des corps étrangers. — Il peut être indiqué d'évacuer de temps à autre le réservoir stomacal, pour éviter des phénomènes d'empoisonnement s'il s'agit d'un métal dangereux, attaquable par les acides puissants du suc gastrique.

Enfin, si le corps étranger est trop long, trop volumineux ou trop irrégulier pour pouvoir franchir le pylore ou le cardia, s'il fait à la région épigastrique une saillie assez considérable pour être certainement reconnu, si enfin, primitivement ou au bout d'un temps plus éloigné, il détermine des accidents graves, inflammatoires ou autres, il faut intervenir.

Cette intervention chirurgicale peut être fort simple, ne consister que dans l'ouverture d'un phlegmon des parois déterminé par l'évolution spontanée du corps étranger.

Dans d'autres cas où la gravité des accidents ne permet pas d'attendre, il faut recourir à *la taille stomacale* ou gastrotomie.

Cette opération a été pratiquée pour des corps étrangers il y a longtemps déjà : Crollius 1602, Hévin 1636. Elle a été faite avec un succès opératoire complet, de nos jours, par Cayroche de Mende, Bell, Labbé et Félizet. — Les règles chirurgicales qui doivent y présider ont été très bien indiquées par L. Labbé en 1875 et par Verneuil. On peut les résumer ainsi :

Précautions antiseptiques. Incision de 4 centimètres, parallèle aux fausses côtes gauches, et à 1 centimètre en dedans ; incision venant aboutir à une ligne transversale unissant l'extrémité des cartilages costaux de la neuvième côte, reconnaissable d'ailleurs au ligament qui l'unit à l'extrémité de la dixième. (Ch. Labbé.)

Ouverture du péritoine, recherche de l'estomac, suture à la paroi puis ouverture de l'estomac, enfin extraction.

Pour faciliter la recherche de l'estomac, Félizet a essayé de le dilater préalablement à l'aide de vapeurs d'éther.

Dans ces conditions, l'opération donne de bons résultats, immédiats au moins. Poulet rapporte une vingtaine de succès. — L'homme à la cuiller opéré par Félizet a fort bien guéri de son opération, mais on ne put venir à bout de fermer sa fistule gastrique, et au bout de 2 ou 3 mois environ, il succomba rapidement à une perforation stomacale ou plutôt à une péritonite aiguë, due à ce que les adhérences gastro-cutanées avaient cédé à des excès alimentaires contre lesquels on avait vainement essayé de prévenir le malade.

Cette obligation de créer une fistule stomacale, gros inconvénient comme on le pense bien, semble pouvoir être évitée ; Polaillon tout récemment a obtenu un beau succès par la suture immédiate de la plaie stomacale. Il n'est pas douteux qu'il sera suivi dans cette voie par les futurs opérateurs.

2° CORPS ÉTRANGERS DE L'INTESTIN.

1° *Corps étrangers venus de l'extérieur.* — Les corps étrangers qui arrivent jusque dans la cavité intestinale sont assez petits suivant deux dimensions pour franchir le pylore, assez durs, assez réfractaires pour n'avoir pas été détruits par les acides du suc gastrique.

Ils sont *isolés* ou *multiples.* — Les premiers, s'enveloppant des résidus de la digestion, franchissent aisément le tube intestinal, même lorsqu'ils ont une certaine longueur ; les seconds constituent souvent des amas énormes qui occasionnent des accidents. — Cruveilhier parle de 610 noyaux de cerises agglomérés ; une autre fois on en aurait compté jusqu'à 1300 (Poulet).

Les helminthes par leurs dimensions, les ascarides par leur nombre et leur agglomération, rentrent dans cette catégorie. — Certaines poudres thérapeutiques, le bismuth, la magnésie, constituent aussi facilement des amas ; quelques poudres alimentaires se comportent de même ; telle est la farine d'avoine employée dans l'alimentation en Islande et en Écosse ; ajoutons certaines fibres végétales, les poils dont l'amas constitue l'*égagropile*, variété de tumeur stercorale très rare chez l'homme. Caron en a cependant présenté un exemple. *Bull. Soc. anat.* 1885. Les égagropiles s'enveloppent de sels calcaires et finissent par prendre l'apparence des entérolithes.

2° *Corps étrangers formés à l'intérieur.* — Cette variété importante comprend deux catégories principales :

· *a.* Les tumeurs stercorales ;

  b. Les concrétions proprement dites ou entérolithes.

· Les *tumeurs stercorales* les plus fréquentes ne sont autre chose que des amas de matières fécales durcies qui se forment spontanément ou autour de corps étrangers venus de l'extérieur. — Elles reconnaissent pour cause une *constipation* prolongée. — L'étude en a été bien faite dans la thèse de Raciborski (1834), Maisonneuve (1835) et le mémoire de Rouyer (1862), *Gaz. hebd.*

On les observe surtout chez les femmes, les vieillards, chez ceux qui font usage de ·narcotiques, chez les personnes atteintes de hernies, de rétrécissement de l'intestin.

Les *entérolithes* ou *concrétions intestinales* se développent autour des corps étrangers ; les calculs biliaires en sont une cause fréquente. — Ils présentent en général un *noyau* de nature variable et une partie corticale formée de couches calcaires, phosphates et carbonates calcaires, phosphate ammoniaco-magnésien, et aussi de matières fécales condensées. — Ils sont en nombre variable. — Leur forme est très diverse : on en voit d'ovoïdes, de cylindriques présentant des facettes de juxtaposition.

A côté de ces variétés principales, se place le *sable intestinal* décrit par Laboulbène en 1873 — sable jaunâtre, cristallin, formé de particules siliceuses, entourées de sels calcaires, d'origine assez mal connue.

Une dernière variété de corps étrangers renferme ces amas de matières grasses à apparence caséeuse, formés sans doute par la réunion de graisses mal saponifiées par la digestion.

Certaines conditions anatomiques et pathologiques influent beaucoup sur le développement et le siège des corps étrangers intestinaux.

La valvule iléo-cæcale, le cul-de-sac du cæcum, l'appendice iléo-cæcal sont de véritables agents de rétention ; aussi les corps étrangers siègent-ils surtout dans le gros intestin ; suivant la remarque de Rouyer, ils occupent particulièrement le cæcum et l'S iliaque, c'est-à-dire les deux fosses iliaques.

Les tumeurs abdominales, les adhérences péritonéales, les diverticules intestinaux, les hernies sont encore des causes très favorables. Dans 3 cas connus, os de pied de mouton. (Acad. sc. 1722), patte de mauviette [Petit], cerise (Denonvilliers), le corps étranger introduit dans une hernie amena étranglement, gangrène et perforation de l'intestin.

Symptômes. — Le plus souvent le corps étranger suit le cours des matières ; il n'y a pas d'accidents, ou ils sont légers ; — c'est le cas le plus fréquent. — D'autres fois le corps étranger évolue plus lentement ; il progresse par poussées suivies d'arrêts momentanés qui se traduisent par quelques symptômes souvent difficiles à reconnaître : douleurs plus ou moins vives, coliques, troubles digestifs, constipation, ou encore de la diarrhée ; — enfin le corps étranger franchit le rectum ; on le retrouve dans les selles. Des complications ont pu survenir : péritonite adhésive, périentérite plastique.

Lorsque le corps étranger se trouve arrêté définitivement dans l'intestin, ou bien il y est *toléré*, des faits incontestables le démontrent, ou bien il survient des accidents graves : phénomènes de compression et d'occlusion d'une part, phénomènes d'inflammation et d'ulcération d'une autre. L'occlusion est surtout le fait des corps volumineux, en particulier de ceux qui présentent les caractères de la tumeur stercorale : volume, sensibilité, consistance pâteuse, siège spécial au niveau du gros intestin ; elle est aussi le résultat des lésions inflammatoires qui se produisent autour d'un corps étranger même peu volumineux. Nous nous bornons à les indiquer :

L'intestin offre les lésions de l'entérite ulcéreuse ou non. — Autour de lui se développent des épaississements : péri-entérite plastique, péritonite adhésive ; parfois les lésions sont plus accentuées : péri-entérite aiguë, pérityphlite, péritonite aiguë. — Enfin, on observe des perforations intestinales précédées d'adhérences et suivies d'une tumeur phlegmoneuse ouverte le plus souvent vers l'ombilic ou dans la fosse iliaque droite. Si les adhérences n'ont pas eu le temps de se former : péritonite suraiguë et mort. — Les phlegmons de la paroi abdominale aboutissent aux *fistules stercorales* simples ou stercoro-purulentes : fistules pyostercorales de Blin.

Le **diagnostic** des corps étrangers de l'intestin est ou très facile ou très difficile : les commémoratifs, l'examen du malade, de l'abdomen, l'examen des selles, les purgatifs d'exploration en sont les principaux éléments.

Le **pronostic** n'est pas très grave ; la mortalité, d'après Mignon. ne serait que 7 pour 100 environ. — La mort survient par marasme, obstruction intestinale ou péritonite par perforation.

Traitement. — Le traitement est médical et chirurgical. Contre les tumeurs stercorales, le traitement médical sera *prophylactique d'abord :* éviter la constipation ; *curatif ensuite :* purgatifs répétés s'il y a lieu. Contre les corps étrangers venus du dehors la thérapeutique médicale est impuissante. Le seul traitement curatif serait l'ablation du corps étranger par l'*entérotomie*. Cette opération trouve son indication principale dans l'obstruction intestinale. Tentée quelquefois, mais généralement faite trop tard, elle a cependant donné des succès, 2 à Bryant, 1 à White, qui a retiré par cette voie une cuiller engagée dans l'intestin.

Les péri-entérites suppurées ou non, les péritonites même, réclament un traitement qui ne doit pas nous arrêter.

CHAPITRE II

OCCLUSION INTESTINALE.

Définition. — Ce terme, employé pour la première fois par Masson dans sa thèse, 1857, est aujourd'hui d'un usage presque universel pour désigner *un ensemble remarquable d'accidents résultant d'un obstacle mécanique quelconque au cours des matières intestinales,* sous cette réserve que l'obstacle n'est pas constitué par un orifice normal ou accidentel des parois abdominales.

Cette définition élimine la hernie étranglée, qui est bien un type d'occlusion intestinale, mais dont les caractères et le traitement sont suffisamment nets pour justifier une description isolée.

Synonymie. — Les termes anciens ne sont plus employés que pour désigner des cas particuliers : iléus, volvulus, passion iliaque, colique de miserere, invagination, étranglement interne, obstruction.

Division étiologique. — Les causes de l'occlusion intestinale sont nombreuses et variées. On a souvent tenté de les classer méthodiquement. Maisonneuve semble s'être approché du but en décrivant : 1° des compressions ; 2° des obturations ; 3° des rétrécissements, que l'on peut rapporter, c'est une autre façon d'exprimer la même idée : 1° à des causes extrinsèques ; 2° à des causes cavitaires ; 3° à des causes pariétales.

L'impossibilité de faire entrer dans ce cadre d'une façon naturelle les invaginations, les torsions, le volvulus, nous a fait admettre une autre division : *th. agrég.* Paris, 1880.

Nous diviserons donc les causes de l'occlusion, en :

1° Vices de position;

2° Compressions ;

3° Obturations;

4° Rétrécissements.

Anatomie et physiologie pathologiques.

1re *Classe : vices de position.*

Ce groupe très important comprend : 1° l'invagination ; 2° les torsions et les coudures de l'intestin. Théoriquement toutes ces espèces sont justiciables d'un même traitement *curatif*. Il s'agit de modifier une position vicieuse, de désinvaginer, de dénouer un volvulus, de redresser une courbure.

1° *Invagination.* — Selon la statistique de Benj. Philips, elle constitue un peu plus du tiers des occlusions intestinales (37 pour 100).

Elle se rencontre le plus souvent chez l'enfant, et a pour siège ordinaire le gros intestin, ou à la fois le gros intestin et la dernière portion de l'intestin grêle : invagination iléo-cæcale. Voici les chiffres fournis par Leichtenstern.

On trouve pour 100 invaginations :

44 iléo-cæcales,

18 purement coliques,

8 iléo-côliques,

30 de l'iléon seul.

Le vice de position consiste ici dans le renversement d'une portion du tube intestinal, qui, retournée à la façon d'un doigt de gant, s'engage dans la portion voisine. Presque toujours l'invagination est *descendante;* c'est la partie la plus élevée qui plonge dans la partie inférieure. Exceptionnellement on observe la disposition contraire.

L'intestin représente, dans le type ordinaire de l'invagination descendante, trois cylindres superposés : le premier extérieur, appartient à la portion inférieure de l'intestin, c'est *la gaine*. Il se continue, au niveau d'un pli circulaire, *collier*, qui le termine brusquement, avec le cylindre moyen. Celui-ci logé sous le précédent, se replie lui-même après un trajet plus ou moins long, formant ainsi un nouveau pli circulaire et un nouvel orifice, libre, arrondi et muqueux (orifice intestinal). Partant de ce point, le troisième cylindre remonte vers la partie supérieure de l'intestin et se continue avec elle.

Exceptionnellement la masse formée par l'intestin déjà invaginé, vient plonger tout entière dans la portion inférieure et voisine du tube digestif, formant ainsi une invagination nouvelle : *invagination* double. On a même vu une *invagination triple*. (Bucquoy.)

L'intestin invaginé forme une masse allongée, *un boudin* incurvé, concave du côté de l'attache mésentérique. On le trouve le plus souvent, on le comprend, dans 'la fosse iliaque droite ; mais il peut occuper d'autres points, soit primitivement, soit à la suite de son transport à travers la cavité abdominale. Un boudin d'invagination peut en effet cheminer dans la cavité du gros intestin, qui se retourne de plus en plus, occuper successivement la fosse iliaque droite, le flanc droit, l'épigastre, l'hypochondre gauche et même la fosse iliaque de ce côté. Dans quelques observations, l'intestin invaginé arrivait jusqu'à l'anus et même le franchissait.

On comprend que cette disposition de l'intestin mette obstacle au cours des matières. Lobstein, comparant l'intestin invaginé à la hernie étranglée, fait jouer au *collier* le rôle d'anneau constricteur. L'occlusion ainsi produite doit avoir souvent, et l'observation le démontre, une certaine mollesse ; elle est parfois incomplète et lente à s'établir.

L'intestin invaginé présente cependant, plus ou moins rapidement, des troubles circulatoires aboutissant d'abord à l'injection et à l'œdème de ses parois, bientôt à l'adhérence des gaines péritonéales emboîtées les unes dans les autres, enfin à la gangrène de l'anse engagée. — On voit quelquefois cette portion de l'intestin s'éliminer d'une seule pièce et venir dans les selles. L'adhérence intime qui s'est tout d'abord établie entre les divers feuillets péritonéaux emboîtés permet à cette élimination de se faire sans que la cavité péritonéale soit pénétrée par les matières intestinales. Le malade guérit ainsi, par une sorte de résection spontanée de l'intestin ; mais il persiste souvent un léger rétrécissement.

Les troubles fonctionnels de l'occlusion que nous étudierons plus loin, acquièrent le plus souvent une intensité telle que le malade succombe avant l'élimination curative. D'ailleurs l'inflammation et la gangrène ne se limitent pas toujours à l'anse ; les adhérences péritonéales sont parfois insuffisantes ; il peut se produire des péritonites par perforation.

2° *La torsion* simple, mais permanente de l'intestin sur son axe s'observe surtout à l'S iliaque.. Elle serait assez commune en Russie (Lingen), et tiendrait à une alimentation trop exclusivement végétale (Grübe). Le cours des matières est surtout gêné par la pression du mésentère appliqué sur l'intestin.

Le *volvulus* consiste dans des torsions plus compliquées, disposées parfois sous la forme de nœuds impossibles à expliquer.

2ᵉ *Classe. Compressions et étranglements.*

Des corps très divers, indépendants de l'intestin et extérieurs à lui peuvent l'enserrer ou le comprimer de façon à produire l'occlusion. Il faut ici distinguer deux ordres d'agents. Les uns, minces, agissent par compression étroite; ils *étranglent* l'intestin. Les autres opèrent sur une large surface. Tous sont justiciables théoriquement du même traitement curatif : on dégagera l'intestin en éloignant, coupant, dénouant le corps constricteur.

A. *Les causes des compressions étroites* sont de trois ordres principaux : a. les anneaux des hernies intra-abdominales; b. les orifices accidentels ; c. les nœuds diverticulaires.

a. Les *hernies intra-abdominales*, déjà étudiées par A. Cooper, Parise, Gosselin, ont fait plus récemment l'objet d'un mémoire très intéressant de Faucon, 1873.

Une grande partie de ces hernies n'est autre chose que le résultat de la réduction en masse d'une hernie extérieure, suivant la théorie de Gosselin, que Faucon a étayée d'un grand nombre de faits où les commémoratifs ne laissent guère de doute. — Le type le plus parfait nous en est fourni par les hernies propéritonéales dont nous parlerons plus loin.

Mais il paraît bien, comme le dit Duplay, que dans certains cas il s'agit de hernies internes étranglées dans un sac péritonéal diverticulaire.

Telles seraient : la *hernie mésocôlique* (A. Cooper, Peacock), étranglée dans une sorte de dédoublement du mésocôlon gauche; la *hernie de Rieux, variété de hernie iliaque*, décrite par cet auteur en 1853, et dans laquelle l'intestin était enfermé dans un diverticule péritonéal long de 7 centimètres, large de 5, situé au-dessous et en arrière du cæcum; la *hernie rétropéritonéale de Treitz*, 1857, où une portion extrêmement considérable de l'intestin pénètre par l'hiatus de Winslow dans l'arrière-cavité des épiploons; telles encore certaines hernies du ligament large, et quelques autres très rares également, antévésicales ou intra-pelviennes. — La hernie diaphragmatique étranglée rentre presque toujours dans cette catégorie, à cause de son siège interne et des difficultés de son diagnostic.

b. La seconde catégorie des étranglements internes s'effectue par un *orifice accidentel*, et celui-ci est presque toujours constitué par une *bride péritonéale* ou *épiploïque*, étendue entre deux viscères, entre deux points quelconques de la paroi, ou entre une anse intestinale et la paroi abdominale. Ces brides résultent presque toujours d'inflammation antérieure péritonéale ou pelvi-péritonéale. (Th. Nouet, 1874.)

Beaucoup plus rarement, il s'agit d'un étranglement produit par une boutonnière, une déchirure du mésentère ou de l'épiploon. — On a encore vu des brides formées par la trompe, l'ovaire, le ligament rond, le pédicule allongé d'une rate supplémentaire.

c. Enfin parfois l'intestin est enserré par un véritable *nœud* constitué par un *diverticule intestinal*. Ces diverticules sont presque toujours des restes du conduit omphalo-mésentérique; l'appendice vermiculaire du cæcum qui est lui-même un vestige de développement, peut aussi produire les mêmes effets. Ces prolongements enserrent d'un véritable nœud simple ou double une portion plus ou moins considérable d'intestin : *Nœuds diverticulaires de Parise.*

B. *Les compressions larges* sont le fait des tumeurs intra-abdominales : tumeurs utérines, surtout tumeurs fibreuses (Faucon), quelquefois rétro-versions ; kystes ovariques ; tumeurs prostatiques ; rate flottante (Barbésin) ; foie (Ulmes) ; anévrysme de l'aorte abdominale (Castex) ; hématocèles ; tumeurs inflammatoires diverses, etc.

Les troubles fonctionnels résultant de ces compressions sont toujours lents à s'établir. Pendant longtemps l'occlusion reste incomplète, interrompue par des périodes de perméabilité. Tandis que le bout inférieur est vide, le bout de l'intestin placé au-dessus de la portion comprimée, se trouve distendu par les matières accumulées. Il peut à la longue s'altérer, se perforer, d'où une péritonite terminale.

3e *Classe. Obturations par le fait de corps divers contenus dans la cavité de l'intestin.*

Ce que nous avons dit précédemment des corps étrangers de l'intestin suffit amplement. Rappelons que des polypes ont quelquefois joué le rôle de véritables corps obturateurs.

4e *Classe. Rétrécissements.*

On peut en décrire quatre espèces principales :

a. *Rétrécissement spasmodique, iléus des anciens;* il doit exister rarement ; le spasme n'en est pas moins un élément fort important surajouté dans beaucoup d'occlusions de l'intestin.

b. Les *rétrécissements cicatriciels* bien rarement d'origine traumatique, sont ordinairement le résultat des cicatrices, qui succèdent aux ulcérations de la dysenterie, de l'entérite, de la fièvre typhoïde. Les lésions de la dysenterie occupent surtout le gros intestin.

c. Les *rétrécissements produits par des néoplasmes des parois,* se rencontrent 96 fois sur 100 au niveau du gros intestin, et 80 fois au rectum (Leichtenstern). L'occlusion produite par les néoplasmes, s'établit dans l'immense majorité des cas, d'une façon lente et graduelle, comme celle qui résulte des compressions larges. Par exception, elle éclate au contraire subitement comme un étranglement interne véritable.

d. *Rétrécissements congénitaux.* — Ils siègent ou à l'intestin grêle, sans doute au voisinage de ce qui fut l'abouchement du conduit de la vésicule ombilicale, ou bien encore à la fin de l'*S* iliaque et du rectum.

Symptomatologie et Marche. — L'occlusion intestinale présente deux formes cliniques assez différentes pour mériter une description isolée : *la forme aiguë,* caractérisée par le terme d'*étranglement interne,* et *la forme chronique,* que désigne plutôt le mot d'*obstruction intestinale.*

A. *Forme aiguë : étranglement interne.*

Après avoir présenté pendant quelques jours des troubles digestifs vagues. ou sans symptômes prémonitoires d'aucune sorte, le malade est pris d'une douleur vive, parfois atroce dans un point de l'abdomen ; des nausées se manifestent rapidement ; les vomissements leur succèdent, d'abord alimentaires, puis bilieux, puis enfin fécaloïdes. La face se décompose, les traits se grippent, les extrémités se refroidissent, la température s'abaisse ; le ventre, souvent rétracté au premier moment, se ballonne ; les selles, l'émission des gaz sont suspendus ; enfin, après une période d'agitation et d'angoisse, une prostration extrême jointe à une hypothermie croissante marque les derniers moments du malade. Nous indiquerons plus loin les cas bien rares dans lesquels une terminaison favorable peut pourtant s'observer.

Certains points de ce tableau méritent d'être étudiés en détail, et ces principaux éléments du syndrome clinique, occlusion intestinale sont : 1° la douleur ; 2° la constipation ; 3° le météorisme ; 4° les vomissements ; 5° les symptômes généraux qu'on peut résumer dans ces deux mots apyrexie et hypothermie.

1° La *douleur* manque très rarement, dans les formes aiguës ; elle est presque toujours le phénomène initial (Damaschino). Locale, peu intense au début, elle devient rapidement excessive, générale ; le moindre mouvement l'exagère ; les malades se roulent sans repos en poussant des cris déchirants, c'est la colique de miserere. Elle témoigne par son intensité de la souffrance et de l'irritation du grand sympathique, et peut aller jusqu'à la mort (Le Fort). La précision de son siège est parfois un bon signe de diagnostic au début.

Dans d'autres cas elle est plus sourde, ou bien c'est une sensibilité excessive de l'abdomen météorisé rendant impossible le contact des draps ou des couvertures (péritonite aiguë généralisée).

2° *Constipation.* Un des plus importants et souvent aussi l'un des premiers symptômes, la constipation, toujours opiniâtre, ne tarde pas à devenir absolue, c'est-à-dire que non seulement il n'y a plus ces garde-robes trompeuses produites par l'évacuation du bout inférieur, mais encore il y a arrêt complet des matières et même absence complète d'émission de gaz par l'anus.

3° *Météorisme.* Cet arrêt dans la circulation des matières et des gaz provoque bientôt le ballonnement du ventre, signe d'une grande valeur dans certains cas comme l'a bien indiqué Laugier. Nous y reviendrons à propos du diagnostic du siège de l'occlusion.

Le ballonnement augmente parfois très rapidement ; les anses intestinales se dessinent sous la peau du ventre distendue et sonore comme un tambour ; le diaphragme est refoulé en haut, les espaces intercostaux sont élargis ; la respiration se trouve extrêmement gênée.

4° Les *vomissements* constituent un phénomène constant. Les matières vomies doivent être conservées avec soin et régulièrement examinées ; elles sont d'abord alimentaires, puis muqueuses, puis bilieuses, puis enfin *fécaloïdes.* — L'importance de ces dernières est absolument capitale ; nous aurons l'occasion d'y revenir plus longuement à propos de l'étranglement herniaire.

En cas de péritonite par perforation, les vomissements peuvent prendre l'aspect porracé.

D'après quelques auteurs ils seraient d'autant plus précoces que l'obstacle siégerait plus haut ; Besnier ne le pense pas ; Hilton et Bryant croient également que la précocité des vomissements tient plus à l'étroitesse de la constriction qu'à son siège.

Enfin les *symptômes généraux* complètent le cadre de l'occlusion intestinale ; parfois ils sont lents à survenir ; dans d'autres cas, au contraire, ils se caractérisent dès le début avec une rapidité et une intensité remarquables.

Non seulement il y a presque toujours *apyrexie* complète, mais encore hypothermie, l'abaissement de température descendant jusqu'à 36°, 35°,5. — Le pouls est fréquent, mais il est surtout petit, dépressible, abdominal en un mot. — La peau froide, se couvre bientôt d'une sueur visqueuse ; les extrémités se cyanosent, les forces tombent dès le premier moment (Erichsen) et le malade arrive rapidement à un état de prostration extrême qui va croissant jusqu'à la mort. Si l'occlusion marche très rapidement, la voix s'éteint, les urines sont supprimées, on peut même observer des crampes dans les mollets, des spasmes convulsifs des muscles de l'avant-bras et la main ; le tableau devient celui du choléra herniaire, du péritonisme le plus marqué. — Le facies est grippé, abdominal, la teinte est terreuse, les yeux profondément excavés, les narines pincées, les lèvres cyanosées et ces modifications effrayantes s'accompagnent souvent d'une dyspnée excessive que n'explique aucune lésion pulmonaire.

Cette marche aiguë appartient surtout au volvulus, au plus grand nombre des invaginations, à toutes les constrictions étroites qui méritent anatomiquement le nom d'étranglement interne. Cet état dure 5, 6, 8 jours, quelquefois moins, 24 heures, 48 heures.

B. *Forme chronique : obstruction intestinale.* — Elle débute insidieusement par des troubles digestifs, des douleurs abdominales vagues, une constipation de plus en plus opiniâtre.

Par moments la constipation qui a pu durer 8-10 jours et davantage, cède ; une débâcle se produit suivie d'une amélioration momentanée, mais ce n'est qu'une rémission passagère ; l'obstruction ne tarde pas à reparaître, s'accentuant chaque fois davantage. Les débâcles deviennent de plus en plus rares, et lorsqu'elles se produisent, le malade sort très épuisé de cette espèce de crise. Il y succombe à la fin. Il peut aussi périr autrement : l'obstruction devenue complète accompagnée de vomissements d'hypothermie, de collapsus se termine à la façon de l'occlusion ordinaire ; une péritonite par perforation peut avancer la mort. L'affection se prolonge le plus souvent des semaines et des mois.

Les occlusions ano-rectales présentent à un haut degré ce caractère de chronicité.

Terminaison. Pronostic. — La guérison est possible, à la rigueur dans l'occlusion intestinale, par l'élimination de l'anse invaginée, l'expulsion d'un corps étranger, l'évacuation d'une tumeur stercorale, plus rarement la rupture d'une bride péritonéale cause des accidents.

Chez certains malades, une péritonite localisée se forme ; l'intestin se perfore et une fistule stercorale s'établit après ouverture d'un phlegmon stercoral.

Dans la grande majorité des cas, la mort est la conséquence de l'occlusion ; elle survient par aggravation des symptômes de péritonisme, hypothermie croissante, ou bien elle est le fait d'une péritonite généralisée par perforation.

Le pronostic est donc extrêmement sérieux ; l'occlusion chronique ne le cède guère à ce point de vue à l'occlusion aiguë, le malade pouvant succomber à une attaque ultérieure, s'il vient à guérir de celle qu'on observe. La détermination exacte de la cause serait ici fort importante. Les invaginations, les torsions de l'intestin sont par exemple moins redoutables que les nœuds diverticulaires.

Diagnostic. — En présence de l'appareil symptomatique que nous venons de décrire, le premier devoir du médecin et du chirurgien qui veut poser sûrement le diagnostic d'*occlusion intestinale* est d'explorer avec soin les régions herniaires pour s'assurer qu'il n'y a pas dans un de ces points une anse ou une portion d'anse intestinale étranglée, et d'interroger avec soin le malade relativement à l'existence d'une petite hernie qui pourrait rester inaperçue.

En second lieu il faut songer aux hernies rares : hernie diaphragmatique, hernie lombaire, hernie obturatrice, hernie périnéale, vaginale ou vagino-labiale.

En troisième lieu il faut s'assurer que le malade est bien atteint d'une constipation opiniâtre et absolue ; ce point établi permettra facilement en général d'écarter le diagnostic de choléra, ou d'empoisonnement auquel pourraient faire songer l'hypothermie, la cyanose, les crampes, l'extinction de la voix, la suppression des urines, les vomissements.

Cette distinction n'offre pas de difficultés; mais il n'en est pas de même de la péritonite chronique et de la péritonite aiguë, principalement de la péritonite par perforation.

En faveur de la péritonite par perforation on invoque :

1° L'absence de phlegmasie antérieure du péritoine; 2° la généralisation rapide de la douleur; 3° le météorisme égal des deux côtés; 4° la constipation moins absolue : émission de quelques gaz, diarrhée ultime; 5° les vomissements plutôt bilieux que fécaloïdes, d'une liquide brun verdâtre, foncé, trouble, intermédiaire entre la coloration jaunâtre du vomissement fécaloïde et le vert porracé du vomissement de la péritonite aiguë généralisée.

Dans un cas, Duplay, qui a fort bien étudié ces formes de péritonite par perforation présentant l'apparence de l'occlusion, a signalé un épanchement assez abondant pour se traduire par de la matité. Henrot insiste sur la présence d'un frisson au début, sur l'élévation de la température.

Dans la péritonite chronique, simple, tuberculeuse ou cancéreuse, les antécédents, l'examen des autres viscères, l'état général, l'allure plus torpide des phénomènes, les signes incomplets, la constipation moins opiniâtre, la persistance de l'émission des gaz, les vomissements rarement fécaloïdes, permettront de faire le diagnostic, mais il ne faut pas oublier qu'une erreur est facile à commettre. De nombreux exemples l'ont bien prouvé.

Le chirurgien, assuré qu'il a bien affaire à une occlusion intestinale, doit se demander quel est son *siège*.

Le *toucher rectal* permet de reconnaître immédiatement l'existence si fréquente d'un *obstacle ano-rectal* : rétrécissement fibreux chez des femmes jeunes et syphilitiques pour la plupart, cancer du rectum siégeant à une hauteur variable chez des sujets ayant dépassé la quarantaine, compression par des tumeurs siégeant dans le petit bassin, etc. Il s'agit, dans tous les faits précédents, d'occlusions à marche chronique, et l'attention du chirurgien est le plus souvent appelée du côté du rectum par des symptômes observés depuis longtemps.

Cette exploration n'en est pas moins bonne à faire dans tous les cas; si elle est négative, on peut diagnostiquer plus sûrement une occlusion intestinale proprement dite.

La *région de l'abdomen* où siège l'affection est parfois indiquée dans l'occlusion aiguë par la *fixité de la douleur* en un point, la *sen-sation* de la place occupée par la barrière (Fagès, Besnier, Bulteau), ou encore par une tuméfaction limitée qui pourrait être perçue avant que le météorisme ne soit trop considérable. Malheureusement ces signes sont loin d'être constants, ce qui leur ôte beaucoup de leur valeur.

Certaines indications symptomatiques permettent quelquefois de dire dans quelle portion du tube intestinal siège l'obstacle.

Si le ballonnement est généralisé, les flancs développés dès le début, si les lavements donnés dans un but d'exploration pénètrent mal dans le gros intestin, dont la capacité normale est d'environ deux litres, si les sondes introduites par l'anus sont arrêtées à une courte distance, s'il existe *du ténesme rectal, malgré la constipation et la vacuité du rectum* (Faucon), on pensera que l'*obstacle siège à la fin du gros intestin.* On a trouvé plusieurs fois des invaginations descendues jusqu'au niveau de l'anus (Pidoux, Buret).

L'exploration du rectum au moyen de la main introduite tout entière par l'anus (méthode de Simon, d'Heidelberg) nous paraît trop difficile et trop dangereuse pour mériter d'être recommandée.

Quelquefois la vacuité du flanc gauche, contrastant avec le météorisme du reste de l'intestin, permettra de croire à l'existence d'*un obstacle siégeant à la partie moyenne du gros intestin.*

Enfin on devra soupçonner *l'intestin grêle et surtout sa termi-naison,* si les flancs sont plats, l'ombilic très développé, le ventre globuleux, saillant à sa partie moyenne, si les phénomènes généraux sont très graves, s'ils sont survenus très rapidement. — La suppression ou la diminution de l'urine avec ou sans ténesme vésical est plutôt en rapport aussi avec l'étranglement de l'intestin grêle.

Ces données, quelque imparfaites et inconstantes qu'elles soient, sont sans doute précieuses pour l'intervention chirurgicale ; mais elles ne nous apprennent que peu de chose sur la *cause de l'occlusion in-testinale.*

Pour tenter ce diagnostic de la cause il faut procéder par élimina-tion, s'appuyant principalement sur les commémoratifs et sur cer-taines particularités relatives à l'histoire pathologique des diverses affections qui peuvent à un moment donné se compliquer d'occlusion.

A. *L'occlusion est aiguë.* — La première pensée qui doive venir par ordre de fréquence, c'est l'*invagination aiguë*. S'il s'agit d'un *enfant*, surtout avant l'âge de quatre ans (Duchaussoy) on ne pourra guère poser d'autre diagnostic.

Les invaginations, nous l'avons vu, occupent ordinairement le gros intestin, 70 fois pour 100. (Leichtenstern) ; on découvre le plus souvent dans le flanc droit le cylindre invaginé sous la forme d'une tumeur perceptible au début, ovoïde, mobile parfois ; la vacuité du flanc gauche est remarquable (Dance).

La marche est moins rapide généralement que dans le volvulus ; la constipation n'est pas absolue ; il y a parfois des épreintes anales, du ténesme, des selles muco-sanguinolentes où l'on peut retrouver des portions de l'intestin sphacélé.

Chez l'enfant, en l'absence de signes positifs d'invagination, pourtant il faut, songer à la possibilité des étranglements dans des diverticules péritonéaux.

S'agit-il d'un *adulte*? Si l'affection présente une évolution très rapide, un début brusque, on pensera à un volvulus ou à l'étranglement interne. L'absence de tout antécédent morbide est en faveur de la torsion de l'intestin, ou du volvulus. tandis que des troubles digestifs antérieurs, les commémoratifs d'une péritonite localisée ou chronique feront plutôt pencher la balance en faveur d'un étranglement interne par brides péritonéales.

Si l'interrogatoire révèle l'existence d'une hernie disparue, si des efforts de taxis ont été tentés, on pourra penser à une réduction en masse. Tout à fait par exception on constatera l'existence d'une tumeur profonde, dont le siège ne permettra de diagnostiquer une *hernie intra-abdominale :* h. rétropéritonéale, h. du ligament large. h. intrapelvienne.

Ces diverses espèces d'occlusion offrent entre elles de grands points de ressemblance ; mais un diagnostic précis entre les diverses occlusions aiguës n'est pas absolument nécessaire, la laparotomie étant toujours indiquée. Malheureusement on voit certaines affections qui donnent généralement lieu à des occlusions chroniques évoluer quelquefois comme des occlusions aiguës : telle est, par exemple, la marche de quelques cancers intestinaux, de certaines occlusions intestinales produites par les calculs biliaires. Il faut donc toujours malgré la rareté relative de ces derniers cas, faire des réserves importantes, et en somme, comme le dit si justement Duplay, parmi toutes les occlusions aiguës la vérité est que l'*invagination seule pourra être reconnue*.

B. *Occlusion chronique*. — Ainsi que nous l'avons fait remarquer, lorsque les affections du rectum produisent l'occlusion intestinale, celle-ci affecte généralement le type chronique ; mais l'examen local suffit alors presque toujours à éclairer le diagnostic.

Les tumeurs abdominales comprimant l'intestin sont assez facilement reconnaissables à leurs signes physiques particuliers ; une analyse attentive des résultats fournis par la palpation et la percussion abdominale permettra de distinguer dans certains cas la masse pâteuse produite par l'accumulation des matières de la tumeur dure ou fluctuante qui est la cause de l'obstruction ; les commémoratifs révèleront parfois la connaissance antérieure d'une tumeur abdominale et diront son évolution clinique. Le toucher vaginal et rectal, combiné avec la palpation, donnera de précieux renseignements sur les tumeurs si nombreuses, qui ont leur point de départ dans le petit bassin ; la cachexie, le développement d'une néoplasie secondaire ombilicale, pourront être les indices d'un cancer de l'épiploon. Mais il ne faut pas se dissimuler que toutes ces distinctions sont fort difficiles.

Il en sera de même plus souvent encore pour les occlusions liées *aux corps étrangers intestinaux*. Sans doute on aura parfois d'utiles commémoratifs sur l'existence d'une lithiase biliaire, mais il sera bien difficile, pour ne pas dire impossible, d'y rattacher avant l'évacuation les accidents d'un calcul d'origine hépatique.

Une constipation antérieure opiniâtre, des renseignements précis sur la nature des matières rendues, parfois la présentation de calculs intestinaux évacués antérieurement, permettront d'attribuer à des concrétions intestinales les symptômes observés le plus souvent, comme dans le cas précédent, chez des femmes âgées.

Les amas de matières stercorales peuvent être soupçonnés aussi dans certaines conditions de paresse habituelle de l'intestin : vieillards, paralytiques généraux, à la suite de l'ingestion d'une grande quantité d'aliments lourds et peu assimilables.

Le cancer de l'intestin ne survient guère avant quarante ans ; il siège plus souvent chez l'homme ; Rathery l'a signalé chez l'enfant ; il occupe surtout le gros intestin : *S* iliaque, côlon descendant, coudes du côlon transverse ; même le rectum mis à part, il y serait quatre ou cinq fois plus fréquent qu'à l'intestin grêle ; il est assez rare au cæcum. Il se traduit par de la douleur, des alternatives de débâcle et de constipation, parfois de l'entérorrhagie, enfin la tumeur ou la plaque cancéreuse, quand elle existe, siège le plus souvent dans la fosse iliaque gauche, en raison même de la fréquence du cancer de l'S iliaque.

Les commémoratifs : antécédents dysentériques, syphilitiques, sont les seuls indices bien insuffisants, en général, pour reconnaître un *rétrécissement de l'intestin;* chez les petits enfants on pourra soupçonner un rétrécissement congénital.

Reste l'*invagination chronique,* fort bien étudiée par Rafinesque dans sa thèse inaugurale, mais aussi fort difficile à reconnaître, puisque le diagnostic n'avait été posé que 10 fois seulement sur 56 cas dont on avait fait l'autopsie. L'occlusion est surtout fréquente dans la première forme décrite par Rafinesque, *forme ordinaire prolongée;* elle peut encore être observée dans la *forme chronique,* elle est plus rare dans la *forme dysentérique.*

Traitement. — Il est médical et chirurgical.

a. Le *traitement médical* consiste d'abord dans l'emploi de certains moyens mécaniques : l'insufflation, pratiquée par Hippocrate et qui a encore donné des succès de nos jours ; les injections forcées de liquides et de gaz par la voie rectale au moyen de siphons d'eau de Seltz ou de lavements successifs contenant l'un de l'acide tartrique, l'autre du bicarbonate de soude ; le massage; tous ces moyens, à une période un peu avancée de l'affection, doivent être rejetés comme dangereux; ils amènent la rupture d'un intestin ulcéré et distendu. Le lavage de l'estomac à grande eau a été encore recommandé dans ces derniers temps. Il est du moins sans inconvénient.

La thérapeutique fournit d'autres ressources : le café à haute dose, l'opium, la belladone, le tabac en lavements, le froid, les applications continues de glace (Grisolle, Masson). Les purgatifs huileux conviennent seulement aux obstructions.

L'électricité a donné d'excellents résultats, probablement dans certains volvulus, dans les flexions, torsions, invaginations de l'intestin. Indiquée par Leroy d'Étiolles, elle doit être appliquée avant toute complication inflammatoire. On peut se servir des courants induits, comme l'a fait Bucquoy avec succès en 1878, ou bien encore employer les courants continus, qui ont très bien réussi plusieurs fois entre les mains de Boudet de Paris.

Pour diminuer la tension des gaz et parfois favoriser ainsi l'action thérapeutique, on retirera quelque bénéfice dans certains cas des ponctions capillaires de l'intestin, indiquées par Labric, et sur la valeur desquelles Fonssagrives avait si fortement attiré l'attention ; elles peuvent être répétées un grand nombre de fois sans inconvénient, mais leur utilité curative nous paraît malheureusement très limitée.

b. *Traitement chirurgical.* — Aussitôt que l'insuccès des moyens médicaux paraissant le mieux appropriés est bien constaté, il ne faut pas perdre de temps ; on doit tenter l'intervention chirurgicale.

Praxagoras de Cos, et, 500 ans plus tard, Léonidès d'Alexandrie, ouvrirent les premiers le ventre pour rechercher l'obstacle ; ces tentatives ne furent pas répétées. Les causes de l'occlusion intestinale ne devaient du reste commencer à être connues qu'aux seizième, dix-septième siècles et dans la première moitié du dix-huitième. — Dans le courant du dix-septième siècle, Paul Barbette, chirurgien d'Amsterdam, proposa de nouveau la même opération contre l'iléus rebelle. Cette opération fut pratiquée deux fois à cette époque par des chirurgiens inconnus. Hévin (Acad. roy. chir. 1768), en fit ressortir tous les dangers.

Les chirurgiens de la fin du siècle dernier et du commencement de celui-ci, abandonnant décidément l'idée d'aller lever l'obstacle, inclinent vers la création d'une voie artificielle aux matières. — L'ouverture du gros intestin, indiquée d'abord par Littre, 1710, pour des imperforations, fut pratiquée pour la première fois dans une obstruction intestinale due à un squirrhe du rectum, par Pillore, chirurgien de Rouen (1776). — Seckendorf de Leipzig essaye, en 1825, de faire adopter l'entérotomie de l'intestin grêle ; mais l'opération ne fut guère appliquée qu'après le mémoire de Maisonneuve (1844) et surtout lorsque Nélaton en eut posé judicieusement les règles. — D'ailleurs les insuccès de Dupuytren et de Malgaigne n'étaient pas faits pour encourager les chirurgiens à pratiquer la laparotomie.

Actuellement, grâce aux progrès de la chirurgie abdominale, l'entérotomie est rentrée au second plan. L'ouverture du ventre, qui permet d'aller découvrir la cause de l'occlusion et de la faire disparaître, est la véritable opération curative. L'entérotomie n'est qu'une opération palliative ; mais nous devons convenir tout de suite que ses indications sont encore infiniment nombreuses. Voyons donc à quels cas convient l'ouverture du ventre ou *laparotomie*, et à quels cas doit être réservée l'*entérotomie*.

Dans tous les cas d'occlusion aiguë, la laparotomie est indiquée. Les lésions causales sont en effet ici des vices de position : invaginations, volvulus, torsion, ou des étranglements internes auxquels il est facile de remédier après l'ouverture du ventre ; mais l'opération doit être pratiquée de bonne heure pour donner de bons résultats. Un mémoire récent de Schramm, montre bien ce que j'avais déjà commencé à établir, à savoir que les succès sont en proportion de la précocité de l'intervention. L'existence d'une péritonite ne constitue pas une contre-indication.

Dans les obstructions chroniques, l'application de la laparotomie est plus incertaine et plus délicate. La désinvagination n'est possible que dans la moitié des cas.

La laparotomie appliquée aux compressions de l'intestin par tumeurs extérieures peut permettre d'enlever l'obstacle, tout au moins de le mobiliser, de le fixer à un autre point de la paroi (Kœberlé) ; elle peut également être utile dans certains cas de corps étrangers, soit qu'on pratique l'extraction de ceux-ci, soit qu'on facilite leur circulation vers le rectum sans ouvrir l'intestin.

Par contre, l'*anus contre nature* est le plus souvent indiqué dans les tumeurs, les rétrécissements de l'intestin, les obstructions chroniques de cause mal connue ; il nous paraît donc être la règle du traitement de l'occlusion chronique, la laparotomie étant l'exception.

La laparotomie sera faite avec toutes les précautions antiseptiques ; on se servira de l'incision médiane sous-ombilicale de préférence à l'incision de Parise dans la fosse iliaque droite, ou de l'incision pratiquée au niveau du siège supposé de l'affection.

L'opération sera d'abord exploratrice : cette recherche du siège sera faite aussi méthodiquement que possible en partant du cæcum, puis on cherchera à modifier l'obstacle ou à le supprimer : désinvagination, torsion en sens inverse de celle qui existe, section d'une bride, dilatation d'un orifice rétréci, extraction d'un corps étranger, résection même d'une portion d'intestin atteinte de néoplasie.

L'entérotomie peut être pratiquée sur l'intestin grêle dans la fosse iliaque droite, méthode de Nélaton ; elle peut être faite lorsque l'obstacle est placé très-bas, sur la fin du gros intestin : colotomie lombaire (Callisen, Amussat) ; colotomie iliaque, (Littre et Verneuil).

QUATRIÈME PARTIE

LÉSIONS VITALES ET ORGANIQUES DU FOIE.

Les immenses progrès de la chirurgie abdominale, en étendant le champ de son intervention, imposent au chirurgien d'aujourd'hui le devoir de bien connaître certaines affections du foie, au cours desquelles il aura souvent désormais l'occasion d'intervenir. — Il doit particulièrement s'occuper des abcès, des kystes hydatiques du foie, des lésions calculeuses, des tumeurs de la vésicule biliaire.

CHAPITRE PREMIER

ABCÈS DU FOIE.

Anatomie pathologique. — Les abcès du foie sont, les uns *petits* et multiples, les autres, grands et généralement uniques.

1° *Petits abcès.*

Ils intéressent surtout le médecin : tels sont les abcès consécutifs à l'angiocolite et à la pyléphlébite suppurée ; primitivement contenus dans les parois mêmes des vaisseaux, ils peuvent à un certain moment s'accompagner de lésions semblables périvasculaires, par rupture ou par propagation. Ils restent presque toujours petits et multiples, par conséquent inaccessibles au chirurgien.

Celui-ci doit cependant connaître une importante variété de petits abcès du foie, je veux parler des abcès métastatiques de l'infection purulente. Comme les précédents, ces abcès sont petits, nombreux, superficiels. Ils se présentent sous l'aspect d'un petit infarctus brunâtre, qui ne tarde pas à suppurer, et devenir d'un blanc jaunâtre. Ces lésions sont d'ailleurs parfois assez accusées pour imprimer certains caractères spéciaux à l'appareil symptomatique de l'infection purulente ; on connaît la douleur hépatique, l'augmentation de volume du foie la teinte subictérique, les troubles bilieux qui peuvent se produire dans certains cas d'une manière très accusée.

2° Grands abcès du foie.

Les grands abcès du foie méritent seuls toute l'attention du chirur-gien, ils sont la conséquence de l'*hépatite circonscrite* et particu-lièrement de l'*hépatite des pays chauds*.

La suppuration apparaît au sein de plusieurs lobules par des points isolés qui s'étendent du centre à la périphérie ; ces foyers lobulaires se déversent les uns dans les autres et constituent de vastes foyers.

Nombre. — Il y a quelquefois deux abcès distincts, rarement plus de trois ; dans les trois quarts des cas, l'abcès est unique (Rouis, Dutrouleau).

Siège. — L'abcès occupe le lobe droit seul du foie 122 fois sur 156. — 23 fois les deux lobes étaient pris simultanément.

Les abcès sont quelquefois superficiels, plus ordinairement pro-fonds. On les trouve le plus fréquemment à la partie postérieure du lobe droit et plutôt vers sa face convexe. (Dutrouleau.)

Volume. — Très variable, depuis le volume d'une noix jusqu'à celui d'une tête d'enfant ; on a vu des foyers purulents conte-nant 2700 grammes, 4500 grammes et jusqu'à 12 livres de pus. (Lieutaud.)

Parois. — Quand la suppuration vient de se collecter en un foyer purulent, les parois sont inégales, constituées par les débris du parenchyme ramolli, infiltré encore ; plus tard, quand la cavité s'est agrandie, elle est devenue plus égale ; un exsudat fibrineux de plus en plus épais en tapisse l'intérieur et constitue une véritable mem-brane pyogénique. Celle-ci fait défaut dans les petits abcès métasta-tiques de l'infection purulente.

Contenu. — Le pus, d'abord d'un blanc jaunâtre, crémeux, est assez épais ; quelquefois il est coloré en brun par les détritus du tissu hépatique qu'il renferme ; il peut être mélangé d'une petite quantité de sang ; enfin on y a, mais rarement, constaté la présence de gaz généralement sans odeur. Il devient quelquefois très fétide, lorsque la cavité de l'abcès est située au voisinage du tube digestif.

Avec une cavité purulente aussi étendue, on s'explique facilement les lésions irritatives de voisinage qu'on observe du côté de la capsule de Glisson : épaississement, sclérose, et du côté du péritoine périhépatique : fausses membranes, adhérences.

. Quant à la marche du pus et aux divers modes d'ouverture, leur étude sera beaucoup mieux placée à l'étude des symptômes et de l'évolution de l'abcès. — Les rapports anatomiques du foie nous permettent seulement d'énumérer les plus fréquentes de ces ouvertures : ouverture à la paroi thoraco-abdominale ; ouverture pleurale, bronchique ; ouverture péritonéale, stomacale, intestinale, toutes trois exceptionnelles ; ouverture dans le péricarde, le tissu cellulaire périnéphrétique.

Dans les conditions climatologiques où on est le plus souvent appelé à pratiquer l'examen nécroscopique d'abcès du foie, les lésions hépatiques sont rarement isolées ; l'intestin présente les lésions de l'entérite et de la dysenterie ; la rate volumineuse et ramollie offre les lésions diverses de l'impaludisme.

Les caractères anatomo-pathologiques que nous venons d'assigner aux grands abcès du foie s'appliquent principalement aux abcès hépatiques des pays chauds ; lorsque les grands abcès se développent à la suite de contusions du foie, l'abcès siège plutôt à la partie antérieure et encore sur la face convexe ; la cavité très inégale, anfractueuse, est remplie d'un mélange parfois fétide et gangreneux de pus brun, rouge ou verdâtre, mélangé de sang et de débris de parenchyme hépatique plus ou moins contus et déchiré.

Symptômes. — Marche. — Durée. — Terminaisons. — Nous verrons plus loin de quelle importance thérapeutique serait un diagnostic certain, posé de bonne heure ; malheureusement avec nos connaissances actuelles et les nombreuses variétés d'aspect sous lesquels se présentent les abcès du foie, cette étude clinique renferme encore bien des obscurités. — C'est une raison pour ne pas en négliger une seule partie.

Parfois aucun phénomène prodromique ne trahit le développement de l'abcès.

Dans d'autres cas, les troubles observés ne sont pas de nature à faire soupçonner une affection du foie :

Ainsi on trouve que (5 fois seulement sur 143, Rouis), des fièvres irrégulières, intermittentes, avec poussées très inégales, sont les seuls symptômes observés au début.

Un peu plus souvent (14 cas sur 142), on observe des troubles gastro-intestinaux simples.

D'autres fois, et ceci est extrêmement fréquent, c'est l'appareil sym-

ptomatique si douloureux d'une dysenterie intense qui masque complètement les troubles sourds et profonds du début de l'hépatite.

Enfin dans le tiers ou la moitié des cas, on observe des phénomènes prodromiques précieux. Ce sont des troubles digestifs résumés
par un embarras gastro-intestinal bilieux dont vomissements et diarrhée sont les deux termes principaux.

Après des modes de début si différents, tantôt l'affection se déclare assez franchement et assez vite tantôt l'évolution est plus
lente ; la maladie présente des périodes de rémission qui laissent
espérer que les craintes éprouvées relativement à l'hépatite ne se jus-
tifieront pas ; puis un jour, il n'y a plus de doute possible, l'abcès
est formé.

La *douleur hépatique* en est le premier symptôme, et un des
plus importants ; d'abord sourde, profonde, s'accompagnant d'un
sentiment d'oppression, elle augmente en général et se localise
mieux, à mesure que l'affection se rapproche davantage de la surface
du parenchyme hépatique. C'est un symptôme presque constant ; il
existe 85 fois sur 100. (Rouis.) — Dans un petit nombre de cas, 15
pour 100, des irradiations douloureuses se font sentir au creux épigastrique, ou vers l'épaule droite. Les irradiations scapulaires sont
surtout fréquentes dans les abcès de la face convexe. (Annesley.)

L'augmentation de volume du foie vient encore attirer l'attention
du clinicien du côté de cet organe. La palpation lui fait reconnaître
que le foie déborde les fausses côtes ; la percussion lui indique le
refoulement du poumon et l'augmentation des lignes de matité hépatique. On peut encore considérer cette augmentation du foie comme
un signe important ; elle est fréquemment observée : près de 3 fois
sur 4. Ajoutons qu'elle s'accompagne rarement d'ictère. — Le foie
peut d'ailleurs non seulement être *augmenté de volume*, mais encore
déformé, alors que le foyer purulent atteint des dimensions considérables.

Si l'abcès siège à la face convexe et se développe du côté de la
plèvre et du poumon, on observe de la gêne de la respiration, et
l'examen de la poitrine, révèle, dans un certain nombre de cas, l'existence d'une pleurésie ou d'une pleuro-pneumonie ; toutefois il est
juste de faire remarquer que souvent l'interprétation des phénomènes stéthoscopiques est des plus difficiles.

L'abcès complètement établi, il est bien rare que les troubles gastro-intestinaux signalés plus haut n'aient pas pris une intensité plus grande, et que la *fièvre* ne se soit pas développée. Les types de ce processus fébrile sont d'ailleurs variables ; parfois l'élévation de la température est à peine marquée ; ailleurs on aura la courbe irrégulière d'une fièvre intermittente sans type réglé ; enfin, du fait de la suppuration, on a observé une fièvre rémittente avec élévation vespérale et sueurs profuses. On a noté (Parkes, Brouardel) la diminution de l'urine et de l'urée comme dans d'autres affections du foie.

L'état général se ressent des atteintes du paludisme et le visage présente parfois, d'après Dutrouleau, une *pâleur ictérique.*

La *suppuration*, nous l'avons dit, peut survenir assez rapidement, du huitième au douzième jour ; quelquefois elle tarde beaucoup et ne se produit qu'à longue échéance, après les rémissions trompeuses dont nous avons parlé.

Si nous en croyons la statistique de Rouis, dans près des deux tiers des cas, 96 sur 162, l'abcès reste enfermé dans le parenchyme hépatique ; dans un certain nombre de faits, il s'ouvre au dehors. Cette tendance se manifeste ordinairement au bout de trois à quatre semaines, quelquefois beaucoup plus tard.

L'*ouverture* des abcès du foie se fait en premier lieu du *côté de la paroi abdominale*, à la région épigastrique, c'est le cas le plus fréquent (15 sur 17, Rouis), ou bien encore vers les derniers espaces intercostaux : 3 sur 17. — La saillie de la paroi abdominale devient de plus en plus accusée ; bientôt elle rougit, s'œdématie ; l'abcès se vide au dehors. C'est évidemment la seule voie chirurgicale.

Ce n'est pas la seule que puisse suivre le pus. On a vu des fusées purulentes s'ouvrir vers l'aisselle (Potel), le dos (Miller), au pli de l'aine, vers les vertèbres lombaires et jusqu'à la partie interne de la cuisse.

En second lieu, le kyste proéminant à la partie supérieure peut s'ouvrir à travers le diaphragme, d'abord dans *la plèvre diaphragmatique droite*, puis ultérieurement se vider par les bronches. L'ouverture peut encore s'effectuer *directement par les bronches ;* une *vomique* purulente survient brusquement dans les efforts de toux ou spontanément. Cette terminaison est fréquente, je puis ajouter qu'elle est généralement heureuse. Sur 39 guérisons citées par Rouis, 15 fois il s'était fait une ouverture bronchique. D'après le même auteur, c'est par ce mécanisme que la guérison s'effectuerait le plus rapidement. Mais si l'abcès du foie s'ouvre *dans le paren-chyme pulmonaire* au lieu de⁻e déverser dans les tuyaux bronchiques, on voit survenir de graves inflammations et même la gangrène du poumon : c'est donc, à l'inverse de la précédente, une ouverture grave.

L'ouverture dans le péricarde est tout à fait exceptionnelle.

Au lieu du thorax et plus rarement, d'ailleurs, on peut voir l'ouverture se faire du côté de la cavité abdominale.

L'ouverture péritonéale serait la plus fréquente des ouvertures dans les séreuses (14 sur 26); fort heureusement elle est assez souvent précédée d'adhérences pour ne pas être immédiatement mortelle. — La collection se vide dans un sac enkysté qui peut lui-même se faire jour à l'ombilic; mais ces suppurations enkystées du péritoine n'en sont pas moins graves, car elles s'éternisent et amènent souvent mort par épuisement. Une chirurgie plus entreprenante modifiera sans doute ce pronostic dans l'avenir.

On a observé encore l'ouverture dans l'estomac (vomissement de pus); l'ouverture dans le côlon transverse (selle purulente).

La mort est la plus fréquente terminaison de l'abcès du foie; elle survient 4 fois sur 5 : 162 morts pour 203 cas; les abcès du foie compliqués de dysenterie ou d'accidents paludiques présentent la mortalité la plus élevée. La mort arrive en général au bout de deux mois. — Si au contraire la maladie évolue bien, sa durée est des plus variables, depuis quinze jours jusqu'à un an et plus. Les statistiques de Rouis indiquent comme durée moyenne, en cas d'ouverture abdomino-thoracique, cent quarante jours environ.

Diagnostic. — Ce que nous venons de dire de la marche et de l'évolution des abcès du foie, montre assez combien le diagnostic est difficile dans certains cas, et avec quel soin le chirurgien doit rechercher les moindres manifestations hépatiques chez les sujets qui ont été exposées à ces affections par suite de leur séjour dans les pays chauds.

On peut confondre l'abcès du foie avec la congestion hépatique, surtout la congestion active, qui présente, elle aussi, la douleur hépatique, l'augmentation de volume du foie, les troubles gastriques, mais qui s'accompagne souvent d'ictère, lequel fait presque toujours défaut dans l'abcès du foie. De plus, si le foie est augmenté de volume dans la congestion il n'est pas déformé; enfin, les troubles pleuro-pulmonaires sont plus rares.

Les kystes hydatiques du foie se rapprochent beaucoup des abcès du foie, mais tant qu'ils ne suppurent pas, les phénomènes fébriles manquent ou sont moins marqués.

Le diagnostic doit encore être fait avec ces hépatalgies vagues, coliques hépatiques imparfaites survenant par poussées; mais les conditions étiologiques, et l'examen du foie tranchent facilement la question. Des gastrites, des pleurésies diaphragmatiques, des affections pulmonaires, dans quelques cas rares et complexes, sont fort difficiles à-séparer des gros abcès du foie. Ce sont là des points médicaux que nous devons signaler sans nous y arrêter.

Un moyen de diagnostic qu'on ne doit pas négliger nous est offert par la ponction aspiratrice au moyen d'aiguilles fines. Il ne faut pas craindre, lorsque les antécédents du malade et des troubles locaux et généraux font penser à un abcès du foie, de pratiquer ces ponctions et de les répéter plusieurs fois en pénétrant le parenchyme hépatique dans différentes directions. ·

Pronostic. — Il est excessivement grave, puisque la mort survient 4 fois sur 5, et que la guérison est toujours longue. Nous avons déjà vu qu'il était un peu moins sérieux, lorsqu'il n'y avait pas, en même temps, de graves lésions dysentériques et paludiques; la question de l'intoxication miasmatique est donc une des plus importantes pour établir sûrement le pronostic de cette affection. Les abcès qui restent enfermés dans le parenchyme du foie, sont particulièrement graves. L'infection purulente ou l'infection putride en sont la conséquence pour ainsi dire forcée.

Traitement. — Le traitement médical est toujours de règle au début. Le sulfate de quinine, le quinquina à haute dose, l'alcool sont indiqués en tous temps. Avant la formation de l'abcès on aura recours aux purgatifs légers, à la rhubarbe, aux vésicatoires sur la région du foie. Lorsque l'abcès est formé, l'intervention chirurgicale s'impose, elle peut s'exécuter de différentes manières.

Les ponctions aspiratrices, même pratiquées avec un trocart assez volumineux sont généralement insuffisantes.

Il vaut mieux ouvrir largement le foyer. La méthode de Récamier, — ouverture après application de caustiques destinés à créer des adhérences entre les feuillets pariétal et viscéral du péritoine — pourrait trouver ici son application.

La pratique des chirurgiens anglais dans l'Inde (Stromeyer, Litle et Ayme) a fait voir que ces précautions mêmes étaient superflues.

L'incision franche de la paroi abdominale et l'ouverture de l'abcès sans autre précaution que l'application des procédés antiseptiques avant, pendant et après l'opération, suffit parfaitement.

CHAPITRE II

KYSTES HYDATIQUES DU FOIE.

Nous ne décrirons, dans ce chapitre, que les points chirurgicaux les plus intéressants de l'histoire des kystes hydatiques ordinaires du foie, et nous laisserons complètement de côté cette variété rare de kystes hydatiques, dits *kystes hydatiques alvéolaires* dont on n'a rencontré jusqu'ici qu'un très petit nombre d'exemples.

Étiologie. — Les kystes hydatiques du foie, sont particulièrement fréquents en Islande : les statistiques de Finsen nous donnent la proportion énorme d'un cas pour 43 habitants. Si l'on réfléchit au nombre considérable de chiens qui existent dans ce pays, 20 000 pour 70 000 âmes, on retiendra ce premier fait capital en étiologie : *l'influence de l'habitation avec les chiens,* sur laquelle beaucoup d'observateurs ont insisté. L'affection est plus fréquente dans l'intérieur de l'île que sur les bords.

Les kystes hydatiques sont rares aux États-Unis, en Égypte, dans les Indes. On les observe assez rarement aussi en France, plus fréquemment en Allemagne et en Angleterre. Dans ce dernier pays les pauvres y sont plus sujets que les riches.

Les kystes hydatiques se développent surtout de 20 à 40 ans, plus souvent chez les femmes que chez les hommes, 120 femmes pour 56 hommes, statistique de Finsen. La vie sédentaire, le rôle intérieur de la femme qui la mettent plus en rapport avec les animaux domestiques, rendent compte de ces différences.

Anatomie pathologique. Formation du kyste hydatique. —Rappelons en quelques mots la filiation pathologique d'un kyste hydatique : — Les œufs du tœnia echinococcus du chien mis en liberté au voisinage de végétaux sont ingérés par l'homme avec ces végétaux eux-mêmes. Leur paroi épaisse se dissout au contact des sucs digestifs, et l'embryon hexacanthe renfermé dans l'œuf, se trouve ainsi mis en liberté. Les petites dimensions de ce protoscolex du tœnia echinococcus lui permettent de cheminer sans doute en suivant les radicules de la veine porte et d'être ainsi transporté jusque dans le parenchyme hépatique où il se fixe; il s'entoure d'une paroi externe, le *kyste est constitué*. L'irritation produite par ce corps étranger dans le tissu du foie amène la formation d'une membrane conjonctive, fibroïde, peu adhérente à la paroi du kyste, *membrane adventive*.

La paroi propre est formée de 2 couches : une extérieure *secrétée*, une interne *germinative, fertile*.

Elle se présente avec des caractères très particuliers ; elle est blanche comme de l'albumine cuite et semble formée de plusieurs couches stratifiées comme les feuillets d'un livre. Ces couches sont amorphes, non vasculaires; aucun élément figuré n'entre dans leur texture.

De la face interne granuleuse se détachent des vésicules filles, poches hydatiques transparentes, d'abord sessiles, puis pédiculées, puis enfin libres dans la cavité du kyste. Ces vésicules filles peuvent être *acéphalocystes*, ou bien ce sont de vrais échinocoques avec une tête, des ventouses et des crochets.

. Le kyste est rempli par du liquide transparent comme de l'eau de roche, dans lequel nagent les poches hydatiques et leurs débris, crochets, etc.... Ce liquide est dépourvu d'albumine tant que les hydatides sont vivantes ; lorsqu'elles meurent, le liquide devient albumineux.

· Il ne se présente pas d'ailleurs toujours avec ces caractères simples, primitifs, et offre des modifications nombreuses, allant jusqu'à la coagulation, l'aspect gélatineux, la transformation calcaire; l'épanchement d'une quantité variable de sang, la transformation graisseuse, caséeuse ou purulente ont été observées, tandis que les parois s'infiltrent de sels calcaires et semblent même s'ossifier.

Les kystes hydatiques du foie sont généralement uniques; leur volume varie beaucoup, depuis le volume du poing jusqu'à la dimension d'une tête d'adulte; on en a vu qui allaient de la 5e côte à la crête iliaque. La tumeur est assez régulièrement sphérique au

début, plus ou moins allongée ou déformée plus tard ; tantôt elle
siège à la face convexe, se développant du côté de la plèvre, plus
souvent peut-être elle occupe la face inférieure avec développement
du côté de la cavité péritonéale. Les viscères voisins peuvent être
comprimés ; le kyste peut y adhérer ; il peut même s'y ouvrir ; nous
étudierons ces ouvertures avec les symptômes.

Symptômes. — Il y a des kystes hydatiques, surtout des kystes
centraux qui persistent toute la vie sans donner lieu à aucun symptôme appréciable ; on ne les découvre que par hasard à l'autopsie.

Parfois, après un début silencieux, on est amené par quelques
signes à soupçonner la présence d'un kyste hydatique dans le foie,
tels sont : la *douleur dans l'épaule droite*, surtout marquée lorsque
le kyste occupe la face convexe du foie, le *dégoût des matières
grasses* (Dieulafoy), l'apparition répétée *d'éruptions d'urticaire*
même en dehors de toute ponction, enfin l'existence d'une *pleurésie
secondaire sèche* ou avec épanchement, comme on en voit souvent
à la suite d'un certain nombre de tumeurs du foie, de la rate ou
du rein.

A côté de ces symptômes, il convient de placer des *troubles digestifs mal définis*, dyspepsie, inégalités d'appétit, etc., puis des troubles
plus directement liés à l'affection hépatique, sensations de tiraille-
ment, de pesanteur dans l'hypochondre droit, au creux épigastrique.

Trousseau et Davaine signalent encore de la tendance aux hémorrhagies, épistaxis, ménorrhagies et même à la gangrène ; ce sont des
faits rares ; il faut être prévenu de leur possibilité. Le plus souvent
le malade ne vient consulter que lorsque la tumeur existe.

On constate alors une *saillie* plus ou moins volumineuse, qui
s'élève et s'abaisse avec le diaphragme dans les *mouvements* respiratoires.

Cette tumeur tantôt saillante au creux épigastrique, tantôt dé-
formant dans l'hypochondre droit les derniers espaces intercostaux,
tantôt enfin présentant des formes anormales, d'ailleurs extrêmement
variées, est lisse, uniforme, résistante, indolore en général. Parfois
il y a plutôt *voussure* que tumeur.

La percussion donne une matité complète qui se continue sans
interruption en général avec celle du foie et se prolonge dans certains cas jusqu'à celle de la rate.

Elle fournit exceptionnellement un signe particulier : *le frémissement hydatique* dû au choc des vésicules entre elles.

L'ascite et l'ictère s'observent rarement dans les kystes hydatiques ordinaires à moins de complications : compression de la veine porte, des canaux biliaires. — La circulation des veines portes accessoires, peut se développer et devenir visible dans la paroi abdominale.

Après un temps assez long, le kyste proémine généralement davantage; il tend à s'ouvrir, et des symptômes particuliers viennent s'ajouter aux précédents ou même les modifier profondément.

Les kystes de la face convexe du foie se portent naturellement vers le *thorax* et s'y ouvrent 39 fois sur 81 (Frerichs, Davaine) soit dans la cavité pleurale (assez rare), soit directement dans les bronches. Ainsi se produit une vomique séro-purulente dans laquelle on retrouve les débris des poches hydatiques. — La fistule bronchique qui est la conséquence de cet état, peut amener la guérison; mais on voit survenir assez souvent de la gangrène pulmonaire, des hémoptysies, etc.

A peu près aussi souvent, 41 fois sur 81, on observe *l'ouverture abdominale*. — L'ouverture dans l'estomac et l'intestin (32 fois), est précédée de la formation d'adhérences quelquefois insuffisantes; une vive douleur indique la rupture du kyste qui se vide dans le tube digestif. La guérison survient fréquemment, 27 fois sur 32 (Letourneur), lorsque le contenu du kyste passe dans l'intestin; par contre l'ouverture stomacale, rare d'ailleurs, est presque toujours très grave. L'examen des vomissements et des selles permettra de reconnaître les débris hydatiques. Dix fois sur 41 ouvertures abdominales, le kyste hydatique envahit la cavité péritonéale : cette rupture ne donne pas toujours lieu à une péritonite mortelle; on a cité un certain nombre de guérisons; mais alors le contenu du kyste n'était pas modifié; il se présentait avec sa limpidité habituelle. La péritonite suraiguë serait la conséquence de la rupture d'un kyste suppuré. — Le déversement dans le péritoine d'un kyste à contenu limpide non altéré a provoqué dans quelques cas des éruptions *ortiées* de même nature que celles qui ont été déjà rapportées. (Dieulafoy.)

Dans un certain nombre de cas, à la suite de l'usure de quelque vaisseau biliaire, la bile s'épanche dans l'intérieur du kyste; c'est généralement un heureux accident; les hydatides meurent rapidement, le contenu du kyste se transforme, et la guérison peut être obtenue. L'ouverture des canaux biliaires est-elle assez considérable? On peut voir des poches hydatiques ou des débris de même nature s'engager dans leurs cavités et produire de véritables coliques hépatiques : on a encore observé la compression des gros canaux biliaires et l'ictère chronique par rétention avec ses graves conséquences.

Exceptionnellement on a vu des kystes hydatiques s'ouvrir dans le péricarde, la veine cave; l'ouverture spontanée à travers la paroi abdominale n'est pas moins rare.

Enfin on ne doit pas oublier que le tiers environ des kystes hydatiques guérissent spontanément, n'atteignent jamais un volume considérable, et que même bon nombre de kystes de cette catégorie ne donnent lieu à aucun symptôme.

La marche normale et régulière des kystes hydatiques peut d'ailleurs être interrompue par quelques complications.

La plus fréquente est la *suppuration* du kyste; cette suppuration succède à l'ouverture du kyste le plus souvent, que cette ouverture soit spontanée ou qu'elle soit artificielle (emploi d'un trocart trop volumineux, ou d'un instrument insuffisamment nettoyé); elle survient aussi spontanément : sous des influences mal connues, le kyste se transforme en un abcès du foie; des phénomènes généraux fébriles, frissons, sueurs, troubles gastriques, parfois même un facies spécial indiquent au chirurgien qu'un abcès se forme dans l'économie; les phénomènes locaux le guident vers le foie.

Ces inflammations du kyste dans quelques cas rares s'étendent d'ailleurs à des veines volumineuses avoisinantes, et y produisent de la phlébite, d'où infection purulente.

Diagnostic. — Nous avons vu combien le diagnostic des kystes hydatiques était difficile, pour ne pas dire impossible à poser au début, et nous nous sommes suffisamment étendus sur ce sujet à propos des symptômes pour n'avoir pas à y revenir ici.

Supposons donc le cas d'une tumeur nettement constituée et très apparente, le chirurgien doit d'abord reconnaître si la tumeur appartient bien au foie. — Cette question n'est pas toujours aussi facile à trancher qu'on pourrait le croire au premier abord; la variété et la multiplicité des formes du kyste hydatique nous le laissent facilement comprendre. Une percussion attentive, la palpation abdominale, le développement du flanc droit permettront facilement de dire que la rate n'est pas le siège de cette affection; les commémoratifs rénaux, l'exploration de la région lombaire, l'examen des urines permettront de juger si le rein ne doit pas être incriminé ; le toucher vaginal et rectal combinés aux deux explorations précédentes feront reconnaître l'intégrité des organes génitaux internes chez la femme ; en procédant par élimination dans les cas difficiles dont nous parlons en ce moment, on arrivera donc à conclure que la tumeur est une tumeur hépatique, surtout si le développement de l'hypochondre droit, la percussion du foie, les mouvements de la tumeur avec la respiration, la palpation de l'abdomen fournissent ensemble des signes concordants.

Lorsqu'on aura reconnu ainsi que le foie est bien le siège de la tumeur, reste à savoir à quelle affection l'on a affaire. Les commémoratifs, les symptômes concomitants, l'examen du sang, l'exploration de la rate, permettront d'éliminer le foie volumineux de la cachexie paludéenne, des leucocythémiques. L'hypertrophie générale du foie, son aspect lisse, l'ictère feront penser à la cirrhose hypertrophique. L'évolution rapide, la cachexie, la sensation des nodosités, des cupules indurées à la surface du foie, l'ictère, l'ascite caractérisent le cancer.

Après avoir éliminé toutes ces tumeurs, on est donc en droit de conclure à la possibilité d'un kyste hydatique, principalement si la tumeur a évolué lentement sans grande altération de l'état général et si la palpation fait soupçonner l'existence de liquide dans la tumeur. — Si le diagnostic est encore incertain la ponction explorative avec une aiguille un peu fine éclairera définitivement le chirurgien. — Enfin émus des dangers de ces ponctions, craignant les péritonites partielles et les adhérences si dangereuses pour le chirurgien qui pratique la laparotomie, on a conseillé et pratiqué surtout à l'étranger dans les cas douteux la laparotomie exploratrice d'emblée. Cette opération ne semble pas encore entrée complètement dans les mœurs chirurgicales françaises ; elle ne nous paraît pas pouvoir être mise en parallèle avec l'innocuité d'une ponction aspiratrice faite avec une aiguille un peu fine ; cependant les résultats fort remarquables obtenus à l'étranger, en Angleterre et en Allemagne imposent aujourd'hui une certaine réserve lorsqu'il s'agit de juger cette question encore à l'étude.

Au lieu de se présenter sous cette forme de tumeur abdominale le kyste hydatique peut simuler un épanchement pleural ; le diagnostic est alors parfois bien difficile; des erreurs ont été fréquemment commises. La déformation est généralement plus considérable quand il s'agit de kystes hydatiques qu'elle ne le serait pour un épanchement pleural de ce volume. On n'oubliera pas cependant la possibilité de pleurésies secondaires, d'inflammations de voisinage du poumon et des plèvres, cas très difficiles où l'on a souvent bien de la peine à faire la part de chaque affection; ici encore la ponction exploratrice joue un grand rôle.

Pronostic. — Le pronostic des kystes hydatiques malgré la possibilité de guérison spontanée, d'état stationnaire ou même régressif et cela dans une forte proportion, 1/3 des cas, ce pronostic, disons-nous, est encore très sérieux, et le danger de certaines ouvertures spontanées dans la plèvre, le péritoine, les veines, les canaux biliaires appellent une intervention active faite de bonne heure.

Traitement. — Le traitement chirurgical est le seul qui permette dans une certaine mesure de prévenir ces ouvertures dangereuses en amenant l'évacuation du contenu du kyste. Quatre méthodes méritent de nous arrêter : 1° la *ponction aspiratrice* avec une aiguille assez fine; Dieulafoy se sert de l'aiguille n° 2 dont le diamètre est de 1ᵐᵐ 1/3. Évacuation aussi complète que possible de la poche. Ponction répétée autant de fois que cela sera nécessaire en n'attendant jamais que la poche ait repris ses dimensions précédentes. Cette méthode a donné des résultats; on a même cité des cas de guérison après une seule ponction. Mais l'état stationnaire, l'accroissement, ou la suppuration du kyste sont plutôt la règle.

2° La ponction au moyen d'un gros trocart, préconisée par Boinet, adoptée par Verneuil, qui recommande de glisser par le canal du trocart une sonde en caoutchouc vulcanisé, jusque dans le kyste et de la laisser en place; cette ponction est certainement préférable. Elle permet de faire dans la poche des lavages antiseptiques. Mais ceux-ci sont souvent insuffisants; les poches secondaires sortent mal; la mortalité serait par cette méthode de 25 pour 100. (Rendu.)

3° La méthode des caustiques imaginée par Récamier a longtemps paru être le dernier mot de la thérapeutique des kystes hydatiques. Arriver sur le kyste au moyen d'applications successives de pâtes caustiques, mettait bien à l'abri de l'ouverture du péritoine.

4° On semble pourtant incliner de nos jours vers l'incision et l'excision simples du kyste par la laparotomie. Les résultats obtenus par cette méthode en Angleterre, les succès qu'elle a donnés plus récemment chez nous entre les mains de plusieurs chirurgiens (*Soc. de chir.*, 1885), les lenteurs et les dangers des autres méthodes, plaident assez fortement en sa faveur. Après la laparotomie, le kyste est isolé des parties voisines, attiré au dehors, autant que possible, et réséqué. Ce qui en reste soigneusement vidé et gratté à sa face interne est fixé à l'ouverture abdominale.

CHAPITRE III

LITHIASE BILIAIRE.

Une des lésions les plus communes de l'organisme humain, la lithiase biliaire est aussi une des plus méconnues, soit qu'elle existe à l'état latent sans provoquer d'accidents comme cela s'observe principalement chez les veillards, soit que la diversité des symptômes qu'elle présente puisse donner le change au praticien.

Son étude restée longtemps médicale est entrée depuis ces dernières années dans une voie nouvelle qui a conduit le chirurgien à l'ouverture de la vésicule biliaire et même à son ablation ; il doit donc connaître les conditions dans lesquelles il est appelé à intervenir. Nous ne ferons que rappeler très brièvement pour mémoire les autres particularités de son histoire.

Anatomie pathologique. — Les calculs biliaires sont des concrétions formées aux dépens des divers éléments entrant normalement dans la composition de la bile.

On les rencontre dans toute l'étendue des voies biliaires ; leur vrai siège est la vésicule biliaire. Ils sont en général nombreux, de 5 à 30 en moyenne ; on en a compté jusqu'à 2000 et 7000. Ils sont taillés à facettes par pression quand ils sont multiples, ce qui est le cas le plus fréquent. Leur couleur habituelle est brun verdâtre ou grise, blanche seulement quand ils sont formés de cholestérine pure. A la coupe on trouve le plus souvent un noyau central plus dur, quelquefois fendillé, puis une zone moyenne radiée et enfin une écorce ; leur légèreté est remarquable.

Leur composition chimique donne par ordre de fréquence : choles-térine 70 à 80 pour 100, une certaine quantité de pigment biliaire, très peu de sels biliaires, beaucoup de sels de chaux.

Lésions résultant de la lithiase biliaire. — Lorsque la lithiase biliaire ne se traduit par aucun symptôme, comme cela s'observe, surtout chez le vieillard, les lésions sont en général bornées à la vésicule biliaire.

Mais lorsque les calculs évoluent, on peut observer des lésions mul-tiples et diverses.

a. *Vésicule biliaire.* — Au début les calculs baignent dans la bile normale ; ils sont parfois enchatonnés dans des parois épaissies de la vésicule. Dans le cas *d'oblitération du canal cystique*, la bile se résorbe ; tantôt le catarrhe de la vésicule secrète abondamment, jus-qu'à plusieurs litres, un liquide souvent brunâtre qui dilate la vésicule au point de lui faire acquérir des dimensions énormes : volume d'une tête d'enfant, d'une tête d'adulte et même davantage ; tantôt les parois s'amincissent, se rétractent sur les calculs, se crétifient à leur sur-face interne et constituent ce que l'on appelle la *tumeur calculeuse.*

Le liquide fourni par le *catarrhe* de la vésicule subit, dans cer-tains cas, la transformation purulente : *empyème*, qui nécessite une intervention chirurgicale rapide.

b. *Foie. Canaux biliaires.* — Les conduits excréteurs de la bile sont épaissis, dilatés, et peuvent renfermer des calculs biliaires aussi bien hors du foie que dans son parenchyme. L'oblitération du canal cholédoque peut se produire ; la dilatation des voies biliaires devient alors considérable ; elle est suivie d'inflammation : *angiocholite, périangiocholite.* Ces inflammations suppurent : *abcès du foie* d'ori-gine biliaire ou, au contraire, se terminent par sclérose : *cirrhose biliaire, cirrhose hypertrophique;* la veine porte peut s'enflammer à leur voisinage : *pyléphlébite oblitérante* ou *suppurative;* enfin cette série de lésions aboutit parfois à la *dégénérescence aiguë* des cel-lules hépatiques, caractéristique de l'*ictère grave*, atrophie jaune aiguë du foie.

Les calculs peuvent s'ouvrir une voie anormale dans l'intestin, pro-voquer des perforations, des fistules principalement duodénales 56, coliques 9, gastriques 12 et quelques autres plus rares. (Statistique de Mossé.)—Le calcul peut amener l'obstruction de l'intestin ; —Mossé en rapporte 38 observations.

Enfin plus souvent encore l'évolution anormale du calcul s'effectue vers la peau, Denucé a rassemblé dans sa thèse d'agrégation, 144 cas de fistules cutanées biliaires. Ce chiffre ne donne pas une idée de la fréquence de l'affection, quoiqu'il soit déjà assez élevé.

Étiologie. — Les causes de la lithiase biliaire échappent le plus souvent; on a invoqué l'influence des passions tristes, de la vie sédentaire. — Au-dessus de tout cela, il y a surtout la prédisposition particulière qui se traduit par l'hérédité, la coexistence d'autres affections arthritiques : migraines, eczémas, accidents goutteux, rhumatismaux, et surtout lithiase urinaire. La lithiase biliaire s'observe plus fréquemment chez les femmes, surtout au voisinage de la vieillesse; on la voit encore chez les gros mangeurs, chez les sujets obèses qui font peu d'exercice.

Symptomatologie et complications. — Certains calculs ne trahissent leur existence par aucun symptôme.

D'autres sont expulsés par les voies naturelles, dans une évolution très douloureuse : lorsqu'un calcul vient à s'engager dans un des canaux excréteurs de la bile, canal cystique, canal cholédoque, son contact détermine un accès douloureux extrêmement violent : la *colique hépatique*. Ces accès surviennent sans fièvre, brusquement, après le repas en général; une douleur extrêmement vive partant du foie (point cystique) s'irradie vers le creux de l'estomac (point épigastrique), vers le membre supérieur droit (point scapulaire de Budd); la douleur est lancinante pongitive, continue, bien que plus marquée par instants, elle peut présenter des irradiations anormales, s'accompagner de phénomènes nerveux, même de convulsions épileptiformes du côté droit. (Duparcque.) En même temps surviennent des nausées, des vomissements d'abord alimentaires, puis glaireux, puis bilieux. L'accès cesse en général brusquement; sa terminaison est souvent marquée par l'émission d'urines nerveuses. — On a encore observé de la congestion pulmonaire du côté droit, de l'insuffisance tricuspide passagère. (Potain.)

L'examen attentif des selles, quelquefois des vomissements permettra de reconnaître le corps du délit.

Si le calcul oblitère momentanément le canal cholédoque par un *ictère* passager se produit. Le chirurgien n'a point à intervenir ici. Toutefois les accès sont parfois si douloureux et si répétés, que l'on est en droit de craindre la rupture des canaux par un calcul très volumineux, ou bien encore des accidents graves : lipothymie et syncope pouvant aller jusqu'à la mort subite. Dans ces cas particuliers, l'intervention chirurgicale peut être discutée.

Mais à côté de ces faits à évolution naturelle, il en est d'autres où la présence des calculs s'accompagne de phénomènes décrits sous le nom d'*accidents et complications de la lithiase biliaire*. Ce sont ceux-là qui nécessitent l'intervention du chirurgien.

Les complications vraiment chirurgicales s'appellent :

1° Phlegmon et fistules biliaires cutanées ;

2° Accidents du côté de la vésicule ;

3° Accidents d'oblitération du canal cholédoque ;

4° Quelquefois encore, accidents intestinaux.

La présence de calculs dans la vésicule biliaire donne lieu souvent à une inflammation de voisinage, qui après et même avant la perforation du réservoir aboutit à la formation d'un phlegmon : *Phlegmon biliaire*. L'ouverture du *phlegmon biliaire* se fait quelquefois directement à la peau ; mais souvent il existe une cavité intermédiaire, péritonéale, limitée par des adhérences ; — L'ouverture spontanée se rapproche d'autant plus de l'ombilic que la vésicule était plus distendue. — On a vu d'ailleurs des phlegmons biliaires ouverts dans des régions très éloignées, aine, fosse iliaque, épigastre, région lombaire.

Les phénomènes locaux de tout phlegmon s'accompagnent ici des troubles de péritonite localisée aboutissant à la formation des adhérences. — Il ne faudrait pas croire d'ailleurs que l'issue des calculs et de la bile suive immédiatement l'ouverture spontanée ou chirurgicale. Ce phénomène ne se produit souvent que plusieurs jours ou plusieurs semaines après l'ouverture.

Il en résulte alors une *fistule biliaire cutanée* qui ne se fermera définitivement que lorsque tous les calculs auront été expulsés. L'exploration de ces trajets fistuleux doit toujours être faite avec une prudence extrême ; des accidents mortels ont été la conséquence d'explorations délicates faites par des mains habiles.

2° *Accidents du côté de la vésicule.* — Le canal cholédoque étant perméable, des accidents limités à la vésicule peuvent être observés ; le canal cystique est alors oblitéré dans le plus grand nombre de faits. — Les symptômes sont d'ailleurs plus redoutables encore lorsque la bile continue d'arriver dans la vésicule.

A côté des tumeurs dures formées par le dépôt de couches calcaires à la surface des parois d'une vésicule rétractée sur les calculs qu'elle renferme, *tumeur calculeuse*, on voit dans d'autres circonstances la vésicule prendre des dimensions énormes, se distendre par. hypersécrétion catarrhale de ses glandes. — C'est *l'hydropisie de la vésicule biliaire*. — Les archives de Virchow ne mentionnent-elles pas un cas d'Erdmann dans lequel la vésicule contenait 60 à 80 livres de liquide?

La tumeur formée par la vésicule ainsi distendue est mobile avec le foie et son point culminant qui fait saillie sous le dernier cartilage costal, se déplace suivant une ligne diagonale très importante pour les auteurs anglais, obliquement tirée de l'ombilic à l'extrémité du dernier cartilage costal.

La sérosité qu'elle renferme est au début, fluide ou d'un vert pâle; mais ses caractères se modifient à la longue, et-la transformation purulente, annoncée extérieurement par des phénomènes généraux et locaux graves, s'observe dans un certain nombre de cas : *empyème de la vésicule*.

La *rupture* de la vésicule biliaire dans le péritoine a été observée ; plus rarement ce sont les canaux qui se déchirent, soit dans un choc. soit dans un effort, soit enfin au moment d'une colique hépatique. La conséquence immédiate de cet accident grave est le développement d'une *péritonite* mortelle. Bientôt peut-être serons-nous à même de traiter heureusement cette grave complication par la laparotomie.

Les *perforations* spontanées de la vésicule sont surtout des accidents observés par le médecin ; lorsqu'elles font communiquer la vésicule avec une partie quelconque du tube digestif, *fistules internes*, ces perforations rétablissent fort heureusement par une voie détournée le cours de la bile parfois interrompu.

C'est une indication précieuse que le chirurgien sera sans doute appelé à réaliser artificiellement.

3° *Accidents tenant à l'oblitération du canal cholédoque*. — La bile sans cesse produite par le foie ne pouvant plus s'écouler dans l'intestin dilate les canaux biliaires, et cette rétro-dilatation a pour conséquence le développement d'une cirrhose hypertrophique caractérisée comme toujours par l'ictère chronique, le développement du foie, la splénomégalie. Bientôt des accidents fébriles irréguliers, l'aggravation de l'état général, des phénomènes locaux douloureux indiquent l'inflammation des canaux biliaires, *angiocholile*, *périangiocholile*, et l'affection se termine par le tableau symptomatique de l'*ictère grave.*

La vésicule distendue par la bile prend un développement plus considérable et l'exploration soignée de l'abdomen permet d'en délimiter les contours.

4° *Accidents intestinaux.* — Lorsqu'un calcul a franchi les voies biliaires tout n'est pas terminé, et on voit encore quelquefois survenir des accidents d'occlusion intestinale pour lesquels le chirurgien peut être appelé. Le commémoratif d'une crise récente de colique hépatique est le seul indice qui permette le diagnostic de cette cause d'obstruction. Avant d'intervenir chirurgicalement, on doit toujours recourir au traitement médical; la cessation spontanée des accidents a été notée dans le tiers des cas (Mossé).

Diagnostic. — Nous n'avons pas ici à faire le diagnostic médical de la lithiase biliaire; nous nous bornerons à indiquer les tumeurs abdominales que l'on a pu confondre avec les tumeurs de la vésicule biliaire. Rappelons d'abord qu'il est souvent utile d'ajouter aux procédés d'exploration extérieure que nous avons indiqués, la ponction et l'incision exploratrices.

La *ponction exploratrice,* bonne dans les cas où la vésicule est remplie de liquide, fournit peu de renseignements sur la présence des calculs; il est rare de les sentir et nous ne saurions souscrire à l'emploi du trocart comme stylet explorateur.

L'*incision exploratrice,* au contraire, journellement pratiquée par Lawson Tait, par Langenbuch, nous paraît une excellente opération fort recommandable et qui, du reste, entre de plus en plus dans les mœurs chirurgicales françaises. Son innocuité habituelle la justifie pleinement.

Lorsque la tumeur est petite, la confusion est possible avec l'abcès, le kyste hydatique, le cancer du foie, le cancer des voies biliaires.

Lorsqu'elle atteint des dimensions moyennes et s'étend jusqu'à la région ombilicale, on a pu prendre la vésicule biliaire dilatée pour les mêmes tumeurs du foie plus développées, pour des tumeurs de la paroi, de l'épiploon, de l'intestin, des reins.

Lorsque la tumeur occupe tout l'abdomen, le diagnostic différen-

tiel se pose avec les kystes ovariques, avéc certaines tumeurs utérines et pelviennes.

Il est rare qu'un examen attentif révélant, d'une part, tous les
caractères des tumeurs de la vésicule, et d'autre part, l'absence des
signes des autres tumeurs, il est rare, croyons-nous, qu'un examen
de ce genre ne permette pas le diagnostic. Mais le fait est possible,
et c'est dans ces cas que l'incision exploratrice rend réellement de
grands services.

Les commémoratifs, la ponction exploratrice serviront ensuite à
reconnaître quelle est la nature de cette tumeur de la vésicule. C'est
un renseignement que l'exploration directe elle-même n'est pas toujours capable de fournir.

Traitement. — Nous avons indiqué dans la symptomatologie les
cas de lithiase biliaire justiciables d'une intervention chirurgicale.

Dans les cas de phlegmon biliaire, cette intervention est souvent
fort simple et se borne à la simple ouverture de la cavité purulente.
— Les trajets fistuleux seront traités avec précaution, dilatés à
l'aide des tiges de laminaire et dans certains cas exceptionnels net-
toyés avec soin et détachés de la vésicule; cette opération, nous
l'avons vu plus haut, ne doit se faire que lorsque tout porte à croire
que la vésicule ne renferme plus de calcul.

Lorsque la vésicule est distendue par un épanchement simple
(hydropisie) ou purulent (empyème), il faut ouvrir la vésicule. Cette
opération porte le nom de cholécystotomie.

Cholécystotomie. — Proposée et étudiée soigneusement par Thu-
dieum en 1859, cette opération donne d'excellents résultats. Avec
les méthodes actuelles de pansement, l'opération doit être pratiquée
d'emblée, en un seul temps. L'incision à la paroi abdominale occupe
la ligne médiane, ou mieux le bord extérieur du muscle grand
droit de l'abdomen à partir du rebord des côtes et dans une étendue
de quatre à six centimètres environ ; elle serait agrandie au besoin.
On suture le plus souvent la vésicule aux lèvres de la plaie pariétale
avant de l'ouvrir. Le contenu étant évacuée, on explore avec soin la
cavité pour la débarrasser des calculs qu'elle pourrait renfermer ; au
besoin ces calculs sont broyés et extraits; la vésicule est lavée largement par des injections boriquées tièdes.

L'opération ainsi pratiquée donne de très bons résultats, la statistique de Denucé comportant 43 cas, donne une mortalité de

25 pour 100 ; Tait qui a fait 21 cholécystotomies n'a eu que deux
morts, dont une dans un cas de cancer du pancréas.

Le seul inconvénient de cette opération réside dans la création
d'une fistule biliaire ; mais cette fistule se ferme souvent d'elle-
même au bout d'un certain temps. Il est d'ailleurs des cas d'oblitération du canal cholédoque où la cholécystotomie est une opération
palliative comme la colotomie, et où elle amène une amélioration
momentanée qui sera fort appréciée des malades.

Von Winiwarter, avec une persévérance qui n'a eu d'égale que la
patience de la malade, est parvenu à rétablir le cours de la bile,
arrêtée par l'oblitération du canal cholédoque, en anastomosant la
vésicule à une portion de l'intestin. La malade a guéri après six
interventions successives. Cette méthode trouvera peut-être des partisans dans certains cas.

Cholécystectomie. — Frappé des inconvénients de la fistule biliaire,
des insuccès de la cholécystotomie en cas de tumeur calculeuse de
la vésicule, Langenbuch, s'appuyant d'autre part sur des expériences
antérieures, a proposé et pratiqué en 1882 l'extirpation de la
vésicule biliaire. La thèse de Denucé renferme un relevé de huit
opérations de ce genre ; cinq appartiennent à Langenbuch, une à Cour-
voisier, deux à Thiriar ; sur ces huit cas, il y a eu deux morts, dont
une de cancer.

Les deux opérations ont donc chacune des indications spéciales ;
toutes deux méritent d'être connues et pratiquées dans les limites
déjà larges que nous leur avons assignées.

CHAPITRE IV

TUMEURS DE LA VÉSICULE BILIAIRE.

En dehors des tumeurs liées à la lithiase biliaire, on est en droit
de dire que les néoplasmes de la vésicule sont presque toujours
des tumeurs malignes. Avec celles-ci coexistent d'ailleurs constamment des calculs biliaires. Souvent secondaires et propagées, elles
sont cependant parfois primitives, et appartiennent, soit aux variétés
du carcinome, soit à l'épithélioma cylindrique. Tantôt le cancer est
infiltré, tantôt il est bourgeonnant ; la forme villeuse est assez fré-

quente; enfin le foie est toujours envahi de très bonne heure ainsi que les ganglions.

Les cancers de la vésicule sont donc peu justifiables de la cholé-cystectomie, sauf peut-être tout à fait au début. La douleur et l'ictère, joints à la cachexie sont les meilleurs signes de l'affection; la tumeur est petite, difficile à percevoir, rarement rapportée à sa véritable origine.

CINQUIÈME PARTIE

LÉSIONS VITALES ET ORGANIQUES DE LA RATE.

CHAPITRE PREMIER

ABCÈS DE LA RATE.

Le parenchyme de la rate comme celui du foie est le siège de suppurations assez diverses : abcès métastatiques, splénite diffuse de Cornil et Ranvier, vrais abcès chirurgicaux.

Les *abcès métastatiques* sont assez rares et peu nombreux à la rate; leur volume varie d'une tête d'épingle au volume d'une noi-sette. Comme ceux du foie, ils sont précédés d'un infarctus brunâtre dont la base est, en général, à la périphérie, contre la capsule; aussi observe-t-on souvent de la périsplénite et même de la péritonite sup-purative.

L'infiltration de tout le parenchyme splénique par la suppuration, constitue la *splénite diffuse*, véritable phlegmon diffus de la rate, quelquefois nommé gangrène splénique. — Cette forme, très rare et très grave, intéresse plus les médecins que les chirurgiens.

Les *vrais abcès chirurgicaux* de la rate se développent tantôt sous des influences inconnues, tantôt, c'est le cas le plus fréquent, à la suite de l'infection paludéenne ou de la fièvre typhoïde. — On en a

vu succéder aux traumatismes, contusions et ruptures de la rate,
fractures de côtes. Suivant Jeannel (*Dictionnaire* de Jaccoud), la sple-
nite traumatique est rare. Enfin, ils surviennent encore à la suite de
refroidissement, de surmenage, de marches forcées. Un séjour
antérieur dans les pays paludéens constitue évidemment une prédisposition importante, un commémoratif à rechercher.

Anatomie pathologique. — Les grands abcès de la rate dont
nous nous occuperons exclusivement, sont tantôt uniques, tantôt
multiples. En général, les abcès multiples ne tardent pas à se vider
les uns dans les autres et à transformer le parenchyme splénique
en une cavité à loges purulentes. Le tissu avoisinant s'épaissit ; quelquefois, surtout au début, il est grisâtre, plus friable qu'à l'ordinaire.
(Jeannel.) Lorsque l'abcès est ancien, le tissu se sclérose, se confond
avec la capsule, constitue une enveloppe résistante qui peut, à la
longue, adhérer aux organes voisins et préparer ainsi des ouvertures
viscérales ou pariétales. — Le volume des abcès de la rate n'est pas
toujours très considérable, mais on en a vu qui contenaient une quantité énorme de liquide.

On trouve généralement dans la cavité de l'abcès, plus ou moins
tapissée par une membrane pyogénique, des débris de la capsule
fibreuse dont les cloisons et trabécules accompagnent les vaisseaux
dans le parenchyme splénique.

Le pus est jaune, rougeâtre, parfois lie de vin.

Les collections purulentes enkystées périspléniques sont parfois la
conséquence des abcès de la rate.

Symptomatologie. — On a trouvé à l'autopsie des abcès de la
rate qui étaient restés inaperçus pendant la vie ; c'est dire qu'ils ne
présentaient pas de symptômes bien marqués. — Cependant, dans
d'autres cas aussi, on a observé de la tuméfaction de la région splénique, de la voussure des derniers espaces intercostaux ; la palpation
de cette région de l'abdomen révélait une *rate volumineuse*, débordant les fausses côtes ; la percussion attentive en indiquait encore
mieux les limites.

Cette tuméfaction n'est pas toujours considérable, à moins qu'il
n'y ait, du fait du paludisme, une augmentation antérieure du volume
de la rate.

Celle-ci n'est pas seulement volumineuse, elle est *douloureuse*,
sinon spontanément, du moins à la pression, surtout s'il s'est déve-

loppé de la péritonite périsplénique. On a noté des irradiations vers l'épaule gauche.

A ces phénomènes locaux, il faut ajouter de l'inappétence, des nausées et même des vomissements, de la douleur, de la pesanteur dans cette région, des frissons irréguliers, de la fièvre mal réglée, parfois franchement intermittente, en un mot, les vagues indices d'une suppuration interne.

L'abcès peut évoluer vers la paroi abdominale et s'y ouvrir. — On a noté des ouvertures dans l'estomac, dans la plèvre, le poumon gauche, les bronches. — D'autres abcès se sont ouverts dans la veine splénique (Carswell, Frerichs), dans le péritoine ; on a vu le pus fuser dans le tissu sous-péritonéal, jusque dans le petit bassin et s'ouvrir dans le vagin. (Besnier, *Dictionnaire encyclopédique*.)

Mais ces terminaisons sont rarement heureuses ; la mort survient le plus souvent par suppuration prolongée, hecticité, à moins que le chirurgien n'intervienne.

Diagnostic. — Dans un certain nombre de cas, on a pu distinguer des abcès de la rate, chez des sujets plus ou moins paludéens ; d'autres fois on est arrivé au diagnostic par exclusion de tumeurs du rein, du foie, de l'ovaire ; enfin, les phénomènes généraux ont souvent servi à distinguer l'abcès de la rate d'un kyste splénique ou de l'hypertrophie.

Quant aux abcès périspléniques, rares d'ailleurs, dont nous parlions plus haut, le diagnostic en est des plus difficiles ; il ne pourra être fait qu'exceptionnellement, surtout par élimination ; cela n'a pas, au reste, une grande importance au point de vue du traitement.

Ce que nous avons dit en parlant des abcès et des kystes hydatiques du foie, nous dispense de nous étendre longuement sur la valeur diagnostique et thérapeutique des ponctions et des laparotomies exploratrices.

Pronostic. — L'abcès de la rate est une affection grave, se terminant le plus ordinairement par la mort ; l'ouverture extérieure semble de toutes la plus favorable. — C'est un encouragement pour l'intervention chirurgicale.

Traitement. — Nous ne pouvons que répéter pour les abcès de la rate, ce que nous avons dit des abcès du foie. Le diagnostic étant confirmé par une ponction aspiratrice, sans vider la cavité nous au-

rions volontiers recours immédiatement à la laparotomie dans le but
d'explorer l'étendue des lésions, bien résolu d'ailleurs à compléter
l'opération par l'ouverture, le grattage et le lavage soigné de la cavité purulente, lorsque nous aurions constaté *de visu* son siège précis
et son étendue.

CHAPITRE II

DES KYSTES DE LA RATE.

On décrit deux variétés de kystes de la rate :

1° Les kystes séreux ;

2° Les kystes hydatiques.

Anatomie pathologique. — Les *kystes séreux* de la rate sont
très rares, ils se développent dans son intérieur d'une manière encore
mal connue ; ils sont uniloculaires ou multiloculaires. — une couche
d'épithélium pavimenteux tapisse la membrane enveloppante qui est
blanchâtre, presque nacrée. On l'a vue incrustée de sels calcaires.

Le contenu est un liquide albumineux d'un brun jaunâtre (cas de
Péan) dans lequel on a signalé des globules sanguins, des sels, des
cristaux de cholestérine. — Ce contenu a fait supposer que les kystes
pourraient bien être d'origine hématique.

Les *kystes hydatiques* ne sont pas absolument rares : Besnier en a
rapporté 24 cas et, depuis 1876, Jeannel fait mention de trois nouvelles observations. — Ils coexistent habituellement avec des productions semblables du péritoine et du foie ; suivant Davaisne, ils se
délopperaient assez fréquemment sous la capsule ou sous le péritoine qui recouvre la rate et feraient ensuite saillie dans la cavité
péritonéale.

Andral a rapporté un cas de kyste dermoïde de la rate contenant
de la matière grasse et des cheveux.

Symptômes. — Nuls, quand le kyste est peu volumineux, ils
deviennent plus nets, lorsque la tumeur augmente de volume.

On la voit alors soulever les fausses côtes, et se déceler non seulement par la palpation et la percussion, mais encore même à la sim-

ple inspection. — Le frémissement hydatique n'y a pas encore été observé. — La sensation de la fluctuation, quelquefois nettement perçue, permet seule d'affirmer le diagnostic de tumeur liquide de la rate.

Il est fort commun d'observer simultanément des troubles fonctionnels divers : douleur vague dans l'hypochondre gauche, gêne de la respiration, refoulement du poumon, déplacement du cœur, troubles digestifs, tiraillements douloureux, gastralgies, vomissements, difficultés de la digestion, obstructions intestinales passagères.

Ces kystes sont rarement stationnaires ; la règle est qu'ils augmentent de volume et qu'ils s'accroissent. La suppuration n'est pas rare ; elle s'observe principalement à la suite de ponctions répétées. — Enfin on en a vu s'ouvrir dans les organes voisins, et même à l'extérieur, au niveau de l'ombilic.

Le diagnostic est fort difficile ; il faut : 1° prouver que l'on a affaire à une tumeur de la rate ; 2° que cette tumeur est liquide ; 3° qu'elle n'est pas un abcès. Par élimination, après une étude attentive des commémoratifs, on conclura donc au kyste, si la douleur splénique n'est pas trop marquée, s'il n'y a pas eu de phénomènes fébriles, pas de signes de suppuration profonde.

Deux méthodes de traitement sont applicables aux kystes de la rate ; la première consiste à l'ouvrir, à gratter la paroi, à la drainer, à la bourrer même de gaz iodoformée après l'avoir, bien entendu, suturée à la paroi abdominale. — La seconde, plus radicale, consiste à extirper la rate ; cette ablation a été faite deux fois, et avec succès. — Péan, 1867 ; Crédé, 1881.

CHAPITRE III

TUMEURS SOLIDES DE LA RATE.

La tuberculose, la syphilis de la rate ne sauraient évidemment rentrer dans une description chirurgicale dont la splénotomie est le but principal.

Nous pouvons encore négliger deux ou trois tumeurs des enveloppes de la rate : myxome fibro-cartilagineux, lipome.

Il ne reste plus alors à étudier que le cancer et l'hypertrophie splénique.

Le *cancer de la rate* est presque toujours secondaire, métastase ou propagation de tumeurs de même nature du sein, de l'estomac, du foie. — Besnier a cependant cité quelques observations de carcinome primitif ; ces observations sont au nombre de 7 (Jeannel), mais certaines d'entre elles ne sont pas accompagnées d'un examen histologique suffisant. Depuis cette époque, E. Gaucher a décrit dans sa thèse, à propos d'une observation très complète recueillie dans le service de M. Potain, l'*épithélioma primitif* de la rate. Mais cette observation est unique, et on ne peut que se demander si dans un cas de ce genre la splénotomie eût été justifiée.

Reste l'*hypertrophie splénique :* ici comme le fait très justement remarquer Duplay, on doit introduire une division des plus importantes.

Certaines de ces hypertrophies spléniques sont secondaires, elles sont la conséquence de lésions variées : cirrhose du foie, obstruction de la veine porte, impaludisme, leucocythémie splénique.

Dans ces cas, l'état actuel de la science doit faire absolument rejeter la splénotomie. Cette opération n'a donné qu'un seul succès sur 19 opérations relevées par Gilson. Mais il est d'autres faits où cette splénomégalie est pour ainsi dire primitive. — Elle survient sans cause connue, son début est insidieux, sa marche lente et progressive, sa terminaison presque toujours fatale.

Aux signes d'une tuméfaction générale de la rate, la palpation vient ajouter des caractères de fermeté, de résistance, d'égalité qui pourront dans quelques cas permettre le diagnostic d'hypertrophie splénique, de tumeur solide de la rate. Le volume est souvent considérable. Grisolle a vu une rate qui pesait plus de 8 livres.

Cette tuméfaction ne se développe pas sans amener des troubles sérieux de la santé générale. Ce n'est d'abord de la diminution de l'appétit, des altérations de la nutrition, de la perte graduelle des forces, puis des vomissements, des dyspepsies, de la gêne de la respiration, des palpitations, des troubles cardiaques ; une ascite plus ou moins considérable, de l'œdème des membres inférieurs qui prennent dans les derniers temps de la vie un accroissement considérable et conduisent fatalement à la mort.

Dans ces conditions la nature de l'affection étant ainsi bien déterminée le devoir du chirurgien est de proposer la splénotomie puisque cette opération a fourni jusqu'ici des résultats satisfaisants qui ne pourront que s'améliorer. — Sur une quinzaine d'opérations, 7 ont été suivies de guérison (Duplay). Les chiffres donnés par Gilson, dans la *Revue de Chirurgie* 1885, sont loin d'être aussi encourageants : sur douze opérations pratiquées pour des hypertrophies non leucémiques, cet auteur ne relève que deux guérisons. Ajoutons-y un succès de Billroth, dans un cas de lympho-sarcome de la rate.

L'extirpation de la rate ne doit donc pas être proposée légèrement pour les tumeurs solides et les hypertrophies de cet organe, mais lorsque l'influence paludique ou leucocythémique peut être mise en doute, et lorsque les progrès de la tumeur font craindre une terminaison fatale, il nous semble possible de pratiquer cette opération.

L'incision de la paroi abdominale sera faite, soit sur la ligne médiane, soit sur le bord externe du muscle grand droit de l'abdomen du côté gauche ; ses dimensions seront naturellement en rapport avec le volume de la tumeur.

Le dégagement de la tumeur est toujours difficile à cause de la consistance habituelle de la rate hypertrophiée ou non. — Les adhérences seront déchirées avec beaucoup de précaution à l'aide de la main et des doigts, en ne se servant pas autant que possible d'instruments qui déchireraient le parenchyme. — Les aides suivent tous ces mouvements, protégeant les intestins et facilitant si cela est possible l'énucléation de la tumeur. Enfin dans la ligature du pédicule, les ligatures partielles multiples sont préférables à la ligature totale. La tumeur détachée, le pédicule sera, suivant les cas, réduit dans le ventre, ou fixé dans l'angle supérieur de la plaie.

SIXIÈME PARTIE

TUMEURS DU MÉSENTÈRE

L'histoire de ces tumeurs est encore une conquête récente de la chirurgie abdominale ; quelque incomplète qu'elle soit, cette étude peut cependant être entreprise, grâce aux documents rassemblés par Augagneur, dans sa thèse d'agrégation 1886.

Anatomie pathologique. — Les tumeurs ganglionnaires liées à la tuberculose, à la syphilis, à la leucocytémie ne sauraient rentrer dans cette description.

Les véritables tumeurs du mésentère sont les unes plus fréquentes : kystes, lipomes, tumeurs malignes ; les autres, plus rares : lymphangiomes, fibromes, embryomes.

1° *Kystes.* — Ce sont les tumeurs les plus fréquentes. On en distingue trois variétés : ·

a. Des *kystes hydatiques*, assez rares en somme, et rarement limités au mésentère ;

b. Des *kystes séreux.* — Cette importante variété se développe le plus souvent sans doute dans les ganglions, et atteint parfois des dimensions considérables. Ces tumeurs décollent les feuillets du mésentère, mais elles contractent peu d'adhérences et s'énucléent presque toujours facilement.

Le contenu est, au début du moins, un liquide épais, crémeux, d'aspect graisseux, semblant tenir de la craie en suspension ; plus tard la coloration se modifie, le liquide devient plus fluide, verdâtre ou jaunâtre.

Quelques-uns de ces kystes ne sont sans aucun doute que des kystes hydatiques modifiés.

c. Des *kystes hématiques*, les uns traumatiques, les autres spontanés. — Ces derniers ne sont souvent que des transformations d'anciens kystes séreux. — La vascularisation énorme de la paroi de certains de ces kystes séreux (Richet) rend bien compte de la possibilité d'hémorrhagies dans l'intérieur du kyste.

2° *Lipomes.* — Les lipomes du mésentère viennent par ordre de réquence après les kystes. — Augagneur en a réuni 16 observations.

— Ce sont des tumeurs peu vasculaires, presque toujours très largement implantées au voisinage de la fosse iliaque ; elles sont extrêmement volumineuses ; dans le cas de Terrillon, le poids atteignait le
chiffre énorme de 29 kilogrammes. La marche est très rapide et ce
fait doit sans doute être rapproché de la présence d'éléments myxomateux en assez grand nombre, mélangés à la masse graisseuse qui
constitue la tumeur.

3° *Tumeurs malignes.* — Presque toujours secondaires, ces tumeurs se développent dans les ganglions mésentériques, mais à l'inverse des précédentes, elles atteignent rarement un volume notable
et présentent une grande tendance à diffuser au loin et à contracter
des adhérences nombreuses avec les tissus voisins.

Les tumeurs plus rares renferment : deux cas de lymphangiomes
(Wieschelbaum, Le Dentu), un cas douteux de fibrome (Péan), un
kyste dermoïde, et un embryome observé par Dickinson chez une
petite fille de deux ans.

Symptomatologie et diagnostic. — Les tumeurs du mésentère apparaissent presque toujours dans la région ombilicale ; au début elles offrent presque toujours une mobilité remarquable aussi
bien de bas en haut que transversalement. — Cette mobilité se perd
plus tard par le fait de l'accroissement de volume, plus rarement
par adhérence.

La tumeur constituée est une tumeur médiane, à la partie inférieure et au-dessous de laquelle la percussion délimite ordinairement une zone de sonorité due à la présence des anses intestinales.

Les *signes fonctionnels* n'éclairent pas beaucoup le diagnostic ;
ils ne sont guère accentués que lorsque la tumeur évolue rapidement ; ils consistent en troubles digestifs fréquents, douleur très
variable, développement de la circulation veineuse de la paroi, et
plus tardivement sauf le cas de tumeurs malignes, ascite et cachexie.

Ces tumeurs ont été rarement diagnostiquées ; on les a presque
toujours prises pour des kystes de l'ovaire ; seules la ponction aspiratrice et surtout la laparotomie exploratrice fournissent dans un
certain nombre de cas, des renseignements réellement utiles.

Les lipomes ont ici une marche et un développement très rapides
qui doivent être signalés ; leur durée ne dépasse guère 3 ans. La
durée totale des tumeurs du mésentère varie de 6 mois à 7 ans.

L'ablation est l'opération de choix toutes les fois qu'elle pos-

sible : kystes, lipomes, fibromes, etc... Certains kystes sont justiciables de l'ouverture et du drainage. Eufin, toutes les tumeurs malignes rencontrées par Kœberlé ont paru inopérables à cet habile
chirurgien.

SEPTIÈME PARTIE

HERNIES ABDOMINALES

On désigne sous le nom de *hernies abdominales* les tumeurs que
forment les viscères contenus dans l'abdomen en s'échappant au travers des parois de cette cavité.

Cette issue se produit, soit par une solution de continuité traumatique, soit par un des orifices ou des points faibles normaux de cette
paroi abdominale; dans le premier cas la hernie est *traumatique;*
dans le second cas, la hernie est *spontanée.* Nous avons déjà traité à
propos des plaies de l'abdomen de la hernie traumatique, nous n'a-
vons donc à nous occuper ici que des *hernies spontanées.*

Certaines hernies qui s'effectuent *à travers une cicatrice* de la
paroi reconnaissent bien le traumatisme pour cause éloignée, mais
elles se comportent à peu de chose près comme des hernies spontanées et doivent trouver leur place dans le même chapitre.

En raison d'un affaiblissement quelconque de la paroi et à l'occasion d'un effort extrêmement variable d'ailleurs, un viscère abdominale, l'intestin le plus souvent accompagné ou non d'épiploon, déprime
le péritoine, s'en coiffe pour ainsi dire : *sac herniaire,* et vient former
sous les téguments, après avoir parcouru un certain *trajet* dans
l'épaisseur de la paroi abdominale, la *tumeur herniaire* avec ses
caractères spéciaux ; telle est en quelques mots la conception la
plus simple et la plus générale des hernies abdominales *spontanées,*
hernies *ordinaires* de Gosselin.

Mais, distinction clinique tout à fait capitale, tantôt la tumeur
rentre lorsqu'on la presse, *hernie réductible;* tantôt cette réduction
ne peut plus s'opérer sans l'intervention du chirurgien *hernie irréductible.*

CHAPITRE I

HERNIES RÉDUCTIBLES.

Les hernies réductibles sont plutôt une *infirmité* qu'une maladie, mais elles présentent un *danger* permanent, celui de complications graves qui peuvent toutes être classées sous le titre d'*irréductibilité.*

Anatomie pathologique. — La conception générale des hernies spontanées, dont nous venons d'esquisser les traits principaux, est basée sur trois faits importants : 1° l'existence de points faibles dans la paroi abdominale; 2° la voie que suivent les hernies qui les traversent, *trajet de la hernie;* 3° la *hernie* elle-même comprenant le *sac herniaire* et *son contenu.*

1° Les *points faibles* de la paroi abdominale sont les uns, normaux : orifices vasculaires ou nerveux, les autres, pathologiques : affaiblissements cicatriciels dont nous avons déjà parlé; enfin la distension des aponévroses abdominalespeut créer des orifices qu'agrandira le passage d'un peloton graisseux. Parmi les orifices normaux, les uns sont fréquemment le siège de hernies, ce sont les orifices *inguinaux, cruraux* et *l'anneau ombilical,* les autres livrent plus rarement passage aux viscères, ce sont les orifices vasculaires des parois antérieures et latérales, le triangle de J.-L. Petit, le canal obturateur, l'échancrure ischiatique, les orifices et arcades du diaphragme.

2° *La disposition anatomique des trajets* est d'un grand intérêt dans l'histoire des hernies. — Certains d'entre eux ne sont que de simples *anneaux,* tels sont par exemple les orifices vasculo-nerveux dont est percée la lame aponévrotique médiane d'insertion du muscle transverse, la ligne demi-circulaire de Spigel, les éraillures ou écartements aponévrotiques produits par des pelotons adipeux; d'autres sont de véritables *trajets anatomiques :* trajet ombilical chez l'adulte, et surtout trajet inguinal.

Tout trajet de ce genre comporte deux anneaux : l'un interne ou mieux intérieur et l'autre externe ou extérieur. — Ces deux orifices sont normaux dans le canal inguinal; l'un des deux peut être accidentel, comme l'anneau artificiel que crée dans la hernie crurale le passage des viscères à travers le fascia cribriformis.

Au lieu de suivre un trajet anatomique dans sa totalité (hernies obliques), les viscères peuvent traverser directement la paroi au niveau d'un des orifices (hernies directes).

Enfin il y a des hernies qui restent à l'orifice interne, *pointe de hernie*, d'autres qui restent dans le trajet, *hernie interstitielle*, d'autres enfin qui le franchissent en totalité.

La même disposition s'observe à travers une cicatrice, une rupture musculaire de la paroi : la hernie est *intrapariétale* quand elle reste dans l'épaisseur de la paroi; elle est *propariétale* lorsqu'elle traverse toute la couche musculo-aponévrotique pour se développer sous la peau.

Il ne faut pas croire que les anneaux naturels ou accidentels conservent leurs caractères normaux et qu'on les trouve seulement plus ou moins distendus; ils sont en outre, la plupart du temps, profondément modifiés dans leur structure ; ils s'épaississent, deviennent *fibreux*, *rétractiles*, *inodulaires* et sont le plus souvent tellement confondus avec le collet du sac qu'il est bien difficile de les séparer.

Ces modifications sont surtout marquées dans les *hernies anciennes;* là les deux orifices tendent à se rapprocher, à ne plus faire qu'un; le trajet intermédiaire est réduit à néant, et le collet du sac est plus ou moins confondu dans le tissu cicatriciel qui enserre le pédicule de la hernie.

3° *Tumeur herniaire.* — Les caractères généraux, empruntés aux régions où elle se développe, nous étant connus, nous devons étudier la tumeur herniaire en elle-même. Le *volume* des hernies, leur *forme* surtout sont très variables; il y a de petites hernies marronnées, la hernie crurale en est le type; il en est de moyennes piriformes; il en est de grosses comme des têtes d'enfants ou d'adultes; mais à côté de ces types principaux, que de variétés ! hernies en bissac, en brioche, pointes de hernies, hernies cylindriques; hernies aplaties, étalées, etc..., jusqu'à ces hernies énormes qui sont plutôt des éventrations, de véritables monstruosités que nous retrouverons à propos des hernies ombilicales embryonnaires.

La seule loi générale que l'on puisse tirer de ces variétés innombra-
bles a été bien indiquée par le professeur Gosselin : toute tumeur
herniaire doit être considérée comme formée d'un *corps* plus ou
moins évasé, rattaché à la paroi abdominale par un *pédicule* plus
ou moins rétréci.

Enfin la tumeur herniaire est souvent *multiple*. « *Une hernie en
appelle une autre* », disait Malgaigne..

La hernie elle-même est anatomiquement constituée :

a. Par des enveloppes extérieures ;

b. Par une enveloppe péritonéale, sac herniaire ;

c. Par un contenu.

a. — *Enveloppes extérieures*. — La *peau* qui recouvre les hernies est parfois très pigmentée ; elle peut être considérablement
amincie, au point de s'ulcérer quand il s'agit de certaines hernies
volumineuses ; ce fait est d'ailleurs extrêmement rare.

Au-dessous d'elle, on trouve les couches du tissu cellulaire sous-
cutané, soit chargées de graisse, soit même coiffées d'une véritable
tumeur graisseuse (*lipome herniaire*) ; plus souvent elles sont la-
mellées, celluleuses, multipliées, sans qu'on puisse rien indiquer
de précis à cet égard, fait important, car dans certaines hernies on
arrive immédiatement sur le sac et l'intestin, alors que dans
d'autres cas, on est obligé d'inciser sur la sonde cannelée un grand
nombre de couches. — On a vu se développer dans ces couches des
hygromas consécutifs à la pression d'un bandage (Broca) ; on a vu ces
dernières collections enflammées jusqu'à la suppuration (Chassaignac) ; on y a noté des *épanchements sanguins* à la suite de manœuvres exagérées de taxis. (A. Bérard.)

Enfin on arrive sur une enveloppe tantôt mince et transparente,
tantôt blanchâtre et épaisse ; cette enveloppe n'est autre que le péri
toine coiffant les viscères herniés, c'est le *sac herniaire*, la seule
enveloppe vraiment importante des hernies.

b. *Sac herniaire*. — Il n'était pas connu des anciens, qui s'ima-
ginaient que le péritoine s'était déchiré pour laisser passer les viscères. Il faut arriver à Ambroise Paré pour trouver nettement indiqué
ce fait important, que dans la hernie spontanée, il y a distension,
dilatation du péritoine et non déchirure de cette membrane. Parmi
beaucoup d'autres, on doit surtout citer les travaux de J.-L. Petit,

de Richter, d'Arnauld, Scarpa, Dupuytren, qui ont fixé définitivement les rapports et la constitution du sac herniaire.

Cette enveloppe peut manquer totalement : dans la hernie traumatique vraie, c'est la règle ; dans la hernie spontanée, c'est l'exception. — Cette exception concerne surtout certaines hernies du cæcum, de la vessie, organes incomplètement recouverts par le péritoine, et les hernies ombilicales embryonnaires qui se sont effectuées avant que le péritoine se fût développé complètement.

L'absence de sac n'est souvent que partielle ; c'est le cas de bon nombre de hernies du cæcum et de la vessie.

La forme et les dimensions du sac herniaire ont été déjà esquissées à propos de la tumeur herniaire ; nous y retrouvons presque toujours une portion renflée, *corps du sac*, reliée à la cavité péritonéale par une portion rétrécie, *collet du sac* sur lequel doit se concentrer toute l'attention du chirurgien.

Le *collet du sac* est, avons-nous dit, souvent confondu par sa face externe avec les anneaux herniaires, et cette fusion inodulaire est surtout marquée dans les hernies les plus anciennes. — C'est elle sans doute qui s'oppose à un accident grave, *la réduction en masse* de la hernie, accident rare mais incontestable, auquel il faut toujours songer pendant les manœuvres du taxis pour prendre les précautions qui permettront de l'éviter.

Considéré par sa face interne, le collet du sac est bien plus intéressant encore : on y voit une série de *stries* blanchâtres, *stigmates* de J. Cloquet, *vestiges de plis péritonéaux* produits par froncement et nivelés par adhérences.

·· Ces stries marquent le travail de rétraction constante du collet du sac, qui en est le caractère fondamental. Ce travail doit être attribué lui-même à la rétraction fibreuse cicatricielle qui s'opère autour du collet (Gosselin), et non, comme le voulait Demeaux, à un tissu dartoïque qui n'existe pas.

Il n'est pas rare d'observer deux collets superposés correspondant aux deux anneaux d'un trajet, ou deux collets accouplés répondant à deux orifices voisins ouverts sur un même trajet ou sur des trajets peu éloignés l'un de l'autre.

A côté des *sacs à collet double*, il y a *les sacs à collets multiples*, les uns *superposés, hernies en chapelet*, les autres *juxtaposés*, comme les orifices du fascia cribriformis dans la hernie crurale d'Hesselbach.

Le *corps du sac* n'est pas toujours facile à isoler des couches voisines; on y trouve parfois un rétrécissement médian, hernie en bissac, en gourde, en brioche; d'autres fois des brides plus ou moins épaisses lobulent sa surface amincie par places. L'amincissement du sac peut être porté très loin, dans certaines hernies latérales, par exemple; dans d'autres circonstances, on rencontre, au contraire, des sacs exceptionnellement épais dans toute leur étendue. ·

Jules Cloquet a signalé une variété bizarre et tout à fait exceptionnelle du sac, le long duquel remonte un appendice diverticulaire étroit qui n'est sans doute autre chose qu'un sac déshabité.

La face interne du sac d'une hernie réductible est ordinairement lisse et polie; mais dans d'autres hernies elle présente des inégalités, des adhérences, surtout lorsque la tumeur est ancienne et renferme de l'épiploon; celui-ci adhère rapidement, devient irréductible, se confond avec la paroi interne du sac et se transforme en masses fibreuses sur lesquelles nous reviendrons à propos des hernies irréductibles.

Le corps du sac se développe presque toujours au delà des anneaux, mais on le voit encore s'étaler sous la paroi abdominale entre les deux anneaux d'un trajet; dans d'autres cas il reste à l'état de pointe dans un trajet.

Dans des cas exceptionnels, le sac est situé entre le péritoine et l'anneau interne, disposition réalisée par la réduction en masse d'un sac herniaire.

Sac propéritonéal. Cette variété importante, d'abord signalée par Froriep, puis bien étudiée par Parise dans un mémoire remarquable présenté en 1852 à la Société de chirurgie, a été surtout rencontrée dans la hernie inguinale; elle consiste essentiellement dans la superposition de deux sacs, l'un, inférieur, traversant le trajet herniaire habituel, l'autre, supérieur, développé en arrière de la paroi abdominale, en avant du péritoine, avec la cavité duquel il communique par un point rétréci qui est ordinairement le vrai collet de la hernie. Le sac profond n'est pas toujours directement superposé au sac superficiel; dans la plupart des cas (Duplay), il est situé latéralement et semble en quelque sorte n'être qu'un diverticule latéral et propéritonéal du sac normal, mais un diverticule important dans lequel se logent le plus habituellement les viscères herniés.

Le mode de formation de ces hernies propéritonéales a été l'objet de nombreuses discussions qui peuvent être résumées facilement. Le plus souvent, ainsi que l'a fort bien montré le professeur Gosselin, le sac propéritonéal est dû au refoulement du sac par des manœuvres répétées de réduction, opérées avant que les adhérences extérieures de son collet se soient solidement établies ; dans quelques cas plus rares, mais incontestables, il s'agissait de diverticules péritonéaux congénitaux au voisinage de l'orifice inguinal interne ; de là la théorie qui fait de cette variété de sacs herniaires le résultat d'un vice de conformation du péritoine. (Linhart, Baer, Kronlein.)

c. *Contenu.* — Enfin les sacs herniaires présentent de grandes *variétés de contenu.* On trouve dans un sac herniaire, par ordre de fréquence (Cruveilhier), l'intestin grêle et particulièrement l'iléon, l'épiploon, puis l'S iliaque, le côlon transverse, le cæcum, enfin, les ovaires, les trompes, la vessie, l'utérus, l'estomac, le foie, le duodénum.

Hernies de l'intestin grêle et de l'épiploon. — Dans les cas ordinaires, de beaucoup les plus fréquents, on trouve une ou plusieurs anses intestinales appartenant à l'intestin grêle ; lorsque ces anses sont seules dans la hernie, on dit : *hernie intestinale pure ou entérocèle ;* lorsqu'elles sont accompagnées d'épiploon, on dit *hernie intestino-épiploïque,* ou *entéro-épiplocèle ;* lorsque l'épiploon est seul, *hernie épiploïque* ou *épiplocèle.* Au point de vue de la marche et des symptômes des hernies, cette distinction est très importante, et lorsqu'on le peut, aux qualificatifs, hernie spontanée, réductible, il faut ajouter hernie intestinale, ou intestino-épiploïque ou épiplocèle.

Lorsque l'intestin grêle et l'épiploon habitent ensemble le même sac herniaire, on trouve une ou plusieurs anses intestinales plus ou moins longues, généralement affaissées, peu ou pas distendues ; à côté de l'intestin, une portion variable d'épiploon, formant parfois un véritable *sac épiploïque.* (Prescot Hewett.) On a même vu l'intestin traverser cette enveloppe complémentaire. La présence de l'épiploon avec l'intestin au collet de la tumeur est des plus importantes, car il constitue un bourrelet élastique qui protège efficacement l'anse herniaire contre la constriction et rend par conséquent l'étranglement moins grave.

Est-ce toujours la même anse intestinale qui descend dans la hernie ? cela est bien probable, comme nous le verrons par l'étude du mécanisme.

Quant à l'anse intestinale elle-même, elle se présente avec des différences de longueur considérables. Un seul fait mérite d'être retenu, c'est qu'il y a des *hernies avec anse complète*, et d'autres dans lesquelles une petite portion périphérique de l'intestin est seule comprise dans le sac : *hernie avec anse incomplète*, ou *pincement latéral de l'intestin*. Nous aurons occasion d'y revenir à propos de l'étranglement herniaire.

Lorsque l'épiploon est seul dans la hernie, il se présente souvent à l'ouverture du sac avec ses caractères normaux ; mais il est parfois bosselé, épaissi, fibreux, renflé, adhérent.

Hernie du côlon. — L'arc du côlon se déplace primitivement pour la hernie ombilicale. On ne le trouve dans la hernie inguinale qu'à la condition qu'il ait été attiré consécutivement par l'épiploon hernié lui-même. Cette portion du gros intestin se reconnaît anatomiquement à ses caractères propres, présence et situation des bandelettes intestinales, appendices épiploïques.

Hernies du cæcum. — Le cæcum se présente dans les hernies sous trois aspects différents :

1° *Absence totale du sac :* le cæcum s'est déplacé sans entraîner le péritoine qui le tapisse.

2° Plus souvent peut-être, l'organe entraîne avec lui dans sa locomotion le péritoine qui recouvre sa face antérieure : *absence partielle du sac*. Il peut même arriver que le péritoine pariétal ayant été entraîné à son tour, on trouve en avant du cæcum, incomplètement recouvert, un sac herniaire dans lequel existe une anse intestinale plus ou moins volumineuse.

3° Enfin, rarement il existe un *sac herniaire* complet ; la hernie cæcale offre alors tous les caractères des hernies ordinaires ; cette variété s'observe surtout chez les jeunes sujets : les dispositions anatomiques et le développement en rendent facilement compte.

Les rapports de la face postérieure du cæcum avec un tissu cellulaire irrité par les mouvements de la hernie expliquent pour quelques auteurs la rapidité avec laquelle s'établissent des adhérences : les hernies du cæcum seraient *rapidement irréductibles*. — Prisberg, Sandifort ont rapporté des exemples de *hernies congénitales du cæcum* dues à des adhérences contractées avec le testicule dans sa migration.

Suivant l'ordre de fréquence indiqué par Cruveilhier, les *hernies des ovaires et des trompes* viennent après celles du cæcum. — Sans étudier à fond ces variétés, nous résumons leurs principaux caractères.

L'ovaire peut exister seul dans les hernies ; il peut s'y rencontrer avec la trompe, et même avec l'utérus ; on l'observe surtout dans les hernies inguinales : la persistance du canal de Nuck constitue évidemment dans certains cas la raison de son existence congénitale.

L'ovaire hernié est sain, induré, libre ou adhérent.

Les *hernies de l'utérus* sont extrêmement rares ; elles se produisent, d'après Nélaton, presque toujours par attraction de la trompe et de l'ovaire, herniés eux-mêmes ; cette disposition a été parfaitement constatée par Lallemand.

Les *hernies de la vessie* sont plus fréquentes que celles de l'utérus ; elles sont assez importantes pour être étudiées à part. Les principales variétés connues sont les cystocèles inguinale, crurale, périnéale et vaginale. — Verdier leur a consacré une excellente monographie.

L'*estomac* ne se rencontre que fort rarement dans les hernies ; on l'observe surtout dans les hernies ombilicales, dans les hernies diaphragmatiques et dans celles de la ligne blanche ; tantôt il n'y a qu'une petite portion de l'estomac herniée ; tantôt c'est l'organe tout entier, seul ou avec une portion plus ou moins considérable de l'intestin. — Lebert, Yvan, ont signalé sa présence dans des hernies inguinales.

Quant *au foie*, on ne le trouve guère que dans les hernies diaphragmatiques, surtout à droite (Lambron), et dans les énormes éventrations ombilicales.

En parlant des hernies en particulier, nous aurons l'occasion de revenir un peu plus longuement sur ces divers déplacements viscéraux que nous n'avons fait qu'énumérer ici, pour être aussi complet que possible, sans sortir des limites étroites que nous ne devons pas franchir.

Mais, au lieu de rencontrer un viscère quelconque dans le sac herniaire, on n'y trouve parfois aucun organe normal : *sacs inhabités* ou *déshabités*.

Quelques sacs petits, formés par traction, ne sont pas encore habités, mais ils pourront l'être un jour. Le plus souvent il s'agit de sacs déshabités ; ceux-ci sont le plus souvent vides, et alors leurs parois sont plus ou moins rétractées, adhérentes, épaissies ; dans quelques cas ils sont occupés par de la graisse ; *certaines hernies graisseuses* sont manifestement contenues dans un sac herniaire.

Dans d'autres cas encore le sac renferme un liquide plus ou moins séreux et jaunâtre, et alors, ou bien le sac est bien complètement fermé : *c'est le kyste sacculaire de Duplay ;* ou bien ce kyste communique encore par un petit canal avec la cavité péritonéale : *pseudokystes sacculaires* du même auteur.

Étiologie. — Les hernies sont très fréquentes ; elles ont leur raison d'être dans l'existence des nombreux points faibles des parois abdominales et dans la pression intense que ces parois supportent sous l'influence résultant d'efforts variés ; presque toujours ces deux ordres de causes agissent simultanément ; si l'influence de l'une est prédominante, on dira plutôt : *hernie de faiblesse, hernie de force.* (Malgaigne.)

La faiblesse des parois abdominales, la trop grande dimension des anneaux, la persistance de certaines dispositions congénitales, jouent sans doute un rôle important. Les faits cliniques semblent le prouver ; mais ces états ne sont guère démontrables anatomiquement pour la plupart.

Les efforts, causes efficientes, frappent davantage les malades, et cependant, dans l'immense majorité des cas, ils ne jouent qu'un rôle secondaire. Les uns sont normaux, physiologiques : marche, saut, course, vomissements, cris ; les autres sont professionnels : équitation, lutte, soulèvement de fardeaux pesants, etc. ; d'autres enfin sont pathologiques : toux, difficultés de miction.

Dans les rétrécissements de l'urèthre, il y a environ 1 hernie sur 20 individus (Malgaigne). Mais cette proportion générale ne s'applique pas à toutes les périodes de la vie. — Il convient donc de chercher à apprécier cette *fréquence suivant les âges.*

1° *Hernies de l'enfance.* — Malgré l'importance des hernies chez les enfants, il faut bien savoir qu'en chiffre absolu, elles ne sont pas très nombreuses : 2 hernieux pour 100 environ. (Bordenave, Malgaigne.) Presque toutes appartiennent à la première enfance, et sont survenues de la naissance à 2 ou 3 ans ; elles reconnaissent pour cause une disposition congénitale, une faiblesse mal connue des parois.

Relativement aux *hernies congénitales,* il faudra se rappeler que, si certaines d'entre elles se produisent bien au moment de la naissance ou même avant, par le fait d'un arrêt de développement ou d'une faiblesse vraiment congénitale, il y a d'autres hernies qu'on range encore dans cette catégorie, parce qu'elles reconnaissent pour origine une disposition congénitale (persistance du canal péritonéo-vaginal), alors même qu'elles ne se produisent que chez l'adulte.

Les hernies des petits enfants sont plus fréquentes chez les garçons, en raison de la migration du testicule; les cris de l'enfant en sont la cause occasionnelle la plus probable.

Dans la seconde enfance, les hernies sont plus rares et tout particulièrement de 10 à 13 ans.

2° Les *hernies des adultes* se montrent ensuite de plus en plus nombreuses; à la faiblesse originelle de la paroi s'ajoute pour les produire l'intensité des efforts tant physiologiques, que professionnels.

On ne s'étonnera donc pas que les hernies soient plus fréquentes chez les hommes que chez les femmes (4 contre 1 — Malgaigne), qu'elles soient plus communes dans les classes laborieuses : 1 sur 28, au lieu de 1 sur 37 ou 38 dans les classes aisées ; les cultivateurs, les portefaix, dont les efforts se font dans une position où la paroi est moins bien fixée, y sont particulièrement sujets. On a invoqué la misère, la nourriture végétale augmentant la longueur de l'intestin (Amen), les tailles élevées, les pays chauds, les pays de montagnes ; rien de tout cela n'est établi. Ce que l'on sait mieux, c'est qu'une *hernie en appelle une autre* (Malgaigne), fait important qui démontre bien le rôle de l'affaiblissement des parois; l'*hérédité* même n'y est pas étrangère : 86 fois sur 316 (Malgaigne); elle agit également par le père et la mère (Ledentu).

Il est difficile d'expliquer pourquoi les hernies sont plus fréquentes du côté gauche, dans la proportion de 7 sur 4 ou 5?

Les grossesses, les tumeurs abdominales, l'augmentation de la graisse abdominale, distendent les parois du ventre et diminuent leur résistance ; l'amaigrissement survenant après un état marqué d'embonpoint facilite encore la production des hernies. Elles sont assez souvent notées chez les tuberculeux au troisième degré.

Les hernies des vieillards sont de beaucoup les plus fréquentes relativement; on les rencontre dans la proportion d'une sur trois ou quatre vieillards (Malgaigne).

Symptômes et diagnostic. — Les hernies réductibles ne donnent pas lieu, dans la majorité des cas, à des *troubles fonctionnels* bien marqués; dans quelques circonstances cependant ces troubles acquièrent une certaine mportance : nous devons donc nous y arrêter quelques instants.

C'est d'abord une *gêne réelle et constante*, diversement accusée suivant les individus, suivant le siège et le volume de la hernie, quelquefois exagérée par la crainte d'accidents graves.

La *douleur* locale n'existe guère quand la hernie est réduite ; mais cette règle comporte des exceptions ; il y a des sujets qui souffrent presque constamment de leur hernie, d'autres qui n'éprouvent de la douleur que dans les efforts et les grands mouvements..

La douleur brusque de l'effort est presque toujours vive ; la douleur constante est souvent sourde ; la première s'irradie vers les régions voisines, surtout vers le scrotum et les membres inférieurs ; la seconde affecte plutôt le caractère de petites coliques ; enfin, il n'est pas absolument rare de rencontrer des hernies douloureuses à la pression et notamment à celle du bandage : nous y reviendrons propos du traitement.

Il ne reste plus à mentionner que des *troubles digestifs vagues* et mal définis, tiraillements, phénomènes dyspeptiques, et en cas de hernies volumineuses, un certain affaiblissement général plus souvent imputable peut-être à l'âge qu'à la hernie même.

Examen clinique. — Il se fait par l'inspection et la palpation de *la tumeur herniaire.*

Inspection : La *forme* de cette tumeur est arrondie ou allongée, présente parfois un rétrécissement médian, hernie en bissac, *en gourde ;* plus rarement, c'est une tumeur étalée. — Le *relief* qu'elle fait sous la peau est très variable : tantôt il saute aux yeux, tantôt il demande à être recherché avec soin ; le malade debout, sera examiné de profil ; il faudra le faire tousser, provoquer un effort.

L'inspection fait encore constater le volume si variable de ces tumeurs ; et on peut créer de ce chef une importante classification clinique avec tous les intermédiaires : *Grosses hernies, Moyennes hernies, Petites hernies.*

On ne doit d'ailleurs pas oublier que le volume d'une même hernie diffère souvent, suivant les moments auxquels on l'examine, et principalement suivant la position : station verticale, décubitus.

Enfin ce mode d'exploration permet de juger rapidement si la hernie est unique ou multiple, unilatérale ou bilatérale, et de déterminer souvent, au premier abord, son siège.

La peau est le plus souvent normale, quelquefois un peu pigmentée, surtout dans les grosses hernies scrotales ; elle peut être le siège d'érythème plus ou moins persistant, sous l'influence des frottements d'un bandage malpropre.

Palpation : La hernie est presque toujours une tumeur *molle, dépressible, indolente,* dans laquelle les doigts délimitent facilement un *corps* et un *pédicule.*

Lorsqu'on commande au malade de tousser, elle se tend et augmente de volume. Elle est douée d'expansion.

Lorsqu'on la serre entre les doigts en la refoulant vers son pédicule et dans sa direction, cette tumeur rentre ; elle est *réductible* et elle *rentre* souvent avec un bruit de *gargouillement* produit par le déplacement des gaz contenus dans l'anse herniée. C'est là, on peut le dire, un signe pathognomonique de hernie. Parfois, lorsque la hernie est rentrée, le doigt se coiffant des enveloppes et du sac herniaire peut être introduit dans le ventre et constater les rapports et la dilatation de trajet.

La palpation permet donc de dire qu'il y a une hernie réductible ; le bruit de gargouillement obtenu dans la réduction doit faire penser de plus que la hernie est intestinale ou intestino-épiploïque ; la *percussion,* en révélant la sonorité des gaz intestinaux contenus dans l'anse herniée, vient confirmer ce point du diagnostic.

Caractères de l'épiplocèle : Lorsque l'épiploon constitue à lui seul la masse herniée, ou lorsqu'il en représente la majeure partie, ces caractères diffèrent quelque peu : la tumeur est pâteuse, moins dépressible, quelquefois inégale, finement lobulée ; elle est mate à la percussion, elle devient très rapidement irréductible.

Il y a bien impulsion par la toux, mais non augmentation de volume. Parfois on peut sentir dans le ventre le prolongement de l'épiploon, la *corde* épiploïque indiquée par Velpeau.

Existe-t-il une *entéro-épiplocèle ?* L'intestin rentre le premier et le plus facilement avec un bruit de gargouillement ; l'épiploon suit, mais avec plus de lenteur.

Tels sont les caractères physiques habituels des hernies abdominales les plus fréquentes ; ils présentent d'ailleurs bien des variantes; nous devons surtout signaler celles qui sont relatives à leur principal caractère : la réductibilité.

C'est ainsi que l'on reconnaît :

1° *Des hernies coercibles*, faciles à réduire et à maintenir réduites ;

2° *Des hernies incoercibles*, réductibles à la vérité, souvent avec difficulté, mais ressortant immédiatement : ce sont les hernies volumineuses.

On distingue encore dans les hernies coercibles : *des hernies sortant difficilement*, même par efforts et dans la station verticale, et *des hernies sortant facilement*, soit dans la position verticale, soit dans la position horizontale.

Dans les cas rares où la hernie renferme un viscère autre que l'intestin, voici comment on pourra faire le diagnostic.

Hernie de l'estomac : La hernie constituée par une portion de l'*estomac* se gonfle par l'ingestion des aliments ; quand on fait boire le malade, la poche herniée se remplit de liquide dont on perçoit assez facilement le choc ; dans ces conditions la tumeur devient également mate à la percussion.

Joints à la notion du siège de la hernie, plus souvent ombilicale ou sus-ombilicale, ces caractères ne laissent guère de doute.

Les crampes d'estomac, tiraillements douloureux, nausées, vomissements, les troubles fonctionnels en un mot, ont une valeur bien moindre ; nombre de fois on les a rencontrés dans de petites hernies du côlon.

De même, pour la *hernie de la vessie*, les meilleurs indices sont en somme la réplétion de la portion herniée coïncidant avec celle du réservoir lui-même, la possibilité après la miction d'évacuer son contenu dans la vessie et de provoquer une miction nouvelle, enfin la matité de la tumeur à l'état de réplétion.

La forme et la consistance de la tumeur, les troubles menstruels, les crises douloureuses névralgiques ou hystériformes provoquées à l'époque des règles par la congestion ou encore par la palpation exagérée de la hernie, permettront parfois de reconnaître la *hernie de l'ovaire*.

Les autres viscères se rencontrent assez rarement pour être difficilement diagnostiqués, à moins qu'il ne s'agisse de hernies volumineuses où on peut les distinguer par leur forme et leur consistance.

Le diagnostic des tumeurs herniaires ne présente donc pour ainsi dire pas de difficultés. Chez les femmes très grasses et lorsqu'il s'agit de hernies très petites, à peine marquées, on conçoit cependant qu'il puisse être malaisé de les découvrir.

Lorsque la hernie, est un peu volumineuse, les difficultés cessent ; il n'y a guère de tumeurs réductibles comme elle ; cliniquement on peut dire qu'il n'y en a pas qui soient sonores de la même manière, et complètement réductibles avec gargouillement.

Ce sera donc sur ce double caractère clinique qu'on s'appuiera pour distinguer la *hernie* de la tumeur mate, liquide, fluctuante, incomplètement réductible, constituée par un abcès froid, une varice veineuse ou lymphatique.

L'*abcès froid* d'ailleurs n'est pas aussi bien limité ; son enveloppe est plus épaisse ; sa fluctuation plus franche s'accompagne du bruit de chaînon quand il y a double poche ; enfin l'exploration attentive du bassin et de la colonne vertébrale révèle presque toujours le point de départ ; ce diagnostic sera encore confirmé par l'état général, la présence d'autres lésions tuberculeuses.

Les *varices veineuses*, intra-scrotales ou superficielles, constituent rarement une tumeur aussi volumineuse ; elles forment des paquets dans lesquels on reconnaît une accumulation de corps allongés et pelotonnés ; elles s'accompagnent souvent de dilatations veineuses extérieures évidentes.

Enfin les *varices lymphatiques*, qui s'observent surtout chez certains individus ayant habité les colonies, l'île Maurice notamment, pourraient donner naissance à des tumeurs rappelant certaines espèces de hernies ; mais elles ne sont jamais sonores ; elles siègent ordinairement dans le triangle de Scarpa ; les troncs lymphatiques du voisinage deviennent apparents, etc....

Le diagnostic de l'épiplocèle pure est souvent plus difficile ; au milieu d'une paroi surchargée de graisse, on peut rencontrer des lobules adipeux qui en imposent ; on peut voir sortir par les orifices herniaires des lobules graisseux sous-péritonéaux constituant de *vrais lipômes herniaires.* Ces lobules graisseux peuvent être renfermés dans un sac déshabité : *hernie graisseuse vraie ;* ils peuvent attirer à leur suite un sac herniaire et une anse intestinale ;

l'état adipeux de la paroi, la lobulation moins fine, permettront dans quelques cas de poser la question ; il sera toujours bien difficile d'être absolument affirmatif.

Marche et terminaisons. — Une hernie bien contenue sur un sujet jeune et dès le moment de son apparition peut *guérir spontanément*. — *Cette guérison spontanée* s'effectue suivant deux mécanismes différents : ou bien *le collet s'oblitère*, ses faces s'accolent (Cloquet, Roustan, Malgaigne, Gosselin) ; ou bien *le sac réduit* dans l'abdomen avec son contenu *se déplisse* et le péritoine reprend sa disposition normale.

Étant donné ce que nous savons de la constitution anatomique du collet, ce déplissement, pour peu du moins que la hernie soit ancienne, doit être rare, et on conçoit que le sac réduit dans l'abdomen puisse encore recevoir une anse intestinale, l'étrangler même ; c'est une variété de l'étranglement interne. Plus souvent peut-être, le sac persiste, mais étroit, petit, et l'intestin ne s'y engage plus ; une hernie graisseuse, un pseudokyste sacculaire, peuvent s'y développer.

Chez l'adulte qui porte un bon bandage, la hernie augmente peu ; mais rien n'est commun comme de rencontrer des sujets porteurs de hernies volumineuses maintenues par des bandages insuffisants ; la hernie, dans ces conditions, a toujours de la tendance à s'accroître, mais elle s'accroît lentement ; la contention même imparfaite est utile. — Lorsque la *hernie n'est pas maintenue du tout*, elle augmente rapidement, tantôt d'une manière progressive, tantôt par poussées ; elle devient très volumineuse et à la fin irréductible : nous allons y arriver.

Pronostic. — Le pronostic de la hernie réductible est tout entier dans les deux mots que nous avons mis en tête de ce chapitre. C'est une *infirmité*, doublée d'un *danger*.

Infirmité, parce que la hernie oblige à porter un bandage pendant un temps très long sinon toujours, parce qu'elle gêne considérablement les mouvements, s'oppose par conséquent à certains travaux pénibles, parce qu'enfin elle peut être sensible, douloureuse même.

Danger, parce que l'accroissement graduel de la hernie conduit à l'irréductibilité, à l'inflammation, à l'étranglement, c'est-à-dire à des complications très graves qui entraîneront la mort, si le chirurgien est appelé trop tard ou s'il hésite à intervenir.

Traitement. — La conclusion thérapeutique est facile à tirer : il faut soigner les hernies réductibles, et pour cela le chirurgien a deux méthodes à sa disposition.

Une méthode palliative, consistant dans le port d'un bon bandage ; une méthode curative, cure radicale des hernies, qui ne semble applicable dans l'état actuel de la science qu'à un petit nombre de hernies réductibles.

Traitement palliatif. — Il consiste, nous l'avons dit, dans l'application d'un bon bandage.

Le bandage est un appareil mécanique à pression constante, destiné à maintenir la hernie réduite.

Il se compose : 1° d'une pelote oblongue, elliptique, ou triangulaire ; c'est un tampon de laine ou de crin revêtu d'une armature métallique sur sa face extérieure, d'une peau fine sur sa face interne ; — 2° d'une tige, le plus souvent métallique, destinée à soutenir la pelote, et qui prend elle-même son point d'appui sur la région lombaire.

L'emploi des bandages remonte à l'antiquité ; mais leur application n'est devenue pratique qu'en 1663, lorsque N. Lequin employa la pression d'un ressort en acier ; en 1761, Tiphaine, en inventant le bandage double, créa un perfectionnement important.

Il existe deux variétés principales de bandages :

1° Le *bandage français*, dont le ressort, moulé sur le haut du bassin, est aussi tordu suivant ses bords, comme si l'on avait incliné sa pelote en bas et en dedans, tandis que l'autre extrémité était tordue en sens inverse ;

2° Le *bandage anglais*, courbé seulement suivant ses faces, contourne la hanche du côté opposé, croise la ligne médiane pour venir s'appliquer sur l'orifice herniaire. Sa pelote est articulée d'une façon très mobile, avec le ressort ; cette mobilité rend les déplacements moins fréquents. La complication du mécanisme, son prix élevé, le rendent, dans beaucoup de circonstances, moins pratique que le bandage français.

Nous ne pouvons mentionner toutes les variétés de bandages ; certaines modifications sont cependant utiles. Tels sont les bandages dont lesquels la pression de la pelote peut être graduée à l'aide d'une clef, bandages de Creuzot, qui rendent de réels services dans certains cas où la hernie est difficile à maintenir.

Le bandage est construit par un fabricant d'instruments ; le chirurgien doit en surveiller le choix et l'application.

Pour qu'un bandage soit bien appliqué, les conditions suivantes doivent être réalisées :

1° Il faut bien réduire la hernie avant de l'appliquer ;

2° Il faut bien placer le bandage ;

3° Il faut que, la pelote reste bien en place et surtout qu'elle ne remonte pas, ce qui rend souvent nécessaire l'emploi du sous-cuisse.

4° Il faut que la pelote presse suffisamment ;

5° Que le malade et la région supportent cette pression.

Combien de temps doit-on porter un bandage? — Très longtemps, pour ne pas dire toujours. En général on ne le porte que le jour ; lorsqu'on cherche à obtenir la guérison radicale, il faut pendant six mois ou un an exiger le port du bandage même la nuit chez les jeunes enfants ; en cas de toux violente et répétée, la même précaution est bonne à prendre.

Traitement curatif. — Il est peu d'affections chirurgicales sur la cure desquelles on ait plus discuté que sur la cure radicale des hernies ; il en est peu aussi pour lesquelles on ait imaginé un aussi grand nombre de procédés. Cette incertitude, cette multiplicité sont les preuves les plus évidentes que l'on puisse donner des difficultés du sujet et de l'impossibilité qu'il y a à appliquer d'une manière générale la cure radicale des hernies. On trouvera d'ailleurs dans la thèse d'agrégation de P. Segond (1883) tous les renseignements possibles sur l'historique et les procédés employés ; nous ne toucherons bien entendu que les points principaux de la question.

Historique. — Celse a laissé son nom à un procédé de cure radicale de la hernie inguinale. Après avoir réduit la hernie, il saisissait la peau du scrotum avec le sac herniaire, et faisait une ligature serrée. La tumeur ainsi formée s'éliminait par gangrène. On hâtait ce travail par l'application de caustiques. Celse n'opérait que les sujets vigoureux de six à quatorze ans ; pour les autres, il avait confiance dans le bandage ; il ne touchait pas au testicule, comme on le voit.

Cette sage conduite était encore suivie d'Oribase (quatrième siècle), dont la méthode ressemble singulièrement aux méthodes modernes ; mais déjà on ne parle plus de bandages. Paul d'Égine (septième siècle), le plus illustre représentant de l'école d'Alexandrie, a recours à un procédé barbare dans lequel on sectionnait à la fois le sac et le cordon du testicule, lorsqu'il s'agissait d'une hernie tombée dans les bourses.

La cure radicale par opération continua d'être fort en honneur pendant sept ou huit siècles. L'école arabe la propagea en Italie, en Espagne, en France; mais, sur la fin de cette période, la chirurgie manuelle étant tombée entre les mains des empiriques, aucune donnée scientifique ne pouvait en sortir. Nous retrouvons cependant bien des sages réserves, dans le plus grand chirurgien de cette époque, Guy de Chauliac. qui n'opérait qu'après insuccès des emplâtres et bandages et laissait les gens malingres et âgés « vivre avec leur clochement ». — Peu après, Bérand-Méthis inventait le *point doré*, suture mal serrée, pratiquée avec un fil d'or abandonné dans la plaie, et qui entourait à la fois le cordon et le sac, avec la prétention de ne pas étrangler le premier. Il trouva peu d'imitateurs.

En face des graves dangers créés par les opérations sanglantes, peu à peu l'abstention devint la règle. Dès le quinzième siècle, l'opération pour la cure radicale des hernies était complètement délaissée pour les bandages; au siècle suivant, Franco, Ambroise Paré, Fabrice d'Acquapendente mettaient beaucoup de bandages, recouraient peu à la castration. C'est cependant à cette époque que Franco fit la première opération de hernie étranglée; après lui, Paré chercha encore à appliquer la kélotomie à la cure radicale des hernies.

Depuis cette époque, bien des efforts isolés se sont produits en faveur de la cure radicale par opération : ils sont restés longtemps sans écho; le bandage fort perfectionné, devenu élastique, est seul employé en dehors de quelques cas exceptionnels. Des méthodes moins dangereuses que les méthodes anciennes, mais généralement insuffisantes, ont été pourtant proposées à diverses époques, et tout récemment encore. Nous nous contenterons de les énumérer.

Les unes se proposent d'amener l'obturation du trajet inguinal à l'aide d'un bouchon organique.

Les plus connues sont des dérivés de l'*invagination* créée par Gerdy. Ce procédé consiste à refouler profondément avec le doigt, dans le canal inguinal, la peau du scrotum et à la maintenir dans cette situation à l'aide d'une anse de fil passée au fond du cul-de-sac cutané et dont les deux chefs, très rapprochés l'un de l'autre, sont fixés à la peau abdominale au niveau de l'anneau intérieur du canal.

Au lieu d'employer les sutures simples pour maintenir la peau invaginée, on a eu recours à des instruments rigides qui portaient généralement à leur extrémité profonde des pointes destinées à pratiquer la transfixion des parties. Cette idée, émise par Leroy dès 1855, n'a été vulgarisée que trois ans plus tard par Wutzer — c'est ce que l'on peut appeler le *procédé de Wutzer*. Nous ne pouvons citer les instruments multipliés, inventés depuis cette époque et qui se rattachent tous au même principe ; Sotteau et de Roubaix, après l'invagination, pratiquaient le rapprochement par compression des bords de l'orifice herniaire. De là à la méthode anglaise, ou méthode Wood (1858-1863), la distance nous paraît peu considérable. Cet auteur et ceux qui l'ont suivi ont ajouté à l'invagination cutanée, le rapprochement par suture sous-cutanée des piliers.

D'autres procédés cherchent à obtenir l'oblitération du trajet de la hernie par un processus inflammatoire adhésif ou cicatriciel.

Les principaux sont les *injections iodées* de Velpeau, l'*acupuncture* de Bonnet, le *séton* de Mosner, les *scarifications* de J. Guérin, enfin les *injections péri-herniaires* de *liquides irritants ;* Schwalbe emploie l'alcool, 70 à 80 pour 100 ; Heaten, Warren, se servent d'extrait aqueux d'écorce de chêne ; Luton, l'inventeur de la méthode, emploie une solution saturée de sel marin ; il a obtenu ainsi trois succès complets et une amélioration sur quatre opérations ; de toutes ces méthodes, c'est la seule qui paraisse donner des résultats sérieux. Schwalbe aurait guéri trente-quatre hernies sans accident ; J. Guérin a publié une observation de guérison incontestable obtenue par la méthode de scarification.

Méthode moderne. — Grâce au progrès de la chirurgie antiseptique, la question a changé entièrement de face, elle doit être envisagée d'une tout autre manière. Ce que nos prédécesseurs voulaient éviter à tout prix, c'était l'ouverture du péritoine, parce que cette ouverture, faite avec des instruments septiques, dans un milieu septique, était fatalement suivie de péritonite mortelle. Mais aujourd'hui que cette crainte n'existe plus pour celui qui se conforme rigoureusement à tous les préceptes de la méthode antiseptique, les méthodes qui recherchent la cure radicale sans ouvrir le sac ne sont plus de mise ; les conditions de la chirurgie sont changées et les procédés que nous venons d'indiquer n'ont plus qu'un intérêt historique. Nous nous bornerons à décrire brièvement l'opération *moderne* et à en exposer les résultats.

1º *Règles opératoires*. — Prenons pour type une hernie inguinale.

Toutes les précautions antiseptiques bien prises, la peau est incisée
au voisinage de l'anneau inguinal externe, et l'on arrive sur le sac
herniaire, lequel est mis à nu par une dissection attentive et après
une hémostase superficielle soignée. Si le sac est trop long pour
qu'on veuille le disséquer dans sa totalité, ou s'il forme la tunique
vaginale comme dans le cas de hernie congénitale, le sac est ouvert,
soigneusement détergé, puis obturé par une éponge montée excessivement propre. Les lèvres de l'incision du sac saisies dans des pinces
à forcipressure sont confiées à un aide, qui les tire au dehors et les
récline du côté opposé à celui où chemine l'opérateur. Celui-ci, procédant avec l'ongle, les doigts, la spatule, avec le bistouri ou les
ciseaux lorsque cela est nécessaire, dissèque avec soin et le plus haut
possible les parois du sac. — Cette dissection doit être poussée de
telle sorte qu'on aperçoive l'orifice interne, et que le péritoine, attiré
par l'aide, soit bien détaché de toute adhérence avec cet orifice ; dans
ces conditions, l'éponge montée étant retirée, le sac est lié à son
collet, au delà même, et on en pratique l'extirpation suivant le conseil donné par Nusbaum.

Lorsque la ligature du sac est terminée, qu'elle ait été faite par un
simple lien circulaire ou mieux par un fil double entrecroisé comme
pour le pédicule d'un kyste ovarique, on voit, immédiatement après
la section, le pédicule du sac rentrer pour ainsi dire dans l'intérieur
de l'abdomen d'où on l'avait attiré ; c'est là un point très important,
et que nous avons pu constater nous-même de la manière la plus
nette dans une opération faite avec le concours de M. Championnière.

Cette méthode, dont les préceptes importants sont fort nettement
tracés par Lucas-Championnière et qui lui a donné les plus beaux
résultats, cette méthode, disons-nous, nous paraît préférable au
simple drainage du sac pratiqué par Schede, à la suture intérieure du collet de Czerny, à la suture en piqué ou en capiton de
Julliard ; elle n'est pas exclusive, et on modifiera certains détails
si les circonstances qui se produisent au cours de l'opération le demandent.

Nous ne voyons aucun inconvénient, au moins dans bien des cas, à
joindre la suture des piliers à la suture superficielle, mais nous ne

croyons pas beaucoup à l'utilité de ce rapprochement de deux parties fibreuses.

Le pansement terminé et même la cicatrisation obtenue, le chirurgien doit encore se prémunir contre la récidive ; dans ce but un appareil contentif sera maintenu au devant de l'orifice herniaire, et le malade restera couché pendant un temps considérable pour donner plus de solidité à la cicatrice ; au bout de quelques mois, trois à six environ, il lui sera permis de se livrer à ses occupations habituelles ; mais une large plaque peu convexe sera soigneusement maintenue devant la paroi affaiblie. C'est dans ces conditions, mais dans ces conditions seules, qu'on obtiendra un résultat complet. Qu'on ne vienne pas objecter que l'opération ne sert à rien, si elle ne dispense pas d'un bandage ; nous ne croyons pas qu'on puisse compter pour rien d'être débarrassé de tous les ennuis, de toute la gêne et de tous les dangers d'une hernie. — Et si l'on veut constater plus tard la perfection de l'opération telle que nous l'avons indiquée, qu'on palpe la région après l'opération, on y sentira au-dessous de la cicatrice cutanée un gros bourrelet cicatriciel obtenu par le rapprochement des tissus décollés, et ce cordon pourra être suivi jusque dans l'intérieur de la cavité abdominale.

Quant aux résultats donnés par la plupart des statistiques, nous les croyons entachés d'erreur, car toutes les précautions que nous avons indiquées n'ont pas été suivies. Les statistiques résumées par Segond dans sa thèse donnent 20 morts sur 219 opérés, 44 récidives immédiates sur 113 résultats connus.

La statistique de Lucas-Championnière nous fournit bien d'autres résultats : 17 opérations, 16 succès, 1 récidive, pas de mort.

Il y a donc à prendre ici des précautions spéciales dont nous nous sommes attaché à indiquer les principales ; c'est là qu'est le secret du succès de cette opération, qui deviendra certainement plus fréquente à mesure qu'on sera convaincu de son innocuité et de son efficacité. Nous aurons soin d'en parler à propos des diverses variétés de hernies qui vont nous occuper.

Enfin, pour appliquer immédiatement ces résultats à la hernie spontanée réductible, nous dirons que pour la plupart des hernies de cette catégorie la cure radicale ne saurait être recherchée autrement que par des bandages ; mais nous ajouterons qu'une hernie un peu volumineuse, difficile à maintenir, douloureuse, faisant craindre à chaque instant des accidents d'étranglement, une hernie de ce genre doit être opérée suivant les préceptes que nous venons de poser.

_____

CHAPITRE II

DES HERNIES IRRÉDUCTIBLES.

Un certain nombre de hernies ne peuvent rentrer dans l'abdomen. Ce sont les *hernies irréductibles*. — Mais ce caractère important de l'irréductibilité ne se présente pas toujours de la même façon ; tantôt l'irréductibilité est *tout*, elle ne s'accompagne d'aucun phénomène grave et peut exister pendant un temps très long sans qu'il en résulte autre chose qu'une gêne, une infirmité plus grande ; c'est l'*irréductibilité* qu'on pourrait qualifier de *simple*.

Dans d'autres cas l'*irréductibilité* n'est qu'un phénomène secondaire, *accessoire ;* mais, bien que de date récente, elle s'accompagne de phénomènes généraux graves, et, abandonnée à elle-même, elle est suivie bientôt de la gangrène, de la perforation de l'intestin ; l'*irréductibilité* est *compliquée*, et dans ce cas, presque toujours, le praticien devrait dire toujours, il y a un véritable *étranglement* de l'intestin.

Ces deux variétés de hernies irréductibles doivent donc être distinguées avec soin. — Nous verrons plus loin qu'il y a lieu de rattacher à l'étranglement quelques types cliniques rares qui s'en rapprochent par certains points et en diffèrent par d'autres ; nous les étudierons sous le titre commun de pseudo-étranglements.

§ I. *Irréductibilité simple.*

Les hernies purement et simplement irréductibles appartiennent à deux catégories assez distinctes : 1° *Hernies ayant perdu par leur volume le droit de domicile dans l'abdomen ;* 2° *Hernies irréductibles par adhérences anciennes.*

1° La première catégorie renferme (*a*) des hernies très volumineuses formées de nombreuses anses intestinales avec une quantité variable d'épiploon, ayant énormément dilaté les anneaux par lesquels elles sont sorties (*b*), des hernies anciennes n'ayant jamais été contenues ni réduites, ou du moins ne l'ayant jamais été que d'une manière insuffisante.

Lorsqu'on cherche à les réduire, on obtient bien la réduction d'une anse intestinale, mais en même temps il en sort une autre; il semble, comme on le dit très justement, que les *viscères herniés aient perdu leur droit de domicile* dans la cavité abdominale.

Du reste, pas de symptômes graves, quelques douleurs, des tiraillements, surtout une gêne et une infirmité en rapport avec le volume énorme de la hernie.

2° *Hernies irréductibles par adhérences anciennes.* — Ici encore ce sont le plus souvent des hernies volumineuses et anciennes, mal contenues par incurie, par insuffisance de bandage ou même par nature. — Toutefois il n'est pas absolument nécessaire que ces hernies soient très volumineuses; la présence de l'épiploon constitue à elle seule une condition d'irréductibilité qui se réalise très fréquemment. Les hernies irréductibles sont donc le plus souvent épiploïques pures ou intestino-épiploïques.

Lésions. — Elles se résument toutes dans la description des *adhérences*. — Celles-ci sont absolument comparables à celle que l'on observe si fréquemment dans les tuniques vaginales d'hommes âgés : tantôt ce sont des adhérences larges et courtes, tantôt des brides multiples plus longues; elle résultent d'une série de petites poussées adhésives de péritonite partielle limitée à l'intérieur du sac. Elles sont presque toujours étendues de la face interne du sac à l'épiploon qui y est contenu. — Rarement l'intestin adhère soit à lui-même, soit au sac; Gosselin en donne l'explication : l'intestin est sans cesse animé de mouvements; l'épiploon au contraire est immobile, et cette immobilité facilite son adhérence. Ce travail inflammatoire essentiellement chronique dépasse la surface de l'épiploon; ce tablier graisseux est fibreux, épaissi, induré, sclérosé.

Symptômes et diagnostic, marche. — *L'irréductibilité* est le seul signe important de cette variété clinique; elle semble quelquefois partielle, et l'est en réalité; une petite anse intestinale réductible est venue s'ajouter à la masse adhérente que constituent soit l'épiploon seul, soit avec l'épiploon une autre anse intestinale. — Elle peut s'accompagner de tiraillements, parfois de périodes douloureuses subaiguës résultant sans doute d'une petite poussée inflammatoire.

L'examen de la tumeur herniaire est des plus importants; à moins de complication, il ne sera pas douloureux, ou le sera très peu ; la tumeur est mollasse, peu tendue, pâteuse, lobulée, mate à la percussion, s'il s'agit d'une épiplocèle, et au contraire sonore, plus molle si c'est une entéro-épiplocèle ; la pression, dans ce cas, provoque habituellement un bruit de gargouillement et parfois la réduction partielle. La palpation permet à elle seule de reconnaître le contenu de la hernie et de le distinguer de la tumeur récente, dure, douloureuse, tendue, que donne la hernie étranglée.

La hernie irréductible peut subsister ainsi sans amener aucune espèce d'accidents ; quelquefois cependant les douleurs deviennent plus intenses, et on voit survenir de l'inappétence, des vomissements, des nausées, de la constipation. Mais ces symptômes sont peu accusés : ils cèdent au repos, à l'emploi des bains et des cataplasmes ; ils se sont produits vraisemblablement sous l'influence d'une poussée plus aiguë de péritonite herniaire, d'une inflammation de l'épiploon hernié et adhérent.

En dehors des épiplocèles pures, ces faits sont tout à fait exceptionnels ; nous y reviendrons plus loin.

L'étranglement d'une hernie irréductible ancienne, volumineuse et adhérente, est un fait très rare. Gosselin n'en a pas observé ; Arnaud et Scarpa en mentionnent quelques faits ; ils sont tout à fait exceptionnels. — C'est dans ces étranglements seulement qu'on est en droit de patienter un peu, de recourir aux bains, aux cataplasmes, d'administrer un purgatif d'exploration, et d'observer la marche pendant quelques jours.

Traitement. — Lorsque la hernie est purement et simplement irréductible, le seul traitement qui lui convienne est le port d'un suspensoir ou d'un bandage à pelote concave.

Cependant, comme nous l'avons dit plus haut, lorsque la réduction n'ayant pu être obtenue autrement, la gêne, les douleurs occasionnées par la hernie, des menaces répétées d'étranglement, l'impossibilité de supporter un bandage, la marche croissante de la tumeur balanceront les faibles dangers d'une opération pratiquée avec toutes les précautions possibles, on aura recours à la cure radicale de la hernie par l'instrument tranchant, et, dans ces conditions surtout, il y aura pour les malades grand bénéfice à tirer de cette opération. Les seules contre-indications importantes seraient la multiplicité et l'étendue d'adhérences intestino-épiploïques qui exposeraient le chirurgien à déchirer la paroi intestinale en cherchant à les détacher. Une masse purement épiploïque adhérente au sac serait réséquée avec lui ou séparément.

§ II. *Irréductibilité compliquée.*

L'impossibilité de réduire une hernie habituellement réductible, des accidents généraux graves pouvant aller jusqu'à la prostration et l'algidité la plus complète, des troubles digestifs : nausées, vomissements, un arrêt plus ou moins complet dans la circulation des matières fécales, enfin une tumeur herniaire plus volumineuse, plus tendue, douloureuse à la pression, tels sont les caractères cliniques auxquels on reconnaîtra *une hernie irréductible par complication.*

Cette définition clinique s'applique par-dessus tout et presque exclusivement à un ensemble d'accidents d'occlusion intestinale désigné justement sous le nom d'*étranglement herniaire.*

Mais elle convient aussi à quelques cas très rares moins graves, qualifiés de *pseudo-étranglements* et décrits sous les deux titres suivants :

Engouement herniaire;

Péritonite herniaire.

Historique. — Les complications des hernies ont été connues de tout temps.

L'*engouement herniaire* régna d'abord seul et sans conteste. Hippocrate, Praxagoras, Celse, Léonidès d'Alexandrie, Cœlius Aurelianus attribuaient les accidents à l'accumulation de matières intestinales épaissies dans une anse herniée. — Au seizième siècle, A. Paré parle de matières et de gaz; Franco, Rousset, insistent sur la présence des gaz; c'est en 1640 seulement que Jacques Couillard créa le mot d'*engouement* et distingua de suite l'engouement stercoral et l'engouement gazeux.

Mais déjà cette doctrine avait fait son temps; depuis la fin du seizième siècle, dans le vulgaire plus, il faut le dire, que parmi les médecins, on parlait d'*incarcération* (Hystérotomotocie de Rousset, par Bauhin, 1592).

Peu de temps après, les anatomistes décrivaient les anneaux herniaires et la doctrine de l'incarcération faisait son chemin parmi les chirurgiens : Riolan le premier, en 1648, parle des *strangulations;*

il indique déjà le débridement des anneaux. C'est dans Nicolas Lequin, en 1665, que l'on trouve pour la première fois en français le mot d'*étranglement*. Dès lors ce fut fini de l'engouement herniaire, tel que l'entendaient les anciens.

Goursaud, en 1768, dans un mémoire lu à l'Académie de chirurgie, parle bien encore d'engouement et d'inflammation, mais comme agents d'étranglement, et encore le sens qu'il donne à ces deux mots n'est-il plus du tout celui qu'on leur attribue justement aujourd'hui.

Les recherches anatomiques précises de Scarpa, Dupuytren, Velpeau, J. Cloquet, ne firent que confirmer la nouvelle doctrine ; elles eurent surtout pour but de montrer le rôle capital du collet du sac dans l'étranglement.

L'*inflammation*, en partie confondue avec l'engouement solide des anciens, devait renaître de ses cendres pour l'explication de certains faits. Malgaigne en 1841, après lui Broca, non contents de renverser complètement l'engouement solide, voulurent lui substituer l'inflammation, au moins dans certaines grosses hernies. Broca alla même plus loin : pour lui l'inflammation serait la cause de tous les étranglements. Mais les conséquences funestes de ces théories, exagérées, souvent mal comprises, ne tardèrent pas à ramener les esprits à l'étranglement avec nécessité de le lever le plus tôt possible par le taxis ou le débridement : Gosselin, 1865.

C'est cette voie qui a été suivie par tous les modernes qui font de l'étranglement le fait dominant, je dirais presque, le fait exclusif, admettant d'ailleurs, pour l'expliquer dans certaines circonstances, des théories diverses et multiples, avec cette réserve capitale au point de vue du traitement et sur laquelle nous reviendrons longuement, à savoir qu'en dehors des épiplocèles enflammées, toute hernie atteinte d'*irréductibilité compliquée* est justiciable de la réduction faite le plus tôt possible, même dans le doute.

A. — DE L'ÉTRANGLEMENT HERNIAIRE.

On doit désigner sous ce nom un ensemble d'accidents graves résultant d'une *constriction permanente de l'intestin dans un trajet herniaire*, constriction dont les effets fâcheux sont évités par une réduction immédiate, lorsque le chirurgien est appelé à temps.

Il n'y a donc à proprement parler d'étranglées que des hernies intestinales et intestino-épiploïques.

Cette constriction, suivant la définition si complète de Gosselin, *gêne la circulation sanguine, arrête le cours des matières, apporte un obstacle invincible ou passager à la réduction et semble menacer, si elle persiste, de se terminer par une perforation ou une gangrène.*

Symptômes. — *L'étranglement herniaire* ne se caractérise pas toujours dès le début de la même manière. Tantôt ce sont des symptômes généraux qui dominent la scène : un malaise, une anxiété indéfinissables hors de proportion avec les phénomènes douloureux observés du côté de la hernie ; d'autres fois, et c'est le cas le plus fréquent, l'attention du chirurgien est d'abord appelée sur les signes locaux.

Le malade était porteur depuis un temps variable d'une hernie qui rentrait habituellement, et subitement cette hernie est devenue irréductible. Le fait est encore plus saillant lorsque la hernie n'existait pas auparavant et qu'elle s'étrangle en se produisant (*étranglement d'emblée*). *L'irréductibilité brusque* est donc le plus souvent un des signes les plus importants de l'étranglement herniaire.

La tumeur herniaire perd en même temps et rapidement sa mollesse habituelle ; elle devient tendue, résistante, douloureuse spontanément, douloureuse surtout à la pression. Cette douleur locale est plus vive au niveau du pédicule ; c'est de là que partent les irradiations quand elles existent, et des coliques plus ou moins intenses.

Ces troubles s'accompagnent *d'un arrêt dans la circulation des matières intestinales et des gaz.* Le malade interrogé rapporte que, depuis le début des accidents, il n'a plus été à la garde-robe et qu'il n'a plus rendu de gaz par l'anus. Il ne faut pas se laisser tromper par des évacuations trompeuses provenant du bout inférieur de l'intestin et qui se produisent surtout lorsqu'on donne des lavements au malade.

L'absence de garde-robes et de gaz est un caractère de premier ordre, et il faut considérer comme absolument exceptionnels, les cas dans lesquels persisteraient des selles et se montrerait même de la diarrhée. (Pincement latéral de l'intestin, Le Dentu.)

Au début, les parois abdominales sont contractées ; mais bientôt le ventre se ballonne, les anses intestinales se dessinent sous la peau.

Ces phénomènes : tympanisme, ballonnement, météorisme, sont plus marqués au voisinage de la hernie, et il n'est pas rare d'observer une douleur sourde étendue à toute cette région.

En même temps que ces phénomènes locaux et cette constipation, quelquefois même dès le début, on voit survenir des *vomissements* très importants, tantôt continus, parfois intermittents, d'abord alimentaires, puis muqueux, puis bilieux, puis enfin *stercoraux* ou *fécaloïdes* (Malgaigne). On désigne ainsi des vomissements survenant ordinairement du troisième au cinquième jour, vomissements mal liés, d'une couleur jaunâtre, d'une odeur intestinale très marquée, horriblement fade et repoussante. Ils sont constitués par le reflux des matières renfermées dans l'intestin grêle.

Le *hoquet* ne tarde pas à survenir ; il indique souvent l'approche de la terminaison fatale. Les forces en effet se dépriment rapidement ; la face est pâle, avec les pommettes un peu colorées, plus saillantes, et les yeux excavés, cerclés de noir ; la peau prend une teinte grisâtre, terreuse ; les extrémités se cyanosent ; une sueur froide couvre le malade ; le pouls devient petit et fréquent ; enfin la terminaison fatale survient au milieu de cette hypothermie croissante, qui peut s'accompagner d'aphonie, d'anurie, voire même de crampes (Berger) ; cette algidité grave a reçu le nom de *choléra herniaire ;* mais la diarrhée du véritable choléra manque presque toujours.

Les phénomènes nerveux qui accompagnent ce tableau sont parfois assez marqués pour en modifier un peu la nature ; on a signalé *un véritable délire* avec tendance au suicide et chez les enfants, des *convulsions,* du *coma.*

L'étranglement herniaire n'affecte pas toujours la marche aiguë que nous venons de décrire.

On observe des *étranglements chroniques à marche lente insidieuse* avec un état général peu grave dont le début est impossible à préciser : hernies moyennes ou grosses sorties depuis longtemps, mal contenues ; quelquefois petites hernies crurales des vieillards.

Enfin parfois les accidents présentent une véritable marche rémittente ; il y a une série d'accès douloureux, c'est l'*étranglement spasmodique de Richter.*

La mort est la terminaison presque fatale de la hernie étranglée abandonnée à elle-même ; elle peut survenir, nous venons de le voir, par aggravation des phénomènes généraux. On l'a attribuée dans ce

cas, soit à l'épuisement nerveux, soit à une sorte de septicémie intestinale, de stercorémie (Humbert, th. 1873).

Chez quelques malades elle est le résultat des lésions locales graves
produites par la constriction, et le tableau clinique terminal en est
quelque peu modifié :

La *gangrène* de l'intestin serait annoncée par un soulagement
momentané, une détente, un *calme trompeur* (Boyer), la cessation
des vomissements ; mais le hoquet ne diminue pas, l'algidité persiste.
En même temps, les phénomènes locaux prennent plus d'importance :
la tumeur devient plus flasque ; on y découvre à la palpation une
sorte de crépitation, de clapotement dû à l'effusion des liquides et
des gaz dans le sac.

Les perforations intestinales qui sont la conséquence de la gangrène peuvent, lorsque des adhérences se sont développées à temps
et qu'elles sont assez fortes, amener par ce moyen la guérison spontanée. Il se forme un abcès stercoral, un *anus contre nature spontané*, ou une simple *fistule stercorale*, si les lésions sont moins considérables, et dans des cas heureux, mais trop rares, la guérison est
survenue par ce mécanisme. — Nous traiterons plus loin dans un
chapitre spécial, de la fistule stercorale et de l'anus contre nature
spontané ; il nous suffit ici de mentionner leur existence.

Dans d'autres cas les lésions restent moins limitées au sac ; elles
s'étendent au péritoine, et les troubles d'une péritonite par perforation
ou par propagation modifient l'appareil symptomatique ; le ventre est
plus ballonné, extrèmement douloureux partout ; des vomissements
porracés, du hoquet secouent continuellement le malade ; une réaction plus vive mais passagère semble le ranimer ; mais la terminaison
est la même ; seul le cortège clinique est un peu changé.

Enfin, dans d'autres circonstances se montrent de véritables complications : congestions pulmonaires, signalées par Verneuil et étudiées
par Ledoux, hémiplégies, dont Nicaise a rapporté plusieurs faits
curieux. — La pathogénie de ces accidents rares et curieux n'est pas
encore suffisamment bien établie.

Diagnostic. — A cet ensemble clinique il est difficile en général
de ne pas reconnaître l'*étranglement herniaire*.

La présence d'une tumeur dure, tendue, douloureuse dans une
région herniaire, le commémoratif important d'une hernie habituellement réductible et qu'on ne peut plus réduire, suffisent habituelle-

ment à distinguer l'étranglement herniaire d'une occlusion intestinale, d'un étranglement interne.

Mais parfois la hernie est assez petite, assez profonde pour nécessiter une recherche attentive, une exploration soignée ; elle occupe certains orifices profonds où les manœuvres exploratrices et le taxis sont
difficiles ; c'est dans certains cas de ce genre que la laparotomie devient un moyen de diagnostic très acceptable, puisqu'on l'utilisera
comme moyen de traitement, soit que l'on rencontre un étranglement interne, soit que l'on ait affaire à un étranglement herniaire
simple dans des orifices profonds. Nous reviendrons sur ce point en
parlant des hernies rares.

Les phénomènes locaux ; tension, douleur, etc., sont parfois, avons-
nous dit, les plus marqués, et on conçoit que le diagnostic différentiel doive en être fait avec *certaines inflammations du cordon,
du testicule normal ou en ectopie*, avec *certaines adénites du pli
de l'aine*, affections qui s'accompagnent elles aussi de constipation,
de vomissements, de troubles graves, mais dans lesquelles il est bien
rare que les commémoratifs, l'exploration de l'urèthre, des bourses,
du cordon ne permettent pas d'attribuer à leur véritable cause les
accidents observés.

Le diagnostic de la hernie étranglée et de l'engouement ou de l'inflammation herniaire devrait être traité longuement ; mais en pratique, nous l'avons déjà dit, en dehors de l'épiplocèle enflammée,
les complications des hernies autres que l'étranglement sont rares.

Le taxis lui-même fournit des renseignements précieux pour le
diagnostic ; on n'oubliera pas surtout qu'il vaut mieux croire à une
hernie qui n'est pas étranglée et la débrider, que de méconnaître
un étranglement. Grâce aux méthodes actuelles de pansement, l'erreur commise dans le premier cas ne sera presque jamais préjudi-
ciable au malade ; il n'en est pas de même dans le second.

Étiologie. — L'étranglement herniaire s'observe surtout chez
l'adulte et chez le vieillard ; il s'agit presque toujours de hernies peu
volumineuses apparues pour la première fois ou habituellement réductibles ; quelquefois l'étranglement est dû à une augmentation
brusque de volume dans un effort violent. — Il y a cependant des
hernies volumineuses, habituellement mal contenues, et irréductibles, qui présentent les phénomènes de l'étranglement. — Les efforts,
les coups, les chutes, les écarts ou excès de régime, la présence de

corps étrangers, même l'humidité de l'atmosphère, ont été invoqués comme causes de l'étranglement; en réalité le plus souvent on ne peut déterminer la cause.

On sait seulement que les femmes sont relativement plus sujettes à cet accident que les hommes : presque autant d'étranglements (Textor, Gosselin) pour beaucoup moins de hernies.

L'étranglement dans le sexe masculin est plus rare chez le vieillard que chez l'adulte; il est exceptionnel chez l'enfant.

Mécanisme de l'étranglement.—Le fait *principal, primordial* dans l'étranglement est un phénomène purement mécanique. On le réalise sur une portion isolée de l'intestin dans cette expérience fondamentale que tous les chirurgiens ont cherché à reproduire et à interpréter : *expérience de O'Beirne de Dublin.*

Dans un carton épais de 3 millimètres, on fait une ouverture circulaire ayant les dimensions d'une pièce de 0 fr. 50 c., et par cette ouverture on introduit une anse intestinale. — Cette anse, *insufflée brusquement*, devient irréductible, elle est étranglée.

Que s'est-il produit ici? Que se produit-il sur le vivant dans les mêmes conditions lorsque l'intestin s'engage de la même façon dans un orifice étroit? — Pour Roser (1856), il y a eu refoulement des plis et valvules de l'intestin contre les orifices de communication de l'anse herniée avec le reste de l'intestin. — W. Busch, reprenant une opinion de Scarpa, parle de coudure brusque, parfois même d'une véritable torsion du tube digestif. — Hermann Lossen a signalé la compression du bout inférieur par le bout supérieur dilaté.

En résumé, comme le font très justement remarquer Berger et Duplay, l'interprétation n'est pas simple; on doit y faire intervenir à la fois : 1° l'occlusion du bout inférieur par le bout supérieur dilaté (*Engouement gazeux*); 2° l'attraction d'une nouvelle portion d'intestin et de mésentère sous l'influence de cette dilatation intestinale; 3° il faut surtout attribuer au mésentère un rôle important, très bien mis en lumière dans les expériences et la revue critique de Berger. — Un véritable *coin mésentérique* s'enfonce entre les deux anses intestinales et les applique étroitement sur l'orifice.

La coudure de l'intestin, sa torsion même, sont encore justement invoqués dans certains cas spéciaux.

Cette théorie éclectique a été confirmée par les expériences plus récentes de Korteweg.

Faut-il admettre que les anneaux dans lesquels passent les hernies sont absolument comparables à l'orifice rigide de O'Beirne? Leur inextensibilité est-elle presque absolue, comme le croit Gosselin? Ne peut-elle pas permettre une certaine expansion au moment du passage de l'intestin, expansion suivie de retour élastique produisant dans quelques cas l'étranglement (*étranglement élastique de Los-sen*)? C'est ce qu'il est difficile de trancher absolument.

Mais il y a dans l'intestin vivant un élément, fort important, qui manque dans l'expérience.

Une fois serrée, l'anse intestinale vivante va se gonfler ; sa surface lisse se couvrira de petites rugosités dues à l'inflammation de la séreuse qui la revêt. Sans doute ce gonflement de la paroi intestinale peut ne pas être très considérable (Gosselin, Nicaise), mais Labbé l'a vue doublée de volume : ce n'est donc pas une quantité négligeable. — Il en est de même du gonflement du mésentère, de l'épiploon.

Ce n'est pas tout, on doit encore tenir compte de la tension des muscles abdominaux provoquée par la douleur ; elle aurait pour effet de rendre les anneaux plus rigides et de comprimer la masse intestinale, ce qui tendrait *à engouer* toujours davantage la partie herniée, contraction permanente (Guyton), intermittente (Bertholle) ; les mouvements péristaltiques du bout supérieur ne sont pas sans agir peut-être dans le même sens.

A côté du fait primordial, purement mécanique, il faut donc faire jouer un rôle considérable à l'intestin engagé, à son gonflement, à sa réplétion gazeuse, au gonflement du mésentère, de l'épiploon, à la tension des muscles abdominaux, phénomènes presque tous d'ordre vital ou dynamique; les phénomènes vitaux rangés souvent sous le titre d'inflammation ne se produisent que secondairement; ils ne sauraient donc être accusés d'être la cause habituelle de l'étranglement herniaire, quoi qu'en ait dit Broca. La cessation des phénomènes, dans la plupart des cas, par la levée de l'étranglement, même sans réduction, en est la preuve la plus évidente; c'est la plus éloquente démonstration que l'on puisse faire du rôle primitif et principal de la constriction mécanique de l'intestin.

Anatomie pathologique. — Pour bien se rendre compte de la nature et de la situation des lésions dans l'étranglement, il faut d'abord connaître les agents de cet étranglement.

Agents de l'étranglement. — Dans presque tous les cas l'agent de l'étranglement siège *au niveau du pédicule de la hernie;* cela se déduit de l'expérience même de O'Beirne et de la nature des accidents; or, que trouvons-nous à ce niveau? un anneau naturel ou accidentel et le collet du sac.

Lors de la découverte des anneaux naturels par Riolan, presque tous les auteurs leur attribuèrent un rôle très important dans l'étranglement.

J. L. Petit en tira même une conclusion thérapeutique importante : le débridement sans ouverture du sac. Les recherches qui furent faites plus tard sur le collet du sac, et sur les anneaux accidentels des hernies, éloignèrent les chirurgiens de ces idées. Mais on est certainement allé trop loin dans cette nouvelle voie. C'est ainsi que dans les hernies crurale et ombilicale, il semble impossible bien souvent, quoi qu'on ait pu dire, de placer l'agent de l'étranglement ailleurs que dans les anneaux naturels. Il en est de même dans certaines hernies inguinales congénitales étranglées au niveau de l'orifice profond.

Le tissu cellulaire qui recouvre et enveloppe les hernies peut s'épaissir, se condenser et donner naissance à des anneaux accidentels fibreux. Les orifices du fascia cribriformis dans la hernie crurale pourraient particulièrement devenir des agents d'étranglement; Malgaigne les admettait. Mais cette opinion est un peu théorique.

Nous avons vu d'ailleurs, à propos des hernies en général, à quel point des anneaux d'abord multiples se fusionnaient pour n'en plus former qu'un seul au bout d'un temps plus ou moins long.

Reste le collet du sac, dont le rôle est d'une importance capitale. Les recherches anatomiques d'Arnaud, Pott, Scarpa, Dupuytren, ont depuis longtemps démontré que c'était là que se produisait presque toujours, quelques-uns même disaient toujours, l'étranglement herniaire. — En présence du travail de rétraction indolulaire, cicatricielle, dont nous avons signalé les traces, les stigmates indélébiles au collet du sac, cette constriction progressive de l'intestin n'a rien d'étonnant. — Nous devons seulement rappeler un fait très important déjà signalé, et sur lequel nous reviendrons encore à propos du traitement, savoir, la situation profonde de ce collet du sac, qui siège presque toujours à l'orifice profond, lorsqu'il y en a deux, et notamment dans la hernie inguinale.

Les agents de l'étranglement peuvent encore siéger dans l'inté-

rieur du sac : tels sont les diaphragmes plus ou moins complets
signalés par Ramonède dans le canal vagino-péritonéal, les brides
péritonéales contre lesquelles l'intestin peut venir s'étrangler, autour
desquelles il peut se couder, se tordre, s'enrouler; tels sont encore
les étranglements produits par l'épiploon, perforation à travers un
sac épiploïque (Prescot Hewet) complet ou incomplet. — Enfin, le
corps du sac lui-même peut être l'agent d'un étranglement dans
quelques hernies superposées.

En résumé l'agent de l'étranglement n'est pas unique; s'il est
vrai qu'il siège le plus souvent au collet du sac, il peut exister en
dehors : anneaux naturels, accidentels, ou à l'intérieur même du
sac, diaphragmes, brides péritonéales, épiploon, corps même du
sac.

Lésions des parties herniées. — *État des enveloppes :* Lorsqu'on
fait une opération de hernie étranglée, en incisant successivement
les diverses couches superficielles qui recouvrent le sac, on n'observe
le plus souvent rien d'anormal; dans quelques cas cependant, à la
suite de taxis prolongé ou pour d'autres motifs, on rencontre des
enveloppes œdémateuses, congestionnées; on y a observé des épaississements résultant sans doute de frottements répétés, des petits
foyers sanguins, des ecchymoses; on y a même trouvé de la suppuration.

En général, on arrive facilement sur le sac; celui-ci est tantôt
épais, tantôt mince; généralement il laisse voir par transparence la
coloration foncée de l'intestin et du liquide qu'il renferme.

Cette dernière enveloppe incisée, il s'écoule un liquide rougeâtre
plus ou moins foncé, limpide, mélangé dans quelques cas à des matières exsudatives parfois très fétides; la surface interne se présente
alors injectée, dépolie, recouverte de fausses membranes minces et
peu adhérentes.

Lésions de l'intestin : C'est surtout dans l'entérocèle pure que
se produisent à coup sûr et rapidement les lésions intestinales
aujourd'hui bien connues depuis les travaux de Cooper et Lawrence,
les expériences de Jobert de Lamballe (1829), les recherches de Gosselin, Nicaise.

L'anse intestinale est rouge, injectée, puis elle s'épaissit par œdème
et extravasation sanguine; sa teinte tend alors à devenir de plus
en plus *noire;* cet aspect spécial est important à bien connaître pour

le chirurgien qui opère une hernie étranglée ; beaucoup de maîtres professent qu'il est absolument caractéristique. Si l'on hésite à reconnaître l'intestin, c'est qu'on ne l'a pas sous les yeux. Cette règle ne peut être admise sans réserve ; sans méconnaître l'importance de la coloration sur laquelle elle s'appuie, on peut dire qu'appliquée absolument elle conduirait à des erreurs graves : il n'est pas rare de trouver la surface de l'intestin recouverte de petites fausses membranes minces qui en modifient l'aspect et la coloration.

La portion étranglée se limite au niveau de l'anneau constricteur par un *sillon circulaire* dessiné à la surface de l'intestin et profondément déprimé, c'est le *contour de la portion serrée;* il est noirâtre, infiltré de sang (Gosselin).

Ce sillon persiste après la réduction. — Il devient le siège, lorsque l'étranglement persiste, de lésions importantes bien étudiées par Nicaise : la paroi intestinale s'amincit progressivement, *s'ulcère de dedans en dehors* presque toujours ; c'est ainsi que la muqueuse disparaît la première, puis la tunique musculeuse. Pendant un certain temps la séreuse seule subsiste. L'ulcération est le plus souvent unique ; elle débute par l'endroit où l'étranglement appuyait le plus pour s'étendre circulairement en suivant le contour de la portion serrée. — Cloquet, Huguier, Motte ont vu les lésions débuter par la face externe ; mais il s'agit là de faits absolument exceptionnels.

Il suffit alors du moindre effort, de la plus petite pression pour déterminer des *perforations intestinales,* par lesquelles s'écoulent gaz et matières : tantôt les perforations sont pour ainsi dire microscopiques, elles échappent à l'opérateur ; d'autres fois elles sont plus considérables, et laissent écouler dans l'intérieur du sac un liquide épais, muqueux, trouble, jaune-brun, à odeur fortement intestinale.

Dans certains cas la *gangrène de l'intestin* est la conséquence de la constriction exagérée qu'il subit. — On voit alors apparaître à la surface de l'anse herniée, des taches grisâtres présentant souvent une *teinte feuille morte,* parfois ardoisée ; taches rapidement confluentes, au niveau desquelles la paroi intestinale est devenue extrêmement friable.

De l'évolution de ces lésions et de leur durée on ne peut rien dire, sinon qu'elles sont plus rapides lorsqu'il n'y a pas d'épiploon avec l'instestin, et plus rapides encore lorsqu'il n'y a qu'un pincement latéral ; la continuité de l'afflux par les vaisseaux mésentériques pendant un certain temps dans les hernies avec anse complète, nous donne l'explication de cette particularité.

Dans l'entéro-épiplocèle, les *lésions de l'épiploon* sont à peu près les mêmes que celles du sac ; il y a de l'œdème, de l'infiltration, des extravasations sanguines ; mais l'épiploon joue un rôle protecteur important vis-à-vis de l'intestin dont il retarde les lésions.

Le mésentère est aussi gonflé, ecchymosé ; phénomène qui n'étonne point lorsqu'on connaît le rôle considérable qu'il joue dans l'étranglement.

On conçoit d'ailleurs que les lésions ne restent pas toujours limitées au sac, qu'elles s'étendent à la cavité abdominale, par défaut, insuffisance d'adhérences au niveau du collet ; les lésions observées en pareil cas, sont celles de la péritonite partielle ou généralisée, par propagation ou par perforation.

Enfin nous avons déjà mentionné les congestions pulmonaires et les hémiplégies curieuses signalées dans le cours de l'étranglement herniaire.

Pronostic. — L'étude des lésions, le tableau clinique, la marche de l'affection, montrent bien toute la gravité de l'étranglement herniaire et la nécessité d'une intervention immédiate ; si dans quelques cas exceptionnels la guérison spontanée est survenue, il n'y a pas à en tenir compte au point de vue de l'appréciation générale du pronostic.

Traitement. — Le traitement dépend beaucoup de l'époque à laquelle on est appelé, et de l'intensité des accidents ; mais on doit bien savoir que des accidents graves ne dénotent pas constamment un étranglement serré et réciproquement ; il faut donc toujours supposer le cas le plus sérieux et intervenir rapidement : or il n'y a que deux méthodes réelles de traitement : le *taxis* et la *kélotomie.*

Sans doute on peut encore rappeler quelques moyens médicaux : application de sangsues dans quelques cas pour diminuer la tension, bains, narcotiques, strychnine et café, applications topiques de glace, lavements avec une infusion de tabac de 5 à 20 ou 30 grammes par demi-litre ; enfin purgatifs donnés plutôt comme moyen d'exploration et dans les cas douteux : de préférence, jalap et scammonée, de chaque, 30 à 40 centigrammes. — Mais tous ces moyens ne doivent être employés que tout à fait au début, et encore vaut-il mieux ne pas y perdre son temps.

Il faut à tout prix *lever l'étranglement*. Les manœuvres externes pratiquées dans ce but constituent le *taxis*. — Si le taxis ne suffit pas, il faut recourir à une opération sanglante : la *kélotomie*.

Taxis. — Les règles du taxis n'ont été bien posées pour chaque espèce de hernie que par Amussat, Lisfranc, et plus récemment par Gosselin ; sans méconnaître les résultats obtenus, avant toute description, nous insisterons avec la plupart des chirurgiens modernes sur la nécessité qu'il y a à ne jamais dépasser, mieux encore à ne pas atteindre les limites extrêmes posées par ces maîtres à une époque où l'ouverture du sac présentait des dangers beaucoup plus grands que de nos jours.

Le taxis sera fait au début sans chloroforme, la paroi abdominale bien mise dans le relâchement ; s'il ne réussit pas, il faut recourir immédiatement à l'anesthésie, et pousser celle-ci jusqu'à la résolution complète.

Tous les préparatifs étant faits pour procéder en cas d'insuccès à l'opération immédiate, région rasée, lavée antiseptiquement, le chirurgien, placé de préférence à droite du malade, embrasse avec les doigts de la main gauche le pédicule de la hernie, l'attire légèrement à lui, puis, saisissant la hernie avec la main droite, il cherche par une pression graduée à la refouler vers son pédicule.

Ces tentatives seront répétées avec douceur, mais non sans force, pendant 10 à 15 minutes environ ; on pourra avec Richter, Morand, Leasure, essayer le taxis dans des positions diverses du malade.

Bientôt, si l'opération est suivie de succès, on sent la hernie rentrer avec ou sans gargouillement ; on perçoit une résistance vaincue ; la tumeur disparaît brusquement, ou du moins elle devient plus molle pour rentrer ensuite progressivement.

Il faut s'éloigner de plus en plus des manœuvres violentes. Tout ce qui est *taxis forcé* mérite d'être abandonné ; il faut renoncer aussi à des manœuvres longues, au *taxis prolongé* jusqu'à 60 minutes (Amussat, Lisfranc), au concours de *plusieurs mains*. L'action utile et adjuvante d'une bande de caoutchouc (Maisonneuve), d'un sac de plomb (Lannelongue, Colson, Bourgeois) ne convient guère qu'à un petit nombre de grosses hernies.

On a encore essayé de favoriser le taxis par l'électropuncture, les injections forcées, l'attraction de l'intestin à l'aide soit de la main introduite par le rectum (Simon d'Heildeberg), soit de canules recourbées (Roussel de Genève) ; on a pratiqué depuis bien longtemps (Mérat, A. Paré, Van Swieten) la *ponction capillaire de l'intestin* en cas de tension gazeuse extrême. — Tous ces moyens sont dangereux ou peu utiles.

Persistance des accidents après la réduction par le taxis. — Le taxis a réduit l'intestin ; l'étranglement n'existe plus ; la guérison est obtenue du même coup la plupart du temps. Il peut arriver pourtant que les accidents persistent après cette réduction.

Les diverses causes de cette persistance sont ainsi groupées dans le *Traité de pathologie externe* de Duplay.

1º Réduction d'un intestin perforé, d'où péritonite suraiguë.

2º *Fausses réductions. a. Réductions incomplètes ou partielles :* on a levé un seul agent d'étranglement ; il en reste un autre, par exemple un deuxième collet dans un sac à collets multiples. — b: *Réduction en masse :* Une hernie petite, dont les anneaux sont larges, et le sac peu adhérent aux parties voisines, peut être refoulée avec ce sac lui-même dans l'abdomen, surtout lorsque les pressions du taxis ont porté sur le fond du sac.

3º Réduction dans un sac intérieur préexistant, généralement placé sous le péritoine (hernie propéritonéale) et communiquant avec la cavité péritonéale par un orifice commun avec le sac extérieur ; — Réduction dans le tissu cellulaire sous-péritonéal à travers une déchirure du sac herniaire. (Farabeuf, *Soc. chir.* 1877.) ·

4º Réduction avec l'agent de l'étranglement : bride épiploïque (Louis, Lapeyronie), ou l'anneau du sac détaché circulairement (Laugier, Richet).

5º Réduction complète, mais évolution continue des lésions intestinales : torsion, coudures, paralysie de l'intestin. (Henrot.)

6º Coexistence d'une autre hernie étranglée ou d'un étranglement interne concomitant.

Malgré ces accidents, dont la plupart sont très rares, le taxis est une excellente opération ; il doit être tenté au début dans les vingt-quatre ou trente-six premières heures avant de passer à l'opération. On y aura encore recours à une période plus avancée si la hernie est volumineuse, l'étranglement y étant généralement moins rapide et l'opération plus dangereuse.

Il devra être fait avec modération, et à moins de contre-indication, l'anesthésie chloroformique nous semble une condition fort avantageuse pour le relâchement des muscles et des aponévroses d'insertion. Tout étant prêt pour la kélotomie en cas d'insuccès, celle-ci devra être exécutée immédiatement sans laisser réveiller le malade.

Kélotomie. — Si la hernie est petite, si de plus des symptômes très marqués semblent indiquer un étranglement très serré (cette relation n'a rien d'absolu), on est autorisé à recourir à la kélotomie d'emblée.

Le plus souvent celle-ci est pratiquée après insuccès du taxis, au bout de trente-six à quarante-huit heures ou à une période plus avancée, sans taxis. — L'opération n'est pas très douloureuse; elle peut à la rigueur être pratiquée sans anesthésie.

Les *instruments* nécessaires sont : bistouri droit, bistouri d'A. Cooper, ou simplement bistouri boutonné, dont on garnit avec du linge la base de la lame, ne laissant qu'une partie tranchante de 1 à 2 centimètres, sonde cannelée, ciseaux droits et courbes, pinces hémostatiques, fils à ligature, et les objets nécessaires pour la suture de la peau et à la rigueur pour celle de l'intestin.

L'opération se divise en plusieurs temps : Premier temps. *Incision des parties molles.* — Le chirurgien fait à la peau un pli perpendiculaire au grand axe de la tumeur, une des extrémités est confiée à un aide, l'opérateur maintient l'autre de la main gauche. Ce pli tenu ainsi verticalement est fendu de haut en bas dans son milieu sans risquer d'entrer trop profondément au cas où les enveloppes de la hernie seraient minces. L'incision cutanée ainsi obtenue sera agrandie, si cela est nécessaire.

L'incision des couches celluleuses suivantes est faite sur la sonde cannelée, que l'on introduit par une petite boutonnière; on peut indifféremment se servir du bistouri ou des ciseaux.

Deuxième temps. *Recherche et ouverture du sac.* — En procédant ainsi lentement et méthodiquement, couche par couche, on arrive bientôt à une enveloppe de coloration foncée, vineuse, rougeâtre, sous laquelle on sent en général une quantité variable de liquide; saisissez cette enveloppe avec une pince à griffe et faites-lui prudemment une très petite boutonnière. — Un petit jet de liquide séreux, citrin ou rougeâtre vous avertit que vous êtes dans le sac.

Sur la sonde cannelée agrandissez l'ouverture, et vous apercevrez au fond du sac une tumeur d'un brun violacé presque noir; c'est l'anse intestinale étranglée. — Nettoyez avec soin la surface interne du sac et préparez-vous à rechercher l'agent de l'étranglement.

Exceptionnellement on a pu tomber sur un kyste sacculaire pré-
herniaire, ce qui oblige à chercher plus profondément le sac. Il peut
encore se faire qu'il n'y ait pas de liquide dans ce dernier, mais le
sac sec est extrêmement rare ; enfin le chirurgien doit être prévenu
que l'intestin peut adhérer au sac ; les adhérences récentes cèdent
assez facilement ; quand elles sont anciennes, on doit les dégager
minutieusement ; le plus simple serait de lever l'étranglement et
de laisser les choses en place ; mais, de nos jours, ces demi-mesures
ne sont plus permises.

Le sac manque dans quelques hernies, on arrive alors directement
sur l'intestin ; il ne faut donc pas oublier cette variété rare de manière à ne pas l'inciser en croyant inciser le sac.

Troisième temps. *Recherche de l'étranglement. Débridement.* —
Deux pinces hémostatiques saisissent largement les deux lèvres du
sac incisé, l'aide les maintient écartées et empêche ainsi le collet de
fuir devant le doigt. Le chirurgien explore alors avec précaution
l'intestin pour s'assurer qu'il n'est perforé en aucun point, et qu'il ne
présente pas cette teinte grisâtre feuille morte de l'intestin sphacélé,
puis avec le doigt il cherche à reconnaître de quel côté siège l'étranglement et quel est le degré de constriction.

Lorsque celle-ci n'est pas trop considérable et qu'on peut, sans
crainte pour l'intestin, introduire deux doigts dans l'anneau constricteur, il est souvent avantageux de distendre et de déchirer celui-ci
par l'écartement des deux index. Si l'étranglement est plus serré,
on cherche à faire pénétrer dans l'anneau l'extrémité du bistouri
d'A. Cooper, en le couchant à plat ; puis, le redressant un peu, on
débride légèrement ce qui permet un peu plus de mobilité et facilite la terminaison du débridement.

Nous n'avons pas à indiquer ici les lieux d'élection du débridement unique, les dangers de section d'une artère importante, mais
nous pouvons faire prévoir cette conclusion générale que, dans
bien des circonstances, il vaut peut-être mieux recourir à de *petits
débridements multiples ;* la dilatation forcée les agrandirait s'ils
n'étaient pas tout à fait suffisants.

Quatrième temps. *Examen de l'intestin. Réduction.* — Le débridement terminé, attirez à vous l'anse intestinale sur une certaine
longueur, pour être bien sûr qu'il n'y a pas d'étranglement plus
éloigné, et vérifiez avec soin l'état du pédicule étranglé. — Lavez-le

ensuite avec l'eau phéniquée ; épongez avec une serviette chaude, et enfin, vous étant bien assuré qu'aucun point de sphacèle imminent ne doit vous faire craindre une perforation, réduisez l'intestin. S'il vous inspire quelque inquiétude, suivant la pratique de Gosselin, fixez-le au voisinage de l'incision.

En même temps que l'intestin, une certaine quantité d'épiploon peut être étranglée ; la plupart des chirurgiens sont encore d'avis de ne pas le réduire, à moins qu'il n'y en ait très peu, et qu'il ne soit parfaitement sain. Pourtant la pratique qui tend à se généraliser grâce à l'emploi de l'antisepsie, *consiste à en pratiquer l'excision derrière une ligature simple ou multiple et à réduire le pédicule.* Les anciens cautérisaient souvent au fer rouge ou avec les caustiques les masses épiploïques qu'ils laissaient au dehors.

L'opération terminée, la plaie est lavée antiseptiquement ; un drain est posé au fond du sac, et à moins de contre-indication les lèvres de l'incision sont rapprochées et suturées. Ici encore la pratique des opérations antiseptiques a suggéré l'idée de compléter l'opération par une tentative de cure radicale consistant dans l'isolement du sac herniaire, qui est attiré au dehors le plus possible, lié au niveau de son pédicule, et réséqué au delà de la ligature. Une suture au catgut appliquée sur les piliers complète souvent cette opération.

Une évacuation abondante se produit en général dans les douze premières heures ; elle est d'un très bon augure pour le pronostic opératoire. Si elle tarde, il faut attendre ; la pratique des purgatifs post-opératoires n'est guère admise aujourd'hui ; on craint de provoquer des mouvements intestinaux dans lesquels pourrait se compléter une perforation ; on a rarement recours à la médication inverse, à l'administration des opiacés préconisée par Monod père, Demarquay et Le Fort (1865), Parfois la constipation persiste encore quelque temps, vingt-quatre, trente-six, quarante-huit heures, mais tout se rétablit néanmoins.

Il peut arriver cependant que les choses évoluent moins bien et que les accidents persistent après la kélotomie.

Tantôt cette persistance tient à une faute opératoire : réduction incomplète, levée d'un étranglement qui n'est pas le seul ou le vrai, réduction de l'intestin dans le tissu cellulaire sous-péritonéal par l'ouverture du débridement : Streubel, Farabeuf (*Soc. chir.*, 1877).

Tantôt les accidents dépendent des lésions intestinales : le sillon circulaire marqué par l'étranglement ne s'efface pas ; dans un cas de Berger, c'était un vrai rétrécissement spasmodique ; plus souvent il y a coarctation inflammatoire ou cicatricielle d'un des bouts de l'intestin, Guignard. L'anus contre nature est le remède opératoire indiqué dans ce cas. (Maisonneuve.) D'autres fois l'intestin réduit est encore coudé, paralysé, tordu.

Enfin une perforation peut se compléter et amener une péritonite suraiguë, ou, si l'intestin par bonheur est resté au voisinage de la plaie, une péritonite localisée, un abcès stercoral, bientôt suivi d'un anus contre nature ou tout au moins d'une fistule stercorale.

Lorsque le chirurgien pendant l'opération constate un point perforé ou un sphacèle plus ou moins étendu, il devra se conformer aux règles suivantes : Petite lésion, suture de l'intestin et réduction ; lésion un peu étendue, ouverture de l'anse étranglée, recherche et fixation du bout supérieur ; création en somme d'un anus artificiel que l'on traitera plus tard. Cette pratique paraît plus sûre que la résection de l'intestin sphacélé suivie de la suture intestinale, telle qu'elle a été pratiquée dans ces dernières années, après Kocher, par un certain nombre d'opérateurs.

Nous avons longuement décrit l'opération classique de la kélotomie, *kélotomie avec ouverture du sac*. La crainte de l'ouverture du péritoine avait inspiré à J.-L. Petit l'idée d'une kélotomie sans ouverture du sac ; il avait même étudié avec beaucoup de soins les indications spéciales de ce mode opératoire. Colson père, Colson fils (1874), Affre (1876) l'ont défendue en France, Roser, Chauvet l'ont pratiquée. Le sac est disséqué attentivement, l'anneau débridé en dehors ou dilaté, puis la portion étranglée du sac est déplissée avec soin (Colson) et enfin on réduit.

Cette opération convient sans doute à quelques cas particuliers, mais elle est dangereuse, car on ne sait pas dans quel état se trouve l'intestin réduit ; en somme elle ne saurait être mise en balance avec l'opération classique.

Les résultats fournis par la kélotomie sont fort difficiles à apprécier d'après des statistiques brutes ; on peut avancer qu'ils sont excellents entre les mains des chirurgiens qui opèrent de bonne heure, sans taxis exagéré, et antiseptiquement. Les revers doivent être presque exclusivement attribués aux retards de l'opération, et à l'absence de précautions antiseptiques. Les procédés de cure radicale dont nous avons parlé rendront les récidives de hernie moins communes. Pour Gosselin cette récidive était constante, et on peut citer, avec lui, des cas d'étranglement récidivé.

B. *Des pseudo-étranglements.*

On étudie encore aujourd'hui deux variétés de pseudo-étranglements, l'engouement herniaire et l'inflammation herniaire. — Leur intérêt est surtout historique ; nous nous sommes suffisamment étendus sur ce chapitre pour n'avoir plus à y revenir ; nous nous bornerons donc à étudier rapidement les rares types cliniques auxquels conviennent ces deux appellations.

1° *De l'engouement herniaire.* — La meilleure définition qu'on en puisse donner est celle de Broca : *L'engouement herniaire est cet état particulier des hernies, dans lequel les matières que renferme le tube digestif s'accumulent dans l'anse intestinale herniée, de manière à y intercepter le passage et à déterminer des accidents.*

L'engouement n'est plus guère admis de nos jours que comme élément secondaire d'étranglement ; avec Berger et Duplay il convient d'y faire rentrer les accidents déterminés par la présence de corps étrangers dans l'anse herniée. Ce sont des os de pied de mouton (J.-L. Petit, Farcy) ; des amas de lombrics (Mercier, Broca) ; des noyaux de fruits (J.-L. Petit, Igonnet) ; un pied d'alouette (Hévin) ; une épingle, un épi de blé, etc....

L'engouement herniaire ne doit être admis que sur des preuves anatomiques ; or ces preuves sont très rares. On en trouve quelques exemples dans les thèses de Broca et de Nicaise, et presque toujours c'était une hernie du gros intestin qui présentait ces phénomènes.

On voit dès lors que l'*engouement herniaire* ne doit pas entrer en ligne de compte dans le diagnostic des complications herniaires, et en présence d'un cas probable de ce genre, le parti le plus sage serait évidemment de le considérer comme une première phase de l'étranglement et de le traiter comme tel.

2° *De l'inflammation herniaire.* — Ainsi que le professeur Gosselin l'a très bien démontré, si la théorie de l'*inflammation herniaire*, telle qu'elle a été émise par Malgaigne et Broca, repose sur des faits incontestables, elle conduit d'autre part, dans certains faits, à une abstention thérapeutique qui a les conséquences les plus funestes. — A quels cas faut-il donc réserver cette interprétation clinique? — Malgaigne et Broca l'appliquaient à un bon nombre d'accidents de grosses hernies, anciennes, irréductibles, observées chez des vieillards, à la suite d'écarts de régime. Gosselin a bien montré que la seule catégorie d'accidents auxquels elle convenait, devait être bornée aux épiplocèles et à quelques vieilles hernies irréductibles par adhérénces. Tous les autres faits doivent être considérés comme des étranglements peu serrés.

Dans les limites étroites que nous venons de tracer, les lésions observées sont celles d'une péritonite du sac avec ou sans épanchement, injection, et œdème de l'intestin, péritonite pouvant évoluer d'une manière plus ou moins aiguë, présenter même tous les caractères d'un phlegmon du sac (Berger) ou bien marcher plus lentement et se terminer par la formation de nouvelles adhérences.

Cliniquement, chez des vieillards porteurs de grosses hernies épiploïques ou entéro-épiploïques, la tumeur devient douloureuse à la suite d'un écart de régime; elle est un peu tendue, et reste partiellement réductible; le sac peut renfermer du liquide, même du pus; le malade vomit, mais la constipation n'est pas absolue; l'état général n'est pas très grave; en somme les accidents n'offrent pas d'indication opératoire urgente; le malade est laissé au repos, la tumeur recouverte de compresses résolutives, et au bout de quelques jours les accidents tombent, au lieu d'aller en s'aggravant.

Mais il ne faut pas oublier que les accidents d'étranglement ont souvent au début cette allure lente, et nous ne saurions trop répéter en pareille circonstance que dans le doute c'est à l'intervention active qu'il faut recourir, puisque cette intervention n'est pas dangereuse avec les méthodes actuelles de pansement, et puisque, seule, elle permet de lever un étranglement peu serré et méconnu.

CHAPITRE III

ANUS CONTRE NATURE

L'ouverture anormale de l'intestin permettant l'issue constante et à peu près totale des matières fécales s'appelle *anus contre nature*.

Lorsque l'ouverture est étroite et l'issue des matières peu considérable, on dit qu'il y a *fistule stercorale*.

L'anus contre nature était autrefois la terminaison — relativement
heureuse — d'un bon nombre de hernies étranglées. Grâce à la
diffusion des connaissances chirurgicales, peu de hernies sont maintenant abandonnées à elles-mêmes. On observe donc moins d'anus
contre nature qu'autrefois. Cette affection doit pourtant être décrite
ici à titre de complication des hernies en général.

L'anus contre nature n'est pourtant pas toujours lié à la hernie
étranglée. On distingue en effet :

1° *Un anus contre nature congénital*, dont l'étude doit être
rejetée aux vices de conformation de l'anus ;

2° *Un anus contre nature artificiel ou chirurgical*, qui ne doit
pas nous occuper ;

3° Un anus contre nature *accidentel*, qui seul nous intéresse.

Étiologie. — Les lésions accidentelles qui amènent la formation
d'un anus contre nature sont de deux ordres.

1° Le plus fréquemment, ce sont les *lésions pathologiques de
l'étranglement herniaire :* gangrène et perforation de l'intestin. Cer
taines variétés d'occlusion intestinale peuvent en être rapprochées.
— Quant aux autres ulcérations intestinales, elles produisent plutôt
des fistules stercorales que des anus contre nature.

2° Ce sont, en second lieu, des *lésions traumatiques de l'intestin :*
contusions, plaies portant soit sur une anse intestinale libre, en situation normale, soit sur une anse herniée; dans ce cas, le traumatisme peut provenir d'un accident, résulter d'une aberration mentale
du blessé ou de la maladresse du chirurgien.

Mais dans un cas comme dans l'autre, il faut de toute nécessité que
l'épanchement soit précédé ou suivi de la *formation d'adhérences
solides*. Ce travail, on le comprend facilement, trouve dans l'étranglement lui-même des conditions essentiellement favorables; il en est
à peu près de même lorsque la plaie intestinale s'accompagne de la
hernie traumatique de l'anse lésée.

Scarpa a montré depuis longtemps que la guérison spontanée
était plus facile, quand l'anus contre nature était d'origine pathologique.

Anatomie pathologique. — L'anus contre nature offre à

étudier : 1° *un orifice cutané;* 2° *un orifice intestinal;* 3° *un trajet intermédiaire.*

1° *Orifice cutané.* — *a. Siège.* Régions herniaires dans les cas pathologiques; — paroi antéro-latérale dans les cas traumatiques. — *b. Forme.* Très variable, en général plus ou moins irrégulièrement arrondie. — *c.* Les *dimensions* doivent permettre l'introduction du petit doigt; au-dessous, on n'a plus qu'une fistule stercorale. — *d. Aspect.* L'ouverture cutanée se présente sous l'aspect d'un orifice plus ou moins déprimé, entouré d'une peau épaissie, froncée, érythémateuse, excoriée; elle forme quelquefois une sorte d'entonnoir dont la base est tournée à l'extérieur; c'est l'*infundibulum cicatriciel* de Foucher. Au centre de cette dépression s'ouvre l'anus anormal dont la muqueuse vraie ou fausse fait une saillie variable d'un rouge vif.

2° *Trajet intermédiaire.* — A l'ouverture cutanée fait suite un trajet intermédiaire fort variable lui-même, tantôt presque nul, tantôt considérable, quelquefois simple, quelquefois double, généralement perpendiculaire aux téguments, parfois oblique, à la suite de hernies inguinales par exemple.

Sa partie la plus importante est un entonnoir dont le sommet répond à l'ouverture cutanée, dont la base est constituée par l'orifice intestinal. Cet entonnoir constitue un véritable cloaque intermédiaire, formé vraisemblablement tout à la fois par les débris du sac et les fausses membranes (Scarpa), l'intestin (Malgaigne). — C'est l'*infundibulum* ou *entonnoir membraneux*, si bien décrit par Scarpa (*imbuto membranoso*). — Mais ce trajet n'existe pas toujours, il est ordinairement d'autant plus développé que l'*éperon* l'est moins.

3° *Orifice intestinal.* — L'ouverture de l'intestin se présente sous deux aspects principaux fort différents.

Premier cas : la perte de substance intestinale est peu étendue, l'anse intestinale reste sensiblement parallèle à la paroi, un infundibulum très marqué existe entre l'orifice intestinal et l'orifice cutané. *C'est l'anus contre nature sans éperon.*

Deuxième cas : la perte de substance de l'intestin est très étendue, l'anse intestinale se coude, les deux bouts viennent s'accoler pour ainsi dire l'un à l'autre, comme les deux canons d'un fusil, et on aperçoit, au fond de l'orifice cutané, les deux orifices de l'intestin séparés par une sorte de cloison verticale extrêmement importante :

promontoire, de Scarpa, *éperon* de Desault et Dupuytren. — Cet éperon mesure rarement moins de 6 à 8 centimètres, se prolonge quelquefois jusqu'à l'orifice cutané, ne tarde pas à être refoulé par les matières, de telle sorte qu'il vient obstruer le bout inférieur.

L'*anus contre nature avec éperon* constitue donc une seconde variété plus importante encore que la première ; nous verrons plus loin les indications thérapeutiques qui en résultent.

Le bout supérieur de l'intestin se dilate beaucoup ; le bout inférieur diminue d'autant plus qu'il y passe moins de matières ; on ne l'a cependant trouvé complètement oblitéré qu'une seule fois (cas de Bégin). — Legendre a signalé l'hypertrophie musculaire du bout supérieur.

Enfin le mésentère, tiraillé par l'accolement de l'intestin à l'ouverture cutanée, ne tarde pas à réagir ; il s'indure, se rétracte et contribue ainsi à effacer l'éperon. C'est un des mécanismes de la guérison spontanée. Il forme la *corde mésentérique* de Dupuytren.

A côté de ces deux grandes variétés, basées sur la disposition de l'orifice intestinal, il y a place pour nombre d'intermédiaires : dans une variété curieuse, on a vu le bout supérieur venir seul s'ouvrir à la peau, le bout inférieur oblitéré restant à distance (Velpeau).

Symptômes et diagnostic. — A la suite d'un traumatisme, l'intestin ouvert laisse immédiatement échapper les matières qu'il renferme. Les phénomènes locaux et généraux sont ceux des plaies de l'abdomen. Lorsque l'épanchement se fait à la suite d'un étranglement herniaire, les symptômes déjà si graves de la gangrène et de la perforation intestinale s'accroissent encore ; ils prennent le caractère cholériforme des grandes diarrhées au moment où l'abcès stercoral s'ouvre à la peau souvent par une plaque de sphacèle plus ou moins étendue.

Cet état persiste 24 à 36 heures ; puis, si le malade se relève, la réaction survient ; des nausées, des vomissements, du ballonnement du ventre, des douleurs abdominales, indiquent l'établissement des adhérences péritonéales ; bientôt l'état général devient moins inquiétant : l'anus contre nature est constitué.

On constate tous les caractères physiques énumérés plus haut, mais l'exploration digitale doit être retardée le plus possible pour ne pas détacher des adhérences encore molles.

Les signes fonctionnels suffisent d'ailleurs à établir le diagnostic d'une matière indiscutable.

L'orifice anormal excrète, d'une manière presque continue, les matières intestinales plus ou moins digérées, liquides, jaunâtres ou verdâtres ; par là encore s'échappent les gaz intestinaux. L'écoulement des matières est plus abondant après le repas, après l'ingestion des liquides ; les végétaux se présentent plus vite que la viande. L'état de digestion plus ou moins avancée des aliments, la manière dont s'effectue la nutrition, l'état de santé générale permettent de dire approximativement quel est le siège de la lésion, et donnent par conséquent des indications précieuses pour le traitement.

Quelquefois les selles sont complètement supprimées par le bout inférieur, quelques mucosités seules s'échappent par l'anus vrai ; d'autres fois une partie des matières contourne l'éperon et suit le bout inférieur, c'est là un symptôme d'un bon pronostic, surtout s'il s'accentue de jour en jour ; il est l'indice d'une tendance heureuse à la guérison spontanée ; dans la variété sans éperon, la circulation des matières est troublée pendant très peu de temps.

Le rétablissement du cours normal des matières s'effectue parfois dès le troisième ou quatrième jour ; l'orifice tend dès lors à se rétrécir beaucoup ; il se transforme en *fistule stercorale :* quelquefois la guérison finit par se compléter.

Mécanisme de la guérison spontanée. — Scarpa a bien montré que la guérison spontanée ne s'effectuait pas par rapprochement des parois de l'intestin, mais par le développement et l'utilisation, pour le cours des matières, d'une cavité intermédiaire, de cet entonnoir membraneux sur lequel il insiste si longuement.

1° *L'agrandissement de l'entonnoir*, voilà donc le point important du mécanisme de la guérison spontanée ; c'est parce que cet entonnoir n'existe pas, du moins au début, dans les anus contre nature avec éperon, que cette variété anatomique a si peu de tendance à la guérison spontanée.

2° Il convient d'y ajouter *le retrait progressif de l'intestin dans la cavité abdominale*, favorisé par les contractions intestinales, la pression des matières contre l'éperon, la traction du mésentère (Dupuytren), enfin l'extensibilité du tissu cellulaire unissant le sac aux parties voisines (Scarpa). C'est pour ce dernier motif que la

guérison spontanée serait plus fréquente à la suite d'étranglement
herniaire.

3° *Le resserrement de l'orifice extérieur* ne joue qu'un rôle accessoire ; il tend d'autant plus à se produire que les matières tendent
moins à sortir par l'orifice anormal.

Complications. — Les excoriations, érythèmes, érysipèles ne
méritent qu'une simple mention. Le resserrement prématuré de
l'orifice extérieur peut déterminer l'*infiltration* d'une certaine quantité de *matières intestinales* dans l'épaisseur des parois de l'abdomen ; de là des *abcès stercoraux*, des *fistules stercorales* multiples
dont la suppuration épuise le malade.

Les deux grandes complications sont :

1° *L'engorgement de l'entonnoir membraneux.* A la suite d'écarts
de régime, d'un resserrement trop rapide de l'orifice cutané, on voit
survenir des accidents graves fort comparables à ceux de l'obstruction intestinale, de la tympanite, des nausées, des vomissements
bilieux, même fécaloïdes.

La pression des matières ne tarde pas à provoquer une débâcle à la
suite de laquelle tout rentre dans l'ordre ; mais dans d'autres cas
les adhérences péritonéales se déchirent, d'où l'apparition d'une péritonite suraiguë. On trouvera longuement décrits dans Scarpa, les
conseils de prudence thérapeutique et alimentaire que lui suggérait
déjà la crainte de cet accident.

2° *Le renversement ou le prolapsus de la muqueuse* intestinale,
parfois même l'*invagination complète* par l'orifice extérieur. Ces
accidents ont été surtout bien étudiés par Lecat et Sabatier. On
voit sortir par l'anus anormal une masse molle, fongueuse, d'un
rouge framboisé qui n'est autre que la muqueuse intestinale en
prolapsus. Au début, ce prolapsus est réductible ; plus tard il cesse
de l'être.

D'autres fois les mouvements vermiculaires dont est animé ce
fongus ne permettent pas de douter que tout l'intestin ne soit en
prolapsus, qu'il n'y ait là une invagination complète par l'orifice
cutané. Ainsi que l'a montré Dupuytren, c'est le plus souvent le bout
supérieur qui s'invagine ainsi ; quelquefois le bout inférieur (Boyer) ;
quelquefois les deux ; rarement l'invagination est considérable ;
elle devient rapidement irréductible.

Le *diagnostic* de l'anus contre nature n'est pas difficile ; de ses complications, l'engorgement de l'infundibulum expose seul à quelque erreur : l'administration d'un purgatif, la manière dont s'effectue l'excrétion anormale, au besoin l'agrandissement de l'ouverture cutanée, le curage de l'entonnoir, lèveront rapidement tous les doutes.

Quant au diagnostic de la variété anatomique, nous avons dit qu'il ne devait pas être tenté avant un mois ou deux ; l'abondance ou la rareté des selles normales, l'exploration digitale ou avec les sondes des deux bouts de l'intestin, celle des fistules voisines, les lavements de lait pour reconnaître le bout inférieur si les matières n'y pénètrent pas du tout, telles seront les explorations les plus utiles.

Pronostic. — Inutile de dire à quel point le pronostic de l'anus contre nature est sérieux, même après que le malade est sorti des premiers dangers. Il reste une infirmité dégoûtante, et de plus les adhérences formées peuvent se rompre ; une intervention hâtive peut les détacher.

Le pronostic est donc grave. Sans doute la guérison spontanée est possible ; mais seulement dans les quatre ou six premiers mois ; elle est rare en somme, surtout dans les cas traumatiques ; enfin, si le chirurgien intervient quelquefois heureusement, cette intervention ne réussit pas toujours complètement ; elle est souvent dangereuse.

Traitement. — *L'affection est-elle récente,* il faut se borner à l'expectative, insister sur les soins de propreté, appliquer des bandages bien faits, remonter, tonifier, nourrir le malade. Suivant le précepte de Gosselin : *On ne doit rien tenter de chirurgical avant deux mois.*

Lorsque l'affection remonte à six mois, il n'y a plus d'espoir de voir survenir la guérison spontanée ; il faut donc intervenir. Cette intervention doit répondre à cette double indication :

1° Rétablir le cours des matières;

2° Fermer l'ouverture anormale.

Desault le premier comprit que pour rétablir le cours des matières il fallait refouler l'éperon : il y réussit plusieurs fois par l'emploi de mèches volumineuses à cheval sur cette bride saillante qu'elles repoussaient.

A la même époque à peu près, Schmalkalden (1798) sectionnait l'éperon avec le bistouri, de sa base à son sommet; Physick de Philadelphie tentait la section lente avec un fil. Ces tentatives seraient tombées dans l'oubli sans la découverte de Dupuytren (1815). Ayant perdu un malade, dont il avait sectionné trop rapidement l'éperon, il inventa l'entérotome qui porte son nom, et auquel on n'a fait subir depuis que quelques modifications de détail.

Cet instrument se compose de deux branches, une mâle et une femelle, serrées l'une dans l'autre à l'aide d'une vis de pression. Les deux branches sont introduites écartées ; on pince l'éperon sur une longueur de six à huit centimètres, puis on réarticule et on serre à fond. Quelques douleurs se montrent parfois au début ; elles ne tardent pas à disparaître, et la pince tombe spontanément du huitième au dixième jour ; pendant ce temps on fera bien de prescrire une alimentation sévère et les opiacés à haute dose.

Si l'opération a réussi, les garde-robes se rétablissent ; l'orifice extérieur se rétracte peu à peu, la compression exercée à ce niveau facilite son oblitération. Lorsqu'il ne reste plus qu'une ouverture étroite, les cautérisations arrivent à la fermer (Laugier) ; si elle est grande, on aura recours à la double suture de l'intestin et de la peau, suivant les procédés de Malgaigne ou de Denonvilliers. Nélaton a conseillé fort justement l'obturation par un large lambeau autoplastique.

Nous avons décrit la méthode de traitement usitée jusqu'à nos jours dans l'anus contre nature, et nous nous sommes longuement étendus sur elle, parce qu'elle reste encore la première à employer, la plus sûre, et peut-être la meilleure. L'avènement de la chirurgie antiseptique a fait apparaître une méthode nouvelle, plus grave, mais qui seule convient à certains cas rebelles. Par la laparotomie, on découvre l'anse sur laquelle siège l'anus artificiel ; on la détache de la paroi abdominale, et, suivant les cas, on pratique soit une simple suture au niveau de l'orifice que porte l'anse ainsi détachée, soit la résection d'une portion plus ou moins considérable de l'intestin. Le trajet qui reste dans la paroi est naturellement nettoyé avec soin ; il guérit comme une plaie simple. (Julliard, Billroth, Bouilly, etc.)

HERNIES EN PARTICULIER.

CHAPITRE PREMIER

HERNIES INGUINALES.

On appelle *hernies inguinales* les hernies abdominales qui se font à travers le *trajet inguinal*, qu'elles empruntent la totalité ou seulement une partie de ce trajet. La dénomination d'*inguinale* ne s'applique donc pas uniquement au siège de la hernie ; *elle implique un trajet constant.*

La paroi abdominale antérieure, formée d'une série de couches aponévrotiques et musculaires, est traversée à sa partie inférieure et interne, au-dessus de l'arcade crurale ou de Fallope, par un *trajet celluleux* qui donne passage normalement, chez l'homme, au cordon spermatique, chez la femme, au ligament rond.

Chez le fœtus, au moment de la descente du testicule, au milieu de ce trajet celluleux on rencontre un *véritable canal* qui fait communiquer la séreuse péritonéale avec la séreuse vaginale : c'est le canal *vagino-péritonéal ;* il disparaît à l'état normal dès que le testicule est descendu. Il y a donc une disposition anatomique *ordinaire* et définitive, et une disposition anatomique *congénitale* et transitoire. Cette double disposition est l'origine d'une division des plus importantes dans l'histoire des hernies inguinales qui, de la même façon, se distinguent en *hernies ordinaires* et *hernies congénitales.* Nous y reviendrons plus loin.

1° *Trajet ou canal inguinal.* — Sur l'adulte, lorsque la peau et le tissu cellulaire sous-cutané ont été disséqués, le trajet inguinal, *vu par sa face antérieure,* est dérobé aux regards par les fibres aponévrotiques nacrées d'insertion du grand oblique. On aperçoit par contre l'*orifice extérieur ou cutané du trajet,* situé au-dessus de la symphyse pubienne. Cet orifice, dû à l'écartement des fibres aponévrotiques, est limité en dedans par un *pilier interne,* en dehors par un *pilier externe* attaché à l'épine du pubis. Les *fibres arciformes* constituent son demi-cintre supérieur, et enfin les fibres venues du

grand oblique du côté opposé limitent et renforcent son côté postérieur et interne : elles constituent le *ligament de Colles*.

Lorsqu'on examine par la cavité péritonéale la face postérieure de
la paroi abdominale antérieure, on voit, assez facilement si la paroi
est tendue, que le péritoine est soulevé par cinq cordons qui déterminent six fossettes des plus importantes. Le cordon du milieu est
l'*ouraque ;* plus en dehors, *les cordons fibreux des artères ombilicales
oblitérées ;* tout à fait en dehors enfin, *les artères épigastriques* qui
répondent à peu près, comme on le sait, à la partie moyenne de
l'arcade crurale.

Avec Tillaux, nous appellerons *fossette inguinale interne* ou sus-
pubienne la dépression péritonéale située entre l'ouraque et le cordon de l'artère ombilicale, *fossette inguinale moyenne* celle qui est
placée entre l'artère ombilicale et l'artère épigastrique, enfin *fossette
inguinale externe,* la plus importante, celle qui est située en dehors
de l'artère épigastrique.

Cette fossette inguinale externe est d'autant plus marquée qu'une
arête aponévrotique saillante constituée par le bord concave du *fascia transversalis* fibreux vient doubler l'artère épigastrique. — C'est
par là que le cordon spermatique s'engage chez l'homme pour traverser le trajet inguinal ; il est placé ainsi à cheval sur la concavité
en sens inverse que lui offre l'artère épigastrique. — C'est là l'*orifice abdominal, intérieur* du *trajet inguinal.*

Les deux orifices d'entrée et de sortie du trajet étant connus, voici
comment est constitué le trajet lui-même : C'est une gouttière à concavité supérieure, qui semble formée en avant par les fibres d'insertion du grand oblique, en arrière par le *fascia transversalis* fibreux.
Dans la concavité de cette gouttière, qui mesure environ 6 centimètres
de long, repose chez l'homme le cordon spermatique, dont les éléments sont normalement réunis dans une même enveloppe celluleuse. A la partie externe de la gouttière, en dehors du cordon, dans
une étendue variable s'attachent les deux muscles, petits, oblique et
transverse, assez confondus d'ailleurs ; de là leurs fibres remontent
un peu en constituant une sorte d'arcade à concavité inférieure sous
laquelle passe le cordon, pour venir se terminer vers l'épine pubienne
en se rapprochant du pilier interne de l'anneau abdominal extérieur
ou cutané.

Nous devons de plus rappeler qu'une partie des enveloppes du testicule (tunique musculaire ou crémaster, tunique cellulaire) semblent fixées à l'orifice extérieur du canal inguinal, pour recevoir immédiatement à sa sortie le cordon spermatique et le testicule qui y est appendu.

2° *Canal vagino-péritonéal.* — Chez le fœtus, peu après la migration du testicule, la disposition est un peu différente ; on trouve dans le trajet inguinal un véritable canal vagino-péritonéal, qui fait communiquer la cavité du péritoine avec celle de la tunique vaginale. — Ce conduit s'oblitère graduellement chez la plupart des sujets après la descente du testicule ; mais chez un certain nombre d'entre eux (15 pour 100), il persiste plus ou moins complet, et présente alors quelques caractères très bien résumés par Ramonède dans sa thèse inaugurale sur la hernie péritonéo-vaginale étranglée : — Tantôt, et c'est le cas le plus fréquent (douze fois sur cent), on observe un petit *infundibulum* ne dépassant guère l'anneau abdominal ; tantôt il y a dans le canal inguinal un cul-de-sac sans communication avec la vaginale ; tantôt enfin la communication est complète ; le trajet séreux commence alors à l'anneau abdominal par un *infundibulum* caché sous un pli péritonéal, *pli rétro-inguinal*, puis il se *coude* en se rétrécissant, se *renfle* à nouveau dans le canal inguinal, se rétrécit à sa sortie, se renfle encore et se rétrécit enfin de nouveau à son union avec la tunique vaginale qui représente sa dernière dilatation. Les rétrécissements sont souvent le siège de *valvules en forme de diaphragmes*. — Ces quelques particularités font bien comprendre l'étroitesse et la multiplicité des points rétrécis que doit franchir la *hernie péritonéo-vaginale*, encore appelée *hernie congénitale*.

Si l'on veut bien se rappeler que la migration du testicule est la cause de la formation de ce trajet péritonéal dont la tunique vaginale n'est que la terminaison, on comprendra encore combien sont intimes les relations des hernies congénitales avec le testicule.

Étiologie et mécanisme. — Les causes des hernies inguinales ne diffèrent pas de celles des hernies en général, leur fréquence relative mérite seule de nous arrêter. Les résultats statistiques sont d'ailleurs assez variables.

La hernie inguinale serait dans le sexe masculin trente-deux fois plus fréquente que la hernie crurale. Cette dernière est plutôt un peu plus commune dans le sexe féminin. (Statistique des bandagistes de Londres).

On trouve dix hernies inguinales chez l'homme pour une chez la femme ; la proportion est de huit pour une, d'après Malgaigne. Vidal de Cassis fait remarquer d'après de nombreux examens à la Salpétrière que les hernies inguinales sont beaucoup plus fréquentes chez les vieilles femmes qu'on ne le prétend en général.

Quoi qu'en aient dit certains auteurs, la hernie *accidentelle* est bien plus fréquente que la hernie *congénitale ;* elle se produit tantôt par le mécanisme de la *force,* tantôt et plus souvent peut-être, par celui *de la faiblesse.*

Dans le premier cas, la hernie pousse devant elle le péritoine dans le canal inguinal ; elle se crée elle-même son trajet et son sac, c'est le cas le plus fréquent. Cette impulsion se fait suivant telle ou telle fossette péritonéale et il en résulte diverses variétés anatomiques sur lesquelles nous allons revenir.

Lorsqu'au contraire la hernie s'insinue dans un sac *préformé* et que ce sac n'est autre qu'un *vestige* plus ou moins ¡parfait du *canal vagino-péritonéal,* la hernie est dite *vagino-péritonéale* ou *congénitale.* — C'est la forme la moins commune mais non pas la moins importante des hernies inguinales.

Division. — Ce que nous venons de dire des rapports anatomiques et de la fréquence relative des hernies inguinales dans les deux sexes, montre suffisamment que le type d'une description d'ensemble doit être pris chez l'homme.

Comme dans toute hernie, la division la plus importante est celle qui est relative à leur réductibilité :

Hernies inguinales réductibles.

Hernies inguinales irréductibles.

Nous consacrerons à ces deux états de la hernie inguinale une description spéciale. La subdivision en hernies *accidentelles* ou *orlinaires* et en hernies *congénitales* s'impose ensuite..

1° *Hernies inguinales réductibles.*

Anatomie pathologique. — A. *Hernies inguinales accidentelles.* — *a.* La première des variétés par ordre de fréquence est sans contredit la *hernie oblique externe,* dans laquelle les viscères s'engagent par l'*orifice abdominal* pour suivre dans une étendue plus ou moins considérable le *trajet inguinal*. C'est aussi la variété la plus importante; elle présente plusieurs degrés :

1° La hernie peut rester à l'orifice abdominal du trajet sans pénétrer davantage; c'est la *pointe de hernie* de *Malgaigne*, 160 sur 750 hernies (Malgaigne.)

2° Elle peut s'avancer un peu plus dans le trajet sans dépasser l'orifice cutané; c'est la *hernie interstitielle* ou *intra-pariétale*, 331 sur 755.

3° Elle peut faire une saillie plus ou moins considérable entre les piliers de l'orifice extérieur; c'est la hernie *inguino-pubienne*, *bubonocèle*, 178 sur 755.

4° Enfin elle peut descendre plus ou moins dans les bourses : *hernie inguino-scrotale*, *oschéocèle*, 86 sur 755 ; on la dit *funiculaire* si elle reste à la partie supérieure, *testiculaire* lorsqu'elle descend jusqu'au niveau du testicule.

Comme le fait très justement remarquer Duplay, ce ne sont pas là quatre temps obligés de toute hernie oblique externe ; ces degrés peuvent être franchis plus ou moins rapidement; il y a enfin une multitude d'intermédiaires et de variantes qu'on ne saurait indiquer. — De plus la hernie ne sort pas toujours du canal par son orifice extérieur; elle peut par exemple traverser presque immédiatement l'aponévrose et l'orifice accidentel est alors très voisin de l'orifice profond. On rencontre ces orifices accidentels dans d'autres points, et on cite même une variété très rare, dans laquelle, après avoir parcouru tout le trajet inguinal, la hernie est venue sortir à travers une éraillure du pilier interne, *hernie sus-pubienne*.

b. Au lieu de prendre le trajet inguinal à son commencement de façon à le suivre dans toute son étendue, les viscères s'y engagent quelquefois directement par la fossette inguinale moyenne, à travers une éraillure du *fascia transversalis;* la hernie est généralement peu volumineuse, *hernie inguinale directe.*

c. Très rarement enfin, la hernie s'engage par la fossette inguinale interne, ce qui l'oblige à se porter un peu en dehors pour gagner l'orifice externe du trajet inguinal : *hernie inguinale oblique interne de Velpeau.*

Ces grandes divisions anatomiques nettement tracées, il va nous être facile de décrire les enveloppes et le contenu des hernies inguinales accidentelles, en prenant pour type la plus fréquente et la plus parfaite, la *hernie inguinale oblique externe.*

Enveloppes. — Lorsqu'on dissèque une hernie inguinale qui n'est ni trop ancienne ni trop volumineuse, on constate encore assez facilement les principales particularités anatomiques suivantes, fort bien connues depuis les recherches si complètes de Scarpa et les travaux modernes.

Au-dessous de la peau et des couches du tissu cellulaire sous-cutané plus ou moins amincies et dédoublées suivant l'ancienneté de la hernie, se trouve le *sac herniaire*. En règle générale il enveloppe complètement les viscères herniés ; exceptionnellement il fait défaut plus ou moins complètement dans quelques hernies du *cæcum* ou plutôt du commencement du colon ascendant (Tuffier) et de la *vessie*.

Autour du sac, et lui adhérant plus ou moins intimement, se voient les divers *éléments du cordon spermatique*, ordinairement groupés en dedans et en arrière, quelquefois dissociés et épars sur les enveloppes (cette exception s'observe surtout dans les vieilles hernies volumineuses).

Lorsque le sac est ainsi complètement isolé sur ses faces, il est facile de constater qu'il sort par l'orifice inguinal extérieur après avoir traversé le trajet inguinal.

Tantôt il n'y a qu'un seul point rétréci, disons le mot, un seul *collet* au niveau de l'*orifice inguinal intérieur* ou *abdominal ;* d'autres fois on en trouve un second à l'*orifice cutané ;* quelquefois aussi, le sac lui-même présente un léger rétrécissement à sa partie moyenne, *hernie en bissac.*

Les rapports anatomiques du vrai collet de la hernie inguinale varient suivant la variété à laquelle on a affaire : la hernie est-elle *oblique externe*, ce qui est de beaucoup le cas le plus fréquent, l'*artère épigastrique* est en *dedans du pédicule* de la hernie dont elle contourne la partie inférieure et interne, *le cordon spermatique* est *au-dessous et en arrière*.

La hernie est-elle *directe* ou *oblique interne*, l'artère épigastrique est en *dehors*.

Suivant quelques auteurs, il serait possible, la hernie réduite, de sentir l'artère avec le doigt introduit en refoulant le scrotum dans le canal inguinal. Cette manœuvre n'a d'ailleurs qu'un intérêt purement anatomique puisqu'on ne peut la pratiquer, alors qu'elle serait utile, dans le cas de hernie étranglée.

Ces dispositions se modifient notablement pour peu que la hernie soit ancienne; la paroi postérieure du trajet inguinal se laisse refouler en dedans; les deux orifices extérieur et intérieur du trajet inguinal tendent énormément à se rapprocher, à être situés l'un derrière l'autre, en même temps qu'ils prennent des dimensions plus considérables.

Incisons maintenant le sac herniaire : quel peut être son *contenu* ? — Le plus souvent, une anse plus ou moins considérable de l'intestin grêle avec une portion variable de l'épiploon lui constituant parfois un véritable *sac épiploïque* (chez les jeunes sujets l'épiploon manque le plus souvent), quelquefois une anse intestinale seule (*hernie récente*), plus rarement de l'*épiploon seul*.

On a encore trouvé dans des hernies inguinales le *gros intestin*, le *cæcum* dans une hernie du côté droit et même du côté gauche; le sac peut alors manquer complètement, ou au contraire envelopper toute l'anse herniée ou enfin n'en recouvrir qu'une partie. On a signalé la présence des *ovaires*, de l'*utérus*, des *trompes*, de la *vessie* avec ou sans anse intestinale.

Les hernies de la *vessie* manquent parfois de sac péritonéal ou ne possèdent qu'un sac incomplet ; toute la portion herniée du viscère peut en revanche être tapissée par la séreuse.

Est-il besoin d'ajouter, que la hernie est *unilatérale* ou *bilatérale* et qu'on peut observer (bien que ce soit là d'ailleurs un fait exceptionnel), d'un seul côté, des sacs multiples sortis par des orifices différents.

B. *Hernies inguinales congénitales.* — Sous la dénomination de *hernie inguinale congénitale*, on doit comprendre *toute hernie se produisant à la faveur d'une disposition anatomique fœtale, congénitale, du trajet inguinal,* disposition qui n'est autre que *la persistance plus ou moins complète du canal vagino-péritonéal.*

Sans doute cette hernie se produit habituellement à peu près à l'époque de la naissance; mais ce n'est pas là une condition obligatoire, et il y a, plus rarement à la vérité, des hernies congénitales qui apparaissent chez l'adulte, en vertu de la persistance d'une partie plus ou moins considérable du trajet vagino-péritonéal.

Ramonède indique les caractères anatomiques suivants, comme particuliers au sac de la hernie inguinale congénitale :

1° Présence d'un ou de plusieurs diaphragmes en un point quelconque de la longueur du sac, particulièrement au niveau du collet correspondant à l'orifice abdominal du canal inguinal, toujours le plus étroit;

2° Adhérences intimes du sac péritonéo-vaginal avec les parties voisines (Scarpa), notamment avec les éléments du cordon placés en arrière et un peu en dehors du sac, le canal déférent faisant presque saillie à la face interne de l'enveloppe herniaire péritonéale;

3° Existence d'une bride fibreuse, reliant à la tunique vaginale le sac péritonéo-funiculaire, lorsque la tunique vaginale est séparée du canal vaginal persistant par un espace plus ou moins grand.

A ces caractères principaux, on doit en ajouter d'autres moins communs, mais qu'il ne faut cependant pas oublier : existence d'un sac propéritonéal, c'est-à-dire d'une sorte de diverticulum qui se détache du sac principal au devant de l'orifice inguinal profond et qui se trouve logé dans le tissu cellulaire sous-péritonéal, et surtout coexistence d'une ectopie testiculaire dont nous avons déjà indiqué l'importance. Il faut décrire plusieurs variétés :

1° La plus commune peut-être des hernies vagino-péritonéales, quoi qu'en ait dit Ramonède, en tous cas la plus nette, la mieux caractérisée, la plus importante, c'est la *variété péritonéo-vaginale testiculaire*. L'oblitération du canal vagino-péritonéal ne s'est pas faite du tout; l'intestin hernié est dans la tunique vaginale; il est là au contact du testicule, lequel est le plus souvent situé en bas et en arrière, et plus ou moins recouvert par les viscères herniés. Il y a des hernies vagino-péritonéales testiculaires dans lesquelles le testicule est en inversion. — L'hydrocèle concomitante n'est pas rare dans la hernie congénitale.

2° Dans la seconde variété, l'oblitération du canal n'est qu'incomplète; la tunique vaginale est bien distincte, mais le trajet péritonéo-vaginal existe dans le reste de son étendue, et forme, notamment en dehors de l'anneau extérieur du canal inguinal, un sac herniaire qui est quelquefois encore rattaché à la vaginale par une bride fibreuse que nous avons mentionnée. C'est la *variété péritonéo-vaginale funiculaire*.

On a vu des cas où une communication étroite infranchissable à l'intestin faisait encore communiquer un sac péritonéo-funiculaire avec une tunique vaginale qui contenait une certaine quantité de liquide.

Ces deux premières variétés sont de beaucoup les plus fréquentes et constituent les véritables hernies congénitales; mais en suivant la gradation anatomique naturellement indiquée par l'étude des points rétrécis du canal vagino-péritonéal, nous trouvons encore deux variétés surtout importantes par les discussions auxquelles elles ont donné lieu.

3° La première, en remontant toujours, est la *hernie inguino-interstitielle vraie*, qui doit être soigneusèment distinguée de cette hernie inguinale interstitielle qui n'est qu'un accident, un stade de l'évolution de la hernie oblique externe accidentelle.

Dans la hernie inguino-interstitielle vraie, l'intestin s'est engagé dans un sac préformé constitué par la persistance de la portion intra-inguinale du canal péritonéo-vaginal, lequel est oblitéré au niveau de l'orifice cutané du trajet inguinal. Grâce aux travaux de Goyrand d'Aix (1854), de Dance, de Velpeau et plus récemment de Tillaux (1871), cette variété est aujourd'hui bien connue.

Tillaux surtout en a bien démontré la nature *congénitale*.

La *hernie inguino-interstitielle vraie* est donc une hernie qui a élu son domicile fixe dans le trajet inguinal ; c'est une hernie qui ne peut pas devenir scrotale, par suite de cette condition anatomique indispensable à son existence : *l'absence ou l'étroitesse de l'orifice cutané du canal inguinal.*

L'ectopie testiculaire inguinale est intimement liée à cette disposition anatomique et par suite à la hernie inguino-interstitielle.

Cette hernie ne peut se développer que dans l'épaisseur de la paroi abdominale, aussi le sac est-il volumineux, *aplati, étalé,* faisant un relief variable à la surface de la paroi abdominale.

Dans certains cas le sac se remplit de liquide, et la tumeur fluc-tuante ainsi formée serait d'un diagnostic difficile pour un observateur non prévenu.

L'étranglement n'augmente pas sensiblement son volume; les agents habituels en sont le testicule et la pression des lames musculo-aponévrotiques des parois abdominales, aussi conçoit-on facilement que le taxis ne réussisse pas dans une hernie de ce genre.

4° Enfin le dernier stade anatomique possible de la hernie inguinale congénitale, c'est le *sac propéritonéal,* c'est-à-dire l'engagement de l'intestin dans un infundibulum qui se coude à angle aigu et brusquement pour se loger dans le tissu cellulaire sous-péritonéal. On a souvent attribué ces sacs propéritonéaux à des réductions en masse qui auraient chassé une hernie revêtue de son enveloppe péritonéale hors du trajet inguinal et l'auraient forcée à se loger sous le péritoine. Que cet accident se produise quelquefois, c'est un fait hors de contestation, mais il semble aussi que dans quelques circonstances il y ait, comme Kronlein de Berlin l'a démontré, des sacs propéritonéaux congénitaux ; on conçoit facilement les difficultés que l'on rencontre pour établir anatomiquement ce diagnostic, et par suite l'extrême rareté d'observations précises de ce genre ; nous nous sommes d'ailleurs déjà expliqué sur ce point en parlant du sac herniaire des hernies en général, nous ne pouvons qu'y renvoyer le lecteur.

Mais nous n'avons esquissé jusqu'ici que les traits principaux de la hernie congénitale, et le schéma qui en résulte s'écarte de la réalité par une clarté et une simplicité trop grandes ; il y a encore dans la hernie congénitale un élément dont nous avons déjà laissé entrevoir toute l'importance, et c'est cet élément qui vient singulièrement modifier la physionomie de la hernie congénitale.

Le testicule est souvent en ectopie, en même temps que l'intestin est engagé dans un sac péritonéo-vaginal : de là des variétés complexes de hernie congénitale, *hernies avec ectopie testiculaire*, ectopie qui peut être abdominale, interstitielle, génito-crurale.

Le testicule en pareille circonstance joue presque toujours un rôle important dans l'étranglement, et précisément la plupart des variétés congénitales que nous venons d'indiquer n'ont été observées qu'à l'état d'étranglement.

Reste une variété rare et fort curieuse, la *hernie enkystée de la tunique vaginale*, d'Astley Cooper : on n'arrive sur cette hernie, par la dissection, qu'après avoir traversé la tunique vaginale, pleine du liquide ordinaire de l'hydrocèle. On trouve du reste les organes herniés enfermés dans le sac péritonéal ordinaire; Trélat considère cette variété comme forcément congénitale ; Berger a cité un cas où elle ne l'était pas.

Symptômes et diagnostic. — La hernie inguinale réductible ne se présente pas toujours au chirurgien sous le même aspect.

Quelquefois ce sont des *enfants* encore *à la mamelle*, amenés par la mère ou la nourrice pour un gonflement dans l'aine. Ce gonflement est situé à l'orifice externe du trajet inguinal; il se produit et augmente de volume au moindre effort de l'enfant, notamment lorsque celui-ci crie. Ce gonflement est mou, facilement dépressible, aisément réductible; il descend plus ou moins dans les bourses; en règle générale il est peu volumineux. Lorsque la tumeur est réduite, tantôt elle se reproduit très vite, tantôt elle reste un certain temps avant de se montrer de nouveau.

A ces caractères il est facile de reconnaître immédiatement une hernie inguinale réductible; une seule exploration complémentaire doit être faite par le chirurgien. Il faut *s'assurer que le testicule est bien descendu* dans les bourses, et chercher à établir ses connexions avec le sac herniaire; nous y reviendrons à propos du diagnostic.

Chez l'*adulte* et le *vieillard*, la hernie inguinale présente des caractères plus complexes, et en raison du volume des parties l'examen de la tumeur permet de trancher un certain nombre des dispositions anatomiques concomitantes sur lesquelles nous avons insisté plus haut.

La hernie chez l'adulte se produit souvent tout d'un coup dans un effort; elle atteint rarement un volume très considérable, car, en raison des travaux exigés à cet âge, le sujet atteint d'une hernie inguinale porte un bandage; il se soigne pour sa hernie.

Celle-ci se présente le plus ordinairement à l'état de *bubonocèle, hernie-inguino-pubienne*, ou d'*oschéocèle, hernie inguino-scrotale :* On voit sortir de l'anneau inguinal cutané une tumeur allongée, piriforme, qui élargit la base du scrotum et descend dans le sac dartoïque où son diamètre augmente notablement.

Cette tumeur est réductible, molle, sonore en général à la percussion, à moins qu'il n'y ait une portion notable d'épiploon. Son volume est très variable : il en est de *petites*, qui ne dépassent guère l'anneau inguino-scrotal; il en est *de moyennes;* rarement elles sont *très grosses*.

La tumeur se réduit assez facilement, en ayant la précaution de bien presser le pédicule de la hernie avec le pouce et les doigts d'une main, tandis que de l'autre on cherche à refouler l'extrémité de la tumeur herniaire. Lorsque la hernie est réduite, le bout du doigt indicateur, refoulant la peau du scrotum, peut être introduit dans le trajet inguinal par l'anneau extérieur dont il constatera l'agrandissement plus ou moins considérable. En commandant au malade de tousser, le chirurgien percevra à l'extrémité du doigt l'impulsion des viscères, signe des plus importants. L'exploration attentive du sac permettra de reconnaître en arrière et un peu en dedans la présence du cordon spermatique. Dans quelques cas l'exploration est plus précise encore, et à travers un trajet inguinal dilaté on a pu sentir profondément les battements de l'artère épigastrique; on les trouve en dedans du collet de la tumeur dans le cas le plus ordinaire, h. oblique externe. Cette recherche deviendrait plus facile au cas où les deux orifices seraient plus ou moins rapprochés. — Nous n'avons pas à revenir longuement sur les caractères de la h. inguinale directe, de la h. oblique interne; ce sont des variétés rares, pas toujours faciles à diagnostiquer et qu'une exploration anatomique parfaite permettra seule de reconnaître dans certains cas particuliers.

Si nous ajoutons à ces signes physiques, quelques troubles fonctionnels de peu d'importance, tiraillements douloureux, petites coliques vagues, parfois troubles digestifs légers, enfin et par-dessus tout la gêne de certains grands mouvements et efforts, qui constitue le trait principal de cette infirmité, nous aurons indiqué les principaux caractères de la hernie inguinale accidentelle réductible chez l'adulte.

Ajoutons encore que certaines hernies sont douées d'une telle sensibilité névralgique qu'elles ne permettent pour ainsi dire pas le port d'un bandage.

Existe-t-il quelques caractères symptomatiques suffisamment précis pour rendre possible le diagnostic de la *hernie inguinale congénitale?*

Nous nous sommes déjà suffisamment expliqué sur ce mot *congénital* pour comprendre que les hernies péritonéo-vaginales peuvent s'observer, non seulement chez les enfants peu de temps ou tout de suite après la naissance, mais encore apparaître chez les adultes à des époques variables de la vie. — « Une hernie qui atteint d'emblée le scrotum, dit Duplay, ou qui du moins parcourra très rapidement toutes les phases de son évolution, aura bien des chances pour être une hernie congénitale. » Lorsque la hernie appartient à la *variété péritonéo-vaginale testiculaire*, l'englobement du testicule dans les viscères herniés, la situation de cet organe à la partie postérieure de la tumeur plutôt qu'à sa partie inférieure, la difficulté qu'on éprouve à le séparer des viscères, feront en général reconnaître son caractère congénital; mais les autres variétés seront presque fatalement méconnues.

Chez le *vieillard*, la laxité plus grande des parois abdominales, leur affaiblissement, permettent bien mieux que chez l'adulte de reconnaître les divers degrés de la hernie inguinale. Il n'est pas rare, avant toute hernie véritable, d'observer que la région inguinale cède à la pression des intestins, *ventre à double saillie, ventre à triple saillie de Malgaigne.* — Lorsqu'on fait tousser le malade, la main appliquée au niveau de l'anneau abdominal du trajet inguinal reconnaît la pointe de hernie. — La hernie intra-pariétale est également facile à distinguer grâce au soulèvement de la paroi antérieure du trajet ; elle devient plus nette encore, lorsque le doigt est introduit dans le trajet par l'orifice extérieur.

C'est chez le vieillard porteur d'une hernie ancienne qu'on voit l'orifice extérieur considérablement agrandi, le trajet pour ainsi dire disparu, et les deux orifices suffisamment rapprochés pour n'en plus faire qu'un seul. C'est chez lui encore qu'on trouve ces hernies énormes qui finissent par devenir irréductibles, qui remplissent tout le scrotum, et le distendent d'une façon parfois extraordinaire. — Ajoutons qu'à cet âge, on se préoccupe moins des hernies, qu'on songe moins à les soigner surtout dans la classe pauvre, et enfin qu'il est bien rare d'observer une hernie inguinale un peu volumineuse d'un côté, sans trouver au moins une pointe de hernie, un premier degré, du côté opposé.

Tels sont les principaux caractères cliniques des hernies inguinales réductibles ; nous nous résumerons ainsi relativement aux principales variétés reconnaissables : Il est en général très facile de reconnaître une hernie *inguino-pubienne* ou *inguino-scrotale ;* le diagnostic de la *pointe de hernie,* de la hernie *inguino-interstitielle* est au contraire beaucoup plus délicat. — Dans quelques circonstances, par la direction du pédicule il est possible de préciser si la hernie est *oblique externe, directe* ou *oblique interne ;* — quelquefois encore telle hernie pourra être qualifiée de *congénitale.*

Les rapports de la hernie avec le cordon, avec le testicule, sont loin d'être toujours faciles à établir.

La percussion et la palpation révèlent en général assez facilement si le contenu de la hernie est intestinal pur, épiploïque pur, ou plus souvent intestino-épiploïque.

Les caractères de la hernie inguinale étant ainsi posés, il n'y a guère que trois affections qui puissent être confondues avec elle :

les abcès par congestion, le varicocèle et l'hydrocèle congénitale.

En cas d'*abcès par congestion*, l'examen de l'état général, l'exploration attentive du bassin osseux ou de la colonne vertébrale, la fluctuation et la matité qui sont ici parfaites ne laissent guère de doutes.

L'*hydrocèle congénitale* se reconnaîtra à sa fluctuation, à sa transparence; si l'hydrocèle se réduit dans l'abdomen, elle le fait graduellement, sans à-coup, sans gargouillement; les commémoratifs apprendront que la tumeur est apparue lentement sans causer la moindre gêne; on n'oubliera pas pourtant qu'un épanchement peut exister dans un sac herniaire et notamment dans un sac congénital à côté d'une anse intestinale.

Quant au *varicocèle*, il doit être surtout distingué de l'épiplocèle; le diagnostic est principalement une question de palpation. Les veines dans le varicocèle se vident sous la pression des doigts et reprennent ensuite leur volume d'une façon caractéristique. L'épiplocèle peut être molle, elle n'est jamais réductible de la même manière que le varicocèle.

Pronostic. — La hernie inguinale réductible est une *infirmité*, surtout pour les gens des classes laborieuses, chez lesquels d'ailleurs on l'observe le plus fréquemment; de plus c'est un *danger*, car la hernie peut s'étrangler, s'enflammer et par conséquent faire mourir le malade, si l'on n'intervient pas à temps.

Cependant il y a des hernies inguinales réductibles qui guérissent complètement par le port d'un bon bandage; telles sont les hernies peu volumineuses, récentes, les hernies des jeunes enfants, quelques hernies congénitales. Relativement à ces dernières, nous ne saurions cependant trop rappeler, que certaines d'entre elles, et notamment celles qui s'accompagnent d'ectopie testiculaire, n'ont guère été observées qu'à l'état d'étranglement; elles s'étranglent au moment même de leur production.

Où l'infirmité est incurable, c'est lorsque la hernie est ancienne, et qu'elle atteint un certain volume; le chirurgien et le malade ont alors bien du mal à contenir la hernie et à l'empêcher de grossir constamment.

Traitement. — Chez les jeunes enfants, alors que le testicule est descendu, le véritable traitement, c'est le port du bandage qui amène bien souvent la guérison radicale. Il faut un bandage à ressort métallique, doux, avec une petite pelote mollette et un sous-cuisse. — Le bandage doit être porté nuit et jour pendant un an environ, quelquefois moins, quelquefois plus; il ne faut l'ôter tout à fait que progressivement et par tâtonnements surveillés. — Le bandage sera enlevé deux fois par jour pour les soins de propreté et remis en place avec soin après réduction de la hernie, si elle s'était reproduite.

Chez l'adulte et le vieillard, la hernie inguinale réductible ne doit guère être traitée autrement que par un bon bandage. Si la hernie n'est pas trop volumineuse, le bandage français avec sous-cuisse la maintient en général facilement. Si la hernie est assez difficile à contenir, on emploiera de préférence le bandage anglais, dont la pression est plus forte.

La hernie est-elle un peu volumineuse, il sera nécessaire d'employer la pelote triangulaire; en cas de nécessité on y ajoutera un ressort dont la puissance pourra être graduée à l'aide d'une clef: certaines grosses hernies ne peuvent être maintenues qu'au moyen du bandage de Dupré, à tige rigide, supportant une double pelote, et maintenu par une ceinture serrée sur la région lombaire; lorsqu'il est impossible de réduire tous les viscères et que, par exemple, une portion d'épiploon reste à l'extérieur, une pelote concave est indiquée. Enfin la hernie compliquée d'ectopie testiculaire commande l'emploi de pelotes en fourche disposées de façon à maintenir la hernie sans presser sur le testitule qui se trouve logé dans la fourche même.

L'application du bandage doit toujours être faite avec soin, surveillée avec attention au point de vue de la pression : continu, si la hernie est difficile à maintenir et si l'on peut espérer la guérison, le port du bandage pourra n'être que diurne, si la hernie rentre facilement et reste bien maintenue.

Dans certains cas enfin on est amené à pratiquer la cure radicale de la hernie inguinale; une sensibilité extrême rendant impossible le port d'un bandage, la menace incessante d'accidents d'étranglement constituent les meilleures indications de cette opération. Lorsqu'il s'agira d'une hernie congénitale compliquée d'ectopie testiculaire, l'ablation du testicule ectopique s'imposera presque toujours à l'opérateur.

2° Hernies inguinales irréductibles.

Les hernies inguinales sont irréductibles dans quatre conditions très différentes.

1° A cause de leur volume.

2° Par adhérences anciennes avec le sac.

3° Par inflammation.

4° Enfin par étranglement.

1° *Hernies inguinales irréductibles à cause de leur volume.* — Il n'est pas rare de rencontrer, chez les sujets âgés principalement, des hernies inguinales énormes, sorties de l'abdomen par des orifices extrêmement dilatés, renfermant une grande longueur d'intestin et distendant la peau du scrotum au point de faire presque disparaître la verge.

Ces hernies ont perdu droit de domicile dans le ventre ; ce sont plutôt des hernies *incoercibles* que des hernies *irréductibles* ; si vous réduisez une anse, il en ressort une autre ; la hernie ne peut être contenue. Un suspensoir est le seul appareil capable d'empêcher la tumeur de s'accroître trop rapidement et de déterminer les tiraillements douloureux, les coliques, qu'elle produit en général.

2° *Hernies inguinales irréductibles par adhérences anciennes avec le sac.* — C'est encore sur des hernies un peu volumineuses et anciennes qu'on observe des entéro-épiplocèles ou des épiplocèles adhérant plus ou moins intimement au sac péritonéal ; ces adhérences s'établissent petit à petit par poussées, et ces poussées se caractérisent cliniquement par des phénomènes douloureux et une tension plus marquée du côté de la hernie ; elles se calment rapidement par le repos, mais ces hernies sont souvent sensibles, douloureuses, elles supportent mal le bandage ; lorsqu'elles ne sont pas trop volumineuses, c'est la pelote concave qu'il convient de leur appliquer. La cure radicale, toute difficile qu'elle paraisse dans ces conditions, pourra souvent trouver ici son indication.

3° *Hernies inguinales irréductibles par inflammation.* — On sait depuis les travaux de Malgaigne que les hernies volumineuses sont plus sujettes que les autres à l'inflammation ; c'est donc dire que cette complication se rencontrera plus souvent dans les hernies inguinales que dans les hernies crurales. — Mais il ne faudrait pas croire, ainsi que l'a si bien établi Gosselin, que la péritonite herniaire sans étranglement soit fréquente.

L'inflammation pure et simple doit être admise pour les épiplocèles inguinales anciennes ; si les caractères de la tumeur herniaire dénotent la présence de l'intestin dans le sac scrotal, il faudra plutôt se conduire comme en cas d'étranglement.

La hernie inguinale enflammée devient *petit à petit* plus volumineuse, plus tendue, plus sensible ; cette augmentation n'est jamais rapide comme dans le cas d'étranglement ; il est bien rare qu'une partie de la tumeur ne puisse pas être réduite et que les phénomènes généraux soient aussi sérieux que dans le cas d'étranglement. Il n'y a pas de vomissements franchement fécaloïdes ; quelques gaz sont rendus par l'anus ; la figure est injectée, elle n'est pas altérée comme dans l'étranglement ; ce sont les caractères habituels de la péritonite herniaire.

L'inflammation est en général circonscrite au sac ; la formation d'adhérences en est la conséquence ; exceptionnellement elle peut se généraliser au péritoine abdominal ; mais par-dessus tout le chirurgien n'oubliera pas qu'elle n'est souvent à son début que le premier degré de l'étranglement, et que celui-ci pourra très bien résulter du gonflement des parties.

4° *Des hernies inguinales irréductibles par étranglement.* — La cause la plus importante d'irréductibilité des hernies inguinales comme de toutes les hernies, c'est l'étranglement.

Nous devons évidemment nous borner dans cette étude à rechercher quelles sont les particularités que présente la hernie inguinale étranglée.

Dans les *hernies ordinaires,* de beaucoup les plus fréquentes, l'*agent de l'étranglement* est le plus souvent le *collet du sac ;* quelquefois pourtant l'obstacle réside dans les anneaux fibreux, et surtout dans l'*interne ;* pour les *hernies congénitales* interviennent les *rétrécissements,* en forme de valvules ou de diaphragmes, que peut présenter le canal péritonéo-vaginal, et surtout le premier et le plus important d'entre eux, qui correspond à l'orifice abdominal du canal. — Il n'est pas rare non plus de voir le *testicule* en *ectopie* jouer un rôle très important dans l'étranglement ; la plupart du temps le testicule n'agit cependant que comme complément d'une des dispositions précédentes, en empêchant la réduction de l'anse intestinale.

D'une manière générale, qu'il s'agisse de hernie inguinale commune ou congénitale, nous voyons donc que l'agent de l'étranglement est presque toujours dans le sac, ce qui implique la nécessité thérapeutique de l'ouverture du sac dans la kélotomie.

Relativement au siège de cet étranglement, on doit admettre

comme seconde règle, non moins importante que la précédente, que
l'étranglement siège habituellement à l'orifice interne; c'est là qu'est
ordinairement le collet du sac; c'est là que se trouve le bord tranchant du fascia transversalis, qui n'est peut-être pas sans jouer un
rôle important dans les accidents, bien qu'il ne soit pas toujours
facile de le reconnaître dans les tissus épaissis, indurés, que l'on sent
étroitement appliqués autour de l'intestin. — Sans doute l'étranglement peut siéger à l'orifice externe, il peut occuper encore d'autres
points du sac, mais ce n'est pas l'ordinaire. Dans le cas même
d'étranglement à l'orifice extérieur, il peut fort bien exister un second
étranglement à l'orifice interne, ce qui conduira le chirurgien à s'assurer dans tous les cas que ce dernier est bien libre. Il évitera de la
sorte bien des accidents ultérieurs dus à la persistance de l'étranglement après une réduction incomplète.

Ces deux règles anatomiques posées, l'étude symptomatique de
l'étranglement des hernies inguinales n'offre rien qui leur soit particulier; le chirurgien doit seulement être sûr qu'il existe une hernie,
et que cette hernie est bien étranglée; il ne la confondra pas avec un
abcès, une adénite, avec une inflammation du cordon, des veines du
plexus pampiniforme, du testicule en ectopie. Quelquefois ces diverses
affections s'accompagnent de symptômes semblables à ceux de l'étranglement : vomissements, coliques, constipation, abattement. Il est
rare que les commémoratifs et l'étude attentive de la partie malade
ne permettent pas de faire le diagnostic. Dans le cas de doute persistant, il ne faut pas s'abstenir. Il sera toujours moins grave d'avoir
cru à une hernie qui n'existait pas, que d'avoir méconnu la hernie
qui existait réellement.

En présence d'une hernie inguinale étranglée, quelle doit donc
être la conduite du chirurgien ? — Si la hernie est peu volumineuse,
si elle s'est étranglée au moment de sa production, si le sujet est
jeune, la hernie presque entièrement formée d'intestin, à plus forte
raison si l'on a des motifs de croire à une hernie congénitale, à une
hernie rare compliquée d'ectopie testiculaire, dans tous ces cas, dis-je,
a rapidité des lésions doit faire rejeter le taxis, à moins qu'il ne soit
fait immédiatement, et l'on doit procéder à l'opération avec ouverture
du sac.

Au contraire, s'agit-il d'un homme déjà âgé, la hernie inguinale
est-elle ancienne, les accidents remontent-ils seulement à vingt-

quatre, quarante-huit heures, quelquefois même un peu plus, dans ces cas on doit tenter le taxis, qui donne vraiment d'excellents résultats dans la hernie inguinale. — La durée du taxis, l'intensité des efforts seront en raison inverse de la durée des accidents ; suivant que la hernie paraîtra, à cause de son volume, de son ancienneté, de sa composition, plus ou moins bien disposée pour supporter les pressions du taxis, on aura recours au taxis simple, au taxis forcé, à la compression par la bande de caoutchouc ; en général il sera prudent de s'en tenir au taxis simple pratiqué sous le chloroforme. On favorise quelquefois la réduction en exerçant des pressions sur l'abdomen au niveau de la corde épiploïque, en plaçant le malade la tête en bas, les jambes supportées par les épaules d'un assistant. Le taxis offrira plus de chance de succès s'il est tenté après un grand bain d'une heure. — Dans les conditions indiquées plus haut le taxis donne de très beaux résultats. Nous empruntons au tome III des cliniques de Gosselin la statistique suivante :

Sur 113 hernies inguinales étranglées, le taxis a été pratiqué 67 fois : il y a eu 64 guérisons, soit 95 fois pour 100, et 3 morts.

La même statistique nous indique dans quelle proportion l'opération sanglante a été jugée nécessaire : 41 fois sur 113.

Cette opération de la kélotomie inguinale doit être faite, comme nous l'avons dit, toujours avec ouverture du sac. — Nous avons montré que l'étranglement pouvait siéger loin, qu'il était en général en rapport avec l'orifice interne, que par conséquent sa demi-circonférence interne était fort voisine de l'artère épigastrique ; ce voisinage dangereux doit être présent à la mémoire du chirurgien ; il guidera donc le bistouri d'A. Cooper de manière à opérer son débridement à la partie supérieure, pour être plus sûr de ne pas rencontrer d'anomalies artérielles ; les débridements seront de peu d'étendue, mais multipliés suffisamment pour permettre la réduction facile de la hernie

CHAPITRE II

HERNIES CRURALES.

Les *hernies crurales* ont pour caractère constant de sortir par *l'anneau crural*, et de venir se présenter à la partie supérieure et interne de la cuisse, au-dessous du pli de l'aine.

Notions anatomiques. — *Anneau crural.* — *Entonnoir crural.* — La grande échancrure antérieure que présente la ceinture pelvienne, pour laisser passer le psoas d'une part, les vaisseaux et nerfs cruraux d'autre part, est transformée, par l'arcade crurale ou de Fallope, en un véritable pont à deux arches principales. — Sous l'arche externe s'engage le psoas et avec lui le nerf crural; elle n'a aucun rapport avec la hernie crurale; l'arche interne nous intéresse seule; c'est à sa partie interne que se voit le véritable *anneau crural*, qu'il vaudrait mieux appeler *anneau de la hernie crurale*.

En dehors, l'arcade interne est limitée par la bande aponévrotique *ilio-pectinée*, qui rattache l'arcade crurale à l'éminence ilio-pectinée.

En dedans, on trouve le repli triangulaire appelé *ligament de Gimbernat*, étendu de l'arcade crurale à la hanche horizontale du pubis recouverte par le ligament pubien de Cooper.

Mais une coupe pratiquée juste à ce niveau montre que la partie externe de cette arche est occupée complètement par l'artère fémorale et plus en dedans par la veine du même nom; par contre, en dedans de cette veine, entre elle et le ligament de Gimbernat se trouve un *espace celluleux, facilement dépressible*, quoique voilé du côté de l'abdomen par une mince cloison, *septum crurale*. — C'est par cet espace, véritable anneau crural, que s'engagent surtout, on pourrait presque dire exclusivement, les viscères dans la hernie crurale. — Ils arrivent ainsi en dedans des vaisseaux dans une espèce de cavité infundibuliforme occupée par de la graisse et par les ganglions inguinaux profonds, c'est *l'entonnoir crural du professeur Richet;* le sommet fermé de cet entonnoir répond à l'embouchure de la veine saphène interne dans la veine fémorale; la paroi antérieure est mince, percée de trous : c'est là surtout le *vrai fascia cribriformis d'Hesselbach*, et l'on a dit, idée beaucoup trop théorique, que les viscères herniés passaient par ces orifices pour venir faire saillie au dehors dans

la partie supérieure et interne de la cuisse au niveau de l'angle interne
du triangle de Scarpe.

Division. — Les hernies crurales sont réductibles ou irréductibles ; elles sont toujours accidentelles, jamais congénitales.

1° *Hernies crurales réductibles.*

Les hernies crurales réductibles, considérées au point de vue
anatomique, doivent être divisées, avec Duplay, en *hernies communes*,
et *hernies rares ou exceptionnelles*.

Les premières suivent exactement le trajet crural ; les secondes
s'en écartent plus ou moins par leur origine, leur trajet ou leur
terminaison.

a. *Hernie crurale commune.* — La hernie crurale commune,
d'origine récente, offre dans son trajet quelques particularités anatomiques faciles à déduire de ce qui vient d'être dit du trajet crural.

Les viscères dépriment la fossette crurale du péritoine, franchissent
l'orifice supérieur de l'entonnoir entre la veine et le ligament de
Gimbernat, en enfonçant la mince lame celluleuse qui ferme en
haut l'infundibulum crural ; ils remplissent cet infundibulum qui
devient, suivant l'expression du professeur Gosselin, le *vestibule de
la hernie ;* à cet état nous avons affaire à la *pointe de hernie crurale* de Malgaigne. Lorsque la hernie continue à se développer, elle
proémine dans la direction où elle rencontre le moins de résistance ;
c'est forcément en avant. Elle n'est en effet recouverte là que par
la peau et le mince fascia cribriformis. Il est bien difficile d'admettre
avec Gosselin que la hernie va précisément passer par un des orifices
de ce fascia et s'en faire un anneau accidentel. Tout le fascia est
refoulé avec la hernie. Il se tasse à sa partie supérieure, se confond
en s'épaississant avec l'anneau crural. — Ce refoulement par en
haut du fascia cribriformis est d'autant plus naturel que la hernie
crurale possède une tendance remarquable à remonter par sa partie
terminale vers l'arcade crurale. — Cette ascension est importante
à un autre point de vue : elle explique les difficultés du taxis. —
Richet, en insistant sur cette disposition, a justement comparé le
trajet de la hernie crurale à la courbe de l'aiguille de Cooper ou
de Deschamps, la hernie se dirigeant d'abord en bas, puis en avant,
puis enfin en haut.

Dans ces conditions, les enveloppes de la hernie sont ainsi constituées d'avant en arrière : la peau, les couches du tissu cellulaire
sous-cutané plus ou moins amincies ou multipliées, la graisse sous-
péritonéale repoussée par le sac ou l'ayant entraîné avec elle (hernie
graisseuse), parfois au milieu de ces lames celluleuses un véritable
kyste séreux de frottement. On a encore observé des ganglions
lymphatiques, cause fréquente d'erreur.

Le péritoine constitue le *sac herniaire* dont les rapports au niveau
du collet sont les suivants : en haut, l'arcade crurale avec le cordon
spermatique ou le ligament rond, en dehors la veine fémorale, en
arrière le pubis et l'aponévrose pectinéale, en dedans le ligament de
Gimbernat et parfois contre la face supérieure ou postérieure de ce
ligament l'artère anastomotique qui unit l'obturatrice et l'épigastrique.
Cette branche anastomotique a donc une importance considérable
dans la thérapeutique chirurgicale de l'étranglement herniaire crural;
ses principales dispositions sont les suivantes : tantôt elle manque
complètement, tantôt elle est très grêle, tantôt enfin elle présente
un volume considérable.

Les deux premières dispositions se rencontrent surtout lorsque
l'artère obturatrice naît directement de l'hypogastrique, ce qui a lieu
dans plus de la moitié des cas (J. Cloquet, Meckel, Richet). — Mais
chez beaucoup de sujets cette anastomose représente la véritable
origine de l'obturatrice née de l'iliaque externe par un tronc commun
avec l'épigastrique, et alors, si le tronc commun est court, l'artère
se trouvera en dehors de l'entonnoir crural, tandis que, s'il est long,
elle sera appliquée en dedans de cet entonnoir contre le ligament
de Gimbernat.

L'anomalie vraiment dangereuse, la dernière, est relativement rare,
mais elle a été rencontrée un certain nombre de fois, et il suffit
qu'elle soit possible, pour qu'on doive chercher autant que possible
à l'éviter; nous y reviendrons à propos du traitement de l'étranglement herniaire.

Le sac incisé, que trouve-t-on dans la hernie crurale? Une petite
anse intestinale complète ou bien incomplète, avec ou sans épiploon;
presque toujours de l'intestin grêle, très rarement la vessie, le
cœcum, l'ovaire; dans un cas, le testicule.

b. *Variétés exceptionnelles.* — 1° *Variétés d'origine.* — On a vu
l'intestin gagner l'entonnoir crural en passant en dehors de l'artère

épigastrique : *hernie crurale externe* (Demeaux), ou bien encore en dedans du cordon de l'artère ombilicale (Demeaux) : *hernie crurale interne.*

2° *Variétés de trajet.* — On l'aurait vu traverser le *ligament de Gimbernat : hernie de Laugier* (Legendre, Tirman) ; sortir en *dehors des vaisseaux fémoraux,* un seul cas de Partridge.

5° *Variétés de terminaison.* — La hernie se développe sous l'aponévrose pectinéale : hernie pectinéale de J. Cloquet.

4° *Variétés dans la disposition du sac.* — Issue par deux orifices différents du fascia cribriformis ou mieux division incomplète du sac par une bride fibreuse : *hernie bilobée ou à double sac.* — Issue par plusieurs orifices du fascia ou division par des brides multiples : *hernie multilobée* (Hesselbach. A Cooper). — Coexistence d'un *sac propéritonéal* avec un sac crural : un cas de Streubel.

Étiologie. — La hernie crurale, nous l'avons déjà dit, est toujours accidentelle, jamais congénitale. On l'observe rarement avant 25 à 50 ans. Elle se rencontre plus souvent chez la femme ; les grossesses et surtout la première (Kingdon), l'accouchement, en sont les causes principales, qu'elles agissent par la distension du ventre, ou par la disparition de la graisse de l'entonnoir crural, ou enfin par la production d'une hernie graisseuse qui plus tard sera suivie de la hernie intestinale.

Sa fréquence générale dans l'espèce humaine est sensiblement la suivante : 1 *hernie crurale pour* 7 *ou* 8 *inguinales.*

Chez la femme adulte, il y a à peu près autant, sinon un peu plus de hernies crurales que de hernies inguinales ; d'après Malgaigne celles-ci seraient toujours un peu plus fréquentes.

Symptomes. — La hernie crurale réductible, *mérocèle* des anciens, se présente avec les caractères physiques suivants : c'est une tumeur plus ou moins nettement circonscrite, soulevant d'une façon variable la région normalement déprimée du triangle de Scarpa ; située au-dessous du pli de l'aine, cette saillie est généralement peu considérable ; ses caractères ne peuvent être nettement perçus qu'à la palpation.

Lorsque, la main bien appuyée sur la région, on cherche avec la pulpe des doigts à circonscrire la tumeur, on reconnaît que celle-ci est peu volumineuse, marronnée, de dimensions variant du volume d'une noix à celui d'une pomme de moyen volume, de forme à peu près régulièrement sphérique, de consistance molle, quelquefois pâteuse, lorsqu'elle contient une certaine quantité d'épiploon.

La pression des doigts diminue son volume en produisant parfois un bruit de gargouillement important pour le diagnostic ; lorsque cette pression est bien faite suivant la direction du pédicule de la hernie, celle-ci rentre dans l'abdomen, elle se réduit avec le même bruit de gargouillement. La toux, les efforts la font réapparaître ou augmentent son volume.

La percussion y démontre, à moins qu'il ne s'agisse d'épiplocèle pure, la présence d'une anse intestinale plus ou moins sonore.

La tumeur assez solidement fixée est peu mobile ; avec un peu d'attention, il n'est pas difficile de constater l'existence d'un pedicule court, manifestement situé au-dessous de l'arcade crurale, et lorsque la hernie est réduite, le doigt introduit dans le trajet pénètre dans l'abdomen, coiffé de la peau et du sac, entre les vaisseaux fémoraux en dehors et le ligament de Gimbernat en dedans.

La hernie crurale n'atteint pour ainsi dire jamais un grand volume, mais lors même qu'elle est petite, elle détermine quelques accidents douloureux, de la gène des mouvements du membre inférieur, parfois des coliques. — Cependant à la pression les hernies crurales sont généralement moins sensibles que les hernies inguinales.

Diagnostic. — On ne peut évidemment confondre la hernie crurale *réductible* qu'avec un abcès froid, une varice veineuse ou lymphatique ou une hernie inguinale. Mais une hernie réductible est ordinairement sonore avec gargouillement. La réduction se fait avec une certaine brusquerie qui contraste avec la réduction lente et graduelle des abcès ossifluents ou des varices. Ces dernières affections s'accompagnent de lésions voisines ou éloignées qui les font reconnaître.

Étant donné qu'on a bien affaire à une hernie, on reconnaîtra que celle-ci est sûrement crurale, à ce que la plus grande partie de la tumeur et notamment son pédicule se trouvent situés au-dessous de la ligne unissant l'épine iliaque antérieure et supérieure à l'épine pubienne. — L'exploration séparée et complémentaire des deux trajets crural et inguinal achèveront de faire connaître à quelle hernie l'on a affaire.

L'exploration indiquée plus haut montrera enfin quel est le contenu de la hernie et jusqu'à quel point ce contenu est réductible.

Il ne faudrait pas croire cependant que le diagnostic soit toujours

aussi facile ; bien des petites hernies crurales et notamment celles qui
sont à l'état de pointes peuvent facilement passer inaperçues.

Pronostic. — La hernie crurale réductible est une tumeur peu
volumineuse, peu douloureuse, peu gênante par conséquent. Si l'on
ajoute qu'elle s'observe en général chez la femme, on comprendra
qu'on soit rarement consulté à moins d'accidents graves. — Or en
raison même du peu d'attention que lui accordent les malades et
aussi à cause de la difficulté de contention par un bandage, la hernie
crurale s'étrangle facilement. Le chirurgien doit prévoir cet accident
au point de vue du pronostic et du traitement et par conséquent en
prévenir les malades. — La hernie crurale n'a d'ailleurs pas de
tendance à la guérison spontanée.

Traitement. — Toutes ces conditions doivent faire prescrire un
bandage, de préférence un bandage français à pelote dirigée en bas,
avec un ressort assez fort pour bien maintenir la hernie. — Le port
du sous-cuisse est indispensable. — Malgré toutes ces précautions
la hernie crurale est toujours difficile à maintenir réduite. On lui a
appliqué assez souvent déjà, et presque toujours avec succès, la cure
radicale.

2° *Des hernies crurales irréductibles.*

L'irréductibilité des hernies crurales tient à des *adhérences* ou à
l'*étranglement.*

Les hernies crurales *irréductibles par adhérences* n'offrent de l'intérêt que par les particularités anatomiques et les indications thérapeutiques bien simples d'ailleurs qui en découlent.

Ces adhérences sont définitives ou passagères, récentes ou anciennes ; dans quelques cas leur formation s'est accompagnée de phénomènes douloureux aigus (rare) ou chroniques ; d'autres fois elles
se sont produites insidieusement. — Ce sont le plus souvent des
épiplocèles à peu près pures, que l'on distingue difficilement des
ganglions lymphatiques ; la découverte d'un pédicule profond, bien
net, permet seule souvent d'établir un diagnostic.

Le fait le plus intéressant dans l'histoire de ces hernies irréductibles, c'est l'inflammation par poussées successives à laquelle elles
sont assez sujettes. Bornée le plus souvent à des phénomènes locaux, elle ne cause pas de véritable inquiétude et se calme par le
repos, les bains, l'application de substances émollientes.

La hernie crurale irréductible qu'il faut craindre, celle contre laquelle il faut immédiatement déployer les ressources chirurgicales,
c'est la *hernie crurale étranglée*.

L'étranglement des hernies crurales est fréquent, presque autant en
chiffres absolus que l'étranglement inguinal : 70 hernies crurales
étranglées pour 75 hernies inguinales (Gosselin). Comme la hernie
crurale est dans l'ensemble 7 à 8 fois moins commune que la hernie
inguinale, on voit que son étranglement est inversement 7 à 8 fois
plus fréquent que celui de cette dernière.

L'agent de l'étranglement est très souvent le collet du sac, mais
bien plus que dans la hernie inguinale les anneaux naturels ou accidentels jouent dans l'étranglement un rôle important. — Les orifices
ou plus simplement les brides développées aux dépens des éléments
celluleux du *fascia cribriformis* peuvent s'indurer assez pour jouer,
au moins comme élément accessoire, un rôle qu'on ne peut méconnaître. Le ligament de Gimbernat, avec son bord externe particulièrement dur et tranchant, exerce surtout une action nuisible sur
l'anse intestinale engagée dans l'anneau crural. Les lésions se limitent
souvent en ce point; c'est ce qui caractérise ce que l'on appelle
l'étranglement par *vive arête* (Chassaignac).

Les notions anatomo-pathologiques indiquées plus haut montrent
la situation profonde de ce pédicule et les points sur lesquels doit
porter le débridement.

Enfin, relativement à l'anse étranglée, il est facile de comprendre
d'après son petit volume que cet intestin peut n'être étranglé que
sur une portion de sa circonférence; c'est dans la hernie crurale surtout que l'on observe ces pincements latéraux de l'intestin si importants à connaître pour ne pas les laisser passer inaperçus, soit au
point de vue symptomatique, parce que les phénomènes de l'étranglement sont moins bien caractérisés, soit au point de vue thérapeutique, pour ne pas oublier d'examiner et de réduire une portion intestinale assez petite parfois pour passer inaperçue derrière une
masse épiploïque un peu volumineuse qui la dissimule.

Symptômes et diagnostic. — Les symptômes de l'étranglement
dans la hernie crurale ne sont pas toujours faciles à observer, et il
est bon que le chirurgien en soit prévenu, car des symptômes peu
accusés n'indiquent pas forcément un rétrécissement peu serré.

Tantôt la malade (c'est le plus souvent une femme) se présente

avec tous les signes de l'étranglement, nausées, vomissements alimentaires ou fécaloïdes, constipation absolue, météorisme, perte de
l'appétit; elle raconte qu'elle n'a pas rendu de gaz par l'anus depuis un certain temps, et indique clairement la présence dans le
triangle de Scarpa d'une tumeur qui rentrait habituellement et qui
ne rentre plus.

Dans d'autres cas, elle ignore sa hernie et ne se plaint que des
phénomènes· généraux indiqués plus haut ; c'est alors surtout qu'il
faut faire une exploration attentive des trajets herniaires, et particulièrement de l'entonnoir crural, pour ne pas méconnaître dans cette
région une petite tumeur, peu volumineuse, arrondie, marronnée,
devenue rapidement dure, tendue, douloureuse à la pression, irréductible quoique encore molle, et dont le pédicule offre bien la
situation et les caractères du pédicule de la hernie crurale.

Au milieu de la graisse cette recherche est souvent difficile, principalement chez les vieilles femmes ; l'existence concomitante d'autres hernies fait souvent hésiter sur celle qui est le siège de l'étranglement ; la tension, la douleur à la pression acquièrent alors une
grande importance ; malgré tout il faut bien savoir que ce diagnostic
est presque impossible dans quelques cas.

Reste à savoir si la hernie contient plutôt de l'épiploon que de
l'intestin, question difficile et importante pourtant, puisque l'entérocèle n'est presque jamais enflammée, tandis que l'épiplocèle l'est
assez souvent; question éclairée parfois par la palpation de la tumeur,
ordinairement insoluble autrement que par la marche des événements; c'est dans ces cas que l'on a surtout conseillé d'administrer
le purgatif de diagnostic : Jalap — Scammonée, ãã 50 centigrammes.

Étant donnée l'innocuité de l'opération grâce aux pansements actuels, nous préférons beaucoup, dans le doute, l'intervention rapide.

Quelques erreurs peuvent encore être commises relativement à la
nature de la tumeur ; on a vu des adénites profondes de l'aine présenter les phénomènes de l'étranglement ; cette particularité s'observe
surtout lorsque l'inflammation occupe le ganglion lymphatique ordinairement placé à l'orifice de l'entonnoir crural contre le ligament de
Gimbernat. Ici encore il ne faut jamais s'abstenir si l'on doute.

La hernie étranglée abandonnée à elle-même peut se réduire spontanément et guérir ; cette heureuse terminaison est bien rare. Elle
ne se produit que lorsqu'il y a une bonne part des accidents impu-

tables à l'inflammation ; elle peut se réduire avec perforation intestinale, péritonite suraiguë et mort rapide ; il peut encore se faire une
ouverture dans le sac, et un anus contre nature ; enfin la mort survient
quelquefois du fait des symptômes cholériformes de l'étranglement.

Il faut donc toujours intervenir et intervenir rapidement. Pendant
les deux premiers jours, Gosselin conseille d'essayer pendant 10 à
15 minutes le taxis au chloroforme, puis d'opérer ; au troisième jour,
très peu de taxis, opérer et réduire l'intestin s'il n'est pas trop
malade ; plus tard opérer immédiatement et se comporter vis-à-vis
de l'intestin suivant la gravité des lésions rencontrées. La part du
taxis dans ces recommandations nous paraît trop belle. Cette manœuvre réussit rarement ici, et elle n'est jamais sans danger. Il faut
surtout retenir de ces préceptes, que la hernie crurale étranglée ne
doit pas être abandonnée à elle-même un seul moment. Si un taxis
modéré pratiqué sans le chloroforme ne la réduit pas, on devra, la
hernie n'eût-elle qu'une heure d'existence, pratiquer la kélotomie.
Au début, cette opération pourra être faite sans ouverture du sac ; le
débridement des anneaux ou même leur dilatation avec les doigts,
lorsque l'étranglement n'est pas trop serré, pourra suffire ; plus tard
l'ouverture du sac est de règle, et, il faut bien le reconnaître, cette
pratique seule permet de juger s'il existe ou non des lésions de
l'intestin ; elles se produisent d'une façon quelquefois si rapide que
rien ne permet de préjuger dans un sens ou dans l'autre. Quant au
débridement, bien que la lésion des artères n'ait guère été observée
d'après Gosselin, il faudra, pour éviter les écueils que nous avons
signalés, débrider en bas et en dedans sur le ligament de Cooper, ou
bien un peu en haut ; on se trouvera donc bien de petits débridements multiples. L'application des procédés de cure radicale est ici
facile et parfaitement de mise.

CHAPITRE III

HERNIES OMBILICALES.

La hernie ombilicale est une *tumeur de la région ombilicale contenant dans son intérieur un ou plusieurs viscères de l'abdomen ;*
on l'appelle encore exomphale, omphalocèle.

C'est avec intention que l'on base cette définition sur la région occupée par la tumeur et non sur le trajet qu'elle suit. Ce trajet, chez l'adulte au moins, a donné lieu à de nombreuses discussions : les uns pensant que la hernie était presque toujours *parombilicale* (J.-L. Petit, Richter, Scarpa), les autres (et c'est l'opinion la plus généralement admise aujourd'hui) admettant que dans la majorité des cas les viscères herniés passent bien par la cicatrice ombilicale.

Notions anatomiques et embryogéniques. — 1° Dans les deux premiers mois de la vie intra-utérine, l'embryon humain se nourrit et s'accroît principalement aux dépens d'organes accessoires situés en dehors de ce qui sera plus tard la cavité abdominale : Vésicule ombilicale, vésicule allantoïde, circulation vitello-allantoïdienne.

Les parois abdominales incomplètement développées limitent entre elles un vaste orifice par lequel s'échappent une partie des viscères de la cavité et le pédicule des vésicules ombilicale et allantoïde. — 2° A partir du troisième mois, les parois sont suffisamment rapprochées pour ne plus former qu'un anneau, l'anneau ombilical, par lequel sort le cordon ombilical ; la cavité abdominale est assez développée pour contenir normalement les viscères.

3° A la naissance, et pendant que s'opère la cicatrisation du cordon, l'orifice ombilical se trouve dans des conditions de faiblesse spéciale. Cette période du développement a aussi ses hernies ombilicales particulières.

4° Enfin l'anneau est constitué définitivement; on y trouve : une cicatrice cutanée, froncée, plus ou moins cachée dans une dépression de la paroi abdominale et présentant le plus souvent deux plis, l'un inférieur, plus grand, à concavité dirigée en haut, l'autre supérieur, plus petit, inclus dans le premier, à concavité dirigée en sens inverse.

Au-dessous, se voit dans l'aponévrose de la ligne blanche un orifice dont le contour semble formé par des fibres entre-croisées ;

Richet décrit à sa face profonde un faisceau élastique, sorte de sphincter qui jouerait un rôle important dans la mortification de la partie extra-embryonnaire du cordon.

La demi-circonférence supérieure de l'anneau est occupée par la veine ombilicale, mais celle-ci adhère mal au contour de l'orifice; il n'est pas rare de voir de la graisse s'échapper par là; la demi-circonférence inférieure au contraire est remplie par trois cordons fibreux qui adhèrent intimement entre eux et à la cicatrice ombilicale : au milieu l'ouraque, sur les côtés les cordons fibreux des artères ombilicales.

Ces divers faisceaux se dirigent immédiatement en bas, tandis que la veine ombilicale se porte en haut et à droite vers le foie ; enfin on a signalé à la face profonde l'existence d'une lamelle celluleuse de 3 à 4 doigts de haut, tendue transversalement en arrière de la veine ombilicale ; c'est le *fascia umbilicalis* du professeur Richet. Cette disposition anatomique existe certainement, toutefois elle n'est peut-être pas aussi fréquente que le dit Richet ; lorsqu'elle existe, elle constitue un véritable trajet occupé par la veine et de la graisse, et l'on conçoit bien que les viscères puissent suivre cette voie pour constituer la hernie ombilicale chez l'adulte.

Tantôt la hernie ombilicale se constitue pendant la période intra-utérine du développement de l'anneau ombilical, elle est dite *congénitale ;* elle l'est réellement dans toute l'acception du mot, puisqu'elle existe à la naissance.

Tantôt elle se développe après la naissance, brusquement dans un effort, plus souvent avec lenteur par suite d'un affaiblissement de la cicatrice, ou de quelque autre disposition ; elle est, dans ce cas, *acquise ou accidentelle.*

1° Hernie ombilicale congénitale.

La *hernie ombilicale congénitale* envisagée relativement à l'époque de sa formation, et aussi dans sa constitution anatomique, présente deux variétés très importantes :

1° *Une variété embryonnaire ;*

2° *Une variété fœtale.*

La première de ces variétés, surtout quand elle est très volumineuse, est bien plutôt une malformation, une véritable éventration qu'une hernie proprement dite.

La seconde tend à établir une transition entre la hernie congénitale et la variété infantile de la hernie acquise.

Les deux variétés de la hernie ombilicale congénitale ont un grand caractère commun : leur enveloppe extérieure est constituée par la gaine du cordon et son enveloppe amniotique ; mais on trouve en dedans de cette membrane, à laquelle elle est unie par la gélatine de

Wharton, une seconde paroi excessivement mince, et essentiellement différente, suivant qu'on a sous les yeux une hernie fœtale ou une hernie embryonnaire.

Dans la *hernie embryonnaire*, ainsi que les recherches de Duplay l'ont si judicieusement établi, les parois abdominales étant incomplètement développées, il ne saurait y avoir de péritoine, comme on l'a dit souvent; la membrane interne est bien probablement constituée par la *membrane primitive de Rathke*, qui précède la formation des parois abdominales.

Dans la *hernie fœtale*, la paroi étant presque complètement développée, le sac est bien constitué par le *péritoine*, mais celui-ci est souvent très aminci, libre ou adhérent aux viscères.

Dans l'une ou l'autre de ces variétés, la *minceur* du sac est considérable; aussi n'est-il pas rare de le voir *se rompre* dans l'amnios, spontanément ou dans les manœuvres de l'accouchement.

Le *cordon ombilical* semble *s'insérer* sur la hernie même; quelquefois cette insertion est médiane, le plus souvent elle est latérale et siège à gauche. Les éléments qui le composent sont comme ceux du cordon spermatique, tantôt dissociés (hernies embryonnaires très volumineuses), tantôt réunis et simplement rejetés sur le côté (hernies embryonnaires petites, hernies fœtales).

Le contenu de la hernie varie suivant sa variété et ses dimensions.

On a trouvé des hernies embryonnaires extrêmement volumineuses, véritables éventrations totales qui renfermaient le foie tout entier et une grande partie de l'intestin; on y a noté même la présence du cœur. Il en est d'autres, d'un volume moyen, où l'on rencontre avec ou sans intestin une portion variable de la glande hépatique; il ne saurait jamais être question d'épiploon, car cet organe à cette époque de la vie n'existe pas; d'autres enfin plus petites ne contiennent qu'un nombre variable d'anses intestinales. Celles-ci sont tantôt libres, tantôt adhérentes. Nous verrons dans l'étude symptomatologique que l'on a souvent observé l'inflammation, quelquefois, très rarement, une sorte d'étranglement.

Avec ou sans intestin, se voit encore quelquefois un *diverticule intestinal*, surtout le vestige du pédicule creux qui reliait la vésicule ombilicale à l'intestin; c'est l'*omphalocèle diverticulaire*.

Semblablement l'ouraque peut rester perméable et une partie de ce pédicule allantoïdien peut exister dans la hernie ombilicale, c'est

l'*exomphale urinaire*. Ces deux cordons, par leur développement
même, sont en dehors du sac péritonéal quand il existe.

Étiologie. — De cet exposé anatomo-pathologique résulte donc
ce fait important, seul bien démontré aujourd'hui, qu'il n'y a pas
d'autre cause à la hernie congénitale qu'un arrêt de développement
des parois, plus ou moins complet suivant la variété embryonnaire
ou fœtale. Quant aux causes de cet arrêt, on a invoqué la péritonite
adhésive (Simpson), la rétraction intra-utérine des muscles abdominaux (J. Guérin), la compression du fœtus, des attitudes vicieuses
(Cruveilhier) ; rien de tout cela n'est établi. On sait seulement d'après
les expériences de Scarpa que les tiraillements du cordon, la compression des viscères favorisent la formation d'un sac ombilical.
Duplay n'est pas éloigné de croire que l'intestin peut ne s'engager
dans certaines hernies fœtales qu'après la naissance; on aurait affaire
à une variété de hernie congénitale qui ne serait pas forcément produite pendant la vie intra-utérine, mais qui doit encore être appelée
congénitale, parce qu'elle s'effectue dans un sac créé avant la naissance. Nous avons rencontré cette disposition bien plus marquée
d'ailleurs dans la hernie inguinale péritonéo-vaginale.

Symptômes, marche et diagnostic. — Cliniquement la hernie
ombilicale offre de grandes variétés d'aspect, suivant qu'elle est
embryonnaire ou fœtale, très volumineuse, de dimensions moyennes
ou petites, suivant enfin qu'elle est réductible ou irréductible, enflammée, peut-être même étranglée. Nous essayerons de faire passer sous
les yeux les principaux types.

Tantôt on voit des enfants qui viennent de naître avec une énorme
hernie ombilicale, d'origine embryonnaire, renfermant une grande
partie des viscères de l'abdomen qui se dessinent par transparence à
travers les minces enveloppes distendues du cordon ombilical. La
peau, arrêtée dans son développement, enserre pour ainsi dire le pédicule de la hernie d'un collet plus ou moins circulaire. Ce sont de
véritables monstruosités, bien souvent incompatibles avec la vie,
coexistant ou non avec d'autres malformations. Lorsque le fœtus
n'est pas mort-né, au moment de la chute du cordon, le péritoine
se trouve ouvert, et une péritonite suraiguë suit cette ouverture;
cependant on a observé la survie avec persistance de la hernie; la
membrane interne de la hernie subsistait après la chute du cordon,
devenait granuleuse, bourgeonnait et finissait par donner naissance

à un tissu cicatriciel, d'où une guérison partielle ou même totale, le sujet ne conservant qu'une proéminence de la région.

La hernie peut être de moyen volume et renfermer, soit une quantité variable d'intestin reconnaissable à sa mollesse, à sa sonorité à la percussion, soit une portion variable de la glande hépatique, masse dure, incomplètement réductible, mate à la percussion, dans laquelle on peut parfois à la palpation reconnaître le bord tranchant du foie; c'est dans ces cas surtout que le cordon s'insère au côté gauche de la tumeur. La hernie peut sans doute encore se rompre, s'enflammer, mais la guérison devient plus fréquente.

En troisième lieu la hernie est petite, le plus ordinairement d'origine fœtale et non embryonnaire; elle renferme une petite anse intestinale dans un mince sac péritonéal et en règle générale elle guérit spontanément; mais parfois, accident fort important à reconnaître, elle passe inaperçue, et le chirurgien lie avec le cordon l'anse intestinale qui y était incluse, ce qui nous amène à parler de l'*étranglement* dans les hernies congénitales.

Il est évidemment rare; l'arrêt du développement de l'anneau, les dimensions du sac, ses caractères anatomiques se prêtent plutôt à l'*inflammation*. Nous avons déjà dit que celle-ci pouvait amener des adhérences, et même une péritonite grave. Quelques faits rares semblent cependant établir la possibilité de l'étranglement. Presque toujours la hernie congénitale étranglée est une hernie fœtale de petit volume, et son étranglement purement artificiel en quelque sorte est opéré par la ligature posée sur le cordon ombilical; mais, particularité fort curieuse, et sur laquelle a bien insisté Gosselin, les symptômes sont d'une bénignité étonnante, on voit se former un abcès stercoral, une fistule par laquelle sortent quelques matières jaunâtres d'apparence fécaloïde, puis petit à petit tout se ferme et guérit spontanément. Duplay a proposé pour ces faits une explication des plus satisfaisantes : il est bien probable que dans ce cas, il s'agit de diverticules intestinaux liés par mégarde.

L'exomphale diverticulaire est évidemment presque impossible à diagnostiquer; quant à l'exomphale urinaire, la présence d'une tumeur fluctuante liquide à la base du cordon, se continuant avec l'ouraque pourra parfois permettre ce diagnostic.

Le diagnostic doit encore révéler au chirurgien quelques points complémentaires sur la hernie ombilicale ; un examen attentif lui fera connaître si la tumeur est complètement ou incomplètement réductible, si elle est irréductible par adhérences ou par perte du droit de domicile, si elle est enflammée ou même étranglée.

Pronostic. — Le pronostic des énormes monstruosités ombilicales mentionnées plus haut est extrêmement grave pour les raisons indiquées ; nous avons vu cependant que la guérison spontanée était possible. La hernie fœtale surtout peu volumineuse est au contraire d'un pronostic favorable ; la guérison spontanée est la règle.

Traitement. — En présence d'une grosse hernie embryonnaire le chirurgien doit surveiller attentivement la chute du cordon ; prévenir et modérer autant que possible l'inflammation et la péritonite ; on se fait facilement une idée du peu de ressources que lui laissent l'âge du sujet et la gravité de l'affection. Si au contraire la hernie est peu volumineuse, la ligature ne doit être posée sur le cordon qu'avec précaution et à distance pour être sûr de ne pas comprendre l'intestin ou un diverticule.

Un petit bandage bien simple facilitera la contention de la hernie et permettra sa guérison complète. Une intervention chirurgicale (suture des bords de l'orifice) ne serait indiquée que dans des cas exceptionnels.

2° *Hernie ombilicale accidentelle.*

Les viscères peuvent faire hernie par la cicatrice ombilicale à tous les âges de la vie à partir de la naissance ; mais le travail de cicatrisation, qui suit la chute du cordon, crée pour un temps des conditions spéciales de développement. Aussi décrit-on séparément la hernie ombilicale des enfants, hernie de la première ou même de la seconde année de la naissance, et la hernie ombilicale des adultes.

A. *Hernie ombilicale des enfants.* — Après la chute du cordon, l'orifice ombilical est le siège d'un travail cicatriciel dont les lois ont été clairement établies par Robin ; ce processus amène la formation d'une cicatrice surtout résistante à la partie inférieure autour de l'ouraque et des artères ombilicales ; mais pendant ce travail et longtemps encore après, l'anneau ombilical reste faible, et par conséquent dans des conditions de résistance insuffisantes ; cette faiblesse originelle appartient en propre à la division particulière que nous décrivons ici.

D'ailleurs cette distinction concorde avec des caractères anatomiques et cliniques distincts. La tumeur est recouverte par la peau ; le sac presque toujours mince est bien constitué par le *péritoine*, mais dans la hernie même il *n'y a jamais d'épiploon*, par la raison bien simple que celui-ci n'existe pas, ou du moins n'est pas suffisamment développé.

Étiologie. — Cette variété est très fréquente ; on l'observe surtout dans la race nègre et particulièrement dans certaines tribus ; on l'a rattachée à l'existence de cordons ombilicaux mous et volumineux, qui sont sans doute en rapport eux-mêmes avec un anneau plus large. Ces dispositions pourraient être héréditaires.

Ajoutons encore qu'on a incriminé un pansement ombilical mal fait, une distension rapide de la cicatrice encore faible par des cris, des efforts, par une ascite, par des tumeurs abdominales.

Étude clinique. — C'est en général vers l'âge de 5 à 6 mois et jusqu'à 1 an ou 2 qu'on amène au praticien des enfants dont la cicatrice ombilicale fait une légère saillie, allongée, presque cylindrique ; cette petite tumeur, absolument molle, rentre facilement par la pression, le décubitus dorsal, comme elle augmente par l'effort ; elle n'est presque jamais douloureuse ; on ne cite aucun fait d'étranglement, et par conséquent, on peut dire en résumé que la hernie des enfants est remarquable par son petit volume et par sa bénignité.

Traitement. — Cependant on ne doit pas l'abandonner à elle-même, sous peine de la voir s'accroître ; il faut donc faire porter un bandage au petit sujet, et ce bandage doit être aussi simple que possible : un tampon d'ouate ou de coton, une petite pelote élastique maintenus avec une bandelette de diachylon ou de tissu élastique remplissent parfaitement le but.

B. *Hernie ombilicale chez l'adulte.* — a. *Hernie réductible.* — Des dissections anatomiques trop peu nombreuses et des observations incomplètes ne permettent pas encore de fixer l'état de la science sur le point par lequel sortent les hernies ombilicales chez l'adulte.

Pour J.-L. Petit, Richter, Scarpa, la hernie est presque toujours *parombilicale ;* A. Cooper, Malgaigne, Cruveilhier veulent qu'elle se fasse, au contraire, presque toujours par l'anneau ombilical lui-même. Les éléments de la question, que nous possédons aujourd'hui, doivent nous faire admettre l'existence de ces deux variétés, en incli-

nant cependant à croire que la hernie ombilicale vraie est la plus
fréquente.

Il y a donc des hernies *périombilicales*, *adombilicales* (Gerdy),
sus-ombilicales (Gosselin), mais il y a incontestablement et plus fréquemment peut-être des hernies *ombilicales vraies*. On a même été
plus loin dans ces déterminations : on sait que la hernie ombilicale
vraie se fait presque toujours par la partie supérieure de l'anneau ;
or, si elle peut y pénétrer directement, comme l'établissent nombre
d'observations incontestables, il est probable, comme certains auteurs
l'admettent aussi, qu'elle s'engage quelquefois d'abord dans le trajet
ombilical de Richet, pour venir aboutir après un trajet oblique à la
partie supérieure de l'anneau, à côté de la veine ombilicale.

La hernie ombilicale de l'adulte peut encore être une hernie persistante de l'enfance.

Il y a des hernies petites, moyennes et grosses ; les premières
ordinairement réductibles, les dernières presque toujours irréductibles.

De forme généralement arrondie, la hernie ombilicale présente de
grandes variétés : une des plus connues est la *hernie trifoliée de
Malgaigne*, due ou à la dépression des anses intestinales par les
cordons de l'ouraque et des artères ombilicales, ou à de simples tractus fibreux.

Au-dessous de la peau, du tissu graisseux sous-cutané, ordinairement amincis et distendus, la cicatrice ombilicale, plate et déplissée,
recouvre un sac péritonéal vrai, adhérant à l'anneau, parfois comme
multiloculaire et cloisonné, toujours très mince, à collet généralement peu marqué. On a vu le sac coiffé du cordon de la veine
ombilicale qu'il avait refoulé devant lui.

Dans ce cas, on trouve presque toujours *de l'épiploon*, caractère
important des hernies de l'adulte, et en même temps une ou plusieurs anses intestinales : intestin grêle ou colon transverse ; on a
signalé le cœcum et l'estomac. Il est très rare de trouver un sac
deshabité et fermé par rétraction de son collet, mais, par contre, il
est beaucoup plus fréquent, principalement chez des femmes grasses
et âgées, d'observer à la région ombilicale des hernies graisseuses
qui ne semblent pas occuper des sacs déshabités, mais bien plutôt
être des pelotons bien circonscrits du tissu graisseux sous-péritonéal.

Étiologie. — La hernie ombilicale n'est pas très fréquente : on

observe environ 1 hernie ombilicale pour 2 crurales et 16 inguinales.
Elle se rencontre surtout chez la femme : la grossesse, les tumeurs
abdominales, peut-être l'épaisseur du tissu graisseux des parois, favorisant la dilatation préalable de l'anneau par hernies graisseuses,
sont autant de conditions qui rendent bien compte de cette fréquence
plus considérable.

Symptomatologie et diagnostic. — On constate au niveau de
la région ombilicale une tumeur que nous supposerons de volume
moyen. De forme généralement arrondie, parfois cylindrique, plutôt
un peu aplatie, elle soulève la peau de la cicatrice qu'elle distend et
amincit, refoulant en général à la partie inférieure la cicatrice plus
ou moins déplissée. Cette tumeur est réductible; elle se reproduit
ou augmente par l'effort, la toux. Sa consistance est molle, quelquefois pâteuse, lorsque l'épiploon la constitue en grande partie; au
lieu de la sonorité intestinale, on obtient alors à la percussion une
matité plus ou moins complète. Son pédicule est ordinairement
dirigé transversalement ou obliquement ascendant vers la partie supérieure ; il serait, dit-on, arrondi lorsque la hernie correspond à
l'anneau, allongé lorsqu'elle se fait au voisinage par une éraillure
de la ligne blanche.

Si la hernie ombilicale peut ne donner lieu à aucun symptôme
douloureux, il n'est pas rare, surtout lorsqu'elle prend un certain
volume, de voir survenir des douleurs, de petites coliques, des troubles digestifs, et cela d'autant plus que la formation d'adhérences
péritonéales est fréquente.

Le diagnostic est donc le plus souvent facile : en dehors de l'hydromphale, distension de la cicatrice ombilicale par une ascite volumineuse, aucune affection ne peut être confondue avec la hernie
ombilicale; il suffit, croyons-nous, d'être prévenu de la possibilité
de cette erreur.

Cependant il faut savoir que la hernie est quelquefois très petite
et passe facilement inaperçue chez des sujets gras; le diagnostic de
la hernie graisseuse est souvent très difficile ; enfin il faut s'appliquer
à reconnaître la présence de l'épiploon, le degré de réductibilité
de la hernie.

Pronostic. — La hernie ombilicale réductible n'est par elle-
même qu'une infirmité, mais elle peut s'enflammer, devenir irréductible, s'étrangler même; bien que cet accident ne soit pas fré-

quent, le chirurgien doit en tenir compte dans son pronostic.

Traitement. — On ne peut donc pas, pour tous ces motifs, négliger de faire rentrer une hernie ombilicale et de la maintenir réduite. La réduction s'opérera dans un relâchement aussi complet que possible des parois abdominales ; elle sera exécutée à l'aide d'une pression douce et progressive, faite plutôt de bas en haut, suivant la direction du trajet, que d'avant en arrière.

La hernie une fois réduite, on fera porter un bandage qui consistera toujours en une pelote, maintenue par une ceinture de coutil ou mieux de caoutchouc ; la ceinture sera large pour ne pas être déplacée. Il est bien rare qu'une simple pelote portée par un ressort et munie ou non d'une portion saillante engagée dans l'anneau ombilical, suffise à maintenir la hernie.

La hernie ombilicale chez l'adulte n'a pas de tendance à la guérison spontanée, aussi on a proposé la cure radicale ; les indications nous paraissent ici moins nombreuses que dans les autres espèces de hernies et doivent être par conséquent longuement discutées et mûrement pesées.

b. *Hernies ombilicales irréductibles.* — *Hernies irréductibles par adhérences.* — Nous l'avons déjà dit, ces hernies sont presque toujours des hernies volumineuses, des hernies intestino-épiploïques, encore plus épiploïques qu'intestinales. Elles sont complètement ou incomplètement irréductibles ; cette irréductibilité est presque constamment le fait d'adhérences péritonéales plus ou moins étendues, plus ou moins anciennes, résultant de petites poussées de péritonite herniaire.

Ces grosses hernies adhérentes peuvent se compliquer de l'ulcération et de la rupture de leurs parois et notamment de la peau amincie, de rétrécissement partiel de l'intestin, d'arrêt de corps étrangers dans sa cavité, même d'ulcérations et perforations intestinales (un cas de Sappey).

La contention à l'aide d'une simple ceinture ou d'un sac formant une sorte de suspensoir est le traitement qui leur convient le mieux.

Hernies ombilicales irréductibles par inflammation. — Beaucoup plus fréquemment que pour la hernie inguinale, et à plus forte raison que pour la hernie crurale, on peut voir une tumeur herniaire ombilicale volumineuse devenir irréductible en même temps que douloureuse ; la tension s'y accroît lentement et progressivement ;

des coliques, des nausées et même des vomissements surviennent ;
la malade ne va pas à la garde-robe pendant vingt-quatre, trente-six,
quarante-huit heures ; on administre coup sur coup un, deux ou
même trois purgatifs ; le cours des matières se rétablit ; peu à peu
les douleurs cessent et tout rentre dans l'ordre ; mais la hernie
reste irréductible du fait des adhérences qui subsistent. Ces mêmes
adhérences sont quelquefois assez étroites ou assez multipliées pour
déformer d'une manière définitive le tube intestinal, mettre obstacle
au cours des matières et créer en définitive l'étranglement de la
hernie.

Hernies ombilicales irréductibles par étranglement. — Les grosses
hernies sont plus sujettes à l'inflammation qu'à l'étranglement, mais
elles ne sont pas absolument à l'abri de ce dernier, qui peut d'ailleurs,
nous le savons, être la conséquence de l'inflammation même. Dans
ces conditions l'étranglement offre ce caractère de se développer
lentement ; aussi la temporisation n'a-t-elle pas ici trop d'inconvénients. — Des hernies ombilicales moins volumineuses s'étranglent
d'ailleurs quelquefois plus rapidement.

L'agent de l'étranglement paraît être rarement le collet du sac ; on
le trouve en effet presque toujours mince et adhérent à l'anneau
ombilical ; pourtant on l'a vu épaissi, rétracté et capable de produire
une striction suffisante. Le plus souvent l'étranglement serait dû à
l'anneau ombilical. Nous avons signalé le rôle que jouent l'inflammation, les brides, les adhérences ; on a vu l'intestin s'étrangler dans
une ouverture épiploïque, et même une fois dans une ouverture du sac.

Quelle est donc la conduite à tenir ? — A moins d'une tension
brusque et rapide de la tumeur, de vomissements rapidement fécaloïdes qui indiqueraient la nécessité d'une intervention rapide, on
devra dans les deux premiers jours tenter le taxis, recourir aux bains,
aux cataplasmes, au purgatif d'exploration. — Le taxis, il faut bien
le savoir, donne d'excellents résultats dans la hernie ombilicale ; à
une période un peu avancée il devra comme partout être fait avec
modération ou même rejeté complètement, et l'on aura recours à la
kélotomie.

La kélotomie a été fort discutée ; Huguier la condamnait absolument comme très dangereuse à cause de l'ouverture considérable d'un
sac volumineux qui débouche directement dans la cavité péritonéale,
et de la présence si ordinaire de nombreuses adhérences. Pour atté-

nuer ces dangers, on a indiqué comme procédé opératoire la dilatation de l'anneau sans ouverture du sac (Richet), ou bien l'incision
du collet à travers une ouverture simple du sac (Demarquay, Th.
Bryant) ; mais les conditions habituelles de la hernie rendent ces
opérations presque toujours insuffisantes. La kélotomie avec ouverture du sac, pourvu qu'elle soit faite dans de bonnes conditions d'antisepsie, donne actuellement ici d'aussi bons résultats que partout
ailleurs, et elle est parfaitement applicable, non seulement aux hernies étranglées, mais même à la cure radicale des hernies irréductibles qui deviennent trop gênantes.

CHAPITRE IV

HERNIES ABDOMINALES RARES.

Les hernies inguinales, crurales et ombilicales représentent la
presque totalité des hernies abdominales, 95 pour 100. Cependant le
chirurgien doit être prévenu de l'existence d'un certain nombre
d'autres variétés, précisément parce qu'elles sont rares, difficiles à
trouver, et que par conséquent leur étranglement méconnu pourrait en imposer pour un étranglement interne.

Parmi ces hernies, les unes se font à travers la ceinture musculo-
aponévrotique de l'abdomen. Ce sont :

1° Les *hernies de la ligne blanche ou épigastriques ;*
2° Les *hernies dans la région des muscles droits ;*
3° Les *hernies latérales ;*
4° Les *hernies lombaires.*

Une seconde catégorie comprend les *hernies diaphragmatiques.*
Nous rangerons dans une troisième catégorie les hernies inférieures
qui traversent les échancrures que présente la ceinture du bassin :

Hernie obturatrice ;
Hernie ischiatique.

Enfin, dans la dernière catégorie on doit comprendre les hernies qui se font à travers le plancher musculo-aponévrotique du périnée, affaibli et traversé par l'urèthre, le rectum et le vagin.

Hernies vaginales.

Hernies vagino-labiales.

Hernies périnéales.

I. *Hernies à travers la ceinture musculo-aponévrotique de l'abdomen.*

1° *Hernies de la ligne blanche.* — En dehors des conditions anormales de ·l'éventration, les muscles droits de l'abdomen ne sont sensiblement écartés qu'au-dessus de l'ombilic; la ligne blanche n'existe donc que là, et l'on peut dire que presque toutes ses hernies sont des *hernies épigastriques* et *sus-ombilicales ;* elles offrent avec les hernies ombilicales de nombreux points de contact.

Étiologie. — C'est ainsi qu'on les rencontre surtout chez les femmes, et notamment chez.celles dont la paroi abdominale est chargée de graisse. Les distensions produites par les grossesses répétées, par les tumeurs abdominales, jouent le rôle de causes occasionnelles. — On doit encore mentionner les traumatismes de la ligne blanche, et peut-être certaines dispositions anatomiques : éraillures ou affaiblissements congénitaux de la ligne blanche.

L'orifice de sortie siège le plus souvent à gauche de la ligne médiane au-dessus de l'ombilic, et présente généralement à sa partie inférieure une sorte de courbe à concavité supérieure.

Le collet du sac qui sort à ce niveau offre des dispositions en rapport avec celles de l'orifice, puis se dirige tantôt longitudinalement en bas, tantôt directement en avant.

Le sac lui-même est souvent volumineux, aminci, recouvert de graisse, parfois même précédé d'une véritable hernie graisseuse; on y trouve de l'épiploon, de l'intestin grêle, une portion du colon transverse, rarement de l'estomac, quoi qu'en ait dit Garengeot.

Cliniquement : ou bien la hernie de la ligne blanche est petite et demande à être attentivement recherchée dans le décubitus dorsal et les cuisses fléchies sur le bassin; ou bien elle est très volumineuse, à parois amincies, et dans ce cas son diagnostic est assez facile. — Des troubles gastriques, des crampes, des douleurs, des coliques en sont la conséquence; ils disparaissent par la réduction de la tumeur; cette réduction n'est pas toujours possible, surtout pour les grosses hernies.

Seules, certaines tumeurs graisseuses extrapéritonéales non accompagnées de sac herniaire peuvent être confondues avec les hernies épigastriques; on se basera, surtout dans ces cas, sur l'absence des troubles douloureux, gastriques et digestifs, fréquents dans les hernies de la ligne blanche.

Quant au pronostic et au traitement, nous n'avons rien à dire qui ne soit une répétition des préceptes des hernies ombilicales et de certaines hernies latérales, sur lesquels nous allons avoir à nous étendre davantage.

2° *Hernies dans la région des muscles droits.* — C'est surtout au point de vue du siège et des caractères de la tumeur, qu'il faut dire un mot des hernies des muscles droits.

Ce sont ordinairement des hernies traumatiques, à la suite de ruptures musculaires; on les a toujours observées dans la moitié supérieure. (Duplay.) Ce fait tendrait à prouver qu'elles sont plutôt la conséquence de vrais traumatismes que le résultat des ruptures musculaires pathologiques qui surviennent à la suite de fièvres longues et graves; nous savons que ces dernières siègent de préférence dans le tiers inférieur du muscle. — Dans les quatre cas cités par Duplay, deux fois la hernie occupait une intersection aponévrotique, deux fois elle occupait le tissu musculaire. — La hernie peut se faire simplement dans la gaine, ou bien traverser les fibres musculaires rompues.

Les symptômes, la marche et le traitement sont ceux des hernies latérales.

5° *Hernies latérales de l'abdomen.* — Les hernies latérales de l'abdomen ou laparocèles sont les hernies ventrales qui se produisent d'une part entre le rebord des fausses côtes et l'arcade crurale, d'autre part entre le bord externe du grand droit et le bord postérieur du grand oblique.

Les hernies latérales étaient déjà signalées et connues des anciens; toutefois c'est dans Dionis seulement que l'on trouve l'indication complète des hernies latérales traumatiques et du traitement qui leur convient. — J.-L. Petit décrivit les hernies spontanées. — On doit encore citer sur cette question Lachausse (1746), Klinklosch et A. Cooper. — Les faits tout récents de D. Mollière et de Terrier ont fait faire au traitement un pas important dans une voie nouvelle. Tous ces travaux sont très bien résumés dans la thèse de Ferrand, 1881.

Étiologie. — Les hernies latérales sont traumatiques ou spontanées.

Traumatiques, elles sont la conséquence d'une contusion, d'une plaie, d'une opération chirurgicale, et nous n'avons, on le conçoit, à retenir ici que les hernies traumatiques secondaires développées plus ou moins longtemps après la cicatrisation de la blessure, par distension de la cicatrice même. *Spontanées*, elles peuvent être encore liées à une cicatrice résultant d'un abcès, d'un furoncle même des parois abdominales ; plus souvent on doit les rapporter à la distension de la grossesse, à des tumeurs abdominales, à l'ascite, au développement du tissu graisseux. — Ce sont des hernies de faiblesse, dans lesquelles l'effort ne joue qu'un rôle déterminant.

Anatomie pathologique. — La hernie traumatique au sens où nous l'entendons, c'est-à-dire *secondaire*, possède un sac péritonéal tout comme la hernie spontanée. Cette enveloppe est souvent il est vrai, mince, facile à méconnaître.

La hernie spontanée se fait presque toujours au niveau des fibres aponévrotiques antérieures du transverse qui constituent la ligne demi-circulaire de Spiegel, soit par les orifices vasculaires de cette ligne (A. Cooper, D. Mollière), soit à la suite de pelotons graisseux sous-péritonéaux sortis indifféremment par un point quelconque de là paroi (Ferrand).

La hernie se fait presque toujours au-dessous du plan transversal passant par l'ombilic : tantôt elle est sous-cutanée, *hernie propariétale ;* tantôt elle est interstitielle, *hernie intrapariétale ;* parfois simultanément interstitielle et sous-cutanée, *hernie en bissac, en brioche.*

Le sac est parfois extrêmement aminci dans les hernies volumineuses ; il adhère souvent aux parties qui le recouvrent par sa face externe, et, pour ces deux raisons, on est exposé à l'ouvrir facilement lorsqu'on incise ces enveloppes ; enfin, sa face interne est souvent adhérente, cloisonnée, surtout dans les hernies volumineuses ; aussi l'étranglement peut fort bien siéger à l'intérieur du sac dans ces grosses hernies.

Dans les hernies petites, l'orifice ou le collet sont toujours les agents de l'étranglement.

On trouve dans les hernies latérales : de l'épiploon, de l'intestin grêle, le cœcum ou le colon.

Symptômes et diagnostic. — Les hernies latérales petites sont difficiles à trouver ; elles peuvent s'étrangler en se produisant ou donner lieu à des troubles digestifs que la réduction de la hernie fait disparaître.

On ne méconnaîtra pas les hernies moyennes ou grosses, alors même qu'elles seraient intrapariétales, quoique la hernie tende à descendre, à s'étaler.

Comme les hernies ombilicales, les petites hernies ont plus de tendance à l'étranglement, les grosses plus de tendance à l'engouement et à l'inflammation.

La hernie est plutôt méconnue que confondue avec d'autres affections ; il faut donc y penser pour la rechercher et bien l'examiner pour reconnaître à quelle variété on a affaire.

Traitement. — Après les traumatismes qui ont affaibli les parois, le chirurgien, pour prévenir la hernie, conseillera le port d'une ceinture abdominale ; lorsque la hernie s'est produite, il faut chercher à maintenir par un bandage la hernie réduite, ou du moins à la contenir, si elle est irréductible.

Est-elle étranglée et petite, il faut intervenir de bonne heure et recourir peut-être de préférence à la laparotomie, surtout dans les cas douteux. (Terrier.) — Est-elle volumineuse, on fera toujours la kélotomie ; on conseillait autrefois de ne pas ouvrir le sac ; Duplay a montré qu'il valait mieux l'inciser au contraire, puisque l'agent de l'étranglement siège assez souvent dans sa cavité : brides, adhérences.

4° *Hernies lombaires.* — La paroi musculaire de l'abdomen présente en arrière, dans la région lombaire, deux points faibles : l'un est le triangle de J.-L. Petit, l'autre le triangle lombo-costo-abdominal de Grynfelt.

Le triangle de J.-L. Petit est limité en avant par les fibres les plus postérieures du muscle grand oblique de l'abdomen, en arrière par les fibres inférieures du muscle grand dorsal qui croise le précédent très obliquement ; sa base est constituée par la crête iliaque au-dessus de laquelle il est situé. — Au fond de cette dépression triangulaire se voient les dernières fibres du petit oblique. — Le triangle de Grynfelt est dirigé en sens inverse du précédent et caché par le grand dorsal. Sa base est à la dernière côte, son bord externe est formé par le bord postérieur du petit oblique, son bord interne n'est autre que le bord externe du muscle carré des lombes.

L'anneau par lequel s'échappe la hernie est le plus souvent très large; la tumeur offre un volume très variable; quatorze fois sur vingt et un, elle siégeait à gauche.

C'est en somme une hernie rare. Larrey, dans sa monographie, en 1869, en a recueilli vingt-cinq cas dont le premier appartient à Garengeot; mais c'est J.-L. Petit qui en a fait le premier une étude complète. — En 1866, Grynfelt a publié sur elle un très bon travail dans le *Montpellier médical.* — Le *Mémoire* de Larrey est de 1869. — Dans un travail plus récent, 1879, Braun a insisté dans les *Archives allemandes* sur le rôle de certains orifices vasculo-nerveux de la région.

En résumé, la hernie lombaire offre tous les caractères des hernies ventrales, elle n'en diffère que par la bénignité plus grande de son pronostic; c'est une hernie facilement réductible ordinairement, et peu sujette aux complications. — On l'a cependant observée à l'état d'étranglement; le taxis a été employé heureusement; la kélotomie n'a été pratiquée qu'une fois et avec succès par Ravaton, en 1768, sur une femme enceinte.

2ᵉ Catégorie. — *Hernies diaphragmatiques.*

Le passage des viscères du ventre dans la poitrine constitue la *hernie diaphragmatique.*

On doit distinguer :

1º Des hernies diaphragmatiques congénitales;

2º Des hernies traumatiques;

3º Des hernies spontanées.

1º *Hernies congénitales.* — Le diaphragme, comme l'ont montré les recherches de Serres, Breschet, d'I. Geoffroy Saint-Hilaire, se développe par deux moitiés latérales; un arrêt peut survenir dans ce développement et les viscères abdominaux font hernie dans la cavité thoracique. — Ces hernies sont souvent assez volumineuses pour être incompatibles avec la vie; ce sont alors des monstruosités tout à fait comparables aux grosses hernies ombilicales embryonnaires.

Cette théorie généralement admise aujourd'hui a été vivement combattue par Cruveilhier, qui lui reprochait de ne pouvoir expliquer le siège latéral des hernies. — On a répondu en invoquant l'atrophie d'une des moitiés primitives du diaphragme et la présence du cœur. — La plupart des hernies congénitales résultent donc d'un arrêt de développement du diaphragme (thèse de Duguet, 1866) ; il en est cependant quelques-unes qui succèdent à une rupture ou à une éraillure congénitale, intra-utérine du diaphragme.

Cette dernière variété très rare (on en compte trois exemples, Boulland, Cruveilhier, Portal) se traduit anatomiquement par un caractère très important, la présence d'un sac herniaire.

Dans les hernies par arrêt de développement, il n'y a pas de sac herniaire comme dans les hernies ombilicales embryonnaires et pour les mêmes raisons. Dans les deux cas le péritoine ne s'est pas développé au niveau de l'hiatus, dans lequel s'engageaient les viscères.

La hernie congénitale siège deux fois plus souvent à gauche qu'à droite (Duguet), et dans la moitié postérieure plutôt que dans la moitié antérieure.

La partie non développée du diaphragme est parfois très considérable (monstruosités) ; dans d'autres cas elle est plus petite et se présente sous la forme d'une ouverture *en croissant* ou *en boutonnière*. — L'origine congénitale de ces dernières a été mise en doute par Duguet. — On en connaît quinze cas, tous chez des sujets âgés de plus de dix ans.

L'estomac avec la rate, une portion variable du foie, le colon, le pancréas même (Clintock), une partie du rein, ont été rencontrés isolément, plus souvent encore réunis, dans les hernies diaphragmatiques congénitales.

On conçoit bien que la pénétration d'une pareille masse dans la cavité thoracique modifie notablement les rapports des organes qu'elle renferme normalement : cœur et poumons. On a noté l'existence d'autres malformations congénitales.

La hernie congénitale est-elle très volumineuse, c'est une monstruosité incompatible avec la vie ; les enfants meurent au bout de quelques jours. Si elle est très petite, elle risque fort de n'être pas diagnostiquée, surtout lorsqu'elle se révèle à un âge avancé ; parfois cependant la hernie congénitale de moyen volume donne lieu à un élargissement du thorax, à une dépression épigastrique, à des troubles respiratoires et digestifs assez caractéristiques. Nous étudierons mieux ces phénomènes avec les symptômes des hernies spontanées.

2° *Hernies traumatiques.* — Les hernies du diaphragme qui succèdent à une plaie ou à une rupture de ce muscle sont un peu plus fréquentes à gauche qu'à droite, car les déchirures du muscle sont plus fréquentes de ce côté. — Le péritoine étant intimement uni au diaphragme se déchire avec lui : la hernie traumatique n'a donc pas de sac. — L'ouverture est plus ou moins irrégulière ; on l'a vu adhérer aux viscères herniés lorsque l'accident remonte à une époque un peu éloignée.

Une mort rapide est assez souvent le résultat de cette lésion ; elle survient par le fait d'une syncope trop intense et trop prolongée ; dans d'autres cas la hernie ne s'accompagne d'aucun signe important ; elle reste alors méconnue. Enfin les troubles qu'elle détermine revêtent parfois l'allure clinique de l'étranglement interne.

Dans le plus petit nombre des cas, la hernie diaphragmatique ne donnera lieu qu'à des accidents moyens, à des vomissements, des syncopes répétées, des sueurs froides, des coliques vives, de la gêne de la respiration, de la toux, et parfois à des signes physiques qui permettront mieux que tout le reste de reconnaître que le traumatisme a produit une hernie diaphragmatique. Nous les signalerons tout à l'heure à propos des hernies spontanées.

5° *Hernies spontanées.* — D'une part les orifices normaux dont le diaphragme est percé, et d'autre part certains orifices pathologiques résultant le plus souvent d'une ulcération par propagation du diaphragme, peuvent livrer passage aux viscères abdominaux. Il est juste de faire remarquer encore que certaines dispositions congénitales, éraillures, faiblesses, orifices anormaux, ne doivent pas être étrangères à la production de la hernie dans un certain nombre de cas. Ces éraillures siègent derrière le sternum, à l'orifice œsophagien (Fantonus), dans le centre aponévrotique, et le plus souvent à gauche.

Ces hernies sont presque toujours pourvues d'un sac ; cliniquement il convient d'en rapprocher de toutes petites hernies congénitales ou traumatiques, augmentant graduellement de volume, *hernies graduelles de Després.*

Dans ces diverses hernies on trouve, réunis ou isolés, des troubles digestifs, respiratoires ou cardiaques.

Des nausées, parfois des vomissements, des dyspepsies anormales s'accompagnant d'étouffements après les repas peuvent être le résultat d'une hernie de l'estomac ; des coliques accompagnées de troubles digestifs feront penser à la présence de l'intestin ; on a signalé des crises de coliques hépatiques, des convulsions. —Les troubles respi-

ratoires sont parfois assez marqués, toujours difficiles à rapporter à
leur véritable cause : on a observé de la dyspnée, des accès d'asthme,
une toux sèche, parfois même la sensation plus ou moins nette de
mouvements dans l'intérieur du thorax. — Le cœur peut être déplacé
à droite ou à gauche, ses battements seront tumultueux ; on a noté
des syncopes.

Parfois, rarement il faut bien le dire, un examen physique attentif
viendra compléter ces signes : l'abdomen sera flasque, l'épigastre
déprimé, le thorax dilaté à sa base. La percussion pourra discerner
dans le thorax la sonorité ou la matité de l'estomac et de l'intestin
rempli de gaz ou de matières alimentaires. L'auscultation révélera
de véritables bruits de gargouillement digestif.

La hernie se complique souvent d'inflammations de voisinage :
surtout pleuro-pneumonies, dont les symptômes voilent les quelques
traits difficilement perceptibles de la hernie diaphragmatique qui l'a
produite.

On comprend, d'après cet exposé, toutes les difficultés du diagnostic.

La hernie diaphragmatique est une affection très grave ; à tous les
accidents que nous venons d'énumérer s'ajoutent les dangers d'un
étranglement, contre lequel on a bien peu de ressources.

Il n'y a d'ailleurs rien à faire contre la hernie diaphragmatique
non étranglée ; on recommandera d'éviter tout effort, mais si des
phénomènes d'étranglement surviennent, ils auront les caractères de
l'étranglement, interne, et il n'y aura d'autre intervention possible
que la laparotomie à la suite de laquelle le chirurgien pourra tenter
de dégager les viscères herniés et de pratiquer l'avivement et la suture des bords de l'ouverture.

3° CATÉGORIE. — *Hernies qui se font à travers les orifices
de la ceinture osseuse du bassin.*

1° *Hernie obturatrice.* — Encore appelée sous-pubienne (Vinson).
Cette hernie se fait par le canal qui livre passage aux vaisseaux et
nerfs obturateurs.

C'est encore une hernie des femmes âgées ; on a accusé la disparition par amaigrissement d'une partie de la graisse contenue dans
le canal sous-pubien ou l'attraction d'un infundibulum péritonéal

par une petite hernie graisseuse. — Le sac peut être volumineux ou très petit ; on l'a vu double ou triple (Chiene). Dans son intérieur on a signalé l'intestin, la vessie une fois, et une fois aussi une portion de la trompe.

Le sac herniaire, après avoir franchi le canal obturateur, s'étale au-dessous de l'obturateur externe, ou bien au-dessus de lui ; on l'a vu reposer sur les adducteurs, recouvert par le pectiné ; il peut même venir directement sous la peau.

La hernie obturatrice est très difficile à diagnostiquer, à moins qu'elle ne fasse saillie sous le tégument cutané ; le chirurgien devra toujours y penser lorsque des troubles digestifs difficiles à expliquer, le porteront à explorer les régions herniaires. Il pourra ainsi découvrir à la partie supérieure et interne de la cuisse une tumeur à contour plus ou moins net, parfois réductible lorsque la cuisse est fléchie et en adduction. On a signalé comme des symptômes appartenant à cette hernie, l'engourdissement de la cuisse, des douleurs occasionnées par les mouvements du tronc, par l'abduction, la rotation du membre et par la pression. La hernie obturatrice réductible ne peut guère être maintenue par aucun bandage.

Lorsqu'elle est étranglée, et cet accident n'est pas très rare, (Pimbel, th. 1882), on doit pratiquer le taxis dans une position favorable, c'est-à-dire les cuisses fléchies sur l'abdomen. Si le taxis ne réussit pas, on aura recours à la kélotomie, en faisant une incision suffisante pour y voir clair dans la profondeur. Cette incision devra suivant les règles indiquées (Dupuytren, Trélat), être faite parallèlement à l'artère fémorale, à 2^{cm},5 ou 3 centimètres en dedans d'elle, puis on pénétrera entre le pectiné et les adducteurs, et on arrivera ainsi sur le sac herniaire.

Mais, le plus souvent, soit oubli d'exploration, soit que celle-ci n'ait rien révélé de particulier, le diagnostic n'est pas fait ; on croit à un étranglement interne ; c'est encore un cas où la laparotomie faite de bonne heure, et suivie d'une exploration attentive des orifices par lesquels peuvent s'échapper les hernies, permettrait de poser un diagnostic certain, suivi d'une intervention immédiate qui aurait toutes chances de succès.

2° *Hernie ischiatique.* — Hernie exceptionnelle, dont les caractères sont fort mal indiqués et connus. — Le cas le plus explicite est rapporté par A. Cooper : l'intestin sorti par la partie supérieure de l'échancrure sciatique, en avant et un peu au-dessus du nerf sciatique, était venu s'étaler au-dessous du muscle grand fessier. — Le malade, jeune homme de vingt-sept ans, succomba le sixième jour à l'étranglement. — La hernie était méconnue; on devait donc penser à un étranglement interne. — Il nous semble que dans les cas de ce genre la laparotomie serait aussi indiquée que la kélotomie par la région fessière. — On a cité quelques observations où la tumeur avait été diagnostiquée et réduite.

4ᵉ CATÉGORIE. — *Hernies qui se font à travers le plancher du périnée.*

1° *Hernies vaginales.* — Ces hernies sont les plus fréquentes. — L'intestin descendant dans les culs-de-sac péritonéaux trouve principalement dans le cul-de-sac postérieur une véritable prédisposition, que viennent compléter les modifications de structure occasionnées dans le vagin par la distension suite d'accouchements multiples; on conçoit donc qu'il puisse refouler la paroi vaginale, s'en coiffer pour ainsi dire, et venir former dans le vagin une tumeur arrondie, molle et réductible. Cette réduction s'accompagne d'un bruit de gargouillement, qui est l'élément le plus important du diagnostic différentiel avec le prolapsus du vagin. — Lorsque la hernie se fait à la partie antérieure, elle est très élevée. — Le principal inconvénient de cette hernie réside dans le danger qu'elle fait courir à l'intestin pendant l'accouchement. — En dehors de cette circonstance l'étranglement est exceptionnel.

Un pessaire approprié est le meilleur moyen de contention des hernies vaginales.

2° *Hernies vagino-labiales.* — Ces hernies, dit Duplay, apparaissent à la partie postérieure de la grande lèvre, après avoir traversé les fibres antérieures du releveur de l'anus, l'intestin étant descendu en avant du ligament large; c'est en cherchant à suivre leur pédicule qu'on les distinguera des hernies inguinales et périnéales qui seraient développées dans les mêmes régions.

3° *Hernies périnéales.* — L'intestin descendu chez la femme en arrière du ligament large, entre le vagin et le rectum, et chez l'homme, entre le rectum et la vessie, traverse les dernières fibres du releveur de l'anus, et vient faire saillie sur les côtés du périnée postérieur: A. Cooper a vu la hernie entre la prostate et l'anus, en avant de celui-ci.

La hernie paraît plus fréquente chez la femme; on a cité quelques cas d'inflammation et d'étranglement pour lesquels encore la laparotomie nous paraîtrait préférable à toute autre voie chirurgicale.

FISTULES ABDOMINALES.

L'histoire de la plupart des fistules abdominales a été faite en détail avec chacune des affections auxquelles elles se rattachent; il nous a paru néanmoins aussi utile qu'intéressant d'en donner ici un tableau résumé, en ajoutant la description de quelques variétés qui n'ont pu trouver leur place dans le cours des descriptions précédentes.

Envisagées dans leur ensemble, les *fistules abdominales* peuvent être classées sous divers points de vue. Étiologiquement elles sont *traumatiques* ou *pathologiques*; ces dernières sont les plus communes. Elles s'établissent ordinairement à la suite d'un abcès. Leur *point de départ* est *pariétal*, *péritonéal* ou *viscéral*. Elles aboutissent le plus souvent à la peau, et ces fistules *cutanées* sont les plus intéressantes pour le chirurgien; mais elles peuvent être *péritonéo-viscérales*, *abdomino-thoraciques*, *interviscérales*.

Au point de vue de la *nature* de leur écoulement, on les distingue en *séreuses*, *purulentes*, *gastriques*, *stercorales*, *hépatiques et biliaires*, *urinaires*, *pancréatiques*.

Toutes les divisions que nous venons de donner peuvent servir de fondement à une classification méthodique et rationnelle des fistules abdominales. La plus clinique et la plus simple nous paraît être celle qui se base sur la nature du liquide fourni par la fistule.

A. *Fistules séreuses.* — Brehm, Van Horn, Bertrand, Bronson ont cité des exemples d'ascites ouvertes à l'ombilic, et qui se sont vidées par cette fistule séreuse; il se forme d'abord un hydromphale qui se distend, s'amincit et finit par se rompre.

B. *Fistules purulentes.* — Les plus fréquentes peut-être de toutes les fistules abdominales, elles reconnaissent pour cause une variété quelconque de phlegmons abdominaux. — Les abcès de la cicatrice ombilicale prennent souvent une apparence fistuleuse; les abcès de la paroi donnent lieu parfois, mais rarement, au même phénomène.

D'ordinaire, les fistules purulentes sont consécutives à des *phlegmons sous-péritonéaux :* phlegmon péri-hépatique, phlegmon hypo-

gastrique ; elles occupent alors très souvent l'ombilic. — Aussi
fréquemment au moins, elles succèdent à un abcès périnéphrétique
et s'ouvrent à la région lombaire, ou à la région inguinale, au voisinage de l'arcade crurale ; c'est en ce dernier point que débouchent
les fistules qui résultent, comme il arrive assez souvent, de l'ouverture d'un phlegmon iliaque.

Parfois il s'agit de fistules purulentes consécutives à l'ouverture
d'abcès froids d'origine osseuse, provenant de la colonne vertébrale,
des côtes ou du bassin, ou de la fonte tuberculeuse de ganglions
iliaques.

Une autre variété intéressante comprend les fistules purulentes
d'origine péritonéale. Les pelvi-péritonites enkystées peuvent en effet
venir s'ouvrir à l'hypogastre, à la région inguinale, à l'ombilic. —
Il n'est pas rare de voir les péritonites chroniques simples ou tuberculeuses donner lieu au même phénomène. Enfin certaines variétés
de péritonite aiguë, bien décrites par Féréol en 1859 sous le nom
de *péritonite perforante,* se terminent en s'ouvrant au même endroit,
et au bout d'un temps variant de 12 jours à 3 mois, déversent
leur contenu purulent par un trajet qui, après être resté plus ou
moins longtemps fistuleux, finit ordinairement par guérir. Féréol
rapporte 9 guérisons de péritonite perforante sur 12, Gauderon
(thèse 1876) donne 2 morts sur 8 ; la proportion est la même.

Nous rattacherons à cette variété le cas unique de fistule hypogastrique péritonéale par coup de feu rapporté par Ravaton ; le trajet
fistuleux était entretenu par la présence du corps étranger.

C. *Fistules pyostercorales.* — Qu'un des abcès dont nous venons
de parler s'ouvre à la fois dans l'intestin et à l'extérieur, et l'on a
affaire à une fistule pyostercorale ou stercoro-purulente (Verneuil).

Les hommes y sont un peu plus sujets que les femmes (Blin). Certains abcès exposent particulièrement à cette terminaison fistuleuse :
ainsi 31 fois sur 72 cas (39 hommes, 33 femmes), il s'agissait
d'abcès de la fosse iliaque, 18 fois d'abcès consécutifs à l'issue de
vers intestinaux, (6 d'entre eux s'ouvraient à l'ombilic) ; 18 fois la
fistule était la suite de pérityphlites ; 5 fois d'un abcès périnéphrétique.

Une cavité intermédiaire pyostercorale d'un aspect irrégulier,
anfractueux, généralement considérable, souvent creusée dans une
sorte d'induration (Verneuil), constitue le principal caractère de ces

fistules. — L'orifice intestinal siège ordinairement au cæcum, 22 fois sur 30 ; 3 fois seulement à l'intestin grêle. L'orifice cutané occupe le plus souvent la région de la fosse iliaque.

La fistule est caractérisée par deux symptômes principaux :

1° *Présence du pus dans les selles;*

2° *Écoulement par la fistule cutanée de pus mélangé de matières intestinales avec ou sans gaz.*

Ces fistules guérissent en général au bout de 4 à 5 mois; il est souvent indiqué d'agrandir l'orifice cutané et de mettre au jour la cavité intermédiaire. Ce traitement suffit en général. Dans quelques cas cependant, il peut y avoir indication d'appliquer à ces trajets les procédés modernes de la guérison de la fistule stercorale, comme Bouilly l'a fait une fois (1885).

D. *Fistules gastriques.* — L'intérêt des fistules gastriques est double : il réside dans la possibilité d'expérimentation curieuse sur le suc gastrique de l'homme, en second lieu il porte sur les difficultés du traitement.

Tout le monde connaît l'histoire du Canadien de Beaumont; les travaux de Sédillot (1846), Murchison (1858), Middeldorpf (1859), Gauthier (1877), résument l'état de la science sur ce point.

Étiologie : 11 fois la fistule gastro-cutanée reconnaissait pour cause une plaie, 2 fois la contusion, 1 fois la pression persistante d'une pièce de monnaie sur la surface d'un vésicatoire.

Les *fistules spontanées ou pathologiques* sont le plus fréquemment causées par l'ulcère simple 14 cas, le cancer, 8 cas (statistique de Gauthier).

Depuis les succès de la gastrostomie, on pourrait encore décrire une variété de fistules *opératoires.*

Anatomie pathologique : Le trajet est généralement très court; l'orifice viscéral siégeait 7 fois près du pylore, 5 fois sur la paroi antérieure, 4 fois sur la grosse tubérosité, 4 fois sur la grande courbure. L'orifice cutané, induré, excorié par les liquides stomacaux, occupe l'épigastre, au-dessus et à droite de l'ombilic s'il y a lésion pylorique ; plutôt vers l'hypochondre gauche, si c'est la grosse tubérosité qui est atteinte.

Symptômes : A l'issue des liquides stomacaux et des aliments s'ajoutent quelques troubles fonctionnels : augmentation de l'appétit, de la soif, constipation, diminution de la sécrétion urinaire.

Traitement : Si la fistule est petite, on essaiera la compression, les cautérisations ; il est difficile d'en protéger les bords contre l'action du suc gastrique ; dans ce but, on a recours aux substances isolantes, collodion, laque, etc....; pour fermer la fistule, ce qu'il ne faut jamais essayer trop tôt, on décolle sur une petite étendue la muqueuse stomacale et on la suture isolément ; les bords de l'orifice externe sont ensuite rapprochés ; on peut encore avoir recours à un lambeau autoplastique.

E. *Fistules stercorales.* — Après ce que nous avons dit des plaies de l'intestin et de l'anus contre nature, il reste peu de chose à ajouter sur les fistules stercorales ou intestinales. Elles sont d'origine traumatique ou pathologique ; il s'agit alors le plus souvent d'accidents herniaires ou de perforations de l'intestin pour l'élimination d'helminthes, de corps étrangers.

Les perforations helminthiques s'observent peu après quinze ans ; elles se sont faites souvent à l'ombilic (Davaine).

Chez le nouveau-né, la ligature d'une hernie ombilicale, d'un diverticule de l'intestin, méconnus et serrés avec le cordon, constitue une variété importante sur laquelle nous avons attiré l'attention (Voir Hernie ombilicale).

Le traitement consiste en compression, cautérisation, suture isolée, avivement, autoplastic.

F. *Fistules hépatiques et biliaires.* — Comme presque toutes les fistules, elles se produisent par un phlegmon intermédiaire. Les résultats de l'exploration sont ici très importants, puisqu'ils peuvent conduire au diagnostic : calculs biliaires, abcès du foie, kystes hydatiques.

G. Les *fistules urinaires abdominales* les plus intéressantes sont celles qui sont dues à la persistance de l'ouraque, coïncidant avec l'urèthre normal ou avec l'urèthre imperforé. On en a cité des exemples chez l'adulte à la suite de rétention d'urine. (Raussin, Portal, Cooper.)

H. On a cité un cas de *fistule pancréatique* avec issue de calculs analogues aux calculs salivaires.

I. Les *fistules viscérales internes* qui ne fournissent aucun produit à la surface de la peau intéressent beaucoup moins le chirurgien ; nous nous contenterons de les énumérer, ce sont :

Les *fistules péritonéo-viscérales* consécutives à l'ouverture d'une péritonite enkystée ou non, d'une hématocèle dans l'intestin, le vagin, la vessie.

Les *fistules abdomino-thoraciques* résultant en général de l'ouverture d'un abcès, d'un kyste du foie ou de la rate, dans les séreuses thoraciques ou le poumon : fistules hépato-péricardiques, hépato-pleurales, hépato-bronchiques, etc.;

Les *fistules interviscérales* consécutives à des abcès, à des ulcérations simples ou organiques, à la migration d'un corps étranger, d'un calcul ; elles peuvent s'étendre de l'estomac au côlon transverse, du foie et de la vésicule biliaire à un point quelconque de l'intestin.

Celles qui s'établissent entre le rein ou la vessie et l'intestin, l'utérus ou le vagin, sont tout à fait spéciales et seront étudiées à part avec le soin qu'elles méritent.

MALADIES CHIRURGICALES DU BASSIN

Laissant de côté les affections traumatiques, qui gagneront à être rapprochées des traumatismes portant sur la racine du membre inférieur et sur les voies urinaires, nous nous bornerons dans ce volume à l'étude des Inflammations et des Tumeurs du bassin.

CHAPITRE PREMIER

PHLEGMONS ET ABCÈS DE LA FOSSE ILIAQUE.

S'il est une question chirurgicale pour laquelle l'importance des notions anatomiques soit clairement démontrée, c'est assurément celle qui nous occupe.

Comment comprendre la division des phlegmons iliaques, si l'on ne se rappelle la superposition des plans : 1° péritoine enveloppant à droite l'origine, et à gauche la terminaison du gros intestin ; 2° tissu cellulaire sous-péritonéal remarquable par sa laxité ; 3° fascia iliaca, enveloppe aponévrotique du muscle iliaque qui s'étale au-dessous ; 4° squelette osseux de la fosse iliaque interne, tapissé de son périoste.

Comment comprendre l'importance des altérations du cæcum, si l'on n'en connaît pas les rapports ; comment se faire une idée de la marche des phlegmons iliaques, si l'on n'a pas présentes à l'esprit les communications du tissu cellulaire sous-péritonéal avec le tissu cellulaire périnéphrétique, avec celui du petit bassin, pour ne parler

que des plus importantes, et la prolongation jusqu'au petit trochanter de la gaine aponévrotique du muscle?

Comment enfin apprécier la valeur pathogénique des lymphatiques
et des ganglions iliaques, si on ne les a pas étudiés avec soin? Les
ganglions iliaques forment deux groupes assez distincts : l'un, *interne*,
aboutissant des lymphatiques viscéraux si nombreux du petit bassin,
répond aux vaisseaux hypogastriques ; l'autre, *externe*, est accolé aux
vaisseaux iliaques externes, et comprend, dit Sappey, des ganglions
au nombre de trois en général, dont un est situé en avant des vaisseaux derrière l'arcade crurale, un autre en dedans de la veine, le
dernier en dehors de l'artère.

Les lymphatiques si volumineux qui se rendent au groupe interne
ne nous intéressent que secondairement par les propagations qui
peuvent se faire par leur intermédiaire, soit dans les ganglions, soit
dans le tissu cellulaire voisin. Ils sont fournis en partie par ces
lymphatiques utérins, dont Lucas Championnière a montré toute
l'importance pathologique.

Les lymphatiques du groupe externe au contraire continuent les
lymphatiques du membre inférieur, qui viennent de traverser les ganglions de l'aine ; un peu plus haut ils communiquent avec les lymphatiques internes pour accompagner l'artère iliaque primitive, et
reçoivent les lymphatiques épigastriques et circonflexes iliaques ; enfin
dans l'angle du cæcum et de l'iléon on trouve encore un ou plusieurs ganglions auxquels aboutissent les lymphatiques du cæcum.

Historique. — Le phlegmon iliaque était déjà connu des chirurgiens et accoucheurs du siècle dernier : de la Motte, Ledran, Levret,
qui le considéraient comme consécutif à des couches pathologiques.

Dupuytren appela ensuite l'attention sur les inflammations succédant aux lésions du cæcum.

Enfin Grisolle a publié dans les *Archives de médecine* de 1839
un mémoire très complet, auquel on n'a que fort peu ajouté depuis.
Signalons cependant l'article du dictionnaire de Jaccoud dû à Desprès,
et la thèse de Paquy (1876), qui nous semblent placer la question
sur son véritable terrain pathogénique.

Division. — Chassaignac distinguait quatre variétés de phlegmons iliaques : 1° des phlegmons intrapéritonéaux; 2° des phlegmons sous-péritonéaux; 3° des phlegmons sous-aponévrotiques; ·
4° des phlegmons sous-périostiques. — Mais les phlegmons intra-

péritonéaux ne sont autre chose que des péritonites localisées à la fosse iliaque, et les phlegmons sous-périostiques, fort difficiles d'ailleurs à distinguer des phlegmons sous-aponévrotiques, rentrent plutôt dans l'étude encore fort incomplète des ostéites de l'os iliaque. Nous en parlerons à propos du diagnostic.

Il n'y a donc à proprement parler que deux variétés anatomiques de phlegmons iliaques :

1° *Le phlegmon sous-péritonéal;*

2° *Le phlegmon sous-aponévrotique.* Ce dernier ne peut être séparé du psoïtis. Nous le décrirons au chapitre suivant.

Dans tout phlegmon sous-péritonéal se pose la question de savoir si l'inflammation s'est développée *primitivement* dans la fosse iliaque, ou si elle n'est que la *propagation*, ou mieux la *fusée purulente d'un phlegmon de voisinage* périnéphrétique, péri-utérin ou autre. Cette distinction n'est pas toujours facile à faire.

Étiologie. — Deux catégories de causes dominent toute l'étiologie des phlegmons iliaques. Ce sont : 1° des affections intestinales ; 2° des affections génitales et surtout puerpérales.

Parmi les *maladies du tube digestif* qui peuvent se compliquer d'inflammation du tissu cellulaire de la fosse iliaque, la première place revient sans contredit aux *altérations du cæcum.* — Grisolle nous en a fourni la démonstration la plus éloquente, par la statistique des faits qu'il a pu rassembler : 53 fois sur 75, le phlegmon iliaque siégeait à droite. Les inflammations du cæcum, surtout les perforations du cæcum ou de son appendice, avec issue d'un corps étranger ou de matières fécales, ont été bien indiquées dans les travaux de John Burne, d'Albers de Bonn, de Louyer-Villermay, les thèses de Paulier (1875), de Dautel (1884).

Grisolle croyait peu à la propagation de l'inflammation simple de la muqueuse intestinale ; les perforations du cæcum et surtout de son appendice étaient pour lui les causes les plus fréquentes des phlegmons. La rareté de la suppuration dans la pérityphlite primitive tend à prouver la justesse de cette appréciation.

Une diarrhée antérieure, de la constipation, sont quelquefois signalées dans les observations, et on a pensé que ces troubles correspondaient à quelque lésion intestinale préexistante ; mais ce sont peutêtre, au contraire, les premiers symptômes de l'affection, comme le fait justement remarquer Grisolle ; ces influences ont donc été admises un peu théoriquement. Il faut considérer comme erronée l'opinion de Ménière, qui croyait l'affection plus fréquente dans certaines professions exposant à la constipation : broyeurs de couleurs, peintres en bâtiment.

L'influence des *affections puerpérales et génitales* réclamerait encore de nouvelles recherches. Grisolle a rencontré 27 fois le phlegmon iliaque chez des femmes, et 17 fois à la suite de couches.

Nous ne serions pas éloigné de croire que ces chiffres sont à peine suffisants ; le phlegmon iliaque figure rarement dans les statistiques des maternités : les malades en sortent trop tôt ; par contre, on en voit davantage dans les services de crèches et de chirurgie. — Les primipares y sont plus sujettes que d'autres ; enfin l'influence des accidents septiques est incontestable ; depuis l'emploi de la méthode antiseptique en obstétrique, les phlegmons iliaques sont devenus plus rares, comme les autres accidents puerpéraux.

Velpeau, Piotay ont rapporté quelques cas, très rares d'ailleurs, d'inflammations utérines et péri-utérines non puerpérales, qui sont devenues l'origine de phlegmons iliaques ; ces faits, malgré leur rareté, nous ont paru intéressants à rapprocher des phlegmons postpuerpéraux.

Ces derniers, fait intéressant, siègent plus souvent à gauche qu'à droite, ce qui est le contraire des phlegmons non puerpéraux. Sur 17, Grisolle en a trouvé 11 à gauche et 6 seulement à droite.

Sur 14 phlegmons puerpéraux l'affection se serait montrée 11 fois du troisième au dixième jour après l'accouchement, 2 fois avant le quinzième ; — depuis que les accidents septiques ont diminué de fréquence et de gravité après les accouchements, il semble en outre qu'ils se développent moins rapidement.

Parmi les causes de moindre importance, on doit citer les traumatismes : présence de projectiles, contusions, pressions fortes au niveau de la fosse iliaque ; les efforts, les marches pénibles, et à ce propos nous ferons remarquer que, dans la plupart des cas, la distinction des deux affections étant possible, il ne faut pas confondre le phlegmon iliaque développé dans ces conditions avec le psoïtis.

Quelques phlegmons iliaques ont succédé à des maladies du rectum, de l'S iliaque (Desprès), à des inflammations périnéphrétiques, et plus exceptionnellement à des phlegmons périprostatiques, ainsi que Segond en rapporte un exemple dans sa thèse (1880).

· Enfin une dernière catégorie qui n'est pas la moins importante, renferme les phlegmons consécutifs à l'inflammation des ganglions iliaques et des ganglions inguinaux (Velpeau, Van Lair, Paquy). consécutive elle-même à des lymphangites et à des ulcérations du membre inférieur.

Le phlegmon iliaque est une maladie de la jeunesse; il est plus fréquent de vingt à trente ans; on l'observerait particulièrement, au dire de Grisolle, chez des sujets robustes.

Pathogénie. — Ces faits nous amènent par une transition toute naturelle à l'étude de la pathogénie du phlegmon iliaque. Dans l'état actuel de la science, il nous paraît incontestable que la plupart des phlegmons iliaques sont des phlegmons adénitiques ou angioleuci-tiques. C'est l'opinion de Dolbeau et de Desprès que Paquy résume ainsi : « Les neuf dixièmes de ces inflammations naissent autour des vaisseaux et des ganglions lymphatiques. »

Angioleucites septiques ou non, la plupart des phlegmasies post-puerpérales; adénites suppurées, ces inflammations succédant à des irritations lymphatiques du membre inférieur ou des ganglions ingui-naux ; lymphangites peut-être encore, bon nombre de ces inflam-mations péricæcales si importantes, bien que le fait soit plus délicat et plus difficile à démontrer.

De telle sorte qu'il ne reste plus en dehors de cette catégorie, que les phlegmons développés à la suite de l'épanchement de matières stercorales consécutif à l'ulcération du cæcum ou de son appendice.

Symptomatologie. — Ainsi que Grisolle l'a démontré, les symptômes du phlegmon iliaque varient peu, quelle que soit la variété clinique à laquelle on a affaire.

Deux symptômes locaux attirent l'attention. Ce sont : 1° *la douleur;* 2° *la tuméfaction*.

Autour d'eux se déploient des troubles généraux de deux ordres : *symptômes fébriles* et *troubles digestifs*.

La *douleur* marque presque constamment le début de l'affection 49 fois sur 57. (Grisolle.) Ordinairement vive, lancinante, exacerbante, elle consiste parfois dans un engourdissement mal limité. — Son siège le plus fréquent est la région iliaque (plus de la moitié des cas) ; assez souvent elle est plus vague, occupe tout le ventre ; elle présente plus rarement des sièges un peu insolites, ou bien encore s'irradie vers les membres inférieurs, vers les organes génitaux.

Elle détermine parfois la flexion de la cuisse sur le bassin; nous disons flexion plutôt que véritable rétraction.

La *tumeur iliaque* est quelquefois le premier signe observé, particulièrement dans les cas bien nets d'adéno-phlegmon. Grisolle avait noté ce début dans quelques faits, et il ajoute qu'il en a été probablement de même dans beaucoup d'autres cas. — Cette tumeur est dure, un peu résistante au toucher, d'autant plus immobile qu'elle est plus étalée et plus profonde; elle est en général facile à circonscrire; son volume varie de celui d'un œuf à celui d'une orange. — Lorsque les phénomènes sont plus avancés, la tumeur est moins nettement circonscrite, mais elle proémine davantage à la peau de la région inguinale, dont l'invasion et la rougeur révèlent la suppuration sous-jacente.

Les *phénomènes fébriles* ne sont pas toujours précoces; le frisson est rare au début; plus tard la fièvre ne fait presque jamais défaut; elle reste en général modérée, mais continue. — La suppuration se traduit par des frissons irréguliers, des ascensions vespérales, des sueurs nocturnes.

On observe des *troubles digestifs* très variés, surtout accusés et précoces lorsqu'ils se lient à la cause même du phlegmon iliaque. Tantôt c'est de la diarrhée, tantôt de la constipation, quelquefois des alternatives de l'une et de l'autre, enfin des vomissements qui peuvent être d'origine péritonitique ou dépendre simplement d'une inflammation péricæcale, d'une adénite (Després).

L'inflammation intestinale ou péri-intestinale détermine souvent du météorisme.

Enfin les phénomènes dus à la compression des parties voisines par la tuméfaction phlegmoneuse ne sont pas rares : douleurs par compression nerveuse, œdème, troubles circulatoires; Grisolle a même vu la diminution des battements artériels dans la fémorale.

Marche. Durée. Terminaison. — Le phlegmon iliaque se termine quelquefois par *résolution ;* celle-ci, lorsqu'elle survient, est souvent lente, demandant de 1 à 3 mois.

La *suppuration* est la terminaison la plus fréquente, mais elle est soin d'apparaître toujours à la même époque; suivant Després, elle le produit plus vite dans les abcès adénitiques ; les phlegmons angioleucitiques suppureraient également de bonne heure, mais nous n'avons aucune donnée certaine. Elle arrive en général vers le

12º jour ; elle met dans certains cas plus longtemps (20, 25 jours) à se faire ; enfin on ne l'a constatée ailleurs qu'au bout d'un mois et demi ou deux mois.

Les abcès iliaques donnent assez souvent, au dire de Chassaignac, l'exemple de ce qu'on a appelé le *faux avortement des abcès ;* il est bon d'en être prévenu.

La fluctuation apparaît d'abord circonscrite, puis plus étendue. L'*ouverture abdominale* est la règle deux fois sur trois ; elle se fait près de l'arcade crurale ou vers l'épine iliaque antérieure et supérieure ; elle peut encore aboutir à la partie supérieure de la cuisse, soit en avant des vaisseaux (phlegmon sous-péritonéal), soit dans la gaine du psoas au-dessus du petit trochanter ; ce phénomène se produit surtout lorsque le phlegmon a perforé l'aponévrose iliaque et s'est propagé au tissu cellulaire sous-aponévrotique ; plus rarement on a vu la fusée purulente se diriger vers la région lombaire, vers le petit bassin, et gagner l'échancrure sciatique.

Au lieu de marcher vers la peau, ou simultanément, le pus peut se diriger vers l'intestin, surtout vers le gros intestin : on a noté des ouvertures dans le rectum, le vagin et plus rarement la vessie, l'utérus (Dance, Husson) ; il faut citer comme heureusement fort rare l'ulcération de la veine cave inférieure (un cas de Demaux).

Ces diverses ouvertures livrent passage à une quantité variable de pus, quelquefois fétide soit par voisinage, soit après perforation de l'intestin, soit enfin dans le cas de phlegmon gangréneux ; en dehors de ces circonstances, le pus est bien lié, blanc et inodore.

Une fois l'évacuation faite, les phénomènes de compression disparaissent rapidement, la fièvre tombe, et la guérison survient, tantôt très rapide, principalement à la suite d'ouverture intestinale, d'autres fois plus lente, à la suite d'ouverture cutanée chirurgicale ou spontanée ; elle met alors de 15 jours à 2 mois à se faire, Encore tout n'est-il pas terminé, il reste souvent une *induration* qui nécessite des précautions.

Enfin il n'est pas rare, surtout lorsque le phlegmon méconnu n'est ouvert que tardivement, de voir le malade succomber, soit à la péritonite, soit à l'hecticité, au marasme que provoque une longue suppuration. Les inflammations gangréneuses sont particulièrement graves.

On a vu persister l'engorgement œdémateux du membre inférieur avec induration, et la cicatrice de l'abcès a été dans quelques circonstances la cause prédisposante d'une éventration, d'une hernie du cæcum.

Anatomie pathologique. — Les lésions observées à l'autopsie se rapportent soit au foyer, soit à son contenu.

Le *foyer purulent* est extrêmement variable dans ses dimensions ; parfois limité autour d'un ganglion, autour du cæcum, il est dans d'autres cas étendu au loin, remontant jusqu'aux reins, jusqu'au foie, jusqu'aux fausses côtes, descendant dans le petit bassin ou encore à la partie supérieure de la cuisse. Les parois sont en général épaissies, noirâtres, tomenteuses, tantôt constituées par le tissu cellulaire et le péritoine épaissis et sclérosés (phlegmon sous-péritonéal), tantôt par la surface noircie et altérée du muscle iliaque et du psoas qui ont été atteints secondairement et par le fascia iliaca perforé. Les lésions du muscle iliaque se voient surtout à sa partie moyenne et supérieure ; celles du psoas sont plus marquées vers son bord externe ; les branches collatérales du plexus lombaire traversent le foyer ; elles sont souvent altérées ; quant aux vaisseaux iliaques, situés sur le bord interne du foyer, on les trouve quelquefois plus friables et quelquefois aussi enveloppés d'une coque indurée. On manque encore de renseignements précis et de faits récents sur l'état des vaisseaux lymphatiques et des ganglions ; ce serait là une lacune fort intéressante à combler.

Le *pus* est ordinairement franc, bien lié, mais il peut être gangréneux, mélangé à des gaz par imbibition ou par perforation intestinale.

La présence de matières intestinales ne s'observe guère qu'à la suite de perforation de l'appendice iléo-cæcal ; ce n'est pas une conséquence obligée de l'ouverture intestinale. — Enfin on peut encore dans le foyer rencontrer des corps étrangers, ou venus du dehors, projectiles de guerre, ou venus de l'intestin.

Ayant déjà traité longuement des fistules stercoro-purulentes, nous ne reviendrons pas ici sur leurs caractères spéciaux ; qu'il nous suffise de rapppeler que sur 72 de ces fistules, 31 étaient consécutives à des phlegmons iliaques et 18 à des abcès résultant de pérityphlites suppurées (Blin).

Diagnostic. — Le diagnostic du phlegmon iliaque n'est point toujours facile ; on a cité des cas où il avait été confondu avec des tumeurs du foie, des reins, des inflammations et des tumeurs de l'ovaire ; l'exploration attentive de ces organes permettra cependant en général de faire ce diagnostic différentiel.

Avant que l'on ne constate la fluctuation, la confusion est possible avec des tumeurs stercorales siégeant dans les fosses iliaques ; on devra se rappeler que ces dernières sont moins résistantes à la palpation, et qu'elles présentent des modifications importantes par l'administration de purgatifs. — Le melæna, la cachexie feront de même reconnaître le cancer intestinal ; quant à l'ostéo-sarcome du bassin, il est rarement limité à cet os et s'étend presque toujours à la partie supérieure de la cuisse ; de plus les irradiations sciatiques, si fréquentes et si douloureuses, devront éveiller l'attention.

Les phénomènes inflammatoires étant bien localisés dans la fosse iliaque, on doit se demander si l'on n'a point affaire à une péritonite circonscrite, c'est-à-dire à ce que Chassaignac appelait l'abcès intra-péritonéal, ou à une ostéite du bassin (abcès sous-périostique du même auteur), ou enfin au psoïtis.

Dans l'*abcès intra-péritonéal*, ce sont les phénomènes péritonitiques qui dominent. Le frisson serait fréquent, la fièvre intense, la douleur vive, pongitive, la tumeur plus molle, plus fluctuante dès le début, enfin les vomissements, les nausées, le hoquet, le météorisme, la sensibilité du ventre, seraient particulièrement fréquents.

Dans l'*abcès sous-périostique*, fort difficile à distinguer du phlegmon sous-aponévrotique ou du psoïtis, on constaterait des douleurs vives et profondes, le peu de relief de la tumeur, la marche progressive du pus vers la grande circonférence de l'os et enfin une putridité remarquable du pus ; il faudrait ajouter un état général, un aspect particulier d'anxiété, qui n'existent jamais au même degré dans les autres formes (Chassaignac).

Nous ne croyons pas que les symptômes fébriles du phlegmon iliaque permettent de le confondre avec un *abcès par congestion* de la région ; la recherche de la lésion osseuse permettrait en tous cas de rétablir la filiation des phénomènes.

Dans le *psoïtis*, la douleur est plus vive et plus irradiée ; le gonflement est moins appréciable ; la rétraction du membre se produit dès les premiers moments et d'une façon très marquée ; l'ouverture de la collection tend à se faire à la racine de la cuisse ou vers la région lombaire.

Enfin quelques données permettront, si on est appelé assez tôt, de reconnaître la cause et la variété du phlegmon : 1° l'existence d'une lésion quelconque des membres inférieurs ou des organes génitaux, l'inflammation du réseau lymphatique, la constatation primitive d'une tuméfaction franchement ganglionnaire, l'état puerpéral plaident pour une péri-adénite suppurée ou un phlegmon angioleucitique.

2° Lorsque ces caractères feront défaut et que les troubles digestifs auront ouvert la scène du côté droit, on inclinera de préférence vers une inflammation péricæcale ; de plus Paquy fait remarquer que dans ce cas la tuméfaction siège primitivement plus haut et plus en dehors ; l'ouverture intestinale serait plus fréquente.

Ce ne sont cependant là que des signes de probabilité qui supposeront un examen attentif et fait de bonne heure, car à une période avancée la distinction devient impossible, en raison de l'extension de l'inflammation aux tissus voisins et des difficultés de la palpation.

Pronostic. — Grisolle nous a laissé des indications précieuses sur la gravité du phlegmon iliaque : sa statistique comporte 20 morts et 11 cas très inquiétants sur 73 observations. Les phlegmons postpuerpéraux ont été particulièrement graves, ils ont donné 7 morts sur 17. Avant eux pourtant il convient de placer les abcès stercoraux, 5 morts sur 7, en raison des altérations gangréneuses et péritonéales qu'ils provoquent. — Le phlegmon propagé au tissu cellulaire sous-aponévrotique est plus grave que le phlegmon sous-péritonéal simple ; et parmi les variétés de ce dernier, les phlegmons adénitiques comporteraient le pronostic le moins sévère.

Les diverses ouvertures ne sont pas également avantageuses : l'ouverture intestinale, au dire de Grisolle, ne serait pas toujours aussi favorable qu'on l'a prétendu ; il en serait de même de l'ouverture vaginale que l'on pourrait croire meilleure en raison de sa situation déclive.

Ajoutons encore les dangers et l'épuisement des longues suppurations, les indurations si longtemps persistantes, et on comprendra toutes les sévérités du pronostic, que tempèrent à peine quelques cas de résolution franche.

Traitement. — Il faut donc intervenir au plus tôt, et avec énergie. Au début on devra tenter d'obtenir la résolution à l'aide des vésicatoires et des émissions sanguines; les applications de sangsues faites de très bonne heure ont donné d'excellents résultats dans un quart des cas où on les a employées. — Leur action sera favorisée par l'usage des émollients, des laxatifs et même des purgatifs légers pour peu qu'il y ait d'embarras intestinal.

Aussitôt qu'il soupçonne la formation d'une collection purulente, le chirurgien doit s'armer du bistouri et se diriger vers la fosse iliaque. En procédant lentement couche par couche comme dans une opération de ligature de l'artère iliaque, en faisant à un travers de doigt au-dessus de l'arcade crurale une incision parallèle à la moitié externe de cette arcade, on évitera la lésion du péritoine, qui d'ailleurs est souvent refoulé par le gonflement inflammatoire.

L'exploration du foyer sera faite attentivement avec le doigt pour connaître les prolongements où devront être dirigés les tubes à drainage ; en cas de nécessité, il faudra employer le grand trocart courbe explorateur de Chassaignac, guide précieux pour pratiquer une utile contr'ouverture, soit à la cuisse, soit aux lombes, soit à la partie supérieure et latérale du vagin.

Lorsqu'on est appelé à une période plus avancée, l'imminence d'une perforation spontanée peut naturellement amener le chirurgien à inciser le phlegmon iliaque en un point différent de la région ilioinguinale ; il n'en est pas moins vrai que c'est là le siége d'élection de l'ouverture.

Le foyer traité antiseptiquement se ferme quelquefois assez vite, mais il persiste souvent de l'induration, contre laquelle on se trouvera bien de vésicatoires répétés et de l'application de cautères *loco-dolenti*.

Inutile de dire combien il est nécessaire de soutenir le malade, pour combattre l'affaiblissement résultant d'une suppuration qui était toujours extrêmement longue et abondante avec les anciens pansements.

CHAPITRE II

PHLEGMONS ET ABCÈS DU PSOAS.

On s'est efforcé depuis longtemps de séparer des phlegmons de la fosse iliaque l'*inflammation du muscle psoas* sous le nom de *psoïtis*

ou *psoïte*. Le muscle iliaque participe le plus souvent à l'inflammation du psoas. Dans l'esprit des auteurs, alors même que cette opinion n'est pas nettement formulée, une différence capitale sépare le
psoïtis du phlegmon iliaque : le psoïtis serait essentiellement une
myosite. Il débuterait au sein même du psoas, et ce point de départ
semble en effet démontré dans nombre de cas par la physionomie et
la marche clinique spéciales de la maladie.

De la Motte est le premier chirurgien qui ait rapporté des observations d'inflammation du psoas et décrit cette affection (1771). Parmi
les mémoires publiés sur ce sujet, une mention spéciale doit être faite
du travail de Kyll de Wesel, publié en 1834 dans le journal de Rust.

On consultera encore la thèse de Marcano, 1877; les articles classiques, une communication de Polaillon à la Société de chirurgie en
1879 et un travail de Beck, dans le *Medical Times* de 1883.

Étiologie. — Une des causes les plus importantes de la psoïte est
sans contredit l'*accouchement*, l'*état puerpéral*. — La structure
délicate de ce muscle, les efforts de l'accouchement dont Kyll avait
exagéré l'influence, le voisinage des lymphatiques utérins, constituent un ensemble de raisons suffisantes pour appeler en ce point
particulier l'influence pyogénique incontestée de l'état puerpéral. —
Il semble aussi que dans quelques cas on puisse invoquer le *rhumatisme*, et surtout la *fièvre typhoïde*, l'*infection purulente*.

Sur le même plan, il faut encore étudier le *psoïtis d'origine traumatique : contusion* lombaire abdominale ou inguinale, *plaie* par
arme à feu compliquée de la présence du projectile, *efforts*, et surtout les efforts prolongés, les travaux pénibles, les fatigues d'une
marche forcée qui paraissent agir plus encore que les efforts brusques. Larrey a rapporté un cas curieux de psoïte consécutive à une
rupture survenue en jouant d'un instrument de cuivre.

Anatomie pathologique. — *Myosite interstitielle suppurée*,
telle est en trois mots l'anatomie pathologique de la psoïte.

Les fibres musculaires sont en effet détruites dans la plupart des
cas et forment un foyer putrilagineux, dans lequel baignent, infiltrés
d'un sang noir, les débris du tissu musculaire devenu méconnais-
sable ; une zone d'un brun verdâtre, infiltrée de globules sanguins et
pigmentaires, entoure directement le foyer.

Des lésions semblables s'observent parfois simultanément du côté
du muscle iliaque ou du carré des lombes.

Le foyer purulent est fortement isolé des parties ambiantes par la gaine épaissie. Le pus qu'il renferme est en général grisâtre, mal lié, fétide.

Tantôt la collection fuse vers la région lombaire ; tantôt, rejetant l'artère fémorale en dedans, elle vient faire saillie à la partie supérieure et interne de la cuisse ; c'est le cas le plus fréquent.

La gaine aponévrotique cède cependant quelquefois et le pus envahit la région périnéphrétique ou la région iliaque, décollant le tissu cellulaire sous-péritonéal.

L'ouverture, au lieu d'être extérieure, peut dans ce cas se faire du côté de l'intestin. — L'ouverture dans le péritoine et le vagin a été également observée, mais à titre exceptionnel.

Symptomatologie. — Sans étudier séparément les symptômes de l'inflammation du psoas dans ses deux types principaux, *psoïtis puerpéral, psoïtis traumatique,* on doit cependant faire remarquer tout d'abord que, dans le *psoïtis puerpéral,* le début est généralement insidieux : quelques jours après l'accouchement, on constate de la fièvre, des frissons irréguliers, de l'inappétence, parfois même des vomissements, de la constipation ; les phénomènes locaux n'apparaissent qu'en second lieu.

Dans le *psoïtis traumatique* les signes de l'affection se montrent dès l'abord dans toute leur netteté.

La *douleur* est le premier signe local ; elle est généralement très vive. Tantôt, et c'est le cas le plus fréquent, limitée à la région lombaire, tantôt siégeant dans la fosse iliaque ou dans l'aine, parfois irradiée suivant le trajet des nerfs lombaires, elle présente dans certains faits les caractères de la névralgie crurale. Cette douleur s'accentue par la pression du psoas, par les mouvements de flexion et d'abduction de la cuisse.

La marche d'abord claudicante devient rapidement impossible. ·

Couché, le malade prend une attitude presque pathognomonique : *Déviation, flexion de la cuisse sur le bassin* et *rotation en dehors,* ce qui met le psoas dans le relâchement (Duplay, Poulet, Hurtaux) ; on a pourtant observé aussi la rotation *en dedans* (Nélaton, Chassaignac).

La formation et la collection du pus s'accompagnent de phénomènes généraux fébriles, et se traduisent bientôt par une saillie fluctuante, siégeant le plus souvent à la partie supérieure et interne de la cuisse. — La palpation de la fosse iliaque permet de reconnaître une tuméfaction profonde répondant bien à la région du psoas, remontant plus ou moins haut dans la région lombaire, et il est facile en général de transmettre la fluctuation de la cuisse à la portion intra-abdominale et réciproquement.

L'ouverture spontanée est lente à se faire ; si le chirurgien n'intervient pas à temps, des fusées purulentes graves se produisent soit dans le bassin, soit dans la cuisse.

La mort est la terminaison habituelle ; l'ouverture intestinale même, si favorable dans certains phlegmons profonds sous-péritonéaux, serait presque toujours fatale.

Diagnostic. — Au début, le diagnostic différentiel du psoïtis doit être fait avec les névralgies lombaires ou crurales ; les modifications de la douleur par l'extension, la rotation de la cuisse et l'empâtement profond permettront de reconnaître, dans la plupart des cas, l'inflammation du psoas.

Nous avons indiqué le moyen de différencier cette même inflammation d'un *phlegmon sous-péritonéal* de la fosse iliaque.

Une *néphrite intense*, une *pyélo-néphrite* se distingueront encore par le siège de la douleur, par la liberté des mouvements de la cuisse.

Lorsque l'immobilisation du membre inférieur existe, l'affection peut être confondue avec une *coxalgie* et le diagnostic différentiel est parfois délicat ; c'est principalement en s'appuyant sur les commémoratifs, la marche, sur le siège précis de la douleur, sur les phénomènes observés dans la fosse iliaque et les lombes, que l'on pourra conclure en faveur du psoëtis.

Lorsque l'abcès est formé, ou bien il occupe les lombes, et doit être distingué de l'abcès périnéphrétique ; ou bien il siège à la partie supérieure de la cuisse.

Le phlegmon périnéphrétique serait dévoilé par l'absence de rétraction de la cuisse, par l'étude attentive des commémoratifs, par la limitation de l'inflammation périnéphrétique à la région lombaire, par l'examen des urines.

L'abcès vient-il faire saillie à la partie supérieure de la cuisse, la rapidité de sa formation, les phénomènes aigus, la douleur, la fièvre, feront en général très facilement reconnaître le psoïtis aigu d'un abcès par congestion qui s'accompagnera, de plus, de lésions vertébrales ou iliaques faciles à constater.

C'est surtout dans les psoïtis puerpéraux si insidieux parfois que
le diagnostic présente de véritables difficultés; tout psoïtis à marche
lente risquera d'être confondu avec un abcès par congestion, un
abcès périnéphrétique, un abcès iliaque. Dans ce cas, plus que dans
aucun autre, l'examen complet des organes voisins et une étude approfondie de la marche et des commémoratifs seront absolument nécessaires pour établir le diagnostic.

Pronostic. — Nous l'avons vu, la mort est la terminaison habituelle, soit par hecticité, soit par infection générale. — Lorsque la
guérison survient, c'est surtout dans le psoïtis traumatique; elle est
souvent longue et l'inflammation musculaire laisse parfois après elle
des altérations définitives. — Il est permis toutefois d'espérer qu'une
ouverture préventive, faite de bonne heure avec les procédés antiseptiques, rendra désormais le pronostic moins sévère.

Traitement. — Ouvrir largement et tôt, soit aux lombes, soit
au pli de l'aine, soit à la cuisse; nettoyer avec soin le foyer par des
lavages antiseptiques; assurer l'écoulement des liquides par un drainage bien compris, telles sont les principales indications opératoires.

CHAPITRE III

ADÉNITES ILIAQUES.

Les *adénites iliaques* sont *aiguës* ou *chroniques*. Nous nous sommes
suffisamment étendu sur les premières, considérées comme origine
du phlegmon iliaque, pour n'avoir plus à y revenir.

Adénites chroniques. — Elles ont été bien étudiées par Castex,
dans sa thèse inaugurale (1881). On consultera encore avec fruit le
mémoire de Van Lair (1869), la thèse de Varaillon (1878), les mémoires
précédemment indiqués sur les phlegmons iliaques.

Au point de vue clinique cette affection est remarquable par la
*disproportion qui existe entre son développement et les causes
qui l'ont amenée.* Sur des sujets de vingt à trente ans, à la suite
d'une écorchure, d'une irritation insignifiante, on voit les ganglions
de l'aine augmenter de volume; puis la masse s'unit aux ganglions

iliaques qui ne tardent pas à former une tumeur bosselée, volumineuse, dure, *immobilisée* dans une des fosses iliaques. — Cette adénite
chronique détermine des douleurs locales, des névralgies crurales,
sciatiques même ; elle s'accompagne d'un certain embarras des fonctions intestinales ; comme les coxalgies, elle peut déterminer la flexion
de la cuisse, l'ensellure lombaire ; on trouvera sur ce sujet, dans la
France médicale de 1874, une observation fort intéressante de
P. Berger. Dans certains cas, on a même observé un certain degré de
cachexie.

La marche de l'affection est lente, se fait par petites poussées successives ; la suppuration est rare. — Nous ne pouvons qu'indiquer
la nécessité d'un diagnostic avec les coxalgies, les tumeurs malignes
des os du bassin. — Le diagnostic de la cause est difficile, car l'irritation primitive du réseau lymphatique peut ne pas être retrouvée.
C'est là, nous l'avons déjà dit, un des traits les plus remarquables
de cette curieuse affection ganglionnaire.

Le traitement doit être surtout général ; localement, on se trouvera
fort bien de l'application de vésicatoires, de teinture d'iode, suivie
d'une compression faite avec grand soin, suivant la méthode préconisée par Verneuil. En cas d'insuccès, on aurait pour dernières ressources les applications de caustiques et l'extirpation.

A côté de cette variété, nous devons dire deux mots des engorgements ganglionnaires secondaires, symptomatiques d'une altération
organique profonde tuberculeuse ou cancéreuse des organes voisins.
— Varaillon a particulièrement insisté dans sa thèse, faite sous l'inspiration du professeur Ollier, sur les adénopathies symptomatiques de
la coxalgie. Parmi les ganglions atteints, il signale tout spécialement
le premier ganglion de la chaîne iliaque, auquel M. Ollier donne le
nom de *ganglion inguino-pariétal.*

CHAPITRE IV

TUMEURS DES PARTIES MOLLES DU BASSIN.

1° ANÉVRYSMES ILIAQUES.

Le point capital de l'histoire des anévrysmes iliaques, c'est la *dilatation tubulaire presque toujours très étendue* que présentent ces anévrysmes ; Holmes avait déjà longuement insisté sur ce fait. Aussi la plus grande partie des anévrysmes de l'artère iliaque externe coexiste-t-elle avec des dilatations de même nature de l'origine de l'artère fémorale.

Il s'ensuit que dans presque tous les traités de pathologie, l'histoire des anévrysmes de l'iliaque externe est justement confondue dans une même description avec les anévrysmes inguinaux.

Cette habitude clinique mérite d'être conservée. Nous renvoyons donc le lecteur au chapitre des Anévrysmes inguinaux, tome IV.

Quant aux anévrysmes de l'iliaque interne dans le bassin, ils doivent être très rares ; Broca n'en connaissait pas d'exemple.

2° KYSTES HYDATIQUES.

Charcot a rassemblé, dans le tome IV des *Mémoires de la Société de biologie*, douze observations de kystes hydatiques des parties molles du bassin. — Six malades appartenaient au sexe féminin, cinq étaient des hommes ; dans le douzième cas, le sexe n'est pas déterminé.

Ces tumeurs offrent les caractères et l'évolution des kystes hydatiques ; elles compriment les viscères pelviens, gênent leurs fonctions et comportent à longue échéance un pronostic grave.

Thompson a rapporté cependant six observations de guérison après ponction ; la méthode antiseptique permet de faire plus. Le diagnostic étant confirmé par une ponction aspiratrice, on devrait sans hésiter, croyons-nous, inciser largement le kyste et le drainer. — Deux voies opératoires seraient ouvertes : 1° la voie celluleuse extra-péritonéale, en suivant les règles des ligatures des artères iliaques et en refoulant le péritoine, travail que le kyste pourrait avoir favorisé par son développement; 2° la voie péritonéale, plus simple peut-être, surtout si le kyste faisait dans le petit bassin une saillie considérable, qui permettrait de le suturer à la paroi et de l'ouvrir comme un kyste hydatique du foie.

Enfin on a signalé, comme s'étant développées dans les parties molles du petit bassin, quelques tumeurs, rares d'ailleurs, fibro-lipomes, sarcomes, myxosarcomes, tumeurs fort voisines de celles que nous décrirons plus loin au chapitre des fibromes du squelette du bassin. Ces tumeurs se reconnaissent très dificilement; ce sont ordinairement des tumeurs intra-pelviennes, mais elles peuvent aussi venir faire saillie à la région fessière par une des échancrures.

Nous traiterons du diagnostic de toutes ces tumeurs après avoir décrit les tumeurs des os du bassin.

CHAPITRE V

TUMEURS DES OS DU BASSIN.

Les tumeurs des os du bassin ne sont pas rares; elles ont fait l'objet d'une très bonne étude d'Havage : Th. Paris 1882 ; nous en résumerons les traits principaux.

1° *Ostéo-sarcomes du bassin.* — L'ostéo-sarcome est la plus commune des tumeurs des os du bassin; Havage en rapporte 54 observations.

Étiologie. — L'affection, presque aussi fréquente chez la femme que chez l'homme, se rencontre surtout après 30 ans. — C'est rarement une affection héréditaire, et rarement aussi une dégénérescence cancéreuse propagée : 7 ou 8 cas seulement.

De toutes les autres causes, une seule mérite de nous arrêter, *la grossesse.* — Dans une même séance de la Société anatomique en 1850, on a rapporté 9 cas où cette influence devait être admise sans conteste.

L'affection se propage très souvent au fémur, c'est un de ses caractères ; la propagation inverse est exceptionnelle, 1 seul cas (Havage).

Anatomie pathologique. — *Siège :* aussi souvent observé à
droite qu'à gauche, l'ostéo-sarcome occupe presque toujours la partie
moyenne de l'os iliaque : 41 fois sur 54.

Caractères : tumeur volumineuse, bosselée, faisant corps avec l'os,
de consistance inégale, n'ulcérant pas la peau, envahissant les muscles, les vaisseaux et les nerfs, souvent propagée au fémur dont elle
peut déterminer la fracture spontanée (6 cas), pouvant atteindre
aussi l'articulation coxo-fémorale, s'accompagnant rarement d'infection
ganglionnaire, mais encore assez souvent, 1 fois sur 5, de généralisation viscérale par embolies sarcomateuses observées surtout dans
le poumon, tels sont les principaux caractères anatomo-pathologiques
de l'ostéo-sarcome du bassin.

Symptômes. — Son évolution clinique présente trois périodes :
une première, surtout caractérisée par la *douleur ;* une période d'état,
dont la *tumeur* est le phénomène dominant ; enfin une période
cachectique.

1re *période de début :* la *douleur* est presque toujours le phénomène initial, 7 fois sur 10. Cette douleur est souvent très vive, atroce
même ; elle débute parfois presque subitement ; tantôt locale, tantôt
irradiée, elle semble affecter dans quelques cas le caractère rhumatismal ; plus souvent elle présente toutes les apparences d'une sciatique, avec troubles de sensibilité, de sécrétion cutanée, de motilité.

2e *période :* bientôt apparaît la *tumeur* avec tous ses caractères.
Elle s'accroît rapidement : on a cité un cas dans lequel elle atteignait
les dimensions du tronc d'un adulte corpulent ; le plus souvent on la
compare à une tête de fœtus ou d'adulte.

La surface osseuse amincie distendue qui la recouvre offre parfois
le phénomène de la crépitation parcheminée. Un certain nombre de
ces tumeurs sont pulsatiles, présentent un souffle synchrone de la
diastole artérielle. L'élévation de la température locale est fréquemment notée.

La tumeur produit rapidement des troubles de voisinage : troubles
névralgiques, troubles circulatoires, œdème unilatéral, constipation,
gêne de la miction, et finalement cette fièvre des néoplasmes indiquée par Verneuil.

Parfois l'affection se présente avec des caractères différents : elle affecte l'allure d'une coxalgie ou d'une sacro-coxalgie, comme chez une malade de Trélat, dont Berthaut a recueilli l'observation.

5ᵉ *période* : les forces diminuent, l'appétit se perd, l'amaigrissement se prononce ; les douleurs, les troubles de voisinage s'accentuent ; la cachexie fait des progrès rapides ; et le malade succombe, soit dans le marasme, soit par le fait de complications viscérales : embolies sarcomateuses pleuro-pulmonaires, généralisation dans la rate, le foie, le rein, le cœur ou le cerveau.

La *marche* semble être plus rapide chez les jeunes sujets ; la durée moyenne, d'après les calculs d'Havage, peut être évaluée à seize mois environ.

2° *Enchondromes*. — Après l'ostéo-sarcome, par ordre de fréquence, il faut ranger l'enchondrome du bassin, dont Havage a recueilli 22 observations ; ce sont les plus fréquents des enchondromes du tronc.

Dolbeau en avait publié une étude fort intéressante dans le journal *le Progrès* de 1859-1860.

Étiologie. — La proportion dans laquelle les deux sexes sont atteints est jusqu'ici de 3 hommes pour 2 femmes ; l'âge moyen de leur apparition : quarante ans ; l'hérédité et le traumatisme peuvent être invoqués.

Anatomie pathologique. — *Siège.* — Ici encore pas de prédilection marquée pour un côté plus que pour l'autre, mais, par contre, l'affection est plus rare sur l'os iliaque (5 cas seulement) ; elle se rencontre presque toujours (14 cas) aux deux extrémités du diamètre antéro-postérieur du bassin, surtout en avant du pubis et de l'ischion (dans les trois quarts des cas).

Un autre caractère qui nous semble important, c'est le volume énorme de la tumeur ; dans un cas elle descendait jusqu'aux genoux, dans un autre elle pesait 27 livres et mesurait 1 mètre de circonférence.

La masse est lobée, dure au début, plus tard de consistance inégale, ce qui s'explique facilement par la dégénérescence kystique, colloïde dont ces tumeurs sont souvent le siège à un moment de leur évolution. Elles peuvent se propager et même se généraliser.

Symptômes. — Dolbeau a justement distingué deux variétés cliniques : 1° l'*enchondrome de la surface extérieure du bassin*, dont le pubis ou la branche ischio-pubienne est à peu près le siège exclu-

sif et qui se présente avec tous les caractères d'une tumeur inguinale ; 2° l'*enchondrome intrapelvien*, siégeant sur la face antérieure
du sacrum ou dans la région sacro-iliaque et se comportant comme
une tumeur *intrapelvienne*. Les troubles de compression sont moins
fréquents qu'on ne pourrait le croire et qu'on ne l'a dit. La marche
est lente ; durée moyenne : *quatre ans ;* à la dernière période s'observe la cachexie ordinaire des grosses tumeurs.

3° *Exostoses.* — Les exostoses du bassin sont surtout connues des
accoucheurs. — Havage en a relevé 10 observations certaines. —
Féré a indiqué une variété intéressante, l'exostose pubienne des
vieilles femmes : *exostose sénile.*

Regnoli et Duplay ont rapporté des exemples d'exostoses du bassin
chez l'homme.

symptomatologie. — Ces tumeurs siègent surtout au sacrum et
au pubis comme l'enchondrome, se développent quelquefois à l'extérieur (Regnoli, Duplay), plus souvent à l'intérieur. Les exostoses extérieures ne déterminent qu'un peu de gêne dans la flexion de la cuisse,
l'inclinaison du tronc, et quelques douleurs irradiées. Les exostoses
intérieures causent des troubles plus graves : rétention d'urine, dystocie. Les exostoses séniles du pubis peuvent ulcérer la vessie (Bouilly) ;
on les voit se développer sur le bord supérieur de la symphyse.

L'exostose est en général une tumeur peu volumineuse, arrondie,
immobile sur l'os, d'une consistance éburnée ; quelquefois on observe
à sa surface des sillons, des aspérités.

4° *Kystes hydatiques.* — Le bassin serait le siège le plus fréquent
des kystes hydatiques osseux après le tibia.

Sur 9 cas (Havage) l'affection occupait 6 fois la partie moyenne de
l'os iliaque.

C'est une tumeur à marche lente, fluctuante, indolente dans la
moitié des cas, et déterminant dans sa phase ultime les désordres graves
des affections malignes : ouverture de l'articulation de la hanche
(5 cas), destruction du fond de la cavité cotyloïde et pénétration du
fémur dans le bassin (2 cas), destruction de la tête du fémur, des vertèbres sacrées, etc. Sous des influences inconnues, le contenu du kyste
s'altère quelquefois et suppure rapidement, ce qui explique la possibilité de terminaison fatale par septicémie spontanée. — En général
l'affection a une durée considérable, jusqu'à treize et dix-neuf ans.

5° *Fibromes.* — Nicaise a mentionné dans la *Revue mensuelle de méd. et de chir.* 1878 des tumeurs fibreuses plutôt périostiques qu'osseuses. Depaul a cité un fibrome du sacrum, Smith un fibrome ischio-pubien chez un enfant de dix-neuf mois, Tillaux un fibro-myxome coccygien pédiculé datant de vingt ans (*Bull. Soc. chir.* 1875).

DIAGNOSTIC GÉNÉRAL DES TUMEURS DU BASSIN. — Étant donné que l'existence d'un néoplasme est reconnue, la palpation fait distinguer sans peine une tumeur intra-pelvienne d'une tumeur extra-pelvienne.

Ces dernières étant plus faciles à explorer, on établit assez facilement si leur point de départ est dans les os du bassin ou dans les parties molles extérieures. Les tumeurs du squelette éliminées, restent des tumeurs fessières ou inguinales : adénites chroniques, abcès froids, anévrysmes, etc., dont les caractères sont assez nets.

Le diagnostic différentiel des tumeurs *intra-pelviennes* n'est pas toujours aussi facile à faire, surtout chez la femme ; il faut s'entourer de tous les commémoratifs, pratiquer toutes les explorations, pour reconnaître qu'une tumeur pelvienne n'appartient pas à l'utérus, à l'ovaire, ou bien encore à la prostate, à la vessie.

On peut d'ailleurs, au début, méconnaître une tumeur *du bassin* et se laisser tromper par les symptômes qui l'accompagnent : on admettra de la sorte une névralgie sciatique, une coxalgie, une sacro-coxalgie. Cette erreur tient quelquefois à l'insuffisance de l'examen. Il y a cependant des cas où la tumeur étant réellement insaisissable, ce diagnostic n'est pas possible d'abord ; la marche seule permettra de le poser.

Les antécédents tuberculeux, la localisation à l'interligne sacro-iliaque de la douleur et de la tuméfaction, les troubles de la marche, la claudication, plus tard la fluctuation évidente des abcès, constituent les meilleurs signes de la sacro-coxalgie.

La coxalgie est parfois plus difficile à diagnostiquer ; nous avons vu avec quelle fréquence le fémur était envahi dans l'ostéo-sarcome iliaque ; il faudrait surtout se baser sur l'augmentation de volume de l'os iliaque pour rejeter l'idée d'une coxalgie ; encore ne faut-il pas prendre pour une tuméfaction de l'os iliaque une adénite tuberculeuse qui accompagnerait la tumeur blanche de la hanche.

Étant donné qu'on a bien affaire à une tumeur du bassin, nous savons qu'elle est presque toujours développée aux dépens du squelette. En présence d'une masse volumineuse, mal limitée, s'étendant à la cuisse, s'accompagnant de douleurs à forme sciatique, surtout chez une femme enceinte, on ne devra guère hésiter à diagnostiquer un ostéo-sarcome ; c'est du reste la plus fréquente des tumeurs du bassin. Si le néoplasme siège au niveau du sacrum, du pubis, on songera plutôt à l'exostose ou à l'enchondrome. L'exostose est une tumeur dure, éburnée, à marche lente, dont le volume dépasse rarement celui d'un œuf ; l'enchondrome, au contraire, est une tumeur volumineuse à marche plus rapide. La cachexie ne se montre dans cette affection que lorsque la production a pris des proportions énormes, encore diffère-t-elle de la cachexie profonde et des douleurs presque toujours atroces de l'ostéo-sarcome, dont l'évolution d'ailleurs est bien plus rapide.

PRONOSTIC. — Les tumeurs du bassin comportent un pronostic bien différent ; il n'est bénin que dans l'exostose ; encore faut-il faire des réserves relatives à la possibilité de lésions internes, et aux difficultés de l'accouchement, s'il s'agit d'une femme enceinte ou pouvant le devenir. Les enchondromes, surtout les enchondromes intra-pelviens, sont un peu plus graves. Les kystes hydatiques sont surtout sérieux, à cause des accidents de leur dernière période ; la possibilité d'une guérison chirurgicale constitue d'autre part un élément favorable qui n'est point à négliger. Quant à l'ostéo-sarcome, c'est une condamnation à plus ou moins brève échéance qu'il comporte toujours et sans rémission.

TRAITEMENT. — Duplay, Regnoli ont enlevé avec succès des exostoses extérieures du bassin ; on a fait aussi heureusement plusieurs ablations d'enchondromes ; mais les opérations pour ostéo-sarcomes n'ont jamais donné que de tristes résultats, quels que soient la hardiesse, le talent et la persévérance avec lesquels on ait poursuivi le mal ; l'observation rapportée par Weiss dans sa thèse de doctorat et empruntée à la pratique de Bœckel en est un exemple aussi évident qu'instructif.

CHAPITRE VI

TUMEURS CONGÉNITALES DE LA RÉGION SACRO-COCCYGIENNE.

La région sacro-coccygienne est parfois le siège, chez le fœtus, de tumeurs assez volumineuses pour gêner l'accouchement dans quelques cas ; cet accident est plus rare cependant qu'on ne pourrait le croire au premier abord.

Ces tumeurs s'observent assez souvent sur des enfants mort-nés, 29 sur 81 (Molk) ; d'une manière générale, elles sont peu compatibles avec la vie, puisque 61 fois sur 70 la mort a suivi de près la naissance ; cependant la survie est possible, jusqu'à un âge avancé, vingt-cinq et même cinquante ans.

Historique. — La connaissance de ces tumeurs ne remonte guère à plus de quarante ans ; c'est ce qui en fait une question d'actualité sur laquelle nous devons nous arrêter.

Avant les travaux allemands d'Ammon (1842), Vernher (1843), elles étaient toutes confondues dans la classe des inclusions fœtales ou monstruosités parasitaires.

Depuis cette époque, des travaux nombreux se sont produits en Allemagne, rapidement transmis en France par l'École de Strasbourg.

En 1858, travail anatomo-pathologique important de Lotzbech ; en 1860, découverte de la glande coccygienne de Luschka, et la même année, application de cette découverte à l'étude des tumeurs sacro-coccygiennes. Périn, th. Strasb. 1860.

En 1862, mémoire de Constantin Paul dans les *Archives générales de médecine.*

Six ans plus tard, le travail de Braune (Leipzig), la thèse de Molk (Strasbourg), ont été résumés et exposés très clairement par le professeur Duplay dans les *Archives de médecine.* Enfin Depaul a publié dans les *Archives de tocologie* de 1877 une seconde étude surtout obstétricale.

Anatomie pathologique. — Les tumeurs sacro-coccygiennes présentent une grande variété ; il est donc utile de chercher à les classer.

L'ordre adopté par Duplay nous paraît excellent, et nous distinguerons avec lui :

1° Des inclusions fœtales;

2° Des tumeurs communiquant avec le canal rachidien;

3° De nombreuses tumeurs encore fort différentes qui ne trouvent pas place dans les deux catégories précédentes.

1° *Inclusions fœtales.* — Tumeurs volumineuses le plus souvent, sur lesquelles le fœtus semble être assis, allongées, ou hémisphériques, lisses ou pourvues d'appendices membriformes, siégeant habituellement à la partie antérieure du sacrum et du coccyx, tels sont les caractères extérieurs de ces inclusions fœtales.

On a vu la peau qui les recouvrait présenter un rudiment d'oreille (Depaul), un nez, des paupières (Lœffler), un orifice conduisant dans une cavité (de Soyre).

Des notions plus précises permettront sans doute de rapporter à cette classe bon nombre de tumeurs qui en ont été distraites jusqu'à présent, faute de notions suffisantes.

Au point de vue de la structure, ce sont des kystes dont le contenu est tantôt un liquide clair, albumineux, contenant des débris épithéliaux et des globules sanguins, tantôt une matière grasse ou stéatomateuse.

L'enveloppe est constituée par la peau tendue, une membrane fibreuse d'une épaisseur variable, enfin une muqueuse plus ou moins aréolaire tapissée par une épithélium pavimenteux.

Des brides fibro-celluleuses rattachent à la paroi interne de ce kyste, des débris rudimentaires ou développés, portions de membres, clavicule, bras, jambe, mains, pieds, rarement des débris de crâne ou de colonne vertébrale, exceptionnellement de l'intestin, des nerfs, de la substance cérébrale ou encore une masse hétéroclite de plusieurs tissus normaux comme dans le cas de Depaul (1867), jamais de vestiges des organes génitaux (C. Paul).

2° *Tumeurs communiquant avec le canal rachidien.* — Le spinabifida sacro-coccygien, admis par Tarnier et Giraldès, longtemps révoqué en doute par Trélat, Depaul, Verneuil, existe incontestablement, du moins dans la portion sacrée. (Duplay, Braune.)

Pour beaucoup il ne s'agit que de hernies des enveloppes de la moelle à travers l'orifice inférieur normal du canal sacré; d'autres sont des tumeurs plus complexes, refoulant le coccyx, en arrêtant le développement, et formées le plus souvent de parties liquides et solides : ce sont des cysto-sarcomes.

3° *Tumeurs diverses.* — Les tumeurs diverses qui ne rentrent pas dans cette catégorie ont généralement une origine intra-pelvienne et proviennent de la face antérieure du sacrum. Lorsqu'elles sont volumineuses, elles refoulent en arrière le sacrum et le coccyx, repoussent en avant l'anus et les organes génitaux, peuvent envahir le bassin et même l'abdomen, mais surtout distendent et abaissent la partie postérieure du périnée.

Histologiquement ces tumeurs sont fort différentes les unes des autres.

a. On trouve : *des kystes*, encore appelés *hygromas sacrés*, kystes ordinairement multiloculaires, remplis d'un liquide jaunâtre, poisseux, gélatiniforme ;

b. Ce sont ailleurs des *tumeurs caudales*, considérées par les uns comme des vertèbres coccygiennes supplémentaires, par d'autres comme un vestige du développement de l'homme primitif, théorie que ni l'embryologie ni l'anthropologie ne viennent d'ailleurs confirmer. — Les recherches modernes, et notamment celles de His, ne confirment pas en effet cette disposition, dont Lebret avait parlé dans les *Archives générales de médecine* de 1855, qu'Isidore Geoffroy Saint-Hilaire croyait héréditaire chez certaines peuplades du centre de l'Afrique et à l'appui de laquelle on ne peut guère citer qu'une observation de Fleischmann, au congrès des médecins allemands, à Erlangen (1840) : embryon muni d'un appendice caudal avec 5 points d'ossification. — Quelques-unes de ces tumeurs sont plus volumineuses, plus molles et simplement graisseuses. — On en trouvera des exemples dans la *Clinique* de Gosselin, les *Archives* de Virchow de 1884 et le *Traité d'anatomie pathologique* de Meckel.

c. On rencontre des sarcomes, cystosarcomes, fibromes, cystofibromes dont la structure est encore bien mal déterminée.

d. Molk a rapporté 5 observations de lipomes, l'un d'eux descendant jusqu'aux mollets.

e. Enfin on a vu des tumeurs complexes, mal décrites, dont quelques-unes présentent des éléments vésiculaires analogues à ceux de la glande coccygienne de Luschka, tandis que d'autres sont constituées par un mélange de plusieurs tissus normaux et pathologiques : éléments myxomateux, encéphaloïdes (Raffa), etc.

Pathogénie. — Pour expliquer des faits si divers, une seule théorie ne peut suffire. Beaucoup de ces tumeurs doivent être rattachées à des inclusions fœtales ; d'autres, à n'en pas douter, sont des hydrorachis avec spina-bifida sacré ; probablement encore la glande de Luschka est le point de départ de quelques-unes de ces productions complexes, mais il faut, avec Molk et Duplay, être réservé dans l'application de cette théorie.

Quant à la théorie du spina-bifida antérieur (Kuhn) ou de persistance de débris de la notocorde, appliquée surtout par Muller à des tumeurs gélatineuses, ce sont encore des hypothèses qui demandent confirmation.

Symptomatologie. — L'*aspect* de tumeurs si dissemblables est naturellement variable. Quelques-unes sont presque uniquement intra-pelviennes, et ne font au dehors qu'une saillie médiocre ; d'autres sont assez volumineuses pour que le fœtus *ait l'air d'être assis sur elles* (Duplay). Plusieurs sont allongées en forme de processus caudal. — Presque toutes sont manifestement nées au devant du sacrum et du coccyx ; elles refoulent ces os en arrière, et repoussent en avant l'anus et les organes génitaux.

Leur consistance est forcément différente suivant l'espèce de tumeur offerte à l'observateur : ferme pour les uns, molle et fluctuante pour d'autres, inégale par places pour la plupart.

La *gêne fonctionnelle* est grande lorsque la masse se développe notablement dans la cavité du bassin et dans l'abdomen. La miction et la défécation peuvent être empêchées. Il en est tout autrement lorsqu'au contraire l'accroissement est extérieur ; mais dans ce cas la tumeur peut être une cause de dystocie.

Tantôt le *développement* est lent, insensible ; tantôt il est rapide. Dans ce cas, la peau amincie peut s'ulcérer. Le contenu des tumeurs kystiques s'échappe ; on y découvre souvent des débris fœtaux.

Diagnostic. — Cette issue de débris fœtaux doit naturellement faire diagnostiquer l'inclusion.

Ailleurs, le siège postérieur, la réductibilité au moins partielle s'accompagnant de troubles convulsifs, feront penser à un hydrorachis sacré. — Le plus souvent la nature de la tumeur est fort difficile à déterminer ; c'est tout au plus si dans quelques cas la ponction permettrait de savoir si l'on a affaire à un kyste simple ou s'il existe en même temps d'autres parties plus dures ou d'autres poches plus profondes.

Pronostic. — Les tumeurs congénitales ne s'accompagnent que rarement d'autres vices de conformation, pieds bots, etc.... — Elles constituent, mais moins souvent qu'on ne pourrait le croire, une cause de dystocie : 18 cas seulement sur 107. Les mort-nés sont nombreux. Nous avons déjà dit qu'ils étaient de 20 sur 81. (Molk.)

La mortalité, peu considérable en cas de lipomes ou de tumeurs caudales, est encore relativement modérée dans les inclusions fœtales ; elle est plus forte déjà pour les kystes et atteint le chiffre énorme de 11/12 en cas de sarcome ou cysto-sarcome. (Molk.) — En somme, sur 70 observations indiquant exactement la date de la naissance et de la mort, il y a 61 cas de mort. (Duplay.)

Traitement. — L'extirpation est la seule opération que l'on puisse tenter. Dans les tumeurs fœtales, elle a donné 11 succès sur 12 interventions ; il y a eu 4 morts et 2 résultats douteux sur 20 extirpations d'autres tumeurs, mais les cas opérés étaient certainement choisis parmi les plus favorables.

DÉPRESSIONS ET FISTULES SACRO-COCCYGIENNES. — Dès 1867 Kuhn avait appelé l'attention de la Société de chirurgie sur une dépression coccygienne et rétro-anale que l'on rencontrerait chez un tiers des enfants.

Depuis, Lannelongue est revenu sur ce sujet en 1882, et ses travaux ont été exposés dans la thèse de Peyramaure-Duverdier, son élève. Cette dépression siégeait, d'après cet auteur, 28 fois au début de la rainure interfessière, 45 fois au niveau de l'articulation sacro-coccygienne, 52 fois au niveau de la pointe du coccyx, 10 fois elle était multiple ; toujours elle disparaît avec l'âge.

Deux cas pathologiques cependant peuvent en être rapprochés : dans un cas de Terrillon, la suppuration des produits de sécrétion de cette petite dépression détermina une fistule purulente ; — dans l'autre fait, il s'agissait d'un kyste par inclusion cutanée. (Lannelongue.)

Cette dépression. ces fistules sacro-coccygiennes ne sont sans doute que les restes d'une petite invagination persistante du feuillet externe du blastoderme.

MALADIES CHIRURGICALES

DE L'ANUS ET DU RECTUM

———

PREMIÈRE PARTIE

VICES DE CONFORMATION DE L'ANUS ET DU RECTUM.

Développement de l'anus et du rectum. — Il est absolument impossible de saisir les liens si intéressants qui unissent entre eux les différents vices de conformation de l'anus et du rectum, si l'on ne connaît pas le développement de l'extrémité inférieure du tube digestif et des parties voisines.

A la partie inférieure comme à la partie supérieure, l'intestin se termine d'abord par un cul-de-sac absolument fermé. — Plus tard ce cul-de-sac communique avec une invagination analogue du feuillet externe qui constitue le *canal anal.* — L'ouverture normale se trouve dès lors établie, rien de plus simple et de plus facile à saisir. — Mais il est un point plus délicat, plus controversé : ce sont les relations embryogéniques de la vessie et du rectum.

Voici, d'après les auteurs les plus récents, Dastre et Mathias Duval, comment il faudrait comprendre le développement de l'allantoïde et du rectum.

La vésicule allantoïde ne naîtrait pas, comme on l'a cru longtemps, de l'extrémité inférieure de l'intestin ; elle apparaîtrait avant que celui-ci fût formé, sous la forme d'une dépression, d'une invagination du feuillet interne de l'embryon dans le feuillet moyen. Cette dépression, située au-dessous du point où se développe l'intestin inférieur, viendrait ensuite au contact de la paroi antérieure de cet intestin en vertu de l'incurvation marquée que subit l'extrémité caudale de l'embryon. Les deux cavités intestinale et allantoïde se mettraient largement en communication, donnant ainsi naissance à une cavité commune, le *cloaque interne*. Plus tard le cloaque se divise de nouveau en deux cavités distinctes, rectum et sinus uro-génital. — Le rectum se constitue par une dépression en gouttière de la paroi postérieure du cloaque ; sur ses côtés viennent s'ouvrir dans le sinus uro-génital, simultanément d'abord, séparément ensuite, le canal de Wolff, l'uretère et le canal de Muller.

La portion embryonnaire de l'allantoïde constituera la *vessie ;* le *sinus uro-génital* formera les portions prostatique et musculaire de l'urèthre chez l'homme.

En outre la dépression externe ou cloaque externe qui s'avance vers le cloaque interne n'a pas pour seul but de constituer le canal ano-rectal ; d'abord simple, elle se divise ultérieurement en deux parties, que sépare une cloison transversale : une partie postérieure anale, une partie antérieure génitale pour les organes génitaux externes.

Étiologie et pathogénie. — On n'étudie, sous le titre que nous avons donné à ce chapitre, que les vices de conformation *congénitaux* de l'anus et du rectum.

Ces anomalies de développement ne sont pas fréquentes, puisque l'addition de plusieurs statistiques ne donne qu'une proportion de 1 pour 11 000. — Dans l'état actuel de nos connaissances il ne semble pas qu'un sexe y soit prédisposé plus que l'autre.

Les vices de conformation congénitaux ne sont-ils, comme le pense le professeur Trélat, que de simples arrêts de développement, ou bien sont-ils des conséquences éloignées d'altérations pathologiques intra-utérines suivant la théorie vers laquelle semblent incliner Lannelongue et Verneuil ? c'est là un point de vue pathogénique que les intéressantes discussions de la Société de chirurgie (1884) n'ont pas encore suffisamment éclairci. — On doit à ce propos faire encore remarquer que ces malformations coexistent souvent avec d'autres difformités : pieds bots, hydrencéphalie, spina-bifida.

Anatomie pathologique. — Division. — Il est bien difficile de faire dans une courte description le tableau complet des groupements multiples et des aspects divers que peuvent présenter les vices de conformation de l'anus et du rectum.

Aussi, pour éviter les redites, depuis l'article si intéressant du

professeur Trélat dans le Dictionnaire encyclopédique, on étudie successivement 1° les rétrécissements; 2° les imperforations; 3° les
absences; 4° les abouchements anormaux.

1° *Rétrécissements.* — Que pour une raison quelconque, la cloison
qui sépare à l'origine le rectum de l'anus ne se résorbe qu'incomplètement et le rétrécissement congénital se trouve constitué. — C'est
une anomalie rare, mais possible; elle peut ne se révéler que chez
l'adulte; elle accompagne souvent l'ouverture anormale du rectum.

A cette catégorie appartiennent les *rétrécissements simples*, les
rétrécissements valvulaires étudiés par Bérard, Maslieurat-Lagémard
et Bouisson, ainsi que les *rétrécissements cylindriques*, variété que
l'on a observée soit avec un anus normalement situé, soit avec un
abouchement anormal à la fourchette vulvaire, à la base du scrotum,
ou à la région pénienne, ainsi que Cruveilhier et Rochard en ont rapporté des exemples.

2° *Imperforations.* — Cette seconde classe des malformations anorectales, la plus fréquente incontestablement, renferme bien des variétés anatomiques différentes.

L'imperforation *siège* à l'orifice même de l'anus, ou au contraire
plus profondément entre les deux cloaques.

Dans le premier cas, l'anus peut occuper ou non sa place normale,
il peut être nettement dessiné ou au contraire à peine ébauché, ce
qui établit la transition entre les absences et les imperforations. Dans
le second, l'obstacle siège plus ou moins profondément; cette variété
était déjà bien connue de J. L. Petit, Pappendorff, Boyer.

Quant à sa *constitution* même, l'imperforation ne présente pas
moins de différences, d'ailleurs complètement indépendantes de son
siège. Tantôt on trouve une simple cloison membraneuse à travers
laquelle, suivant l'expression de Trélat, on voit transparaître le méconium ; tantôt au contraire l'obstacle offre une épaisseur plus considérable de deux, trois et quatre centimètres. Les deux extrémités
des culs-de-sac sont reliées l'une à l'autre, quelquefois, par un cordon fibreux plein. Lannelongue a rapporté en 1884 à la Société de
chirurgie un exemple curieux, dans lequel ce cordon était un boyau
intermédiaire de structure manifestement intestinale et rempli de
produits liquides. Le même fait pourrait se rencontrer sans qu'il
y ait de parois intestinales. (Marchand.) Jessen et Voillemier ont
rapporté des cas complexes de plusieurs oblitérations superposées.

3° *Absences.* — Les absences de l'anus existent quelquefois isolément; le plus souvent, il y a simultanément absence d'une partie plus ou moins considérable du rectum; c'est dans ces cas surtout que l'on voit la peau passer directement d'une région fessière à l'autre, sans déterminer le profond sillon interfessier qui existe normalement; les deux tubérosités ischiatiques sont souvent rapprochées.

Le sphincter externe fait le plus souvent défaut, mais on l'a aussi rencontré sous la forme d'un faisceau musculaire ano-coccygien à fibres parallèles. (Goyrand).

· Lorsque le rectum est absent, l'intestin se termine soit au niveau de la vessie ou de l'utérus, soit sur l'angle sacro-vertébral, auxquels il adhère par des tractus celluleux; ces tractus mettent souvent obstacle à l'abaissement de l'intestin, temps important des opérations qui ont pour but le rétablissement du canal ano-rectal à sa place habituelle.

Quant aux rapports du cul-de-sac rectal avec la séreuse péritonéale dans ces cas anormaux, ils ne sont encore qu'imparfaitement connus, malgré les travaux de Debout (1843); on sait seulement que le péritoine descend souvent assez bas pour recouvrir en grande partie l'extrémité intestinale et quelquefois même le cordon fibreux qui lui fait suite.

4° *Abouchements anormaux.* — Si l'origine des abouchements anormaux du rectum leur est commune avec les malformations que nous venons d'étudier, ce que démontre suffisamment la coexistence des deux ordres de lésions, il n'en est pas moins vrai que cette classe présente une physionomie particulière.

Les abouchements anormaux de l'anus correspondent tous à une anomalie de développement du cloaque externe; on les observe plus souvent chez les filles, où l'ouverture anormale est presque toujours située en avant de l'hymen, à la région vulvaire.

L'ouverture à l'entrée du vagin est beaucoup plus rare, et vraisemblablement, dans ces cas, il s'agit plus souvent d'un abouchement anormal du rectum. Les dimensions de l'orifice peuvent être suffisantes pour être compatibles avec la vie. Chez les garçons, l'abouchement anormal se fait au périnée, à la base du scrotum, au-dessous de la verge; quelquefois le canal anormal est parallèle au canal de l'urèthre, ainsi que Cruveilhier en a rapporté un exemple avec ouver-

ture au niveau du gland; l'ouverture de l'anus dans l'urèthre antérieur lui-même n'aurait jamais été observée. (Trélat.)

Les abouchements anormaux du rectum produits par un arrêt
de développement du cloaque interne s'observent au contraire plus
fréquemment chez les garçons que chez les filles. On en a cependant
observé des cas chez ces dernières, et il y avait presque toujours
en même temps anomalie de développement de l'utérus ou du vagin;
l'ouverture dans le vagin est la plus fréquente dans le sexe féminin;
Morgagni, Ricord, Switzer en ont rapporté des exemples célèbres; il
faut en rapprocher les cas d'ouverture du col dans un cloaque, dont
l'anus est la seule ouverture, ainsi que Louis en a relaté une observation bien connue par la censure qu'elle attira à son auteur (1753).

Delesalle a vu une fois l'ouverture du rectum dans l'urèthre de la
femme; les observations d'ouverture vésicale dans le sexe féminin
sont très rares, à cause de la présence de l'utérus et du vagin en avant
du rectum.

L'ouverture anormale dans les voies urinaires est par contre assez
fréquente dans le sexe masculin, a été observée dans toute l'étendue
de la vessie depuis le bas-fond jusqu'au col; elle peut aussi se rencontrer dans la portion membraneuse ou prostatique de l'urèthre;
dans ce dernier cas, l'ouverture est généralement étroite, canaliculée,
médiane ou latérale.

Des lésions consécutives, d'ordre pathologique, modifient parfois
l'aspect de malformations embryogéniques, telles que nous venons
de les décrire; ce sont surtout des trajets fistuleux coexistant avec
une imperfection anale ou rectale et venant s'ouvrir au périnée, au
scrotum, ou, comme dans le cas de Fristo, à travers la cinquième
vertèbre lombaire.

Symptômes. — De l'étude anatomo-pathologique que nous venons
de faire il résulte : 1° que le tube digestif peut s'ouvrir par un orifice
suffisamment large, mais anormalement placé; 2° que l'ouverture peut
être insuffisante; 3° qu'elle peut même faire complètement défaut;
de là trois types cliniques étudiés par presque tous les auteurs.

Dans le premier cas, il n'y a pas de troubles de la défécation, mais
une infirmité plus ou moins pénible, résultant de l'ouverture anormale du rectum à la vulve ou au vagin.

Dans le second, tant que les matières sont liquides, les signes de
l'occlusion ne se montrent pas; mais lorsqu'elles deviennent plus

dures, le passage se trouve trop étroit et les accidents d'occlusion se
montrent, tardifs, graduels, mais finalement graves. Un petit corps
étranger comme un noyau, un haricot, suffisent à déterminer l'obstruction. A cet ordre de faits se rattachent non seulement les rétrécissements simples, à ouverture normalement placée, mais aussi les
abouchements anormaux étroits et particulièrement ceux qui aboutissent à la vessie ou à l'urèthre postérieur. Ces malformations ont
leurs symptômes propres qui, pendant un temps plus ou moins long,
ne menacent pas l'existence. L'urine est mélangée de méconium ; des
gaz s'échappent par l'urèthre. Dans cette situation la survie peut être
de plusieurs mois ; mais l'occlusion finit toujours par se produire.
L'inflammation de la vessie et de l'urèthre suffisent d'ailleurs à déterminer des accidents mortels ; enfin la terminaison fatale peut se
faire par rupture de l'intestin et péritonite.

Le tableau clinique se déroule le plus souvent d'une manière
toute différente et bien plus rapide : un jour ou deux après la naissance, l'enfant est agité, il refuse de prendre le sein ; son ventre se
ballonne ; des vomissements surviennent, c'est d'abord le lait ingéré
qu'il rejette, puis les vomissements deviennent fécaloïdes ; en ques-
tionnant les parents, on apprend alors que l'enfant n'a pas rendu
son méconium et l'attention appelée du côté du rectum permet de
constater une imperforation, une absence de l'anus ou du rectum.
Les accidents s'aggravent rapidement, le ventre se ballonne de plus
en plus, il y a du ténesme vésical, des efforts impuissants d'expulsion,
la physionomie du petit malade s'altère profondément, les douleurs
sont continues, la peau prend une coloration terreuse, presque bleuâtre dans la région abdominale ; à l'agitation des premiers moments
succèdent l'abattement et la prostration ; les cris deviennent de plus
en plus faibles, et si l'on n'intervient pas, la mort arrive au bout de
quatre à six jours, quelquefois un peu davantage.

Diagnostic. — Le problème se pose dans trois conditions différentes : 1° le méconium est rendu par les voies normales ; 2° le
méconium sort par un anus anormal ; 3° il n'y a pas issue du
méconium.

1° Dans le premier cas, il ne peut être question que d'un rétrécissement modéré. En l'absence de tout symptôme fâcheux, la lésion
passera inaperçue. Nous avons dit que certains rétrécissements congénitaux ne se révélaient que tardivement et même à l'âge adulte.

2° L'issue du méconium par un orifice anormal est forcément constatée au bout de peu de temps.

Les ouvertures qui correspondent à *des ectopies de l'anus :* ouvertures vulvaires, de l'entrée du vagin, de la base du scrotum, de la verge, seront facilement découvertes. Le diagnostic ne sera complet que lorsqu'on aura pu avec une sonde introduite par l'anus en ectopie, explorer l'ampoule rectale. Par là on apprendra si cette ampoule est volumineuse, si elle est séparée de la peau par un petit ou par un large intervalle ; ce sont des renseignements importants au-point de vue du traitement.

Les abouchements vésicaux et uréthaux, vaginaux et utérins, qui coïncident avec des *malformations rectales*, sont facilement découuverts, les premiers par le mélange du méconium à l'anus, les seconds par son issue au niveau des orifices de l'hymen. Si cette membrane est imperforée, ou percée d'orifices insuffisants, il peut se faire dans le vagin une accumulation de méconium qu'un peu d'attention fera soupçonner, et qu'une ponction démontrera. Mais dans tous les cas d'abouchements anormaux du rectum, l'exploration de l'orifice intestinal n'est plus possible, et partant pour se rendre un compte quelque peu exact du degré de malformation, il faut suivre la même méthode que dans les imperforations ou les absences dont il nous reste à parler.

3° Le manque de méconium appartient à toute imperforation et à toute absence du rectum et de l'anus, par conséquent aux cas les plus simples, à ceux dans lesquels une simple membrane ferme la route, et aux cas les plus graves, aux absences plus ou moins étendues de la terminaison du rectum. Tout l'effort du chirurgien tend à découvrir précisément à quelle hauteur le rectum se termine. Arrive-t-il jusqu'au niveau du plancher périnéal ? S'arrête-t-il plus haut dans le bassin ? Est-il encore moins développé ?

Il n'y a pas à tenir grand compte des présomptions que l'on a voulu tirer du degré de malformation de l'anus, de l'absence ou de la présence d'un sphincter anal, de l'écartement ou du rapprochement des ischions. Rien ne sert ici que l'examen direct.

Quelquefois on constate directement par la simple vue que le périnée bombe dans les efforts que fait le petit malade, ou même on voit au niveau de l'anus bien ou mal conformé se tendre une membrane lisse, luisante, violette, qui se tend, soulevée manifestement par une substance liquide ; le diagnostic est facile. Un coup de trocart le rend évident.

Parfois la palpation doit être plus attentive, soit qu'on l'exerce au début sur le périnée, soit qu'elle soit pratiquée avec un doigt introduit dans l'anus. Des pressions sur la partie inférieure de l'abdomen permettent de refouler un liquide vers la main qui explore la région périnéale.

Doute-t-on encore ? Une nouvelle recherche peut fournir quelques bons résultats : un cathéter introduit dans la vessie ou dans le vagin est poussé en arrière vers la concavité du sacrum. Si le rectum existe là distendu par le méconium, la sonde est arrêtée à une distance notable du sacrum ; sinon elle explore la face antérieure de cet os avec la plus grande facilité.

Enfin un dernier moyen d'investigation consiste à pratiquer avec le trocart, dans la direction présumée de l'ampoule rectale, une ponction explorative.

Par ces divers procédés on arrive souvent à découvrir le point où siège l'ampoule rectale ; mais, dans quelques cas, tous les efforts restent inutiles, et on commence l'opération sans posséder sur ce point aucun renseignement utile.

Pronostic. — Les malformations ano-rectales ne sont pas également graves ; lorsque l'écoulement des matières est assuré par un orifice ou un canal suffisamment large, le pronostic est bénin. La vie est parfaitement compatible avec un anus vulvaire ou vaginal ; il existe seulement une infirmité plus ou moins pénible. L'ouverture dans la vessie, l'urèthre ou l'utérus entraîne avec elle des troubles urinaires ou génitaux graves qui compromettent la vie à une échéance plus ou moins prochaine, lorsque celle-là n'est pas mise en danger par l'étroitesse de l'orifice de communication.

Dans les rétrécissements et les imperforations, la rétention des matières est absolue ou à peu près complète ; les accidents d'occlusion surviennent alors avec rapidité. La mort se produit à bref délai. Aussi dans ces cas n'y a-t-il pas à hésiter, il faut intervenir. L'indication opératoire est nette, précise, formelle ; l'examen attentif de la région va poser les conditions et indiquer la nature de l'acte opératoire auquel il va falloir recourir.

Traitement. — Toutes les fois que le cours des matières est arrêté, ces règles s'imposent :

1° *Opérer le plus tôt possible;*

2° *Rétablir le cours des matières d'une manière permanente.*

Dans le cas de rétrécissement, d'imperforation incomplète, la dilatation, l'incision unique ou multiple ne donnent pas toujours des résultats avantageux; sans parler des accidents immédiats et en particulier des ruptures observées au cours de ce traitement, on est exposé à la reproduction constante du rétrécissement.

Une large incision postérieure, l'excision de la peau entre l'anus et le rétrécissement, l'abaissement de la muqueuse rectale et sa suture à la peau, procureront une guérison plus certaine.

Lorsqu'il ne s'agit plus d'une simple imperforation, mais d'une absence plus ou moins étendue, le choix d'une opération est souvent difficile. Si tout concourt à faire croire que le rectum manque sur une hauteur considérable, il n'y a pas à songer à établir un anus périnéal. On a recours d'emblée dans ce cas à la création d'un anus abdominal par la méthode de Littre ou de Callisen. Mais l'incertitude du diagnostic porte souvent à essayer d'abord l'opération périnéale. Si l'impossibilité d'atteindre par cette voie l'ampoule rectale est démontrée, on revient à l'anus lombaire ou iliaque.

Dans l'établissement de l'anus périnéal, les demi-mesures sont dangereuses. Une ponction de l'intestin après les incisions d'approche est insuffisante et expose à l'infiltration stomacale. Il faut : 1° par une incision bien médiane diviser la peau du périnée, avec l'anus et le sphincter si ces organes existent, depuis la base du scrotum ou la partie postérieure de la vulve jusqu'au coccyx ; 2° s'engager dans le tissu cellulaire du petit bassin, en avant du coccyx et du sacrum, en arrière du vagin ou de la vessie, que l'on peut rendre évidents au moyen d'une sonde ; on cheminera ainsi aussi profondément que possible, en se guidant s'ils existent sur les tractus qui souvent unissent le rectum malformé à l'anus. — Au besoin (Verneuil) on réséquera le coccyx pour se faire de la place ; 3° si après s'être avancé profondément on ne sent pas l'ampoule, il faudra nécessairement renoncer à l'ouverture d'un anus périnéal. — Si l'ampoule est sentie, on l'isole en sectionnant les liens qui peuvent la rattacher au sacrum ; on l'attire au moyen de fils passés dans sa paroi; on décolle peu à peu sa surface, et on l'amène au ras de la peau, où elle est ouverte et fixée au tégument, muqueuse contre peau. C'est le moyen d'éviter l'infiltration d'abord, les rétrécissements ensuite.

— Dans le cas où l'absence est compliquée d'abouchement anormal, on peut agir de même ; il est préférable de sectionner, s'il se peut, l'intestin de façon à le séparer de l'organe dans lequel il s'abouche, et de le fixer à la peau par les bords de l'orifice ainsi créé.

Lannelongue a conseillé d'utiliser un cathétérisme rétrograde de l'intestin, pratiqué après l'établissement d'un anus artificiel abdominal, pour déprimer le cul-de-sac rectal, et même le faire communiquer par ponction avec un cul-de-sac anal préexistant mais imperforé.

Les ectopies de l'anus : anus vulvaire, périnéal, scrotal, vaginal inférieur, ne demandent pas un traitement immédiat. Elles sont l'objet d'opérations complexes qui ont pour but : 1° de rétablir l'anus normal ; 2° d'amener l'oblitération de l'anus ancien qui persiste à l'état de fistule.

DEUXIÈME PARTIE

LÉSIONS TRAUMATIQUES DE L'ANUS ET DU RECTUM

Il convient de diviser les plaies de l'anus et du rectum en trois catégories :

1° *Les plaies ordinaires ;*

2° *Les plaies par armes à feu ;*

3° *Les déchirures et ruptures.*

Étiologie. — La situation de l'orifice anal, la protection que fournit au rectum la ceinture osseuse du petit bassin, expliquent la rareté de ces lésions traumatiques.

1° *Plaies par instruments tranchants et contondants.* — Les plaies de l'anus et du rectum par instruments tranchants sont particulièrement rares ; il existe quelques exemples de coups de couteau, de solutions de continuité de l'anus produites chez des enfants par des éclats d'un vase de nuit en faïence, brisé sous eux pendant la défécation.

Les plaies par instruments contondants sont un peu plus fréquentes ; on les observe surtout à la suite de l'introduction brutale et maladroite de canules rigides, ou de corps étrangers rugueux et irréguliers. On a vu chez l'homme des cathéters mal conduits perforer le rectum.

Les plaies accidentelles de ce genre se voient moins souvent; Esmarch a cependant relaté l'histoire d'un soldat prussien ainsi empalé par le pieu de fer d'un piège à loup. D'autres fois le corps vulnérant était un morceau de bois plus ou moins pointu, un pied de chaise. (Gross.) Ashton a rapporté l'histoire d'un coup de corne de vache. Tous ces faits se rapprochent plus ou moins de l'ancien supplice de l'empalement.

2° *Les plaies par armes à feu* ne sont pas absolument rares : ce fait n'a rien d'étonnant quand on songe à la force de pénétration des projectiles. — La statistique d'Otis renferme 309 cas de plaies du rectum; la statistique de la guerre d'Italie n'en compte que 19.

On trouvera partout citée l'histoire de cette double plaie de la vessie et du rectum, observée en 1850 par Dupuytren, chez un fourrier de la garde royale atteint d'un coup de feu parti d'une fenêtre. — Christot a fait en 1870 l'extraction d'une balle aplatie enclavée dans la paroi rectale.

3° *Déchirures et ruptures.* — Les déchirures sont produites par le passage d'un bol fécal trop volumineux et trop dur, d'un corps étranger acéré introduit par l'anus ou ayant franchi les voies digestives; on les observe encore dans les grands traumatismes du bassin, enfin la tête fœtale peut, dans un accouchement laborieux, déterminer une déchirure de la cloison recto-vaginale; les faits de ce genre rentrent plutôt dans l'histoire des déchirures du vagin.

Brodie a observé une rupture du rectum dans des efforts de vomissement; dans un cas de Frank rapporté par Duplay, la rupture aurait été la conséquence d'une contusion abdominale; d'autres faits analogues ont été rapportés par Nedham et par Adelman.

Anatomie pathologique. — Les solutions de continuité de l'*anus* s'accompagnent souvent de lésions analogues du côté du périnée et de la région fessière. — Celles du *rectum* peuvent se compliquer de plaies de la région sacro-coccygienne, de blessures des viscères voisins, en particulier de la vessie, de déchirures du vagin, de fractures du bassin. — Les dimensions de la solution de continuité sont très variables suivant la cause. — Des désordres fort divers s'observent suivant que le péritoine a été lésé ou non. — La déchirure de cette séreuse était assez large dans le cas de Brodie pour laisser sortir deux pieds d'intestin grêle; elle avait les dimensions du doigt dans un cas d'Herbert Mayo.

A ce chapitre on pourrait encore rattacher les lésions ultérieures; elles seront mieux placées à l'histoire des complications.

Symptomatologie et diagnostic. — Les symptômes immédiats des *plaies de l'anus* sont généralement peu marqués : un peu de douleur dans la défécation, un écoulement sanguin plus ou moins abondant, les caractères propres de la lésion, constituent les principaux éléments du diagnostic.

Il n'en est pas de même dans les cas de *plaies du rectum*. Les phénomènes immédiats prennent en effet souvent une allure des plus alarmantes : si le péritoine a été atteint, on voit éclater dans les vingt-quatre heures les plus graves symptômes de la péritonite suraiguë; si le péritoine est intact, les premiers phénomènes sont ordinairement peu accusés : le blessé éprouve une douleur locale variable ; il s'écoule par l'anus ou par l'orifice d'entrée une quantité plus ou moins considérable de sang ; les besoins d'aller à la selle sont fréquents, mais ils restent sans effet, ou sont suivis de l'issue de matières noirâtres, mélangées de sang altéré, de lambeaux de tissu sphacélé d'une odeur fétide ; bientôt la fièvre s'allume et des complications graves surviennent, sur lesquelles nous allons revenir.

Complications. — Les complications immédiates sont : *l'hémorrhagie, l'issue de l'intestin, la blessure des organes génito-urinaires, la péritonite.*

Les complications secondaires sont *des accidents inflammatoires et de l'emphysème.*

L'hémorrhagie primitive succède principalement aux plaies par instruments tranchants; à la suite des plaies contuses et des plaies par armes à feu, l'hémorrhagie est souvent retardée ou secondaire ; sa source est très difficile à reconnaître.

L'issue de l'intestin se fait à la suite des déchirures plus ou moins larges des culs-de-sac péritonéaux; c'est donc un accident rare; il s'est presque toujours terminé par la mort. Adelman a essayé sans succès de réduire par la laparotomie l'intestin hernié; Stein a tenté de créer un anus artificiel; Nedham a pu débrider, réduire, et il a eu le bonheur de voir guérir son malade.

La blessure des organes génito-urinaires se rencontre surtout dans les plaies par armes à feu ; les plaies communes à la vessie et au rectum atteignent quelquefois les viscères au niveau de leur portion péritonéale; la mort rapide des blessés dans ces conditions fait qu'il n'en est guère question dans les relevés hospitaliers ; on observe plutôt des blessures sous-péritonéales, et dans ce cas le pronostic est moins mauvais qu'on pourrait le croire. — L'issue de l'urine par le rectum est l'indice de la communication vésico ou uréthro-rectale ; chez la femme, on reconnaîtra la déchirure recto-vaginale à l'issue des matières par le vagin. — Les premiers accidents passés, on est souvent étonné de voir comment d'aussi graves lésions peuvent évoluer si heureusement.

La péritonite primitive résultant de la déchirure d'un cul-de sac, de l'épanchement de matières dans la cavité péritonéale, ou encore d'une injection intempestive, est presque toujours suraiguë et mortelle ; mais on observe aussi des péritonites secondaires moins graves, limitées, à la suite d'accidents inflammatoires périrectaux.

Accidents inflammatoires : Phlegmasies périrectales. — Les plaies contuses particulièrement s'accompagnent très souvent d'accidents inflammatoires, dont le développement est lié, soit à l'irritation du tissu cellulaire par le corps vulnérant, soit à une injection, un lavement malencontreusement poussé dans le tissu lâche périrectal, soit enfin à la présence d'un corps étranger ou d'une esquille. — Ces accidents qui affectent toutes les formes des phlegmons de la marge de l'anus et des phlegmasies périrectales sont de très longue durée, et laissent après eux des indurations et des trajets fistuleux fort difficiles à guérir.

Parfois même les accidents sont plus graves encore ; c'est lorsque les matières poussées avec force s'infiltrent en abondance dans le tissu cellulaire périrectal. — Cet accident est heureusement très rare.

Il en est à peu près ainsi de l'*emphysème* dû à l'infiltration des gaz stercoraux, dont les caractères irritants amènent en général des accidents de septicémie mortelle.

Pronostic. — Peu grave pour les plaies anales, sérieux pour les plaies du rectum, en raison des complications possibles, le pronostic est presque fatalement mortel en cas de déchirure péritonéale. — La statistique de la guerre d'Italie (Chenu) fixe la mortalité à 36 pour 100 environ ; d'après la statistique d'Otis, elle atteindrait le chiffre de 32 pour 100.

Traitement. — En présence d'une plaie du rectum, le chirurgien doit être réservé dans ses explorations, mais se tenir prêt à agir à la moindre indication.

On cherchera à extraire un corps étranger reconnu; les injections de morphine, l'opium à haute dose seront administrés dans le but d'empêcher les contractions intestinales; contre l'hémorrhagie on aura recours aux lavements froids, à l'emploi de la glace, au tamponnement du rectum, difficile malheureusement à supporter.

Les injections antiseptiques, le pansement iodoformé sont indiqués dès le début pour assurer dans la mesure du possible l'asepsie de la plaie; enfin, à la moindre menace de phlegmon on fera des incisions hâtives, multipliées au besoin, dont on maintiendra l'ouverture à l'aide de tubes à drainage.

TROISIÈME PARTIE

CORPS ÉTRANGERS DU RECTUM

Les véritables corps étrangers du rectum sont ceux qui ont été introduits directement par l'anus.

A côté de cette catégorie principale il faut pourtant en étudier deux autres :

Ceux qui sont arrivés jusqu'au rectum par la voie intestinale après avoir été primitivement déglutis, et ceux qui se sont formés dans l'intestin lui-même.

I. *Corps étrangers introduits par l'anus.* L'introduction de corps étrangers dans le rectum reconnaît pour cause habituelle les manœuvres d'une sorte de pédérastie passive. En dehors de cette circonstance à laquelle on doit toujours penser, quelle que soit l'explication fournie par les malades, il faut faire la part d'immondes plaisanteries, de la malveillance et du crime : tout le monde connaît l'affreux supplice d'Édouard II, à qui ses assassins enfoncèrent dans le rectum un fer rouge à travers un tube de corne. Dans d'autres cas l'introduction a lieu dans un but de recel, chez des voleurs, des prisonniers.

Parfois, moins souvent peut-être qu'on ne le rapporte, les corps étrangers ont été employés d'abord dans un but thérapeutique, soit

par des hommes de l'art : sondes rectales, soit par des malades
ignorants et désireux de combattre une constipation ou une diarrhée opiniâtre. Luders a rapporté l'observation, unique jusqu'ici, d'un
pessaire vaginal engagé dans le rectum par ulcération du vagin.

En dernier lieu vient la catégorie des corps étrangers dus à des
traumatismes; il en existe peu d'exemples authentiques.

L'énumération de tous les objets introduits par dépravation ne
saurait être entreprise; on a trouvé les corps les plus divers, généralement en rapport avec la profession des individus.

Le plus souvent uniques, parfois multiples, ils sont remarquables soit
par leur volume, soit par leur longueur, soit par leur forme mousse
et arrondie, soit par leurs irrégularités, soit enfin par leur fragilité.

Le volume est souvent énorme : ce sont des chopes, des bouteilles, des flacons de toute espèce, des pilons de mortier, de volumineux morceaux de bois, de savon; ailleurs ce sont des amas de
billes, de cailloux.

La *longueur* n'est pas moins variable : elle atteignait 19 centimètres
sur la bouteille extraite par Désormeaux ; Velpeau a retiré une fiole
d'eau de Cologne longue de 28 centimètres; Laure de Lyon un bâton
de 32 centimètres. Montanari a observé chez le même individu, à
deux reprises différentes, des pilons de mortier dont le premier mesurait 30 centimètres et put être extrait; le second, qui entraîna la
mort, avait 52 centimètres de longueur.

Les corps arrondis ou à bords mousses sont des morceaux de
bois façonnés tout exprès ou des bobines, des bouchons de bois, une
navette de tisserand.

La classe des corps étrangers irréguliers renferme les objets les
plus invraisemblables : des dents de rateau, des racines d'arbres, des
baguettes de jonc, des débris de pierre, une fourche de bois.

Enfin on comprend toutes les difficultés que crée au chirurgien la
catégorie fort nombreuse des *corps fragiles*, verres, flacons, chopes,
bouteilles, pots de confiture, etc.

Les lésions anatomiques qui résultent de l'introduction, par l'anus,
de corps étrangers sont 1° les déformations de la pédérastie passive,
anus infundibuliforme, relâchement des sphincters; 2° parfois des
plaies de l'anus, du rectum, ou bien encore des déchirures, des ruptures portant soit sur le rectum, soit sur le gros intestin.

II. *Les corps étrangers avalés par la bouche* et qui parviennent jusque dans le rectum après avoir franchi tout le tube digestif sont introduits par accident, par surprise, par jactance, enfin par perversion mentale.

Nous citerons parmi les plus fréquents, des parties plus ou moins notables de pièces dentaires, des clous, des pièces de monnaie, des épingles, des morceaux de verre et jusqu'à un œil artificiel (Esmarch).

A titre exceptionnel : des os de mouton, 70 escargots (Bœckel 1875); un amas de viande hachée du volume du poing chez un enfant de neuf ans (Gosselin), une flûte de 4 pouces de long; une fourchette qui ne fut extraite par le rectum que quinze mois après avoir été avalée (Legendre); un couteau dont la pointe vint s'implanter dans la paroi rectale après avoir franchi tout le tube digestif. Quelques faits exceptionnels existent de lésion de la prostate par un os de perdrix (Tanchou), par une arête de poisson (Brodie), et Merlin a rapporté l'observation d'une arête de poisson avalée, ayant perforé l'utérus gravide, provoqué l'avortement, et que l'on a trouvée implantée dans le fœtus.

III. *Corps étrangers développés dans l'intestin ou dans l'ampoule rectale.* — Cette catégorie de corps étrangers du rectum bien différente des précédentes comprend deux variétés absolument distinctes. 1° Ce sont les *petits corps étrangers* formés de matières fécales durcies, de résidus alimentaires desséchés ayant résisté au travail de la digestion, pépins de fruits, de raisins. Ces petits corps étrangers se détachent de la masse stercorale au niveau des replis de la muqueuse rectale que l'on nomme valvules de Houston ; ils séjournent dans ces nids valvulaires pendant un temps plus ou moins considérable, altèrent à la longue la paroi et deviennent ainsi l'origine d'une variété de fistules anales ou périrectales.

2° Les plus communs comprennent toutes les variétés de la *coprostase* ou *accumulation des excréments*.

Tantôt il ne s'agit que de matières fécales épaissies formant un amas arrondi et plus ou moins tassé, de couleur brunâtre, tantôt les matières mêmes se recouvrent de couches blanchâtres, stratifiées, brûlant au feu, *coprolithes*. Le plus souvent on trouve une masse unique ou peu fragmentée, ailleurs ce sont de petits amas ovillés, rugueux, arrondis, superposés, présentant parfois des facettes de contact. Les concrétions peuvent s'être développées autour d'un noyau central étranger, calcul biliaire, peloton de cheveux, noyau de prunes, amas d'ascarides ; d'autres fois elles sont dues à une accumulation de

substances thérapeutiques comme la magnésie, ou de matières alimentaires, viande, petits pois, avalés gloutonnement.

Dans l'épidémie d'Irlande (1846) Popham, Banks, Donovan, ont à
peu près démontré que la coprostase devait être rattachée à l'ingestion
de pommes de terre malades.

La coprostase n'est point une affection fréquente ; on la rencontre
plutôt chez la femme que chez l'homme ; les femmes âgées y sont plus
sujettes mais elle frappe aussi les femmes jeunes, anémiques ou hystériques. Dans le sexe masculin ce sont surtout les vieillards et les
paralytiques qui en sont atteints.

Cette étiologie se comprend facilement, car la vraie cause physiologique de cette affection réside dans la paralysie intestinale à
tous les degrés depuis la simple paresse jusqu'à la paralysie complète.

De là l'influence de l'affaiblissement des centres nerveux, de l'abus
des lavements, des professions sédentaires, et, par un mécanisme
limité au rectum de la paralysie de ce segment intestinal par pression
prolongée de la tête durant l'accouchement.

Le mécanisme est un peu différent dans le cas d'induration du
rectum : rétrécissements, hémorrhoïdes, fistules.

Les lésions que détermine sur la paroi rectale la coprostase sont :
la dilatation de l'ampoule rectale, et les altérations de la rectite chronique.

Pour en finir nous indiquerons rapidement les principaux traits de
sa symptomatologie.

Rien de variable, rien d'obscur et de méconnu comme les phénomènes déterminés par cette affection. Au début ils consistent simplement dans une constipation indolente sans aucun caractère
particulier. Plus tard ce sont des douleurs lombaires, crurales, des
phénomènes de gastralgie, des douleurs au niveau du foie, une sensation
de pesanteur au périnée, et souvent une diarrhée trompeuse, plutôt
muqueuse que stercorale, transparente, en général horriblement fétide.

De temps à autre se produisent de violents besoins d'aller à la
garde-robe ; des efforts énormes demeurent infructueux ; on voit alors
le périnée bomber comme celui d'une femme enceinte sur le point
d'accoucher, et en effet, lorsque la masse peut être évacuée, elle ne
l'est qu'au prix d'efforts et de douleurs tout à fait comparables à ceux
d'une femme en travail.

Cet état retentit rapidement sur le système nerveux : le caractère devient irritable, un grand découragement s'empare du malade, qui se croit atteint d'une affection incurable (Allingham.)

Ces troubles locaux sont les plus importants ; ils imposent au chirurgien l'obligation de pratiquer le toucher rectal, qui tranche absolument le diagnostic. Celui-ci a donné lieu à bien des erreurs ; on a pris la coprostase pour le carreau, pour des tumeurs hépatiques, spléniques, utérines, prostatiques, etc...; il est donc bon d'être prévenu de l'obscurité des symptômes, des difficultés du diagnostic et de la nécessité d'un toucher rectal pratiqué avec soin.

Le diagnostic fixé, on cherchera à enlever les matières fécales par morceaux à l'aide de spatules, de curettes, en s'aidant de lavements huileux, de bains prolongés et, au besoin, de l'anesthésie pour faciliter l'extraction après dilatation des sphincters.

Symptômes et diagnostic des corps étrangers proprement dits. — On est rarement appelé au début, et cela se comprend, pour les corps étrangers introduits par l'anus. Lorsque les malades, après avoir tenté tous les moyens possibles d'extraction se décident à venir consulter le chirurgien, ils se plaignent de douleurs très marquées dans le ventre et au fondement; ces douleurs rectales sont surtout vives au moment de la défécation, s'il s'agit d'objets irréguliers. Les efforts du malade ne font que les accroître ; elles s'accompagnent de ténesme, d'épreintes, et d'une *constipation* qui constitue encore un signe important de l'affection.

A ces phénomènes s'ajoutent parfois des troubles génito-urinaires et même des accidents beaucoup plus graves en cas de lésion primitive ou secondaire du péritoine. Les aveux plus ou moins complets du malade conduisent alors le chirurgien à examiner le rectum ; il trouvera l'anus infundibuliforme, dilaté, et dans la cavité rectale, le corps étranger, dont le doigt apprécie en général facilement la nature et la position.

Dans quelques circonstances le corps étranger est remonté si haut dans le rectum, qu'on a de la peine à l'atteindre ; il faut recourir à l'introduction de la main suivant le procédé de Simon d'Heidelberg, à la palpation abdominale, surtout lorsqu'il s'agit d'explorer un corps remonté vers l'S iliaque.

Le diagnostic n'est pas difficile en général.

Que deviennent les corps étrangers dans le rectum? Trois cas peuvent se présenter : tolérance, ou expulsion spontanée, ou bien apparition de complications.

La *tolérance* est rare pour les corps étrangers introduits par l'anus, plus fréquente, lorsqu'ils ont été avalés. Une incrustation calcaire se dépose à la surface et les transforme en une sorte de calcul.

L'*expulsion spontanée* au bout d'un temps variable, est un peu plus commune pour les corps étrangers avalés ; parfois elle est très facile ; dans d'autres cas elle est extrêmement difficile, douloureuse et suivie d'une débâcle de matières fécales retenues. Il existe aussi quelques exemples d'expulsion spontanée de corps étrangers volumineux introduits par l'anus.

Le plus souvent des *complications* se produisent, plus ou moins sérieuses : les unes *primitives :* lésions traumatiques concomitantes de l'anus, du rectum, des organes voisins, du tissu cellulaire, des vaisseaux, perforation du cul-de-sac péritonéal ; les autres *secondaires ;* rectite chronique, ulcération du rectum, sphacèle d'une portion plus ou moins étendue, hémorrhagies secondaires, invagination du rectum ; très fréquemment, ce sont des phlegmasies périrectales et particulièrement des abcès gangréneux de la fosse ischiorectale.

On a vu l'inflammation se propager dans le tissu cellulaire du petit bassin, dans le tissu périvésical (cellulite pelvienne, phlegmon hypogastrique de Bouilly) ; on a noté l'ouverture de la vessie primitivement accolée au rectum par la péritonite circonscrite ; elle s'annonçait par l'issue de matières stercorales, de gaz rendus par l'urèthre (cas de Plater, Bartholin, Borel). Quelquefois les corps étrangers se sont fait jour à travers la paroi abdominale antérieure. Enfin ils donnent lieu à des fistules diverses : pelvirectales supérieures ouvertes au périnée ou aux grandes lèvres. (Gaillard. Soc. chir 1869.)

Une dernière catégorie d'accidents comprend ceux qui sont le résultat de l'*obstruction intestinale* passagère ou persistante.

Le pronostic des corps étrangers est favorable en général ; si les complications sont plus ou moins longues, elles se terminent rarement par la mort. Celle-ci peut cependant être le résultat d'une péritonite par perforation, d'une cellulite pelvienne. — Le pronostic est plus grave pour les corps étrangers introduits par l'anus que pour ceux qui ont été avalés ; il est surtout plus sévère à l'endroit des corps rugueux, fragiles, cassants, en raison des lésions qu'ils déterminent quelquefois.

Traitement. — Le traitement varie naturellement suivant la nature du corps étranger, son volume, sa fragilité, ses irrégularités.

L'idée qui se présente la première à l'esprit est l'extraction par la voie anale. — Elle nécessite souvent toute l'ingéniosité du chirurgien. Marchettis en a donné un exemple partout cité, en engageant dans un roseau creux la queue de porc hérissée de soies raides et piquantes que des étudiants dans une orgie avaient introduite dans le rectum d'une fille publique. — Cette extraction peut se faire avec les doigts, avec la main, avec des pinces, un petit forceps, des crochets, une vrille, un tire-fonds, un électro-aimant ; chez la femme on pourra s'aider de la version opérée par deux doigts introduits dans le vagin. — L'extraction est souvent précédée de la dilatation forcée du sphincter, de son incision (Boyer, Jobert, Raffy). Enfin, dans quelques cas, le corps étranger doit être fragmenté, moyen dangereux auquel on n'aura recours qu'en dernière analyse. — Si le corps étranger est pointu, on peut engager plus profondément une des pointes pour dégager l'autre, ou bien sectionner avec une pince coupante la portion intermédiaire et extraire séparément les deux moitiés du corps étranger ainsi artificiellement divisé.

L'opération, en cas de nécessité, est singulièrement facilitée pour des corps étrangers volumineux par la rectotomie linéaire postérieure.

Enfin lorsque le corps étranger siège trop haut, on a recours à la laparotomie, soit en imitant la conduite de Verneuil, 1880, qui, sans diviser l'intestin, avec la main introduite dans l'abdomen refoula le corps étranger vers l'anus; soit en pratiquant l'extraction par une ouverture de l'intestin, que l'on suture ensuite.

QUATRIÈME PARTIE

LÉSIONS VITALES ET ORGANIQUES DE L'ANUS ET DU RECTUM

CHAPITRE PREMIER

AFFECTIONS INFLAMMATOIRES.

1° AFFECTIONS PRURIGINEUSES DE L'ANUS.

Nous ne ferons que mentionner un certain nombre d'affections prurigineuses, observées surtout chez des herpétiques ou des arthritiques, souvent liées à la présence d'oxyures ou d'autres vers intestinaux, à la constipation, aux hémorrhoïdes, ou encore à des écoulements irritants du rectum et du vagin chez des individus malpropres. — Ces affections, remarquables par leur ténacité, sont l'*érythème*, *l'eczéma*, *le lichen* et *l'herpès;* leurs lésions primitives, rougeur, vésicules, papules, sont souvent fort modifiées par le grattage incessant que détermine le prurigo qui en est la conséquence, et dont les agacements locaux peuvent aller jusqu'à déterminer de vraies crises nerveuses chez les sujets très irritables.

2° RECTITE.

L'inflammation du rectum, rectite, proctitis, n'est pas très fréquente, elle est souvent méconnue.

Étiologie. — La rectite est *primitive* ou *secondaire*.

La *rectite secondaire,* la plus commune, succède fréquemment chez les enfants aux inflammations du gros intestin. — Souvent elle accompagne l'herpès anal, la fissure, les fistules à l'anus, les hémorrhoïdes, les rétrécissements, les polypes et les autres tumeurs; plus rarement elle précède et favorise l'ouverture d'inflammations suppuratives du petit bassin : phlegmasies de la prostate, des vésicules séminales, inflammations périutérines. — Une des variétés les plus importantes est la *rectite chancreuse*, plus fréquente chez la femme comme le chancre qui en est la cause.

La *rectite primitive* survient exceptionnellement sans cause appréciable; souvent elle a pour origine l'abus des lavements, l'usage répété des suppositoires, l'accumulation de matières fécales, la présence de corps étrangers ou enfin des habitudes invétérées de pédérastie; chez quelques personnes l'usage constant de la bière, de la rhubarbe, de l'aloès suffit pour la provoquer. — Les deux variétés les plus importantes sont la *rectite vermiculaire*, liée surtout à la présence des oxyures, et la *rectite blennorrhagique*. — Les discussions relatives à cette dernière variété ne sont pas closes; la blennorrhagie anale est incontestable et incontestée. La blennorrhagie rectale est très rare (Vidal, Tardieu, Gosselin); elle semble cependant devoir être admise dans quelques cas d'inoculation pédérastique directe; Bonnière la nie complètement; le plus souvent on a simplement affaire à l'extension d'une blennorrhagie anale ou vulvaire, surtout chez la femme.

Symptomatologie. — Cliniquement, la rectite est *aiguë* ou *chronique*. La *rectite aiguë* se caractérise d'abord par de la pesanteur anale et par des phénomènes douloureux. Ceux-ci sont variables dans leur intensité et dans leur étendue; ils peuvent s'étendre du périnée au sacrum et au coccyx, s'irradier vers les reins, la vessie, l'utérus, s'accompagner de dysurie, de métrorrhagies. Au début existe une constipation qui fait rapidement place au ténesme, à de fausses envies, à des selles douloureuses, ou à l'émission de simples glaires plus ou moins sanguinolentes mêlées à du muco-pus.

La muqueuse est uniformément rouge dans la *rectite simple ;* couverte de points rouges dus aux piqûres des entozoaires dans la *rectite vermiculaire ;* rouge au début, granuleuse à la longue dans la *rectite blennorrhagique ;* l'écoulement dans ce cas a une grande importance, il est épais, d'un jaune plus ou moins verdâtre; enfin dans la rectite *chancreuse,* on trouve, autour des chancres, de petites saillies, mamelonnées comme des grains de chenevis ou des pois, occupant tout le canal anal et l'extrémité inférieure de l'ampoule rectale. — Toutes ces lésions sont faciles à observer, si l'on n'oublie pas de recourir à l'emploi du *speculum ani*, instrument souvent trop négligé. La résolution est la terminaison habituelle.

La *rectite chronique* continue le plus souvent la rectite aiguë mal soignée : elle est caractérisée par une pesanteur, une chaleur anale allant jusqu'à la sensation de brûlure, sensation constante accompagnée de douleurs plus ou moins vives dans la défécation, et d'un écoulement muco-purulent presque constant. — La diarrhée alterne fréquemment avec la constipation.

L'examen au speculum révèle en général des ulcérations multiples, arrondies, peu profondes, plus ou moins atones ou granuleuses se détachant sur la coloration violacée de la muqueuse. — C'est une affection fort longue à guérir, très sujette à récidive, se compliquant de phlegmons, abcès, fistules; elle fait très souvent suite à la rectite blennorrhagique. La rectite chronique intense, qu'elle soit de cause vénérienne ou non, aboutit parfois à la formation de végétations, de bourgeonnements papillomateux irréguliers et superficiels qui créent des relations importantes entre cette rectite et certaines tumeurs que nous décrirons plus loin. — Hamonic, th. doct. 1885, a résumé et rattaché tous ces faits sous le nom de *rectite proliférante;* Reclus les avait étudiés avant lui sous le nom de *molluscum fibreux de la région ano-rectale.*

Anatomie pathologique. — Les lésions de la rectite aiguë sont au début celles des inflammations muqueuses, érythémateuses ou catarrhales : hypérémie, taches ecchymotiques, gonflement, friabilité de la muqueuse ; plus tard la muqueuse s'épaissit, devient granuleuse, bourgeonnante.

Les *ulcérations* se développent entre les mamelons de la muqueuse dans la rectite chronique, tantôt petites, tantôt larges et superficielles; les tissus voisins s'indurent, se sclérosent, et cet épaississement peut aller jusqu'à produire une variété de rétrécissements du rectum. — Comme dans tous les épaississements périviscéraux, on voit fréquemment se développer des abcès qui viennent s'ouvrir au dehors, et créent des trajets fistuleux persistants, dont on a bien du mal à se rendre maître. Anatomiquement les tumeurs de la *rectite proliférante* sont des *papillômes.* — Ces tumeurs occupent le plus souvent la région anale ou ano-rectale. (Hamonic.)

Le **diagnostic** se base sur les commémoratifs, les symptômes,

l'examen des selles, de l'écoulement anal, les résultats du toucher
révélant une élévation de température, enfin l'examen au spéculum.
Des inoculations du liquide sécrété, pourraient être faites dans le
but de reconnaître la nature blennorrhagique, vénérienne ou syphilitique de l'affection; mais il font convenir qu'elles seraient rarement
probantes et toujours dangereuses.

La rectite ne peut guère être confondue qu'avec la dysenterie;
l'extension des phénomènes au gros intestin, la fréquence des selles,
les hémorrhagies, l'état général permettront facilement de reconnaître cette dernière.

Enfin on n'oubliera pas que dans quelques cas rares les symptômes
de rectite observés ne sont que les indices d'une phlegmasie voisine
prostatique ou périutérine.

Traitement. — Au début applications émollientes, bains, lavements; plus tard, lavements astringents au ratanhia, au tannin,
injections d'une solution de nitrate d'argent, lavages fréquents, interposition de mèches iodoformées.

3° PHLEGMONS ET ABCÈS DE L'ANUS ET DU RECTUM.

Les inflammations qui se développent autour de l'anus et du rectum forment deux classes distinctes, que nous appellerons avec
Gosselin :

1° Phlegmons et abcès de la marge de l'anus ;
2° Phlegmons et abcès de l'espace pelvirectal supérieur.

I. *Phlegmons et abcès de la marge de l'anus.*

Étiologie. — Les abcès de la marge de l'anus s'observent surtout
chez l'homme, et particulièrement chez l'homme adulte, sans qu'il
soit possible de donner les raisons de cette fréquence. — Les conditions étiologiques de leur développement sont fort diverses : tantôt
les causes sont pour ainsi dire inappréciables, *phlegmons idiopathiques ;* tantôt elles résident dans une lésion quelconque de l'anus, du
rectum ou des parties voisines, *phlegmons consécutifs.*

Les abcès superficiels sont quelquefois purement idiopathiques,
au moins en apparence ; mais dans bon nombre de cas on peut accuser un traumatisme de la région anale, l'irritation produite par l'usage

de linges ou de papiers grossiers, malpropres, la transpiration provoquée par des marches forcées, des écoulements irritants du rectum,
ou du vagin chez les femmes, certains flux menstruels, des écorchures
résultant d'un grattage violent provoqué par des démangeaisons oxyu-
riques ou autres. — Velpeau signalait encore l'irritation produite par
les poils de la région coupés avec des ciseaux, ou repoussant après
avoir été rasés. Enfin nous mentionnerons les piqûres de sangsues,
le passage de matières fécales dures, un toucher rectal pratiqué trop
brutalement.

Les abcès profonds succèdent à des traumatismes plus violents,
coups de pied, séances prolongées d'équitation sur des selles dures,
chutes sur le siège. — La violence porte parfois sur le rectum lui-
même : toucher rectal brusque, pédérastie, plaies du rectum par des
canules métalliques mal dirigées et poussées avec force, introduction
de corps étrangers, enfin certaines opérations telles que dilatation
du rectum, extirpation d'hémorrhoïdes, excision de condylômes, etc.

Sabatier insistait déjà sur le rôle de petits corps étrangers alimentaires arrêtés par les valvules de Houston ; Duplay ne croit pas que
cette cause soit fréquente. — Certaines rectites chroniques, les ulcérations de l'extrémité inférieure du rectum, l'étranglement d'hémorrhoïdes internes, l'inflammation des hémorrhoïdes superficielles, le
cancer, les rétrécissements du rectum doivent être incriminés dans
quelques circonstances. Parmi ces causes c'est surtout la *phlébite des
varices hémorrhoïdales*, qu'il faut retenir.

Enfin les phlegmasies prostatiques ou périprostatiques, l'inflammation des vésicules séminales, peuvent également, bien que le fait
soit rare, se propager au tissu cellulaire ischiorectal.

Parmi ces conditions étiologiques, beaucoup réclament un examen
attentif pour ne pas être méconnues, et il est bien probable, que l'on
doit rapporter à l'une de ces causes, quelques-uns des phlegmons qualifiés d'idiopathiques, notamment ceux que l'on observe chez des sujets
très robustes.

La plupart des abcès idiopathiques, se rencontrent chez des individus en puissance de tuberculose. Ils se produisent sans cause
locale appréciable, à la suite de fatigues excessives, de surmenage,
d'une affection thoracique (la pleurésie particulièrement). Ils donnent
l'éveil au médecin, et l'amènent à surveiller son malade au point de
vue de la tuberculose. — Enfin certains abcès se rencontrent chez

des tuberculeux avérés déjà amaigris. Il est impossible dans l'état
actuel de la science, de se prononcer définitivement sur la question
de savoir si ces abcès sont des tubercules périrectaux suppurés ou
s'ils compliquent une ulcération tuberculeuse inaperçue ; nous aurons
l'occasion de revenir plus loin sur les caractères que présente la tuberculose périanale.

Symptômes. — Marche. — Terminaisons. — Cliniquement les
phlegmons et abcès de la marge de l'anus se présentent sous trois
aspects principaux :

1° *L'abcès tubéreux;*

2° *Le phlegmon proprement dit de la marge de l'anus ;*

3° *Le phlegmon de la fosse ischio-rectale.*

Nous écartons à dessein (pour ne pas multiplier les divisions)
l'*abcès phlébitique circonscrit* de Chassaignac, inflammation purulente rare, limitée à une ampoule hémorrhoïdaire oblitérée.

1° *Abcès tubéreux.* — C'est l'abcès indolent, deuxième variété de
la classification adoptée par Gosselin. Ces collections purulentes,
dépassant rarement le volume d'une petite noix, siègent habituellement très près de l'orifice anal ; elles sont très superficielles, séparées de l'extérieur par la peau mince de la région, entourées à peine
d'une légère induration. A peu près complètement indolentes, elles
n'empêchent pas les malades de vaquer à leurs occupations habituelles, et peuvent en tous points se comparer aux abcès tubéreux
de l'aisselle.

Au bout de quatre à cinq jours l'abcès s'ouvre spontanément, et
c'est souvent à ce moment que le malade reconnaît seulement la
cause de la petite gêne qu'il éprouvait au niveau de la région anale.
L'ouverture donne issue à quelques gouttes d'un liquide séreux,
quelquefois sanguinolent et fétide comme dans la plupart des collections purulentes développées au voisinage du tube digestif. Quelques débris glandulaires s'y trouvent parfois mélangés, et témoignent ainsi de l'origine probable de l'affection. Il s'agit en effet le
plus souvent, ainsi que l'admet Duplay, d'une inflammation des glandes sébacées volumineuses de la région, bien plutôt que d'une lymphangite superficielle, ainsi que le croyait Chassaignac.

Ces petits abcès se cicatrisent ensuite très rapidement, excepté toutefois chez certains phthisiques. Ils n'avaient sans doute chez eux,
que l'apparence des abcès tubéreux simples.

2° *Phlegmon proprement dit de la marge de l'anus.* — Le plus fréquent et le type des abcès de la marge de l'anus, l'abcès phlegmoneux est remarquable par les douleurs qu'il provoque et la gêne qu'il apporte aux diverses fonctions.

Ces abcès se développent dans le tissu cellulaire sous-cutané ; ils sont beaucoup moins bien circonscrits que les précédents. — A une distance plus ou moins grande de l'anus se montre une tuméfaction douloureuse qui s'étend à un ou deux travers de doigt de l'orifice anal. La peau à ce niveau est chaude, d'un rouge d'abord uniforme, puis plus foncé au centre, dont la teinte est fortement violacée, lorsque la tuméfaction phlegmoneuse pointe vers l'extérieur ; le malade y ressent les battements de l'inflammation. — Le gonflement est assez douloureux pour empêcher la position assise, gêner la défécation, et rendre très pénibles les explorations digitales nécessaires.

La *suppuration* ne tarde pas à s'y montrer, et elle devient rapidement évidente, soit par la pression alternative des deux index, soit par le choc en retour recherché avec un seul doigt, soit enfin, dans quelques cas, en se servant du procédé de Chassaignac, qui consiste à la rechercher entre deux doigts, l'un introduit dans le rectum, l'autre appuyant à l'extérieur.

Ces phénomènes locaux peuvent s'accompagner d'un peu de fièvre et de l'état saburral des premières voies digestives.

L'abcès abandonné à lui-même s'ouvre le plus souvent *au dehors ;* il est infiniment préférable de ne pas attendre cette solution, sous peine de voir succéder à l'abcès une complication fort longue et fort ennuyeuse, *la fistule à l'anus*, dont l'histoire est si intimement liée à celle des abcès de la marge de l'anus.

L'*ouverture* se fait souvent *dans le rectum* isolément : elle peut être double par perforation simultanée ou successive de la peau et du rectum.

Certains de ces abcès présentent une indolence remarquable comme ceux de la variété précédente.

La fistule à l'anus ne se constitue pas toujours immédiatement après l'ouverture de l'abcès ; celui-ci semble parfois guéri ; en réalité, il ne l'est qu'incomplètement ; un trajet subsiste, inaperçu et ne fournissant qu'un suintement insignifiant ; mais au bout de quelques semaines l'écoulement augmente, et la fistule est constituée définitivement.

3° *Phlegmons et abcès de la fosse ischio-rectale.* — Cette variété d'inflammation se présente sous deux formes principales.

a. Le phlegmon proprement dit.

b. Le phlegmon gangréneux.

a. *Phlegmon ischio-rectal simple.* — Des symptômes assez obscurs : douleurs pulsatiles dans le périnée, difficulté de la défécation, dysurie, avec des phénomènes généraux d'une intensité variable, marquent le début de l'affection. Celle-ci évolue rapidement, et en général au bout de peu de temps une énorme induration phlegmoneuse envahit une grande partie de la circonférence de l'anus, s'étendant de la pointe du coccyx à la racine des bourses, et transversalement de l'anus à l'ischion, empiétant même souvent sur la région fessière. — Dans quelques cas les téguments ne sont point envahis d'abord, et l'affection ne peut être reconnue que par le toucher rectal. (Chassaignac.)

Sous l'influence du travail inflammatoire profond, les téguments s'épaississent encore et l'induration les transforme en une sorte de carapace très épaisse, comme cartilaginiforme, augmentant ainsi la hauteur des tissus que le pus doit franchir pour arriver au dehors.

Refoulée dans la profondeur, la suppuration y étend ses ravages vers les bourses, *diverticule périnéal;* vers la tubérosité ischiatique et la fesse, *diverticule fessier;* dissèque le pourtour du rectum, *diverticule pelvien,* perfore les plans aponévrotiques et produit ainsi une véritable *dévastation* du bassin. (Chassaignac.)

Cette destruction met ordinairement dix à douze jours à se faire ; à ce moment la peau tendue, violacée, se couvre de phlyctènes ; des eschares se produisent, et donnent enfin issue à du *pus fétide* souvent mélangé de gaz. — L'*ouverture par le rectum* ne s'observerait pas toujours (Gosselin) ; elle peut coexister avec l'ouverture spontanée à la peau ; suivant D. Mollière, Poulet et Bousquet on la rencontrerait presque toujours la première, et seule, au moins pendant un certain temps. — Cette marche doit être surtout différente suivant la cause de l'affection.

Outre les diverticules purulents dont nous venons de parler, des fusées se font dans quelques cas à travers le releveur de l'anus dans l'espace pelvirectal supérieur, *abcès en bissac,* en *bouton de chemise.*

Enfin le pus, passant en avant du coccyx, peut dépasser la ligne médiane et envahir la fosse ischio-rectale du côté opposé; c'est l'*abcès en fer à cheval.*

On conçoit facilement que de pareils désordres ne se produisent point sans amener une réaction générale intense. Le pouls est très fréquent, la température élevée, la langue sèche, fuligineuse même; le malade est en proie à une soif vive, à une insomnie constante; il est agité, ou bien plongé dans une stupeur marquée. — Un écoulement abondant et fétide s'établit par les ouvertures spontanées tant de la peau que du rectum; et il n'est pas rare de voir les phénomènes s'aggraver et la mort survenir au bout de quinze jours ou trois semaines.

Les choses se passent quelquefois plus heureusement : les phénomènes généraux tombent, et si le malade résiste à la suppuration prolongée, on voit se former autour du rectum des trajets fistuleux complexes, et multiples sur lesquels nous reviendrons plus loin.

Certaines phlegmasies ne présentent pas cette allure aiguë, grave; elles marchent insidieusement, mais leurs désordres facilement méconnus n'en sont que plus considérables : ce sont les phlegmasies ostéopathiques, et surtout les phlegmons qui reconnaissent pour cause le déversement des matières fécales dans la fosse ischiorectale par une perforation large. (J. L. Petit, Tillaux.)

b. *Phlegmons gangréneux de la fosse ischio-rectale.* — Boyer avait déjà signalé la tendance gangréneuse que présentent les inflammations ischio-rectales; le sphacèle est dû parfois à un excès d'inflammation; le plus souvent il doit être rapporté soit à un état général mauvais, soit à une constitution profondément débilitée, parfois à une infiltration d'urine dans la loge périnéale postérieure. — Mais sa grande, sa principale cause, c'est l'infiltration de matières stercorales et de gaz à travers une fissure, une crevasse du rectum; Chassaignac compare ce contact à celui de l'urine dans l'infiltration urineuse. — Les phénomènes généraux sont alors particulièrement graves; les gaz sont plus abondants dans le foyer purulent, la marche plus rapide, la terminaison rapidement fatale.

Diagnostic. — 1° Reconnaître l'existence d'un abcès de la marge de l'anus n'est pas chose difficile en général; seuls certains cancers de l'extrémité inférieure du rectum et quelques rétrécissements pourraient prêter à la confusion. — Les indurations phlegmoneuses et les fistules que l'on observe alors, ne sont que des éléments accessoires. Les commémoratifs, l'évolution de l'affection, l'altération de l'état général, les résultats du traitement spécifique, enfin et surtout les caractères propres fournis par le toucher rectal en cas de rétrécissements cancéreux ou syphilitiques fournissent des données autrement importantes et ne laissent aucune place à l'erreur.

2° Diagnostiquer la variété, par contre, n'est pas toujours facile ; il ne saurait guère y avoir de doutes pour les abcès tubéreux ; mais les abcès phlegmoneux, les abcès ischio-rectaux et les phlegmasies pelvi-rectales supérieures demandent à être étudiés d'un peu plus près pour se distinguer les uns des autres.

Le toucher rectal constitue encore le moyen de diagnostic le plus sûr : l'induration périrectale est peu considérable dans le phlegmon simple ; elle ne dépasse guère le releveur, en cas de phlegmon de la fosse ischio-rectale, et remonte au contraire très haut dans le phlegmon pelvirectal supérieur. — De plus on n'observe guère dans l'abcès phlegmoneux simple cet épaississement d'une moitié du périnée postérieur si marqué dans le phlegmon ischio-rectal ; l'écoulement purulent est moins abondant, enfin l'affection évolue très rapidement d'une manière plus avantageuse.

3° Il peut y avoir un grand intérêt thérapeutique et pronostique à rechercher la cause du phlegmon. — L'auscultation devra toujours être pratiquée avec soin ; donne-t-elle des résultats positifs au point de vue de la tuberculisation pulmonaire, la question est à peu près tranchée ; mais même si elle reste négative ou douteuse, on ne saurait affirmer que la tuberculose n'est pas en jeu dans l'affection. — Les commémoratifs, l'examen local, permettront dans quelques cas d'établir l'influence d'hémorrhoïdes, de plaies, d'opérations, de corps étrangers du rectum, d'affections de la prostate, des vésicules séminales, etc.

Le pronostic n'est pas grave dans les abcès tubéreux et les phlegmons superficiels des individus bien portants ; chez les malades maigres, affaiblis, lorsque l'abcès de la marge de l'anus éveille l'idée de tuberculose, la guérison s'obtient plus difficilement.

Le phlegmon ischio-rectal est d'un pronostic très sérieux ; l'importance des phénomènes généraux, l'abondance de la suppuration, les fistules interminables, qui lui succèdent, justifient trop les craintes que l'on doit exprimer dès le début. — Le danger est surtout grand dans les phlegmons gangréneux; la mort s'ensuit presque toujours malgré le traitement le mieux conduit.

Traitement. — La suppuration des phlegmasies périanales et périrectales est inévitable; les efforts des chirurgiens tendent surtout à prévenir la formation d'une fistule.

Depuis la célèbre discussion de l'Académie royale de chirurgie, deux méthodes différentes se partagent la faveur des praticiens.

Les uns, avec Foubert, sont partisans d'une petite incision faite au point culminant pour permettre l'évacuation du pus; si une fistule s'établit on la traitera plus tard; c'est l'opinion de Boyer; c'est encore la pratique conseillée par Gosselin dans la plupart des cas.

Les autres, imitant la conduite de Faget, veulent que l'on incise immédiatement et très largement les tissus enflammés. Le bistouri dirigé de l'anus vers la périphérie, suivant le rayon d'une circonférence dont l'anus serait le centre, sectionne la partie inférieure de l'anus lui-même. Chassaignac, Verneuil se sont déclarés partisans de cette méthode qui permet d'éviter ainsi les fistules consécutives. — On lui a reproché d'exposer à des hémorrhagies, et à l'incontinence des matières stercorales.

L'une et l'autre théorie peuvent être défendues; il faut tenir compte des cas : dans les abcès phlegmoneux simples et même dans les abcès de la fosse ischio-rectale ne paraissant pas communiquer avec le rectum, on peut commencer par l'incision simple toujours dirigée vers l'anus; le foyer, bien vidé, sera lavé avec soin avec l'eau phéniquée forte, ou une solution de chlorure de zinc, et bourré de gaze iodoformée. Lorsque ces phlegmons se sont déjà ouverts dans le rectum ou qu'ils menacent de le faire l'incision large entamant l'anus est mieux indiquée; l'emploi du thermocautère est particulièrement recommandée ici par beaucoup de chirurgiens.

Enfin dans les gros phlegmons profonds, il faut de très bonne heure inciser largement les téguments, au besoin faire des incisions multiples, bien désinfecter le foyer et en même temps prescrire un traitement général tonique pour lutter contre l'état général et les phénomènes si graves qu'entraînent ces phlegmons à tendance gangréneuse.

II. *Phlegmons et abcès de l'espace pelvi-rectal supérieur.*

Notions anatomiques. — Le tissu cellulaire lâche et graisseux que l'on trouve autour du rectum, au fond de l'entonnoir que figure

le releveur de l'anus, forme au-dessous du péritoine un espace, que
l'on désigne avec Richet sous le nom d'espace pelvirectal supérieur,
par opposition à la fosse ischio-rectale, située au-dessous du releveur, et à laquelle on donne encore le nom d'espace pelvi-rectal inférieur. Sur la ligne médiane l'espace supérieur répond en avant, chez
l'homme, à la prostate et aux vésicules séminales ; sur les parties
latérales il n'y a que du tissu cellulo-graisseux dans lequel cheminent les vaisseaux artériels et surtout les vaisseaux veineux qui se
rendent au rectum.

Historique. — Les travaux de Richet, la thèse de Pozzi, 1873, le
travail de Lannelongue à la Société de chirurgie, 1878, la thèse de
Vasy, 1879, et l'étude publiée par Bouilly dans les *Archives générales
de médecine* de la même année sur la cellulite pelvienne, tels sont
les documents, fort récents comme on le voit, d'après lesquels on peut
tracer les principaux traits de cette affection.

Étiologie. — Le professeur Gosselin a divisé, au point de vue
étiologique, les phlegmons de l'espace pelvi-rectal supérieur en deux
classes.

1° *Les phlegmons de la région antérieure*, qui reconnaissent pour
cause, des affections génito-urinaires : phlegmons et abcès prostatiques
et péri-prostatiques (Thèse Segond. 1881), lésions des vésicules séminales, de la vessie, de nature inflammatoire ou tuberculeuse.

2° *Les phlegmons de la région postéro-latérale*, plus rares, apparaissant sans cause appréciable, chez des sujets très constipés
(Richet), liés souvent à une rectite chronique ulcéreuse, à une
ulcération quelconque du rectum, à des opérations chirurgicales ou à
l'introduction de corps étrangers. — L'inflammation des veines hémorrhoïdales variqueuses a été invoquée dans quelques circonstances ;
— ailleurs il s'agira de véritables adéno-phlegmons, consécutifs à des
lymphangites, dont le point de départ est une ulcération anale ou
périanale. — Enfin certains phlegmons reconnaissent pour cause la
carie du sacrum ou encore une sacro-coxalgie.

Symptomatologie. — Le début est des plus insidieux, caractérisé
seulement par une sensation vague de pesanteur dans le bassin, par
de la constipation, des garde-robes très éloignées et très douloureuses, des troubles dyspeptiques, enfin par une fièvre sans caractère
spécial. — La résolution peut survenir ; plus souvent c'est la suppuration qui se produit ; elle est indiquée par les frissons et la fièvre.

Si l'affection est cantonnée autour de la prostate, on observe de la dysurie, de la rétention d'urine ; le toucher rectal reconnaît en avant l'empâtement et la fluctuation ; — s'il s'agit de phlegmon postéro-latéral, la forme de la tuméfaction est parfois celle d'un croissant entourant la moitié postérieure du rectum.

L'affection, abandonnée à elle-même, suit des marches différentes : le plus souvent l'abcès une fois formé perforc le releveur de l'anus, envahit la fosse ischio-rectale, constituant un abcès en bissac, et finalement, s'ouvre au dehors en donnant presque fatalement naissance à une fistule pelvi-rectale supérieure, long trajet de 8 à 15 centimètres de long qui aboutit extérieurement à 4 ou 6 centimètres de l'anus.

Les fistules pelvi-rectales d'origine osseuse s'ouvriraient plutôt à la partie postérieure de l'anus, ou à la partie inférieure de la fesse, au voisinage du pli fessier.

Dans une autre forme clinique, après la constipation du début survient de la diarrhée, et un jour l'ouverture s'étant faite dans le rectum, la collection se vide ainsi ; mais elle se vide mal, et pendant un certain temps l'évacuation des matières est *suivie* de l'issue d'une certaine quantité de pus. — Cette succession est particulière à l'abcès pelvi-rectal supérieur. Dans les collections purulentes de la partie inférieure du rectum, l'issue du pus *précède* l'issue des matières.

Les parois de la poche purulente restent indurées longtemps, surtout quand des fistules se sont constituées.

On a vu chez la femme l'inflammation cheminer vers la fosse iliaque et des ouvertures se faire dans la vagin, ou la vessie (terminaisons rares).

De même l'affection peut présenter des variations importantes ; à côté des cas aigus, il en est de plus insidieux, plus lents dans leur marche, et partant plus difficiles encore à diagnostiquer.

Le toucher rectal est l'élément le plus important du diagnostic, il permet de reconnaître l'étendue de l'induration, et de vider en partie le foyer lorsque l'ouverture s'est produite. Du pus peut ainsi être évacué par le rectum et révéler que l'abcès s'est fait jour de ce côté.

Pronostic. — Une pareille affection est forcément grave ; sans parler des cas où elle est symptomatique d'une lésion de voisinage, la longueur de la suppuration, l'imminence presque fatale de fistule, obligent à bien des réserves.

Traitement. — Cependant le chirurgien appelé à temps arrive quelquefois à éviter ces fâcheuses conséquences, en pratiquant de bonne heure l'ouverture rectale, ainsi que Segond l'a conseillée et pratiquée dans les inflammations prostatiques et périprostatiques.

CHAPITRE II

FISTULES A L'ANUS.

Historique. — Le principal intérêt de cette question réside dans son traitement.

Aussi trouve-t-on dans tous les auteurs anciens des préceptes nombreux relatifs à la conduite à tenir vis-à-vis des fistules à l'anus.

Pendant longtemps, sur la foi d'Hippocrate, les chirurgiens, persuadés de l'innocuité des blessures et opérations pratiquées sur l'*intestin droit*, ne virent dans la fistule qu'une chose, la *callosité*, et n'eurent qu'une préoccupation, la détruire par tous les moyens possibles, le fer et le feu.

Peu à peu cependant, on devint plus réservé sur l'emploi de ces moyens barbares, et les sages préceptes de Celse sur les avantages de la ligature, se retrouvent dans les auteurs qui l'ont suivi, Avicenne. Fabrice d'Acquapendente, Guy de Chauliac.

Sous l'influence des idées de l'époque et par craindre des dangers que l'on attribuait à la suppression de certaines suppurations servant d'émonctoires, la thérapeutique devint de plus en plus timide. — Guy de Chauliac, dans l'excellent chapitre qu'il nous a laissé, s'autorise d'Avicenne et de Lanfranc, pour ne pas toucher aux fistules « ne faisant pas grande fascherie », à celles qui servent d'émonctoires; il invoque Albucasis pour refuser toute intervention pour « les fistules qui pénètrent jusques à la vescie et aux os des hanches et de la queuë ». « Davantage, ajoute-t-il, c'est l'intention de tous que la fistule pénétrante plus que du milieu des muscles du fondement ne soit pas curée, d'autant que pire maladie s'en ensuivrait qui est la sortie involontaire des excréments ». De telle sorte qu'il réserve l'intervention pour les fistules qui ne pénètrent pas ou guère comme le dit Rhasis, et pour les fistules calleuses.

Ces préceptes étaient encore suivis avec des variantes peu importantes, lorsque la maladie historique de Louis XIV vint en partie détruire les théories admises jusqu'alors ; la fistule devient aussitôt une affection qu'il faut combattre, et ce ne sont pas les moyens qui ont fait défaut depuis cette époque. Parmi les nombreux traités parus, nous citerons un excellent travail de Pierre de Marchetti dans la bibliothèque chirurgicale de Manget, les sages remarques de J. L. Petit, quelques discussions de l'Académie royale de chirurgie, enfin les traités classiques modernes, et les chapitres des traités spéciaux (D. Mollière, Allingham, Curling). Malgré toutes ces productions, bien des points litigieux sont restés en suspens et nécessiteraient encore de nouvelles recherches.

Division. — Comme les inflammations de l'anus et du rectum, les fistules doivent être divisées en :

1° *Fistules pelvi-rectales inférieures ;*

2° *Fistules pelvi-rectales supérieures.*

Les premières sont de beaucoup les plus importantes ; il est nécessaire de dire quelques mots à part sur les *fistules ostéopathiques.*

1° *Fistules pelvi-rectales inférieures.*

Étiologie et pathogénie. — L'abcès de la marge de l'anus est toujours la cause première de la fistule, ou tout au moins l'intermédiaire obligé et seul sensible entre cette cause et la fistule elle-même. Nous renvoyons donc au chapitre de l'étiologie de ces phlegmons et abcès ; seuls quelques points méritent de nous arrêter un instant ; tous d'ailleurs peuvent être groupés autour de cette question : quels sont les individus atteints ?

Les fistules à l'anus sont les plus fréquentes des affections du rectum ; Allingham en a observé 1208 sur les 4000 affections du rectum traitées à l'hôpital Saint-Marc. Elles se rencontrent plutôt chez l'homme que chez la femme, chez l'adulte que chez l'enfant et le vieillard. Laissant de côté les cas dans lesquels la fistule est symptomatique d'une affection principale : rétrécissement, cancer du rectum, etc., on peut dire que tantôt elle frappe des individus jouissant d'une bonne santé habituelle, et tantôt des tuberculeux avérés ou des tuberculeux en puissance.

Dans le premier cas, les causes sont des traumatismes, des inflammations, et des ulcérations du rectum ou de ses veines dilatées. Les hémorrhoïdaires entre tous, payent un large tribut à cette affection.

Quant aux *relations de la fistule à l'anus avec la tuberculose*, pour n'être pas absolument établies par des statistiques, elles n'en sont pas moins certaines. On peut s'étonner à bon droit de voir qu'Andral et Louis considéraient la coïncidence de la fistule à l'anus et de la tuberculisation pulmonaire comme très rare; Allingham l'évalue à 14 pour 100 au minimum; mais il pense que dans les services de chirurgie on méconnait souvent la tuberculose pulmonaire des malades porteurs de trajets fistuleux, et qu'inversement beaucoup de phtisiques, dans les services de médecine, ne déclarent pas leur fistule. Les Allemands admettent volontiers que la plupart des fistules sont dues à des tubercules périrectaux suppurés. Nous reviendrons sur les caractères spéciaux que présentent les fistules dans ces circonstances, et sur les indications thérapeutiques qui en résultent.

Comment et pourquoi les phlegmasies périrectales et les abcès de la marge de l'anus deviennent-ils fistuleux? Bien des conditions peuvent être invoquées; les unes tiennent à la région, les autres à la paroi même du foyer et de la fistule, enfin en troisième lieu, elles reconnaissent pour cause les produits excrétés ou sécrétés par le trajet.

1° Région. — On a invoqué de tout temps la mobilité, l'abondance, la laxité du tissu cellulo-graisseux périrectal pour expliquer comment les abcès de la marge de l'anus se recollent si difficilement.

2° Paroi. — La fonte rapide, parfois si étendue, de tous les tissus interposés entre le rectum mobile et les parois rigides du bassin, se joint aux causes précédentes pour empêcher ce recollement. Plus tard, d'autres causes non moins importantes viennent s'y ajouter : ce sont les *indurations*, les *callosités* qui se forment autour de ces foyers et enlèvent toute souplesse aux tissus ambiants. Cette notion de la callosité était considérée comme si importante par les auteurs anciens qu'ils ne reculaient devant aucun moyen pour la combattre.

Les données les plus modernes nous ramèneront peut-être à ces idées anciennes. Si l'abcès de la marge de l'anus est réellement tuberculeux dans un grand nombre de cas, la fistule qui lui succède doit participer à cet état. Ses parois toujours fongueuses du reste, seront sans doute démontrées semblables à celles des abcès froids. De là en grande partie la persistance de la suppuration qu'elles fournissent.

A côté de ces faits pathologiques primordiaux, peut-être faut-il faire certaine place à ces dispositions anatomiques, replis valvulaires, nids diverticulaires, sur lesquels Chiari a de nouveau appelé l'attention à une époque récente.

3° Enfin on a pensé que le passage des matières fécales et des gaz altérait les parois de l'abcès, modifiait ses secrétions, et par suite s'opposait au rapprochement des surfaces suppurantes.

Anatomie pathologique. — Les fistules pelvi-rectales inférieures sont :

Simples ou à *trajet unique ;*

Complexes ou à *trajet multiple.*

A. *Fistules simples ou à trajet unique.* — Ces fistules sont depuis fort longtemps divisées en trois variétés importantes qui méritent d'être conservées :

1° Tantôt l'abcès point de départ de la fistule est ouvert à la fois à la peau et dans le rectum : *fistule complète.*

2° Tantôt l'abcès n'est ouvert qu'à la peau ; sa cavité ne communique pas avec le rectum : *fistule borgne externe.*

3° Tantôt enfin le diverticule purulent n'a qu'un orifice rectal : *fistule borgne interne.*

La première variété nous servira de *type de description :*

1° *Fistule complète.* — Cette variété offre à étudier un orifice externe, un trajet et un orifice interne.

a. *L'orifice externe* ou cutané est généralement étroit, tantôt placé au sommet d'un tubercule rougeâtre et charnu, tantôt au fond d'une dépression à contour cicatriciel. Son siège surtout est intéressant ; on le trouve rarement en arrière ou en avant de l'anus, presque toujours sur les parties latérales. L'orifice est très près de l'anus, dans les plis rayonnés qui en partent, dans le cas de fistules *sous-tégumentaires ;* il est plus éloigné, 2, 3 centimètres et même davantage, lorsqu'il s'agit de fistules profondes *sous-musculaires.*

Plusieurs orifices cutanés peuvent correspondre à un trajet unique, *fistules en pomme d'arrosoir.*

b. *Trajet.* Il ne faudrait pas croire, ainsi que le fait très justement remarquer Chassaignac, que la fistule à l'anus soit représentée par un trajet canaliculaire simple, terminé à ses deux extrémités par un orifice. Ce trajet est ampullaire et ses orifices ne sont pas toujours situés aux deux extrémités de l'ampoule ; souvent curviligne, sinueuse, la fistule présente, même dans les cas simples, de petites chambres diverticulaires qui en rendent fort difficile la guérison complète.

Relativement à leur siège, il en est qui s'ouvrent dans le canal de l'anus, *fistules anales* proprement dites ; d'autres qui se terminent dans le rectum, au-dessus du sphincter, *fistules rectales*. — Quelques-unes, les plus nombreuses, sont toutes petites, *fistules sous-tégumentaires*, *sous-cutanées* ou *cutanéo-muqueuses*. D'autres sont situées plus en dehors et s'ouvrent au-dessus du sphincter, *fistules sus-sphinctériennes;* d'autres enfin traversent le sphincter même, *fistules intra-sphinctériennes*.

Les diverticules peuvent exister autour de l'orifice cutané, dans la partie moyenne du trajet, ou sous la muqueuse qu'ils décollent dans une étendue variable, soit circulairement, soit longitudinalement.

La structure de ces trajets rappelle celle d'un canal parfaitement organisé. La face interne est composée de bourgeons charnus, plus ou moins granuleux ou rougeâtres ; plus rarement on la trouve atone, cicatricielle et fibreuse ; la face externe se confond avec les tissus indurés qui l'entourent et cet épaississement va parfois jusqu'à la *callosité*. L'ensemble de ces parties représente une pseudo-muqueuse (Vulpian), quelquefois une membrane de tissu dermo-papillaire ; elle peut enfin donner l'idée d'une véritable *cutisation*. Des recherches nouvelles seraient nécessaires pour nous fixer sur la présence plus ou moins fréquente dans ces tissus, des éléments tuberculeux. On ne peut jusqu'ici que la soupçonner.

c. *Orifice interne*. — L'orifice interne siège à des hauteurs variables, soit près de l'anus, ce sont de beaucoup les plus communes, soit dans la dépression qui sépare le sphincter externe du sphincter interne (Allingham), soit au-dessus de ce dernier.

2° *La fistule borgne externe* conduit par un trajet semblable à celui que nous avons décrit plus haut jusque sous la muqueuse rectale ; elle n'est pas très-rare.

3° *La fistule borgne interne*, de l'avis unanime, est la moins commune ; ce serait la plus douloureuse, suivant Allingham ; elle débu-

terait souvent par ulcération de la muqueuse, et serait, au dire du
même auteur, fréquemment tuberculeuse. Les abcès phlébitiques et
les corps étrangers peuvent encore lui donner naissance. Nous croyons
avec Chassaignac, que, pour cette variété, comme pour les autres, le
mode pathogénique par ulcération est un processus rare, et qu'ici
encore l'abcès est la cause la plus fréquente.

B. *Fistules complexes ou à trajets et à orifices multiples.* — Souvent il s'agit de fistules ordinaires, négligées qui poussent des prolongements dans le tissu cellulaire sous-cutané, par un procédé
comparable à celui qui marque l'accroissement des abcès froids. Chez
d'autres malades ces trajets fistuleux succèdent aux grandes dévasta-
tions gangréneuses de l'espace ischiorectal. Leurs trajets en L, en V
ou Y avec des ramifications variables, sont fort difficiles à guérir
et s'entourent vite de callosités, dont l'épaisseur peut aller jusqu'à
produire une variété de rétrécissement du rectum.

C'est à ces fistules multiples que convient l'expressive comparaison
du *terrier de lapins* (Allingham). Les orifices cutanés sont distribués
irrégulièrement sur les trajets; tantôt chaque canal possède sa bouche
propre, tantôt plusieurs conduits se réunissent sur une même ouverture. L'orifice rectal est toujours unique.

Symptomatologie et diagnostic. — Dans la fistule type complète ou borgne externe, le malade se plaint de démangeaisons incom-
modes, d'humidité permanente de la région anale surtout pénibles
dans la marche et pendant l'été; la chemise porte des traces de l'affection sous forme de taches purulentes; un peu de sang, des matières
fécales peuvent se joindre au pus. Ces troubles constituent d'abord
une simple infirmité qui ne met pas obstacle aux travaux ordinaires,
et ne nécessite que des soins de propreté.

Mais de temps à autre, l'écoulement se tarit; la région fistuleuse
devient douloureuse, s'enflamme; la station assise, la défécation sont
pénibles; ces phénomènes sont imputables à la rétention du pus et
disparaissent rapidement lorsque l'orifice externe, se rouvrant, laisse
échapper le liquide accumulé. En présence de ces troubles symptomatiques, il faut examiner la région anale.

Cette *inspection* permettra de découvrir le ou les orifices externes
avec les caractères que nous leur avons assignés. D'autres explorations deviennent nécessaires pour compléter le diagnostic. Le malade
sera donc couché sur le côté correspondant à la fistule, la cuisse

de ce même côté étendue, l'autre complétement repliée sur le ventre ; un aide placé près de la tête relève fortement avec les deux mains la fesse du côté sain, et la région peut ainsi être inspectée avec soin. Chassaignac préférait l'attitude de la taille. Le chirurgien pratique alors le toucher rectal et reconnaît ainsi les indurations de voisinage et quelquefois le siège de l'orifice interne. Un stylet un peu flexible introduit par l'orifice externe et conduit doucement dans le trajet, cherchera à en apprécier la direction, les diverticules, et dans le cas de fistule borgne externe, la distance qui sépare l'instrument du doigt placé dans le rectum.

Si l'on tient absolument à être fixé sur l'existence de l'orifice interne, on complète utilement cette exploration par des injections colorées d'encre, de vin ou de lait poussées dans la fistule. En cas de fistule complète, le liquide ressortira par l'anus.

S'il n'existe pas d'orifice externe, on reconnaîtra une *fistule borgne interne* aux caractères suivants : présence du pus à la surface des selles, évacuation du clapier purulent par la pression du doigt, sensation d'un orifice induré à la surface de la muqueuse rectale. Allingham insiste sur la nécessité qu'il y a de ne pas chercher trop haut cet orifice, ordinairement voisin des sphincters. — Si le toucher rectal révèle quelque point suspect, on essayera d'en pratiquer le catéthérisme à l'aide d'un stylet recourbé, en ayant soin de ne pas se laisser induire en erreur par la sensation d'une lacune de Morgagni plus développée qu'elles ne le sont d'habitude.

C'est encore par le toucher rectal que l'on reconnait certaines variétés de fistule comme la *fistule en fer à cheval*, fréquente au dire d'Allingham. On perçoit dans ce cas la sensation d'une induration bilatérale plus ou moins irrégulièrement circulaire ; le malade même accuse dans certains cas la sensation interne de cette induration, quelque chose comme un *morceau de fil de fer*.

Chez les tuberculeux avérés, l'aspect extérieur est quelquefois caractéristique : les bords de la fistule sont le plus souvent décollés, irrégulièrement déchiquetés, les sphincters offrent peu de résistance, enfin les poils de la région anale sont plus longs, plus fins et plus soyeux que chez les individus bien portants (Allingham).

L'examen du rectum par le toucher rectal, si utile pour le diagnostic des fistules ordinaires, permet seul de rapporter à leur véritable cause celles qui viennent compliquer les rétrécissements de l'organe : on reconnaitra d'ailleurs entre eux les rétrécissements divers, aux signes qui leur sont propres.

Pronostic. — Les fistules à l'anus constituent une infirmité qui incommode fort diversement les malades. Les uns demandent avec instance à en être débarrassés ; d'autres, moyennant quelques soins de propreté, n'en sont guère gênés, et s'il ne survient pas d'inflammation ne se soucient pas d'être opérés. Ces inflammations sont malheureusement communes ; une fistule négligée devient souvent le point de départ de phlegmons nouveaux dans le voisinage, et, de simple qu'elle était, se transforme en une fistule à branches multiples.

C'est une raison de conseiller aux malades l'opération.

Traitement. — Nous ne saurions décrire avec détails tous les procédés mis en pratique depuis Hippocrate jusqu'à nos jours pour traiter les fistules à l'anus. Nous nous contenterons donc d'énumérer 1° les *cautérisations* si employées des anciens : nitrate d'argent, fer rouge, trochisques de minium, pâte de Vienne, chlorure de zinc ; 2° la *compression*, qui donne bien rarement de bons résultats ; 3° l'*injection iodée* si vantée par Boinet, si souvent employée encore aujourd'hui, et si rarement suivie de succès ; les injections irritantes ; l'usage des eaux sulfureuses qui ne purent guérir les patients envoyés par Louis XIV dans le but d'expérimenter leur efficacité. — Nous placerons dans cette même catégorie la *ligature simple* ou *apolinose*, déjà recommandée par Celse, Avicenne, et la section à l'*écraseur linéaire de Chassaignac*, instrument excellent d'ailleurs, mais dont les avantages ne compensent pas ici la lenteur et les douleurs de l'opération. — Enfin, nous dispenserons le lecteur de la description de toutes les variétés de *syringotomes* employés jusqu'à nos jours. L'arsenal chirurgical ne peut que gagner à être simplifié, et nous pensons qu'avec une sonde cannelée, un bistouri, des ciseaux, un fil de caoutchouc et un thermocautère, le chirurgien peut mener à bien le traitement de n'importe quelle fistule à l'anus simple ou complexe. — Deux méthodes se partagent donc aujourd'hui la faveur des opérateurs.

1° L'*incision simple ou avec excision ;*
2° La *ligature élastique.*

Mais avant de les appliquer, certaines précautions doivent être prises : le malade sera purgé la veille ; le matin même, on administrera un ou plusieurs lavements pour bien nettoyer l'extrémité inférieure du tube digestif.

La région ayant été rasée avec soin et bien lavée avec une solution antiseptique, le malade est couché comme pour l'exploration de la fistule. — Une sonde cannelée est introduite par l'orifice externe et poussée jusque dans le rectum par l'orifice interne, ou si l'on ne trouve pas ce dernier orifice, par le point le plus élevé du trajet au niveau duquel on perforera la muqueuse rectale ; le doigt recevra la pointe de la sonde, la couvrira de l'extrémité de l'ongle, et ainsi protégée la ramènera au dehors par l'anus. Le trajet sera fendu sur la sonde au bistouri dans toute son étendue ; s'il est entouré de callosités, celles-ci seront excisées avec des ciseaux courbes. L'excision, quoi qu'en ait dit Chassaignac, est dans certains cas un complément fort utile de l'incision. Le simple grattage du trajet avec la curette de Volkmann nous paraît toujours nécessaire et généralement suffisant.

Le thermo-cautère est l'instrument de choix de beaucoup d'opérateurs ; avec lui l'opération est plus simple qu'avec le bistouri ; on n'a aucune perte de sang et on remplace le nettoyage du trajet par sa cautérisation. Nous ne le conseillons pourtant que dans les fistules multiples qui exigent des débridements nombreux. Il semble en effet rendre la guérison plus lente. Il a, il est vrai, la réputation de mettre les malades à l'abri des hémorrhagies et des complications graves : érysipèle, infection purulente, mais ces accidents ne se montrent véritablement plus lorsqu'on prend la précaution de faire un pansement convenable. — Le véritable pansement antiseptique est basé sur l'emploi de l'iodoforme soit en poudre, soit à l'état de gaze iodoformée. Il n'est pas nécessaire d'employer des mèches ; le malade est soumis les premiers jours à la diète et à l'usage de l'opium ; le pansement est renouvelé au bout de trois ou quatre jours.

L'hémorrhagie est ordinairement insignifiante dans l'opération de la fistule ; au besoin on l'arrêterait avec des pinces à forcipressure que l'on laisserait en place pendant douze heures. — Il se produit parfois dans les premiers jours un peu de rétention d'urine, du ballonnement, quelques coliques. — L'infection purulente, l'érysipèle, communs autrefois, ont disparu avec les pansements actuels. La cellulite pelvienne est possible surtout à la suite d'opérations étendues ; les pansements antiseptiques ont encore rendu cet accident infiniment rare. — Parfois la plaie reste anémiée, pâle ; des décollements inaperçus se manifestent ; le thermocautère modifiera fort heureusement cet état de choses.

La *ligature élastique* est fort en honneur chez les chirurgiens anglais ; elle se pratique avec un tube en caoutchouc ou avec un lien plein de 2 à 3 millimètres de diamètre, comme l'a proposé sir H. Thompson. Cette méthode sur laquelle Dittel de Vienne a un des premiers attiré l'attention en 1873, avait été employée auparavant par Grandesso Silvestre de Vienne en 1862, et par H. Lée et Holtouse en 1870. — Le tube sera bien tendu de prime abord et les deux extrémités de l'anse seront maintenues par un fil de soie bien serré et entortillé avec les extrémités du tube élastique. Allingham se sert de tubes de Galli qu'il écrase sur le fil élastique. — Dans ces conditions, on observerait peu de douleurs, pas d'hémorrhagie et peu de suppuration ; le fil comprime plus qu'il ne coupe. La chute du lien s'effectue généralement vers le sixième ou septième jour en moyenne ; cela dépend, bien entendu, de l'épaisseur des tissus à sectionner. — Si nous en croyons Allingham, la guérison serait plus rapide que par les autres méthodes ; elle serait complète en vingt jours au lieu de trente-cinq.

Un inconvénient fâcheux résulte, quelle que soit la matière employée, de l'incision complète du sphincter, nécessaire dans certains cas : je veux parler de l'incontinence des matières ; il est bien rare qu'elle ne diminue pas sensiblement par les progrès de la cicatrisation.

Nous ne sommes plus au temps où l'on croyait au rôle utile des fistules en tant qu'émonctoire, et tout le monde aujourd'hui convient de la nécessité d'opérer, même chez les tuberculeux, à part les cas ultimes. Allingham, qui a traité cette question avec tant de compétence, insiste par des faits sur les bons résultats obtenus lorsque le malade est découragé, à la condition qu'on opère dans une bonne saison, en choisissant un moment où il n'y ait pas de poussée tuberculeuse et en se mettant dans les meilleures conditions hygiéniques et thérapeutiques possibles. — Ces sages préceptes ont une importance que nous n'avons pas besoin de relever.

2° *Fistules pelvi-rectales supérieures.*

Les détails dans lesquels nous sommes entrés à propos des phlegmons de l'espace pelvirectal supérieur nous permettront d'être fort brefs sur les fistules qui leur font suite et dont Pozzi a tracé l'histoire dans sa thèse de doctorat, Paris, 1873. — Ces fistules sont de longs trajets de 8 à 15 centimètres qui perforent le releveur et viennent s'ouvrir à la peau de la région anale à 4 ou 6 centimètres environ de l'anus. — La longueur de l'induration qui les entoure et qu'il est facile d'apprécier par le toucher rectal constitue un des points les plus importants du diagnostic, comme aussi une des grandes difficultés du traitement. Elles seraient toutes borgnes externes, d'après Poulet et Bousquet.

On traite ces fistules par la section lente du rectum avec l'entérotome à branches parallèles de Richet, qui est bien préférable à celui de Dupuytren pour ce cas particulier.

5° *Fistules ostéopathiques.*

Les fistules d'origine osseuse qui se montrent dans la région anale proviennent du sacrum, du coccyx, ou de l'os iliaque : branche ischio-pubienne, tubérosité de l'ischion. — Le pus qu'elles secrètent renferme parfois des séquestres osseux. — Ces fistules se creusent leur trajet soit dans la fosse ischio-rectale, soit dans l'espace pelvi-rectal supérieur Elles s'ouvrent surtout à la partie postérieure de l'anus, vers la région coccygienne ; on les trouve encore à la partie inférieure de la fesse, au voisinage du pli fessier, principalement lorsqu'elles sont liées à une lésion de l'ischion ou des parties voisines.

Leur traitement consiste dans le curage du trajet et, au besoin la résection de la portion osseuse atteinte, coccyx (Petit), branche ischio-pubienne (Duplay), tubérosité de l'ischion.

CHAPITRE III

FISSURE A L'ANUS.

La dénomination de *fissure à l'anus* doit être exclusivement réservée à des *ulcérations du canal de l'anus*, généralement *étroites et allongées* et s'accompagnant à un degré variable de *névralgie* et de *contracture* de la région sphinctérienne ; c'est l'ulcère irritable douloureux des Anglais.

Cette définition nous permet d'écarter nettement du cadre de la fissure anale toutes les ulcérations sans contracture de l'anus qui s'y trouvaient confondues avant les travaux de Boyer (1818).

Seules les variétés dites *sphinctérienne* par Blandin et *sphinctéralgique* par Chassaignac dans leur description des fissures anales, répondent en réalité à cette définition, ainsi que ces auteurs l'avaient d'ailleurs soigneusement indiqué ; nous nous abstenons à dessein de reproduire des divisions qui ne peuvent que créer de la confusion.

Étiologie. — La plupart des auteurs s'accordent à reconnaître que l'affection est plus fréquente chez *la femme* que chez l'homme. On l'observe surtout de 25 à 40 ans, et particulièrement entre 25 et 30.

Elle est très rare chez le vieillard ; Allingham l'a cependant observée chez un homme de 80 ans. — La vraie fissure est également rare chez le nouveau-né, bien que la description des fissures chez les enfants à la mamelle ait été faite non sans quelque confusion par plusieurs auteurs (Gautier, Aubry, Mabboux, Duclos).

La proportion des fissures aux autres affections du rectum est supérieure à 1/10 : 446/4000 (Allingham.)

La plupart des *érosions de l'anus* peuvent s'accompagner des caractères symptomatiques de la fissure anale. Le tempérament nerveux, les tendances hystériques et tous les troubles sexuels que l'on observe chez les jeunes femmes, créent un terrain éminemment favorable à l'éclosion de cette contracture névralgique, qui est un des principaux éléments de la fissure.

Certaines érosions se produisent sous l'influence de causes déterminantes très nettes ; ce sont d'une part celles qui résultent de la constipation habituelle et opiniâtre, et en second lieu les érosions traumatiques.

Les érosions dues à la constipation sont provoquées par le passage d'un bol fécal trop dur ou trop volumineux. A cette catégorie se rattachent l'influence des habitudes sédentaires, l'étroitesse congénitale de l'orifice anal (Sarremone, D. Mollière), la paralysie, l'inertie du rectum (Bretonneau, Trousseau, Thiry), les déviations utérines, les cystites chroniques. Allingham.

Les érosions traumatiques sont tantôt des déchirures produites par l'introduction maladroite de la canule d'un irrigateur, tantôt des éraillures provoquées par la pédérastie.

En dehors de ces conditions ou conjointement avec elles, les érosions fissuriques se montrent aussi à la suite d'altérations de la région anale ou de la partie inférieure du rectum : hémorrhoïdes, polypes (Allingham), érythème, eczémas. L'accouchement par suite des tiraillements qu'il impose aux parties, la vaginite et la blennorrhée anale par l'humidité qu'elles entretiennent au niveau de l'anus, facilitent encore l'établissement des fissures.

Les érosions syphilitiques peuvent se transformer en fissures ; on observe ce fait surtout à la fin de la période de réparation du chancre induré de l'anus. Les plaques muqueuses se terminent souvent de la même façon, par des fissures multiples.

Pathogénie. — Pourquoi une lésion minime détermine-t-elle les désordres névralgiques intenses que nous allons décrire ? Quelle est la cause essentielle de la fissure anale ?

Les premiers auteurs qui se sont occupés de la question considéraient l'ulcération comme la conséquence du spasme du sphincter (Boyer, Dupuytren, Mérat, Vidal de Cassis). Boyer allait jusqu'à admettre que cette contracture pouvait à elle seule constituer toute la maladie.

Presque tous les chirurgiens sont aujourd'hui d'accord avec Sanson, Blandin, Velpeau et Chassaignac, pour admettre que la contracture du sphincter est le résultat et non la cause de l'ulcération fissuraire. L'irritation partie des nerfs sensitifs dont les extrémités sont peut-être mises à nu, comme le pense Allingham, cette irritation, disons-nous, s'irradie par voie réflexe d'une part vers le sphincter et le releveur, dont elle détermine la contracture, de l'autre vers les nerfs sensitifs voisins, qu'elle ébranle douloureusement.

Cette prédominance de l'élément ulcération est encore admise par Gosselin, qui refuse cependant de croire à la contracture permanente du sphincter.

Symptomatologie. — Trois symptômes principaux caractérisent la fissure à l'anus.

1° La douleur ;

2° La contracture spasmodique du sphincter ;

5° L'ulcération.

1° *Douleur.* — L'élément le plus intense de la fissure, celui qui parle le plus haut, la douleur, présente bien des variétés ; elles nous semblent pouvoir toutes rentrer dans l'excellente division des fissures indiquée par Gosselin :

1° Variété tolérante;

2° Variété intolérante.

Dans la *variété tolérante*, le malade se plaint d'une sensation de cuisson, de chaleur pénible au niveau de l'anus; cette sensation douloureuse se développe pendant la défécation, et persiste surtout un certain temps après, une heure environ, mais elle n'empêche pas le malade de vaquer à ses occupations. — Caractère principal, l'ulcération fissuraire supporte assez bien le contact du doigt ou de tout autre corps extérieur.

Il n'en va pas ainsi dans la *variété intolérante*, si bien décrite par Boyer. La région anale est le siège d'une douleur atroce, continue, avec des crises horriblement douloureuses que le malade cherche en vain à calmer par les positions les plus bizarres. Ces souffrances deviennent parfois plus vives au moment de la défécation, mais une détente momentanée suit cet acte douloureux et se prolonge pendant 15 à 20 minutes; puis la crise recommence, plus pénible et plus douloureuse encore : sensation de brûlure comparée à celle que produirait l'introduction dans l'anus d'une tige de fer rouge, sentiment de constriction atroce, d'arrachement horriblement pénible ; on ne peut imaginer les comparaisons dont se servent les malades pour traduire les souffrances qu'ils éprouvent. Outre cette douleur locale, des élancements douloureux s'irradient vers la vessie, la matrice, le périnée, le petit bassin.

Cette crise persiste pendant plusieurs heures, 5, 6 et jusqu'à 10 heures; il n'est pas rare de voir les malheureux fissuriques chercher à se détruire au milieu d'un accès.

Tel est le tableau de la maladie confirmée ; souvent elle ne s'établit que graduellement : après plusieurs mois de fissure tolérante, on voit progressivement survenir la variété si pénible dont nous venons de chercher à tracer les traits principaux.

Il est facile de se faire une idée des symptômes qui en sont la conséquence. Le patient, cherchant à reculer le plus possible le moment de la défécation, refuse presque toute nourriture, ne prend que le strict nécessaire ; la constipation devient de plus en plus opiniâtre ; la défécation toujours plus douloureuse s'accompagne parfois de petites hémorrhagies qui peuvent laisser des traces à la surface des matières.

Le mal ne fait que s'accroître ; tout mouvement de la région sphinctérienne devient l'occasion d'une crise ; la marche, le rire, la toux, l'éternuement, suffisent à la provoquer.

Ce n'est pas tout ; la constipation amène des troubles digestifs, dyspepsie, gastralgie ; elle s'accompagne de troubles sympathiques, coliques utérines, spasmes vésicaux, névralgies sciatiques, crurales. — La nutrition ne se fait plus, le malade maigrit ; une chloro-anémie rebelle s'établit ; en même temps le moral s'affecte de plus en plus ; l'hypochondrie, d'autres états nerveux graves surviennent fréquemment.

2° La *contraction spasmodique*, qui entre pour une part considérable dans les effets que nous venons de décrire, n'est pas admise par Gosselin, qui ne croit pas qu'en dehors de l'accès cette contraction soit supérieure à la tonicité normale du sphincter chez les jeunes sujets ; elle ne paraît cependant pas douteuse. Au dire de Chassaignac, elle serait continue avec exacerbations au moment de la défécation et des crises douloureuses ; on la constaterait surtout bien par l'introduction du doigt dans l'anus ; enfin on fait justement valoir en faveur de son existence, cet argument important que la douleur de la fissure disparaît instantanément par la section ou la dilatation du sphincter.

3° *Ulcération.* — Chez un individu qui présente les troubles fonctionnels sur lesquels nous nous sommes longuement arrêtés, il faut rechercher l'ulcération qui en est la cause. — Ce n'est pas là une opération facile, tant s'en faut ; la contracture du sphincter s'oppose au déplissement de la muqueuse anale ; le contact du doigt sur l'ulcération amène, dans la variété intolérante, des crises douloureuses qui, pour être un peu moins fortes que celles qui suivent la défécation, n'en sont pas moins pénibles. On se trouvera bien, pour faire cette exploration, de l'éversion de la muqueuse anale pratiquée à l'aide d'un petit ballon en caoutchouc introduit vide dans le rectum et gonflé ensuite (méthode de Chassaignac) ; des applications locales de cocaïne rendraient peut-être l'exploration plus facile ; au besoin, on administre le chloroforme.

On constate en définitive, au niveau d'un des plis radiés de l'anus, en dedans de l'orifice, au niveau de la région sphinctérienne le plus souvent, une petite ulcération généralement unique, allongée, elliptique et latérale, quelquefois postérieure (Richet).

Le fond est rosé, granuleux, saignant, parfois lisse et grisâtre ;

les bords à peine marqués au début, sont plus tard taillés à pic, légèrement indurés ainsi que la base. Un petit tubercule muco-cutané, papille saillante d'apparence polypiforme, en indique assez souvent la place, et, dans un certain nombre de cas, c'est lui qui se présente le premier à l'examen de la région (Allingham).

Au lieu de la fissure type que nous venons de décrire, on trouve quelquefois des ulcérations circulaires généralement sus-sphincté-riennes : la douleur de la défécation serait ici moins vive, mais la crise qui survient un quart d'heure après ne serait pas moins insupportable que celle de l'ulcération elliptique.

Enfin à ces caractères viennent s'ajouter à la longue des modifications du sphincter : ce muscle serait rétracté d'abord (Sarremone), plus tard il présenterait un certain degré d'hypertrophie, appréciable ou plutôt soupçonnable d'après la sensation que donne le toucher rectal. On ne saurait mieux comparer celle-ci qu'à celle d'un anneau en caoutchouc fort serré et fort épais.

Diagnostic. — Il n'est pas d'affection du rectum qui occasionne des douleurs aussi atroces ; le diagnostic différentiel n'est donc pas difficile. Au début cependant, quand on n'interroge pas suffisamment les malades et qu'on n'examine pas la région, on pourrait croire, étant donnés les pertes de sang légères et le petit tubercule qui marque souvent la fissure, qu'il s'agit d'hémorrhoïdes externes ; il suffit d'y regarder. La névralgie anale essentielle ne sera admise qu'après un examen des plus complets, permettant d'affirmer qu'il n'y a pas la plus petite ulcération anale. L'état des veines voisines sera soigneusement noté, pour savoir si la fissure n'est pas d'origine hémor-rhoïdaire ; les antécédents spéciaux, maux de gorge, chute des cheveux, éruptions cutanées, seraient nécessaires pour affirmer sa nature syphilitique.

Pronostic. — Le tableau que nous avons tracé nous dispensera d'insister sur ce chapitre ; ce n'est pas une affection grave, mais, d'autre part, elle est assez douloureuse pour imposer et justifier une thérapeutique immédiate et sévère.

Traitement. — Dans la variété tolérante surtout, on a recours aux préparations opiacées et belladonées, suppositoires, mèches, pommades, purgatifs légers, lavements répétés pour combattre la constipation, lavements astringents au ratanhia, au sulfate de cuivre (méthode de Bretonneau et de Trousseau), pour combattre l'inertie du rectum.

Pour peu que la fissure soit un peu ancienne, il faut recourir aux moyens chirurgicaux.

La cautérisation au fer rouge, ou avec l'acide azotique fumant, le nitrate acide de mercure, conviennent à quelques formes peu douloureuses ; ce sont des exceptions.

Les deux méthodes qui se partagent la faveur sont : en Angleterre, l'incision, en France, la dilatation forcée.

L'incision peut être bornée aux téguments (Dupuytren, Copeland), entamer partiellement le sphincter (Chassaignac), le comprendre tout entier (Boyer). On a encore conseillé la section sous-cutanée du sphincter (J. Guérin, Blandin, Demarquay). — L'incision peut être faite avec l'écraseur linéaire, il est préférable d'employer le bistouri ou le thermocautère.

L'excision de la fissure (Jobert de Lamballe) y est souvent jointe avec avantage ; elle doit s'étendre au petit tubercule polypiforme qui marque le bord de l'ulcération ; employée seule, elle ne suffit pas.

La dilatation nous semble la méthode de choix : pratiquée pour la première fois par Récamier, elle peut être *graduelle ;* le mieux est qu'elle soit *brusque, forcée ;* on la pratique soit avec les deux pouces (Nélaton), soit avec les deux index (Gosselin), jusqu'à ce que les doigts touchent les ischions ; on se contente le plus souvent de tractions latérales ; Richet conseille d'y joindre la dilatation antéro-postérieure ; Valette, Desgranges, D. Mollière emploient le *speculum uteri* d'A. Paré et font la dilatation lente en une demi-heure ou trois quarts d'heure.

Une question importante se rattache à cette opération : faut-il la faire sous le chloroforme ? La plupart des chirurgiens répondent affirmativement ; d'autres, frappés des dangers et des accidents fréquents dont s'accompagne dans ces cas l'emploi des anesthésiques, opèrent sans endormir (Courty, Nicaise).

CHAPITRE IV

HÉMORRHOIDES

Nous définirons les hémorrhoïdes, avec Gosselin, des *varices des veines du rectum, susceptibles de donner du sang à un moment donné.*

Laissant à la notion chirurgicale de *tumeur variqueuse* son importance capitale, cette définition a l'avantage de ne pas rejeter absolument le *flux sanguin*, souvent décrit par les anciens auteurs sous la même dénomination.

Hippocrate savait déjà que les hémorrhoïdes étaient des tumeurs formées par la dilatation des veines du rectum, mais il les considérait comme un émonctoire de l'atrabile. Cette fausse notion, qui conduisait à l'abstention thérapeutique, devait se perpétuer jusqu'au commencement de ce siècle. Galien, Celse, Aétius, Ambroise Paré, Stahl les regardaient encore comme avantageuses. Peu à peu cependant les chirurgiens, frappés des inconvénients qu'elles présentaient, songèrent à les traiter. Boyer, Bérard, Amussat, Chassaignac en France, Fergusson, Houston, Curling en Angleterre, prirent la plus grande part à ce mouvement.

Parmi les traités classiques spéciaux et les mémoires publiés sur ce sujet, les leçons de Gosselin sur les hémorrhoïdes (1866), méritent une place spéciale; nous leur ferons de nombreux emprunts.

Division. — Depuis Stahl on étudie deux classes d'hémorrhoïdes :

1° *Les hémorrhoïdes externes;*

2° *Les hémorrhoïdes internes.*

Cette distinction est surtout importante en clinique : les premières occupent l'ouverture anale elle-même, les secondes siègent à l'intérieur du rectum et au-dessus du sphincter.

Étiologie. — *Fréquence. Age. Sexe.* — Les hémorrhoïdes figurent pour près d'un quart dans la statistique de 4000 maladies du rectum que nous donne Allingham ; ce chiffre doit encore être loin de la réalité, et il suffit, pour s'en convaincre, de songer à tous ceux qui ne sont pas suffisamment incommodés par les hémorrhoïdes pour consulter le chirurgien. Elles sont rares dans l'enfance, mais elles existent ; c'est surtout de trente à cinquante ans qu'on les observe, plus chez la femme que chez l'homme ; toutefois la différence n'est peut-être pas aussi accentuée qu'on le dit. (Duplay.)

Les hémorrhoïdes, au point de vue étiologique, doivent être divisées en *hémorrhoïdes idiopathiques* et *hémorrhoïdes symptomatiques*.

1° *Hémorrhoïdes idiopathiques.* — Il n'y a pas de classe sociale, pas de constitution, pas de tempérament qui en soient exempts ; cependant on les observe surtout chez les individus sanguins, pléthoriques. Cette prédisposition est souvent héréditaire. Certaines diathèses se retrouvent encore presque toujours dans les antécédents : arthritisme, goutte, rhumatisme, herpétisme ; toutefois ces conditions favorables ne sont pas suffisantes pour admettre avec quelques auteurs une diathèse hémorrhoïdaire.

L'*hygiène* influe beaucoup également sur le développement des hémorrhoïdes ; dans cette catégorie de causes se rangent le défaut d'exercice, la vie sédentaire, la station assise prolongée, les excès vénériens, une alimentation trop riche, trop succulente, trop azotée. — L'influence du climat n'est pas moins considérable : on sait combien les hémorrhoïdes (tumeurs variqueuses ou flux sanguins) sont fréquentes dans les pays orientaux, la Grèce, l'Égypte ; ce fait, déjà constaté par Hippocrate, a été rappelé de nos jours par Fauvel et par Damaschino dans son traité des maladies des voies digestives.

2° *Hémorrhoïdes symptomatiques*. — En tête de cette classe étiologique, il convient d'abord de placer *certaines irritations locales* qui appartiennent en partie aux hémorrhoïdes idiopathiques, en partie aux hémorrhoïdes symptomatiques ; telles sont : les efforts répétés de défécation, la constipation habituelle, l'abus des purgatifs drastiques, quelques causes anatomiques qui nous occuperont au chapitre Pathogénie, enfin certains obstacles locaux de la circulation, tels que phlegmasies périrectales chroniques, rétrécissements, cancer du rectum, quelquefois même polypes.

. Les *hémorrhoïdes symptomatiques* reconnaissent plus souvent pour cause une gêne dans la circulation de la veine porte ou dans la circulation veineuse générale.

a. *Gêne du cours du sang dans la veine porte*. — Un certain nombre d'affections du foie, et surtout les cirrhoses, déterminent la dilatation des veines du rectum ; cette influence n'est peut-être pas aussi absolue que le prétendent les Allemands. — Il serait logique de penser que les tumeurs de la rate possèdent la même influence ; les faits manquent à la confirmation de cette hypothèse théorique ; par contre l'influence des oblitérations de la veine porte n'est pas douteuse à la suite des pyléphlébites.

b. .*Gêne de la circulation veineuse dans le système veineux général*. — Ce chapitre comprend les affections du cœur, surtout les lésions mitrales et tricuspidiennes, certaines altérations pulmonaires comme l'asthme, l'emphysème, qui gênent l'hématose, et quelques maladies des reins dont l'influence pathogénique est encore mal déterminée.

Les *tumeurs abdominales* y tiennent une grande place; tantôt leur influence est passagère : grossesse, certains kystes ovariques ; d'autres fois elle est permanente, tumeurs pelviennes ou abdominales ayant leur point de départ le plus souvent dans l'ovaire ou dans l'utérus, plus rarement dans la vessie, la prostate, les parois du bassin.

Les contractions musculaires si fréquentes et si douloureuses que provoquent dans le plancher du bassin les cystites chroniques, les cystites calculeuses, l'hypertrophie prostatique et certains rétrécissements de l'urèthre, produisent fréquemment des hémorrhoïdes.

Pathogénie. — Il ne nous paraît pas possible d'attribuer le développement des hémorrhoïdes à un seul mode pathogénique. Les conditions anatomiques sont inséparables des conditions physiologiques et réciproquement, de telle sorte que ces deux influences se complètent l'une l'autre.

Conditions anatomiques. — Les veines du rectum sont très nombreuses et très volumineuses. Elles émanent, comme on le sait, de deux sources principales : les branches hémorrhoïdales inférieures qui appartiennent à la circulation générale par la veine hypogastrique et les veines hémorrhoïdales supérieures qui appartiennent à la circulation porte. Il n'y a pas de veines rectales correspondant aux artères hémorrhoïdales moyennes. (Sappey.)

La disposition des veines hémorrhoïdales supérieures est surtout remarquable. Ces veines semblent prendre naissance sous la muqueuse, à 1 centimètre de l'anus, par des dilatations ampullaires (Sappey, Duret), d'où partent des branches transversales qui traversent les fibres musculaires des sphincters, forment un plexus sous-musculaire, s'anastomosent richement avec les veines hémorrhoïdales inférieures, et constituent des troncs longitudinaux nombreux et volumineux qui sont une des origines de la veine mésentérique inférieure. En résumé ces veines sont nombreuses, déclives, dépourvues de valvules comme le système porte, engagées dans de nombreuses boutonnières musculaires, toutes conditions sur lesquelles Verneuil et Gosselin ont longuement appelé l'attention, et qui jouent certainement un rôle des plus importants dans la pathogénie des hémorrhoïdes en favorisant constamment la stase sanguine.

Conditions physiologiques. — Quand on réfléchit aux modifications profondes que créent dans la circulation veineuse rectale, les efforts répétés d'un acte journalier comme la défécation, les contractions du plancher du bassin si vives et si énergiques qui terminent la miction et l'émission du liquide spermatique ; quand on songe aux congestions actives et passives si multipliées qu'éprouvent les veines du petit bassin du fait de la constipation, de la distension de la vessie, de l'érection, on comprend facilement que le rôle de la *Congestion veineuse*, sur lequel Stahl avait si justement attiré l'attention, soit également considérable dans la formation des hémorrhoïdes (Duplay). Cette congestion est tantôt passive, tantôt active. sans doute liée dans ce cas à des influences vaso-motrices importantes ; un certain nombre de faits pathologiques peuvent en être justement rapprochés, tels sont : les congestions menstruelles, celles de la ménopause et certains faits incontestables de flux sanguins pléthoriques survenant avec ou sans tumeur hémorrhoïdaire, comme les Orientaux en présentent assez souvent des exemples. (Damaschino.)

Anatomie pathologique. — Anatomiquement, les hémorrhoïdes sont des varices des veines du rectum. Il n'y a donc pas à s'étendre longuement sur leur structure. Elle présente tous les degrés des varices.

1° La dilatation cylindroïde et serpentine des veines hémorrhoïdales est très rare ; elle existe cependant avec des lésions peu marquées des parois veineuses, et nécessite parfois l'injection veineuse pour devenir appréciable à la vue. (Raige-Delorme, Bérard.)

2° La dilatation ampullaire avec épaississements et amincissements inégaux des parois, constitue la forme la plus fréquente des hémorrhoïdes.

3° Elle peut se compliquer de l'apparition d'anses nouvelles, développées sans doute aux dépens des vasa vasorum ou des capillaires veineux.

4° Ces vaisseaux ainsi dilatés peuvent se fusionner ; la tumeur hémorrhoïdaire prend alors un aspect caverneux, érectile, à tel point que Béclard, Laennec, Delpech considéraient les hémorrhoïdes comme formées de tissu érectile.

Toutes ces dilatations vasculaires communiquent avec la circulation sanguine, mais cette communication est souvent difficile à démontrer, et il peut arriver que, par le fait d'une inflammation lente, toute communication disparaisse ; plusieurs variétés anatomiques importantes sont la conséquence de cette altération : si le contenu reste

sanguin, on a une sorte de *kyste hématique;* mais si le liquide se
modifie, on peut se trouver en présence d'une véritable *hémorrhoïde
kysteuse.* Les hémorrhoïdes n'étant pas des épanchements sanguins
enkystés au voisinage d'une rupture veineuse, comme le croyaient
Cullen et Récamier, la transformation kysteuse se produit au sein
même de la veine devenue d'abord variqueuse, et isolée ensuite de
la circulation.

Hémorrhoïdes indurées. — Une autre variété importante est l'in-
duration, la *transformation fibreuse* des hémorrhoïdes; on ne l'observe guère, comme la précédente du reste, que dans les hémorrhoïdes externes. — John Burne a cependant signalé ce fait dans
quelques hémorrhoïdes internes procidentes depuis longtemps.

Lésions de voisinage. — Les lésions des hémorrhoïdes ne sont
point limitées aux parois veineuses; l'hyperplasie conjonctive qui les
épaissit par places est souvent étendue au tissu conjonctif ambiant.
On observe encore à la suite surtout des inflammations et des
thromboses dont elles sont le siège, d'autres lésions de voisinage,
qui sont de véritables complications : phlegmons, fistules borgnes
ou complètes, fissures. Verneuil a signalé dans quelques cas de
petites bourses séreuses entre les hémorrhoïdes et les téguments.

Contenu. — Certaines hémorrhoïdes sont vides de sang, au moins
à de certains moments : *hémorrhoïdes flasques;* il en est d'autres
remplies de sang fluide, communiquant avec le reste de la circulation
veineuse; d'autres encore présentent par places des coagulations, des
thromboses plus ou moins adhérentes et même de véritables phlé-
bolithes; on en trouve enfin dont le contenu kysteux ne communique
plus avec le sang des veines voisines.

Tumeur hémorrhoïdaire. — Les veines dilatées forment une petite masse ou tumeur hémorrhoïdaire dont les caractères appartiennent plutôt à la clinique, nous ne pouvons qu'indiquer les grandes
classifications que nous retrouverons en clinique : au-dessus du
sphincter, *hémorrhoïdes internes;* au-dessous de lui, *hémorrhoïdes
externes;* par rapport aux téguments : *hémorrhoïdes cutanées, muqueuses,* ou bien *cutanées et muqueuses* à la fois.

Symptomatologie. — L'attention des malades et du chirurgien
est presque toujours attirée sur les hémorrhoïdes par des troubles
congestifs qui ont leur centre dans la région anale et se produisent
avec une certaine périodicité sous la forme de *crises.*

Au début, on observe une gêne, une pesanteur constante, s'accompagnant de faux besoins d'aller à la selle; plus tard, ces troubles locaux sont assez accentués pour rendre douloureuse la marche, la station assise ou debout; la chaleur du lit augmente la congestion et les démangeaisons qui en sont la conséquence; le sommeil est troublé. La défécation, très difficile à cause d'une constipation presque toujours opiniâtre, détermine des douleurs qui s'irradient vers le sacrum, les lombes, et souvent aussi vers l'urèthre, la vessie chez l'homme, les organes génitaux internes chez la femme.

Des excitations génésiques s'ajoutent quelquefois à tous ces accidents; chez quelques malades se produit une sorte de pléthore générale qui se traduit par les troubles suivants : maux de tête, insomnies, cauchemars, troubles de la vue, vertiges, bourdonnements d'oreilles, congestion de la face.

Tous ces phénomènes vont s'accentuant pendant deux ou trois jours, puis ils restent stationnaires pendant le même temps et décroissent ensuite. Tantôt la décroissance est graduelle, tantôt elle survient brusquement par un écoulement sanguin d'une abondance variable, *flux hémorrhoïdaire*, généralement provoqué par les efforts de la défécation et le passage d'un bol fécal dur et volumineux.

L'écoulement sanguin se produit d'ailleurs quelquefois sans que la dilatation veineuse soit perceptible, et nous avons vu que ce symptôme unique prenait parfois, chez les Orientaux surtout, une importance assez grande pour qu'on le regardât comme constituant à lui seul toute la maladie, *hémorrhoïde* devenant alors synonyme de *flux sanguin rectal*.

Il n'en est pas ainsi habituellement dans nos régions, et presque toujours le malade s'aperçoit de lui-même que ces phénomènes sont accompagnés du développement d'une petite tumeur molle, *tumeur hémorrhoïdaire* dont les caractères diffèrent notablement suivant que les hémorrhoïdes sont externes ou internes.

Hémorrhoïdes externes. — Les hémorrhoïdes externes se présentent le plus souvent sous l'aspect d'un petit bourrelet latéral, saillant entre deux des plis rayonnés de l'anus. Au lieu d'un bourrelet, on peut en rencontrer deux et même davantage, de telle sorte que l'orifice anal en soit complètement entouré. — La petite tumeur est lisse, arrondie, tendue, résistante, si l'hémorrhoïde est *turgescente*; plissée, molle, si elle est *flasque*. La surface est généralement d'une couleur rosée en dehors, dans la portion cutanée, violacée en dedans, portion muqueuse. Cette coloration est plus pâle, si l'hémorrhoïde est flasque, si elle est ancienne, si son tégument est exclusivement *cutané;* elle est plus foncée, si elle est turgescente et exclusivement *muqueuse.* La tumeur quelquefois se réduit par la pression, en déversant son contenu dans les vaisseaux voisins.

La peau est fréquemment hypertrophiée au niveau des hémorrhoïdes externes ; les plis radiés de la marge de l'anus sont plus accusés. (Allingham.)

A côté de ces variétés principales, on doit signaler des tumeurs verruqueuses, indolentes, assez dures, généralement unilatérales et fort semblables aux condylomes ; ce sont les *hémorrhoïdes externes indurées.*

Les phénomènes congestifs peuvent atteindre leur dernier degré ; les bourrelets sont alors gonflés, œdémateux, luisants, extrêmement douloureux, leur surface peut être ulcérée. La phlébite suppurative et l'infection purulente n'auraient pas été observées comme terminaison des hémorrhoïdes externes. (Gosselin.)

Hémorrhoïdes internes. — Les hémorrhoïdes internes diffèrent tout à fait, suivant qu'elles sortent par le fondement ou suivant qu'elles ne sortent pas.

1° *Hémorrhoïdes non procidentes.* Les symptômes de ces hémorrhoïdes se bornent presque exclusivement à la gêne, à la pesanteur, aux troubles congestifs dont nous venons de tracer le tableau. La rupture et l'écoulement sanguin ne seraient pas fréquents, d'après Gosselin. Seule une exploration complète permet au chirurgien de les reconnaître sûrement ; le toucher rectal révèle alors des saillies molles, parfois pulsatiles, qui soulèvent la muqueuse ; on apprécie encore beaucoup mieux leurs caractères, en pratiquant l'examen au spéculum ou l'éversion de la muqueuse par le procédé de Chassaignac ; on verra ainsi qu'il en est de petites, granuleuses, framboisées, siégeant à une hauteur variable de l'intestin : d'autres sont plus volumineuses, recouvertes d'une muqueuse lisse rouge ou bleuâtre et violacée. En commandant au malade de pousser, il sera quelquefois possible de les apercevoir directement à travers l'anus entr'ouvert. C'est un degré de transition qui nous amène aux hémorrhoïdes procidentes.

2° *Hémorrhoïdes internes procidentes :* Après une phase plus ou moins longue de cette existence cachée, les hémorrhoïdes apparaissent à l'extérieur, sous la forme d'un bourrelet continu ou de masses isolées, du volume d'une noisette ou d'une petite noix. Le plus souvent on ne les aperçoit que d'une façon intermittente, après un effort de défécation. Gosselin a décrit à ces hémorrhoïdes procidentes divers degrés cliniques :

a. Hémorrhoïdes facilement réductibles sans douleur; b. hémorrhoïdes réductibles et douloureuses, dans lesquelles la procidence s'accompagne d'une douleur cuisante qui se prolonge pendant un temps variable; c. prolapsus douloureux lentement réductible; la réduction met deux ou trois heures à s'opérer ; les douleurs, la gêne fonctionnelle, les épreintes, le ténesme, les faux besoins sont plus accusés. La tumeur hémorrhoïdaire saigne facilement; si l'hémorrhagie est peu abondante, elle ne présente aucun inconvénient ; mais, sous l'influence d'hémorrhagies trop fréquentes, le malade s'émacie, devient anémique; il a de la diarrhée, des troubles dyspeptiques ; cet état est même assez accentué, dans certains cas, pour provoquer une sorte de cachexie qu'on appelle la *phthisie hémorrhoïdale*.

d. Dans d'autres faits, la tumeur ne peut se réduire. On observe l'*étranglement du prolapsus* par le sphincter anal et le sphacèle du bourrelet hémorrhoïdaire en est la conséquence presque forcée. La tumeur est le siège d'une douleur brûlante; il semble que l'on serre avec une tenaille la portion étranglée. Cette douleur s'exaspère au moindre contact ; des spasmes violents viennent encore l'accroître par moments. Le sommeil est devenu impossible ; les épreintes sont fréquentes et s'accompagnent parfois de l'émission douloureuse de quelques gouttes d'urine. Au centre du bourrelet externe qui coexiste le plus souvent, on voit une tumeur dure, tendue, d'une coloration rouge foncé, qui devient bientôt brune ou noirâtre. C'est l'hémorrhoïde étranglée. L'eschare ainsi formée s'élimine au bout de quelques jours; les troubles fonctionnels diminuent d'intensité et la crise se termine après huit ou dix jours de vives souffrances par la réduction de la tumeur. Ce processus de guérison spontanée peut être troublé par des inflammations et des suppurations de voisinage exposant le malade à l'érysipèle et à l'infection purulente.

Diagnostic. — Les hémorrhoïdes externes sont presque toujours faciles à reconnaître; seules les hémorrhoïdes indurées peuvent être confondues avec les condylomes ; mais ceux-ci sont aplatis, siègent le plus souvent à la partie postérieure de l'anus et présentent à leur surface une hypertrophie du derme qu'on n'observe guère à un degré aussi marqué dans les hémorrhoïdes.

Les hémorrhoïdes internes se distinguent facilement des cancers du rectum. La tumeur ulcérée, sanieuse, indurée que l'on observe dans cette affection, s'accompagne d'une cachexie dont l'anémie hémorrhoïdaire approche bien rarement.

Les polypes du rectum sont des tumeurs limitées, bien pédiculées en général, blanchâtres ou rosées, qu'on observe surtout chez les enfants. S'il s'agit de polypes fibreux, la consistance est notablement différente.

Le prolapsus du rectum forme un bourrelet continu et non des saillies bosselées d'aspect vasculaire. Cette apparence permettra le plus souvent d'apprécier la part que prennent les hémorrhoïdes dans un prolapsus qui en serait la conséquence.

Les hémorrhoïdes reconnues, il faut en rechercher la cause. Tout d'abord explorer la circulation générale, la circulation porte, juger de l'état du foie, — pratiquer la palpation attentive de l'abdomen pour ne pas méconnaître une tumeur pelvienne ou abdominale à son début. — Cet ordre de causes éliminé, la fonction de la défécation sera étudiée avec soin ; l'examen du rectum et de la vessie sera fait méthodiquement, pour être assuré qu'il n'y a pas d'affection rectale ou vésicale, dont les hémorrhoïdes ne seraient que le symptôme. — On ne sera en droit de conclure à l'existence d'hémorrhoïdes idiopathiques qu'après un résultat négatif d'explorations complètes et attentives, et, dans ce cas encore, les conditions hygiéniques devront être recherchées et notées avec soin pour servir de base à un traitement rationnel.

Pronostic. — Les hémorrhoïdes constituent une infirmité pénible et douloureuse ; rarement elles sont un véritable danger, soit par les pertes de sang qu'elles occasionnent, soit par les accidents d'étranglement qui compliquent parfois les hémorrhoïdes internes.

Traitement. — Le traitement des hémorrhoïdes doit être médical et chirurgical.

Le traitement *médical* s'adresse à la congestion ; il comprend le traitement des affections qui causent les hémorrhoïdes, surtout le traitement de la constipation et les indications fournies par le rôle de l'élément congestif.

Dans ce but, on prescrit d'éviter tous les excès de table, de coït, l'abstention des liqueurs fortes, un exercice régulier et modéré, une alimentation rafraîchissante, l'emploi journalier à petites doses de toutes les eaux laxatives et de tous les remèdes contre la constipation.

Le traitement *chirurgical* s'adresse à la tumeur. Nous citerons seulement les moyens qui méritent encore d'être conservés : contre les petites hémorrhoïdes externes l'excision ou la cautérisation avec le thermocautère suffisent. Les hémorrhoïdes internes à l'état de procidence habituelle ou provoquée par des lavements, sont détruites au-dessus d'un clamp qui protège les parties voisines, au moyen du fer rouge : pinces de Richet ; on peut les détacher soit avec l'écraseur linéaire, soit par la ligature élastique, soit enfin au moyen de l'anse galvanique. Ces opérations ne doivent pas porter sur tout le pourtour d'un bourrelet annulaire ; on serait exposé à produire des rétrécissements cicatriciels. On se borne à des excisions partielles et on compte sur les bons effets de la rétraction cicatricielle pour amener la réduction et l'oblitération de ce qu'on n'aura pas jugé à propos d'enlever. L'usage des caustiques, notamment du caustique Filhos, de l'acide azotique monohydraté ou du nitrate acide de mercure, ne nous paraissent pas pouvoir être mis en parallèle avec les bons résultats fournis par les méthodes précédentes et notamment avec les avantages du cautère actuel. Un pansement antiseptique à l'iodoforme est toujours de rigueur.

Plus récemment, les recherches de Verneuil et de Fontan (1876), confirmées par beaucoup de chirurgiens, ont montré tout le profit que l'on pouvait tirer de la *dilatation forcée* du sphincter pour le traitement des hémorrhoïdes. Cette opération, pratiquée soit avec les doigts, soit avec des spéculums dilatateurs, donne les meilleurs résultats ; elle est basée sur le rôle important que jouent les fibres musculaires du sphincter dans la production des hémorrhoïdes.

CHAPITRE V

POLYPES DU RECTUM.

Les polypes du rectum sont les plus fréquents du tube digestif, après ceux du pharynx.

Ils sont encore rares ; Allingham n'en a observé que 40, tant dans sa clientèle qu'à l'hôpital.

Bokaï de Pesth n'en a observé que 25 sur près de 60 000 enfants.

Le polype du rectum a été décrit comme une maladie de l'enfance ; Giraldès ne la croyait pas plus fréquente chez les garçons que chez les filles ; on a prétendu le contraire.

L'affection s'observerait d'ailleurs plus souvent qu'on ne le disait autrefois chez l'adulte et chez le vieillard. — Allingham a observé 17 polypes chez l'adulte et 23 seulement chez l'enfant.

Anatomie pathologique. — Ce qui caractérise le polype, c'est l'existence du *pédicule*, tantôt mince, arrondi, fragile chez l'enfant, tantôt court, résistant, aplati (adultes). Ce pédicule renferme les vaisseaux de la tumeur, le plus ordinairement une artère et deux veines satellites. Il est presque toujours unique. Smith a cependant cité un pédicule double.

La *tumeur* est ordinairement petite et arrondie ; chez l'enfant, elle varie du volume d'un pois à celui d'une cerise, rarement plus ; chez l'adulte, elle atteint le volume d'une noix, d'une pomme (Gosselin), d'une mandarine (B. Anger), celui du poing (Trélat) et même des deux poings (Boyer).

La surface est lisse, unie, parfois mamelonnée, granuleuse, villeuse même ou scissurée.

Son siège habituel est la paroi postérieure du rectum de deux à six centimètres au-dessus de l'anus ; exceptionnellement plus haut, seize centimètres (Desault).

Nombre. — Presque toujours unique ; Richet et Fochier ont cependant rapporté des cas où la muqueuse était tapissée de petites masses polypiformes.

Variétés. — Il y a deux grandes variétés anatomiques de polypes du rectum :

1º Les polypes muqueux ;

2º Les polypes fibreux.

1º Les *polypes muqueux* sont les polypes de l'enfant, ils sont formés de vaisseaux, de glandes et de tissu conjonctif ; ce ne sont pas des myxomes ; ils diffèrent donc totalement des polypes muqueux des fosses nasales.

Gosselin en distingue plusieurs espèces différentes : *a*. Les *polypes folliculaires*, mous, granuleux, paraissent criblés de petits pertuis,

parfois même de véritables lacunes semblables à celles de la sur
face de l'amygdale (Nélaton) ; ces polypes sont constitués par des
glandes en tube hypertrophiées dont les culs-de-sac sont multipliés,
dilatés, remplis d'épithélium cylindrique et d'un liquide visqueux,
parfois même par de véritables kystes. — Nélaton avait le premier
soupçonné cette structure, confirmée depuis par Robin, Verneuil,
Cornil et Ranvier.

b. Les *polypes charnus ou sarcomateux*, plus fermes, plus lisses,
plus vasculaires, sont composés d'une trame celluleuse renfermant
de la matière fibro-plastique, des cellules embryonnaires et des corps
fusiformes. Les capillaires veineux y sont très dilatés. Ces polypes
diminuent de volume d'une façon notable après leur ablation, ce qui
tient à leur vascularité. — Enfin, on y trouve quelques glandes et
un revêtement épithélial cylindrique. Allingham enseigne que ce revêtement épithélial est le plus souvent pavimenteux.

c. Les *polypes papillaires* sont des tumeurs lobulées, granuleuses,
molles. d'un rouge violacé, pourvues d'un large pédicule et compo-
sées d'un stroma conjonctif, servant de support à de nombreuses
papilles tapissées de cellules cylindriques.

Duplay classe cette variété parmi les polypes fibreux.

Peut-être faut-il en rapprocher les tumeurs villeuses, *villous
tumors* des Anglais, masses lobulées à pédicule court et épais que
l'on rencontre surtout chez l'adulte et le vieillard.

d. Les *polypes muqueux proprement dits*, de Forget, où les éléments de la muqueuse sont en proportion normale, constituent une
variété rare.

2° Les *polypes fibreux*, plus rares encore, sont plus fermes, plus
pâles que les polypes muqueux et tapissés par une muqueuse amincie
et peu adhérente. Ces polypes coïncidant assez fréquemment avec
les hémorrhoïdes internes, ne sont peut-être pas autre chose qu'une
hémorrhoïde indurée, au moins dans certains cas (Gosselin).

Leur structure est plutôt celle des corps fibreux ; Malassez a signalé
dans un cas de polype du rectum la présence de fibres musculaires
lisses ; Billroth en a vu un autre formé de fibres élastiques.

La tumeur semble, dans certains cas fort rares, avoir pris naissance hors des parois rectales, dont elle s'est coiffée pour faire saillie
dans le rectum ; on a observé que parfois le pédicule était dans
ces cas exceptionnels accompagné d'un prolongement péritonéal.

Symptomatologie. — Les polypes du rectum peuvent passer inaperçus pendant longtemps ; lorsque les symptômes fonctionnels auxquels ils donnent lieu sont peu accentués, il est difficile de les reconnaître. — Des démangeaisons, de la pesanteur anale, des envies fréquentes d'aller à la selle, un peu de ténesme, ne sont pas toujours des symptômes suffisants pour attirer l'attention au moins au début ; plus tard ils deviennent ordinairement assez intenses, assez douloureux pour provoquer un examen plus complet.

Quelquefois cependant les polypes se traduisent par des troubles plus importants : ce sont des selles muqueuses, teintées de sang, comparables à de la gelée de groseille (Gross), ou encore des rectorrhagies, assez abondantes pour anémier profondément le malade. Aucune autre cause ne peut provoquer chez l'enfant des hémorrhagies aussi importantes, et leur valeur séméiologique devient alors considérable.

L'aplatissement médian ou latéral du bol fécal n'a pas la valeur que lui avait attribuée Guersant.

Le plus souvent, le diagnostic ne se fait que parce que le polype sort par le fondement au moment de la défécation ; on perçoit alors ses caractères physiques.

La tumeur est ou bien molle, peu volumineuse, vasculaire, c'est le polype muqueux, le polype ordinaire chez l'enfant ; ou bien dure, fibreuse, présentant au moins le volume d'une noix : c'est le polype fibreux.

La tumeur villeuse est très rare, au dire d'Allingham ; elle fournit la sensation d'une masse charnue, lobulée, munie d'un pédicule plutôt aplati qu'arrondi. Elle n'est pas douloureuse, ne récidive pas, ne donne pas lieu à des hémorrhagies graves. Allingham insiste sur un écoulement très abondant de matières glaireuses semblable de l'albumine non cuite ; 2 fois sur 4 ces tumeurs ont été rencontrées chez des femmes âgées.

Le toucher rectal permettra d'apprécier la situation et l'épaisseur du pédicule.

La réduction s'opère en général d'elle-même, cependant à la longue, l'issue se fait plus facilement, au moindre effort, et le polype saigne au contact des vêtements.

Il n'est pas rare de voir le polype du rectum se compliquer de fissure à l'anus et de prolapsus de la muqueuse. — Allingham parle même d'abcès de la marge de l'anus à la suite de polypes fibreux : d'après lui, la coexistence d'hémorrhoïdes ou d'autres affections serait rarement observée.

Marche. — Chez l'enfant, sous l'influence des efforts d'expulsion que provoque le polype, son pédicule s'allonge, s'amincit jusqu'à se rompre et l'expulsion spontanée est une terminaison fréquente. Chez l'adulte, au contraire, ce mode de terminaison est plus rare. — On a indiqué la possibilité de l'atrophie spontanée du polype.

Diagnostic. — Si le polype fait saillie par le fondement, le diagnostic n'est guère difficile ; il ne nous paraît pas possible de confondre un polype, dont le toucher rectal aura indiqué le pédicule, avec un prolapsus ou des hémorrhoïdes procidentes. Dans le premier cas la tumeur offre un volume plus considérable, un orifice central par lequel on pénètre dans le rectum ; dans le second, la tumeur est rarement unique, elle ne possède pas un pédicule net et se réduit presque toujours sur place par compression, ce qui n'a pas lieu pour le polype.

Les tumeurs malignes ne présentent pour ainsi dire jamais un pédicule aussi mince que les polypes.

Le diagnostic est par contre plus délicat, si le polype ne fait pas saillie au dehors ; les troubles fonctionnels indiqués plus haut doivent éveiller l'attention et faire pratiquer l'examen du rectum. On administre un lavement pour essayer de déterminer l'issue de la tumeur ; on engage le malade à pousser pour l'amener au dehors, enfin on pratique le toucher rectal explorant la paroi de haut en bas, se souvenant que le polype siège rarement bien haut dans le rectum. Ces diverses explorations permettront en outre d'indiquer à quelle variété on a affaire, quels sont le siège, la vascularité et le mode d'implantation de la tumeur.

Pronostic. — Ce n'est pas une affection grave ; la tumeur enlevée ne récidive pas. Énaux, Cambrai, ont cependant cité des exemples contraires à cette règle, admise par tous les anciens auteurs.

Traitement. — L'ablation d'un polype du rectum peut être effectuée de bien des manières : chez l'enfant, l'arrachement, surtout combiné à la torsion du pédicule, constitue une excellente méthode ; il en est de même de la ligature simple ou élastique. — La vascularité que présentent certaines de ces tumeurs doit faire rejeter l'excision.

S'il s'agissait de pédicules un peu volumineux présentant des battements, on aurait recours soit à l'écraseur linéaire, soit à l'emploi du clamp, suivi de la cautérisation, suivant la méthode fréquemment employée par Allingham ; on a encore conseillé la cautérisation, pratiquée soit au moyen des pinces porte-caustique d'Amussat, soit plus simplement avec le galvano-cautère.

CHAPITRE VI

PROLAPSUS DU RECTUM.

Définition. — Avec Gosselin, nous définirons le *prolapsus du rectum : toute issue par l'anus d'une partie plus ou moins étendue d'intestin.*

Synonymie. — *Chute, procidence, invagination.*

Division. — Cette définition groupe dans un seul cadre pathologique des états assez différents.

La première forme est représentée par le renversement, la *procidence* de la muqueuse rectale seule.

La deuxième forme, degré plus avancé de la précédente, est le retournement de toutes les tuniques du rectum à partir de l'anus, c'est la *chute du rectum* proprement dite.

La troisième comprend les *invaginations* du rectum.

Etiologie et pathogénie. — Le prolapsus du rectum est une affection rare ; la statistique d'Allingham nous donne la proportion de 1 sur 75 maladies du rectum.

C'est surtout une maladie de l'*enfance.*

Plusieurs raisons anatomiques ont été invoquées pour expliquer cette plus grande fréquence. Chez l'enfant le bassin est petit, la masse intestinale, qui pèse sur le petit bassin, relativement considérable, le sacrum peu incurvé, et le rectum lui aussi, sensiblement rectiligne.

Giraldès insistait encore sur la laxité du tissu cellulaire sous-muqueux ; mais Duchaussoy semble avoir pris l'effet pour la cause quand il parle de la faiblesse des sphincters ; en réalité, à cet âge, les sphincters sont très résistants chez un enfant bien portant.

D'autres motifs physiologiques et pathologiques ont été mis en avant, ce sont : la détestable habitude qu'on a parfois de laisser les enfants trop longtemps sur le vase de nuit, les efforts déterminés par la constipation, les calculs vésicaux, les ascarides, les diarrhées chroniques persistantes, les polypes du rectum, le phimosis (Allingham), les adhérences préputiales (Bryant), la coexistence d'un rétrécissement congénital du rectum à sa jonction avec l'S iliaque (Eug. Bœckel). Tout cela se résume en deux mots : toutes les affections qui provoquent des efforts expulsifs répétés.

Chez l'*adulte*, l'affection est plus rare; les causes sont peu différentes, diarrhée, dysentérie chronique, abus des drastiques (Smith), les lavements, hémorrhoïdes, polypes, tumeurs du rectum. — Chez la femme, il faut y ajouter l'influence des grossesses répétées, des tumeurs du petit bassin, et noter dans un certain nombre de circonstances la coexistence d'un prolapsus utérin. Les habitudes honteuses de la pédérastie passive doivent également être incriminées dans quelques circonstances.

Chez le vieillard, aux causes précédentes s'ajoutent les efforts expulsifs provoqués par une difficulté quelconque de la miction, calculs, hypertrophie prostatique, rétrécissements de l'urèthre, ou encore par la toux répétée de certaines bronchites chroniques. L'atonie des tissus entre également pour une part importante.

Pathogénie et mécanisme. — En résumé, ce qui frappe dans cette étiologie, ce qu'on y retrouve à chaque pas, c'est le rôle de l'effort expulsif, aussi bien chez l'enfant que chez l'adulte et chez le vieillard; certaines conditions anatomiques favorisent, il est vrai, cette influence, laxité du tissu sous-muqueux chez l'enfant, faiblesse sphinctérienne chez les vieillards; sans doute aussi la débilité produite chez l'enfant comme chez l'adulte par la diarrhée chronique persistante diminue la résistance des tissus, mais ce ne sont là que des causes secondaires : la cause principale, physiologique, c'est un effort expulsif répété souvent, ou exagéré.

Le *mécanisme* de la formation du prolapsus est dès lors facile à comprendre. Sous l'influence de l'effort, la résistance sphinctérienne normale ou affaiblie est vaincue; la muqueuse descend un peu en raison de sa laxité. Ce prolapsus passager, tout à fait analogue à celui qu'on observe physiologiquement chez le cheval, devient à la longue permanent; la muqueuse épaissie, son tissu cellulaire induré ne glissent plus que difficilement; refoulées par le bol fécal dans sa descente, les tuniques du rectum ne reprennent plus leur place. Le reste de l'intestin est ensuite entraîné petit à petit, ce n'est plus qu'une question de degré. — D. Mollière a fait jouer à l'œdème sous-muqueux un rôle important, dans le cas où l'affection est survenue à la suite de grossesses répétées ou de tumeurs pelviennes.

Anatomie pathologique. — *Première forme.* — *Prolapsus simple de la muqueuse.* — Rien de plus facile à comprendre que cette procidence limitée à la muqueuse, normale et physiologique chez le cheval dans l'acte de la défécation.

La muqueuse se détache, descend comme la *doublure trop longue ou détachée d'une manche d'habit*, suivant la comparaison très exacte de Gosselin, et vient sortir en débordant par l'orifice anal.

Tantôt le déplacement n'est que *partiel, latéral*, tantôt il est *circonférenciel*.

Ce prolapsus de la muqueuse est généralement peu marqué : 2 centimètres chez l'adulte, 3 à 4 centimètres chez l'enfant, telles sont ses dimensions moyennes. Il est constitué par l'adossement de deux muqueuses un peu tuméfiées, et se continue directement à son pourtour avec la peau de la marge de l'anus.

Deuxième forme. — *Chute du rectum proprement dite.* — Elle débute d'ordinaire par le prolapsus de la muqueuse, pour arriver à s'étendre à toutes les tuniques; elle n'est donc qu'un degré plus avancé de la forme précédente.

Sa caractéristique anatomique consiste comme pour la précédente en ce qu'elle se continue par sa base avec la peau de l'orifice anal. — Cette forme n'est décrite isolément que par Gosselin.

Les auteurs modernes la réunissent dans un même chapitre avec l'invagination rectale; il en résulte une confusion dans leurs descriptions. — Nous croyons préférable de la décrire à part, tout en convenant que c'est bien une invagination, mais une invagination spéciale à deux cylindres où il n'y a pas de gaine externe et dont le collier n'est autre que le sphincter lui-même.

C'est une tumeur cylindrique, de 3 à 9 centimètres de hauteur, souvent un peu ovoïde, présentant à sa partie inférieure un petit orifice, *arrondi*, si la tumeur est petite, *échancré en fer à cheval*, par traction du mésorectum, si la tumeur est volumineuse. — Cette tumeur est constituée par l'adossement de deux parois rectales, puisque le rectum est retourné en doigt de gant; le tissu cellulaire qui unit les tuniques est presque toujours œdémateux.

Pour peu que la tumeur descende un peu bas, elle renferme un *prolongement péritonéal*, dont Cruveilhier avait déjà signalé l'importance. Des hernies peuvent s'y faire, *hédrocèles* de Uhde (1867), entrevues déjà par Portal (1768); elles renferment le plus souvent de l'intestin. Pockels a signalé une hernie de l'ovaire.

Troisième forme. — Invagination proprement dite. — Anatomiquement caractérisée par l'existence d'un sillon muqueux circulaire compris entre l'anus et l'origine du cylindre moyen, cette forme constitue en réalité une variété de l'invagination commune; il s'agit d'une invagination simple de la moitié supérieure du rectum dans la partie inférieure. Cette lésion ne doit pas être confondue avec les grandes invaginations qui amènent à l'ouverture anale une portion du côlon, la valvule iléo-cœcale ou même l'intestin grêle. Il ne s'agit pas non plus d'une simple chute du rectum. On trouve toujours dans la partie prolabée deux portions : 1° une portion intra-rectale à trois cylindres, un externe, un moyen, un interne ; 2° une portion extra-anale formée seulement par les cylindres moyen et interne. — Le pli supérieur, dont la surface est péritonéale, constitue le collier de l'invagination; le pli inférieur est le pli muqueux.

Symptômes. — *Première forme. —Prolapsus de la muqueuse.* — L'affection au début n'est que momentanée; elle succède à la défécation et persiste pendant peu de temps. — Dans quelques cas l'éversion de la muqueuse n'est que partielle; dans d'autres circonstances elle est totale; dans le premier cas on voit sortir du fondement deux ou trois replis rougeâtres, mous et humides; dans le second, c'est un véritable bourrelet qui déborde l'orifice anal.

Peu à peu, le bourrelet devient moins facilement réductible; spontanément il augmente jusqu'à constituer un petit cylindre de 2 à 4 centimètres de hauteur; la surface en est plissée, molle, brillante et rougeâtre; au centre existe un orifice froncé par lequel on entre dans l'intestin; à la périphérie, le cylindre muqueux ainsi formé se continue avec la peau de l'orifice anal, dont l'orifice est élargi et le sphincter moins résistant qu'à l'état normal. — La pression amène facilement la réduction; un peu de gêne de la marche constitue à peu près le seul trouble fonctionnel à signaler.

Deuxième forme. — *Renversement de toutes les tuniques.* — *Chute du rectum.* — Peu à peu l'affection augmente; la muqueuse descend davantage, elle entraîne les autres tuniques; la chute du rectum est constituée et elle fait le tourment des malades et des chirurgiens.

On constate à l'inspection une tumeur cylindrique ou globuleuse, mesurant de 4 à 10 centimètres de hauteur, se continuant par sa base avec les téguments anaux distendus et dont les plis s'effacent de plus en plus; il existe parfois un léger sillon circulaire peu marqué et fort différent de celui de l'invagination. — La surface de la tumeur est sillonnée de plis muqueux transversaux plus ou moins indiqués et rougeâtres.

La tumeur présente un volume variable qui peut atteindre celui d'une petite pomme et même d'une orange (Gross). — Lorsque la tumeur est petite, l'orifice est circulaire ou linéaire; lorsqu'elle est volumineuse, la traction du mésorectum donne à l'orifice l'apparence d'une échancrure en fer à cheval. Cette tumeur est difficile à réduire; elle fait saillie non seulement par la défécation, mais encore par la marche, la station debout.

Il vient un moment où elle ne rentre plus; la surface s'irrite par les frottements continuels et peut s'excorier. — Le tissu sous-muqueux s'indure, et un écoulement fétide s'effectue tant à la surface qu'à l'intérieur. — Les sphincters dilatés deviennent paresseux et l'incontinence des matières peut s'ensuivre. — Cet état amène une gêne notable dans la position assise et la marche.

Chez l'enfant l'affection reste longtemps locale, mais chez l'adulte elle retentit plus rapidement sur l'état général, détermine des troubles digestifs, un affaissement moral auquel l'insuccès des traitements les plus multipliés contribue dans une large part.

Cette marche normale est parfois modifiée par des complications plus sérieuses, sur lesquelles nous aurons à revenir.

Troisième forme. — *Invagination du rectum.* — L'existence d'un sillon plus ou moins profond entre le bord anal et la surface de la partie prolabée permet de reconnaître· l'invagination du rectum. Limitée à cette portion de l'intestin, une semblable lésion ressemble beaucoup symptomatiquement au simple prolapsus. Dès que l'éversion porte sur·une partie plus éloignée, les choses changent. Lorsqu'il s'agit par exemple de ces prolapsus énormes où l'on peut reconnaître la valvule iléo-cœcale et même les valvules conniventes de l'intestin grêle, les phénomènes observés sont dès le début ceux de l'obstruction intestinale. Mais ces lésions ont leur place ailleurs.

Marche. — Complications. — Le prolapsus du rectum est une affection chronique de longue durée, mais sa marche est parfois modifiée par des complications diverses.

Chez la femme, le prolapsus du vagin et même la chute de la matrice peuvent accompagner le prolapsus rectal.

Le prolapsus total et l'invagination, ainsi que nous l'avons déjà dit, peuvent se compliquer d'une hernie spéciale : hédrocèle ; la consistance, la sonorité, l'augmentation par la toux, le gargouillement servent à la reconnaître comme une hernie intestinale quelconque ; la tumeur ainsi modifiée prend une forme globuleuse, ou celle d'une crosse à direction antéro-postérieure ; l'orifice est reporté en arrière (Allingham), il regarde le sacrum.

Chez le vieillard l'irréductibilité devient quelquefois à la longue absolue ; mais dans cet état le malade souffre d'accidents plutôt gênants que dangereux. Il n'en est pas de même lorsque surviennent avec plus ou moins de brusquerie d'autres phénomènes qui sont de véritables complications : le prolapsus peut s'étrangler après une période d'irréductibilité plus ou moins longue ; le sphincter joue sans doute un rôle important comme agent de cet étranglement. La partie étranglée se gonfle, devient dure, tendue, violacée, et ne tarde pas à présenter des plaques généralement partielles de sphacèle. — On a cependant noté l'élimination complète par ce procédé de toute la partie prolabée du rectum. — Des accidents généraux d'occlusion accompagnent cet étranglement : le ventre est ballonné, douloureux, la constipation opiniâtre, parfois même absolue, et ces phénomènes vont s'accentuant jusqu'à ce que l'élimination de la portion sphacélée se soit faite, pour diminuer ensuite progressivement. Le malade peut succomber avant que cette terminaison favorable se soit produite. — Après l'élimination il est exposé à des rétrécissements circulaires du rectum.

Diagnostic. — Le prolapsus au début, surtout s'il est partiel, peut être confondu avec des hémorrhoïdes procidentes ; nous avons d'ailleurs indiqué à propos de ces dernières la possibilité de coexistence des deux lésions ; les hémorrhoïdes procidentes sont généralement plus arrondies, moins plissées, plus tendues, plus bleuàtres.

A une période plus avancée on pourrait songer au polype du rectum ; mais celui-ci se distinguera facilement du prolapsus par l'absence de l'orifice central, sa forme ronde, sa surface framboisée, la notion du pédicule fournie par le toucher rectal. Ici encore les deux affections peuvent coexister ; il est, en général, facile de faire la part qui revient à chacune.

En résumé, le diagnostic différentiel ne présente pas de difficultés ; il n'est pas toujours aussi simple de reconnaître la variété à laquelle on a affaire. — Le peu de volume de la tumeur, le peu d'épaisseur des replis qui la constituent, feront assez facilement distinguer l'éversion de la muqueuse ; l'épaisseur de ces mêmes parois, la longueur de la tumeur, les difficultés du traitement seront en faveur de la chute complète du rectum. Quant à l'invagination, elle se reconnaîtra facilement au sillon circulaire qui l'entoure à sa base.

Le prolapsus compliqué de hernie, ou hédrocèle, a des caractères trop nets pour passer inaperçue dans un examen un peu attentif.

Pronostic. — Chez l'enfant le pronostic n'est pas grave, l'affection guérit en général facilement ; chez l'adulte la chute complète du rectum par sa ténacité, par les complications auxquelles elle donne lieu, doit faire porter un pronostic plus sévère.

Traitement. — Chez un sujet présentant les premiers caractères du prolapsus rectal, le traitement sera d'abord *prophylactique ;* si c'est un enfant, on recommandera de ne pas le laisser séjourner trop longtemps sur le vase ; on évitera la constipation comme la diarrhée, on supprimera de bonne heure toute cause, comme un polype, pouvant amener le prolapsus ; on conseillera la défécation dans la station debout ou mieux dans la position couchée : à peine sortie la tumeur sera immédiatement réduite.

Le traitement médical sera ensuite indiqué ; chez l'enfant surtout il donne de bons résultats ; applications astringentes d'alun, de ratanhia, de cachou, de vin chaud ; injections hypodermiques de strychnine ou d'ergotine. — Chez l'adulte, la réduction opérée, on aura recours ou à l'introduction d'un morceau de glace en forme d'œuf (Chassaignac) ou simplement à une douche ascendante froide.

Dans le traitement chirurgical on se propose des objets différents : en cas de simple prolapsus de la muqueuse, *empêcher le glissement trop facile de cette dernière* sur les autres membranes

de l'intestin : des cautérisations ponctuées ou longitudinales faites
sur la tumeur, réussissent bien dans les cas légers; chez l'enfant
c'est un excellent moyen déjà indiqué par Blache; on y joint au besoin la destruction d'une portion plus ou moins étendue de la muqueuse à l'aide d'une ligature, de l'écraseur ou mieux du galvano-
cautère. *La destruction de toute la partie prolabée*, par excision,
ligature ou cautérisation, expose à de nombreux dangers : hémorrhagies, infection purulente, péritonite lorsque l'invagination contient un prolongement péritonéal, phénomènes d'obstruction intestinale, rétrécissement circulaire de l'intestin. — En présence de ces
graves accidents, quelques auteurs, abandonnant le traitement direct
du prolapsus, se sont appliqués à obtenir *le rétrécissement de l'orifice anal*. Dupuytren excisait dans ce but trois ou quatre plis rayonnés de l'anus; Robert enlevait un V de tissus dont le sommet
répondait au coccyx et l'ouverture au pourtour de l'anus; les deux
lèvres étaient ensuite rapprochées et suturées.

Mais il faut convenir que l'on n'obtient pas par ce procédé des
résultats bien satisfaisants.

Dans le plus grand nombre des cas, un prolapsus un peu considérable n'est justiciable d'aucun traitement actif. Il faut s'en tenir
à la *contention* au moyen d'un bandage spécial, analogue à celui que
l'on met en usage dans la chute de l'utérus.

CHAPITRE VII

ULCÉRATIONS DE L'ANUS ET DU RECTUM.

Nous nous bornerons à rappeler : 1° les ulcérations rectales qui
se développent au-dessus des rétrécissements dits syphilitiques et
de bon nombre d'autres rétrécissements; 2° les ulcérations qui se
font à la surface des tumeurs; 3° les ulcérations cancéreuses. Dans
toutes ces affections, en effet, l'ulcération n'est qu'un accessoire qui
a été ou sera décrit avec la maladie principale.

Il n'en est pas de même des lésions ulcéreuses de la rectite, de
la tuberculose et de la scrofule, des maladies vénériennes; ici l'ulcé-

ration est ou peut être l'élément principal de la maladie ; nous devrons décrire séparément :

1° Les ulcérations simples ;

2° Les ulcérations tuberculeuses ;

3° Les ulcérations vénériennes et syphilitiques.

Quelle que soit sa nature, l'ulcération occupe le rectum, ou l'anus, ou le rectum et l'anus tout à la fois ; les ulcérations anales siègent soit au niveau de la marge, soit dans le canal même de l'anus ; la présence des plis rayonnés leur donne une apparence plissée, une forme allongée, une disposition fissurique qui est un de leurs caractères les plus fréquemment observés ; cette forme fissurique s'accompagne très souvent des phénomènes douloureux qui sont le propre de la fissure proprement dite de l'anus et sur lesquels nous avons longuement insisté. Cette situation dans les plis radiés de l'anus explique encore pourquoi l'ulcération est souvent entourée d'une sorte de bourrelet qu'on retrouve dans des formes très diverses. Comme toutes les ulcérations, celles du rectum et de l'anus sont uniques ou multiples.

Le phagédénisme dans les ulcérations rectales diathésiques ou vénériennes est plus rare qu'on ne pourrait le penser à priori, étant donnés la difficulté des soins, le contact incessant de matières irritantes et l'état de malpropreté si difficile à combattre en pareil cas.

1° *Ulcérations simples et dysentériques.* — Le type de l'ulcération simple de l'anus est bien certainement l'ulcération douloureuse de la fissure anale. L'élément spasmodique qui en est le caractère principal manque souvent dans les ulcérations multiples de l'herpès et de l'eczéma de la région anale. Il s'agit là d'excoriations à bords nets, presque toujours allongées dans le sens des plis, appartenant au type gerçure ; c'est ce que Galien et Celse appelaient déjà *rhagades*. Ces ulcérations sont fréquemment le siège d'inoculations secondaires vénériennes et syphilitiques chez la femme.

Au rectum, des ulcérations inflammatoires surviennent dans le cours d'une rectite, au contact d'un corps étranger. *C'est l'ulcère muqueux simple* de Forster. L'érosion des glandes en tube détermine aussi un *ulcère folliculaire* (Rokitansky, Forster), mais ce dernier appartient plutôt au gros intestin, ainsi que Legendre l'avait déjà indiqué ; il succède aux diarrhées persistantes chez l'enfant. Les

ulcérations rectales sont multiples, petites, à fond grisâtre, à bords
rouges ; elles siègent fréquemment entre les colonnes du rectum. De
petits corps étrangers peuvent s'y engager, et c'est un mode pathogé-.
nique de la formation des abcès et fistules de l'anus.

Les *ulcérations dysentériques* se rencontrent·avec leurs caractères, leurs grandes dimensions au rectum, comme dans le reste du
gros intestin ; le rétrécissement cicatriciel du rectum peut en être
la conséquence.

Reste une variété d'ulcération décrite partout d'après Curling et
Allingham sous les noms d'*Ulcer chronic, Painful Ulcer*. Mais il
faut bien convenir que les descriptions données séparent mal cette
affection des rétrécissements dits syphilitiques. Le rôle pathogénique
de la dysentérie dans la production de cet ulcère est aussi l'objet de
divergences profondes. Il nous semble utile d'attendre des observations plus complètes. Nous ne faisons donc que mentionner les diverses théories émises à ce sujet ; pour Cruveilhier, l'ulcère chronique
du rectum se rapprocherait par sa nature de l'ulcère simple de l'estomac, et cette relation est appuyée d'un fait assez probant par
E. Vidal dans le Dictionnaire encyclopédique ; pour d'autres, l'ulcère
chronique pourrait être d'origine variqueuse, Malassez.

2° *Ulcérations tuberculeuses.* — L'ulcération tuberculeuse est
assez régulière, parfois même arrondie. Quelquefois isolées, souvent
multiples, ces pertes de substance siègent en partie au dehors, en
partie dans le canal de l'anus ; le fond est granuleux, fréquemment
semé de points jaunes, aplati, non creusé de fissures : les bords
sont pigmentés, violacés, décollés, souvent riches en granulations
tuberculeuses ; la base est souple, molle, peu indurée : c'est un caractère distinctif important ; l'adénopathie tuberculeuse concomitante n'est pas rare. L'ulcère tuberculeux prend quelquefois des
dimensions considérables, revêt la forme phagédénique et mérite ce
nom qu'il a reçu d'ulcère lupoïde. Sous cette forme il est très difficile à distinguer de l'ulcère syphilitique, mais il ne détermine pas
de rétrécissement, ne s'accompagne pas d'hypertrophie sous-muqueuse
et ne se modifie pas sous l'influence du traitement antisyphilitique.
— Très voisin aussi du cancer épithélial, il s'en distingue par la
netteté de la muqueuse qui l'entoure, l'absence d'engorgement
ganglionnaire, d'induration, de généralisation à distance. Une douleur
atroce signale cette ulcération, toujours rare.

La *tuberculose* s'accompagne souvent, comme on sait, d'abcès, de trajets fistuleux, des pertes de substance par gangrène cachectique. Il ne faut pas confondre ces accidents des tuberculeux avec les ulcérations réellement tuberculeuses de l'anus et du rectum. Celles-ci sont rares, et de plus rarement primitives ; la thèse d'agrégation de Spillmann (1878) en renferme sept observations ; depuis, un nouveau travail a paru sur ce sujet sans y ajouter de nouveaux renseignements. (Th. Primet, 1880.)

Quand le sujet porteur de l'ulcération n'est pas encore un tuberculeux avancé, l'extirpation peut être suivie de cicatrisation (cas de Duplay).

3° *Ulcérations vénériennes et syphilitiques.*—On observe souvent à l'anus, très rarement dans le rectum, le chancre simple, le chancre induré, les syphilides secondaires et tertiaires.

Chancre simple. — Le chancre simple de l'anus est plus fréquent que la blennorrhagie anale ; il est plus fréquent aussi chez la femme, 14 pour 100 (Ricord) que chez l'homme 5 pour 100. Son inoculation peut se faire artificiellement par grattage ; elle se produit naturellement chez la femme par l'écoulement des liquides virulents provenant de la vulve et du vagin, de là sa multiplicité ; ces chancres multiples s'inoculent souvent sur des vésicules d'herpès et en affectent d'abord les caractères : *chancres herpétiformes de Gosselin ;* parfois encore il s'agit d'une inoculation sodomique. — Le chancre siège presque toujours dans les plis de l'anus ; il est allongé comme ces plis et deviendrait rarement phagédénique (Rollet, Gosselin, Duplay). — Même quand plusieurs chancres existent simultanément, il y en a toujours un plus volumineux, plus large : c'est le chancre inoculateur. Il siège plutôt en avant qu'en arrière pour Rollet ; Gosselin professe l'opinion contraire. — Le chancre simple n'est pas très douloureux au début ; plus tard il peut s'accompagner de sphinctéralgie ; il progresse, s'entoure d'un bourrelet condylomateux très important, mais non pathognomonique des ulcérations vénériennes. —La réparation est presque toujours très longue, six à dix semaines ; enfin, dernier caractère, le chancre simple n'est pas toujours étranger à la formation de rétrécissements.

De grands soins de propreté, des pansements attentifs à l'iodoforme constitueront les meilleurs agents du traitement.

Chancre syphilitique. — Le chancre syphilitique est aussi plus fréquent chez la femme que chez l'homme; la proportion est de 8 pour 100 dans le sexe féminin, 1 pour 100 dans le sexe masculin. Le chancre rectal est tout à fait une exception. Ricord en a relaté une seule observation incontestable dans un séjour de six ans à Lourcine. Fournier ne l'a pas observé une seule fois. — Le chancre induré occupe la marge de l'anus ou l'orifice anal, plutôt en avant qu'en arrière et latéralement (Rollet); il suppure peu ou pas; sa surface est comme plissée et repose sur une base condylomateuse comme dans le cas précédent.

Les plaques muqueuses sont plus communes à l'anus que dans toute autre région chez l'homme; elles viennent chez la femme après les plaques muqueuses de la vulve; elles se correspondent souvent d'un côté à l'autre, et sont fréquemment aussi mêlées à des masses condylomateuses.

Outre ces accidents vénériens, on a noté, mais rarement, des syphilides papuleuses de la région anale; Esmarch, Bärensprung ont parlé de gommes du rectum; Verneuil en a rapporté une observation, mais, au dire de Fournier, elles sont très rares, seulement consécutives à l'extension de gommes périphériques. — On trouvera au chapitre suivant tous les renseignements sur le rôle de ces diverses lésions dans la pathogénie du rétrécissement, dit syphilitique, du rectum.

CHAPITRE VIII

RÉTRÉCISSEMENT DU RECTUM.

Sous la dénomination de *rétrécissement du rectum*, on doit ranger toutes *les diminutions de calibre du rectum* produites par la *transformation fibreuse et inextensible d'une portion variable de la paroi de cet intestin.*

L'aplatissement du rectum par une tumeur d'un des organes du bassin n'est donc pas un rétrécissement vrai; il en sera question au diagnostic.

Quant au *cancer*, auquel on pourrait fort bien appliquer la définition que nous venons de donner plus haut, en raison de ses caractères spéciaux, il doit être étudié séparément.

Les rétrécissements du rectum étaient confondus par les anciens dans la classe mal limitée des squirrhes ; Morgagni les distingua un des premiers et indiqua leurs relations avec la syphilis.

On décrit : 1° des *rétrécissements d'origine syphilitique ou vénérienne :*

2° Des *rétrécissements d'origine cicatricielle ou inflammatoire ;*

3° Des *rétrécissements d'origine congénitale ;*

4° Des *rétrécissements musculaires.*

Certains rétrécissements congénitaux de forme valvulaire, qui ne se révèlent ordinairement qu'à une époque tardive de la vie sont les seuls qui doivent être conservés ici au point de vue clinique.

Quant aux *rétrécissements spasmodiques* admis par les Anglais, nous ne croyons pas devoir les étudier, en raison même des réserves faites par Allingham, qui déclare n'avoir jamais rencontré un cas dans lequel *il y eût uniquement du spasme.*

1° *Rétrécissements d'origine syphilitique ou vénérienne.* — Les plus fréquents de tous les rétrécissements du rectum, les rétrécissements d'origine syphilitique ou vénérienne ont été l'objet des discussions les plus vives, et aujourd'hui encore il est presque impossible de savoir au juste à quoi s'en tenir sur leur nature intime.

Un petit nombre d'auteurs n'admettent pas le rétrécissement syphilitique, et ne croient qu'à l'influence des traumatismes, de la blennorrhagie rectale.

D'autres pensent avec Desprès (1868) que le rétrécissement est le résultat d'un chancre phagédénique du rectum ou d'une plaque muqueuse. — Malheureusement Desprès n'a jamais vu directement cette ulcération ; il se contente des résultats fournis par le toucher.

Un des premiers, Gosselin a appelé l'attention sur cette importante variété (*Archiv. gén. de méd.*, 1854), qu'il considère non pas comme un accident constitutionnel de la syphilis, mais comme *une sorte de chéloïde sous-muqueuse intra-rectale, résultant d'un épaississement fibreux, d'une véritable rectite plastique, intimement liée à l'évolution du chancre anal.*

Le chancre anal n'est pas forcément un chancre syphilitique ; il peut être simple, et en effet, le tiers des sujets d'après Godebert, la moitié d'après Gosselin, ne présente, ni avant, ni après, d'accidents syphilitiques; cette rectite plastique qui complique le chancre anal est donc peut-être autant *vénérienne que syphilitique ;* elle survient en même temps ou presque immédiatement après le chancre.

Les relations incontestables du rétrécissement fibreux du rectum avec la syphilis devaient naturellement conduire les esprits à une autre théorie, celle qui fait de cette affection *un accident constitutionnel de la syphilis.* — Elle fut formulée pour la première fois par Trélat et Delens dans le Dictionnaire encyclopédique des sciences médicales; A. Guérin, Verneuil, Panas, s'en déclarent partisans enfin Fournier l'appuie de son autorité en décrivant avec soin le *syphilome ano-rectal* (1874).

Sous cette dénomination on doit entendre d'après Fournier, une *infiltration des parois ano-rectales* par un *néoplasme* encore indéterminé comme structure élémentaire, mais *susceptible de dégénérer en un tissu fibreux rétractile.*

Dans cette théorie le rétrécissement du rectum est donc un *accident constitutionnel de la syphilis,* c'est *une dégénérescence fibreuse d'un néoplasme syphilitique,* le *syphilome ano-rectal.*

Malheureusement on n'a pour ainsi dire pas observé le syphilom à sa période d'état, et cette évolution fibreuse d'un néoplasme est rare dans la syphilis, où on ne l'observe guère que du côté du foie; enfin le traitement, de l'avis de tous, n'a que peu d'influence. La première de ces objections est la plus sérieuse, c'est à peine si Fournier parle d'un cas où il ait observé quelques phénomènes indiquant le premier état du rétrécissement. En revanche, si le traitement spécifique est généralement impuissant, quelques faits semblent démontrer qu'il n'est pas toujours sans influence; du reste, à la période de rétraction fibreuse on conçoit bien que le traitement spécifique puisse n'avoir plus d'action. — Il reste évidemment encore bien des desiderata à combler dans cette question; il nous semble d'ailleurs qu'il ne faut peut-être pas chercher dans une opinion exclusive l'origine des rétrécissements syphilitiques ou vénériens du rectum; les faits de Gosselin et de Fournier ne nous paraissent pas comparables entre eux. Gosselin parle de rétrécissements succédant immédiatement au chancre chez des sujets très jeunes; les malades de Fournier sont plus âgés, leur syphilis est bien plus ancienne; on est à dix, quinze, vingt ans de l'accident primitif. — Ce sont là des cas fort dissemblables.

Nous dirions donc volontiers qu'il y a des rétrécissements d'origine

vénérienne, atribuables à une irritation de voisinage produite par
le virus chancreux simple; des rétrécissements d'origine syphilitique dus à l'irritation produite par le chancre syphilitique; exceptionnellement, peut-être jamais, des rétrécissements consécutifs à des
ulcérations secondaires du rectum; très rarement encore, des rétrécissements consécutifs à des ulcérations tertiaires du rectum, admis par
Gosselin, Fournier, etc....

Enfin nous admettons comme incontestables des rétrécissements,
résultant de la transformation fibreuse d'un néoplasme syphilitique
spécial, le syphilome ano-rectal, accident tertiaire ou même qua-
ternaire, suivant l'expression de Trélat et Delens.

Ces rétrécissements vénériens ou syphilitiques s'observent le plus
souvent, pour ne pas dire presque toujours, chez les femmes, 40 fois
sur 45 — à l'âge moyen de la vie. — Les antécédents syphilitiques
ne seraient pas douteux dans 47 cas sur 67; — tantôt le rétrécissement surviendrait à la fin de la période secondaire, d'autres fois c'est
un accident fort tardif arrivant dix, vingt, vingt-cinq ans après le
chancre.

Gosselin voit dans l'auto-inoculation par les liquides chancreux
vulvo-vaginaux l'explication de la fréquence du rétrécissement chez
la femme.

2° *Rétrécissements cicatriciels ou inflammatoires.* — Les *rétrécissements cicatriciels* sont d'origine *accidentelle* dans les *traumatismes* du rectum : plaies, déchirures, lésions par corps étrangers
volumineux ou irréguliers du rectum. Curling en compte 9 cas sur 20.
Assez souvent encore le traumatisme est *chirurgical* ou *opératoire :*
excision de fistule, ablation d'un épithélioma, extraction de corps
étrangers, extirpation d'hémorrhoïdes avec le thermocautère, la
chaîne d'écraseur, etc.

Un certain nombre d'*ulcérations ano-rectales* se terminent par rétraction cicatricielle. — Au premier rang il est d'usage de citer les
ulcérations de la dysenterie; Garsaux, dans une thèse de 1877, les
décrit comme formant le plus souvent une bride sous-muqueuse à
5 centimètres de l'anus; — les ulcérations provoquées par la présence
d'un corps étranger, les plaques de sphacèle consécutives à un prolapsus du rectum; les eschares de la cloison recto-vaginale après un
accouchement laborieux, les rectites et particulièrement les rectites
chroniques ulcéreuses, plus rarement les syphilides ulcéreuses, telles

sont les principales causes de cette variété de rétrécissement cicatriciel.

Les rétrécissements d'origine inflammatoire reconnaissent pour
cause : les uns, une inflammation chronique du tissu cellulaire des
parois rectales, rectites interstitielles aiguës, rectites chroniques ; les
autres, un épaississement inflammatoire périrectal, phlegmons ischio-
rectaux, indurations périfistulaires.

3° *Rétrécissements d'origine congénitale*. — A. Bérard et Maslieu-
rat-Lagemard avaient les premiers signalé la disposition valvulaire
de certains rétrécissements rectaux. Nélaton indiqua nettement leur
origine congénitale. — Leur histoire a été surtout faite par l'école
chirurgicale de Montpellier : en 1846, Benoît et Dubreuil, en 1851,
Bonisson dans sa thèse de concours; Reynier a publié un mémoire
intéressant sur ce sujet à propos d'un fait observé en 1878 dans
le service de Tillaux. La *Gazette médicale de Strasbourg* de 1881
renferme un travail plus récent d'Eugène Bœckel.

Il en existe deux variétés principales : la première comprend les rétrécissements supérieurs, par développement exagéré des replis valvulaires de Houston, bien décrits par Dubreuil. La seconde est due à
un arrêt de développement dans l'union de l'intestin et du cul-de-
sac anal; ce sont les vrais rétrécissements congénitaux; on les
trouve à peu de distance de l'anus, 2 ou 3 centimètres.

4° *Rétrécissements musculaires*. — Ces rétrécissements trouvent
une place toute naturelle à côté des précédents; ils ont été bien
exposés par Verneuil et Panas, et consistent dans une hypertrophie
musculaire partielle, qui doit être rapprochée de l'existence des
sphincters supérieurs, décrits par O'Beirn et Nélaton.

Anatomie pathologique. — 1° *Le rétrécissement syphilitique*
est presque toujours un rétrécissement *fibreux annulaire* ou mieux
cylindrique ; c'est, on peut le dire, le rétrécissement type du rectum.
— Ce rétrécissement *siège* ordinairement à l'union de la portion ampullaire du rectum avec la partie inférieure de cet intestin, très rarement à plus de 6 centimètres de l'anus.

L'infiltration constituée par le syphilome ano-rectal transforme
le rectum, et quelquefois en même temps l'anus, en un cylindre rigide,
épais de quelques millimètres à 1 centimètre. A cette période du
début, il n'y aurait ni cicatrice, ni ulcération d'après Fournier; pour
Gosselin, on pourrait observer les traces du chancre ano-rectal. —

La hauteur de cette infiltration varierait de 2 à 8 centimètres (Fournier), plus ordinairement de 1 à 3 centimètres (Gosselin).

Cette infiltration, traitée de bonne heure, pourrait rétrocéder : Fournier en cite 2 cas ; non traitée, elle persiste, dégénère, s'aggrave, devient fibreuse, se rétracte, *le rétrécissement rectal est constitué.*

C'est, nous l'avons dit, *un rétrécissement inférieur ;* son calibre est variable, il n'y a pas d'exemple d'oblitération complète.

On y rencontre les lésions suivantes :

a. Dilatation parfois très étendue de l'intestin au-dessus du rétrécissement.

b. Existence au-dessus du rétrécissement *d'une vaste ulcération à contours festonnés,* décrite pour la première fois par Gosselin, occupant toute la circonférence du rectum, pouvant remonter jusqu'à 10 à 12 centimètres au-dessus de la coarctation.

c. Immédiatement au-dessus de rétrécissement, Esmarch a signalé un *bourrelet grisâtre, boursouflé,* constitué par l'hypertrophie des glandes tubuleuses de l'intestin.

d. Au niveau du point rétréci, *un tissu de bourgeons charnus* (Malassez), pas de tissu cicatriciel. — Des éléments embryonnaires infiltrent la paroi musculaire, dans laquelle on trouve de petits abcès.

e. Au-dessous du rétrécissement Malassez signale du tissu de cicatrice, paraissant le vestige d'une ulcération ancienne.

On trouve, enfin, *des lésions de voisinage :* Abcès périrectaux, fistules à l'anus, fistules recto-vaginales, recto-vésicales bien étudiées dans la thèse de Février (1877).

2° Les *rétrécissements cicatriciels ou inflammatoires* sont constitués par des brides, des anneaux occupant rarement toute la circonférence du rectum, d'une hauteur peu considérable. — Ces brides sont généralement inodulaires, cicatricielles. — On doit en rapprocher une petite variété intéressante, le *rétrécissement en éperon* de Tillaux, saillie musculaire et muqueuse au-dessous de l'orifice intestinal d'une fistule à l'anus. Dans les rétrécissements inflammatoires, les tuniques sont épaissies, infiltrées ; si l'inflammation a été périrectale, on voit les tuniques saines entourées d'une sorte de virole ou d'anneau fibreux. — Le rôle de l'inflammation est souvent hypothétique, comme le fait justement remarquer Allingham.

3° *Rétrécissements congénitaux.* — Les rétrécissements valvulaires congénitaux du rectum siègent, les uns à la partie inférieure, à 2 ou

3 centimètres de l'anus : ce sont les vrais rétrécissements valvulaires : Reynier en cite 4 cas ; les autres sont plutôt supérieurs : une fois le rétrécissement siégeait à 8 centimètres de l'anus, une autre fois à la portion moyenne, et dans le troisième cas, à l'union du tiers moyen et du tiers supérieur du rectum.

Le rétrécissement est en général unique, quelquefois double. Nélaton parle d'un cas de rétrécissements multiples. La forme en est variable : tantôt un diaphragme valvulaire, tantôt un croissant, tantôt enfin une simple bride ; formé d'un repli de la muqueuse, il présente deux faces lisses ; la consistance des tissus est normale. Il ne paraît pas y avoir de grande ulcération au-dessus du rétrécissement.

4°. Les *rétrécissements musculaires* offrent plus d'épaisseur et se continuent davantage avec la paroi rectale.

Symptômes et marche du rétrécissement rectal. — Les symptômes, indiquant qu'il y a diminution du calibre du rectum, diffèrent fort peu, quelle que soit la nature du rétrécissement, qu'il soit vrai ou faux, syphilitique, inflammatoire, cicatriciel ou cancéreux. Son évolution ne présente que des différences peu considérables ; seules l'exploration physique et la recherche des antécédents permettent de poser le diagnostic de la variété.

On peut dire avec Fournier que l'évolution de tout rétrécissement rectal présente trois périodes principales :

1° Une période latente ;

2° Une période de troubles locaux ;

3° Une période de retentissement sur l'état général.

Période latente. — Si l'on songe que le rétrécissement syphilitique, vrai type de description en raison de sa fréquence, s'observe surtout chez des femmes, et chez des femmes jeunes, dont la constipation est l'état normal ; si l'on pense aux difficultés d'un aveu de syphilis, alors surtout qu'aucun accident grave ne le provoque ; à l'ignorance parfaite d'une contamination, que l'on peut rencontrer, dans certains cas ; à l'époque très éloignée de l'accident primitif ; enfin au peu d'importance des symptômes, uniquement constitués par la rareté et la difficulté des selles, on comprendra à quel point cette première période est latente et insidieuse, combien il est difficile par conséquent d'avoir des notions exactes sur l'état réel des lésions au début. L'examen du rectum seul pourrait le révéler, et cet examen n'est pour ainsi dire jamais pratiqué. Cette période peut être longue : Gosselin lui-même en fixe la durée moyenne à deux ans.

Période d'état. Troubles locaux. — A la fin, les troubles persistants de la défécation appellent l'attention du malade. Tantôt, dans le rétrécissement cylindrique en particulier, on observe de la *diarrhée fréquente;* l'évacuation commence par une sorte de fusée purulente et les matières présentent l'*odeur fétide* des affections syphilitiques ano-rectales et de certains produits tertiaires en voie de destruction ; quelquefois, à moitié dures, elles prennent la forme aplatie, rubanée, de corps passés à la filière, surtout si le rétrécissement est inférieur. Tantôt c'est une *constipation persistante* se terminant par de petites débâcles au bout de quelques jours. Les matières dures, ovillées, ne sont que de véritables cybales un peu aplatis ; ce fait s'observe surtout quand le rétrécissement est supérieur, et particulièrement dans les rétrécissements musculaires et congénitaux ; de plus dans ces variétés manque l'évacuation purulente, qui accompagne les selles dans le rétrécissement syphilitique.

Il est des cas où l'évacuation purulente ne se borne plus à précéder la défécation normale, mais encore s'effectue dans les intervalles des selles. Fournier a même signalé l'incontinence stercorale, lorsque l'infiltration plastique est en même temps anale et rectale. On peut encore observer des épreintes, du ténesme, de fausses envies, n'aboutissant à aucun résultat ou se terminant par le rejet de quelques matières glaireuses, striées de pus ou de quelques filets de sang, tous symptômes attribuables à une rectite chronique occasionnée par le rétrécissement.

Parfois surviennent, au bout d'un temps plus ou moins long, d'une manière lente et progressive, les symptômes de l'occlusion intestinale d'origine ano-rectale ; le ventre se ballonne, devient douloureux, la constipation est presque absolue, les vomissements même se produisent ; enfin, au bout de quelques jours, une forte débâcle met momentanément fin aux accidents. Le rétrécissement occasionne rarement l'obstruction complète. Par exception ces phénomènes peuvent revêtir la forme de l'occlusion aiguë.

La défécation n'est pas seulement troublée ou empêchée : elle est douloureuse dans tous les cas ; la douleur est lancinante, s'irradie parfois vers les organes génitaux, le sacrum, les membres inférieurs ; elle peut exister, quoique plus rarement, en dehors de tout besoin d'aller à la selle, vrai ou faux.

Tourmentés par un impérieux besoin, les malades se présentent
en vain pour aller à la garde-robe ; les efforts considérables auxquels
ils se livrent amènent des complications : hémorrhagies, hernies,
délire nerveux, syncope même ; ils ont recours aux positions les plus
bizarres, et cherchent non sans grand danger à faciliter, à l'aide de
tiges de bois ou autres, le passage des matières. L'acte de la défécation étant devenu pour eux un véritable sujet de terreur, les malades cherchent à le reculer le plus possible ; dans ce but, ils res-
treignent leur alimentation.

Troubles généraux : On conçoit facilement que, dans ces conditions,
la santé ne tarde pas à s'altérer ; des phlegmons développés au voisinage du rétrécissement et devenus fistuleux, entretiennent la suppuration et la fièvre ; les forces diminuent rapidement, l'amaigrissement
survient, l'anémie va croissant, et à voir la teinte jaune-cire, la
pâleur terreuse du malade, on croirait au premier abord avoir affaire
à un cancéreux. Le moral se déprime rapidement, l'hypocondrie la
plus noire envahit l'esprit, et cet état peut aller jusqu'à la mort par
cachexie. Il n'est pas rare non plus de voir finalement éclore la
phthisie pulmonaire.

La scène se termine quelquefois plus rapidement : l'intestin se
rompt ou il est déchiré dans un cathétérisme forcé et maladroit ; une
péritonite suraiguë emporte le malade en quelques heures.

Aux complications fistuleuses et phlegmoneuses déjà signalées il
faut encore ajouter l'esthiomène de la vulve (Huguier, Gosselin).

Diagnostic. — Nous avons vu combien le diagnostic était difficile à la première période. Les troubles sont en général trop peu
marqués pour que le chirurgien soit consulté.

Les troubles de la seconde période, au contraire, sont assez sérieux
en général pour inquiéter le malade ; dans ces conditions, le chirurgien ne doit jamais faire un diagnostic d'après les symptômes ; il
explorera le rectum aussi complètement que possible, et cet examen
suffira à lui faire rejeter tout de suite l'idée d'une rectite simple,
d'une dysenterie, d'un phlegmon périrectal, ou même d'une simple
prostatite, affections auxquelles les troubles fonctionnels avaient
pu d'abord faire songer. Le diagnostic de la variété du rétrécissement demande un peu plus d'attention. Il repose sur les données
suivantes :

L'inspection de l'anus, qui doit toujours être faite avec soin, révèle parfois des fissures, des rhagades, des indurations, des plis de l'anus à forme ondulée (Fournier), parfois des condylomes, indices précieux qui appelleront l'attention sur des lésions syphilitiques.

D'autres fois, on trouvera des trajets fistuleux, des cicatrices se prolongeant dans le rectum.

Le *toucher* donnera presque toujours des renseignements utiles, puisqu'il est exceptionnel de rencontrer un rétrécissement vrai siégeant au-dessus de la portion moyenne du rectum.

Si le doigt rencontre une portion rétrécie, dure, fibreuse, inextensible, *cylindrique*, avec des canelures saillantes, dans laquelle il s'engage plus ou moins difficilement et que surmonte une autre portion plus molle, ulcérée, fort difficile d'ailleurs à atteindre; si le doigt ramène une quantité plus ou moins considérable de ce pus fétide dont nous avons parlé plus haut, dans ces conditions on devra penser à un rétrécissement syphilitique.

Un rétrécissement qui ne siège pas sur toute la circonférence de l'intestin, dont l'induration est plus circonscrite, moins étendue en hauteur, éveille l'idée d'une lésion cicatricielle. L'étude des commémoratifs tranche ordinairement la question.

S'il s'agit de sujets adolescents de quinze à vingt ou vingt-cinq ans, de jeunes filles, et que l'on vienne à constater l'existence de valvules en forme de diaphragmes ou de croissants, valvules minces et muqueuses, on devra songer à un rétrécissement valvulaire congénital. Dans ces cas, de plus, la constipation est le signe habituel, la diarrhée est exceptionnelle; il n'y a pas d'évacuations purulentes comme dans le rétrécissement syphilitique.

Enfin si le toucher rectal fait sentir une masse fongueuse, saignant facilement, inégale, bosselée, irrégulière, surtout chez des personnes d'âge mûr; si, de plus, la maladie évolue plus rapidement, si la cachexie est plus marquée, on aura bien probablement affaire à un cancer du rectum ; le cancer est bien plus fréquent que le rétrécissement, surtout à un certain âge.

L'exploration avec le speculum ani, lorsqu'elle est possible, complète et perfectionne énormément les renseignements recueillis par le toucher rectal ; elle permet de savoir à quoi s'en tenir sur l'état de la muqueuse rectale, au-dessous du rétrécissement et à son niveau ; au-dessus elle montre fort bien la grande ulcération, le bourrelet qui la limite en bas, le tissu de bourgeons charnus du point rétréci.

Dans le cas où le rétrécissement serait trop étroit, on pourrait encore obtenir de précieux renseignements à l'aide de l'endoscope de Désormeaux.

Les résultats du traitement constituent un dernier ordre de renseignements qu'il ne faut pas négliger ; il semble que dans quelques cas, exceptionnels à vrai dire, le traitement par l'iodure de potassium n'ait pas été sans influence : Fournier en mentionne deux et D. Mollière en rapporte une observation incontestable due au docteur Vito Zappula. L'incision simple d'une valvule suivie de guérison immédiate sans récidive est un argument important pour confirmer le diagnostic de rétrécissement congénital.

Pronostic. — On ne peut se dissimuler qu'il soit très grave. Il s'agit, en effet, d'une affection qu'on observe souvent à une période avancée où il est très difficile d'agir sans faire courir au malade de sérieux dangers ; même reconnue de bonne heure, elle ne laisse pas d'être inquiétante, persistante, rebelle, revenant immédiatement si on cesse l'emploi des mèches ou des sondes dilatantes ; fort pénible, elle est difficilement tolérée par les malades : aussi les conduit-elle souvent à l'hypocondrie et au suicide. La longue durée de son évolution est la seule atténuation que l'on puisse indiquer. Nous avons vu que la mort est la terminaison habituelle.

Ceci toutefois ne saurait s'appliquer à bon nombre de rétrécissements cicatriciels ou inflammatoires, et encore moins aux rétrécissements congénitaux valvulaires que nous avons décrits, et dont nous avons pris soin d'écarter toutes les imperforations de l'anus et du rectum, qui s'accompagnent d'accidents graves et nécessitent une intervention immédiate.

Traitement. — Le traitement des rétrécissements musculaires ou congénitaux consiste dans la section au bistouri ou au thermocautère de la valvule qui produit le rétrécissement ; on sera prévenu de la possibilité d'une petite hémorrhagie.

Les rétrécissements inflammatoires cicatriciels et surtout les rétrécissements syphilitiques exigent des ressources plus variées.

Tant que la constipation n'est pas trop opiniâtre, que les troubles locaux sont peu marqués, on se contentera de faciliter l'évacuation des matières fécales, par l'administration de la rhubarbe, du podophylin, de petits purgatifs huileux ou de lavements. Ces derniers sont parfois d'un emploi difficile et dangereux, lorsque l'obstacle siège un peu bas, ce qui est la règle dans le rétrécissement syphilitique, l'introduction de la canule pouvant produire des déchirures de l'intestin.

Le traitement antisyphilitique sera mis en usage énergiquement, dans tous les cas de syphilis démontrée, ou seulement soupçonnée. On administrera l'iodure de potassium, le sirop de Gibert; on associera l'emploi des frictions mercurielles et de l'iodure de potassium, etc.

Mais dans un rétrécissement constitué, tout en continuant le traitement général, il faut s'adresser à la lésion locale.

Si le rétrécissement présente un calibre suffisant pour permettre l'introduction des bougies, c'est à la dilatation *lente*, graduelle et progressive par les bougies ou les mèches qu'il faut recourir. — Toutefois cette méthode n'est pas sans dangers ; bien des perforations ont eu lieu de cette manière ; la dilatation, autant que possible, doit donc être pratiquée par le chirurgien avec une prudence extrême. — On fera bien chaque jour de reprendre un ou deux numéros au-dessous de celui qu'on aura employé la veille ; cette recommandation sera surtout rigoureusement suivie, lorsqu'on voudra passer à un numéro supérieur.

La lenteur, les ennuis de ce long traitement, ses insuccès momentanés, ont conduit quelques auteurs à la dilatation forcée, à la divulsion ; cette méthode ne nous paraît applicable que dans les rétrécissements voisins de l'anus et remontant peu dans le rectum ; elle sera surtout efficace contre l'élément spasmodique qui s'ajoute parfois à des lésions peu importantes ; on pourra employer soit la dilatation avec les pouces, suivant la méthode de Récamier, soit les instruments spéciaux inventés pour la divulsion.

Mais cette pratique a été suivie d'accidents graves, rupture de l'intestin, phlegmons pariétaux, cellulite pelvienne (Verneuil, Trélat). On préférera, dans la majorité des cas, à toutes les autres méthodes de traitement, la rectotomie, c'est-à-dire l'incision du rétrécissement. Or ici, il faut bien distinguer : La rectotomie peut ne s'adresser qu'au rétrécissement lui-même : *rectotomie interne*. Faite avec le bistouri boutonné, avec toutes les précautions possibles, celle-ci expose toujours aux hémorrhagies, aux suppurations diffuses, à la perforation du péritoine ou des organes voisins. — Elle ne convient qu'aux rétrécissements très limités, valvulaires. La *rectotomie ex-*

terne est tout autre. Elle comporte la section du rectum et de toutes les parties molles avec la peau en arrière dans toute la hauteur du rétrécissement; on peut la faire au bistouri, au thermo-cautère, ou bien (rectotomie linéaire) avec l'écraseur de Chassaignac ou l'anse galvanique; après la section, la réparation se fait lentement. On a le temps d'appliquer des pansements sur les ulcérations qui avoisinent le rétrécissement. La cicatrisation une fois obtenue, on devra souvent employer et continuer longtemps l'usage de corps dilatants. Cependant la guérison s'obtient parfois sans que l'on ait recours à ce moyen complémentaire. On aura parfois à ouvrir des abcès et des fistules en même temps que l'on pratiquera la rectotomie.

La création d'un anus artificiel temporaire permettrait, au dire des chirurgiens anglais, d'appliquer au rétrécissement un traitement plus efficace; cette opinion, défendue par Kahn en Allemagne, n'a pas trouvé chez nous de partisans.

CHAPITRE IX

TUMEURS DIVERSES DE L'ANUS ET DU RECTUM.

Les tumeurs sacro-coccygiennes, dont nous nous sommes longuement occupés plus haut, doivent être soigneusement séparées des tumeurs de l'anus et du rectum, bien qu'elles se développent souvent dans la région ano-rectale.

Les tumeurs proprement dites de l'anus et du rectum sont :

1° Les condylomes et les végétations ;

2° Quelques tumeurs rares du rectum, de l'anus et du voisinage ;

3° Les polypes et les cancers du rectum ; mais ces deux affections, ont des caractères propres qui les font décrire à part.

1° *Végétations et condylomes.* — *Toutes les causes d'irritation* de la peau de la région anale, surtout les *causes vénériennes*, peuvent, chez certains sujets qui paraissent prédisposés, donner naissance aux végétations et aux condylomes de l'anus. Ces lésions ne diffèrent d'ailleurs nullement des productions analogues observées sur les organes génitaux externes. La malpropreté, l'eczéma, l'écoulement de liquides irritants vulvaires ou vaginaux en sont la cause fréquente ; les rapports contre nature, les excoriations qui en résultent, agissent de même ; mais il faut bien savoir que ces productions, pour être quelquefois, souvent même d'origine vénérienne, ne sont jamais de *nature syphilitique*. Les expériences minutieuses de Melchior Robert ne laissent aucun doute à cet égard. L'écoulement vaginal simple de la *grossesse* leur donne souvent naissance.

Nous avons dit que le terrain n'est pas sans influence ; on a accusé le tempérament lymphatique, le diabète (Aimé Martin), enfin une certaine idiosyncrasie (Jhiday) caractérisée par la prédisposition aux verrues dans la jeunesse, aux végétations dans l'adolescence.

La végétation est constituée par *l'hypertrophie papillaire ;* cependant le derme sous-jacent est souvent épaissi et induré. Dans le *condylome*, le derme tout entier est hypertrophié : il s'agit de l'hypertrophie d'un des plis de la marge de l'anus.

La végétation est une masse arborescente, ordinairement étalée *en éventail* par la pression des fesses, et formée par la réunion de masses plus petites aplaties transversalement, *crêtes de coq*, ou bourgeonnantes, *choux-fleurs*.

Les *condylomes* sont de petites tumeurs arrondies ou ovalaires, débutant par la saillie d'un ou de plusieurs plis radiés, puis s'hypertrophiant davantage à la surface. — Ces tumeurs ne sont pas douloureuses tant qu'elles ne sont pas ulcérées ; elles le deviennent par le fait des excoriations et donnent lieu alors à une supuration fétide.

La durée des condylomes est indéterminée ; on les voit parfois disparaître spontanément ; l'excision est ordinairement nécessaire, mais, fait important, ils n'ont aucune tendance à la récidive.

Reproduction, récidive presque désespérante, sont au contraire le caractère des végétations.

Ces productions morbides sont tantôt discrètes, tantôt confluentes ; elles vont augmentant sans cesse lorsqu'elles ne sont pas traitées ; en face d'une végétation, on voit très souvent apparaître une *végétation symétrique*. Celle-ci n'est pas le résultat d'une contagion que l'on n'a jamais pu démontrer, mais bien d'une simple irritation locale.

Les papilles hypertrophiées qui la constituent donnent à la végétation une surface mamelonnée, irrégulière, sèche quand la végétation

est isolée, plus souvent humide, excoriée, quand il existe des végétations multiples.

Quelques démangeaisons, la sensation d'une petite tumeur interfessière, sont les premiers signes observés ; si l'affection n'est pas
soignée, elle se développe, se multiplie, sa surface s'ulcère, et
donne naissance parfois à des hémorrhagies, plus souvent à une
suppuration infecte qui remplit les sillons et irrite toute la peau du
voisinage.

La saillie papuleuse de la plaque muqueuse, la tumeur ou l'ulcération d'un épithélioma, ne seront guère confondus avec les végétations, même ulcérées.

Les végétations sont ordinairement cutanées, très rarement muqueuses. On peut en rapprocher par certains côtés quelques végétations molles et vasculaires observées parfois à la surface de la muqueuse qui recouvre les polypes du rectum chez les enfants ; on a
désigné cet aspect sous le nom de *fungus bénin*.

Le pronostic est tout entier dans la reproduction désespérante de
ces tumeurs, qui exige de la part du chirurgien une poursuite incessante, dans laquelle le thermocautère nous semble l'instrument le
plus utile, le plus commode et le plus sûr, car il permet d'enlever
sans hémorrhagie sérieuse des masses considérables.

2° *Tumeurs rares.* — Dans cette catégorie se placent les *kystes
dermoïdes du rectum*, dont on trouve deux exemples dans l'article
Rectum du *Dictionnaire encyclopédique*. — L'un de ces kystes,
pédiculé, renfermait des poils et des masses osseuses (Barker. *Revue des sciences médicales*, t. II). L'autre fait, publié par Danzel
d'Hambourg dans les *Archives de Langenbeck*, t. XXII, présentait le
phénomène fort curieux de cheveux sortant par l'anus, et repoussant,
lorsque le malade les avait arrachés. L'extirpation fut suivie de mort.

A côté se range une observation unique d'*enchondrome du rectum* présentée par Dolbeau à la Société anatomique.

Il ne reste plus dès lors que les lipômes. et les sarcomes. — Les
derniers, en raison de la marche maligne qu'ils offrent habituellement, seront étudiés plus justement à propos des cancers du rectum.

Quant aux lipomes, il faut distinguer : 1° les lipomes du rectum ;
2° les lipomes de la marge de l'anus ; 5° les lipomes de la région
ano-coccygienne, pour lesquels nous renvoyons le lecteur aux tumeurs
sacro-coccygiennes.

Les lipômes du rectum sont très rares ; leurs symptômes diffèrent peu de ceux des polypes ; on les a vus se pédiculiser et même être expulsés spontanément (Castelain-Avezou). — Leur surface extérieure est souvent dure, fibreuse, tandis que leur contenu est parfois dans un état de ramollissement remarquable.

Les lipomes de la marge de l'anus ne sont le plus ordinairement que des émanations de lipômes profonds partis des fosses ischio-rectales ; un certain nombre de faits de ce genre, recueillis dans le service du professeur Verneuil, ont servi de base à la thèse d'un de ses élèves.

Un malade que nous avons observé dans le service de Duplay à Lariboisière offrait un beau type de cette affection ; la tumeur aplatie transversalement, allongée dans le sens antéro-postérieur, mesurait environ 10 centimètres de long sur 5 à 4 de large ; elle était supportée par un pédicule aplati également et un peu moins large, qui semblait s'enfoncer dans l'intérieur de la fosse ischio-rectale.

CHAPITRE X

CANCER DU RECTUM.

Le cancer du rectum, longtemps confondu avec toutes les indurations rectales sous la vague dénomination de squirrhosités, n'a commencé à être nettement délimité que depuis Lisfranc.

Étiologie. — Nous ne savons rien de précis des conditions étiologiques qui règlent son apparition ; toutes les données que nous possédons sur ce point sont relatives à sa *fréquence*. — C'est ainsi que les statistiques d'Allingham nous donnent environ 1 cancer du rectum pour 40 affections de ce viscère ; que celles de Curling indiquent pour le sexe masculin une fréquence plus grande (2 hommes pour 1 femme), du moins pour ce qui concerne le cancer primitif ; enfin que tous les auteurs sont d'accord pour constater que le cancer du rectum s'observe surtout après 40 ans.

A côté de ces règles générales se placent des exceptions. Le cancer rectal consécutif à un cancer du col de l'utérus est beaucoup plus fréquent que le cancer primitif chez la femme ; la proportion totale n'est pas loin d'égaler celle du cancer rectal chez l'homme : 15 contre 17 (Hecker).

On a observé des cancers du rectum chez des sujets extrêmement jeunes, un enfant de 12 ans, un autre de 13, un adulte de 17 ans, et aussi chez des gens très âgés.

Anatomie pathologique. — 1° *Siège.* — La dégénérescence cancéreuse peut occuper tous les points du rectum ; toutefois on la rencontre surtout à *l'extrémité inférieure*, 9 fois sur 15 (Hecker), et, par extrémité inférieure, il faut entendre l'anus et les six ou huit centimètres du rectum qui lui font suite immédiatement. — Le cancer du rectum peut aussi siéger à la partie moyenne ; le cas de Broussais en est devenu l'exemple historique ; enfin, relativement aux cancers de l'extrémité supérieure, il faut tenir compte des difficultés du diagnostic et penser avec Nélaton que bon nombre de ces dégénérescences sont absolument méconnues.

Lorsque le rectum est envahi secondairement après un cancer du col de l'utérus, l'invasion débute par la région antérieure et dans la portion correspondante au col, c'est-à-dire à 10 centimètres environ de l'orifice anal.

Par rapport à la paroi rectale on distingue :

1° Le cancer *latéral* ou *partiel ;* 2° le cancer *circulaire* ou en virole, types habituels du *cancer circonscrit*, et 3° le *cancer diffus* ou en *plaques disséminées*, beaucoup plus rare que le précédent.

Le cancer du rectum ne siège peut-être pas aussi souvent qu'on l'a prétendu à la partie postérieure ; Allingham prétend l'avoir vu souvent débuter dans la paroi rectale au niveau de la région prostatique, et offrir alors une marche très lente.

Sans rien préjuger de la nature du cancer et sans empiéter non plus sur le terrain clinique, les *types anatomiques* auxquels il faut rapporter la dégénérescence cancéreuse du rectum nous paraissent être au nombre de quatre : 1° *végétation ;* 2° *tumeur ;* 3° *ulcération ;* 4° *rétrécissement*.

La végétation néoplasique de mauvaise nature est plus ou moins nettement pédiculée, bourgeonnante, fongueuse, de consistance mollasse, saignant facilement.

La tumeur maligne n'est pas un type fréquent du cancer rectal ; tan elle est constituée par une masse énorme de végétations, tantôt il s'agit de véritables tumeurs malignes plus rares, encéphaloïde, sarcôme.

L'ulcération se présente plus souvent, particulièrement dans le cancer anal ; comme bon nombre d'ulcérations de l'anus et du rectum, elle repose sur une base indurée, mal circonscrite, se perdant dans les tissus voisins ; il n'est pas rare de la voir limitée, surtout dans le cas de cancer anal, par une de ces productions végétantes ou condylomateuses qui accompagnent souvent les ulcérations de l'anus, et dont la nature maligne ne diffère pas d'ailleurs au cas particulier de celle du cancer, qu'elle limite plus ou moins complètement.

Quant au *rétrécissement*, il constitue le type le plus complet du cancer rectal, l'aboutissant de la végétation ou de l'ulcération qui n'ont cessé de s'accroître et de marcher. — On a beaucoup discuté sur le degré de ce rétrécissement néoplasique : il semble à peu près démontré que ce rétrécissement peut aller jusqu'à l'occlusion complète, ou peu s'en faut, du calibre de l'intestin. Les lésions de voisinage dans ce rétrécissement néoplasique ne diffèrent guère de celles qui sont observées dans les autres rétrécissements du rectum ; l'ulcération au-dessus du rétrécissement, les abcès de voisinage, les trajets fistuleux qui en sont la conséquence, n'offrent rien de spécial ; il en est de même de la *rétro-dilatation* résultant de cet obstacle.

L'évolution anatomique du cancer du rectum se résume dans les deux termes suivants : 1° *propagation* ; 2° *généralisation*.

Le plus souvent, l'affection débute par la muqueuse, peut-être dans quelques circonstances rares, par le tissu cellulaire sous-muqueux ; mais c'est tout ce que nous savons de cette origine. Au bout de quelque temps on voit les éléments cancéreux infiltrer toutes les tuniques de l'intestin, cheminer en progressant circulairement bien plus qu'en hauteur. — Cette propagation de proche en proche peut rester longtemps limitée aux parois rectales ; elle a peu de tendance à envahir le péritoine, au moins au début ; il est rare également de la voir s'étendre chez l'homme à la vessie, à la prostate, aux vésicules séminales ; mais il est plus fréquent de la voir, chez la femme, gagner le périnée, les grandes lèvres, détruire la cloison recto-vaginale, créant ainsi des fistules extrêmement pénibles.

L'extension du cancer aux ganglions lymphatiques est toujours tardive dans le cancer rectal ; elle s'observe dans les ganglions pel-

viens, sacrés, et jusque dans les ganglions lombaires; peut-être est-
elle plus précoce et plus rapide dans les ganglions inguinaux externes
en cas de cancer anal. J'ai observé un cas de ce genre où l'adénopathie inguinale était tout à fait remarquable par sa précocité, sa
longue durée (2 ans), et enfin son volume.

Les lois de la généralisation à distance du cancer du rectum sont
moins bien connues ; on a observé dans ces conditions l'invasion secondaire du foie, du mésentère, des épiploons, des ovaires, des poumons.

Une dernière question nous reste à résoudre: quelle est la *nature*
du cancer du rectum?

La réponse est aujourd'hui fort nette : le cancer épithélial est la
forme le plus fréquemment observée ; *épithélioma cylindrique* au
rectum ; *épithélioma stratifié, lobulé* à l'anus.

Le carcinome encéphaloïde est rare, et la dénomination de squirrhe,
encore employée par les Anglais, n'est pas appuyée sur des examens
histologiques suffisants.

La dégénérescence gélatiniforme est fréquente dans l'épithélioma ;
c'est ce qui explique comment Cruveilhier avait cru que le cancer
colloïde était la forme la plus fréquente de cancer du rectum.

Il nous semble bien difficile, jusqu'à ce que des études plus précises aient été faites, de séparer cliniquement de ce que nous venons
de décrire, certains *sarcomes*, rares, à marche rapide, constitués par
d'énormes masses dures envahissant bientôt tout le petit bassin
(Esmarch), ou bien encore ces végétations noirâtres, multiples, décrites
par Gross et Maier sous la dénomination de sarcomes mélaniques du
rectum.

Symptômes et diagnostic. — Il y a, dans le tableau clinique du
cancer du rectum, bien des nuances.

Le malade, avons-nous dit, a déjà dépassé l'âge mûr; depuis quelques mois, il souffre de troubles digestifs vagues et mal définis :
digestions pénibles, répugnance pour certains aliments, alternatives
de constipation et de diarrhée ; sous cette influence se produit un
amaigrissement lent, mais persistant et continu. C'est *la forme
dyspeptique.*

Ailleurs ce sont des hémorrhagies intestinales qui se seront produites à plusieurs reprises, caractérisées surtout par des selles noirâtres comme de la suie, du marc de café, des matières épaisses
comme de la poix, du goudron ; c'est la *forme hémorrhagique.*

D'autres fois l'attention est appelée d'une manière plus nette vers le rectum par des troubles fonctionnels peu marqués au début, mais qui vont s'accentuant davantage. C'est d'abord une sensation de pesanteur dans le petit bassin, de gêne au fondement ; puis la défécation devient douloureuse, il y a du ténesme, des épreintes rectales très pénibles, parfois quelques troubles de la miction ; enfin les selles s'accompagnent bientôt d'écoulements glaireux, sanguinolents. Chez quelques malades, elles se répètent toutes les deux heures, toutes les heures et plus souvent encore, la tumeur entretenant une excitation constante au niveau du rectum. Chez d'autres, le canal de l'anus ayant perdu toute souplesse tout en conservant sa perméabilité, on observe l'*incontinence* des matières fécales. Le plus grand nombre est atteint d'une *constipation* opiniâtre, persistante, terminée par des *débâcles* de plus en plus éloignées.

Les *symptômes* deviennent bientôt dans ce cas ceux du *rétrécissement du rectum*, et cela (fait remarquable déjà soigneusement signalé par Nélaton), bien avant que les productions néoplasiques aient déterminé une diminution bien appréciable du calibre de l'intestin.

On a devant les yeux le tableau déjà tracé de l'obstruction intestinale lente : le ventre se ballonne ; les anses intestinales se dessinent sous la paroi abdominale distendue. Il y a des vomissements, du hoquet ; et cette rétention, que viennent à peine interrompre momentanément de rares débâcles provoquées par des lavements et des purgatifs répétés, devient bientôt une indication opératoire urgente. On a pensé que l'obstruction pouvait produire un véritable empoisonnement stercoral, une *stercorémie* dont la preuve incontestable reste encore à faire.

Mais la défécation n'est plus seule douloureuse à ce moment ; la *douleur* est continue, atroce, comparée à celle que produirait l'introduction d'un fer rouge, parfois limitée au rectum, mais souvent aussi irradiée dans la vessie, le petit bassin, les membres inférieurs. Elle rend impossible la position assise, oblige parfois les malades à rester des journées entières dans les positions les plus bizarres, et en a conduit beaucoup à en finir brusquement avec une existence horriblement pénible.

C'est dans ces conditions surtout que le médecin est appelé pour apporter remède à des souffrances si cruelles ; et la localisation des phénomènes ne lui laisse guère de doutes sur la nature et sur le siège de l'affection.

S'il en restait encore quelques-uns, l'exploration physique les aurait bien vite levés. Jamais, en présence de l'un quelconque des tableaux que nous venons d'esquisser, le chirurgien ne doit hésiter à recourir au *toucher*, qui lui permettra seul de reconnaître la nature, le siège de l'affection, et en même temps de décider l'intervention opératoire.

Tantôt ce sera à l'orifice même de l'anus que le doigt percevra un tubercule, une induration, dont l'*inspection directe* permettra encore mieux d'apprécier les caractères.

L'étude attentive de l'âge, des commémoratifs, l'exploration des ganglions inguinaux externes, complètent par de précieuses données les résultats de l'exploration physique et serviront à distinguer facilement, en général, le *cancer de l'anus* des ulcérations tuberculeuses et syphilitiques qui ont avec lui bien des points communs ; cette distinction est cependant parfois assez délicate, certains *épithéliomas mous* de l'anus ressemblant à s'y méprendre aux ulcérations dont nous venons de parler.

Lorsque le cancer occupe le rectum, le *toucher rectal* fait constater au début une végétation assez mal pédiculée, généralement mollasse, fongueuse, reposant sur une base indurée, ou bien une érosion cupuliforme dont la portion centrale, plus ou moins déprimée, est environnée d'une couronne irrégulière de végétations plus dures se continuant avec la muqueuse elle-même envahie.

Plus tard, les lésions affectent la forme demi-annulaire ou annulaire ; le doigt introduit dans le rectum sent le calibre de l'intestin diminuer rapidement, les parois perdre leur souplesse, tous les tissus s'indurer, se bosseler ; presque toujours le doigt peut pénétrer, avec de grandes précautions bien entendu, dans l'intérieur du rétrécissement. On arrive ainsi, en cas de rétrécissement inférieur, à apprécier les limites du mal, à juger du moins si elles permettront de tenter l'extirpation. Il est admis que l'ablation du rectum peut porter jusqu'à 8 à 10 centimètres au-dessus de l'anus sans atteindre le cul-de-sac péritonéal ; mais il est de règle de s'attaquer seulement aux lésions dont le doigt peut bien reconnaître la limite supérieure.

Par le toucher on ramène presque toujours des débris sanieux, des végétations, détachées de la tumeur ramollie ; parfois l'exploration provoque un véritable écoulement sanguin, alors même qu'on ne s'est pas départi de l'extrême douceur qui est de règle en pareille circonstance, et sans laquelle on est exposé à produire des perforations ou de ruptures du rectum.

La *palpation abdominale*, lorsque la lésion siège très haut, le *toucher vaginal* chez la femme, quelquefois le *cathétérisme prudent* du rétrécissement néoplasique, compléteront les données que nous venons d'énumérer rapidement.

Le diagnostic du cancer du rectum, à la période que nous venons de décrire, ne présente pas de difficultés ; il est plus facile encore lorsque la dernière période est arrivée ; tous les signes de la cachexie cancéreuse s'ajoutent alors à la *douleur* et aux phénomènes d'obstruction lente que nous avons passés en revue. Émaciation croissante et rapide, perte des forces, décoloration des téguments, teinte jaunâtre, thrombose douloureuse cachectique des membres inférieurs, tels sont les traits généraux de la maladie ; le tableau peut encore se compliquer des signes, à évolution rapide, d'un cancer secondaire du foie, de l'estomac, de la colonne vertébrale, ou de l'extension à la vessie, à la cloison recto-vaginale, au périnée ; nous ne pouvons entrer dans tous ces détails, qui modifient quelquefois très notablement la physionomie ultime du cancer du rectum.

Telle est, esquissée dans ses traits principaux, l'histoire clinique du cancer du rectum ; mais que de variétés résultant de groupements divers, que de types anormaux ! Nous ne pouvons pas ne pas rappeler le cas si curieux de cet homme solide et bien bâti, qui vient trouver Allingham pour un certificat d'assurance sur la vie, et auquel ce chirurgien est tout étonné de trouver un cancer très accentué du rectum que n'avait trahi jusque-là aucun signe fonctionnel.

Que de fois ne verrez-vous pas encore à l'hôpital ou dans la clientèle des malades affaiblis, émaciés, souffrants, dont personne ne peut préciser l'affection et dont la déchéance organique reste inexpliquée jusqu'au jour où quelqu'un, pratiquant le toucher rectal, vient, c'est bien le cas de le dire, en toucher du doigt la cause ignorée jusqu'alors.

Marche. — Pronostic. — Le cancer du rectum est loin d'accomplir régulièrement les diverses phases de son évolution : certaines formes, surtout les formes molles et végétantes : encéphaloïdes, épithéliomas mous, ont une marche beaucoup plus rapide et se terminent par la mort au bout de quelques mois, tandis que les formes dures se développent beaucoup plus lentement et se prolongent deux ans et quelquefois davantage. Le siège du cancer a aussi une influence très grande et l'évolution du cancer de l'anus même avec adénopathie considérable est toujours beaucoup plus modérée que celle du cancer du rectum proprement dit.

La durée des périodes de dyspepsie, de rétention intestinale, de cachexie est très variable, suivant les formes de cancer et les sujets atteints; il s'établit, dans certains cas d'ailleurs rares, une tolérance étonnante. Mais, à un moment donné, il semble qu'une barrière se rompe; la marche devient alors extrêmement rapide. Le traitement n'est point sans influence sur ces arrêts, ces ralentissements de la maladie.

Traitement. — On le divise en chirurgical et médical.

1° *Traitement chirurgical*. — Il est palliatif ou curatif.

Curatif, il a pour objet l'extirpation de la partie malade, et il laisse l'espoir sinon d'une guérison définitive sur laquelle on ne peut guère compter, du moins d'une rémission plus ou moins considérable et par conséquent d'une prolongation de la vie.

L'*extirpation du rectum* peut porter sur la totalité du calibre de l'intestin, ou seulement sur un segment de ce cylindre. Elle ne doit pas atteindre en hauteur le niveau du cul-de-sac péritonéal, et un point important du diagnostic est précisément d'apprécier à ce point de vue la limite supérieure du mal. Les ablations qui remontent au delà de ce point, et dans lesquels on ouvre franchement le péritoine (Bardenheuer), doivent être considérées comme des opérations spé_ciales, comme de véritables résections de l'intestin.

Partielle ou totale, l'extirpation de la partie inférieure du rectum ne se fait plus guère au bistouri (méthode de Lisfranc). La crainte des hémorrhagies, si diminuée pourtant par l'emploi des pinces à forcipressure laissées au besoin à demeure, détourne aujourd'hui la plupart des opérateurs de l'usage de l'instrument tranchant. L'opération se pratique avec le thermo-cautère, l'écraseur linéaire ou le galvano-cautère, et le chirurgien éclectique se trouvera souvent bien de l'emploi simultané de ces divers moyens qu'il variera suivant les temps de l'opération.

Ceux-ci se résument ainsi pour l'extirpation totale : 1ᵉʳ *temps*. Section, au thermo-cautère, ou au moyen de l'écraseur, ou par l'anse galvanique de toutes les parties molles, depuis le coccyx jusqu'à l'anus, intestin compris, et au besoin résection du coccyx ; — 2e *temps*. Division de la partie antérieure de l'intestin par l'anse galvanique ou l'écraseur mis en place au moyen d'un trocart passant entre l'intestin et la prostate, ou l'intestin et la paroi vaginale ; — 3e *temps*. L'intestin étant ainsi morcelé en deux moitiés latérales, on isole chacune des deux moitiés, en commençant au niveau de l'anus par deux incisions latérales demi-circulaires et en remontant de proche en proche jusqu'au-dessus des parties malades. On emploie ici le thermo ou le galvano-cautère ; — 4e *temps*. Section de chaque lambeau ainsi détaché au moyen des instruments qui assurent l'hémostase. On peut s'implifier ce temps en laissant à demeure des pinces hémostatiques en T.

Lorsqu'il s'agit d'une extirpation partielle, on applique la même méthode : double section longitudinale de l'intestin, isolant latéralement la tumeur, puis dissection de cette espèce de lanière ; enfin section à sa partie supérieure. Cette opération devient facile lorsque le néoplasme siège en arrière, ce qui est commun. Nous conseillons de pratiquer, dans ce cas, la section de toutes les parties molles et de l'intestin, néoplasme compris, par le procédé indiqué plus haut, puis de disséquer et de détacher au thermo-cautère, à droite et à gauche, les parties malades.

Ces opérations exposaient jadis à de graves hémorrhagies ; on peut dire que cet accident est actuellement supprimé. Les inflammations de voisinage, cellulite pelvienne, phlébites, etc., et consécutivement l'infection purulente, étaient communes. Les pansements employés aujourd'hui, et ils sont infiniment simples (ce sont des pansements iodoformés), ont aussi écarté presque complètement ces complications. Reste la blessure des organes voisins : celle du vagin est quelquefois faite, de propos délibéré pour compléter une extirpation ; celle de la vessie ou de l'urèthre, plus grave, est rarement mortelle ; celle du péritoine est infiniment plus sérieuse. Dans sa thèse d'agrégation (1880), Piéchaud relève, sur 149 faits, 105 guérisons opératoires, et parmi les morts, 18 cas de péritonite. On a le droit, avec la méthode opératoire et les pansements actuels, de compter sur une proportion de guérisons plus forte.

Les résultats éloignés de l'opération sont difficiles à apprécier. Sur les 103 guéris de Piéchaud, 27 auraient survécu de 2 à 5 ans. Mais dans quelle situation ? à vrai dire l'anus, après une semblable opération, est devenu un anus artificiel. Quelques malades particulièrement favorisés retiennent leurs matières assez bien. Le plus grand nombre les perd, dès qu'elles sont un peu fluides, ou même est atteint d'incontinence absolue.

Le traitement palliatif est généralement employé en France, lorsque l'extirpation ne semble pas possible. Il comporte deux opérations : la rectotomie, et l'établissement d'un anus artificiel.

· *La rectotomie* a pour but de faire cesser les douleurs et les épreintes dont l'anus est le siège dans le cancer rectal, de faciliter la sortie des matières alvines, de mettre le malade à l'abri de l'obstruction. Elle consiste dans la simple section médiane que nous avons décrite comme le premier temps de toutes les ablations. Verneuil, pour mieux assurer son effet, la fait quelquefois double, portant de chaque côté un peu en dehors de la ligne médiane. Cette opération convient aux rétrécissements inopérables, par le fait de leur extension en largeur, mais dont on peut atteindre les limites supérieures.

En Angleterre, on préfère à la rectotomie, et même à l'extirpation, l'établissement de l'*anus artificiel*. Cette opération est moins dangereuse que l'extirpation ; elle a l'avantage de ne pas toucher à la tumeur comme le fait la rectotomie ; elle soustrait le néoplasme au contact des matières fécales, et de ce fait, l'évolution de ce dernier se trouve sérieusement retardée. Elle met d'une manière définitive le malade à l'abri de l'obstruction intestinale. Enfin à tout prendre, l'anus artificiel n'est pas inférieur à l'anus que laisse l'extirpation du rectum, et il est supérieur à celui de la rectotomie. On pratique l'anus artificiel sur le gros intestin. Les uns préfèrent la colotomie lombaire, les autres, la colotomie au niveau de l'S iliaque. Cette dernière est d'une exécution plus facile. Faite soigneusement, à l'aide des précautions antiseptiques convenables, la colotomie n'est pas une opération grave. Les chiffres fournis par les statistiques ne répondent pas à la réalité des faits.

Pour nous, nous sommes absolument disposé à préférer l'établissement de l'anus artificiel à toute autre opération dans le cas de cancer déjà étendu du rectum ; et nous formulerons ainsi avec le professeur Trélat le traitement chirurgical du cancer du rectum :

1° Respectez les cancers qui ne causent pas d'accidents ;

2° Extirpez les cancers très limités de la marge de l'anus et de l'extrémité inférieure du rectum ;

3° En face d'un cancer étendu, traitez surtout les accidents et tenez-vous aux opérations palliatives. — Nous ajouterions volontiers : tenez vous surtout à la colotomie.

2° *Traitement médical.* — On ne peut songer à pratiquer une opération même palliative, dans certains cancers du rectum. Les raisons ordinaires de l'abstention sont que l'évolution est trop rapide, que ces cancers sont secondaires, qu'ils s'accompagnent d'engorgements ganglionnaires, qu'il y a déjà des signes non douteux de généralisation cancéreuse. Calmer la douleur, faciliter les gardes-robes, maintenir aussi longtemps que possible l'état général, voilà dans ce cas les indications à remplir.

Contre la douleur : suppositoires, mèches opiacées, cataplasmes laudanisés et surtout injections de morphine.

Contre la constipation, au début, lavements dont la canule devra toujours être introduite avec précaution ; plus tard, médicaments laxatifs, et dans quelques cas, dilatation lente, extrêmement prudente et réservée, à l'aide de bougies rectales graduées.

La médication tonique et une bonne nourriture rempliront la troisième indication.

TABLE DES MATIÈRES

MALADIES DES RÉGIONS

—

MALADIES CHIRURGICALES DU COU

DEUXIÈME PARTIE

MALADIES VITALES ET ORGANIQUE.

MALADIES CHIRURGICALES DE LA POITRINE.

PREMIÈRE PARTIE

LÉSIONS TRAUMATIQUES.

MALADIES CHIRURGICALES DE L'ABDOMEN.

SIXIÈME PARTIE

SEPTIÈME PARTIE

HERNIES ABDOMINALES EN GÉNÉRAL.

HERNIES EN PARTICULIER.

MALADIES CHIRURGICALES DU BASSIN

MALADIES CHIRURGICALES DE L'ANUS ET DU RECTUM

PREMIÈRE PARTIE

DEUXIÈME PARTIE.

TROISIÈME PARTIE

QUATRIÈME PARTIE.

FIN DE LA TABLE

12504. — Imprimerie A. Lahure, rue de Fleurus, 9, à Paris